急诊内科手册

EMERGENCY INTERNAL MEDICINE HANDBOOK

第3版

主　编　张文武

编　者（以姓氏笔画为序）

丁邦晗	卫　剑	马炳辰	王　婷	王化泉	王文飞	王立军
王立祥	王汉斌	王春燕	王景峰	王新春	尤青海	叶剑滨
申建凯	田　方	田英平	史　旻	冯雪茹	朱文炳	朱华栋
朱继红	刘　忠	刘升云	刘明华	刘树元	刘梅林	米玉红
江慧琳	许永华	孙同文	孙耕耘	苏盛元	李　刚	李　娜
李　清	李　琦	李奇林	杨光田	杨兴易	杨艳敏	连小兰
邱泽武	邱海波	何志捷	余　涛	余保军	余剑波	张　泓
张　敏	张　斌	张文武	张国强	张朋彬	张寅丽	张新超
陈尔真	陈荣昌	陈晓辉	陈继红	陈灏珠	林珮仪	林锦乐
罗小敏	周树荣	郑以州	孟庆义	胡祖鹏	费爱华	聂如琼
夏志洁	顾亚楠	徐　玢	徐采朴	徐腾达	高北陵	郭　伟
郭树彬	涂传清	谈定玉	陶伍元	黄庆元	黄英姿	黄贤文
曹　钰	龚凡杰	商德亚	梁子敬	彭晓波	蒋　臻	蒋龙元
傅　萱	曾世永	曾红科	谢学猛	窦清理	谭小风	翟光耀
魏　捷						

人民卫生出版社

·北京·

图书在版编目（CIP）数据

急诊内科手册 / 张文武主编 . —3 版 . —北京：
人民卫生出版社，2021.1（2024.2重印）
ISBN 978-7-117-31171-7

Ⅰ.①急… Ⅱ.①张… Ⅲ.①内科 —急性病 —诊疗 —
手册 Ⅳ.①R505.97-62

中国版本图书馆 CIP 数据核字（2021）第 007887 号

人卫智网	www.ipmph.com	医学教育、学术、考试、健康，
		购书智慧智能综合服务平台
人卫官网	www.pmph.com	人卫官方资讯发布平台

急诊内科手册
Jizhen Neike Shouce
第 3 版

主　　编：张文武
出版发行：人民卫生出版社（中继线 010-59780011）
地　　址：北京市朝阳区潘家园南里 19 号
邮　　编：100021
E - mail：pmph @ pmph.com
购书热线：010-59787592　010-59787584　010-65264830
印　　刷：保定市中画美凯印刷有限公司
经　　销：新华书店
开　　本：850 × 1168　1/32　印张：25
字　　数：896 千字
版　　次：2009 年 9 月第 1 版　2021 年 1 月第 3 版
印　　次：2024 年 2 月第 5 次印刷
标准书号：ISBN 978-7-117-31171-7
定　　价：79.00 元
打击盗版举报电话：010-59787491　E-mail：WQ @ pmph.com
质量问题联系电话：010-59787234　E-mail：zhiliang @ pmph.com

前言（第3版）

《急诊内科手册（第2版）》于2014年9月出版发行以来，承蒙广大读者与同道们的厚爱，数次重印，但书中的许多内容已不能反映急诊医学的新发展。因此，需要对其进行重新编写。

《急诊内科手册（第3版）》的编写风格原则上与第2版一样，目标是保持本书是急诊医师、社区医师和内科各专业医师必备的参考书，并可作为相应专业技术职称晋升考试、急诊医学教学和进修的参考读物。因此，在编写中力争把近年来相关疾病的诊疗指南与专家共识的精髓贯穿其中，以突出新颖性、实用性、科学性和权威性，尤其是要做到新颖性与实用性的统一。

在第3版的编写中，调整了部分内容：在第2章"休克"中，增加了"第6节 梗阻性休克"；在第10章"消化系统疾病急诊"中，增加了"第10节 急性肠系膜缺血"；在第15章"物理损害所致急诊"中，增加了"第6节 急性高原病"；在第14章"风湿性疾病急诊"中，删去了"结节性多动脉炎"。同时对个别章节内容进行了整合，保持了整个篇幅字数无大的变化。

由于编写时间仓促，编著者写作风格与技巧各异，在某些观点及取材方面的片面或谬误之处在所难免，殷切期望各位专家和同道们给予批评指正，以便再版时充实提高。

张文武

2019年10月

前言（第2版）

《急诊内科手册》自2009年10月出版发行以来，已近5年。其间，承蒙广大读者与同道们的厚爱，4次重印，但书中的许多内容已不能反映出急诊医学的新发展。因此，需要对其进行重新编写（第2版）。

《急诊内科手册（第2版）》的编写风格原则上与第1版一样，目标是保持本书为急诊医师、社区医师和内科各专业医师必备的参考书，并可作为相应专业技术职称晋升考试、急诊医学教学和进修的参考读物。因此，在编写中力争把近年来相关疾病的诊疗指南与专家共识的精髓贯穿于其中，以突出新颖性、实用性、科学性和权威性，尤其要做到新颖性与实用性的有机统一。

在第2版的编写中，调整了部分内容：在第4章"急性中毒"中，第2节"急性农药中毒"中增加了"急性阿维菌素中毒"、第6节"金属中毒"中增加了"铊中毒"等；在第5章"水、电解质和酸碱平衡失调"中，第5节"酸碱平衡失调"中增加了"酸碱平衡失调的判断方法"；第7章"神经系统疾病急诊"中增加了"脑静脉系统血栓形成"；在第8章"呼吸系统疾病急诊"中，增加了"慢性阻塞性肺疾病"；在第11章"血液系统疾病急诊"中增加了"急性白血病"；在第14章"风湿性疾病急诊"中，增加了"风湿热"和"痛风及痛风危象"，删去了"类风湿关节炎"、"特发性炎症性肌病"和"系统性硬皮病"；在第16章"急诊内科常用诊疗技术"中，增加了"输液与输液反应"。同时对个别章节内容进行了整合。保持了整个篇幅字数无大的变化，因此第2版的内容更丰富、全面。

由于编写时间仓促，编著者写作风格与技巧各异，在某些观点及取材方面的片面或谬误之处在所难免，殷切期望各位专家和同道们给予批评指正，以便再版时充实提高。

张文武

2014年8月

前言（第1版）

　　急诊医学是医学领域中一门新兴的、综合性和实践性很强的专业，近年来发展十分迅速，急诊医学状况已是反映一个国家或地区医学科学水平的重要标志，而内科急诊是急诊医学中最重要的组成部分。面对急危重症患者，能否及时作出正确的诊断和合理的治疗，直接关系到患者的生命安危。为了满足临床急诊工作的需要，提高内科各种急危重症的救治水平，特诚邀国内的有关专家教授，共同编写了本书。在编写上力求体现出以下特点：①实用性：按照简明、实用、规范的原则阐述各种急诊内科疾病的诊断与治疗要点等，有助于临床医师迅速作出正确诊断和恰当处理；②全面性：本书的内容丰富，除叙述了常见内科急症症状的诊断思路与处理原则，休克、多器官功能障碍综合征、急性中毒、水电解质与酸碱平衡失调及内科各系统疾病急诊的诊断与治疗措施等，还较详细地介绍了内科常用急救诊疗技术；③新颖性：把近年来相关疾病的诊疗指南与专家共识的精髓贯穿于诊疗要点中，以突出新颖性、科学性与权威性。

　　本书的出版，旨在为急诊医师、内科各专业临床住院医师和主治医师、高年级医学生、实习医师、社区医师提供准确快捷的急诊内科工具书。并可作为急诊医学教学和进修的参考读物。

　　由于编写时间仓促，编著者写作风格与技巧各异，在某些观点及取材方面的片面或错误之处在所难免，殷切期望各位专家和同道们给予批评指正，以便再版时充实提高。

张文武

2009 年 9 月

目　录

第1章

常见急症症状的诊断思路与处理原则

第1节 发 热

发热(fever)是指机体在致热原作用下或各种原因引起体温调节中枢的功能障碍时,体温升高超出正常范围。发热见于各种全身性和局部性感染以及许多非感染性疾病(如肿瘤与结缔组织病等),是内科急诊中最常见的症状。一般而言,当腋下、口腔或直肠内温度分别超过37℃、37.3℃和37.6℃,并且24小时内温度差波动在1℃以上,可称为发热。按照发热的高低,可分为:①低热:37.4~38℃;②中度发热:38.1~39℃;③高热:39.1~41℃;④超高热:41℃以上。

【诊断思路】

1. 病史　详细询问病史对发热原因的诊断常能提供重要线索。

(1)起病方式:一般而言,急性感染性疾病起病多较急骤,常有受凉、疲劳、外伤或进食不洁食物等病史。发热前有明显寒战者,多属化脓性细菌感染或疟疾;而一般非感染性发热,以及结核、伤寒、立克次体和病毒感染多无寒战。

(2)重视发热的伴随症状:在询问病史时,应当重视具有定位意义的伴发局部症状,以便确定主要病变在哪个系统。如发热伴有鼻塞流涕、咽痛、咳嗽,而一般情况良好者多为上呼吸道感染;若有胸痛、咯铁锈色痰和呼吸困难者,则多为下呼吸道感染,如肺炎。发热伴神经系统症状,如头痛、呕吐、昏迷、惊厥、脑膜刺激征等则表示病变在中枢神经系统,应考虑各种脑膜炎、脑炎、中暑、急性脑卒中等;但儿童易有高热惊厥,不一定有严重脑病变。发热伴有肋脊角、腰肋部疼痛及尿频、脓尿、血尿者提示多为泌尿系统感染。发热伴有明显关节痛或关节炎症状者应多考虑风湿热等结缔组织疾病。发热伴有恶心呕吐、腹痛、腹泻者,应多考虑急性胃肠道炎症。发热、黄疸伴右上腹痛应注意肝胆感染。依此类推。

除上述病史外,还应重视流行病学资料,如患者来自的地区、年龄、性别、职业、发病季节、旅游史、接触感染史等,尤其是传染病的流行病学史非常重要。

2. **体格检查** 遇急重症发热患者,应首先测呼吸、脉搏、血压等重要生命体征,并快速进行全面体格检查,重点检查皮肤、黏膜有无皮疹、瘀点以及肝、脾、淋巴结肿大等。发热伴有休克时,患者面色青灰,脉细速,血压下降或测不出,见于重症肺炎、暴发性流行性脑脊髓膜炎、中毒性菌痢、脓毒症、肾综合征出血热等。

长期不明原因发热患者尤应注意隐蔽性病灶,如肝脏、膈下、脊椎、盆腔、鼻窦、乳突等局部脓肿。肝脓肿是引起长期发热的常见病因,在早期不一定有局部症状。脊椎病变如结核或败血症后脊椎旁化脓性病灶在体检时易被忽略。眼底检查与肛门指检应作为常规,粟粒性结核可有眼脉络膜结核结节,年老患者肛门指检可发现前列腺脓肿。此外,腹部与盆腔手术(包括引产)后发热可由腹腔或盆腔内隐蔽的脓肿引起。

3. **辅助检查** 对发热患者行辅助检查时必须掌握检查目的明确,并以简便快捷为原则。对于通过病史询问和体检能确诊者不一定均做有关检查。常用的辅助检查包括:①血、尿、粪常规检查。②血清学检查:如肥达、外斐反应、钩端螺旋体病的凝集溶解试验、乙脑的补体结合试验、系统性红斑狼疮的抗核抗体试验等。③血或骨髓培养:对伤寒、副伤寒、脓毒症、细菌性心内膜炎等疾病的病原诊断均具有决定性意义。④ X 线、CT 与 MRI 检查:CT 与 MRI 检查对诊断骨盆内、膈下与腹腔深部隐蔽性脓肿,尤其对发现腹膜后病灶如淋巴瘤、脓肿、血肿等有重要价值。⑤超声检查:对疑有急性渗出性心包炎和感染性心内膜炎患者,可行超声心动图检查。腹部超声波检查适用于疑有腹腔内占位性病变、肝脓肿、肝胆道结石以及肾脓肿、泌尿系结石等患者。⑥活体组织检查:如肝穿刺活组织检查、淋巴结以及皮损与皮下结节活体组织检查等。骨髓检查对白血病、恶性组织细胞病等具有决定性诊断价值。

4. **病因诊断** 在临床实践中,以发热为主诉或唯一症状就诊者有急性发热,原因不明发热,长期低热,超高热等。其病因特征亦各异。

(1)急性发热:热程在 2 周以内的发热称为急性发热。其原因很多,绝大多数属于感染,尤以呼吸道、泌尿道和消化道感染最常见。在排除上述系统感染后,则要注意某些急性传染病和其他系统的感染。一般而言,这类发热,常伴有定位症状,比较容易诊断。

(2)原因不明发热:发热持续 3 周以上,体温多次超过 38.3℃,经过至少

1 周深入细致的检查仍不能确诊的一组疾病,称为原因不明发热,发热待查(fever of unknown origin,FUO)。其病因主要有感染(占 40%~50%)、结缔组织 - 血管性疾病(占 20%~30%,常见的病因有类风湿关节炎、系统性红斑狼疮、斯蒂尔病、血管炎、药物热、多发性肌炎、混合性结缔组织病等)、恶性肿瘤(占 20%,以淋巴瘤最常见)与其他(占 10%,包括肉芽肿性疾病、栓塞性血管炎、隐匿性血肿、溶血、周期热、伪装热等)四大类。病因也受年龄的影响:6 岁以下的 FUO 患儿以感染性疾病为主,尤其是原发性上呼吸道、尿路感染或全身感染;6~14 岁年龄组则以结缔组织 - 血管性疾病和小肠炎症性疾病为最常见的病因;14 岁以上的成人组,虽然仍以感染性疾病占首位,但肿瘤性疾病明显增多。仍有 10% 的病例始终原因不明。

(3)长期低热:系指口腔温度在 37.5~38.4℃,持续 4 周以上者。由感染性疾病引起者占 40%,非感染性疾病占 57%,原因不明占 3%。器质性低热包括:①慢性感染:如结核病、肝脏疾病、慢性肾盂肾炎、慢性胆道感染、布鲁菌病以及各种病灶感染(鼻窦炎、牙根脓肿、前列腺炎、慢性盆腔炎、肛门周围脓肿等)。②结缔组织疾病:如风湿热、类风湿关节炎、系统性红斑狼疮等。③内分泌疾病:如甲状腺功能亢进(简称甲亢)、嗜铬细胞瘤、间脑综合征等。④恶性肿瘤:早期淋巴瘤、实质性癌肿转移等。功能性低热包括:①生理性低热:月经前低热、妊娠期低热等。②神经功能性低热:多见于青年女性,长期低热可长达数月或数年。③感染后低热。

(4)超高热:系指发热超过 41℃以上,主要见于体温调节中枢功能障碍,有以下各种原因:①中暑或日射病;②脑部疾病:如严重脑外伤、脑出血、脑炎与脑肿瘤等;③输血、输液污染引起严重热原反应与脓毒症;④麻醉药引起的恶性高热;⑤临终前超高热等。

【处理原则】

1. 对症支持治疗

(1)支持治疗:患者出现神志改变、呼吸窘迫、血流动力学不稳定等危及生命的症状与体征时,立即实施监护、建立静脉通路、气道管理、补液以及氧疗,必要时予以呼吸支持治疗。

(2)对症处理:高热的对症处理包括:①物理降温:一般可用冷毛巾湿敷额部,或用冰袋置于额、枕后、颈、腋和腹股沟处降温;或用 25%~50% 酒精擦浴;或头置冰帽、冰水灌肠、冷盐水洗胃;或将患者置于空调房内(使室温维持在 27℃左右)。应根据具体条件选用。②药物降温:视发热程度可采用口服或肌内注射解热镇痛药。口服的有:阿司匹林(0.3~0.6g/ 次)、对乙酰氨基酚(0.3~0.5g/ 次)、布洛芬(0.2~0.4g/ 次)、安乃近(0.25~0.5g/ 次)、解热止痛片(APC 片,1~2 片 / 次)、复方扑热息痛片(1~2 片 / 次)等。注射用的有:

阿司匹林精氨酸盐(0.5~1.0g/次)、阿司匹林赖氨酸盐(赖氨匹林,0.9~1.8g/次)、对乙酰氨基酚(0.15~0.25g/次)、氨酚异丙嗪注射液(息热痛注射液,2ml/次)、复方氨林巴比妥(安痛定)注射液(1支/次)等。高热者病情需要时可短期应用激素,如地塞米松5~10mg静脉注射或肌内注射;或以地塞米松10~20mg/d或氢化可的松300~600mg/d静脉滴注。

2. **抗生素经验性应用** 对感染病例早期抗生素经验性应用是有益的。一般来讲,若有明确的病原菌感染,则选择覆盖特定病原菌感染的窄谱抗生素;若不明确,可选择覆盖革兰氏阳性和革兰氏阴性需氧菌、厌氧菌的广谱抗生素。

3. **诊断性治疗** 当发热病因一时难以查明时,在不影响进一步检查的情况下,可按可能性较大的病因进行诊断性治疗(如疑疟疾,可试用氯喹;疑阿米巴性肝脓肿,行抗阿米巴治疗;疑结核病,行抗结核治疗,时间以3~4周以上为宜),期望获得疗效而做出临床诊断。诊断性治疗应选用特异性强、疗效确切及安全性大的治疗药物,剂量应充足并完成整个疗程,无特殊原因不得随便更换试验药物。

4. **随访观察** 对部分症状轻微、经过详细检查仍不能明确病因的发热待查患者,也可在专科门诊进行长期随访而不做特殊处理,确有不少患者可获自愈。

(张文武)

第2节 意识障碍和昏迷

意识是指人体对周围环境及自身状态的感知能力。意识障碍(disturbance of consciousness)可分为觉醒度下降和意识内容变化两方面。前者表现为嗜睡、昏睡和昏迷;后者表现为意识模糊和谵妄等。意识的维持依赖大脑皮质的兴奋。脑干上行网状激活系统(ascending reticular activating system,ARAS)接受各种感觉信息的侧支传入,发放兴奋从脑干向上传至丘脑的非特异性核团,再由此弥散投射至大脑皮质,使整个大脑皮质保持兴奋,维持觉醒状态。因此,ARAS或双侧大脑皮质损害均可导致意识障碍。

昏迷(coma)是一种严重的意识障碍。临床表现的特征:意识丧失,运动、感觉、反射和自主神经功能障碍,给予任何刺激(如语言、声音、光线、疼痛等)均不能将患者唤醒,但生命体征如呼吸、脉搏、心搏、血压和体温尚可存在。

以觉醒度改变为主的意识障碍,根据检查时刺激的强度和患者的反应,

可分为以下三级:

嗜睡(somnolence):主要表现为病理性睡眠过多过深,能被各种刺激唤醒,并且能够正确回答问题和做出各种反应,但当刺激去除后又很快入睡。

昏睡(sopor):是一种比嗜睡深而又较昏迷稍浅的意识障碍。昏睡时觉醒水平、意识内容及随意运动均减至最低限度。患者不能自动醒转,在持续强烈刺激下能睁眼、呻吟、躲避,可做简短而模糊的回答,但反应时间持续很短,很快又进入昏睡状态。昏睡时可见到运动性震颤、肌肉粗大抽动、不宁或刻板的动作、强握和吸吮反射。

昏迷(coma):患者意识完全丧失,各种强刺激不能使其觉醒,无有目的的自主活动,不能自发睁眼。昏迷按严重程度可分为浅昏迷、中昏迷和深昏迷三级:①浅昏迷(mild coma):即轻度昏迷。仅对剧痛刺激(如压迫眶上神经)有防御性反应和痛苦表情,不能言语,可有无意识的自发动作,各种生理反射存在(如吞咽、咳嗽、角膜和瞳孔对光反射),呼吸、血压、脉搏一般无明显改变。②中昏迷:对外界的正常刺激均无反应,自发动作很少。对强烈刺激可有防御反射,角膜反射减弱,瞳孔对光反射迟钝,眼球无转动,大小便潴留或失禁。呼吸、血压、脉搏已有变化。③深昏迷(deep coma):对外界的任何刺激均无反应,全身肌肉松弛,无任何自主运动。眼球固定,瞳孔散大,各种反射全部消失,大小便多失禁。生命体征已有明显改变,呼吸不规则,血压或有下降。

以意识内容改变为主的意识障碍常见有以下两种:

意识模糊(confusion):表现为注意力减退,情感反应淡漠,定向力障碍,活动减少,语言缺乏连贯性,对外界刺激可有反应,但低于正常水平。

谵妄(delirium):是一种急性的脑高级功能障碍。患者对周围环境的认识及反应能力均有下降,表现为认知、注意力、定向、记忆功能受损,思维推理迟钝,语言功能障碍,言语不连贯并错乱,常有胡言乱语、兴奋躁动。伴有睡眠 - 觉醒周期紊乱和精神运动性行为,尚有明显的幻觉、错觉和妄想。幻觉以视幻觉最为常见,其次为听幻觉。幻觉的内容极为鲜明、生动和逼真,常具有恐怖性质。因而,患者表情恐惧,发生躲避、逃跑或有冲动、攻击行为,以及运动兴奋等,患者言语可以增多,不连贯或不易理解,有时则大喊大叫。病情常呈波动性,夜间加重,白天减轻,常持续数小时和数天。引起谵妄常见的神经系统疾病有脑炎、脑血管病、脑外伤及代谢性脑病等;其他系统性疾病如酸碱平衡及水电解质紊乱、营养物质缺乏、高热、中毒等也可引起。

【诊断思路】

引起意识障碍和昏迷的具体病因很多,通过病史和临床检查,有的病因易明确,有的则不易明确。因此,必须边询问病史,边体检,边观察,边治疗。并就以下问题进行分析和判断:①是不是昏迷? ②昏迷的程度如何? ③引起昏迷的病因是什么? 是颅内疾病亦或全身性疾病? 若是前者,是颅内局限性病变抑或弥漫性病变? 如系局限性病变,它是位于幕上亦或幕下? 病因是什么? 若是全身性疾病,具体病因是什么?

1. 病史与体检 对意识障碍和昏迷患者的诊断需要详询病史,过细而全面的体检以及必要的实验室或特殊辅助检查。

(1) 病史采集:病史中应着重了解:①发生意识障碍和昏迷的时间、诱因、起病缓急、方式及其演变过程等。②意识障碍和昏迷的伴随症状以及相互间的关系:如首发症状为剧烈头痛者要考虑蛛网膜下腔出血、脑出血、脑膜炎;高热、抽搐起病者结合季节考虑乙型脑炎、流行性脑脊髓膜炎;以精神症状开始者应考虑脑炎、额叶肿瘤等;老年患者以眩晕起病要考虑小脑出血或椎-基底动脉系的缺血。③意识障碍和昏迷发生前有无服用药物(如镇静安眠药、抗精神病药、降血糖药等)、毒物和外伤史,既往有否类似发作等。④既往有无癫痫、精神疾患、长期头痛、视力障碍、肢体运动受限、高血压和严重的肝、肾、肺、心脏疾患以及内分泌代谢疾病等。⑤了解发病现场和环境:如有无未服完的药品、呕吐物;有无特殊气味(如 CO、硫化氢等);季节特点(如寒冷、高温等);附近有无高压电线。

(2) 体格检查 包括体温、脉搏、呼吸、血压和皮肤黏膜,以及神经系统以外的其他系统检查等。

(3) 神经系统检查:主要包括以下内容:①瞳孔变化:观察瞳孔的大小、形状、位置、双侧对称性及对光反应,可帮助判断神经损害的部位及程度。②眼球运动:眼球运动受大脑皮质、脑桥、中脑和第Ⅲ、Ⅳ、Ⅵ脑神经控制,其运动异常有重要的定位意义。一侧大脑半球有较广泛的损害时,患者双眼常偏向瘫痪肢体的对侧;一侧脑桥受损时,则双眼偏向肢体瘫痪的同侧。丘脑底部和上位中脑损害患者,眼球可能向下和向内转,就像盯着自己鼻尖看。眼球浮动(ocular bobbing)是双眼球快速同向下转后又缓慢地向上转恢复至原位,见于脑桥的双侧性损害。脑干广泛严重损害时,眼球运动完全丧失而固定在正中位。③眼底检查:凡是能引起颅内压增高的疾病均可引起眼底改变如视盘(乳头)水肿、出血等。玻璃体膜下片状或块状出血见于蛛网膜下腔出血等。④脑膜刺激征:包括颈强直、Kernig 征(凯尔尼格征)和 Brudzinski 征(布鲁辛斯基征),阳性提示有脑膜炎症、蛛网膜下腔出血或脑疝的可能。深昏迷时脑膜刺激征可消失。⑤对疼痛刺激的反应：用力按压眶上缘、胸骨检查昏迷患者对疼痛的运动反应，有助于定位脑功能障碍水平或判断昏迷的程度。出现单侧或不对称性姿势反应时，健侧上肢可见防御反应，病侧则无，提示瘫痪对侧大脑半球或脑干病变。疼痛引起去皮质强直（decorticate rigidity），表现为上肢内收和屈曲，下肢伸直，与丘脑或大脑半球病变有关；去脑强直（decerebrate rigidity）表现为四肢伸直，肌张力增高或角弓反张，提示中脑功能受损，较去皮质强直脑功能障碍程度更为严重。脑桥和延髓病变患者通常对疼痛无反应，偶可发现膝部屈曲（脊髓反射）。⑥不随意运动：在代谢性脑病中可能出现震颤、扑翼样震颤或多灶性肌阵挛，尤以后两者更具特征性。⑦反射检查：一般认为，浅反射由减退至消失而同时深反射由亢进至消失均提示昏迷的程度加深。常用的深反射有肱二头肌、三头肌反射，桡骨膜反射，膝反射，跟腱反射等；常用的浅反射有角膜反射、咽反射、腹壁反射、跖反射等；常用的病理反射有 Babinski 征、Chaddock 征、Oppenheim 征、Gordon 征、Hoffmann 征等。⑧昏迷患者的瘫痪检查：可通过疼痛刺激观察面部表情与肢体活动，以及肢体坠落试验等来判定。

实验室检查与特殊检查应根据需要选择进行，但除三大常规外，对于昏迷患者，血清电解质、尿素氮（BUN）、CO_2CP、血糖等应列为常规检查；对病情不允许者必须先就地抢救，视病情许可后再进行补充。脑电图、头颅 CT 和 MRI，以及脑脊液检查对昏迷的病因鉴别有重要意义。

2. 判断是否为昏迷　临床上判断是否属于昏迷一般不难，但首先应排除下述两种情况：

（1）几种特殊类型的意识障碍：①去皮质综合征（decorticate syndrome）：多见于因双侧大脑皮质广泛损害而导致皮质功能减退或丧失，皮质下功能仍保存。其特点是皮质与脑干的功能出现分离现象：大脑皮质功能丧失，对外界刺激无任何意识反应，不言不语；而脑干各部分的功能正常：患者眼睑开闭自如，常睁眼凝视（即醒状昏迷），痛觉灵敏（对疼痛刺激有痛苦表情及逃避反应），角膜与瞳孔对光反射均正常。四肢肌张力增高，双上肢常屈曲，双下肢伸直（去皮质强直），大小便失禁，还可出现吸吮反射及强握反射，甚至伴有手足徐动、震颤、舞蹈样运动等不随意运动。该综合征常见于缺氧性脑病、脑炎、中毒和严重颅脑外伤等。②无动性缄默症（akinetic mutism）：又称睁眼昏迷（coma vigil），由脑干上部和丘脑的 ARAS 受损引起，此时大脑半球及其传出通路无病变。患者能注视周围环境及人物，貌似清醒，但不能活动或言语，二便失禁。肌张力减低，无锥体束征。强烈刺激不能改变其意识状态，存在觉醒 - 睡眠周期。本症常见于脑干梗死。③植物状态（vegetative state）：是指大脑半球严重受损而脑干功能相对保留的一种状态。表现为对自身和外界的认知功能完全丧失,呼之不应,不能与外界交流,有自发或反射性睁眼,偶可发现视物追踪,可有无意义哭笑,二便失禁。存在吸吮、咀嚼和吞咽等原始反射,有睡眠和觉醒周期。持续性植物状态指颅脑外伤后植物状态持续12个月以上,其他原因持续3个月以上。

(2)神经精神疾病所致的几种貌似昏迷状态:①精神抑制状态(depression state):常见于强烈精神刺激后或癔症性昏睡发作,患者表现出僵卧不语,对外界刺激如呼唤、推摇,甚至疼痛刺激常不发生反应。双目紧闭,扒开眼睑时有明显抵抗感,并见眼球向上翻动,放开后双眼迅速紧闭。瞳孔大小正常,光反应灵敏,眼脑反射正常,无病理反射。脑电图呈觉醒反应,经适当治疗可迅速复常。癔症性昏睡,多数尚有呼吸急促,也有屏气变慢,检查四肢肌张力增高,对被动活动多有抵抗,有时四肢伸直、屈曲或挣扎、乱动。常呈阵发性,多属一过性病程,在暗示治疗后可迅速恢复。②木僵(stupor):表现为不语不动,不饮不食,对外界刺激缺乏反应,甚至出现大小便潴留,多伴有蜡样屈曲和违拗症,言语刺激触及其痛处时可有流泪、心率增快等情感反应,缓解后多能清楚回忆发病过程。见于精神分裂症的紧张性木僵、严重抑郁症的抑郁性木僵、反应性精神障碍的反应性木僵等。③闭锁综合征(locked-in syndrome):又称去传出状态(deefferented state)。病变位于脑桥基底部,双侧锥体束和皮质脑干束均受累。患者意识清醒,因运动传出通路几乎完全受损而呈失运动状态,除尚有部分眼球运动外,呈现四肢瘫,不能说话和吞咽,表情缺乏,就像全身被闭锁,但可理解语言和动作,能以睁闭或眼垂直运动示意。当临床怀疑本症时,可让患者"睁开你的眼睛""向上看""向下看"和"看你的鼻尖"等,可作出鉴别。④意志缺乏症(abulia):患者处于清醒状态,运动感觉功能存在,但因缺乏始动性而不语不动,对刺激无反应,无欲望,呈严重淡漠状态,可有额叶释放反射,如掌颏反射、吸吮反射等。本症多由双侧额叶病变所致。⑤失语(aphasia):程度较重的失语患者,特别是伴有嗜睡、瘫痪时,对外界刺激失去反应能力而易被误认为昏迷。如系失语而非昏迷的患者,对声、光、疼痛刺激的反应是灵敏的;对言语以外的示意性动作、表情等仍能领会、理解,而有适当的表情反应,或喃喃发声,欲语不能。

3. 昏迷程度的评定 临床上除将意识障碍分为嗜睡、昏睡、浅昏迷、中昏迷和深昏迷五级(见前述)外,常用格拉斯哥昏迷计分法(Glasgow coma scale,GCS)进行评定。GCS是以睁眼(觉醒水平)、言语(意识内容)和运动反应(病损平面)三项指标的15项检查结果来判断患者昏迷和意识障碍的程度(表1-2-1)。以上三项检查共计15分。GCS分值愈低,脑损害的程度愈重,预后亦愈差。

表 1-2-1 GCS 昏迷评定标准

项目		评分	项目		评分
Ⅰ.睁眼反应	自动睁眼	4	Ⅲ.运动反应	能按吩咐动作	6
	呼之睁眼	3		对刺痛能定位	5
	疼痛引起睁眼	2		对刺痛能躲避	4
	不睁眼	1		刺痛肢体过屈反应	3
Ⅱ.语言反应	言语正常(回答正确)	5		刺痛肢体过伸反应	2
	言语不当(回答错误)	4		不能运动(无反应)	1
	言语错乱	3			
	言语难辨	2			
	不能言语	1			

4. 昏迷的病因诊断 通常先确定是颅内疾病抑或全身性疾病,如确定昏迷是颅内病变引起,尚需进一步确定是颅内局限性病变抑或弥散性病变,如是前者,它是位于幕上亦或幕下,具体病因是什么。

(1)颅内疾病:位于颅内的原发性病变,在临床上通常先有大脑或脑干受损的定位症状和体征,较早出现意识障碍和精神症状,伴明显的颅内高压症和脑膜刺激征,提示颅内病变的有关辅助检查如脑脊液检查、CT扫描等常有阳性发现。临床上可根据神经系统体征基本上将表现分为两类:①主要呈现局限性神经体征,如脑神经损害、肢体瘫痪、局限性抽搐、偏侧锥体束征等,常见于脑出血、梗死、脑炎、外伤、占位性病变等;②主要表现为脑膜刺激征而无局限性神经体征,最多见于脑膜炎、蛛网膜下腔出血等。

(2)全身性疾病:全身性疾病可影响脑代谢而引起弥散性脑损害,又称代谢性脑病。同原发性颅内病变相比,其临床特点为:先有颅外器官原发病的症状和体征,以及相应的实验室检查阳性发现,后才出现脑部受损的征象。由于脑部损害为非特异性或仅是弥散性功能抑制,临床上一般无持久性和明显的局限性神经体征和脑膜刺激征,主要是多灶性神经功能缺乏的症状和体征,且大都较对称;通常先有精神异常,意识内容减少。一般是注意力减退,记忆和定向障碍,计算和判断力降低,尚有错觉、幻觉,随病程进展,意识障碍加深。此后有的患者可出现不同层次结构损害的神经体征,如昏迷较深和代谢性呼吸抑制很严重,而眼球运动和瞳孔受累却相对较轻。脑脊液改变不显著,颅脑CT扫描等检查无特殊改变,不能发现定位病灶。其病因很多。

【处理原则】

1. 昏迷的最初处理 常规措施有:①保持呼吸道通畅,氧疗,必要时气管插管或切开行人工呼吸。②维持循环功能,尽早开放静脉,建立输液通路(1~3个)。有休克应迅速扩充血容量,使用血管活性药物,尽快使收缩血压稳定在100mmHg左右(1mmHg=0.133kPa)。有心律失常者应予以纠正;有心肌收缩力减弱者应给予强心剂;心搏骤停时应立即行心肺复苏。③纳洛酮:常用剂量每次0.4~0.8mg,静脉注射或肌内注射,无反应可隔10~15分钟重复用药,直到达到预期效果;亦可用1.2~2.0mg加入250~500ml液体中静脉滴注。

2. 病因治疗 针对病因采取及时果断措施是抢救成功的关键。若昏迷的病因已明确,则应迅速给予有效病因治疗。由于颅内占位性病变引起者,若条件许可应尽早做开颅手术,摘除肿瘤;细菌性脑膜脑炎引起者,应迅速给予大量而有效的抗生素治疗;因脑型疟疾而引起的昏迷,则可给盐酸奎宁0.5g置于5%葡萄糖液250~500ml中静脉滴注;由于低血糖引起者应立即给予高渗葡萄糖液;若为有机磷农药中毒所致者,应立即用胆碱酯酶复能剂和阿托品等特效解毒剂;糖尿病昏迷应予胰岛素治疗等。

3. 对症支持疗法 包括控制脑水肿、降低颅内压,维持水电解质平衡,镇静止痛,防治各种并发症(如急性心衰、急性呼衰、消化道出血、急性肾损伤等),详见有关章节。

(张文武)

第3节 眩 晕

眩晕(vertigo)是一种运动性或位置性错觉,造成人与周围环境空间关系在大脑皮质中反应失真,产生旋转、倾倒及起伏等感觉。在眩晕症状出现的同时,常伴有平衡失调、站立不稳、眼球震颤、指物偏向、恶心、呕吐、面色苍白、出汗及心率和血压的改变。眩晕与头昏不同,后者表现为头重脚轻、行走不稳等。临床上按眩晕的性质可分为真性眩晕与假性眩晕:存在自身或对外界环境空间位置的错觉为真性眩晕,而仅有一般的晕动感并无对自身或外界环境空间位置错觉称假性眩晕。按病变的解剖部位可将眩晕分为系统性眩晕(亦称真性眩晕)及非系统性眩晕,前者由前庭神经系统病变引起,后者由前庭系统以外病变引起。在临床急诊中,应首先确定就诊的眩晕患者是否由颅内病变如小脑出血、颅内肿瘤等引起,因为这些疾病若处理不及时,常危及生命。

【诊断思路】

眩晕是一主观症状,为了对眩晕病因做出正确的诊断与鉴别诊断,必须详询病史,进行细致的体格检查,必要的辅助检查,并应熟悉与了解常见引起眩晕疾病的特点。

1. 病史与体格检查

(1)病史:应详细了解眩晕的性质、程度、时间、诱发因素、伴随症状以及可能引起眩晕的有关病史(药物中毒、外伤史)及询问包括神经科、内科、耳鼻喉科的有关疾病。

(2)体格检查:①神经系统方面:除一般的神经系统检查外,特别应注意有无自发性眼球震颤、共济失调、听力障碍及颅内压增高征。②内科方面:应检查血压、心脏,有无高血压、低血压、心律不齐、心功能不全,有无贫血、全身感染、中毒、代谢紊乱等。③耳科方面:应检查外耳道、鼓膜、中耳、鼻咽部,注意有无耵聍阻塞外耳道,有无胆脂瘤性中耳炎及耳硬化症。疑有迷路瘘管时应作瘘管试验。④听力学检查:应用表、音叉试验法可以大致了解听力情况、听力障碍的性质(传导性、感音性)及程度,必要时做电测听检查,包括短增量敏感指数(SISI)试验、复聪(recruitment)试验。⑤前庭功能检查:包括自发性眼震、倾倒、指物偏向、变温(caloric)试验、旋转试验、直流电试验、位置试验、视动性眼震试验,必要时还需做眼震电图(ENG)检查。

2. 辅助检查　可根据病情做必要的辅助检查,例如头颅 X 线摄片、乳突摄片、脑电图(EEG)、经颅多普勒超声(TCD)、头颅 CT 与 MRI,疑为颈椎病者则需做颈椎摄片或颈椎 CT 扫描。疑有颅内炎症者需做腰椎穿刺检查脑脊液。

3. 系统性眩晕特点　系统性眩晕是眩晕的主要病因,按照病变部位和临床表现的不同又可分为周围性眩晕与中枢性眩晕。前者指前庭感受器及前庭神经颅外段(未出内听道)病变而引起的眩晕,眩晕感严重,持续时间短,常见于梅尼埃病、良性发作性位置性眩晕、前庭神经元炎、迷路卒中等病;后者指前庭神经颅内段、前庭神经核、核上纤维、内侧纵束、小脑和大脑皮质病变引起的眩晕,眩晕感可较轻,但持续时间长,常见于椎 - 基底动脉供血不足、脑干梗死、小脑梗死或出血等病。两者鉴别见表 1-3-1。

表 1-3-1 周围性眩晕与中枢性眩晕的鉴别

临床特点	周围性眩晕	中枢性眩晕
病变部位	前庭感受器及前庭神经颅外段(未出内听道)	前庭神经颅内段、前庭神经核、核上纤维、内侧纵束、小脑和大脑皮质
常见疾病	迷路炎、中耳炎、前庭神经元炎、梅尼埃病、乳突炎、咽鼓管阻塞、外耳道盯聍等	椎-基底动脉供血不足、颈椎病、小脑肿瘤、小脑梗死或出血、脑干病变、听神经瘤、第四脑室肿瘤、颞叶肿瘤、颞叶癫痫等
眩晕性质	多为旋转性,或多为向上下、左右摇晃的运动幻觉	旋转性或为固定物体向一侧运动的感觉
眩晕程度与持续时间	发作性、症状重、持续时间较短,数小时至数天(最多数周)	症状轻,持续时间较长,可数月以上
眼球震颤	幅度小,多水平或水平加旋转,眼震快相向健侧或慢相向病灶侧	幅度大,形式多变,眼震方向不一致
平衡障碍(闭目难立)	常倒向眼震之慢相侧,与头位有一定的关系	倾倒方向不定,与头位无一定的关系
听觉障碍	常有,伴耳鸣、听力减退	不明显
脑功能障碍	无	脑神经损害、瘫痪和抽搐等
前庭功能试验	无反应或反应减弱	反应正常
自主神经症状	恶心、呕吐、出汗、面色苍白等	少有或不明显

4. 非系统性眩晕特点 非系统性眩晕临床表现为头晕眼花、站立不稳,通常无外界环境或自身旋转感或摇摆感,很少伴有恶心、呕吐,为假性眩晕。常由眼部疾病(眼外肌麻痹、屈光不正、先天性视力障碍)、心血管系统疾病(高血压、低血压、心律不齐、心力衰竭)、内分泌代谢病(低血糖、糖尿病、尿毒症)、中毒、感染和贫血等疾病引起。

5. 常见眩晕症疾患的临床特点

(1)梅尼埃病(Ménière disease):梅尼埃病系内耳病变,为中年以上阵发性眩晕的最常见的原因。临床表现为典型的三联症状:发作性眩晕,波动性、渐进性、感音性的听力减退和耳鸣。眩晕发作时常伴有恶心、呕吐、出汗、面色苍白、眼球震颤。眩晕常突然发作,发作前耳鸣增加,听力骤减,耳内有饱胀感。每次眩晕发作历时数小时至数天(多系1~2天)而自行缓解。眼震为急性发作期的唯一体征。发作间歇期长短不一。眩晕发作常常随耳聋的进展而减少,至完全耳聋时,迷路前庭功能消失,眩晕发作亦常终止。

(2) 良性发作性位置性眩晕(benign paroxysmal positional vertigo, BPPV):特点是患者转头至某一位置时出现眩晕,20~30秒后消失,伴恶心、呕吐、苍白,几乎都与位置有关,不管头和身体活动的快慢,仰卧时转头或站立时头后仰均能引起发作。因而患者尽可能回避该头位。听力与前庭功能正常。行头位位置检查,常能在患者所诉说的那个头位引起眩晕,同时可见有短暂的水平兼旋转性眼球震颤。重复该头位可重复出现眩晕与眼震。但于短期内连续数次重复检查,则可逐步适应而不出现眩晕症状与眼震。病程常为自限性,数周至几个月后可自愈。

(3) 非良性位置性眩晕:颅后窝的占位性病变也可引起位置性眩晕,这与上述良性位置性眩晕在临床表现上有以下区别:此种眩晕的发生往往在头位改变后立即出现,无潜伏期,诱发之眩晕持续时间较长,往往引起恶心、呕吐,眩晕可在数种头位诱发,而不像BPPV只在较特定的1~2种头位才诱发。常见的疾病是第四脑室、小脑蚓部的肿瘤或第四脑室的囊肿,亦可见于小脑半球、桥小脑角的肿瘤。除位置性眩晕外,有时有肢体或躯干的共济失调。

(4) 前庭神经元炎(vestibular neuronitis):起病于呼吸道或胃肠道病毒感染之后,表现为突起的剧烈眩晕,伴恶心、呕吐及平衡失调,但无耳蜗症状。患者保持绝对静卧,头部活动后眩晕加重,持续数日至数周,消退很慢,急性期有眼震,慢相向病灶侧,一侧或双侧前庭功能减退。青年多见。

(5) 迷路炎:迷路炎为中耳炎的并发症。单纯性中耳炎由于炎症刺激使迷路充血可引起眩晕。眩晕程度较轻,中耳炎好转后眩晕亦即解除。中耳炎并发弥漫性化脓性迷路炎时,眩晕严重,伴恶心、呕吐、眼震及病侧听力严重丧失,病侧前庭功能消失。此外还有耳痛、耳漏、头痛、发热等中耳感染症状与体征。慢性中耳炎侵蚀骨迷路有瘘管形成时,常有反复发作的眩晕。

(6) 小脑后下动脉血栓形成:亦称延髓外侧综合征(Wallenberg syndrome)。其典型的症状与体征包括突起眩晕,伴恶心、呕吐,眼球震颤;病侧肢体共济失调及颈交感神经麻痹综合征;吞咽困难及同侧软腭麻痹、声带麻痹;病侧面部及对侧躯体、肢体的痛温觉减退或消失。

(7) 椎-基底动脉供血不足(vertebrobasilar insufficiency, VBI):VBI的主要临床表现是眩晕,常突然发生,颈部过度伸屈或旋转有时可诱发,眩晕发作持续通常短暂,常常数分钟即缓解,但可在短时期内反复发生多次,眩晕发作时可伴有恶心、呕吐、站立不稳,亦可伴有椎-基底动脉的其他供应区缺血的临床征象,例如视幻觉、偏盲、猝倒发作、复视、面麻、进食吞咽困难、肢体肌力减退或感觉障碍、共济失调。上述这些临床表现通常都是呈发作性、短暂性,症状持续数分钟至数小时,不超过 24 小时,这一类型的 VBI 可称之为 VBTIA(椎 - 基底动脉短暂性缺血性发作);但临床上也有一部分患者表现为在一段时期内(数天至数周)经常性的头晕,行走不稳,在除外了其他引起眩晕的疾病后亦应考虑为 VBI。对于 VBI 的诊断应根据具体情况选择做下列检查:①颈椎 X 线片,包括正、侧及斜位片,以发现有无颈椎病及其严重程度及了解有无骨刺可能累及椎动脉。②颈椎 CT 或颈椎 MRI 或螺旋 CT,以进一步了解颈椎骨骼及脊髓和有关椎动脉受压、变窄情况。③头颅 MRA,以了解颅内血管情况,尤其是了解椎 - 基底动脉及颅内脑底动脉环情况。椎关节骨赘增生刺激或压迫椎动脉,使椎动脉痉挛、阻塞,当转颈时一侧之椎动脉更易受压。若椎动脉本身已有粥样硬化,一侧椎动脉受压后,对侧椎动脉无法代偿则出现症状。临床常见之症状为发作性眩晕,其发病与头颈转动有密切关系。此外,这些患者尚可伴有枕部头痛、猝倒、视觉症状(闪光、视野缺失)及上肢麻痛。颈椎 X 线片、颈 CT 扫描可显示颈椎形态学病变改变。

(8)颅内肿瘤:肿瘤直接破坏前庭结构,或当颅内压增高时干扰前庭神经元的血液供应均可产生眩晕。①桥小脑角肿瘤:特别是听神经瘤,有轻度眩晕和耳鸣、耳聋,这是听神经瘤的早期症状。病变进一步发展可出现邻近脑神经受损的体征,如病侧角膜反射减退、面部麻木及感觉减退,展神经麻痹、周围性面瘫、眼球震颤,同侧肢体共济失调。听神经瘤至病程后期还可出现颅内压增高症状,头痛、视神经乳头水肿。对于听神经瘤的早期诊断可根据单侧性听力渐进性减退、听力检查为感音性耳聋;同侧前庭功能早期即消失,邻近脑神经(三叉、展、面神经)中有一根受累即应考虑为听神经瘤。若脑脊液中蛋白质含量增加,X 线片上示病侧内听道扩大,诊断即可肯定。近年来由于应用头颅 CT 及 MRI 检查,更易得到早期确诊。②脑干(脑桥、延髓)肿瘤:因病变累及前庭神经核,常有眩晕及持久的眼震,可有一侧或双侧听力减退,水平性眼震的方向通常为双向性。还可以有其他脑神经障碍(主要为第 V、Ⅵ、Ⅶ、Ⅹ、Ⅺ)及对侧肢体瘫痪。③小脑半球肿瘤:常有眩晕,早期即出现明显的振幅粗大的眼球震颤,及病侧肢体共济失调,水平性眼震的方向通常是两侧性的,但主要是向病变一侧。前庭功能变温试验示病侧肢体偏斜反应不明显。④小脑蚓部肿瘤及第四脑室肿瘤(或囊肿):眩晕为常见症状,眩晕的发生或加重常与头位位置有关。第四脑室囊肿可产生阵发性眩晕伴恶心、呕吐,称 Bruns 征(致变头位时突然出现眩晕、头痛、呕吐,甚至意识丧失,颈肌紧张收缩呈强迫头位)。

(9)外伤性眩晕：颅脑外伤时可因内耳迷路、第Ⅷ脑神经、中枢前庭核及其中枢联结受损而产生眩晕。这些结构可单独或合并受损。迷路内外伤性出血的患者有周围型的前庭紊乱症状，常有颞骨骨折及听力同时受损的征象。亦有内耳并无出血而为迷路震荡者，则眩晕症状持续时间短、恢复较快，听力障碍程度亦较轻。部分患者可由于耳石器损伤而出现短期的位置性眩晕。颞骨横行骨折，骨折线横断岩锥，可产生听神经直接受损，出现明显的眩晕、自发性眼震、听力丧失，于 4~6 周内前庭症状逐渐消失，但听力常难以恢复。

脑干损伤后产生眩晕的同时常伴有脑干损伤的其他体征，如复视、面瘫、瞳孔不等大、肢体运动或感觉障碍等。眩晕症状持续较久，可达数月以上。颈部鞭索样损伤后亦常有眩晕症状，在头部运动时，尤其是向着颈部鞭索样受损的方向运动时，眩晕症状更易出现。每次眩晕发作数秒至数分钟。

(10)精神性眩晕：在本质上是神经官能症的一种表现。大多感觉头昏脑胀，非真性眩晕，无运动错觉，患者诉"眩晕""头晕"时无自发性眼震或自发性倾倒，往往常有神经官能症其他表现如失眠、焦虑、紧张、记忆力减退、注意力难集中等。无前庭系或非前庭系器官性疾病。起病诱因系以情绪、精神因素为主。

(11)小脑出血：多由小脑上动脉分支破裂所致。起病突然，常有头痛、呕吐，眩晕和共济失调明显。出血量较少者，主要表现为小脑受损症状，如患侧共济失调、眼球震颤等，多无瘫痪；出血量较多者，病情迅速发展，发病时或病后 12~24 小时内出现昏迷及脑干受压征象，双侧瞳孔缩小至针尖样、呼吸不规则等。暴发型则常突然昏迷，在数小时内迅速死亡。

【处理原则】

1. 一般处理　对于急性眩晕发作的患者，需卧床休息，饮食以流质为宜。伴有明显恶心、呕吐者，应酌情给予静脉补液，以维持营养，并需注意水、电解质的平衡。对于焦虑紧张的患者，应给予适当的病情解释与安慰，以解除顾虑。眩晕发作缓解后，应鼓励患者早日逐渐参加日常活动，适应日常生活。

2. 病因治疗　因中耳炎并发症引起的急性化脓性迷路炎，应由耳科做必要的手术及抗感染治疗。由颅内占位性病变如小脑肿瘤、听神经瘤引起者，需手术摘除肿瘤。由于梅尼埃病产生的眩晕，主张调节自主神经功能，平时以低盐饮食为宜。因颈椎骨质增生、椎间盘膨隆或突出而致的眩晕，可先做颈椎牵引或作颈托固定，必要时再考虑手术治疗。因心律失常或血压过高、偏低者，则需给予相应的内科治疗。因贫血引起的眩晕应纠正贫血。凡此种种的有关病因的处理均属重要，不可忽视。

3. 对症处理 在病因治疗的同时,对于眩晕症状需给予药物治疗,以减轻眩晕症状及减少伴发的恶心、呕吐、焦虑、紧张等症状。

(1)急性发作期的药物治疗:可考虑选用的药物有:氢溴酸东莨菪碱 0.3mg,肌内注射;茶苯海明(晕海宁,Dramamine)50mg,肌内注射;硫酸阿托品 0.5~1mg,肌内注射;山莨菪碱(654-2)5~10mg,肌内注射;盐酸异丙嗪(非那根)25~50mg,肌内注射。以上药物可选择应用,并可根据病情每隔 4~6 小时重复给药 2~3 次。

(2)眩晕发作后尚有轻度症状或慢性眩晕的治疗:在急性眩晕发作后,虽已无明显的旋转幻觉,但仍有平衡失调、站立不稳的感觉,或在头部、身体转动时有这些症状,或眩晕程度虽轻但经常存在者,可选用各种镇静剂、安定剂,例如苯巴比妥 0.015~0.03g,或地西泮(安定)2.5~5mg,或氯丙嗪 25mg等,均为 2~3 次 /d,口服。

(3)其他治疗眩晕症的常用药物:①血管舒张药物:倍他司汀(betahistine,抗眩啶)4mg,每日 3 次;或甲磺酸倍他司汀 6mg,每日 3 次口服。②钙拮抗剂:尼莫地平 20mg,3 次 /d;桂利嗪(脑益嗪)25mg;3 次 /d,氟桂利嗪(西比灵)5mg,1~2 次 /d,均为口服。③地芬尼多(difenidol,眩晕停):本药用于各种原因引起的眩晕症(如椎基底动脉供血不足、梅尼埃病等),成人口服每次 25~50mg,每日 3 次;肌内注射每次 10~20mg。

(朱文炳 张文武)

第4节 晕 厥

晕厥(syncope)是指一过性全脑血液低灌注导致的短暂意识丧失(transient loss of consciousness,TLOC),特点为发生迅速、一过性、自限性并能够完全恢复。发作时因肌张力降低、不能维持正常体位而跌倒。晕厥发作前可有先兆症状,如黑矇、乏力、出汗等。

依据病理生理特征将晕厥分为:神经介导性晕厥(反射性晕厥)、直立性低血压(orthostatic hypotension,OH)晕厥和心源性晕厥,心源性晕厥又分为心律失常性晕厥和器质性心血管病性晕厥。晕厥病理生理改变的核心是血压下降,导致全脑灌注降低。意识丧失发生在脑血流中断后 6~8 秒,动脉收缩压在心脏水平下降至 50~60mmHg 或直立状态下大脑水平下降至 30~45mmHg。外周血管阻力降低和心排血量减少均可导致血压降低。外周血管阻力降低见于交感缩血管反射活动降低引起的血管舒张、药物的作用及自主神经功能障碍。心排血量减少见于反射性心动过缓、心律失常和器质性疾病(包括肺栓塞 / 肺动脉高压)、血容量减少或静脉血淤滞导致静脉回流减少、自主神经功能障碍引起的心脏变时和变力功能障碍。

【诊断思路】

（一）初步评估　初步评估的目的是：①明确是否是晕厥；②是否能确定晕厥的病因；③是否是高危患者。评估内容包括详细询问病史、体格检查和心电图检查。

1. 病史和体格检查　大多数反射性晕厥通过典型病史和症状即可诊断。发现诱发因素，了解药物的使用情况及并发症，可帮助判断预后。询问发作时的情境、前驱症状、患者的自述和旁观者对晕厥事件及生命体征的观察及晕厥后症状。鼓励录制发作时视频，有助于判断病情。晕厥与进餐和体力活动的关系、前驱症状持续的时间，有助于鉴别神经介导性与心源性晕厥。老年患者特别需要了解并发症和药物使用情况。心血管疾病者要注意既往用药史，有无晕厥或猝死家族史。

体格检查包括卧位和直立 3 分钟的血压和心率变化，注意心率和节律、心脏杂音、奔马律、心包摩擦音等提示器质性心脏病的证据；通过基本的神经系统检查寻找局灶性功能缺损，必要时进一步行神经系统的检查。

2. 心电图检查　可发现具体或潜在的晕厥原因（如缓慢性心律失常、室性心律失常等），以及可能引起心脏性猝死（SCD）的疾病，如预激综合征、Brugada 综合征、长 QT 综合征或致心律失常性右心室心肌病等。

（二）危险分层　危险分层对指导治疗和减少复发与死亡都非常重要。短期预后主要取决于晕厥的病因和潜在疾病急性期的可逆性；心源性和终末期疾病的长期预后则取决于治疗的有效性和潜在疾病的严重程度和进展速度。当初步评估后仍无法明确晕厥原因时，应立即对患者的主要心血管事件及 SCD 的风险进行评估。

晕厥预后不良的短期（急诊就诊及晕厥发生后 30 天内）危险因素：男性，年老（>60 岁），无先兆症状，意识丧失前有心悸，劳力性晕厥，器质性心脏病，心力衰竭（简称心衰），脑血管疾病，心脏性猝死家族史，外伤。体格检查和实验室检查：出血迹象、持续的生命体征异常、异常心电图、肌钙蛋白阳性。

晕厥预后不良的长期（随访到 12 个月）危险因素：男性，年老（>60 岁），晕厥前无恶心、呕吐，室性心律失常，肿瘤，器质性心脏病，心力衰竭，脑血管疾病，糖尿病，$CHADS_2$ 评分高；体格检查和实验室检查：异常心电图、肾小球滤过率降低。

（三）晕厥与其他类似症状的鉴别

（1）晕厥不同于：①眩晕：主观感觉自身或周围景物运动，而无意识障碍，且眩晕感可为头部或眼球的运动所加剧；②椎动脉缺血的跌倒发作（drop attack）；③发作性睡病的猝倒症（cataplexy）；该三者均无意识丧失。

(2)癫痫:晕厥与癫痫发作的鉴别点是:①发作前驱症状或初始症状:突然发生意识丧失不伴前驱症状高度提示癫痫发作,局部感觉或运动症状(如一只手不自主抽动,偏侧面部感觉异常和强迫转头等)提示源于对侧额顶叶皮质的癫痫发作;恐惧感、嗅幻觉或味幻觉以及内脏感觉或似曾相识感提示颞叶癫痫发作。头重脚轻、视力模糊和虚弱提示弥漫性中枢神经系统功能障碍,常与血管迷走性晕厥、心律失常和直立性低血压等引起脑血流量减少有关。②发作时跌倒:晕厥多发生在站立时,伴姿势性张力丧失而跌倒。癫痫发作除全面性强直-阵挛发作或失张力发作,其他发作可不跌倒,复杂部分性发作可伴自动症。③晕厥发作时少见咬舌头或尿失禁,而癫痫大发作时较多见。④晕厥恢复较快,无明显后遗症;而癫痫大发作后恢复较慢,常遗有嗜睡、头痛及精神错乱等。

(3)昏迷:意识丧失持续时间较长,不易迅速恢复。根据病史与检查不难与晕厥鉴别。

(4)休克:早期意识清楚或仅表现精神迟钝,有周围循环衰竭,且明显而持久。

(5)癔症发作:癔症发作所表现的意识障碍并非真正的意识丧失,而是意识范围缩窄。癔症性"晕厥"常发生于有明显精神刺激的青年妇女,几乎均在人群面前发作。一般昏倒缓慢进行,不会造成自伤。发作时神志清楚,表现为屏气或过度换气,四肢挣扎,双目紧闭,面色潮红等。脉搏、血压、肤色均无明显变化,亦无病理性神经系统体征。发作历时数十分钟至数小时不等,发作后情绪仍不稳。

【常见晕厥的临床特征与急诊处理】

(一)神经介导性晕厥(反射性晕厥) 反射性晕厥是由交感或迷走神经反射异常引起周围血管扩张和/或心动过缓造成的晕厥。依据传出路径分为交感性或迷走性反射性晕厥。当反射性晕厥以直立位血管收缩反应降低导致低血压为主要机制时,为血管抑制型;当以心动过缓或心脏收缩能力减弱为主要机制时,为心脏抑制型;这两种机制均存在时为混合型。老年人出现的反射性晕厥常伴有心血管或神经系统异常,表现为直立位或餐后低血压,这种反射性晕厥是病理性的,主要与药物相关的自主神经系统代偿反射受损和原发性或继发性自主神经功能衰竭相关。

反射性晕厥包括血管迷走性晕厥(vasovagal syncope,VVS)、情境性晕厥、颈动脉窦综合征和不典型反射性晕厥。

1. 诊断

(1)VVS:最为常见,发病特点:①多有明显诱因,如站立、坐位或情绪刺激、疼痛、医疗操作或晕血;②典型症状为出汗、皮肤发热、恶心、脸色苍白;

③发作时伴低血压和 / 或心动过缓；④意识恢复后常伴疲劳感；⑤老年患者表现可不典型。诊断主要依据典型病史、体格检查及目击者的观察。

（2）情境性晕厥：与特定的动作有关，如咳嗽、喷嚏、吞咽或排便、排尿、运动后、大笑、吹奏管乐器等。

（3）颈动脉窦综合征：多见于老年人，转头动作、局部肿瘤、剃须、衣领过紧等可造成颈动脉窦受压。

（4）不典型反射性晕厥：具备下列一种或多种特征，如无前驱症状、无明显诱因、不典型临床表现；倾斜试验可出现阳性结果，无器质性心脏病。

辅助检查包括颈动脉窦按摩和直立倾斜试验。直立倾斜试验阳性结果结合临床有助于诊断反射性晕厥，但阴性结果不能排除反射性晕厥。

2. 治疗　治疗目的是预防复发，避免造成外伤，改善生活质量。低危患者不需住院治疗；反复发作或高危者需住院检查评估；中危者需留观3~24 小时，再决定进一步处理措施。

非药物治疗是主要的治疗方法，包括健康教育、生活方式改变和倾斜训练。对发作频繁、不可预测或影响生活质量，无先兆或先兆非常短暂，有外伤风险，高危作业者（如驾驶、操作机械、飞行、竞技性体育等），需进一步治疗。

（1）健康教育及生活方式改变：告知患者本病属良性过程，避免诱因（如闷热、拥挤环境、脱水等）；咳嗽性晕厥者抑制咳嗽；坐位排便；增加水和食盐量；早期识别前驱症状，尽快进行增压动作，及时坐下或躺下。

（2）根据患者情况，停用或减量降血压药物，包括硝酸酯类、利尿剂或抗抑郁药。

（3）物理治疗：是一线治疗方法。肢体加压动作是临时措施，双腿或双上肢肌肉做等长收缩（双腿交叉、双手紧握和上肢紧绷），可能增加心排血量并升高血压，避免或延迟意识的丧失，在有先兆且时间充分期间应用常有帮助。但不推荐用于老年患者。家庭倾斜训练也可能减少复发。

（4）药物治疗：适用于非药物治疗后仍反复发作者，但疗效不佳。短期应用盐酸米多君是血管抑制型晕厥不伴高血压患者的首选药物。β 受体阻滞剂可试用于基础心率快，晕厥前有明显心率增快的患者。

3. 心脏起搏　适用于发作时伴严重心动过缓或心脏停搏者，如 40 岁以上、反复发作和长时间心脏停搏者。建议对晕厥与心脏停搏相关的患者植入双腔起搏器。对心脏抑制型或混合型颈动脉窦综合征患者，推荐植入有频率骤降应答功能的双腔起搏器。

（二）直立性低血压晕厥　当自主神经系统对血管张力、心率和心脏收缩力的调节功能存在缺陷时，在直立位，血液过多存留于内脏和下肢血管，造成回心血量减少、心排血量下降、血压明显降低,导致的晕厥谓之直立性低血压(orthostatic hypotension,OH)晕厥,又称直立不耐受综合征。与反射性晕厥相比,自主神经功能衰竭时,交感神经反射通路传出活动慢性受损,而出现自主神经系统对血管张力、心率和心肌收缩力的调节功能异常导致晕厥。

体位性心动过速综合征(postural orthostatic tachycardia syndrome,POTS)是直立不耐受综合征的另一种类型,发病机制尚不清楚。可能与自主神经系统功能紊乱、低血容量、肾上腺素活性升高、去适应作用、焦虑、过度紧张等因素有关。表现为站立时出现头晕、心悸、震颤、全身乏力、视野模糊、运动不能耐受等。

OH包括早发型OH、经典型OH、延迟型(进展型)OH、延迟型(进展型)OH合并反射性晕厥、直立位反射性晕厥和POTS。

引起OH的原因:①药物:最常见,如血管扩张剂、利尿剂、吩噻嗪类、抗抑郁药。②血容量不足:如出血、腹泻、呕吐等。③神经源性:原发性自主神经功能障碍见于单纯自主神经功能障碍、多系统萎缩、帕金森病、路易体痴呆;继发性自主神经功能障碍见于糖尿病、血管淀粉样变性、脊髓损伤、自身免疫性自主神经病变、副肿瘤性自主神经病变、肾衰竭。

OH的诊断依据症状出现在卧位或坐位突然直立时,收缩压下降≥20mmHg、舒张压下降≥10mmHg,或收缩压降至<90mmHg。卧立位试验、倾斜试验和基础自主神经功能检测可协助诊断。

POTS临床特征:①站立时出现头晕、心悸、震颤、全身乏力、视野模糊、运动不能耐受等;②从卧位转为站立位时,心率加快成人≥30次/min,12~19岁者≥40次/min,并持续30秒以上;③除外OH。诊断依据全面询问病史及体格检查,直立状态下的生命体征,12导联心电图、血常规及甲状腺功能、自主神经功能、超声心动图、倾斜试验及运动负荷试验。

对OH可采用以下治疗方法:①健康教育和生活方式改变。②水和盐的充足摄入:鼓励患者饮水2~3L/d,进盐10g/d;快速饮用冷水可减轻直立位不耐受及餐后低血压,对高血压、肾脏疾病、心力衰竭或其他心脏病患者补充盐和水需要评估获益与风险。③减量或停用降压药:避免过度使用降压药,收缩压以140~150mmHg为宜。跌倒高危者,降压药优先选择血管紧张素转换酶抑制剂、血管紧张素Ⅱ受体阻滞剂和钙通道阻滞剂,避免使用利尿剂和β受体阻滞剂。④肢体加压动作:腿部交叉和蹲坐,适用于有先兆和有能力进行等长肌肉收缩动作者。⑤用腹带或穿弹力袜。⑥睡眠时头部抬高10°,可减少夜间多尿。⑦盐酸米多君是一线治疗药物,可提高站立位血压,改善症状,剂量为每次2.5~10mg,3次/d,或临时用药进行预防。不良反应有头皮发麻、毛发竖起和尿潴留。

POTS 需要综合下列几种方法：①有计划、渐进性的定期运动锻炼。②临床失代偿患者紧急静脉给予生理盐水 ≤ 2L。③酌情每天补充液体 2~3L 和氯化钠 10~12g。

（三）心源性晕厥　心源性晕厥包括心律失常或器质性心血管疾病所致晕厥，为第 2 位常见原因，危险性最高、预后较差。

1. 心律失常性晕厥　心律失常所致晕厥是最常见的心源性晕厥类型，心律失常发作时伴血流动力学障碍，心排血量和脑血流量明显下降引起晕厥。影响发作的因素有心率的快慢、心律失常类型、左心室功能、体位和血管代偿能力，尤其是压力感受器对低血压的反应性高低。

心电图具有下列征象之一可诊断心律失常性晕厥：①在清醒的状态下持续窦性心动过缓（<40 次 /min）、反复窦房传导阻滞或者窦性停搏 >3 秒，并且非体育运动训练所致；②二度 Ⅱ 型和三度房室传导阻滞；③交替性左、右束支传导阻滞；④室性心动过速（简称室速）或快速的阵发性室上性心动过速；⑤非持续性多形性室性心动过速合并长或短 QT 间期；⑥起搏器或植入式心脏复律除颤器（ICD）故障伴有心脏停搏。

心电监测特别是长时程心电监测是诊断心律失常性晕厥的主要方法。对无创检查不能明确病因且高度怀疑为心律失常性晕厥的患者可进行电生理检查。

治疗原则：应积极检查和治疗。治疗前全面评估病情、治疗的获益与风险以及是否存在 SCD 的其他危险因素，以决定是否植入 ICD 或植入式循环记录仪（ILR）等。①窦房结疾病：起搏器治疗适用于经心电图证实晕厥由间歇性窦性停搏或窦房阻滞引起。晕厥患者如记录到无症状的心室停搏 >3 秒，在排除年轻人体能训练、睡眠和服药及其他因素如低血压后，需起搏治疗。窦房结恢复时间显著延长者多需起搏治疗。停用或不用可能加重或引起缓慢心律失常的药物，快慢综合征患者可首先消融治疗快速性心律失常，再根据缓慢性心律失常的情况确定是否行起搏治疗。②房室传导系统疾病：起搏器治疗适用于房室传导阻滞相关的晕厥，可有效预防三度或二度 Ⅱ 型房室传导阻滞患者出现晕厥。③快速性心律失常相关的晕厥：导管消融是阵发性室上性快速性心律失常的首选治疗方法。药物治疗适用于消融前过渡期、未能进行消融或消融失败者。对阵发性室性心动过速，推荐导管消融或药物治疗；对治疗失败或不能实施者，植入 ICD。

2. 器质性心脏病所致晕厥　多见于老年患者，当大脑需要的供血量超过心脏的供血能力，如果相应的心排血量增加不足则可引起晕厥。部分患者可同时存在反射机制，如阵发性房性心动过速、病态窦房结综合征、肥厚型心肌病、下壁心肌梗死和主动脉瓣狭窄患者,可同时存在神经反射机制、心排血量减少和心律失常。

当晕厥合并急性心肌缺血(有或无心肌梗死)证据时,可明确心脏缺血相关的晕厥。在心房黏液瘤、左心房球形血栓、严重的主动脉瓣狭窄、肺栓塞或急性主动脉夹层患者中出现晕厥时,则高度可能为器质性心肺疾病所致的晕厥。

超声心动图用于以 LVEF 为基础的危险分层,确定瓣膜狭窄、心房黏液瘤、左心室流出道梗阻、心脏压塞等。经食管超声心动图、CT 和磁共振适用于主动脉夹层和血肿、肺栓塞、心脏肿瘤、心包和心肌疾病和先天性冠状动脉异常。冠状动脉造影适用于心肌缺血和梗死,除外冠状动脉病变。运动试验可用与运动或劳力相关的晕厥或先兆晕厥的诊断,但应在有急救措施的条件下进行。

治疗目标不仅是防止晕厥再发,而且要治疗基础疾病和减少 SCD 的风险。

3. SCD 高危患者 器质性心脏病或遗传性心律失常合并晕厥者的死亡风险是无晕厥者的 2~4 倍。有室性心动过速/心室颤动心电学证据的晕厥患者需要 ICD 治疗;缺乏心电学证据但晕厥可能与一过性室性心律失常相关,需仔细评估 ICD 植入的必要性。

(1)左心功能不全有明确 ICD 植入指征者:不论晕厥的原因是否明确,在进一步评估前或同时植入 ICD。ICD 植入可降低 SCD 风险,但不降低晕厥再发的风险,须明确晕厥的确切病因。

(2)不明原因晕厥合并心功能不全者:对经充分药物治疗仍有症状(纽约心脏协会心功能分级Ⅱ~Ⅲ)、LVEF<35%、预计生存期限 ≥ 1 年者,推荐植入 ICD。

(3)肥厚型心肌病:SCD 高危因素包括年轻患者、有早发 SCD 家族史、最大左心室壁厚度 ≥ 30mm、非持续性室性心动过速、运动时血压不能正常升高、左心房内径扩大及心脏磁共振延迟强化(LGE)阳性。高危患者应预防性植入 ICD,不明原因晕厥对 SCD 和 ICD 适当放电有独立预测作用。

(4)致心律失常性右心室心肌病:当出现不明原因晕厥提示与心律失常有关时,应考虑植入 ICD。ICD 的明确指征如下:频发非持续性室性心动过速、早发 SCD 家族史、广泛右心室病变、显著 QRS 时限延长、磁共振钆延迟显像、左心室功能不全及电生理检查诱发室性心动过速。

(5)遗传性心律失常:①长 QT 间期综合征(LQTS):有晕厥史者心脏骤停风险高,总发生率为 5%。β 受体阻滞剂降低晕厥和 SCD 风险,如治疗后仍有心脏骤停和晕厥发作,其致死性心脏事件的风险等同于未经治疗者,应植入 ICD;对治疗依从性好、没有诱发因素、LQTS 2 型和 3 型合并晕厥者优先考虑 ICD 治疗。左心交感神经去除术适用于 LQTS 1 型患者。② Brugada 综合征:合并晕厥时心律失常事件的风险比无症状者高 2~3 倍,考虑植入 ICD;晕厥与心律失常无关应避免植入 ICD,疑似心律失常性晕厥患者应首先行 ILR 评估。

(张文武)

第 5 节　抽搐与惊厥

抽搐(tics)系指全身或局部骨骼肌群非自主抽动或强烈收缩。抽搐包括痫性发作(seizure)和非痫性发作。痫性发作是脑神经元突然过度放电引起的短暂脑功能失调,患者出现全身(四肢、躯干、颜面)骨骼肌非自主强直性(持续肌肉收缩)与阵挛性(断续肌肉收缩)抽搐,引起关节运动和强直,又称癫痫发作。全面性强直 - 阵挛性抽搐即为惊厥发作(convulsion),常为全身性、对称性,多伴有意识障碍。

【诊断思路】

(一)抽搐的诊断

1. 病史　不同疾病所致的抽搐,其临床表现不尽相同,故详细收集病史是非常重要的。

(1)明确抽搐类型:依抽搐的形式,分为①痫性发作和②非痫性发作。前者(尤其是全面性强直 - 阵挛发作,即惊厥发作)需要急诊医师快速评估和保护气道、控制癫痫发作,并积极寻找病因。而非痫性发作抽搐虽然不似前者致命,但抽搐的控制更加困难,临床重点是寻找可能病因。判断癫痫发作最重要的依据是患者的病史,如先兆症状、发作时状态及发作后是否有意识模糊等,而不是依靠神经系统查体和实验室检查。患者发作后意识模糊状态高度提示癫痫发作。

(2)了解基础疾病和用药史:对诊断有重要参考价值。如反复发作常提示癫痫,新近发生的癫痫发作通常由于原发性神经疾病和系统性疾病或代谢紊乱所致,有外伤、感染以及内脏器官基础疾病史者提示可能为症状性癫痫。还须详细了解用药史和饮酒史,尤其是抗癫痫药物使用情况。

(3)伴随症状:对病因诊断有相当意义。

1)症状性癫痫发作:①颅内疾病时可伴有头痛、发热等;②阿 - 斯综合征抽搐时伴有心搏停止、心音及脉搏消失;③低血糖所致抽搐前多有乏力、饥饿、出汗,发作时伴有心动过速、血压升高、瞳孔散大;④子痫者伴有头痛、眼花、呕吐,可有高血压、水肿和蛋白尿;⑤嗜铬细胞瘤时伴有心率快、气促、出汗、面色及四肢苍白、发冷、头痛、血压急剧升高、瞳孔散大;⑥尿毒症患者伴有氮质血症和酸中毒表现。

2) 低血钙性手足搐搦症:①甲状旁腺功能减退症患者可伴有哮喘,易激动、焦虑等精神症状,皮肤粗糙,头发脱落,牙齿发育不良;②肠源性手足搐搦症患者伴有慢性腹泻;③肾病性手足搐搦症患者伴有代谢性酸中毒表现;④假性甲状旁腺功能减退症患者伴有先天畸形如矮胖、圆脸、短指。

3) 血钙正常性碱中毒性手足搐搦症:伴有引起碱中毒的症状,如过度换气、大量呕吐或服用大量碱性药物。

2. 体格检查 导致抽搐的病因众多,常涉及临床各科,详细系统地体检十分重要。通常包括:①内科体检:几乎体内各重要内脏器官的疾病均可引起抽搐,故必须按系统进行检查。如心音及脉搏消失、血压下降或测不到,或心律失常,则见于心源性抽搐;苦笑面容、牙关紧闭、角弓反张,见于破伤风;肾性抽搐有尿毒症的临床征象;低钙血症的常见体征有 Chvostek 征和 Trousseau 征阳性。②神经系统检查:有助于判断引致抽搐的病变部位。如有局灶体征偏瘫、偏盲、失语等对脑损害的定位更有价值。

3. 辅助检查 根据病史、体检所提供的线索,选择辅助检查项目。①全身性疾病:应选择相应的检查。除了血尿粪常规外,有心电图、血液生化(血糖、尿素氮、电解质等)、血气分析、肝肾功能、内分泌功能测定、毒物分析等。②神经系统疾病:根据临床提示的病变部位和性质,选择相应的辅助检查,如脑电图、CT、MRI、脑脊液检查等。

(二) 抽搐的病因判断 所有抽搐患者均应结合上述资料尽可能做出病因诊断,如为首次发作,首先须排除各种疾病引起的症状性发作,寻找可逆因素(如低血糖、低钠血症、低钙血症、药物过量等)。临床上还可根据抽搐时是否伴有意识障碍,可将抽搐分为两大类:

1. 伴意识障碍性抽搐

(1) 大脑器质性损害性抽搐的特点有:①抽搐为阵挛性和 / 或强直性;②意识障碍较重,持续时间长,且多伴有瞳孔散大、大小便失禁、面色青紫等表现,多数有颅内高压表现;③脑脊液检查常有异常发现,脑电图、CT、MRI 等检查有助于诊断。

(2) 大脑非器质性损害性抽搐的特点有:①意识障碍可轻可重,多数为短暂性昏迷,约在数秒至数十秒内自行恢复;②全身性疾病的表现往往比神经系统表现更明显;③无明确的神经系统定位体征;④脑脊液检查和脑电图检查多正常。

2. 不伴意识障碍性抽搐 可分为神经肌肉兴奋性增加(见于低血钙或

低血镁、破伤风或马钱子碱中毒)和神经肌肉兴奋性正常(见于药物戒断反应、癔症性抽搐)两类,但以电解质紊乱(如低血钙、低血镁等)所致者较为常见。此类抽搐的特点是呈疼痛性、紧张性肌收缩,常伴有感觉异常。根据病史和临床表现常可确定这类抽搐的病因。如诊断有困难时,可测定血钙与血镁。在紧急情况下,可先静注 10% 葡萄糖酸钙 10ml,无效时可再静注 25% 硫酸镁 5~10ml。这样既有鉴别诊断的意义,又有治疗作用。

(三) 临床常见抽搐

1. 癫痫发作(痫性发作)　患者出现全身骨骼肌非自主强直性与阵挛性抽搐,引起关节运动和强直,伴或不伴意识障碍。根据临床表现可分为:①癫痫全面性发作(generalized seizures):最初的症状学和脑电图提示全面性发作起源于双侧脑部,多在发作初期就有意识丧失。②癫痫部分性发作(partial seizures):是指源于大脑半球局部神经元异常放电,包括单纯部分性、复杂部分性、部分性继发全面性发作三类,前者为局部性发放,无意识障碍,后两者放电从局部扩展到双侧脑部,出现意识障碍。

癫痫全面性发作包括以下类型:

(1) 全面强直 - 阵挛发作(generalized tonic-clonic seizure,GTCS):意识丧失、双侧强直后出现阵挛是此型发作的主要临床特征。可由部分性发作演变而来,也可一起病即表现为全面强直 - 阵挛发作。早期出现意识丧失、跌倒,随后的发作分为三期:①强直期:表现为全身骨骼肌持续性收缩。眼肌收缩出现眼睑上牵、眼球上翻或凝视;咀嚼肌收缩出现张口,随后猛烈闭合,可咬伤舌尖;喉肌和呼吸肌强直性收缩致患者尖叫一声,呼吸停止;颈部和躯干肌肉的强直性收缩致颈和躯干先屈曲,后反张;上肢由上举后旋转为内收旋前,下肢先屈曲后猛烈伸直,持续 10~20 秒后进入阵挛期。②阵挛期:肌肉交替性收缩与松弛,呈一张一弛交替性抽动,阵挛频率逐渐变慢,松弛时间逐渐延长,本期可持续 30~60 秒或更长。在一次剧烈阵挛后,发作停止,进入发作后期。以上两期均可发生舌咬伤,并伴呼吸停止、血压升高、心率加快、瞳孔散大、光反射消失、唾液和其他分泌物增多;Babinski 征可为阳性。③发作后期:此期尚有短暂阵挛,以面肌和咬肌为主,导致牙关紧闭,可发生舌咬伤。本期全身肌肉松弛,括约肌松弛,尿液自行流出可发生尿失禁。呼吸首先恢复,随后瞳孔、血压、心率渐至正常。肌张力松弛,意识逐渐恢复。从发作到意识恢复约历时 5~15 分钟。患者醒后常感头痛、全身酸痛、瞌睡,部分患者有意识模糊,此时强行约束患者可能发生伤人和自伤。GTCS 典型脑电图改变是,强直期开始逐渐增强的 10 次 /s 棘波样节律,然后频率不断降低,波幅不断增高,阵挛期弥漫性慢波伴间歇性棘波,痉挛后期呈明显脑电抑制,发作时间愈长,抑制愈明显。

(2)强直性发作(tonic seizure):多见于弥漫性脑损伤的儿童,睡眠中发作较多。表现为与强直-阵挛性发作中强直期相似的全身骨骼肌强直性收缩,常伴有明显的自主神经症状,如面色苍白等,如发作时处于站立位可剧烈摔倒。发作持续数秒至数十秒。典型发作期 EEG 为爆发性多棘波。

(3)阵挛性发作(clonic seizure):几乎都发生在婴幼儿,特征是重复阵挛性抽动伴意识丧失,之前无强直期。双侧对称或某一肢体为主的抽动,幅度、频率和分布多变,为婴儿发作的特征,持续 1 分钟至数分钟。EEG 缺乏特异性,可见快活动、慢波及不规则棘-慢波等。

(4)失神发作(absence seizure):分典型和不典型失神发作,临床表现、脑电图背景活动及发作期改变、预后等均有较大差异。①典型失神发作:儿童期起病,青春期前停止发作。特征性表现是突然短暂的(5~10 秒)意识丧失和正在进行的动作中断,双眼茫然凝视,呼之不应,可伴简单自动性动作,如擦鼻、咀嚼、吞咽等,或伴失张力如手中持物坠落或轻微阵挛,一般不会跌倒,事后对发作全无记忆,每日可发作数次至数百次。发作后立即清醒,无明显不适,可继续先前活动。醒后不能回忆。发作时 EEG 呈双侧对称3Hz棘-慢综合波。②不典型失神发作:起始和终止均较典型失神缓慢,除意识丧失外,常伴肌张力降低,偶有肌阵挛。EEG 显示较慢的(2.0~2.5Hz)不规则棘-慢波或尖-慢波,背景活动异常。多见于有弥漫性脑损害患儿,预后较差。

(5)肌阵挛发作(myoclonic seizure):表现为快速、短暂、触电样肌肉收缩,可遍及全身,也可限于某个肌群或某个肢体,常成簇发生,声、光等刺激可诱发。可见于任何年龄,常见于预后较好的原发性癫痫患者,如婴儿良性肌阵挛性癫痫;也可见于罕见的遗传性神经变性病以及弥漫性脑损害。发作期典型 EEG 改变为多棘-慢波。

(6)失张力发作(atonic seizure):是姿势性张力丧失所致。部分或全身肌肉张力突然降低导致垂颈(点头)、张口、肢体下垂(持物坠落)或躯干失张力跌倒或猝倒发作,持续数秒钟至 1 分钟,时间短者意识障碍可不明显,发作后立即清醒和站起。EEG 示多棘-慢波或低电位活动。

癫痫部分性发作包括以下类型:

(1)单纯部分性发作(simple partial seizure):发作时程短,一般不超过 1 分钟,发作起始与结束均较突然,无意识障碍。可分为以下四型:①部分运动性发作:表现为身体某一局部发生不自主抽动,多见于一侧眼睑、口角、手或足趾,也可波及一侧面部或肢体,病灶多在中央前回及附近。常见以下几种发作形式:a.Jackson 发作:异常运动从局部开始,沿大脑皮质运动区移动,临床表现抽搐自手指-腕部-前臂-肘-肩-口角-面部逐渐发展,称为 Jackson 发作;严重部分运动性发作患者发作后可留下短暂性(0.5~36 小时内消除)肢体瘫痪,称为 Todd 麻痹;b. 旋转性发作:表现为双眼突然向一侧偏斜,继之头部不自主同向转动,伴有身体的扭转,但很少超过 180°,部分患者过度旋转可引起跌倒,出现继发性全面性发作;c. 姿势性发作:表现为发作性一侧上肢外展、肘部屈曲、头向同侧扭转、眼睛注视着同侧;d. 发音性发作:表现为不自主重复发作前的单音或单词,偶可有语言抑制。②部分感觉性发作:躯体感觉性发作常表现为一侧肢体麻木感和针刺感,多发生在口角、舌、手指或足趾,病灶多在中央后回躯体感觉区;特殊感觉性发作可表现为视觉性(如闪光或黑矇等)、听觉性、嗅觉性和味觉性;眩晕性发作表现为坠落感、飘动感或水平 / 垂直运动感等。③自主神经性发作:出现苍白、面部及全身潮红、多汗、立毛、瞳孔散大、呕吐、腹痛、肠鸣、烦渴和排尿感等。病灶多位于岛叶、丘脑及周围(边缘系统),易扩散出现意识障碍,成为复杂部分性发作的一部分。④精神性发作:可表现为各种类型的记忆障碍(如似曾相识、似不相识、强迫思维、快速回顾往事)、情感障碍(无名恐惧、忧郁、欣快、愤怒)、错觉(视物变形、变大、变小、声音变强或变弱)、复杂幻觉等。常为复杂部分性发作的先兆,也可继发全面性强直 - 阵挛发作。

(2)复杂部分性发作(complex partial seizure,CPS):占成人癫痫发作的 50% 以上,也称为精神运动性发作,病灶多在颞叶。临床表现有较大差异,主要分以下类型:①仅表现为意识障碍。②表现为意识障碍和自动症:经典的 CPS 可从先兆开始,以上腹部异常感觉最常见,也可出现情感(恐惧)、认知(似曾相识)和感觉性(嗅幻觉)症状,随后出现意识障碍、呆视和动作停止,发作通常持续 1~3 分钟。自动症是指在癫痫发作过程中或发作后意识模糊状态下出现的具有一定协调性和适应性的无意识活动。自动症可表现为反复咂嘴、噘嘴、咀嚼、舔舌 / 牙或吞咽(口、消化道自动症);或反复搓手、拂面,不断地穿衣、脱衣、解衣扣、摸索衣服(手足自动症);也可表现为游走、奔跑、无目的开门、关门、乘车上船;还可出现自言自语、叫喊、唱歌(语言自动症)或机械重复原来的动作。③表现为意识障碍与运动症状:运动症状可为局灶性或不对称强直、阵挛和变异性肌张力动作,各种特殊姿势(如击剑样动作)等。

(3)部分性发作继发全面性发作:单纯部分性发作可发展为复杂部分性发作,单纯或复杂部分性发作均可泛化为全面性强直阵挛发作。

2. 手足搐搦症　以疼痛性、紧张性肌肉收缩为特征,多伴有感觉异常,见于各种原因所致的低钙血症和低镁血症。表现为间歇发生的双侧强直性痉挛,上肢较显著,尤其是在手部肌肉,呈典型的"助产手",即手指伸直内收,拇指对掌内收,掌指关节和腕部屈曲;常有肘伸直和外旋。下肢受累时,呈现足趾和踝部屈曲,膝伸直。严重时可有口、眼轮匝肌的痉挛。发作时意识清,Chvostek 征和 Trousseau 征阳性。

3. 破伤风 破伤风杆菌外毒素-破伤风痉挛毒素可阻断脊髓的抑制反射,脊髓前角运动神经元兴奋性增高,同时也使脑干广泛脱抑,导致肌痉挛、肌强直,表现为张口困难、牙关紧闭、腹肌僵硬、角弓反张。肌强直的特点是在抽搐间歇期仍存在,肌抽搐可为自发性,亦可因外界刺激而引起,面肌强直和痉挛形成苦笑面容,咽肌和膈肌受累导致饮水困难和呛咳。破伤风的抽搐虽可十分严重,但神志清楚。外伤史有助于疾病的诊断。

4. 癔症性抽搐 属一种功能性动作异常。患者多为年轻女性,在精神因素刺激下发作,表现为突然倒下、全身僵直、牙关紧闭、双手握拳,其后不规则的手足舞动,常杂以捶胸顿足、哭笑叫骂等情感反应,发作持续数分钟至数小时。其特点是:①抽搐动作杂乱,无规律可循,不指向神经系统的某一定位损害;②无瞳孔变化和病理反射;③常伴有流泪、过度呼吸、眼活动频繁和眨眼过度;④无舌头损伤及大小便失禁;⑤发作时脑电图正常;⑥暗示或强刺激可终止其发作。

5. 发热抽搐(febrile seizures) 最常见于幼儿,发病多在 6 个月至 5 岁之间,以 1~2 岁为多见。最常见于上呼吸道感染、扁桃腺炎,少数见于消化道感染或出疹性疾病,约一半患儿有同样发作的家族史,提示同遗传因素有关。临床表现可分为两大类:①单纯性发热抽搐:首次发作多在 6 个月至 3 岁之间,发热 24 小时内出现,体温 >38℃,发作呈全身性,持续时间短,一般不超过 10 分钟,发作后很快清醒且无神经系统体征,24 小时内只发作 1 次,热退 1 周后脑电图正常。②复杂性发热抽搐:首次抽搐发作年龄可以 <6 个月或 >6 岁。低热时也可出现抽搐,发作持续时间 >15 分钟,呈局限性发作或左右明显不对称,清醒后可能有神经系统异常体征,24 小时内反复多次发作,热退 1 周后脑电图仍有异常,并有遗传倾向。

6. 中毒性抽搐 最常见于急性中毒。其发生抽搐的主要机制:①直接作用于脑或脊髓,使神经元的兴奋性增高而发生抽搐。大多是药物过量,如戊四氮、贝美格(美解眠)、樟脑、印防己毒素、阿托品、麦角胺、丙咪嗪、氯丙嗪、白果等。②中毒后缺氧或毒物作用,引起脑代谢及血循环障碍,形成脑水肿。见于各种重金属、有机化合物、某些药物和食物的急性重度中毒。临床多呈全身性肌强直阵挛性发作,少数也可呈局限性抽搐,有的可发展为癫痫状态。常合并其他中毒表现。马钱子碱(士的宁)中毒的临床表现类似破伤风,仅在抽搐间隙无持续性的肌痉挛。

7. 心源性抽搐 是指各种原因引起心排血量锐减或心脏停搏,使脑供血短期内急剧下降所致的突然意识丧失及抽搐,也称昏厥性抽搐。常见于严重心律失常、心排血受阻的心脏病或某些先天性心脏病、心肌缺血、颈动脉窦过敏、血管抑制性昏厥、直立性低血压等。其抽搐时间多在 10 秒内,较少超过 15 秒,先有强直,躯体后仰,双手握拳,接着双上肢至面部阵挛性痉挛,伴有意识丧失,瞳孔散大、流涎,偶有大小便失禁。发作时心音及脉搏消失,血压明显下降或测不到。脑电图在抽搐时呈电位低平,其后为慢波,随意识恢复后逐渐正常。

8. **急性颅脑疾病相关抽搐**　颅内感染、颅脑损伤、急性脑血管病是导致症状性癫痫发作的主要因素。抽搐多为痫性发作,且多与病变程度相平衡,有的随着颅脑病变的加剧抽搐频繁、加剧,甚至发展为癫痫持续状态。抽搐仅是临床表现之一,大多还有脑局灶或弥散损害的征象,如头痛、呕吐、精神异常、偏瘫、失语、意识障碍、脑膜刺激征等表现。脑脊液检查及 CT、MRI 等检查可有相应的阳性发现。

9. **药物戒断反应**　长期连续服用安眠药,主要是巴比妥类安眠药患者,常产生药物依赖性甚至成瘾,在突然停药后可引起严重戒断反应,表现为异常兴奋,焦虑不安、躁动甚至发生四肢抽搐或强直性惊厥。阿片类药物的戒断反应较安眠药更严重而持久。处理主要是对症治疗,并逐渐停药。

10. **代谢、内分泌异常所致的抽搐**　许多代谢、内分泌疾患,可因电解质紊乱,能量供应障碍等,干扰了神经细胞膜的稳定性,而出现抽搐,同时有明显代谢、内分泌异常的临床表现。如各种疾病所致的低钙血症、低钠血症、低镁血症、碱中毒、低血糖症(血糖 <2mmol/L)等,均可致抽搐。

【处理原则】

(一) **控制抽搐发作**　在畅通呼吸道、快速评估的同时,一旦确定是全身强直 - 阵挛性发作(癫痫大发作)或癫痫持续状态,及时控制抽搐是临床治疗的关键。首选地西泮。具体用药与处理措施详见第 7 章"神经系统疾病急诊"之第 8 节"癫痫持续状态"治疗部分。明确为低钙性抽搐者,可在心电监护下静脉缓慢注射 10% 葡萄糖酸钙或 5% 氯化钙 10~20ml。

(二) **病因治疗**　病因治疗是根本。如中毒性抽搐,应尽速彻底清除毒物和应用特效的解毒剂;急性感染性疾病所致者选用相应有效的抗生素,破伤风者须应用破伤风免疫球蛋白和抗生素(甲硝唑);高热惊厥,首先降温,使体温控制在 38℃以下;低血糖发作应立即静注 50% 葡萄糖液;水电解质平衡失调应分别纠正所缺少的钙、钠、镁;心源性抽搐者,应尽快建立有效循环,提高心排血量,治疗原发病;对肝肾功能衰竭者,改善并恢复其功能至关重要;颅内肿瘤、血肿、脓肿、脑寄生虫病及各种原因的脑水肿引起抽搐者,必须脱水降颅内压,必要时外科手术治疗。

(三) **对症治疗**　癫痫持续状态 1 小时以上者,即有发生脑缺氧脑水肿的可能性,应酌情给予地塞米松、20%甘露醇或利尿剂治疗,为了预防继发感染,应给予抗生素治疗。有高热者.应给予降低过高体温处理。严重抽搐发作时,还可出现酸中毒、电解质紊乱、横纹肌溶解等并发症,进而又加重抽搐发作,甚至危及生命。临床上在控制癫痫发作的同时,应注意寻找并处理并发症。必须注意维持呼吸、循环、体温、水电解质平衡,保证供氧,供给充足热量,避免缺氧及缺血性脑损害。

(徐腾达　张文武)

第6节　头　痛

　　头痛(headache)一般是指眉弓、耳轮上缘和枕外隆突连线以上的头颅上半部之疼痛,而面痛(facial pain)指上述连线以下到下颌部的疼痛。急性头痛为内科急症中最常见的症状,它可以是劳累、精神紧张和焦虑的一般表现,或是许多全身性疾病的一种伴随症状;也可能是高血压脑病、脑卒中或颅内肿瘤等颅内严重疾病的一种较早期信号。在临床急诊工作中,应首先确定就诊的急性头痛患者是否由颅内病变如蛛网膜下腔出血、脑出血、颅内肿瘤等引起,因为这些疾病若处理不及时,常危及生命。

【诊断思路】

　　(一)头痛的病因分类　引起头痛的病因颇多,大致可分为原发性和继发性两大类。前者不能归因于某一确切病因,也可称为特发性头痛,常见的如偏头痛、紧张型头痛;后者病因可涉及各种颅内病变如脑血管疾病、颅内肿瘤、颅内感染、颅脑外伤,全身性疾病如发热、内环境紊乱以及滥用精神活性药物等。2013年国际头痛协会(IHS)推出了国际头痛疾病分类第3版(ICHD-3)试用版:Ⅰ类:原发性头痛:包括偏头痛、紧张型头痛、其他三叉自主神经头面痛、其他原发性头痛等。Ⅱ类:继发性头痛:包括:①头颈部外伤引起的头痛;②头颈部血管性病变引起的头痛;③非血管性颅内疾病引起的头痛;④某一物质或某一物质戒断引起的头痛;⑤感染引起的头痛;⑥内环境紊乱引起的头痛;⑦头颅、颈、眼、耳、鼻、鼻窦、牙齿、口腔或其他颜面部结构病变引起的头痛或面痛;⑧精神疾病引起的头痛。Ⅲ类:痛性脑神经病及其他面痛和其他头痛。

　　(二)病史与检查

　　1. 病史　在头痛患者的病史采集中应重点询问头痛的起病方式、发作频率、发作时间、持续时间、头痛的部位、性质、疼痛程度及伴随症状;注意询问头痛诱发因素、前驱症状、头痛加重和减轻的因素。此外,还应全面了解患者年龄与性别、睡眠和职业状况、既往病史和伴随疾病、外伤史、服药史、中毒史和家族史等一般情况对头痛发病的影响。在头痛的诊断过程中应首先区分是原发性或继发性,原发性头痛多为良性病程,继发性头痛则为器质性病变所致,任何原发性头痛的诊断应建立在排除继发性头痛的基础之上。

2. **体检**　全面详尽的体格检查尤其是神经系统和头颅五官的检查,有助于发现头痛的病变所在。

(三) 辅助检查

应根据患者的具体情况和客观条件来选择性地应用。如做头颅 X 线检查、脑电图、CT 扫描或 MRI、腰穿脑脊液检查等,以及内科与五官科方面的检查。

【常见头痛的诊断与急诊处理】

头痛的防治原则包括病因治疗、对症治疗和预防性治疗。对于病因明确的病例应尽早去除病因,如颅内感染应抗感染治疗,颅内高压者宜脱水降颅压等。任何头痛在急性发作时均应尽可能寻找潜在的病因进行治疗;对于病因不能立即纠正的继发性头痛及各种原发性头痛急性发作,可给予止痛等对症治疗以终止或减轻头痛症状。对慢性头痛呈反复发作者应给予适当的预防性治疗,以防头痛频繁发作。

常见头痛的诊断与处理如下:

(一) **偏头痛**　偏头痛(migraine)是临床常见的原发性头痛,其特征是发作性、多为偏侧、中重度、搏动样头痛,一般持续 4~72 小时,可伴有恶心、呕吐,光、声刺激或日常活动均可加重头痛,安静环境、休息可缓解头痛。女性多见,多起病于青春期,月经期容易发作,妊娠期或绝经后发作减少或停止。约 60% 患者有家族史。精神紧张、过度劳累、气候骤变、强光刺激、烈日照射、低血糖、应用扩血管药物或利血平、食用高酪胺食物(如巧克力、乳酪、柑桔)及酒精类饮料,均可诱发偏头痛发作。

1. **临床表现特点**　偏头痛有多种类型,但以下两型常见:

(1)无先兆偏头痛(普通型偏头痛):是最常见的偏头痛类型,约占 80%。临床表现为反复发作的一侧或双侧额颞部搏动性疼痛,常伴有恶心、呕吐、畏光、畏声、出汗、全身不适与头皮触痛等症状。通常在发作开始时仅为轻至中度的钝痛或不适感,数分钟至数小时后达到严重的搏动性痛或跳痛。有时疼痛放射至上颈部及肩部。部分女性患者发作常与月经有关,通常为经期前 2 天到经期的第 3 天之间发病,若 90% 的发作与月经周期密切相关称月经期偏头痛。出现上述发作至少 5 次,除外颅内外各种器质性疾病后方可作出诊断。

(2)有先兆偏头痛(典型偏头痛):约占偏头痛患者的 10%。一般在青春期发病,多有家族史,头痛发作前数小时至数日可有倦怠、注意力不集中和打哈欠等前驱症状。在头痛之前或头痛发生时,常以可逆的局灶性神经系统症状为先兆,表现为视觉、感觉、言语和运动的缺损或刺激症状。最常见为视觉先兆,常为双眼同向症状(homonymous visual symptoms),如视物模糊、暗点、闪光、亮点亮线或视物变形;其次为感觉先兆,感觉症状多呈面-手区域分布;言语和运动先兆少见。先兆症状一般在 5~20 分钟内逐渐形成,持续不超过 60 分钟;不同先兆可以接连出现。头痛在先兆同时或先兆后 60 分钟内发生,表现为一侧或双侧额颞部或眶后搏动性头痛,常伴有恶心、呕吐、畏光或畏声、苍白或出汗、多尿、易激怒、气味恐怖或疲劳感等,可见头面部水肿、颞动脉突出等。活动能使头痛加重,睡眠后可缓解头痛。头痛可持续 4~72 小时,消退后常有疲劳、倦怠、烦躁、无力和食欲差等,1~2 日后常可好转。

有上述典型偏头痛症状,虽经治疗头痛时间持续在 72 小时以上(其间可能有短于 4 小时的缓解期)的称为偏头痛持续状态(status migrainous)。

大多数偏头痛患者的预后良好,随年龄的增长症状可逐渐缓解,部分患者可在 60~70 岁时偏头痛不再发作。

2. 治疗要点　偏头痛的治疗目的为减轻或终止头痛发作,缓解伴发症状,预防头痛复发。

(1)发作期的治疗:治疗药物包括非特异性止痛药如非甾体抗炎药(NSAIDs)和阿片类药物,特异性药物如麦角类制剂(麦角胺 1~2mg/次,日最大剂量 6mg;二氢麦角胺肌内注射 1~2mg/次,日最大剂量 4mg,或口服 1~3mg/次,日最大剂量 9mg)和曲普坦类药物,后者包括舒马曲普坦(皮下注射:6mg/次,日最大剂量 12mg;口服 25~100mg/次,日最大剂量 300mg)、那拉曲普坦(口服 2.5mg/次,日最大剂量 5mg)、利扎曲普坦(口服 5~10mg/次,日最大剂量 30mg)、佐米曲普坦(口服 2.5~5mg/次,日最大剂量 10mg)和阿莫曲普坦(口服 6.25~12.5mg/次,日最大剂量 25mg)等。通常应在症状起始时立即服药。药物选择应根据头痛程度、伴随症状、既往用药情况等综合考虑,可采用阶梯法、分层选药,进行个体化治疗。①轻-中度头痛:单用 NSAIDs 如对乙酰氨基酚(口服 0.3~0.6g/次,日最大剂量不超过 2.0g)、萘普生(口服 0.2~0.3g/次,每日 2~3 次)、布洛芬(口服 0.2~0.4g/次,每日 3~4 次)等可有效,如无效再用偏头痛特异性治疗药物。阿片类制剂如哌替啶等,因有成瘾性,不推荐常规用于偏头痛的治疗,但对于有麦角类制剂或曲普坦类应用禁忌的病例,如合并心脏病、周围血管病或妊娠期偏头痛,则可给予哌替啶治疗以终止偏头痛急性发作。②中-重度头痛:可直接选用偏头痛特异性治疗药物以尽快改善症状,部分患者虽有严重头痛但以往发作对 NSAIDs 反应良好者,仍可选用 NSAIDs。麦角类和曲普坦类药物不良反应包括恶心、呕吐、心悸、烦躁、焦虑、周围血管收缩,大量长期应用可引起高血压和肢体缺血性坏死。严重高血压、心脏病和孕妇患者均为禁忌。此外,应用过频,则会引起药物过量使用性头痛(medication-overuse headache),因此,麦角类和曲普坦类药物每周用药不超过 2~3 天。③伴随症状:恶心呕吐可肌内注射甲氧氯普胺 10mg,严重呕吐者可用小剂量奋乃静、氯丙嗪。烦躁者可用地西泮 10~20mg 肌内注射以促使患者镇静和入睡。

(2)预防性治疗适用于:①频繁发作,尤其是每周发作 1 次以上严重影响日常生活和工作的患者;②急性期治疗无效,或因副作用和禁忌证无法进行急性期治疗者;③可能导致永久性神经功能缺损的特殊变异型偏头痛,如偏瘫性偏头痛、基底型偏头痛或偏头痛性梗死等。常用药物有:① β 受体阻滞剂:普萘洛尔(10~60mg/ 次,2 次 /d),美托洛尔(100~200mg/ 次,1 次 /d);②钙通道阻滞剂:氟桂利嗪(5~10mg,每日 1 次,睡前服用),维拉帕米(160~320mg/d);③抗癫痫药:丙戊酸钠(0.4~0.6g/ 次,2 次 /d),托吡酯(25~200mg/d),加巴喷丁(0.9~1.8g/d);④抗抑郁药:阿米替林(25~75mg 睡前服用),丙米嗪和氟西汀等;⑤5-HT 受体拮抗剂:苯噻啶(0.5~3mg/d)等。其中,普萘洛尔、阿米替林和丙戊酸钠三种在结构上无关的药物,是预防性治疗的支柱,一种药物无效可选用另一种药物。偏头痛发作频率降低 50% 以上可认为预防性治疗有效。有效的预防性治疗需要持续约半年,之后可缓慢减量或停药。

(二)丛集性头痛　丛集性头痛(cluster headache)是一种原发性神经血管性头痛。以男性多见,约为女性的 3~4 倍。头痛突然发生,无先兆症状,几乎每日同一时间,常在晚上发作,使患者从睡眠中痛醒。头痛位于一侧眶周、眶上、眼球后和 / 或颞部,呈尖锐、爆炸样、非搏动性剧痛。头痛达高峰时,患者常以手击头部、甚至以头撞墙,在室内外来回走动、十分烦躁、痛苦与不安。头痛持续 15 分钟至 3 小时不等。发作频度不一,从一日 8 次至隔日 1 次。疼痛时常伴有同侧颜面部自主神经功能症状,表现为结膜充血、流泪、流涕等副交感亢进症状,或瞳孔缩小和眼睑下垂等 Horner 征,较少伴有恶心、呕吐。头痛发作可连续数周至数月(常为 2 周 ~3 个月),在此期间患者头痛呈一次接一次地成串发作,故名丛集性头痛。丛集发作期常在每年的春季和 / 或秋季;丛集发作期后可有数月或数年的间歇期。在丛集期,饮酒或血管扩张药可诱发头痛发作,而在间歇期,二者均不会引起头痛发作。

根据中青年男性出现发作性单侧眶周、眶上、和 / 或颞部严重或极度严重的疼痛,可伴有同侧结膜充血、流泪、流涕、眼睑水肿、前额和面部出汗、瞳孔缩小、眼睑下垂等自主神经症状,发作时坐立不安、易激惹,并具有反复密集发作的特点,神经影像学排除引起头痛的颅内器质性疾患,作出丛集性头痛的诊断。

本病急性期治疗方法有:①吸氧疗法:为头痛发作时首选的治疗措施。在发作剧烈时吸入纯氧(流速 10~12L/min,10~20 分钟)约使 70% 患者终止发作。②利多卡因:用 4%~10% 利多卡因 1ml 经患侧鼻孔滴入,可使 1/3 的患者头痛缓解,机制是麻醉蝶腭神经节。③舒马曲普坦 6mg 皮下注射,或二氢麦角胺 1~2mg 肌内注射等,可迅速缓解头痛。

本病预防性治疗药物包括维拉帕米、糖皮质激素和锂制剂等。维拉帕米 240~320mg/d 可有效预防本病发作,可在用药 2~3 周内发挥最大疗效。糖皮质激素如泼尼松 60~100mg/d 至少持续 5 天,后以 10mg/d 逐渐减量。锂制剂适用于其他药物无效或有禁忌证者。其他药物有托吡酯、丙戊酸钠、苯噻啶、吲哚美辛等。

(三)紧张型头痛 紧张型头痛(tension-type headache,TTH)又称肌收缩性头痛(muscle contraction headache),是双侧枕部或全头部紧缩性或压迫性头痛,约占头痛患者的 40%,是临床最常见的慢性头痛。主要由精神紧张及颅周肌肉张力增高引起。长期焦虑、紧张、抑郁或睡眠障碍,高强度的工作缺乏适当的放松及休息,以及某些单调工种使头、颈或肩胛带长期处于不良的姿势等均可为发病因素。头痛部位不定,可为双侧、单侧、全头部、颈项部、双侧枕部、双侧颞部等不同部位。通常呈持续性钝痛,像一条带子紧束头部或呈头周紧箍感、压迫感或沉重感。许多患者可伴有头昏、失眠、焦虑或抑郁等症状。有的患者也可出现恶心、畏光或畏声等症状。体检可发现疼痛部位肌肉触痛或压痛点,有时牵拉头发也可有疼痛,颈肩部肌肉有僵硬感,捏压时肌肉感觉舒适。

根据患者的临床表现,排除颅颈部疾病如颈椎病、占位性病变和炎症性疾病等,通常可以确诊。

本病的许多治疗药物与偏头痛用药相同。对于焦虑、紧张或抑郁的患者应在精神上给予诱导和安慰,使其消除顾虑。对局限性的肌肉疼痛,如颈项肌和肩胛肌等可做按摩、针灸、理疗、局部封闭等治疗。急性发作期用对乙酰氨基酚、阿司匹林、非甾体抗炎药、麦角胺或二氢麦角胺等亦有效。对于频发性和慢性紧张型头痛,应采用预防性治疗,可选用阿米替林、丙咪嗪或选择性 5-羟色胺再摄取抑制剂(如舍曲林或氟西汀),或肌肉松弛剂如盐酸乙哌立松、巴氯芬等。失眠者可给予地西泮 10~20mg/d 口服。

(四)颅内压变化引起的头痛

1. 颅内压增高所致的头痛 脑瘤、硬膜下血肿、脑脓肿及其他占位性病变引起的头痛,在初期主要是因病变邻近疼痛敏感结构被牵拉、移位或因感觉神经直接受压所致。在后期是由于脑脊液循环通路被阻塞,导致颅内压增高,使远离病灶的对疼痛敏感结构被牵拉、扭曲和移位而引起头痛。初期的头痛常位于占位病变的同侧,在后期有颅内压增高时呈现为弥漫深在的持久性钝痛,晨起较重,在咳嗽、大便用力或打喷嚏时头痛加重。头痛程度一般不如偏头痛或颅内出血时那样严重,多数不影响睡眠。随着占位病变增大及颅内压增高,患者出现呕吐及视乳头水肿,最后因继发性视神经萎缩使视力减退或双目失明。治疗上除应用脱水剂降低颅内压外,根本措施是手术切除占位性病变。

良性颅内压增高征指有头痛和视乳头水肿等颅内压增高表现而无局灶性神经系统体征、抽搐、精神障碍,其脑室系统和脑脊液成分基本正常,颅内无占位性病变,预后较为良好的一种临床综合征。此症患者大都诉述有全面性的头痛,而并无脑部结构的移位,头痛可能是由于伴发的脑水肿牵引脑膜与脑血管的神经末梢所致。

2. 低颅压性头痛　低颅压性头痛(intracranial hypotension headache)是脑脊液(CSF)压力降低(<60mmH$_2$O)导致的头痛,多为体位性。患者常在直立后 15 分钟内出现头痛或头痛明显加剧,卧位后头痛缓解或消失。

低颅压性头痛包括自发性(特发性)和继发性两种。自发性病因不明,既往多认为可能与血管舒缩障碍引起 CSF 分泌减少或吸收增加有关;目前已证实多数自发性低颅压与自发性脑脊液漏有关。而导致自发性脑脊液漏可能与微小创伤和硬膜结构薄弱有关。部分病例有剧烈咳嗽、推举重物、剧烈体育活动等引起微小创伤的病史;部分病例可合并有结缔组织异常的其他疾病,如马方综合征(Marfan syndrome)、常染色体显性遗传多囊肾、自发性视网膜脱离等。继发性可由多种原因引起,其中以硬膜或腰椎穿刺后低颅压性头痛最为多见,头颈部外伤及手术、脑室分流术、脊柱创伤或手术使 CSF 漏出增多,脱水、糖尿病酮症酸中毒、尿毒症、全身严重感染、脑膜脑炎、过度换气和低血压等使 CSF 生成减少。由于 CSF 量减少,压力降低,脑组织移位下沉等使颅内疼痛敏感组织被牵拉引起头痛。

本病可见于各种年龄,特发性多见于体弱女性,继发性无明显性别差异。头痛以双侧枕部或额部多见,也可为颞部或全头痛,但很少为单侧头痛,呈轻～中度钝痛或搏动性疼痛,缓慢加重,常伴恶心、呕吐、眩晕、耳鸣、颈僵和视物模糊等。头痛与体位有明显关系,立位时出现或加重,卧位时减轻或消失。脑组织下坠压迫脑神经也可引起视物模糊或视野缺损(视神经或视交叉受压)、面部麻木或疼痛(三叉神经受压)、面瘫或面肌痉挛(面神经受压)。

病因明确者应针对病因治疗,如控制感染、纠正脱水和糖尿病酮症酸中毒等。对手术或创伤后存在脑脊液瘘者可行瘘口修补术等。对症治疗包括头低位卧床休息,补液(3 000~4 000ml/d),穿紧身裤和束腹带,给予适量镇痛剂等。鞘内注射无菌生理盐水可使腰穿后头痛缓解。咖啡因可阻断腺苷受体,使颅内血管收缩,增加 CSF 压力和缓解头痛,可用苯甲酸钠咖啡因 0.5g 皮下或肌内注射,或加入 500~1 000ml 林格液中静脉滴注。硬膜外血贴疗法(epidural blood patching)是用自体血 15~20ml 缓慢注入腰或胸段硬膜外间隙,血液从注射点上下扩展数个椎间隙,可压迫硬膜囊和阻塞脑脊液漏出口,迅速缓解头痛,适用于腰椎穿刺后头痛和自发性低颅压性头痛,有效率97%。腰椎穿刺时应选用口径细的穿刺针,术后去枕平卧至少 6 小时有利于预防头痛。

部分自发性低颅内压头痛患者可在两周内自发缓解,部分持续数月甚至数年。

(五) 脑血管病所致头痛 脑血管病所致头痛是急性头痛患者首先要甄别的,包括蛛网膜下腔出血、脑出血、高血压脑病、缺血性卒中等,详见第 7 章"神经系统疾病急诊"有关部分。

(六) 颅脑外伤性头痛 急性和慢性头部外伤均可伴有头痛,常见的外伤后头痛有下列几种类型:①头皮裂伤或脑挫裂伤后瘢痕形成,刺激颅内外痛觉敏感结构而引起头痛。疼痛部位较局限,常伴局部皮肤痛觉过敏。②外伤后自主神经功能异常性头痛(dysautonomic headache)是因颈前部受伤累及颈交感神经链,导致支配头颅的交感神经失去抑制而引起头痛。患者叙述一侧额颞区的发作性头痛,伴同侧瞳孔改变(先扩大后缩小),眼睑下垂及面部多汗。服用普萘洛尔(20mg,3 次/d)对头痛有效。③外伤后因颈肌持续收缩而出现头痛,和紧张型头痛相似常有精神因素参与。④外伤后神经不稳定性头痛。常见于脑震荡后遗症,除头痛外尚有头晕、耳鸣、失眠、注意力不集中,记忆力衰退,精神萎靡不振或情绪易激动等症状。神经系统无器质性损害证据。

(七) 五官疾病的头痛 眼源性头痛是指青光眼、虹膜炎、眼眶肿瘤、球后视神经炎、高度远视、眼外肌不平衡及用眼时间过长等原因引起球后或额颞区疼痛。急性乳突炎能引起耳后疼痛。病毒性膝状神经节带状疱疹所产生的疼痛常位于外耳道内或耳后,疼痛数日后出现带状疱疹及面瘫。鼻腔或鼻窦发炎时因黏膜充血水肿而引起鼻塞、流涕及牵涉性头痛。急性鼻窦炎时常引起眼球周围或额颞区头痛。因鼻窦内的脓性分泌物经过一夜睡眠后积聚增多,故患者清晨起床后头痛特别严重,待脓液排出后头痛明显减轻。X 线检查有助于本病诊断。个别患者因鼻旁窦窦口被炎性分泌物或过敏性水肿阻塞,鼻旁窦内压力降低而形成"真空性头痛"(vacuum headache)。牙病所致的头痛,多先有病牙部位疼痛,随后放射至同侧颞部,呈灼痛或跳痛,牙科检查可确诊。鼻腔肿瘤、颞下颌关节功能障碍(Costen

综合征)及鼻咽癌均可引起头部牵涉痛。

(八) 精神性头痛　神经官能症、抑郁症等,经常出现头痛。其部位多不固定,多变,性质多样,呈钝痛、胀痛,易受外界或情绪影响,历时数周甚至数年。常伴睡眠及记忆、理解等精神方面的症状。

(九) 神经痛

1. 三叉神经痛(trigeminal neuralgia)　是指三叉神经分布区内短暂的反复发作性剧痛。成年及老年人多见,40 岁以上患者占 70%~80%,女性多于男性。三叉神经痛可分为症状性和原发性,前者的病因为炎症(如疱疹病毒感染)、肿瘤(如半月神经节肿瘤)、动脉瘤及外伤等,后者系指病因未明者(可能因三叉神经脱髓鞘产生异位冲动或伪突触传递所致)。典型的原发性三叉神经痛通常有如下特点:①疼痛常局限于一侧,并以累及一支多见,少数患者可同时有二支或三支受累,且以上颌支(第 2 支)或下颌支(第 3 支)最常受累。②疼痛发作时表现为以面颊上下颌及舌部明显的剧烈电击样、刀割样、烧灼样或撕裂样疼痛,来去骤然,突发突止。疼痛由颌面或牙槽病灶开始,并沿该神经的支配区域放射,每次发作仅数秒钟至 1~2 分钟,间歇期正常,1 天数次至 1 分钟多次。发作呈周期性,持续数周,可自行缓解数月或更长。随病程进展,缓解期日益缩短。③发作时可伴有同侧面部肌肉的反射性抽搐(故又称"痛性抽搐"),或有同侧面部潮红、流泪及流涎。④患者面部某个区域可能特别敏感,稍加触碰即引起疼痛发作,如上下唇、鼻翼外侧、舌侧缘、颊部等,该区域称之为"扳机点(触发点)"。发作期间面部的机械刺激,如说话、进食、洗脸、剃须、刷牙、打哈欠,甚至微风拂面皆可诱致疼痛发作,患者因而不敢大声说话、洗脸或进食,有的连口水也不敢咽下,严重影响患者生活,甚至全身营养状况不良,精神抑郁,有的产生消极情绪。

治疗主要有药物、封闭和手术治疗。药物治疗以卡马西平为首选,起始剂量 0.1g 口服,2 次 /d,每日增加 0.1g,至疼痛控制为止,最大剂量 1.0g/d;有效维持量 0.6~0.8g/d;以有效剂量维持治疗 2~3 周后逐渐减量至最小有效剂量,再服用数月。如卡马西平无效可改用苯妥英钠 0.1g 口服,3 次 /d,如无效可每日增加 0.05g,数日后加至 0.6g/d。卡马西平或苯妥英钠单药治疗无效者两药合用可能有效。也可选用加巴喷丁(起始剂量 0.3g/d,最大剂量 1.8g/d)、普瑞巴林(起始剂量 150mg/d,最大剂量 300mg/d)。大剂量维生素 B_{12} 可缓解疼痛,剂量为 1 000~2 000μg 肌内注射,每周 2~3 次,连用 4~8 周为一疗程。药物治疗无效者可试用无水乙醇或甘油封闭三叉神经分支或半月神经节,破坏感觉神经细胞,可获止痛效果,不良反应为注射区面部感觉缺失。经皮半月神经节射频电凝疗法也有较好疗效。三叉神经感觉根部分切除术,因止痛效果确切,仍是首选的手术治疗方法。而三叉神经显微血管减压术,止痛同时不产生感觉及运动障碍,是目前广泛应用的最安全有效的方法。

2. 舌咽神经痛　舌咽神经分布区的反复阵发性剧痛,不伴脑神经功能破坏表现的称舌咽神经痛(glosspharyngeal neuralgia)。远比三叉神经痛少见。多数于中年起病,表现为口咽、喉或耳内的短暂发作性剧痛。每次持续数秒至1分钟,可因吞咽、咀嚼、讲话、咳嗽等触发。检查咽喉、舌根和扁桃体窝可有疼痛触发点。疼痛发作时可伴发咳嗽。个别患者发生昏厥,可能由于颈动脉窦神经过敏引起心脏停搏而造成。病程中可有自发缓解。神经系统检查无异常发现。将4%可卡因或1%丁卡因涂于患侧的口咽部,常可使疼痛缓解数小时。病因不明,有的可能是由于舌咽神经的脱髓鞘性病变引起,有的可能是由于局部的颅底血管压迫于舌咽神经所致。若疼痛持续,则本病需与鼻咽癌侵及颅底、耳咽管肿瘤、扁桃体肿瘤相鉴别。治疗与三叉神经痛相似。

3. 枕神经痛　枕神经痛(occipital neuralgia)是枕大、枕小和耳大神经分布区疼痛的统称,三对神经来自C_{2-3}神经,分布于枕部。可因上段颈椎病、脊柱结核、骨关节炎、脊髓肿瘤、硬脊膜炎和转移瘤等所致,多为继发性神经损害;也可由上呼吸道感染或扁桃体炎引起,或病因不明。枕大神经分布于后枕部相当于两侧外耳道经头顶连线以后的部分;枕小神经主要分布于耳廓上部和枕外侧皮肤;耳大神经主要分布于耳廓下部前后面、腮腺表面和下颌角部皮肤。疼痛位于一侧枕部与颈部,呈阵发性刺痛或电击样痛,或持续性钝痛;患侧枕部头皮可有皮肤感觉过敏及局限性压痛点,可向头顶(枕大神经)、乳突部(枕小神经)或外耳(耳大神经)放射。枕大神经痛压痛点位于乳突与枕后粗隆间连线的中点;枕小神经痛的压痛点多位于该连线的外1/3处。部分患者在间歇期仍有钝痛。疼痛可为自发或因旋转尤其向对侧旋转而诱发,其他头颈部运动或咳嗽、喷嚏可使疼痛加重或诱发疼痛,故患者常不敢分活动头部,或使头略向后仰并向患侧倾斜以缓解疼痛。除病因治疗外,可用止痛剂(卡马西平、苯妥英钠等)、神经营养剂(维生素B_1、B_{12}等)、局部封闭、理疗等对症治疗。

(张文武)

第7节　胸　痛

胸痛(chest pain)是临床上常见的症状,主要由胸部疾病所致,少数由其他疾病引起。胸痛的程度因个体痛阈的差异而不同,与疾病病情轻重程度不完全一致。急性胸痛病因繁多、病情严重性差异极大,不仅包括急性冠脉综合征(acute coronary syndrome,ACS)、以急性主动脉夹层(acute aortic dissection,AAD)为主的急性主动脉综合征(acute aortic syndrome,AAS)、以急性肺栓塞(acute pulmonary embolism,APE)为主的"急性肺动脉综合征"及张力性气胸(tension pneumothorax)等高危胸痛,也包括稳定性冠心病、胃食管反流病、肋间神经痛、神经官能症等中低危胸痛。在临床急诊工作中,急性胸痛诊治的主要目标在于准确识别高危患者,以完善相关检查,及时予以治疗,以减少、避免不良心血管事件和致死性心律失常的发生,对于低危胸痛患者避免治疗过度,减少患者和社会的经济负担;减少和避免医疗资源的浪费。

【诊断思路】

(一)**胸痛的病因**　胸痛的主要病因大体上包括胸内结构病变、胸壁组织疾病、膈下脏器病变和功能性疾病等几个方面:

1. 胸内结构病变

(1)心源性胸痛:心绞痛、急性心肌梗死、急性心包炎、主动脉夹层等。

(2)非心源性胸痛:①大血管病变:主动脉瘤、肺梗塞;②呼吸系统疾病:胸膜炎、自发性气胸等;③纵隔和膈肌的疾病:纵隔炎、纵隔脓肿、纵隔肿瘤和膈疝等;④食管疾病:反流性食管炎、食管破裂、食管裂孔疝等。

2. 胸壁组织疾病　带状疱疹、乳腺炎、皮下蜂窝组织炎、非化脓性肋软骨炎、肌炎、流行性肌炎、肋间神经炎、肋骨骨折等。

3. 膈下脏器病变　膈下脓肿、肝脓肿、脾梗死和肝癌破裂等。

4. 功能性疾病　心神经官能症。

(二)**胸痛的临床特点**　在急诊处理急性胸痛的患者时,要利用有限的时间仔细询问病史和进行体格检查,这样能够确定下一步思考的正确方向。在询问病史时,要注意胸痛的部位、性质、缓解的因素,胸痛诱发和加重的因素,胸痛是否放射,胸痛的伴随症状和既往病史等。这些特征中往往隐含着具有诊断和鉴别诊断意义的线索,因此这些特征是医生接诊急性胸痛患者需要重点询问的内容,相当部分的胸痛患者单纯依靠详细的病史询问就可以基本诊断。

1. 发病年龄　青壮年胸痛,应注意自发性气胸、心肌炎、心肌病、风湿性心瓣膜病,40 岁以上患者应注意心绞痛、心肌梗死与肺癌。

2. 胸痛部位　包括疼痛部位及其放射部位。心绞痛与心肌梗死的疼痛常位于胸骨后或心前区,且放射到左肩和左上臂内侧。夹层动脉瘤疼痛位于胸背部,向下放散至下腹、腰部与两侧腹股沟和下肢。食管疾患、膈疝、纵隔肿瘤的疼痛也位于胸骨后。胸膜炎所致的胸痛常在胸廓的下侧部或前部。带状疱疹是成簇水疱沿一侧肋间神经分布伴剧痛,疱疹不越过体表中线。胸壁疾病特点为疼痛部位局限,局部有压痛。炎症性疾病,尚伴有局部红、肿、热表现。肝胆疾病或膈下脓肿可引起右下胸痛。

3. **持续时间** 心绞痛发作时间短暂,持续数分钟,而心肌梗死疼痛持续时间很长且不易缓解。炎症、肿瘤、栓塞或梗塞所致疼痛呈持续性。平滑肌痉挛或血管狭窄缺血所致疼痛为阵发性。

4. **疼痛性质** 胸痛的程度可表现为剧烈的疼痛到轻微的隐痛,疼痛性质也多种多样。如带状疱疹呈刀割样痛或灼痛,剧烈难忍;肌痛呈酸痛;骨痛呈酸痛或锥痛。心绞痛常呈压榨样痛并伴有压迫感或窒息感;主动脉夹层动脉瘤常有突然出现的剧烈的撕裂痛。膈疝呈灼痛或膨胀感。早期肺癌可仅有胸部的钝痛或隐痛。食管疾病多表现为持续性隐痛或烧灼痛。

5. **伴随症状** 气管、支气管疾病所致胸痛常伴有咳嗽、咳痰;食管疾病所致胸痛常伴有吞咽困难或咽下疼痛;肺栓塞、原发性肺癌的胸痛常伴有小量咯血或痰中带血。

6. **影响疼痛因素** 包括发生诱因、加重与缓解因素。胸膜炎、自发性气胸、心包炎所致胸痛常在深吸气及咳嗽时加重,停止呼吸运动则疼痛减轻或消失。劳累、体力活动、精神紧张,可诱发心绞痛发作,休息、含服硝酸酯类药物可使心绞痛缓解,而对心肌梗死疼痛则无效。反流性食管炎的胸骨后灼痛,饱餐后出现,仰卧或俯卧位加重,服用抗酸剂和促动力药后可减轻或消失。

(三) 必要的体格检查 对于急性胸痛患者,要求5分钟内完成必要的体格检查。要有针对性、有目的地根据患者的病史特征进行一些重点体查。首先要注意生命体征,包括血压、脉搏、呼吸、体温。发现患者血压<90/60mmHg,心率>100次/min,应立即启动稳定生命征治疗。

怀疑AAD对比双侧桡动脉、股动脉和足背动脉搏动,有怀疑应测四肢血压。

观察胸部表面皮肤有无局限性红肿、瘀斑和出血点及疱疹等;胸腹式呼吸协调性、呼吸型式和快慢深浅;双侧胸部对称性。胸膜炎、胸腹部外伤、膈下脓肿、单纯疱疹等疾病常有上述异常变化。触诊检查局部肿块、液波感、压痛和胸廓的呼吸动度。

注意胸壁感染、气胸、血胸、肋骨骨折等征象。女性乳腺炎也有以胸痛主诉就诊,注意鉴别。

听诊需了解双侧呼吸音对比、胸膜和心包摩擦音、肺干湿性啰音、哮鸣音、异常音和杂音等,这对鉴别心脏和肺部疾病有帮助。

怀疑APE的患者要注意检查下肢有无肿胀,是否有下肢深静脉血栓形成的证据。

(四) 必要的辅助检查 如心电图(要求在胸痛患者来诊 10 分钟内进行检查并做出判定)、血常规检查、D- 二聚体、脑钠肽、心肌损伤标志物〔包括肌钙蛋白 T(TnT)和肌钙蛋白 I(Tn I)、肌红蛋白和肌酸激酶 MB 同工酶(CK-MB)〕、血生化、出凝血功能、动脉血气分析、超声心动图等。影像学检查包括 X 线胸部透视与摄片、CT/CTA、MRI、DSA 等。

(五) 急性胸痛危险分层方法 急诊胸痛的危险分层策略不仅可以识别高危胸痛患者,准确评估其预后,同时也可以识别低危胸痛患者。

1. **TIMI 评分** TIMI(The Thrombolysis in Myocardial Infarction)评分是目前被推荐并广泛使用的评分。该评分共有 7 个项目,每个项目 1 分,总分是 0~7 分(表 1-7-1),总分 0~2 分为低危,3~4 分为中危,5~7 分为高危。此评分所有数据来自心电图和临床特征,简单而且容易获得,适合于急诊室的应用,TIMI 评分已被证实能准确对高危胸痛患者进行危险分层和预测其长期和短期不良心血管事件(MACE)的发生率。

表 1-7-1 TIMI 评分

评分项目	分值
年龄 ≥ 65 岁	1
≥ 3 个冠脉疾病的危险因素(冠脉疾病的家族史,高血压,高脂血症,糖尿病,吸烟)	1
过去 7 天里曾服用过阿司匹林	1
冠状动脉明显狭窄(≥ 50%)	1
过去 24 小时内有 2 次心绞痛;	1
首次心电图 ST 段变异 ≥ 0.5mm	1
首次检测发现心肌标记物升高(包括肌钙蛋白和 CK-MB)	1

2. **HEART 评分** HEART 评分是首次以急诊室胸痛患者为研究对象的危险评分。HEART 评分共有 5 个变量,分别为病史(History)、心电图(ECG)、年龄(Age)、危险因素(Risk factor)、肌钙蛋白(Troponin),每个变量有 3 个分级,得分分别是 0、1、2 分,总分 10 分(表 1-7-2)。此评分最大的优势在于"病史"这一项,将典型的 ACS 症状纳入了考虑范围,更符合胸痛患者的早期危险分层流程。HEART 评分既能识别低风险患者让其早期安全出院,也能发现潜在高风险患者以利于其得到早期介入治疗。HEART 评分在

0~3 分,建议该类患者出院观察;评分为 4~6 分,建议该类患者留院观察;当 HEART 评分为 7~10 分时,建议该类患者住院治疗。

表 1-7-2 HEART 评分

评分项目	评分标准	分值
History 病史	高度怀疑	2
	中度怀疑	1
	可能性很小	0
ECG 心电图	ST 段特异性压低	2
	ST 段非特异性变化	1
	正常	0
Age 年龄	大于或等于 65 周岁	2
	45~65 周岁	1
	小于或等于 45 周岁	0
Risk Factors 危险因素	大于或等于 3 个危险因素或有动脉硬化疾病病史	2
	1 或 2 个危险因素	1
	无已知的危险因素	0
Troponin 肌钙蛋白	大于或等于 3× 正常界限	2
	正常界限内	1
	小于或等于正常界限	0

【处理原则】

胸痛病因繁多,需立即对胸痛的危险程度做出评估。致命性胸痛需要立即进入抢救流程,中危胸痛需动态评估与监测,低危胸痛需合理分流。

(一)急性胸痛处理策略 接诊胸痛患者后,除关注患者血流动力学、心脏电活动外,还应注意胸痛持续时间,结合病史、症状、查体、辅助检查等快速识别高危 ACS、AAD、APE、张力性气胸等致命性胸痛疾病(具体诊疗措施参见本书有关章节)。

1. 胸痛且伴有下列任一情况者,应当立即进入监护室或抢救室 ①意识改变;②动脉血氧饱和度低(<90%),呼吸衰竭;③血压显著异常;④影响血流动力学的严重心律失常;⑤既往有冠心病史,此次发作使用硝酸酯类药

物不缓解;⑥既往有马方综合征,伴有严重高血压;⑦伴呼吸困难,患侧胸廓饱满。

2. 胸痛伴有下列任一情况者,应当尽快进行监护,并完善相关检查　①长期卧床、长途旅行者,突发胸痛且持续不缓解;②确诊肿瘤、下肢静脉血栓者突发胸痛且持续不缓解;③既往无冠心病史,突发胸痛伴有喘憋;④伴咯血;⑤近 4 周内有手术,并有制动史;⑥合并多种心血管病高危因素;⑦长期高血压控制不佳。

3. 下列胸痛患者可常规就诊　①不伴有上述情况的胸痛;②有胸壁压痛的胸痛;③与呼吸相关的胸痛;④超过 1 周的轻度胸痛。

(二) 中低危胸痛的处理策略　在中低危胸痛鉴别诊断中,应综合考虑各种疾病可能,包括心源性和非心源性疾病。诊断与评估策略如下:

1. 对于所有患者,均应立即行心电图检查。

2. 对于诊断不明确的患者,应选择合适的即时检验或影像学检查,并根据病情复查心电图等。

3. 对于症状提示为非心源性胸痛的患者,需要鉴别的疾病至少包括以下病种。①呼吸系统疾病:气胸、胸膜炎、胸膜肿瘤、肺部感染等;②消化系统疾病:胃食管反流病、自发性食管破裂、食管动力疾病、食管裂孔疝、食管癌等;③胸壁疾病:急性肋软骨炎、肋骨骨折、胸椎疾病、带状疱疹和肿瘤等;④神经精神疾病:颈椎 / 脑血管疾病、神经官能症等;⑤纵隔疾病:纵隔气肿、纵隔肿瘤、纵隔炎等;⑥其他:强直性脊柱炎、急性白血病、多发性骨髓瘤等。

4. 对于再次评估为中低危的胸痛患者,应科学救治、及时分流,安排患者住院、离院或专科就诊。①依据诊疗指南制定患者的药物治疗方案,包括早期药物治疗及长期预防方案。②对患者进行详细的出院指导,应告知诊断、预后、随访时间和注意事项等,并向患者说明疾病的表现、发生紧急情况时呼叫救护车或到急诊科就诊的重要性。

5. 对于未完成全部评估而提前离院的胸痛患者,接诊医师应告知其潜在的风险、症状复发时的紧急处理和预防措施等事项,签署并保存相关医疗文书。

(江慧琳　陈晓辉　张文武)

第 8 节　急性腹痛

腹痛(abdominal pain)是指由于各种原因引起的腹腔内外脏器的病变,而表现在腹部的疼痛。可分为急性与慢性腹痛两类。急性腹痛(简称急腹痛)是临床最常见急症之一,其病因繁杂,病情多变,涉及学科广,内、外、妇产、儿及传染病等科疾病均可引起,诊断处理不当,常可造成恶果,因而对急性腹痛必须尽快做出定位、定性及病因诊断,以防误诊、漏诊及误治,从而改善预后。对生育期女性的急性腹痛须请妇产科医生会诊,以排除妇产科急腹症。

【诊断思路】

(一)腹痛的病因诊断方法

1. 腹痛的病因特点 引起腹痛的病因颇多,大体可分为腹腔内脏器疾病及腹腔外脏器疾病两大类:

(1)腹腔内脏器疾病:①急性炎症:如急性胃炎、胃肠炎、胆囊炎、胰腺炎及腹膜炎,急性泌尿系感染,急性细菌性或阿米巴性痢疾,急性附件或盆腔炎,急性胆管炎,结核性腹膜炎等;②急性穿孔:胃、十二指肠溃疡穿孔,肠穿孔,胆囊穿孔,子宫穿孔等;③急性梗阻、扭转:急性肠梗阻,胆道或肾、输尿管结石嵌顿性绞痛,胆道蛔虫症,疝嵌顿,大网膜扭转,急性肠套叠,小肠或乙状结肠扭转,卵巢囊肿蒂扭转等;④急性内出血:腹腔内各脏器急性破裂出血,胆道出血,异位妊娠破裂出血等;⑤血管病变:急性肠系膜静脉血栓形成、肝门静脉或肝静脉血栓形成,肠系膜动脉栓塞,脾或肾栓塞等;⑥其他:急性胃扩张,胃、肠痉挛,肠易激综合征,痛经,胃神经官能症等。

(2)腹腔外脏器疾病:①心血管疾病:不典型心绞痛、急性心肌梗死、急性心包炎、急性心肌炎、主动脉夹层等。②呼吸系统疾病:下肺肺炎、肺脓肿、肺癌、急性胸膜炎、气胸、肺栓塞等。③中毒与代谢障碍:铅、砷、汞、酒精中毒;糖尿病酮症酸中毒、尿毒症、低钙血症、急性血卟啉等。④变态反应性腹痛:如腹型过敏性紫癜、腹型风湿热、腹型荨麻疹等。

2. 病史及体检 准确而简要的病史询问,全面而有重点的体检,对急性腹痛的诊断十分重要。

(1)年龄、性别:不同年龄及性别常有不同的多发病,如婴幼儿多见先天性消化道畸形,尤其是胃肠道(肠闭锁或狭窄,肛门闭锁,先天性肥厚性幽门狭窄等)及胆道(先天性胆道闭锁或狭窄);幼儿多见肠寄生虫病、肠套叠、疝嵌顿等;青壮年多见急性阑尾炎、胃肠穿孔、肠梗阻、腹部外伤致脏器破裂内出血等;老年人则胃肠道癌肿及并发症(穿孔、梗阻、出血),胆结石或胆囊炎及血管疾病多见。急性胆道疾病、胰腺炎女多于男,溃疡病穿孔、急性阑尾炎及肠梗阻则男多于女。引起急性腹痛的妇产科疾病有急性附件或盆腔炎,异位妊娠或破裂,卵巢囊肿蒂扭转,子宫破裂、穿孔等及痛经。

(2)既往史:应重点询问已往有否引起急性腹痛的病史,有无类似发作史;手术史、月经生产史、外伤史及有害物接触史等。①有类似发作史者:应考虑胆石症、胆囊炎、泌尿系结石、慢性阑尾炎或慢性胃炎急性发作,溃疡病活动或出血、穿孔,疝反复嵌顿,胃肠神经官能症等。②手术史:溃疡病胃次全切除术后吻合口溃疡、出血或狭窄,肠粘连或粘连性肠梗阻,膈下或盆腔脓肿等。

女性患者应注意有无痛经史,闭经且发生急性腹痛者应考虑异位妊娠、早期流产,若伴休克,应高度疑及异位妊娠破裂内出血等。

3. 依急性腹痛部位诊断　即依据解剖部位来推断可能的病因。最早发生腹痛及压痛最明显的部位常是发生病变的部位(早期及异位阑尾炎例外)。①剑突下及 / 或右上腹痛:多为肝胆系统、胃或十二指肠、结肠肝曲、右下肺、右侧胸膜或右膈下、右肾病变。②剑突下及 / 或左上腹痛:胃、胰腺、脾、结肠脾曲、左下肺、左侧胸膜、左膈下、心脏或心包病变及左肾病变。③腰腹部、脐旁痛:肾、输尿管病变。④脐周痛:小肠病变、网膜、肠系膜淋巴结、横结肠等。⑤右下腹痛:回肠末端、回盲部、阑尾、右侧腹股沟疝、右侧卵巢、输卵管等病变。⑥左下腹痛:左半结肠、左侧腹股沟疝、左侧卵巢、输卵管病变。⑦脐下腹痛:膀胱、子宫或盆腔病变。⑧弥漫性或部位不定:急性弥漫性腹膜炎、消化道穿孔、梗阻或缺血性病变、腹型紫癜、癫痫、疟疾、流感及风湿热、糖尿病酮症酸中毒、尿毒症或神经官能症等。

4. 依病史、体征及伴随症状综合分析

(1)起病方式:突然发作剧痛,多为泌尿道或胆道结石嵌顿、疝嵌顿、急性胆囊炎或胰腺炎、消化道急性穿孔、腹腔脏器破裂、胆道蛔虫症、急性心肌梗死、心绞痛等。持续性腹痛阵发性加重常示有痉挛或梗阻;初期呈进行性加重多为急性炎症;暴饮暴食、高脂饮食、酗酒、过刺激或不洁食物、激烈运动等诱发急性腹痛应考虑急性胆囊炎、胰腺炎或胃肠炎,溃疡病穿孔,肠或卵巢囊肿蒂扭转,疝嵌顿等。

(2)绞痛及放射痛:①胆绞痛:右上腹痛向右肩胛及右背部放射。②胰腺绞痛:上腹或中上腹部向左侧腰背部放射。③小肠绞痛:脐周剧痛。④肾绞痛:肾区痛沿腹直肌外缘向大腿内侧或会阴部放射。⑤子宫或直肠病变绞痛:腰骶部或下腹部剧痛或坠痛。

(3)伴发热:①先发热后腹痛多为不需手术治疗的内科性疾病(常为急性炎症)。②先腹痛后发热的多为外科或妇产科疾病,且常需手术治疗(如急性消化道穿孔、腹膜炎、肠梗阻、异位妊娠破裂、内脏破裂出血等)。③急性腹痛伴寒战、高热,应考虑急性化脓性胆囊炎、胆管炎,腹腔或腹内脏器的化脓性病变(膈下或盆腔脓肿、化脓性腹膜炎),下肺炎症或脓肿等。

(4)伴呕吐:急性腹痛伴呕吐者常为急性胃、胆囊、胰腺等炎症,肠梗阻,胆道或泌尿道结石嵌顿,胃型感冒,肠套叠,痛经,神经官能症等。

(5)与排便的关系:①腹痛伴腹泻:急性肠炎、痢疾、急性盆腔炎、急性阑尾炎、高位肠梗阻等。②腹痛伴血便:绞窄性肠梗阻、肠套叠、溃疡性结肠炎、坏死性肠炎、缺血性疾病(栓塞或血栓形成)等。③腹痛伴便秘或停止排便及肛门排气:为习惯或非习惯性便秘、肠梗阻等。

(6)伴腹胀:急性胃扩张、麻痹性肠梗阻、便秘、尿潴留等。

(7)伴黄疸:①右上腹痛伴黄疸者多为肝、胆系统疾病(炎症、结石、肿瘤等)。②中上腹或左中上腹痛伴黄疸多为胰腺(炎症、结石、肿瘤)或脾脏病变(脾梗死)。③右上腹痛伴寒战、高热、黄疸,应考虑急性胆囊炎,胆结石嵌顿伴炎症,急性化脓性胆囊、胆管炎,急性肝脓肿及少数膈下脓肿。

(8)与排尿关系:腹痛伴膀胱刺激征或血尿者多为急性泌尿系感染、结石嵌顿;部分阑尾炎、盆腔脓肿也可引起膀胱刺激征,应注意鉴别。

(9)与体位的关系:①辗转不安,腹痛喜按多为胃肠道疾病;拒按多为肝、胆系疾病。②活动疼痛加剧,蜷曲侧卧痛减轻多为腹膜炎。③前倾坐位或膝胸位痛减轻多为胰腺疾病。

(10)伴腹水:①血性腹水:腹腔内脏或异位妊娠破裂,恶性肿瘤腹腔内转移,腹膜恶性肿瘤,少数结核性渗出性腹膜炎等。②脓性腹水:化脓性腹膜炎。③胰性腹水:乳糜状,浆液或浆液血性,淀粉酶含量增高且大于血中含量,蛋白量增高,对利尿剂及放腹水疗效差,见于急性重症胰腺炎或胰腺假囊肿破裂。④胆汁性腹水:化脓性胆囊炎或胆管炎破裂致胆汁性腹膜炎。

(11)伴休克:应考虑下列疾病。①急性内出血:腹腔内脏器破裂或异位妊娠破裂。②急性穿孔致弥漫性腹膜炎。③腹腔内脏器或卵巢囊肿蒂扭转。④腹腔内急性血管性病变(肠系膜动脉栓塞或静脉血栓形成)。⑤急性心肌梗死或休克型肺炎。

(12)伴包块:应考虑相应部位的急性炎症、肿瘤、肠套叠或扭转。

(13)与外伤关系:急性腹痛发生前有外伤史者应考虑腹腔脏器破裂、内出血等。

5. 辅助检查 ①血、尿、粪常规检查;育龄女性闭经者应查尿妊娠试验。②生化检查:依病情需要可做血、尿淀粉酶,血钾、钠、氯、钙、血糖、酮体,肝、肾功能测定等。③心电图检查:对40岁以上、既往无胃肠疾病史的急性腹痛患者,应常规做心电图检查。④X线检查:胸部X线检查有助于肺炎、肺脓肿、肺癌、胸膜炎、气胸、肝或膈下脓肿等的诊断;腹部X线检查可显示:消化道急性穿孔致膈下游离气体,肠梗阻的梯形液气平面,急性胃扩张,高度鼓肠等。另外,胆道或泌尿道阳性结石等。⑤B型超声检查:对肝、胆、胰、脾、肾、输尿管、子宫及其附件、盆腔、腹腔等探查均有较强分辨(实质性、囊性、良性、恶性、积液、结石等)及诊断能力,对胃肠道疾病可提供一定的诊断线索。⑥内镜检查:急诊内镜检查(胃、十二指肠、胆道、腹腔及结肠镜检查),对急性腹痛的诊断具有极其重要意义。可依临床初步拟诊病变部位,选择相应内镜检查,以助诊断及内镜直视下取活检或治疗。⑦腹部CT检查:主要检查肝、胆、胰、脾、肾、膀胱、腹腔及盆腔等部位,可诊断其形态、大小、密度、占位性病变(实质性、囊性)、结石,以及腹腔、盆腔有无积液、肿大淋巴结等。⑧诊断性腹腔穿刺术:根据穿刺液性质可确定腹膜炎性质,有无内出血(脏器破裂或异位妊娠破裂)等。⑨阴道后穹隆穿刺术:主要用于判断异位妊娠破裂出血、盆腔脓肿或盆腔积液。

(二) 急性腹痛的病因诊断思路 急性腹痛的病因繁多。为尽早明确诊断,应在完成病史采集、体格检查和必要的辅助检查之后,对所得资料进行综合分析,做出正确的病因诊断。下述诊断思路,有助于最终确定病因诊断。

1. 确定是腹腔内病变或腹腔外病变 急性腹痛的诊断,首先要确定是腹腔内病变还是腹腔外病变。

(1)腹腔内病变:常有消化道症状如恶心、呕吐、腹痛、腹泻等,腹痛程度不一,多有较明确诱因。腹部体征依病因而异,一般较明显,腹外与全身性症状轻微或缺乏。

(2)腹腔外病变:胸部疾病引起的腹痛位于脐上的同侧腹部,可有压痛,但一般无反跳痛及肌紧张,胸部检查可发现有关疾病的心肺体征,胸部X线检查、心电图检查、心肌酶学检查等有助于诊断。全身性疾病所致的腹痛有原发病的表现,腹痛多由于电解质紊乱、代谢失调或毒素刺激所致,位于全腹或部位多变,一般无腹膜刺激征。

2. 确定是外科或非外科急性腹痛

(1)外科急性腹痛:是指急需外科处理,或病情的发展有需要外科处理可能性的急性腹痛。对急性腹痛患者,应先明确是否为外科急性腹痛。此类腹痛常有以下特点:①剧烈而急起的腹痛多先于发热或呕吐,发热多于腹痛后4~6小时出现,但细菌性肝脓肿、脾脓肿和伤寒肠穿孔等例外。若腹痛超过6小时而患者体温反而降低或低于正常,则应考虑并发休克、大出血或严重感染毒血症的可能。②腹痛部位明确,有固定区,患者多"拒按"腹痛区。③常伴腹膜刺激征。腹痛、固定性压痛点和肌紧张的程度常是越来越严重,提示病变呈进行性发展。④腹式呼吸减弱或消失,肠鸣音亢进或消失,机械性肠梗阻时可闻及高调肠鸣音,而弥散性腹膜炎、麻痹性肠梗阻则肠鸣音减弱或消失。⑤可有肝肺浊音界消失,腹部移动性浊音阳性。⑥腹痛时腹部膨隆或可见胃肠型及蠕动波,并可触及腹部包块或索状物等。⑦腹腔穿刺可有血性或脓性液体等。

(2)内科急性腹痛的特点:①一般先有发热或呕吐、腹泻而后出现腹痛。

②腹痛可轻可重,腹部体征不明显,无固定而局限性压痛点,无腹膜刺激征。患者常喜按。③腹式呼吸存在,肠鸣音正常或活跃。④可有与腹痛有关的内科疾病的阳性体征。⑤血白细胞正常或升高。

(3)妇产科急性腹痛的特点:①由于女性生殖器官集中于下腹部盆腔内,所以妇产科疾病引起的腹痛多局限于中下腹、盆腔,并向会阴和骶尾部放射。②腹痛多与月经、妊娠有关,月经期曾患过上呼吸道感染或有过性生活,多为急性盆腔炎;卵巢泡破裂多发生在排卵期;宫外孕有停经史,可有早孕反应等。③可伴有腹腔内出血、阴道出血或分泌物增加。④妇科检查常有阳性体征发现。

(4)小儿内科急性腹痛的特点:①常以发热、咽痛、咳嗽等症状先于腹痛。②急性腹痛而腹壁柔软,无压痛,腹部无包块、肠型等腹部体征。③腹痛范围广,不规则性,但排便基本正常。④可伴有呕吐等。⑤腹部外疾病引起腹痛者,可发现原发病变部位的阳性体征。

3. 确定急性腹痛的性质　根据常见的病变性质可将急性腹痛归纳为以下七类:

(1)炎症性急性腹痛:基本特点为腹痛＋发热＋压痛或腹肌紧张。

临床特点有:①一般起病较缓慢,多由轻渐重。②持续性腹痛。因脏器或腹膜的炎症、充血、水肿,刺激神经而引起急性腹痛,多呈持续性腹痛进行性加重。因发病的部位、病变程度及其病理变化不同,而呈局限性或全腹性疼痛。疼痛多发生于病变所在的部位。③当炎症病变波及脏器浆膜和腹膜壁层时,则呈典型的局限性或弥漫性腹膜刺激征,即腹肌紧张、压痛和反跳痛,尤其是以病变所在部位最明显。④早期可出现全身感染征象,如寒战、发热、脉快和白细胞增高。⑤腹腔穿刺和灌洗可抽出腹腔炎性渗出物。⑥可有明显的胃肠道刺激症状。此类急腹痛常见的有急性阑尾炎、急性胆囊炎、急性腹膜炎、急性胰腺炎等。

(2)穿孔性急性腹痛:基本特点是突发持续腹痛＋腹膜刺激征,可伴有肠鸣音消失或气腹。

由外伤、炎症或癌肿侵蚀等导致空腔脏器破裂所致。其临床特点有:①突然剧烈的刀割样腹痛,后呈持续性,范围迅速扩大。②腹壁板样强直,有明显腹膜刺激征,常伴有休克。③常见膈下游离气体和腹部移动性浊音。④肠鸣音消失。例如消化性溃疡穿孔、胃癌穿孔、胆囊穿孔、外伤性肠穿孔等。

(3)梗阻性急性腹痛:基本特点是阵发性腹痛＋呕吐＋腹胀＋排泄功能障碍。

肠道、胆道、输尿管等空腔管道内结石、肿瘤和位置改变(如扭转、套叠)

等因素阻塞,腔内压增高促使管腔道平滑肌强烈收缩以排除障碍,发展到血运障碍(如绞窄疝等),或始发于血运障碍(如肠系膜血管阻塞等),继发缺血、坏死等变化,即发生梗阻性急腹痛。其临床特点有:①阵发性腹部剧痛是其特征,多突然发生,呈阵发性剧烈绞痛,往往使患者难以忍受。当梗阻器官合并炎症或血运障碍时,常呈持续性腹痛,阵发性加重。②恶心、呕吐,早期是反射性,后期是逆流性呕吐。因梗阻发生的部位不同,呕吐的内容和量亦异。胃肠道高位梗阻则早发频吐,多为胃及十二指肠内容物;低位梗阻则晚发溢吐,严重者可呕吐粪性内容物。③腹胀和梗阻的器官型明显,此因梗阻的器官、部位、程度和病变性质不同而表现亦异:如幽门梗阻表现上腹胀、振水音,可见胃蠕动波;肠梗阻可见腹胀、肠型、蠕动波;胆道梗阻出现胆囊肿大或胆管扩张;泌尿系梗阻出现膀胱区域或肾区的囊性肿块等。④正常排泄功能障碍。胃肠道梗阻出现呕吐、肛门停止排便排气;胆道梗阻出现黄疸;泌尿系梗阻则呈现尿少或尿潴留、肾积水等。⑤除泌尿系疾病外,多伴有水、电解质与酸碱平衡失调、休克,或晚期毒血症。

(4)出血性急性腹痛:其基本特点是腹痛 + 失血性休克与急性贫血 + 隐性(内)出血或显性(外)出血(呕血、便血或尿血)。

腹内实质脏器或血管因外伤或病变发生破裂引起腹腔内出血,由于大量积血刺激导致急性腹膜炎,但腹膜刺激症状较轻,无感染症状,而有急性失血症状。临床特点有:①可有肝癌、消化性溃疡、腹主动脉瘤、输卵管妊娠以及肝、脾外伤等病史。②起病较急骤,腹痛为持续性,但不及炎症性或穿孔性腹痛剧烈。③外观可见的出血,如呕血、便血、尿血等,或胃肠吸引、导尿、肛管直肠或阴道内诊等证实有内出血者。④虽无外观出血,但证实有内出血:进行性贫血;腹部有移动性浊音,腹腔穿刺抽出不凝固的血液。⑤有失血性休克表现。⑥B 超可探及腹腔内液性暗区及受损伤的脏器。

(5)损伤性急性腹痛:其基本特点是外伤 + 腹痛 + 腹膜炎或内出血症候群。

腹部损伤,因暴力及着力点不同,可有腹壁伤,如挫伤、肌肉撕裂伤、腹壁血肿形成;空腔脏器伤,如胃、小肠、大肠、胆囊、膀胱破裂等;以及实质性脏器伤,如肝、脾、胰、肾损伤等。临床特点有:①有外伤史,尤其是腹部、腰部和下胸部外伤。②腹痛,原发性休克恢复后,常呈现急性持续性剧烈腹痛,伴恶心、呕吐。③内出血征象:烦躁不安、面色苍白、出冷汗、口渴、脉搏细速、血压进行性下降,重者出现休克;腹部有移动性浊音,腹穿可抽出新鲜或暗红色不凝固的血液。④腹膜炎症候群:恶心、呕吐、腹痛、腹肌紧张,压痛、反跳痛明显;腹穿抽出物可为消化道分泌物或腹性分泌物。⑤X 线检查:腹内脏器移位、阴影扩大或消失、膈下游离气体、腹内积液或积气。

(6)绞窄与扭转性急性腹痛：这是由于肠道(如小肠、乙状结肠)、较活动的脏器(如游离的脾、肾等)、有蒂肿瘤(如卵巢囊肿)、腹内/外疝等发生扭转及绞窄，引起缺血、组织坏死和血性渗液，亦称缺血性急腹痛。临床特点有：①腹痛为持续性，因受阵发牵拉，可有阵发性类似绞痛的加剧。②常可触及压痛性包块。③早期无腹膜刺激征，随着坏死的发生而出现。④可有频繁干呕，消化道排空症状如频繁便意，排气，也可排出肠道黏液或黏液血便等。

(7)功能性紊乱及全身性疾病所致的急性腹痛临床特点有：①常有精神因素或全身性疾病史。②腹痛常无明确定位，呈间歇性、一过性或不规则性。③腹痛虽严重，但体征轻，腹软，无固定压痛和反跳痛。如食管弥漫性痉挛、胆道运行功能障碍、结肠肝(脾)曲综合征、游走肾、肠道易激综合征、胃肠神经官能症等；全身性疾病如肠系膜动脉硬化或缺血性肠病，结缔组织病累及胃肠道、血卟啉病、腹型癫痫、过敏性紫癜等。

【处理原则】

(一)**快速评估** 迅速检查呼吸、脉搏、血压、神志和体温，把急性腹痛分为：①危重：先救命后治病，如腹主动脉瘤破裂、异位妊娠破裂并休克等，要在快速纠正休克生命支持的基础上采用急诊手术或介入方法控制出血。②重：诊断与治疗相结合，如绞窄性肠梗阻、消化道穿孔、卵巢囊肿蒂扭转等，在尽快完成相关检查的同时，改善患者状况，准备急诊手术等确定性治疗。③普通(可有潜在危险性)：寻找危及生命的潜在原因，如急性胃肠炎、急性胰腺炎等，可按常规程序进行相应的检查、诊断、治疗。

(二)**急性腹痛病因未明者** 对病因不明的急性腹痛患者，应密切观察，辅以必要的辅助检查，以尽早做出诊断，同时给予积极的对症支持疗法。

1. 严密观察、追踪诊断 对诊断不明的急性腹痛患者，应认真做到"三严"，即严肃追踪观察、严密护理和严格做好临床交接班工作，尤其是对下述情况更应该提高警惕：①特殊的阑尾炎，如老、幼、孕妇或异位阑尾炎；②易被忽略的妇女嵌顿性斜疝或股疝；③绞痛后尚可排便的肠梗阻，如肠套叠、不全肠梗阻或高位肠梗阻；④外伤史很轻或无外伤史的自发性肝、脾破裂，肝或脾包膜下血肿继发大出血等；⑤无胃病史或无气腹的消化性溃疡穿孔、出血，早期症状轻的小穿孔或穿孔后暂时好转期的患者；⑥多发性损伤患者，尤其是易被忽略的并发闭合性腹部损伤；⑦某些病史不详的患者如休克、昏迷和婴幼儿等。对这类患者，必须严密追踪观察病情变化，多次重复检查与估计病情，以便尽早明确诊断，指导治疗。动态观察的重点内容有：①生命体征：体温、脉搏、呼吸、血压和神志的变化；②腹部情况：腹痛的部位、性质、范围、程度以及腹膜刺激征的变化等；③心、肺、肝、肾、脑等重要脏器的功能变化；④胃肠道功能状态：饮食、呕吐、腹泻、排便情况、腹胀、肠蠕动、肠鸣音等；⑤腹腔的异常，如腹腔积气、积液、肝浊音界变化和移动性浊音；⑥新的症状与体征的出现等。

2. 对症支持疗法　①纠正水、电解质紊乱；②抗感染：对有发热、白细胞总数及中性粒细胞增高的炎症性疾病患者，及时使用有效抗生素对疾病转归有积极作用；③防治腹胀：通常采用的措施是禁饮食，持续有效的胃肠减压等；④防止休克等。

3. 剖腹探查指征　①疑有腹腔内出血不止；②疑有肠坏死或肠穿孔而有严重腹膜炎；③经密切观察和积极治疗后，腹痛不缓解，腹部体征不减轻，全身情况无好转反而加重。

(三) 急性腹痛病因明确者　立即给予病因治疗(包括手术治疗等)。如对肠梗阻、内脏穿孔或出血、急性阑尾炎等有手术指征者，应及时手术治疗。对腹痛能忍者一般不用镇痛剂，但对病因已明确而不需手术治疗、疼痛较剧的患者，应适当使用镇痛剂，有利于病情恢复。可根据腹痛的性质与程度选用药物，如肝胆胰疾病或输尿管结石所致的疼痛多采用吗啡、哌替啶与阿托品合用；消化性溃疡疼痛宜用抗酸、解痉剂及 H_2 受体阻滞剂等抗溃疡药物治疗等。

(张文武)

第 9 节　咯　血

咯血(hemoptysis)是指喉及喉以下的呼吸道及肺任何部位的出血，由咳嗽动作经口腔咯出。大多数咯血在临床上是一个自限性事件，但咯血的临床过程有时难以预料，咯血量可因病因和病变性质的不同而有差异，与病变的严重程度不完全一致。初始可能仅为少量痰中带血，但也可能是大量的致命性咯血的先兆。临床上多根据 24 小时咯血量来区分咯血程度：小量咯血 ≤ 100ml，包括痰中带血；中等量咯血 100~500ml；大咯血(massive hemoptysis) >500ml 或一次咯血量 ≥ 100ml。目前认为大咯血可被定义为任何危及生命的咯血量以及可能导致气道阻塞和窒息的任何咯血量。大咯血约占所有咯血患者的 5%，病死率大约为 6.5%~38%。

大咯血致死的危险与咯血量、出血速度、肺内潴留的血量以及患者基础肺功能储备相关，而与咯血的病因无关。常见的原因是血液淹溺肺泡或阻塞气道，导致窒息和顽固性低氧血症而死亡。年老体弱或久病无力者咳嗽乏力、基础肺功能差，即使几口血痰也可窒息致死，失血性休克致死者较少见。因此，大咯血死亡原因一般为气道梗阻导致窒息或出血量过多导致休克，其中窒息是死亡的主要原因。

【诊断思路】

(一) 咯血的病因 引起咯血的原因很多,可以涉及呼吸系统、循环系统以及其他系统等多个器官,临床上以肺结核、支气管扩张症、真菌感染、肺癌和肺炎等多见。常见病因有:①气管、支气管疾病:急性或慢性支气管炎、非结核性支气管扩张、结核性支气管扩张、支气管内膜结核、良性支气管肿瘤、支气管癌(原发性肺癌)、支气管结石、支气管异物、外伤性支气管断裂等;②肺源性疾病:肺结核、肺炎、肺脓肿、肺真菌病、肺阿米巴病、肺包虫病、尘肺、矽肺、矽酸盐肺和其他尘肺、肺梅毒、肺囊肿(先天性、后天性)、恶性肿瘤肺转移(乳腺癌、消化系统、泌尿生殖系统恶性肿瘤)等;③心、肺血管疾病:肺淤血(慢性心功能不全、二尖瓣狭窄)、肺动静脉瘘、单侧肺动脉发育不全、肺出血-肾炎综合征、肺动脉高压、肺血栓栓塞症等;④全身性疾病和其他原因:急性传染病(肺出血性钩端螺旋体病、流行性出血热)、血液病(血小板减少症、凝血障碍、白血病等)、结缔组织病(SLE、类风湿关节炎、干燥综合征)、系统性血管炎(Wegener 肉芽肿、显微镜下血管炎)、其他(子宫内膜异位症、隐匿性咯血)等。

儿童咯血的主要原因是下呼吸道感染,其次最常见的原因是异物吸入,大多数情况下发生在 4 岁以下的儿童。另一常见原因是支气管扩张,多继发于肺囊性纤维化。原发性肺结核导致的咯血较为少见,估计发生率不到1%。创伤虽然不常见,但也可能是咯血的原因之一。钝力外伤可引起肺挫裂伤和出血而导致咯血,应高度警惕偶发出血引起的窒息。

(二) 确定是否为咯血 确定是否为咯血,首先应除外鼻、咽和口腔的出血,同时还须与呕血鉴别。

1. 与口腔-鼻腔-咽喉部出血的鉴别 病史有助于明确是否是咯血。口腔、鼻腔和上消化道的出血有时易与咯血混淆;尤其患者出血急骤,量多或病史诉说不清时。鼻腔出血多从鼻孔流出,并常在鼻中隔前下方发现出血灶,诊断较易。有时鼻后部的出血量较多,而易误诊为咯血。除病史资料外,对可疑鼻咽部出血者,应迅速在良好条件下做鼻咽部检查,包括鼻镜及间接喉镜。疑为舌根部出血(如血管瘤破裂)用手可触及包块。拔牙后可有较大量出血,应予警惕。必要时请专科会诊。

2. 与呕血的鉴别 一般无困难,但大量呕血时,血色鲜红,口腔及鼻腔沾满鲜血,或大咯血时部分血咽下,在伴有呕吐时复又呕出,致使咯血、呕血混淆。

(三) 病史与体检

1. 病史 咯血量、性状、发生和持续时间、痰的性状以及伴随症状等,对咯血病因的诊断与鉴别诊断有极其重要的价值。需询问出血为初次或多次。如为多次，与以往有无不同。反复咯血者多需追问其肺源性和心源性疾患既往史。长期卧床、有骨折、外伤及心脏病、口服避孕药，以及咯血伴胸痛、晕厥者应考虑肺栓塞。40 岁以上的吸烟男性者要警惕肺癌的可能。女性患者于月经周期或流产葡萄胎后咯血，需要警惕子宫内膜异位或绒癌肺转移。对年轻女性，反复慢性咯血，不伴其他症状，需考虑支气管腺瘤之可能。青壮年咯血多注意肺结核、支气管扩张、肺囊肿等疾病；中年以上咯血伴慢性咳嗽，吸烟者应警惕支气管肺癌的可能性。咯血伴发热、胸痛、发病急骤应首先考虑肺内急性炎症。细致观察咯血的量、颜色、是否带痰，咯血伴脓臭痰则首先考虑肺化脓症或支气管扩张合并感染；咯血伴巧克力色脓痰而有肝脏症状，应怀疑阿米巴肝脓肿穿透入肺。伴有血尿者，应疑及肺出血 - 肾炎综合征。伴有发热、关节痛、皮下结节应疑及结缔组织病所致咯血。对咯血患者还需了解有无其他部位的出血。血液病、结缔组织病、肺肉芽肿症、遗传性毛细血管扩张症、肺出血 - 肾炎综合征等有时以咯血为主要症状就诊，甚至大咯血，但多伴有其他部位出血，有其他器官受损表现。

2. **体检**　除全身体检外，重点放在肺部。检查口咽和鼻咽通常可除外声门上部位出血。仔细的心脏体检，有助于发现心脏瓣膜病变，房、室间隔缺损或左心衰竭。

(四) 辅助检查　包括血常规及凝血功能检查、血气分析、影像学检查如胸部 X 线检查、CT/MRI、纤维支气管镜检查、支气管动脉造影等，依病情需要选用。

(五) 病情评估　咯血患者出现下列情况表明病情危重：咯血量较大，一次超过 200ml，反复发作，一般止血措施不能控制；精神高度紧张或恐惧，呼吸困难、胸闷，双手无目的抓挠喉或胸部，表明出现窒息先兆；短期内即出现失血性休克表现；胸部 X 线片 (或 CT 扫描) 提示空洞或可疑病变侵及小动脉及假性动脉瘤破裂。

【处理原则】

咯血急诊治疗的重点在于及时制止出血；保持呼吸道通畅，防止窒息；病因治疗。

(一) 镇静、休息与对症处理　少量咯血，如痰中带血，一般无须特殊处理，适当减少活动量，对症治疗即可。中等量咯血应卧床休息；大量咯血则应绝对卧床休息。取患侧卧位，患侧可放置冰袋，嘱患者将血轻轻咳出，避免吸入性肺炎、肺不张或以防窒息，出血部位不明时取平卧位。对精神紧张、恐惧不安者，应解除不必要的顾虑，必要时可给少量镇静药，如地西泮 (安定) 10mg 或苯巴比妥钠 0.1~0.2g 肌内注射，或口服地西泮等。鼓励患者咳出滞留于呼吸道的陈血,避免呼吸道阻塞。对频咳或剧咳者,可给镇咳药如喷托维林(咳必清)25mg,3 次 /d;可待因 15~30mg,3 次 /d 或二氧丙嗪(克咳敏)5mg,3 次 /d 口服。但大咯血时一般不用镇咳剂,如剧咳妨碍止血,可在血液咳出后临时使用可待因 15~30mg 口服或皮下注射,每日 1~3 次;对年老体弱、肺功能不全者不宜用,禁用吗啡、哌替啶等,以免过度抑制咳嗽,使血液及分泌物淤积气道,引起窒息。保持大便通畅,避免用力屏气排便。对大、中量咯血者,应密切观察患者,做好大咯血与窒息的各项抢救准备,定期记录咯血量、测呼吸、脉搏和血压,若有口渴、烦躁、厥冷,面色苍白、咯血不止或窒息表现者,应立即进行抢救。

(二) 止血药物的应用　常用止血药物有:

1. 垂体后叶素　疗效迅速而显著,使肺循环压力降低,肺小动脉收缩而利于血凝块形成。用法:大咯血时以垂体后叶素 5~10U 加 25% 葡萄糖液 20~40ml 缓慢静脉注射(10~15 分钟);咯血持续者可用垂体后叶素 10~20U 加 5% 葡萄糖液 500ml,缓慢静脉滴注;禁用于高血压、冠心病、肺源性心脏病、心力衰竭患者和孕妇。注射过快可引起面色苍白、心悸、出汗、胸或腹痛、血压升高等副作用,应及时减慢速度或停药。

2. 血凝酶(如白眉蛇毒血凝酶、尖吻蝮蛇血凝酶、矛头蝮蛇血凝酶等,别名巴曲酶、立止血等)　通过促进凝血因子活性发挥止血作用。其可肌内注射、皮下注射、静脉注射,也可在支气管镜下局部使用。静脉注射时一般 5~10 分钟起效,20~30 分钟达到止血峰值。首次静注与肌内注射各 1kU,随后每日肌内注射 1kU。

以上两种药物在大咯血治疗时可同时联合使用,加速止血效果。

3. 普鲁卡因　用于对垂体后叶素有禁忌者。普鲁卡因 150~300mg 加 5% 葡萄糖液 500ml 缓慢静脉滴注,或普鲁卡因 50mg 加 25% 葡萄糖液 40ml,缓慢静注。用药前应作皮试。

4. 血管扩张剂　适用于高血压、冠心病、肺源性心脏病(肺心病)、心力衰竭与孕妇伴咯血者。应在补足血容量的基础上应用。可选用酚妥拉明 10~20mg 或硝酸甘油 5~10mg 加入 5% 葡萄糖液 250~500ml 中静脉滴注,可与垂体后叶素合用。

5. 一般止血药　仅能作为辅助止血药物。可酌情选用 1~3 种:①维生素 K:维生素 K$_1$ 10mg 肌内注射或缓慢静注,1~2 次 /d;或维生素 K$_4$ 4~8mg,口服,2~3 次 /d。②卡巴克络(安络血):5~10mg 口服,3 次 /d;或 10~20mg 肌内注射,2~3 次 /d。③酚磺乙胺(止血敏):0.25~0.75g 肌内注射或静脉注射,2~3 次 /d;或 1g 加入 5%~10% 葡萄糖液 500ml 静脉滴注,每日 1 次;或 0.5~1.0g 口服,2 次 /d。④氨基己酸:4~6g 加入 5%~10% 葡萄糖液 250ml 中静脉滴注,15~30 分钟内滴完,继以 1g/h 静脉滴注维持 12~24 小时或更长时间。⑤氨甲苯酸(止血芳酸):0.1~0.2g 加入 25% 葡萄糖液 20~40ml 中静注,2~3 次/d;或 0.3~0.6g 加入 5%~10% 葡萄糖液 500ml 中静脉滴注,1~2 次/d。与氨基己酸一样,适用于有纤溶酶活性增高患者,止血效果更强。⑥其他药物:直接补充凝血因子的药物如新鲜或库存血、冻干血浆、凝血酶原复合物等根据病情均可酌情选用。

(三) 纤维支气管镜下止血　咯血期间及早做纤支镜检查不仅能确诊出血部位,而且可以用硬质气管镜和纤支镜插入出血侧支气管,将血液吸出,行镜下止血。方法包括支气管冷盐水灌洗;局部注射血管收缩剂;局部应用凝血药;支气管内气囊填塞等。

(四) 支气管动脉栓塞术　适用于有肺功能不全,双侧广泛肺病变而咯血来源又不能明确定位者;晚期肺癌侵入纵隔和大血管者及病情暂不允许手术或患者拒绝手术切除者。

(五) 手术治疗　对出血部位明确,大咯血经内科保守治疗无效,有发生窒息和休克可能,又无手术禁忌证者,应及时手术治疗,以挽救患者生命。

(六) 病因治疗

(七) 大咯血窒息的抢救　窒息是咯血患者迅速死亡的主要原因,应及早识别和抢救。

1. 有下列情况时应警惕可能发生窒息　①肺部病变广泛伴心肺功能不全,有痰液积聚者;②有支气管狭窄扭曲、引流不畅者;③体质衰弱与咳嗽无力,镇静剂或镇咳药用量过大或于沉睡中突然咯血者;④反复喷射性大咯血不止者;⑤咯血过程中患者精神过度紧张或血块刺激引起支气管与喉部痉挛者。

2. 窒息的临床表现　可有以下几种表现:①患者在咯血时突感胸闷难受、烦躁不安、端坐呼吸、气促发绀、血液咯出不畅,或见暗红血块;②突然呼吸困难伴明显痰鸣声("咕噜音"),神情呆滞,血液咯出不畅,或在大咯血过程中咯血突然停止,口唇、指甲青紫;③咯血突然中止,呼吸增速,吸气时锁骨上窝、肋间隙和上腹部凹陷;或仅从鼻腔、口腔流出少量暗红血液,旋即张口瞪目,双手乱抓,面色灰白转紫,胸壁塌陷,呼吸音减弱或消失,神志昏迷,大小便失禁等。遇上述情况,应当机立断采取措施。

3. 急救措施　大咯血窒息抢救的重点是确保气道通畅、隔离出血源和纠正缺氧。其具体措施为:

(1)体位:患侧卧位,避免血液流向健侧。头低位,身体与床呈 40~90°角,背部屈曲并拍击背部,促进肺内血液流出。病灶不明确者可暂取平卧位。同时清除口腔内血块。

(2)清除积血、保持呼吸道通畅:急性活动性出血并发大咯血时,清理气道内积血和分泌物最好的方式就是患者的咳嗽反射,应鼓励患者通过咳嗽自我清除气道积血。如果患者咳嗽反射不能有效清除气道积血、缓解窒息并出现进行性呼吸困难或低氧血症,则应立即行气管插管。可考虑使用带大侧孔的大号(8~8.5mm)气管插管导管以便于通过插入支气管镜进行介入诊疗,必要时可直接使用硬质支气管镜进行处理。

(3)隔离出血源:在气管插管或硬镜下快速清理气道内积血,保持气道通畅的同时,要尽快隔离出血源,防止溢入健侧的血液形成血凝块阻塞气道、影响肺泡气体交换。因此,在非双侧肺同时出血情况下,首先应快速明确出血来自哪侧肺及哪个肺叶,并防止血液进入健侧肺叶,最基本的方法是让患者患侧卧位。找到出血源后,尽可能隔离出血源,有以下几种方法可供选择:①可在支气管镜引导下进行选择性单侧气管内插管,将导管远端插入健侧肺的主支气管,并充好球囊以防止血液渗透,保证健侧肺通气的情况下再处理患侧肺。②气管插管后,在支气管镜下明确出血来源,将Fogarty球囊通过支气管镜置入出血气道,充气后填塞气道。目标是快速控制出血并保护健侧气道通畅。③双腔气管插管,通过双腔管可将肺通气和气道疏通分开操作。④在支气管镜引导下出血局部喷洒冰生理盐水、稀释的肾上腺素、凝血酶或纤维蛋白复合物以收缩血管止血。⑤在支气管镜下直接看到出血点时,可采用激光、电刀、氩气刀或冷冻技术进行止血。

(4)迅速建立静脉通道,补充血容量,使用止血药物,纠正休克。

(5)机械通气:高浓度给氧(FiO$_2$ 30%~40%),如自主呼吸微弱或消失,应立即使用机械通气、心肺复苏治疗。窒息解除后应及时对复苏后并发症进行处理,如纠正酸中毒,补充血容量,控制休克以及重要器官功能的监测与支持,如治疗和预防脑水肿、心肺功能不全、肾功能不全等。

大咯血患者应绝对卧床,尽量避免搬动或转送他院,颠簸可加重咯血,甚至导致死亡。如需转送,途中应将患者的头和身体偏向患侧或俯卧头低位,以利引流,防止窒息。密切观察患者的生命体征,包括意识、呼吸、脉搏和血压,随时做好抢救准备工作,尽可能准确记录咯血量。

(王新春 张文武)

第10节 急性腹泻

正常人一般每日排成形大便1次,粪便平均重量为150~200g,一般不超过200g,其中水分占60%~70%,约150ml左右。少数人每天排便2~3次或2~3天才排1次,但若粪质成形,性状与常人无异,亦属正常。

腹泻(diarrhea)是指排便习惯和粪便性状发生变化,排便次数增多(3 次 /d 以上),粪质稀薄,水分增加(水分超过 85%),粪便量增加(超过 200g/d)。便质不成形、稀溏或呈液状,有时含有脓血或带有未消化食物及脂肪。确定是否有腹泻应根据个体的大便习惯而异。

腹泻可根据病程分为急性腹泻和慢性腹泻两种,也可依病因分为感染性腹泻和非感染性腹泻两大类。急性腹泻是指起病急骤、病程较短,病程在 2~3 周之内,极少超过 6~8 周。慢性腹泻指病程至少在 4 周以上,常超过 6~8 周,或间歇期在 2~4 周内的复发性腹泻。腹泻常伴有排便紧迫感、肛门不适或大便失禁。腹泻可导致水电解质丢失,严重时可引起大量失水,导致低血容量性休克和急性器官功能衰竭,甚至因电解质严重紊乱引起严重心律失常而死亡。

【诊断思路】

腹泻的病因诊断要依靠病史、症状、体征,并结合辅助检查,尤其是粪便检验的结果,综合分析后得出结论。对一时难以明确诊断者,可进一步作 X 线钡剂检查和 / 或结肠镜检查;对胆、胰疾病可选用超声、CT、MRI、ERCP 等影像学诊断方法加以明确诊断。在诊断过程中应注意以下几点。

1. 病史

(1)年龄与性别:婴幼儿起病的腹泻,应考虑先天性小肠消化吸收障碍性疾病,如双糖酶缺乏症、先天性氯泻等。病毒性胃肠炎和大肠埃希菌性肠炎多见于婴幼儿;细菌性痢疾以儿童和青壮年多见;结肠癌多见于中年或老年;阿米巴痢疾则以成年男性居多;功能性腹泻、甲亢和滥用泻剂者多见于女性;而结肠憩室与结肠癌则多见于男性。

(2)起病与病程:急性腹泻均应注意询问接触或摄入不洁食物史、起病与演变过程等。急性食物中毒性感染常于进食后 2~24 小时内发病;手术后发病,尤其是长期接受抗生素治疗者,应考虑金黄色葡萄球菌肠炎、假膜性肠炎等。溃疡性结肠炎、克罗恩病等所引起的腹泻,可长达数年或数十年。

(3)排便与粪便性状:往往可以提示病变部位或性质。便意频繁、排便量少、里急后重,提示病变位于直肠或乙状结肠;腹泻量多、水样、色淡、多泡沫、恶臭、无脓血、无里急后重,提示病变位于小肠。急性腹泻先为水样后为脓血便,一日多至数十次,伴有里急后重者急性细菌性痢疾的可能性较大;粪便暗红色、酱色状或血水样,提示阿米巴痢疾可能;粪便稀水样,无里急后重,多为食物中毒性感染;若在进食后 6~24 小时发病则以沙门菌属、变形杆菌、产气荚膜梭状芽孢杆菌感染的可能性大;若在进食后 2~5 小时发病,伴有剧烈呕吐者可能为金黄色葡萄球菌感染所致。呕吐物和腹泻均呈米泔水样,失水严重,应考虑霍乱;若粪便带有恶臭,呈紫色血便,应考虑急性出血性坏死性肠炎。吸收不良综合征时粪便有食物残渣、未消化或发酵物,可奇臭;结肠炎症引起的腹泻粪便带脓血;肠结核和肠易激综合征常有腹泻与便秘交替现象。肠易激综合征的功能性腹泻多在清晨起床后和早餐后发生,每日2~3次,粪便有时含大量黏液。

(4)腹泻与腹痛:腹泻伴有里急后重且下腹或左下腹持续性腹痛,腹痛于便后可稍减轻,提示病变位于直肠或乙状结肠;腹泻无里急后重,伴脐周腹痛为小肠性腹泻。

(5)伴随症状:急性腹泻伴有高热,以细菌性痢疾、沙门菌属食物中毒感染居多;有里急后重以细菌性痢疾、阿米巴痢疾、急性血吸虫病可能性大,而食物中毒性感染大多无里急后重。

2. 体格检查 对腹泻患者应做全面仔细的体格检查。如腹部检查被触及包块,常提示肿瘤或炎症性疾病;若包块位于左下腹,应疑及左侧结肠癌、乙状结肠憩室炎,或癌肿造成的肠腔狭窄使粪块壅积于梗阻的近端肠腔,或为单纯的粪块堆积;若位于右下腹,应想到右侧结肠癌、肠结核、克罗恩病等。腹部压痛明显,可见于克罗恩病、结肠憩室炎、盆腔或阑尾脓肿。肛门指检应列为常规检查,若触及坚硬、结节状、固定的肿块,指套上有血迹常提示直肠癌。

3. 辅助检查 大多数腹泻都是自限性的,因此辅助检查价值有限。但对病程较长和对保守治疗无效的患者须选择相应的辅助检查,以明确病因诊断。除粪便检查外,主要是:①胃肠内镜检查:对腹泻病因、部位不明者可酌情进行胃镜、乙状结肠镜、结肠镜或小肠镜检查。根据在直视下病变的性质、范围、严重程度以及活检的病理结果,明确腹泻的病因诊断,尤其对胃肠炎症性疾病、肿瘤等的诊断和鉴别诊断具有肯定价值。②影像学检查:腹部B超是了解有无肝胆胰疾病的最常用方法;腹部CT或MRI对诊断肝、胆、胰等内脏疾病有肯定价值。③小肠功能检查:可行小肠吸收功能试验、呼气试验、小肠黏膜活检以检查是否有小肠吸收不良。

【处理原则】

1. 病因治疗

(1)抗病原体治疗:对肠道感染性腹泻必须使用抗感染治疗,以针对病原体的抗菌治疗最为理想。具体药物应用详见第6章第14节"细菌感染性腹泻"治疗部分。

(2)其他:主要是针对发病机制治疗,如慢性胰腺炎应补充多种消化酶;因服药所致的药源性腹泻应及时停用有关药物;高渗性腹泻应停用或停食引起高渗的药物和食物。消化道肿瘤可手术切除或化疗以治疗原发病;生长抑素类似物奥曲肽可抑制肿瘤分泌激素,可用于类癌综合征及神经内分泌肿瘤引起的腹泻;炎症性肠病可选用柳氮磺胺吡啶或 5- 氨基水杨酸制剂等。

2. 对症支持疗法

(1)饮食治疗:急性腹泻时的饮食应以易消化、易吸收的流质或半流质为宜,避免牛奶和奶制品食物。

(2)纠正腹泻所引起的水、电解质与酸碱平衡紊乱:腹泻有时可引起不同程度的脱水,轻症者可用口服补液,严重腹泻伴失水者应立即静脉补液。应根据脱水的性质和血清电解质情况补充氯化钠、氯化钾等;若伴有酸碱平衡紊乱,也应及时纠正。

(3)止痛:对伴有明显腹痛的患者可用 654-2、阿托品等抗胆碱药。

3. 微生态制剂　常用双歧杆菌嗜酸乳杆菌肠球菌三联活菌(每次420~630mg,每日 2~3 次餐后服用)、口服乳杆菌 LB(每次 2 粒口服,每日 2 次,首剂加倍)、双歧杆菌活菌(每次 0.35~0.7g,每日 2 次)、复合乳酸菌(每次 1~2粒,每日 1~3 次)、地衣芽孢杆菌活菌(每次 0.5g,每日 3 次)、乳酶生(表飞鸣,每次 0.3~1.0g,每日 3 次餐前服用)等以调节肠道菌群。它可以减少抗生素的应用,对旅行者腹泻、抗生素相关性腹泻、儿童腹泻和难辨梭状芽孢杆菌引起的腹泻有较好疗效。

4. 止泻治疗　排便太频或失水、电解质过多,或引起痛苦时宜用止泻剂。常用止泻剂有:

(1)地芬诺酯(苯乙哌啶):能减少肠蠕动,并有收敛作用,可用于各种因胃肠运动增快引起的腹泻。临床上常用复方地芬诺酯(每片含地芬诺酯2.5mg,阿托品 0.025mg),每次口服 1~2 片,3 次 /d。

(2)洛哌丁胺:比地芬诺酯作用强,用药后迅速止泻。每次 2mg 口服,2~3 次 /d。

(3)奥曲肽:是生长抑素的人工合成类似物,可有效治疗胃肠激素失常性腹泻(如 VIP 瘤、胃泌素瘤、生长抑素瘤和类癌综合征等所致的腹泻),常用剂量为 0.3~0.75mg/d,分 3 次皮下注射。

(4)鸦片制剂:如复方樟脑酊,能增强肠平滑肌张力,减低胃肠推进性蠕动,使粪便干燥而止泻。腹泻早期或腹胀者不宜使用。多用于较严重的非细菌感染性腹泻。2~5ml/ 次,3 次 /d。

(5)蒙脱石散剂:是一种高效消化道黏膜保护剂,主要通过保护肠黏膜屏障功能达到抗腹泻作用。用法:成人每次 1 袋(3g/ 袋)冲服,每日 3 次;2 岁以上儿童每日 2~3 次,每次 1 袋;1~2 岁幼儿每日 1~2 次,每次 1 袋;1 岁以下幼儿每日 1 袋,分 2 次服用。治疗急性腹泻时首剂量应加倍。

(蒋龙元　张文武)

第11节 血 尿

血尿(hematuria)是指尿中红细胞异常增多。血尿的诊断标准是:①新鲜晨尿离心沉淀涂片镜检,每高倍视野(HPF)红细胞≥3个;②每小时尿红细胞排泄率>10万;③12小时尿沉渣红细胞计数(Addis计数)>50万。剧烈运动、月经期、尿道插管者其尿红细胞均可明显升高,应注意与血尿鉴别。

血尿根据外观和颜色可分为肉眼血尿和镜下血尿。通常每升尿液中有1ml血液时即肉眼可见,肉眼血尿通常呈洗肉水样,有时含血凝块,在尿酸性时可呈咖啡色、红棕色或茶色;在尿碱性时则呈鲜红色。镜下血尿者尿液外观正常,但显微镜检查达血尿标准。镜下血尿如仅1~2次尿检>3个红细胞/HPF,则称为一过性镜下血尿,多为月经、病毒感染、体育活动、轻度损伤(骑车等)或食物和花粉过敏所致。如多次尿检≥3个红细胞/HPF,或一次>100个红细胞/HPF,则多有泌尿系统疾病。根据血尿发作时间可分为持续性血尿和间歇性血尿。根据血尿发作时伴有的症状又分为症状性血尿和无症状性血尿,或无痛性血尿和痛性血尿。

血尿的出现意味着肾、输尿管、膀胱、前列腺和外尿道的病变或全身其他系统的疾病累及泌尿系统所致。一般地说,95%以上的血尿是由于泌尿系本身疾病所致,80%是由肾小球疾病、结石、感染(包括结核)和泌尿系肿瘤所致。

【诊断思路】

首先要确定是否为真性血尿,其次是确定为真性血尿后,应进行血尿的定位诊断,最后是结合临床特点和辅助检查结果综合分析判断其可能的病因或疾病。

(一)确定其是否为真性血尿 在确定为真性血尿前,首先要排除以下假性血尿:①排除子宫、阴道、直肠、痔疮出血或月经混入血液或人为的血尿,注意尿标本收集的时机便可排除。②某些食物、药物、染料、试剂等可使尿呈红色,如紫萝卜、红色菜、酚红、利福平、刚果红、四环素族抗生素、大黄(在碱性尿中)、偶氮染剂、吲哚生物碱(在甜菜根中)等,尿镜检均无红细胞可资鉴别。③血红蛋白尿:在急性溶血时,血红蛋白经肾排泄,致尿呈红色(或酱油色),但镜检无红细胞,尿潜血试验阳性。④肌红蛋白尿:肌肉损伤,释放出肌红蛋白,由肾排泄,尿色暗红(或酱油色),镜下无红细胞,尿潜血试验阳性,尿肌红蛋白电泳或分光镜检查可确定。⑤卟啉尿:由于吡咯新陈代谢障碍所致的血卟啉病或铅中毒时,可产生大量卟啉而引起卟啉尿。尿放置于或暴露在阳光下变红棕色或葡萄酒色,镜检无红细胞,尿潜血试验阴性,尿卟胆原试验阳性。⑥尿酸盐尿:尿中尿酸盐排泄增多时,在酸性尿中呈红色结晶沉淀,煮沸可溶解,冷却又复现,镜检可确定。只有排除了上述情况,而尿红细胞 $\geqslant 3$ 个 /HPF 或 $\geqslant 8\,000/ml$ 才能诊断为血尿。

(二) 血尿的定位诊断　血尿的定位诊断:①初血尿:血尿仅见于排尿的开始,病变多在尿道。②终末血尿:排尿行将结束时出现血尿,病变多在膀胱三角区、膀胱颈部或后尿道。③全程血尿:血尿出现在排尿的全过程,出血部位多在膀胱、输尿管或肾脏。为了明确病因,确定血尿发生的部位十分重要,尿三杯试验可以了解血尿的来源,方法十分简单。取 3 只杯子,在一次小便中,第一杯取前段尿,第二杯取中段尿,第三杯取后段尿。如第一杯为血尿表示血来自尿道;第三杯血尿为终末血尿,病变多在膀胱或后尿道;第一杯、第二杯、第三杯均呈血色即全程血尿,提示病变在肾脏或在膀胱以上的泌尿道。

(三) 区别肾小球性血尿及非肾小球性血尿　肾小球性血尿及非肾小球性血尿的鉴别诊断是血尿病因诊断的一个关键环节。肾小球性血尿定义为红细胞随尿液通过肾单位而形成的血尿,其特点为红细胞变形呈多形性改变,常由肾实质疾病引起,包括原发性及继发性肾小球疾病所引起的血尿。非肾小球性血尿定义为肾单位以外的血管破裂引起红细胞漏出而形成的血尿,其特点为红细胞外形均匀一致,包括小管间质疾病、膀胱、输尿管、前列腺等部位的炎症、肿瘤、结石、结核等、先天畸形等引起的血尿。下列几种检查方法有助于鉴别:①尿沉渣中的管型:若能发现红细胞管型,表示出血来自肾实质,主要见于肾小球肾炎。②尿蛋白测定:血尿伴有较严重的蛋白尿几乎都是肾小球性血尿的征象。③红细胞形态:用位相显微镜观察尿沉渣,呈均一性红细胞血尿者为非肾小球性血尿;非均一性红细胞血尿为肾小球性血尿。④尿红细胞平均容积(MCV):肾小球性血尿的红细胞容积分布曲线呈不对称曲线,尿红细胞平均容积小于静脉血红细胞 MCV;非肾小球性血尿的红细胞容积分布曲线呈对称曲线,尿红细胞的 MCV 大于静脉血红细胞的 MCV。⑤其他方法:尿红细胞显微电泳法、红细胞直径直接测定法、尿红细胞 Tamm-Horsfall 蛋白(THP)免疫化学染色等。

(四) 确定血尿的病因诊断

1. **主要依据辅助检查来明确血尿的病因**　在明确血尿是肾小球性亦或非肾小球性血尿外,可依据下述方法来明确血尿的病因。

(1) 肾小球性血尿的病因:若确定为肾小球性血尿,则不必再行静脉肾盂造影(IVP)、膀胱镜和 CT 扫描等具有损伤性或费用昂贵的检查,而应进行有关的肾小球疾病的检查,以区分是原发性抑或是继发性肾小球疾病所致。除了通过详尽的病史、全面体检外,主要依据一些较特殊的实验室检查如免疫学指标(抗核抗体、抗双链 DNA 抗体、抗基底膜抗体、补体、免疫球蛋白、抗"O"、类风湿因子、狼疮细胞)、血生化指标、凝血纤溶指标等来判断。一般要做肾活检以确定诊断,并借以了解肾小球疾病的病理类型和病变程度。最常见的病变是系膜增生性肾炎(尤其是 IgA 肾病)、膜增生性肾炎等。

(2)非肾小球性血尿的病因诊断:对非肾小球性血尿则应鉴别是邻近脏器疾病亦或是泌尿生殖道本身疾病所致。可针对患者的临床表现做相应检查,如有尿道刺激征者应做尿细菌定量培养,尿抗酸杆菌检查以排除尿路感染和肾结核;有可疑出血性疾病者,做凝血功能检查。对仅有非肾小球性血尿而无其他临床表现者,腹部平片、静脉肾盂造影、逆行肾盂造影、B超、CT扫描、膀胱镜、肾动脉造影、MRI 检查、尿细胞学检查等将有助于非肾小球性血尿的病因判断与诊断。

2. 依据临床特点来判断血尿的病因 各种疾病引起的血尿可有不同的表现,根据血尿的临床特点及其伴随症状、诱因,并结合患者的年龄、性别,综合分析血尿的病因如下:

(1)无痛性血尿:一般为泌尿系肿瘤的特点,其中尤以膀胱肿瘤最多见。膀胱肿瘤多数为全程血尿,个别有终末血尿或初血尿。血尿常间断发生,一次出现后,不经治疗可自行消失,间隔一段时间再次出现。血尿的程度与肿瘤大小、数目、恶性程度不完全一致。肾脏肿瘤也是以无痛性血尿为主要表现,其血尿表现同膀胱肿瘤,但出现血尿常提示肿瘤已侵入肾盂或肾盏,成为晚期症状。青少年人持续性无痛性血尿多为肾小球疾病。在少数情况下,肾结核、肾结石、前列腺增生、多囊肾等也可引起无痛性血尿。肾内或肾盂输尿管血管病变、出血性疾病等也可引起无痛性血尿。

(2)血尿伴肾绞痛:是肾、输尿管结石的特征。血尿常在肾绞痛发作时出现,绞痛缓解后随即消失。一般为镜下血尿,肉眼血尿少见。肾脏肿瘤出血多时,血液经输尿管形成细条形凝血块,也可引起肾绞痛,应予以鉴别。此外,瘤组织、肾乳头坏死脱落、乳糜凝块等造成输尿管急性梗阻时,均可引起肾绞痛。

(3)血尿伴膀胱刺激症状:多表明病变在下尿路,以急性膀胱炎最多见,表现为终末血尿,偶为全血尿,伴尿频、尿急、尿痛,治疗及时数日后症状即缓解。如患者出现高热、寒战、腰痛等症状时,应考虑为急性肾盂肾炎。急性前列腺炎可有终末血尿,除伴有膀胱刺激症状外,全身症状如高热、寒战、恶心、呕吐、乏力等十分明显。精囊炎在急性期与急性前列腺炎相似,出现腹痛时,需与其他急腹症相鉴别。青年人出现膀胱刺激症状和终末血尿,病程较长,一般抗生素治疗无效时,应考虑肾结核。膀胱肿瘤患者如瘤体较大,尤其肿瘤侵入深部肌层,也可出现膀胱刺激症状,表明病程已进入晚期。此外,宫颈癌或膀胱癌放射治疗后,可引起放射性膀胱炎,也可出现此类症状。

(4)血尿伴下尿路梗阻症状:此种情况病变多在前列腺或膀胱。前列腺增生时,由于膀胱颈部黏膜血管充血破裂,引起镜下或肉眼血尿;急性大量出血,血块填充膀胱,可引起排尿困难,需紧急处理。膀胱结石由于黏膜充血、溃疡及尿路梗阻,可引起终末血尿、尿线中断和排尿痛,但很大的膀胱结石也可只有血尿而无任何其他症状。尿道结石继发感染时,可引起排尿困难及尿道口流出血性分泌物。尿道肿瘤或膀胱颈部肿瘤阻塞尿道或尿道内口,可引起血尿及排尿困难。

(5)血尿伴腹部肿块:单侧上腹部肿块多为肾肿瘤、肾结核、肾结石伴积水、肾损伤出血、肾下垂、肾囊肿、异位肾等;双侧上腹部肿块常为多囊肾。下腹部肿块应考虑膀胱尿潴留或膀胱及盆腔肿瘤。

(6)血尿与年龄、性别的关系:青少年的血尿以泌尿系统感染性疾病、肾小球疾病、先天性泌尿系统异常和高钙尿症多见;中年患者则以尿路感染、结石和膀胱肿瘤常见;40~60 岁的患者男性以膀胱肿瘤、肾或输尿管肿瘤多见,女性则以尿路感染、结石常见;>60 岁的患者,男性以前列腺增生、前列腺癌、尿路感染多见,女性则以尿路感染、肾或膀胱肿瘤多见。

女患者月经期发生血尿应考虑子宫内膜异位;青年女性服用口服避孕药者反复发生腰痛伴血尿,应考虑腰痛 - 血尿综合征;女患者一过性血尿可由尿道及膀胱三角区炎症、性交、尿道肉阜或脱垂所致。

(7)血尿伴水肿、高血压、发热、出血倾向等全身症状:多表明血尿原因为肾实质疾患或血液疾患。肾实质疾患如肾小球肾炎、局灶性肾炎(特发性或由于系统性红斑狼疮或多动脉炎所致)、IgA 肾病,血液疾患如白血病、血友病、血小板减少性紫癜等。

(8)血尿伴腰痛:多见于急性肾盂肾炎、肾结核、肾内结石、肾肿瘤、肾下垂、多囊肾等。

(9)运动后或体位性血尿:运动后血尿多见于结石、肾下垂或运动性血尿,体位性血尿多见于肾下垂。运动性血尿是指与运动有直接关系而找不到其他肯定原因的血尿,其临床特点是:①运动后突然出现血尿,其血尿程度与运动量呈一致关系;②血尿不伴其他症状和体征;③血生化、肾功能及X 线检查均正常;④血尿一般在运动后 24~72 小时内即消失;⑤为自限的良性过程,预后良好。肾下垂患者易引起肾静脉回流障碍而致肾淤血,改变肾小球毛细血管的通透性,因而滤出红细胞,出现镜下血尿,重者可出现肉眼血尿;肾活动度大,也易造成输尿管一定程度的梗阻,致肾盂内压增高,形成肾盂静脉短路,因而出现血尿;肾静脉回流受阻、肾淤血,也可出现肾盂静脉短路。

3. 不明原因血尿的诊断　经过上述一系列的详细检查,仍有约 5%~10% 的血尿原因不明,其原发疾病多是微细的肿瘤或结石,肾的微小局灶性感染,隐蔽的肾小球疾病,早期的多囊肾,肾微小动、静脉病变,小儿特发性高钙尿症及一些遗传性补体缺陷症(如 C4 缺陷)等。

【处理原则】

(一)血尿病因诊断明确者　应针对病因,制定治疗方案,予以积极治疗。如:①尿路邻近器官疾病如急性阑尾炎、盆腔炎、输卵管炎、直肠癌、结肠癌、卵巢恶性肿瘤等引起的血尿,可通过抗感染、手术切除或放疗、化疗等病因性治疗消除。②全身性疾病所致的肾小球性血尿,可在治疗原发病的基础上进行肾脏保护性治疗。如狼疮性肾炎应在应用激素和免疫抑制剂控制疾病活动的基础上注意肾脏保护。③对于泌尿系结石、肿瘤、先天性疾病等因素所致的非肾小球性血尿,可经碎石、外科手术等手段进行治疗。④泌尿系感染如肾盂肾炎、前列腺炎、肾结核等引起的非肾小球性血尿,应给予相应的抗感染、抗结核治疗。

(二)血尿病因未明确者　在对症治疗的同时,应积极采用有关辅助检查措施(如腹部平片及 IVP、B 超、CT 扫描、膀胱镜检查等),争取尽早确诊以便于根治。对于不明原因的血尿患者,宜定期追踪观察,应每半年做一次尿常规和尿细胞学检查,每年检查一次 IVP,必要时做膀胱镜检查。若血尿持续存在,应至少追踪 3 年以上。有些血尿可自动消失,在血尿消失后,仍宜追踪 1 年。

(朱华栋　张文武)

第 12 节　精神科常见紧急状态的鉴别和处理

兴奋状态

兴奋状态又称为精神运动性兴奋,是指患者的动作和言语显著增加,部分患者因兴奋躁动缺乏自我保护导致外伤,或伤害他人、扰乱社会秩序、无法管理而送精神科或综合医院急诊科诊治。

(一)常见疾病　出现兴奋状态的常见精神疾病有:①精神分裂症:多见于紧张型、青春型和偏执型;②心境障碍:主要见于躁狂发作;③应激相关障碍:见于急性应激性精神病;④解离性障碍(癔症性精神障碍):主要见于癔症性情感爆发;⑤人格障碍:可见于反社会性人格、冲动性人格、表演型人格;⑥精神发育迟滞:见于伴有显著的行为障碍或类躁狂发作;⑦癫痫:见于癫痫性意识朦胧状态和精神运动性发作;⑧躯体疾病、中毒或脑器质性疾病:见于器质性谵妄状态和类躁狂发作。

(二)临床表现特点与鉴别诊断

1. 精神分裂症　紧张型精神分裂症患者可出现紧张性兴奋,青春型患者也可以发生精神运动性兴奋,而偏执型患者在幻觉或妄想的影响下可以发生情绪激动的兴奋状态,它们的特征如下:

(1)紧张型:紧张性兴奋以突然发生的运动性兴奋为特点。患者突然出现冲动行为,如在木僵的基础上突然起床,毁坏物品,攻击他人,或无目的在室内徘徊,不停地原地踏步,动作怪异,可有作态。言语内容单调、刻板、联想散漫,可出现模仿动作和模仿言语。这类兴奋一般持续时间较短,可自动缓解,或转入木僵状态。常与木僵状态交替出现。根据患者的症状表现,尤其是在兴奋状态之前或之后出现木僵状态,鉴别紧张性兴奋多不困难。

(2)青春型:患者言语增多,内容零乱,有明显的思维破裂。情感喜怒无常,变化莫测。表情做作,好扮鬼脸。行为幼稚、愚蠢、奇特,常有兴奋冲动。患者的本能活动(性欲、食欲)亢进,也可有意向倒错,如吃脏东西和大小便等。可有片断幻觉和妄想。由于这型患者有比较典型的精神分裂症症状,诊断多不困难。

(3)偏执型:患者受幻觉或妄想影响,尤其是听幻觉,如听到有人辱骂、批评他,因此患者可能高声地回驳对方,甚至卷袖顿足,又跳又叫地对空大骂,情绪十分激动。这种兴奋状态一般随幻听的出现而呈阵发性。观察患者当时的表现,可以推测患者是与幻觉对骂;待患者安静之后,询问出患者当时的幻觉体验,有助于诊断。

2. 躁狂发作　大多表现为协调性精神运动性兴奋,即躁狂三联征:①情感高涨:患者体验到强烈而持久的喜悦和兴奋,面部洋溢着欢乐之情;但少数患者可能愤怒多于欢乐。②联想加速:患者体验到思维速度明显加快而表现为话多,滔滔不绝,严重时由于思维联想太快,患者不能将全部思想表达出来,以致语不成句,易误为思维破裂。③动作增多:整天忙碌,做事有头无尾。严重时日夜不停地活动,又唱又叫又跳,甚至无法坐定进食。具有上述典型表现者诊断不难。如果病史中有过类似发作或抑郁发作,且间歇期完全正常,则更支持躁狂发作的诊断。

3. 急性应激性精神病　在急剧而强烈的精神刺激下突然起病,表现为情绪兴奋,言语、动作增多,甚至躁动不安。患者的言事内容多与精神因素或本人经历有关,易理解。有时患者有情绪高涨,且易激惹,自我评价过高,类似躁狂状态,但缺乏躁狂症患者的思维奔逸、随境转移和音连、意连等表现,而且持续时间不长,约1~3天。根据患者的发病过程及临床特点诊断多不困难。

4. 解离性障碍 解离性障碍中的情感爆发常表现兴奋状态,一般是在精神刺激后发病,表现为又哭又笑,又吵又闹,以夸张表演的姿态诉说他们的委屈和愤慨,带有尽量发泄的特征。有些患者的精神运动性兴奋颇为剧烈,可大发雷霆号啕痛哭,甚至捶胸顿足、撕衣毁物,在地上打滚,以头撞墙或有自杀姿态。这类兴奋一般持续1~2小时,也可持续数小时,甚至彻夜吵闹。发作前有精神因素和表演型人格,症状的表演性和情感发泄特点有助诊断。由于癔症样发作可见于多种疾病,甚至见于脑器质性疾病,故需要排除躯体疾病引起的癔症样发作。

5. 人格障碍 容易发生兴奋状态的人格障碍及其兴奋状态的特点如下:

(1) 反社会型人格障碍:患者的行为不符合社会规范,缺乏自我控制能力,行为具有冲动性,易与人吵架争执,甚至发生斗殴伤人行为,以致缺乏人际关系。虽然事后会承认错误,但缺乏罪责感,因此屡教屡犯。

(2) 冲动型人格障碍:患者不能控制自己的情感冲动,以致突然发生暴怒、暴行等严重后果。虽事后后悔,但下次又出现同类行为。与反社会型人格障碍不同的是,冲动型人格障碍患者平时与人保持相当良好的关系。

(3) 表演型人格障碍:患者多为女性,喜欢追求新奇,凡事以自己为中心,需要被他人所关注,往往对人指手画脚,要别人围着她转。情绪变化迅速,一会儿发怒,一会儿绝望,一会儿吵闹不休,一会儿扬言自杀,常文过饰非。

人格障碍的诊断主要根据详细的病史,尤其是个人史,其诊断要点是:①通常始于童年期或青少年期,并长期持续发展到成年或终生;②患者的个性特征明显偏离正常,而且表现在多个方面,如情感不稳,过度警觉,行为或情感具有冲动性而又不能控制,有特殊的感知和思维方式等;③人格偏离使得患者形成了特有的行为模式,使得患者对环境适应不良,既影响社会和职业功能,也使自己感到痛苦;④患者对自己与人不同的特殊行为模式认识不足,虽然重复发生严重后果,也不能使患者自行纠正。

6. 精神发育迟滞 由于精神发育迟滞患者的自我控制能力减低,或伴有显著的行为障碍者容易出现冲动性兴奋,尤其是在被他人激怒时,出现毁物、自伤或伤人等兴奋状态,一般持续时间短,十几分钟至几十分钟便可平息。有的精神发育迟滞患者可出现类躁狂样症状,情绪欣快,动作和言语增多,但比较单调,缺乏感染力;可有破坏行为。

精神发育迟滞主要依靠评估智力水平予以诊断。亲属,尤其是父母介绍的发育史可以帮助判断智能发育水平,在校的表现、学习成绩更有帮助。智力测验能较客观地测出患者的智商。

7. 癫痫　癫痫性意识朦胧状态和精神运动性发作时可表现出兴奋状态。

(1)意识朦胧状态:有些患者在癫痫发作后出现意识朦胧状态,也有些癫痫患者不表现抽搐发作而表现为意识朦胧状态的发作。在这种状态下出现恐惧或愤怒表情,且行为紊乱,缺乏目的性,甚至伤人毁物以及行凶等残暴行为。这种状态可持续几分钟至数十分钟不等,中止突然。检查可发现患者有明显的意识障碍,清醒后对发作中的情况多遗忘。癫痫病史、脑电图异常,尤其是癫痫波,有助诊断。

(2)精神运动性发作:癫痫患者精神运动性发作时,除意识障碍外,可出现运动行为的异常,也可出现伤人、毁物及行凶等残暴行为。诊断依赖癫痫发作史和脑电图检查。

8. 躯体疾病、中毒或脑器质性疾病　常出现器质性兴奋状态。

(1)谵妄状态:躯体疾病、中毒或脑器质性疾病可引起谵妄状态,处于谵妄状态的患者可以出现精神运动性兴奋。临床特点是同时有意识、注意、情绪、行为障碍及睡眠 - 觉醒周期紊乱;可出现错觉或幻觉(多为幻视)、时间定向障碍等症状。病程短暂易变。

(2)类躁狂状态:躯体疾病、中毒或脑器质性疾病有时也可以出现类似躁狂状态,患者表现情绪高、话多、活动也明显增多,但不如躁狂症患者那样精力旺盛,大多呈阵发性发作,容易疲劳,情绪欣快,也较少有感染力。鉴别诊断主要依靠病史、详细的体格检查、实验室检查和某些特殊检查。

(三) 急诊处理

1. 控制兴奋的方法

(1)苯二氮䓬类药物:可选用地西泮(口服或静注 5~10mg)、氯硝西泮(口服 2~4mg,严重时可肌内注射 2mg)、劳拉西泮(2~4mg,口服或肌内注射)等。副作用小是这类药物的优点。适用于不严重的兴奋状态,如癔症性情感爆发或反应性兴奋;也可用于躯体疾病、中毒或脑器质性疾病出现的兴奋状态,或不宜用抗精神病药的患者。

(2)抗精神病药:该类药物具有控制幻觉、妄想、精神兴奋等作用。为了较快控制兴奋,多用注射给药,如氯丙嗪 25~50mg,肌内注射,每 2 小时可追加 1 次,或氟哌啶醇 5~10mg 肌内注射(每天总量不超过 60mg)。如兴奋程度较重者可采用静脉给药,如氯丙嗪 100mg 或氟哌啶醇 10~20mg 加入200ml 液体中静脉滴注。起初滴入的速度快一些,待患者安静后减慢滴入速度,使患者维持安静状态。

(3)无抽搐电疗:此法有明显的控制兴奋作用,而且常常一次电疗就有效。这一方法只适于控制躁狂症和精神分裂症的严重兴奋状态,对紧张性兴奋尤为有效。如电疗后再肌内注射氟哌啶醇 10~20mg,或氯丙嗪 25~50mg,效果更好;也可在电疗的基础上,用新型抗精神病药物口服,如:喹硫平 0.2~0.6g/d,或奥氮平 10~20mg/d。

2. 针对病症选择方法

(1)精神分裂症和躁狂症的兴奋:需要用抗精神病药物,轻者可以采用口服;较重者可以肌内注射给药;十分严重者需要静脉给药(药物同上),或者加用无抽搐电疗。

(2)解离性障碍和急性应激性精神病的兴奋状态:可口服氯硝西泮、劳拉西泮等,效果差时可肌内注射抗精神病药,如氯丙嗪 25~50mg 或氟哌啶醇 5~10mg。发作过后应予以心理治疗。

(3)人格障碍患者的兴奋:轻者无需药物处理,重者可口服氯硝西泮、劳拉西泮等(同解离性障碍),发作过后也应予以心理治疗。

(4)精神发育迟滞的冲动性兴奋:可按人格障碍处理。如出现类躁狂发作,可给予有镇静作用的抗精神病药,如小剂量氯丙嗪 25~50mg 或氟哌啶醇 5~10mg 肌内注射,或用卡马西平,每次 0.1~0.2g,每日 3 次。

(5)癫痫患者的兴奋状态:可用卡马西平,每次 0.1~0.2g,每日 3 次,或用苯二氮䓬类药物,兴奋状态控制不佳时也可给予小剂量氯丙嗪 25~50mg 或氟哌啶醇 5~10mg 肌内注射。

谵妄状态

谵妄状态是在意识清晰度下降的背景基础上所表现的意识内容改变,其病理基础是整个大脑皮质功能的障碍。由于患者有明显的精神活动异常,因此,常被直接送到精神科急诊,或者需要精神科医生急会诊诊治。

(一)临床表现特点 谵妄状态有下列特征:①意识水平降低,有定向障碍。患者意识水平在一天之内可有波动,往往傍晚或晚上加重,或者仅在晚上出现意识障碍(昼轻夜重)。②常有精神运动性兴奋,如:坐卧不宁,不停地扭动身体,或循衣摸床,或表现出既往职业性动作。患者对提问多不回答,或回答不切题。有时喃喃自语,且思维不连贯。③可有幻觉或错觉,尤以幻视较多见。错觉和幻觉内容多为恐怖性或迫害性。患者可因攻击幻觉到的敌人或野兽而产生冲动行为,毁物、伤人或自伤,也可因逃避幻觉到的猛兽而越窗逃走、造成意外事故。

(二)病因特点与鉴别诊断

1. 感染性疾病所致的谵妄 一般有发热,而且发病较急,血液培养有可能找到病原体,血清学检查则有可能发现特异性抗体或抗原。颅内感染多伴有脑膜刺激征,脑脊液检查更有帮助。

2. 颅内疾病所致的谵妄　一般发病很急,而且症状严重。脑 CT 扫描和 MRI 对这类疾病有诊断价值。颅脑损伤的诊断还可依据头部外伤史。

3. 代谢障碍或内分泌疾病所致的谵妄　患者先有某一脏器或内分泌系统疾病,发病缓慢,病程较长。细致的体格检查可以发现相应的体征。注意呼出的气味有提示意义,如"肝臭"见于肝性脑病、"尿臭"见于尿毒症、酮味(烂苹果味)为酮症酸中毒。该脏器的功能检查结果可提示处于衰竭状态。

4. 中毒或其他意外事故所致的谵妄　多发生于特殊环境或条件之下,而且发病大多十分急骤。中毒物质、药物接触史及发病过程对诊断有相当大的价值。认真检查患者的体征,如瞳孔的大小(颠茄类、可待因、氰化物中毒瞳孔放大,吗啡类药物、氯丙嗪、水合氯醛、毒蕈和有机磷中毒瞳孔缩小)、呼出的气味(酒味提示乙醇中毒、大蒜味提示有机磷中毒,苦杏仁味提示氰化物、木薯、苦杏仁中毒)等,都有诊断价值。

(三) 急诊处理

1. 病因治疗　谵妄处理的基本原则是尽快查明病因,及时针对病因治疗。如感染性疾病所致的谵妄,应及时给予强有力的抗生素治疗;由中毒引起的谵妄,应尽快清除体内的毒物和给予特殊的解毒剂;颅内血肿应及时手术治疗等。

2. 对症支持治疗　首先要维持生命体征的平稳,纠正水、电解质和酸碱紊乱等。

3. 控制兴奋躁动　选择精神药物的原则是安全、有效,且作用迅速。巴比妥类可加重意识障碍,应避免使用。首选苯二氮䓬类药物,如阿普唑仑 0.8~1.6mg,劳拉西泮 2~4mg,或氯硝西泮 2~4mg,后两种药物均可肌内注射。苯二氮䓬类效果不佳的情况下,可选用抗精神病药物,如口服奥氮平 5~10mg/d、或喹硫平 0.2~0.6g/d,视病情可适当增加剂量。

4. 注意安全、防止意外事故发生　由于患者有意识障碍,不能正确判断周围环境,而且受幻觉或错觉的影响,有可能发生伤人、毁物、自伤或其他意外,因此需特别防范,应派专人护理。

抑郁状态

抑郁状态是一种情绪低落状态。患者感到心境恶劣、悲伤、沮丧或忧郁,缺乏自信,兴趣降低;动作明显减少,或者出现激惹。有的表现出思维迟缓(自觉头脑反应慢、联想困难),常有注意力不集中。多有睡眠障碍和食欲降低。对前途感到悲观或绝望,自责自罪,或有消极厌世,甚至出现自杀行为。

这是患者来看急诊的主要原因。

（一）常见疾病 出现抑郁状态的常见精神疾病主要有：①心境障碍：抑郁发作；②应激相关性抑郁；③精神分裂症：精神分裂症后抑郁和继发于幻觉妄想的抑郁；④继发性抑郁：如继发于脑器质性疾病、躯体疾病及药源性抑郁。

（二）临床表现特点与鉴别诊断

1. 心境障碍的抑郁发作 这类抑郁发作属于内源性抑郁，症状比较典型，除情绪低落外，一般还有下述多项症状：对日常活动丧失兴趣或无愉快感，持续的疲乏感，活动明显减少或感到精神运动性迟钝，自我评价过低、自责、或有罪恶妄想，联想困难或自觉思维能力明显降低，出现自杀意念或自杀行为，并常有睡眠障碍尤其是早醒，食欲和性欲降低，体重下降，症状晨重夜轻等生理特点。如患者出现这些症状而又能排除其他原因引起的继发性抑郁，则心境障碍抑郁发作的诊断可以成立，如以前有过抑郁或躁狂发作史，则诊断更为可靠。

2. 应激相关性抑郁 患者在精神因素刺激之后出现以情绪低落，心境恶劣和兴趣丧失等抑郁表现，但患者的抑郁具有与心理应激因素相关的特征，如常不由自主地追忆往事，悔恨自责，或怨天尤人，伴有焦虑紧张和易激惹，思维和运动抑制不明显。情绪低落也缺乏晨重夜轻的特点，而且常常是晚上较重。睡眠障碍也以入睡困难和恶梦频繁为多见。患者愿意诉述自己的不幸遭遇和痛苦心情，而且在情感疏泄之后心情有好转。根据上述症状特点，本病易于识别。

3. 精神分裂症 精神分裂症早期或急性期可带有抑郁色彩。有一部分精神分裂症患者经治疗病情已经缓解后出现抑郁状态。可能是患者自知力恢复后，对自己的疾病和以后可能面临的困难产生的心理反应，这种情况称为分裂症后抑郁。另一种较常见的情况是，抑郁症出现在治疗过程中，而且患者所用的抗精神病药剂量较大，因此这种抑郁症可能是由大剂量的抗精神病药物所致，实际上是一类药源性抑郁。

4. 继发性抑郁 ①继发于脑器质性疾病：脑动脉硬化症、脑变性疾病、脑肿瘤、癫痫等脑器质性疾病都可伴发抑郁状态，但大多数患者的抑郁达不到严重程度，而且多有焦虑、疑病和精神衰弱症状。病史和检查可发现脑器质性病变的症状和体征，实验室检查和特殊检查也能提供佐证。癫痫患者可在发作间期出现抑郁情绪，有的感到极度抑郁，并有自杀企图。抑郁发作可持续数日，并突然中止。这类抑郁状态除具发作性特点外，还有癫痫的其他临床表现，如大发作，因此容易识别。②继发于躯体疾病：各种躯体疾病，如内分泌症、癌症、内脏疾病以及感染如流感、肝炎等均可伴发抑郁症状。

这类抑郁也不严重,且多有焦虑、疑病和神经衰弱症状。病史、体格检查和实验室检查是识别躯体疾病的主要方法。③药源性抑郁:抗精神病药可以引起抑郁状态,其特点是患者的抑郁、苦闷、易激怒,多同时伴有明显的锥体外系副作用,尤其是静坐不能。患者反复述说心慌,坐立不安,甚至扬言自杀。精神分裂症治疗过程中以及恢复后出现抑郁状态,需要考虑药源性抑郁。最常引起抑郁状态的有氯丙嗪、氟哌啶醇和长效氟奋乃静等第一代抗精神病药物,高剂量的新型抗精神病药物治疗(如帕利哌酮、利培酮、奥氮平等)有时也可出现抑郁症状。抗高血压药利血平以及甲基多巴、左旋多巴、普萘洛尔、口服避孕药、激素、阿的平等也可引起抑郁状态。当怀疑抑郁状态是由药物所致时,减少或停用该药后,抑郁状态会明显减轻至完全缓解。

(三) 急诊处理

1. 预防自杀 自杀是抑郁症患者的最大危险。因此,对处于抑郁状态的患者,医生的首要任务就是严防患者自杀。有自杀企图的患者应收入专科医院治疗。住院本身不能防止自杀,而是要抓紧治疗、加强监护,尤其在治疗未奏效之前加强监护是非常重要的。

2. 药物治疗 ①抗抑郁药物:常选用氟西汀、帕罗西汀、西酞普兰等药物,用法相似,均为 20~40mg/d,早餐后顿服即可。适用于各种抑郁状态。②抗焦虑药物:伴有明显焦虑的抑郁症状态可口服阿普唑仑(0.4~0.8mg)、劳拉西泮(0.5~1.0mg)、氯硝西泮(1~2mg)等抗焦虑药物,以缓解焦虑情绪。长期用药者需要注意药物的依赖、成瘾性。

3. 无抽搐电疗 适合于有严重自杀企图以及严重精神运动性抑制的患者,对某些难治性抑郁症患者亦可能有效,但一般只能在精神专科医院才能实施。

4. 继发性抑郁的治疗 对继发性抑郁症患者,应积极治疗原发病。药源性抑郁的最好方法是停用引起抑郁的药物;但治疗抗精神病药引起的抑郁症状通常是减少用药剂量;如患者有明显的锥体外系症状,静坐不能,应加用抗胆碱能药物,如苯海索(安坦)2~4mg,3 次/d,或换用锥体外系副作用小的喹硫平、氯氮平等抗精神病药物。

木僵状态

木僵状态是在意识清晰正常时出现的精神运动性抑制综合征。轻者言语和动作明显减少或缓慢、迟钝,又称为亚木僵状态。木僵时全身肌肉紧张,随意运动完全抑制,呆坐、呆立或卧床不动,面无表情,不吃不喝,对体内外刺激不起反应。

木僵不同于昏迷。木僵一般无意识障碍,各种反射保存。患者通常双眼睁开,并注视检查者,或跟踪移动物体;且常抗拒检查。木僵解除后,患者可回忆木僵期间发生的事情。昏迷则为严重意识障碍的表现,对一切刺激均无反应,而且各种反射减弱或消失。患者通常闭眼,而且眼睑松弛,肢体任检查者搬动。患者清醒后对昏迷期间发生的事情不能回忆。

(一) 常见疾病　出现木僵状态的可见于以下疾病:

1. 精神分裂症　紧张性木僵。

2. 心境障碍　抑郁性木僵。

3. 应激相关障碍　急性应激性木僵。

4. 脑器质性疾病　器质性木僵。见于:①感染:如乙型脑炎、散发性病毒性脑炎;②中毒:如一氧化碳中毒性脑病;③脑肿瘤:如上段脑干和第三脑室肿瘤;④脑血管病:如蛛网膜下腔出血。⑤脑外伤:如硬膜下血肿、颅内血肿;⑥脑变性疾病:如肝豆状核变性;⑦癫痫。

5. 药物　药源性木僵,多见于锥体外系反应较重的抗精神病药物使用者。

(二) 临床表现特点与鉴别诊断

1. 紧张性木僵　是精神分裂症紧张型的表现。轻者言语动作明显减少,有时呆坐呆立,可出现刻板动作、刻板言语、模仿动作、模仿言语和违拗等症状。严重时则不语、不动、不纳(不主动进食)、不拉(不自觉解大小便)。双目凝视,面无表情,推之不动,呼之不应,甚至针刺皮肤也无反应。膀胱和直肠内虽有大量的尿和粪也不去解;口腔内虽积有大量的口涎既不咽下,也不吐出,而任其顺口角流出。全身肌张力增高,并可引出蜡样屈曲和空气枕头。呼吸和脉搏变慢。血压偏低,瞳孔缩小,对光反应迟钝。患者对周围事物虽无反应,但一般仍可正确感知;有的患者在木僵解脱之后可清楚地说出病中经过。在安静环境下,向患者小声耳语,有时可获得回答。有的患者在夜深人静之际,可在室内走动、解便或觅食,不过一遇到外界刺激又立即陷入木僵状态。紧张性木僵持续时间不一,短的几小时,长的可数月;既可逐渐消失,也可突然结束,部分患者可进入兴奋状态,或与兴奋状态交替发生。典型的紧张性木僵诊断并不困难,但需与其他木僵,尤其是器质性木僵相鉴别。

2. 抑郁性木僵　见于严重心境障碍的抑郁发作。随着患者情绪低落的加重,运动也逐渐减少,呈亚木僵状态。患者首先感到肢体沉重,继而终日僵卧,不语不食,对外界一般刺激多无反应。也可伴有唾液和大小便的潴留。患者的肌张力多正常,通常无违拗表现。如耐心询问患者,常可获得微弱回答,或以点头摇头示意;有时可见眼角嚬泪。患者在进入木僵之前,通常有明显的抑郁情绪,睡眠障碍,尤其是早醒,食欲降低,以及有消极意念,有助抑郁症的诊断。

3. 急性应激性木僵　又称反应性木僵,是由突然而强烈的精神创伤引起的精神运动性抑制,患者既无动作,亦无表情,常伴有意识模糊。这一状态历时短暂,可迅速恢复或转为兴奋状态。恢复后对木僵期间的经历多不能回忆。这类木僵诊断多不困难,因为它是紧接突然而强烈的精神创伤之后发生。

4. 器质性木僵　发生于严重急性脑损害或脑功能紊乱的木僵。凡是能引起脑损害的原因,如感染、中毒、脑肿瘤、脑血管病、脑外伤、脑变性疾病以及癫痫,都有可能引起木僵状态。器质性木僵也表现为不语和不动,但肌张力一般增高。而且可有肌张力增高和病理反射,有的患者可被动进食或排便等动作。识别器质性木僵主要依靠:①患者有中毒、感染、缺氧、癫痫、脑血管病或脑外伤史;②病程中有意识障碍或癫痫发作;③体格检查,尤其是神经系统检查发现有阳性体征;④实验室或特殊检查能提供相应的佐证。

5. 药源性木僵　由药物引起的木僵,易出现于药物剂量过大时,多见于大剂量抗精神病药治疗中。

(三) 急诊处理

1. 病因治疗　尽快确定引起木僵的原因,尤其是器质性木僵及药源性木僵,应积极寻找病因,针对病因采取有效措施。

2. 对症治疗　根据不同木僵,采取相应的治疗方法。①紧张性木僵:解除紧张性木僵的最好方法是无抽搐电疗,只需要连续做 2~3 次,木僵即可明显缓解。因此,若患者无禁忌证,应尽早给予电疗。如患者不适宜电疗,可采用静脉滴注舒必利 200~400mg/d,待患者能口服时改用口服舒必利每次 0.1g,一日 3 次,逐渐加大至 0.6~1.0g/d。②抑郁性木僵:解除抑郁性木僵的最好方法也是无抽搐电疗。当患者能口服给药时,应给予抗抑郁药物。③反应性木僵:该木僵状态可自行缓解,一般不需要特殊治疗。如木僵状态持续较长时间,或者已转入兴奋状态,可给予苯二氮䓬类(如氯硝西泮 2~4mg 肌内注射),或小剂量有镇静作用的抗精神病药,氯丙嗪 25mg 或氟哌啶醇 5~10mg 肌内注射。④器质性木僵:主要针对各种不同的器质性原因进行治疗,如抗感染、手术切除肿瘤或血肿等,一般无需精神药物处理;若出现精神病性症状,可给予小剂量抗精神病药物,如奥氮平 5~10mg/d,喹硫平 0.2~0.4g/d。

3. 支持疗法　木僵患者进食多有困难,因此需要安置胃管,补充液体和营养。器质性木僵患者还需预防压疮。

缄默状态

缄默即不说话,指患者在意识清晰状态下没有普遍的运动抑制,却始终保持沉默,既不说话,也不用言语回答任何问题,但有时可用表情、手势或书写表达自己的意见。木僵患者也缄默不语,但木僵患者有普遍的运动抑制。因此,木僵患者的不语不能诊断缄默状态。

(一)**常见疾病** 缄默状态可见于以下几种情况:①精神分裂症;②癔症性缄默;③选择性缄默症;④器质性缄默。

(二)**临床表现特点与鉴别诊断**

1. **精神分裂症** 精神分裂症紧张型患者可表现为不典型的木僵状态,即患者无明显的木僵表现,仅表现为缄默不语,对询问不作回答,或不理睬。少数患者可用书写作简单回答。这类患者常有其他精神分裂症症状,可做出诊断。

2. **癔症性缄默** 患者不用言语回答问话和表达自己的意见,但可用点头、手势、表情或书写表示。患者无痛苦表情,也不积极要求治疗。部分癔症性缄默由癔症性失音引起,此时患者想说话,但又苦于不能发音。患者努力作发音状,却完全发不出声音或者发出嘶哑或耳语声。患者的发音障碍与精神因素有密切关系,并有癔症人格,这些都有助于癔症的诊断。

3. **选择性缄默症** 见于儿童或青少年,患者具有理解和说话的能力,仅在一种或多种社交场合(多见于学校)拒绝讲话。在其他场合,患者可以正常讲话,根据这种表现,诊断多不困难。

4. **器质性缄默** 并非真正的缄默,而是由于脑损伤所致,如:①运动性(表达性)失语症:严重的脑损伤可表现类似缄默的症状。这类患者是由于大脑的言语运动中枢受到了器质性损害,如外伤或肿瘤压迫,以致言语运动肌肉得不到言语运动中枢的指令而失去说话功能。患者能理解他人的说话,也很想说话。轻者能发单词而不能成语句,严重者完全不能说话。②去皮质状态:称为无动性缄默症,是一种特殊的意识障碍,不是真正的缄默。患者貌似清醒,眼睑开闭自如,眼球灵活转动或凝视,但不能随光或物体作跟随运动。患者无任何意识活动和反应,不语不动。对疼痛刺激反应存在,角膜反射和瞳孔对光反应正常。可出现吸吮、咀嚼和强握反射。四肢肌张力可增高,并可出现自发性或反射性去皮质强直或去脑强直。两侧病理征阳性。本症的大脑皮质弥散或广泛严重损害而脑干某些功能尚存。

(三)**急诊处理**

1. **精神分裂症** 可用抗精神病药物治疗。严重者可按紧张型精神分裂症处理(见本节"木僵状态")。

2. 癔症性缄默　可采用暗示治疗。治疗前应先作好充分的准备,匆忙的暗示治疗常常失败,必须在建立高度信任的关系之后再实施暗示治疗。先检查患者的声带,将检查结果告诉患者,并向他说明他的发音器官是好的。然后在配合针灸或电针刺激治疗的同时给予语言暗示,诱导患者发"啊"音,逐渐转为发单词和句子;也可根据患者的心理需求采取其他的暗示治疗方法。

3. 选择性缄默症　对这类患者主要采用心理治疗。若患者同时合并情绪障碍或言语障碍,应同时予以相应治疗。

4. 器质性缄默　主要在于鉴别,治疗的关键是病因治疗。

急性幻觉状态

急性幻觉状态一般指在无明显意识障碍的情况下突然出现大量幻觉,以幻听和幻视较多见,但也可以出现其他幻觉,如触幻觉、味幻觉和嗅幻觉。幻觉内容多为对患者不利,如听到辱骂、威胁的声音,或者听到要把他关进监狱或害死他一家人的声音。有些患者还同时有妄想;常引起患者出现明显的情绪反应,并可引起逃避、自伤、自杀或暴力攻击行为。

(一) **常见疾病**　出现急性幻觉状态的常见疾病有:①精神分裂症;②心境障碍;③应激相关障碍;④解离(癔症)性精神障碍;⑤中毒性精神障碍:如酒中毒性幻觉症、致幻剂或麻醉品引起的幻觉症;⑥急性器质性精神障碍。

(二) **临床表现特点与鉴别诊断**

1. 精神分裂症　有些精神分裂症尤其是妄想型患者,在疾病的某一时期出现大量幻觉,以听幻觉多见,也可有其他类型的幻觉。幻觉内容多为迫害性质,因此患者情绪激动,甚至产生自伤、自杀、躲避、或攻击行为。

2. 心境障碍　有些严重抑郁患者可出现较多的幻听,一般为不连贯的片断言语声,如谩骂、斥责、或令其自杀等;也可以听到痛苦的呻吟声或镣铐声。多同时伴有罪恶妄想。患者严重的抑郁情绪和其他抑郁症状如完全失去兴趣,明显的精神运动性迟钝、早醒、食欲和性欲缺乏,以及体重减轻有助于抑郁症的诊断。

3. 应激相关障碍　主要见于急性反应性精神病,这类患者有的可出现幻觉,以听幻觉为多见,也可有其他幻觉,如视幻觉。幻觉的内容不怪异,与精神因素和情感体验密切有关,称为心因性幻觉。

4. 解离(癔症)性精神障碍　发作时可出现鲜明的幻觉,以听或视幻觉为多见。内容涉及患者以往的生活经历,常具有幻想性,有强烈的情感色彩。与心因性幻觉不同,这类患者多同时有意识范围缩窄,而且是紧接精神刺激之后发病,症状可随暗示而改变。

5. 中毒性精神障碍 ①酒中毒性幻觉症:慢性酒中毒患者可在意识清晰状态下出现丰富听幻觉,常伴有被害妄想和嫉妒妄想。患者既往有长期饮酒史、多次醉酒史,以及酒中毒的其他精神和躯体症状,如遗忘和肝功能受损等,有助于诊断。慢性酒中毒患者在震颤谵妄时也可有明显的视幻觉和听幻觉,多为看见许多小动物或昆虫,如蚂蚁、毛毛虫等,这时患者有意识障碍,与酒中毒性幻觉症不同,一般在酒戒断时发生。②致幻剂或麻醉品引起的幻觉症:如麦角乙二胺(LSD)、甲基苯丙胺(冰毒)、麻古(甲基苯丙胺 + 麻黄碱 + 咖啡因)、K 粉(氯胺酮)、大麻(四氢大麻酚)以及麻醉品如可卡因和苯环己哌啶等,可以出现急性幻觉状态。表现为各种幻觉,尤以听和视幻觉为多,可同时有时空方面的感知障碍。诊断主要依靠吸毒史或服药史,如血液或尿液中查出毒品或其代谢产物,是诊断的有力佐证。

6. 急性器质性精神障碍 谵妄状态时可有大量生动的视幻觉,还可以有听幻觉。由于内容多为恐怖性的,因而患者有恐怖表情,并可有逃避反应。因这类患者同时有意识障碍,可以发生意外,例如将窗户当作门发生坠楼事故。患者的意识障碍和同时存在的躯体疾病的症状和体征可有助于诊断。

(三) 急诊处理 对处于急性幻觉状态的患者出现兴奋或其他意外行为,如自伤、自杀或攻击行为,应优先处理。不同原因幻觉状态的处理如下:

1. 精神分裂症 给予抗精神病药物治疗,如舒必利、奋乃静等都有较好的抗幻觉作用,用药方法一般从小剂量开始,如舒必利每次 0.1g,一日 2~3 次,逐渐加大至 0.6~1.0g/d,或奋乃静每次 2~4mg,一日 2~3 次,逐渐加大至 30~60mg/d。有些患者同时有兴奋或过激行为,可给予镇静作用较强的抗精神病药,如氯丙嗪 25~50mg 肌内注射,或氟哌啶醇 5~20mg 肌内注射。如幻觉程度较重者还可采用静脉给药,如氯丙嗪 100mg 或氟哌啶醇 10~20mg 加入 200ml 液体中静脉滴注。经济条件允许且配合服药者,可口服新型抗精神病药控制幻觉症状,如奥氮平 15~20mg/d,喹硫平 0.4~0.8g/d,利培酮 3~6mg/d,氨磺必利 0.4~0.8g/d。

2. 心境障碍 同时采用抗抑郁药合用抗精神病药治疗。严重抑郁发作的患者可给予新型抗抑郁药,如口服帕罗西汀、氟西汀、西酞普兰等,20~40mg/d;也可使用其他类型抗抑郁剂,如口服阿米替林 100~250mg/d,分三次,或米氮平 30~45mg/d,或文拉法辛 75~300mg/d;还可以采用无抽搐电疗。

3. 急性反应性精神病 可给予小剂量抗精神病药物,如舒必利(0.1~0.3g/d)或奋乃静(4~8mg/d)。同时进行心理治疗,或改变环境。

4. 癔症性精神障碍 给予苯二氮䓬类或小剂量有镇静作用的抗精神

病药,让患者入睡即可解除癔病发作状态,幻觉状态也就随之消失。醒后幻觉不会再出现,但应继续进行心理治疗。

5. 中毒性精神障碍　①酒中毒性幻觉症:给予抗精神病药如舒必利或奋乃静,有的小剂量即可有效。同时补充 B 族维生素,戒酒可防止以后再发。②致幻剂或麻醉品引起的幻觉症:停止吸入致幻剂或毒品,幻觉持续较久者,可用抗精神病药治疗。

6. 急性器质性精神障碍　参见本节"谵妄状态"部分。

急性妄想状态

急性妄想状态一般指在无明显意识障碍的情况下突然出现大量的妄想(即歪曲、病态的推理和判断,既不符合客观现实,也不符合其受教育水平,但患者对此坚信不疑,无法说服),可有不同的表现形式。可以是内容杂乱的妄想,如被害妄想、关系妄想、释义妄想等混杂在一起,或者彼此交替;妄想内容虽结构松散,但精神活动完全被妄想所支配,且影响患者的行为。也可以表现为妄想知觉或妄想心境,如患者感到周围事物都好像完全针对着自己,为此感到迷惑疑虑,并产生不安全感,甚至产生逃避或攻击行为。有些精神疾病,尤其是精神分裂症,在某一段时间以妄想作为临床表现的核心症状,可伴有幻觉,妄想可因幻觉而加强。强烈的妄想使得患者的行为明显异常:害怕被人毒害而拒绝进食,害怕被人迫害而先攻击他人。有妄想的患者被带来看急诊,多不是因为妄想本身,而是由妄想引起的种种行为异常,如自伤、自杀、攻击行为或逃避行为。

(一) 常见疾病　下列疾病常表现为急性妄想状态:

1. 急性而短暂的精神病性障碍　①分裂样精神病;②妄想阵发;③拘禁性精神病等。

2. 感应性妄想性障碍。

3. 伴精神病性症状的心境障碍。

4. 急性器质性精神病。

5. 精神活性物质所致精神病性障碍。

(二) 临床表现特点与鉴别诊断

1. 急性短暂性精神病　包括多种形式和不同性质的疾病,病程短暂,除分裂样精神病有复发的可能外,其他急性短暂性精神病往往属于一过性精神病性障碍,素质因素和心理应激因素在这些精神病的发生中具有重要的意义。患者具有易罹患素质,表现为敏感多疑,或具有"脆弱型人格"。在精神因素作用下,发生猜疑、牵连观念、关系妄想和被害妄想。在一些特殊环境(如旅途、移民、拘禁)或躯体改变(如耳聋、劳累)时更容易发生,并形成一些特殊临床亚型。

(1)分裂样精神病:在精神分裂症的急性期可以出现原发性妄想。患者的妄想心境或妄想知觉支配着患者的情绪和行为。例如:患者在走近门诊部的大门时,突然感到门诊大楼立即就要爆炸了,于是拔腿就跑。患者这种原发性妄想对于精神分裂症的诊断具有特征性,但常常难以发现,或不被人注意。

妄想型精神分裂症以妄想为主要临床表现。有时妄想十分突出,而且持续存在,不但产生强烈的情绪反应,而且可以引起过激的行为,如出现自伤、自杀,或到处躲避迫害,或出现攻击行为。精神分裂症患者的妄想具有荒谬怪异的特点,而且常常有两种或多种妄想同存,如同时有肯定的言语性幻听,精神分裂症的诊断就比较肯定。

(2)妄想阵发:指那些发病急,而且很快缓解的妄想状态,其诊断标准为:①突然起病:像晴天霹雳一样,内容完全成熟的妄想突然破坏了理智的平衡,发作前没有预兆。②妄想的特征:妄想从发作开始就完全建立起来了,并暗暗地发展,然后以不可抗拒的力量突然暴发出来。妄想内容变化多样,结构松散、杂乱和多变,例如被害妄想、夸大妄想、关系妄想、神秘妄想、钟情妄想等混杂在一起或彼此变换。可以伴有幻觉,错觉或推理障碍,思维完全被妄想所支配,患者缺乏自知力。③可伴有意识混浊和情绪不稳定:患者出现一定程度的意识障碍,以及从焦虑、激惹到冲动,也有发展成呆滞的。④迅速缓解:妄想在几小时、几天或几周内恢复至病前的心理功能水平,但可以复发,存在妄想状态的易罹患性。

(3)拘禁性精神病:是指在拘谨这种特殊条件下出现的反应性精神病,是拘谨反应中最重的一种精神病。常发生在拘谨早期,初犯、重刑犯及被单独隔离的拘禁者较为多见。临床症状与患者的具体心理特征有关,予以调换环境,或暂时释放,或加强教育后,精神症状会减轻或消失。表现形式有多种:①兴奋状态:表现为在监内兴奋躁动,不眠、撕衣毁物,甚至有破坏越狱行为。②妄想状态:表现为特异内容的被害妄想及认为自己不曾犯罪的无罪妄想。③幻觉状态:以幻听多见,内容常与犯罪和被拘谨有关。④朦胧状态:表现为行为紊乱,不着衣裤,不能自理饮食,乱溺大小便,目光常显呆滞。⑤癔症样发作:可表现为情感爆发,痴呆样,或全身抽搐等多种形式。

2. 感应性精神病　感应性精神病发病较急,而且以感应妄想最常见。两个或多个彼此亲近的人同时出现相似的妄想,妄想内容以被害、着魔或夸大为常见。在这些患者中,有一个是原发的精神病患者,而且原发患者对其他患者具有权威性,就是他将妄想感应给其他患者。鉴别的方法是将他们隔离开,被感应者的妄想可迅速消失。

3. 心境障碍　①严重抑郁心境患者可以出现以明显罪恶妄想、虚无妄想和被害妄想为主要临床表现的临床相。抑郁症患者妄想状态的特点是：妄想见于抑郁发作的严重时期，而且有十分明显的其他抑郁症状，如情绪极度低落，完全丧失兴趣，明显的精神运动性迟钝、早醒、食欲和性欲缺乏和体重降低等。②躁狂症患者，尤其是较严重的躁狂症患者，夸大妄想可能十分突出，而且影响着患者的行为，同时还可能有被害妄想。这类妄想的特征是：患者对自己的妄想信念不十分坚信，而且也多见于疾病的严重期。同时存在的躁狂症状，如情绪高涨、话多、思维奔逸和活动增多都有助于躁狂症的诊断。

4. **急性器质性精神病**　该病容易表现出谵妄状态，此时患者出现较多的妄想和幻觉。妄想的内容常不固定、片断、零乱，常见有关系妄想、被害妄想，同时伴有错觉和恐怖性视幻觉，患者的意识障碍和同时存在的脑器质性疾病或躯体疾病的症状都有助于急性脑器质性精神障碍的诊断。在急性期过后，有些患者可有残留妄想，以被害妄想为多见，并可持续较长时间。

5. **精神活性物质所致精神病性障碍**　多见于甲基苯丙胺（冰毒）、麻古（甲基苯丙胺 + 麻黄碱 + 咖啡因）、K 粉（氯胺酮）等新型毒品所致的急性妄想状态。主要表现为突然产生的被跟踪、被监视、被迫害等妄想体验，甚至感到手机或电话里面被人安装了窃听器；认为跟踪和迫害他的人无处不在，故而极度紧张恐惧，甚至呈销魂状态而驾车逃窜或劫持人质以保自身性命。

（三）急诊处理

1. 如患者受妄想的影响出现兴奋，攻击行为、自伤或自杀行为，应优先处理兴奋、暴力攻击行为、自伤或自杀行为（见有关章节）。

2. **对不同的妄想性疾病，给予相应的治疗**　①急性短暂性精神病：如有精神因素，应积极解除心因，同时给予小剂量抗精神病药，如奋乃静每次 2~4mg，一日 2~3 次，视病情需要逐渐加大剂量至控制症状，或新型抗精神病药物，如奥氮平 10~20mg/d，或利培酮 3~6mg/d。②感应性精神病：将感应患者与原发隔离开，并予以解释和教育，妄想可迅速消失；对原发患者需采用抗精神病药物治疗（同急性短暂性精神病的治疗，若症状持续不缓解，治疗同精神分裂症）。③心境障碍：伴精神病性症状的抑郁发作，用药原则是抗抑郁药与抗精神病药合用治疗，可选用新型抗抑郁药物，如帕罗西汀、氟西汀（20~40mg/d，一次顿服），或三环类抗抑郁剂，如阿米替林、丙咪嗪、氯丙咪嗪、多塞平（又称多虑平，75~250mg/d，分 2~3 次口服）治疗，严重者可用无抽搐电疗。④急性器质性精神障碍：除积极针对病因治疗外，应处理谵妄状态（见本节"谵妄状态"）。⑤毒品所致精神病性障碍：应阻止患者继续吸食毒品，并将其保护性隔离开来，避免伤及无辜，同时给予抗精神病药物口服治疗，如奋乃静 20~60mg/d，奥氮平 15~20mg/d，或利培酮 3~6mg/d。

惊恐障碍

惊恐障碍是一种急性焦虑状态,又叫惊恐发作,起病急,发作时患者感到十分难受,常有濒临死亡或发疯或晕厥感而感到恐惧,也使亲属感到十分惊骇。因此,此病发作必定去看急诊,常就诊于内科急诊。

(一) 常见疾病 惊恐障碍是神经症中急性焦虑症的主要临床表现,但也可见于躯体疾病、药物或其他精神障碍。可能出现惊恐障碍的疾病有:

1. 神经症 包括急性焦虑症以及在慢性焦虑(广泛性焦虑)、恐怖症、强迫症等其他神经症的基础上伴发的急性焦虑发作。

2. 躯体疾病 常见于:①二尖瓣脱垂;②低血糖;③嗜铬细胞瘤;④甲状腺功能亢进;⑤急性心肌梗死等。

3. 药物相关 ①药物所致:如咖啡因、苯丙胺、某些抗生素(先锋霉素类静脉滴注时)等。②撤药反应:如巴比妥酸盐戒断反应。

(二) 临床表现特点与诊断

1. 临床表现特点 患者突然感到惊慌、恐惧,紧张不安或难以忍受的不适感。患者感到似乎大祸临头,或者感到濒临死亡,或者感到自己会失去控制能力而会发疯。在这种惊恐状态下,有的患者不敢活动,甚或死死抓住他人。有的来回踱步或搓手顿足;有的惊叫呼救。发作持续几分钟至几十分钟。发作期间有心悸、气短、手足发麻、头昏头胀,或发生晕厥;还可出现震颤,肌肉抽动、上肢不适和大小便紧迫感等自主神经症状。

2. 鉴别诊断 ①其他神经症:无论是否患有其他神经症,只要患者有惊恐障碍的典型临床表现,都不影响该疾病与其他神经症的并列诊断,而且处理上也遵循该病症的处理原则。待该病症基本缓解后,可对患者的整个临床表现进行再评估。②躯体疾病:二尖瓣脱垂可出现典型的惊恐发作,低血糖、嗜铬细胞瘤、甲状腺功能亢进、急性心肌梗死可以出现类似惊恐发作的表现。在遇到惊恐发作时应特别注意询问这些病史,并进行有关检查,如超声心动图、B超、心电图、血糖、尿或血儿茶酚胺及其代谢产物测定、甲状腺功能等可提供躯体疾病的诊断证据。③与药物有关的惊恐发作:服用过量的咖啡因、苯丙胺或其他拟交感药时可以出现类似惊恐发作的表现,敏感体质的患者在静脉输入某些抗生素类药物时也可引起惊恐障碍。巴比妥酸盐等药物依赖者在戒断时也可出现类似惊恐发作的表现。此时,患者的服药史、停药史均有助于诊断。

(三) 急诊处理

1. 药物治疗 当患者处在惊恐发作中,可立即肌内注射、口服或舌下含化苯二氮䓬类的劳拉西泮0.5~1.0mg,或阿普唑仑0.4~0.8mg,或氯硝西泮

2~4mg,症状可迅速缓解。也可以用注射给药,如给予地西泮 10mg 静脉缓慢注射(地西泮肌内注射吸收不好,不宜采用),或氯硝西泮 2~4mg 肌内注射。一般来说,惊恐障碍发作后需要维持抗焦虑药物数月,但苯二氮䓬类药物具有依赖、成瘾性,需要用其他抗焦虑药物维持,如帕罗西汀 10~20mg/d 等,并在专科医师的指导下服用。

2. 患者出现过度换气时,可用纸袋罩住患者的口和鼻(不要完全密封),让患者吸入较多量的二氧化碳以减轻过度换气引起的碱血症,从而减轻惊恐发作。

3. 急性症状缓解后,应给予行为治疗、放松治疗、认知治疗、支持解释等综合性心理治疗,以配合药物,达到治本的目的。

自　杀

自杀(suicide)指自行采取结束自己生命的行为。有意采取结束自身生命的行动,并导致了死亡结局,称为自杀死亡(committed suicide)。有自杀举动,但未导致死亡结局,称为自杀未遂(attempted suicide)。有自杀的想法,但未采取行动,称为自杀意念;如已准备采取行动,称为自杀企图。有意采取不足以导致死的行为,或者只是做出要自杀的样子,称为自杀姿态,但有时也可导致死亡。自杀姿态作为非言语交流的一种形式,具有警告、威胁或求助的含义。

自杀是综合医院常见的急诊,也是精神科常见的急诊。自杀死亡者不可能再来院急诊,因此,医生遇到的是自杀未遂、自杀企图、自杀意念、自杀姿态者。

虽然自杀也可以见于正常人,但有相当一部分的行为都是精神不健全的表现。Brun 等报告,同精神障碍有关的自杀死亡者中,50%~75% 患抑郁性疾病,其中很多合并酒或药物依赖,25% 患精神分裂症。

(一) 常见的自杀原因

1. 精神障碍　包括:①抑郁症:原发性抑郁、继发性抑郁(继发于严重或慢性难治性躯体疾病、继发于精神疾病、药物引起的抑郁);②精神分裂症伴有抑郁症状、幻觉、妄想等;③人格障碍;④解离／转换(癔症)性精神障碍。

2. 酒中毒和吸毒　①伴有抑郁发作;②严重戒断综合征;③中毒性幻觉或妄想。

3. 心理因素　各种心理因素导致的自杀行为。

(二) 临床特点与鉴别诊断　自杀是一种直观的行为,一般无需专业知识识别,但对自杀的急诊干预主要是识别出引起自杀的心理因素或精神障碍,以便采取必要措施防止患者自杀成功。因此,这里主要介绍引起自杀的常见病症和病因。

1. 抑郁症 抑郁是自杀者最常见的内心体验。抑郁发作是自杀的常见原因。抑郁症患者中,自杀意念十分常见,自杀死亡率为12%~60%。抑郁症自杀的特征:①自杀多发生在中年或老年;②单身、离婚和寡居的抑郁症患者自杀危险较高;③抑郁症自杀患者病前人格特征多为依赖性、易支配性、不成熟性、脆弱敏感、敌对和易激惹性;④急性发病的抑郁症自杀危险性较其他抑郁症高4倍;⑤抑郁症状严重、伴有焦虑情绪者自杀率较高。

2. 继发性抑郁状态 包括继发于躯体疾病、精神疾病及某些药物。①严重或慢性难治性躯体疾病:严重或慢性难治性躯体疾病,如癌症患者可能不堪疾病的折磨而宁愿安乐地死去;但更可能的原因是他们由于严重或慢性躯体疾病产生了无望无助无用的抑郁状态。②精神疾病:有些精神分裂症患者,病前有良好的社会功能,较高的教育程度,但疾病使他们的社会功能受损;也许还会遇到离婚、改变职业、社会隔离或人际交往减少等事件。他们感到自己社会角色的失败;而且有疾病缓解后,患者对发病时的表现感到自卑和羞愧,或者对长期的病程难以接受。面临这种无法忍受而没有希望的生活,患者常常产生无望和无助感,以致抑郁自杀。③药物:抗精神病药、抗高血压药等,尤其是剂量较大的,可以使患者发生药源性抑郁。大剂量抗精神病药可引起严重的静坐不能、心慌、烦躁而导致自杀。当服这些药物的患者出现自杀时应想到药物可能是自杀的原因。

3. 精神分裂症 精神分裂症患者自杀的原因除了前述各种原因导致的抑郁情绪外,有的患者在幻觉和妄想影响下所为,如在命令性幻听的支配下,或受被害妄想的影响,采取自杀行动以避免受到残酷的"迫害"。另外,有些精神分裂症患者采取自杀行动没有可以解释的原因,是当时脑子中突然出现的这种自杀冲动使他采取了自杀行动。

4. 酒中毒和吸毒 长期嗜酒和吸毒是北欧国家中由精神障碍引起自杀的主要原因。导致这类患者自杀的因素多种多样,多伴发抑郁症,而且多有人格障碍,这都增加患者的自杀率;饮酒或吸毒后可出现自杀冲动,因而可引起自杀;受中毒性幻觉或妄想的影响以及严重的戒断综合征都可以引起自杀。饮酒史和吸毒史是诊断的关键。

5. 人格障碍 尤其是边缘性人格障碍者可以出现冲动性自杀或自杀姿态。边缘人格障碍患者多在病房自杀,而且是在长期精神科治疗之后自杀。

6. 癔症 癔症性精神障碍者一般不会有自杀意念或企图,但是可能采取自杀姿态以达到自己的目的。

7. 心理因素 各种心理因素或生活事件可以引起自杀,其心理机制常有:①感情受到他人的伤害;②希望对某人表达自己的愤怒或受伤害的体验;③不会应付痛苦的情感;④为了逃避或解脱某种困境;⑤为了引起他人的注意。

(三) 急诊处理

1. 预防自杀　对于有自杀意念、自杀企图或自杀计划的急诊者,医生的责任是防止他们采取自杀行动。正确诊断和积极治疗是最好的预防措施,在治疗未起作用之前,需要护理人员和亲属对患者进行严密监护。

2. 治疗措施　①对有严重自杀企图的患者应急诊入院。入院本身不能防止患者自杀,但条件、设备和管理方面更有利于保护患者。入院后必须立即采取适当措施。护理方面应加强监护,尽量将患者置于医务人员的视线之内,或者有专人护理。治疗方面,如情况较紧急,而患者又无禁忌证,可采用无抽搐电疗;同时根据诊断给予相应的药物治疗,如抑郁性自杀应尽早给予抗抑郁剂,如帕罗西汀、氟西汀(20~40mg/d,一次顿服),或三环类抗抑郁剂,如阿米替林、氯丙咪嗪、多塞平(75~250mg/d,分 2~3 次口服)治疗;还可采取其他相应措施(如保护性约束)。②如果患者只是有自杀意念或自杀意图,可根据患者或监护者的意愿来决定:患者或监护者同意的可收入住院治疗,不同意者可由监护者在家里监护治疗。内容包括:鼓励患者的生存希望;要求亲属严密监护患者;处方药物只能限于几天的量或由家属保管,防止患者以药作为自杀的方法。③自杀未遂者的处理:应积极处理自杀未遂引起的后果,如抢救心搏呼吸停止,纠正休克、处理伤口或骨折等。待处理完毕之后,再根据患者的诊断和躯体情况给予适当的药物治疗,并防止患者再度自杀。④心理治疗:对有自杀倾向的患者,心理治疗是重要的治疗方式。要让患者表达他的不良心境、自杀的冲动和想法,使内心活动外在化可产生疏导效应。

暴力行为

暴力行为可由正常人所为,但这里说的主要限于与精神障碍有关的暴力行为。暴力行为的对象可以是人(对他人或对自己),也可以是物。对他人的攻击又包括躯体攻击和性攻击,前者可以使人致伤、致残,严重者可以致死。对物的攻击可能是破坏建筑或毁坏财物,引起轻重不一的经济损失。因此,暴力行为是一种十分严重的紧急情况,不管发生在家庭、社会、急诊室或病房,都必须立即处理。

除已经实施的暴力行为外,还存在潜在的或可能的暴力行为。患者发出言语威胁或做出姿态要采取暴力行为,或者立即要实施暴力行为。对于这类患者,如采取适当措施,则可以防止暴力行为发生。

(一) 出现暴力行为的常见精神障碍　出现暴力行为的常见精神障碍有:①精神分裂症;②心境障碍;③酒滥用;④毒品滥用;⑤癫痫;⑥人格障

碍；⑦谵妄状态；⑧其他：病理性激情、偏执性精神病、精神发育迟滞等。

（二）鉴别诊断

1. **精神分裂症** 发生暴力行为的精神分裂症患者的诊断一般不会太困难，因为患者可能有十分明显的幻觉或妄想，或者有其他思维或行为异常。一般认为精神分裂症患者的暴力行为是在幻觉或妄想的影响下发生的。国内资料表明，精神患者的杀人与伤人案中，妄想和幻觉引起者最为多见，占74%；其中又以被害妄想为多，其次是嫉妒妄想。已有研究表明，有相当一部分精神分裂症患者的暴力行为不一定是由幻觉或妄想所致，精神病性紊乱和精神运动性兴奋也常常导致暴力行为，而且暴力行为的受害者多数是患者的近亲或朋友。

精神分裂症患者若合并精神发育迟滞、人格障碍、酒或药物滥用，发生暴力行为的危险增加。

2. **心境障碍** 躁狂症患者可发生严重的暴力行为，通常见于急性躁狂状态的显症期。由于患者的易激惹性增高，要求没有得到满足、意见被否定、活动受到限制、约束，甚至因为要求他服药均可引起暴怒、伤人、毁物。躁狂症患者也可能由于性欲增强而发生性攻击行为。

抑郁症患者虽然以自杀常见，但有些抑郁症患者不是自杀，而是将愤怒指向外部，或者寻求外部的惩罚。因此，这些患者可能攻击他人，或者以杀人来达到杀死自己的目的。有些严重抑郁症患者，尤其是有严重罪恶妄想的患者害怕亲人因自己的罪恶遭到痛苦的惩罚，先将自己的亲人（多为年幼的子女）杀死后再自杀。

有暴力行为的躁狂症患者的诊断多不困难，因为这类患者的躁狂症状比较典型。有暴力行为的抑郁症患者有可能被误诊为精神分裂症，需进行鉴别。患者伴有严重的抑郁情绪，完全丧失兴趣、迟钝、失眠（尤其是早醒），以及食欲和性欲降低都指明患者有抑郁发作的可能。

3. **酒和毒品滥用** 醉酒可以引起暴力行为，其原因是醉酒时皮质下冲动处于"去抑制"状态、情绪不稳和判断受损。酒滥用者合并其他精神障碍如人格障碍更容易出现暴力行为。戒酒有时可使患者易激惹或引起谵妄状态而发生暴力行为。

很多毒品可以引起暴力行为。可卡因、苯丙胺等起初表现为欣快，但很快转变成易激惹，激动和多疑，进而发生暴力行为；静脉注射更容易发生；过量可引起躁狂样谵妄状态，并引起严重暴力行为。长期服用则可以引起妄想性精神病，因而也可以发生暴力行为。瘾癖者渴求毒品，或者为了得到购买毒品的钱，也可能发生暴力行为。苯环己哌啶可以引起暴力行为，自杀和怪异行为。

4. 癫痫　颞叶癫痫患者在发作期可能发生暴力行为,而且常常是无目的的暴力行为,用抗癫痫药有一定疗效。癫痫患者在大发作后的意识模糊状态时也可能发生伤人、毁物,甚至行凶杀人。有人格改变的癫痫患者固执、记仇、易激惹,而且凶狠、残忍,也有可能发生暴力行为。以往的癫痫发作史、EEG 改变有助于癫痫的诊断。

5. 人格障碍　反社会性、情绪不稳型人格障碍(含边缘性和冲动性人格障碍)患者发生暴力行为的危险增加。边缘性人格障碍者常常对他人发怒或对他人使用暴力,这类患者也有很多其他行为问题或严重的心理问题。反社会性人格障碍者的暴力行为是患者多种反社会行为之一。这类患者反复参与斗殴,并有偷窃、撒谎和鲁莽开车。患者对自己的暴力行为和其他反社会行为无内疚和负罪感。冲动性人格障碍的主要特点是反复发生不能控制的攻击性冲动行为,造成人身伤害和财产破坏。狂暴行为突然发生,不可预测,常常由微不足道的社会心理刺激导致强烈的暴力行为。发作一般持续几分钟至几十分钟,然后迅速缓解。每次发作后对不能控制的攻击行为及其造成的后果感到内疚或自责;不逃避责任,常为再次发作感到担忧。

6. 器质性精神障碍　谵妄状态患者由于有意识障碍,可受错觉、幻觉或妄想的影响下发生暴力攻击行为。

脑外伤以及其他神经科和内科疾病可影响脑功能,并可能引起暴力行为。脑部的感染性疾病,包括脑病毒性脑炎、获得性免疫缺陷综合征、结核病、真菌性脑炎、梅毒和单纯疱疹可能引起暴力行为。可以引起暴力行为的其他中枢神经系统疾病还有:正常压力脑积水、脑血管病、肿瘤、Huntington 病、多发性硬化、Pick 病、多发梗塞性痴呆、Alzheimer 病、Parkinson 病、Wilson病,以及伴有脑损害的缺氧后或低血糖后状态。器质性脑损害患者发生暴力行为的原因可能是由于脑功能损害导致控制能力降低,也可能是由于精神异常,例如老年性痴呆患者可以出现妄想和认错人,他们可以用器械袭击他认为要伤害他或要偷窃或抢劫他财富的人。某些内科疾病也可能发生暴力行动,如缺氧、电解质紊乱、肝或肾脏疾病、维生素如叶酸和 B_1 缺乏,全身感染、低血糖、Cushing 病、甲状腺功能亢进、甲状腺功能低下、系统性红斑狼疮、重金属或杀虫剂或其他物质中毒以及血紫质病。

7. 其他情况　①病理性激情:脑器质性精神障碍患者,尤其癫痫和较严重的颅脑外伤患者可以突然发生强烈而短暂的情感爆发,这时可发生残酷的暴行,如伤人、毁物。患者当时不能控制其发作,事后多不能回忆。有时诊断困难,需认真鉴别。②偏执性精神病:这类患者有可能对其妄想中的人、嫉妒的配偶、钟情者采取攻击行为。系统和内容固定的妄想而人格相对保持完好是这类精神病的特征。③精神发育迟滞:这类患者由于判断和理解幼稚,易受人利用和诱骗,自我控制能力差以及生理本能要求亢进,因此易发生性犯罪、纵火、偷窃、凶杀、伤害和破坏行为,其既往学习能力和社会功能常较同龄人差,诊断多不困难,发生上述行为后多请求司法鉴定。④家庭暴力:主要为配偶虐待(多为丈夫殴打妻子)和儿童虐待(多为父亲虐待子女)。这类丈夫的特征是自我评价低,而且与妻子在经济、性或其他方面有矛盾。争论方式激烈,饮酒则火上加油,最终以殴打配偶结束。

(三)急诊处理 控制暴力行为的方法包括三方面:言语安抚、身体约束和药物应用,必要时可拨打110,请求警务人员协助处理,其原则是安全第一。

1. 安全考虑及其相应措施 ①暴力行为者的安全:发生暴力行为的患者可能处于有危险的地方,如靠近高压电源处和在高处等,因此需要采取措施防止患者发生危险,如切断电源,防止患者从高处坠下等。不能采用威胁的方法以免暴力行为者发生自伤或自杀。②周围人的安全:如暴力行为发生在急诊部,应尽快将其他就诊人员转移到安全处。如有围观者在暴力现场,应要他们撤开,既有利于他们的安全,也有利于处理暴力行为。③亲属的安全:亲属在发生暴力行为的现场,其心情可能特别焦急,需说服亲属不要单独行动,应与解决危机的医护人员合作,并采取协调的方法。④参与处理暴力行为的工作人员的安全:工作人员很容易受到伤害。美国精神病学协会临床医生安全研究小组提出,处理急性暴力行为的安全的基本要点包括:掌握言语安抚方法,并在适当的情形下使用;有适当的人员参与约束患者;工作人员应熟悉身体约束的技术;参与身体约束时穿着应合适。

2. 劝诱患者停止暴力行为 通过对话劝诱患者停止暴力行为。可以好言抚慰患者,答应患者的任何要求,提供饮料或食品,尽量用平和的方法使暴力行为者停止暴力行为。一般说来,严重精神病患者或脑器质性疾病患者的暴力行为较难用对话的方式解决。当暴力行为者处于激动、不安、强求、高声大叫或多疑的情况下应注意:①不要单独检查暴力行为者。②不要将暴力行为者带到一个关闭的空间如办公室。③不要与暴力行为者硬性对抗。

3. 身体约束或隔离 如劝诱无效,只好采用适当的方法制服并约束暴力行为者。约束不能作为一种惩罚方式,其目的是为了保护患者或他人的安全。

(1)制服暴力行为者的措施:①如果暴力行为者手中没有武器,至少需要4个人同时行动,每人负责固定一个肢体;若暴力行为者处于安全场地,可先用一床被褥盖住患者的头,以遮住暴力行为者的视线,工作人员再迅速实施约束行动。②尽快将暴力行为者置于仰卧体位。③行动中尽量少不要使暴力行为的患者受到伤害;尤其对有严重躯体疾病的患者更应特别仔细。④如暴力行为者手中有武器,应请保卫人员或警察协助。

(2)约束暴力行为患者的措施:将其安置保护在床上,四肢用保护带约束(四点约束法),多数患者在约束之后会逐渐安静下来,少数会变得更加敌对或更加吵闹不休。对后一类患者可使用适当的药物。引起暴力行为的原因不清楚的患者不宜急于用药,否则影响检查。

(3)约束后的安全措施:患者被约束之后,应清除其身上的危险物品,以免在解除约束后再伤害或攻击他人。对被约束的患者要加强监护,防止发生意外事故。并要加强护理,注意摄入足够的营养和水分。

4. 急诊入院　有暴力行为的患者应急诊入院。已经约束的有暴力行为的患者,在急诊室不应立即解除约束;进入病房后也不应急于解除约束,应在精神检查和适当处理后,患者表现安静合作,才予以解除约束。但必须检查约束是否适当,不应发生因约束损伤患者的情况。

5. 药物治疗　①抗精神病药物:主要用于有精神病性症状的患者,使用的药物应安全、有效。一般需要连续几天用较大剂量的抗精神病药以加速精神症状的消退。常用药物如氯丙嗪 25~50mg 或氟哌啶醇 5~20mg 肌内注射;严重者可用氯丙嗪 100mg 或氟哌啶醇 10~20mg 加入 200ml 液体中静脉滴注。待情绪和病情稳定后改为口服用药(参见本节"兴奋状态"部分)。②苯二氮䓬类药物:可单独用于非重性精神病患者,也可与抗精神病药联合用于精神分裂症、躁狂症和其他精神病患者。常用氯硝西泮或劳拉西泮 2~4mg 肌内注射。

6. 维持治疗　暴力行为患者在控制其暴力行为后还要给予长期的维持治疗以控制引发其暴力行为的精神病症状,包括:①抗精神病药物:对精神分裂症、躁狂症患者应给予抗精神病药治疗,可使用副作用较少、使用更方便的非典型抗精神病药,如奥氮平、利培酮、喹硫平等,用药原则均从小剂量开始,如每次 1 片,每日 2~3 次,逐渐加大至可以控制病症的剂量。②情绪稳定剂:这类药物既可稳定情绪,又有控制冲动、攻击行为和易激惹的作用,包括碳酸锂(0.25~0.5g/ 次,每日 3 次),或丙戊酸钠或卡马西平(0.2~0.3g/ 次,每日 3 次),对有或没有 EEG 异常的精神分裂症患者也有效;对其他类型的发作性暴力行为患者,特别是对无明显脑损害或精神迟滞的行为障碍患者也有一定的疗效。③β 受体阻滞剂:有研究报告 β 阻滞剂,特别是普萘洛尔(10~20mg/ 次,每日 3 次),对攻击行为有效,尤其是脑器质性疾病,如继发于创伤、酒中毒、脑炎、Huntington 病、痴呆、Wilson 病或柯萨可夫精神障碍者。此外,对有些轻微脑功能障碍或注意缺陷障碍用普萘洛尔也有效。④心理治疗:对于人格障碍者、或在一定心理应激因素引发的暴力行为应进行系统的心理治疗;即使精神分裂症、心境障碍的暴力行为患者,在药物控制症状的基础上,心理治疗也很有必要。

(高北陵　张文武)

第2章

休　克

第1节　休克概述

休克(shock)是由于各种病因引起的有效循环血容量急剧减少,导致器官和组织微循环灌注不足,致使组织缺氧、细胞代谢紊乱、器官功能受损乃至结构破坏的综合征。其血流动力学特点是有效循环血容量及组织器官灌注的不足,本质则是组织缺氧,其恶化是从组织灌注不足发展为多器官功能障碍以致衰竭的病理过程,导致的最终结果是多器官功能障碍综合征(MODS)。因此,迅速改善组织灌注,恢复细胞氧供,维持正常的细胞功能是治疗休克的关键。

急性循环衰竭(acute circulatory failure,ACF),是指由于失血、细菌感染等多种原因引起的急性循环系统功能障碍,以致氧输送不能保证机体代谢需要,从而引起细胞缺氧的病理生理状况。休克是 ACF 的临床表现。

传统的休克分类按病因学划分,分为感染性休克、失血性休克、心源性休克、过敏性休克、神经源性休克等。而随着对休克认识的加深、治疗手段的进步,目前根据血流动力学,进行分类并指导治疗,将休克分为以下四型:①低血容量性休克(hypovolemic shock):由于快速大量失血、失液等因素导致有效血容量急剧减少。主要病因包括脱水、失血、大面积烧伤等。②心源性休克(cardiogenic shock):由于心泵功能障碍,心排血量急剧减少致有效血容量不足,主要病因包括心肌梗死、心肌炎和严重心律失常等。③分布性休克(distributive shock):由于血管收缩舒张调节功能异常,血流分布紊乱,导致相对的有效血容量不足,主要病因包括感染性休克、过敏性休克、神经源性休克。④梗阻性休克(obstructive shock):由于回心血和 / 或心排出通路梗阻导致的心排血量减少引起的休克,包括缩窄性心包炎、心脏压塞、肺栓塞等。

保证有效循环及灌注需要满足的三个主要环节,归纳来讲,即正常的血容量、血管容积及心泵功能。其中任何一个环节发生障碍,都会影响组织器官的灌注,严重则导致休克。以上四型休克,即影响了三个主要环节。①低血容量性休克由于血容量的绝对不足,心脏前负荷下降,导致心排血量下降,氧输送和组织灌注也随之下降,此时的血流动力学特点表现为:中心静脉压(CVP)下降、肺动脉楔压(PAWP)下降、心排血量(CO)减少、心率增快、体循环阻力增高。②心源性休克的机制主要是心泵功能的衰竭,血流动力学特点表现为:CO明显下降、CVP升高、PAWP升高、体循环阻力增高。③分布性休克则为血管舒缩功能调节的异常,一般分为两种情况,一部分表现为体循环阻力正常或增高,而容量血管扩张,循环血量相对不足,如脊髓休克等神经损伤、神经节阻断等麻醉药物过量;另一部分则表现为体循环阻力降低,血液重新分布,主要见于感染性休克。这类休克部分可表现为血压低、脉搏洪大、四肢末梢温暖,因此也常被称作"暖休克"。④梗阻性休克的基本机制为血流通道受到机械性梗阻,如肺动脉梗阻、腔静脉梗阻、心脏瓣膜狭窄、心包缩窄或填塞、张力性气胸等。血流动力学特点表现为:CO降低,影响氧输送,组织器官缺血缺氧。

有学者在上述四种类型的基础上提出另外两个类型的休克,即:⑤分离性休克(dissociative shock):是因组织细胞的生物氧化过程发生障碍不能有效地利用氧导致的细胞性缺氧,包括一氧化碳中毒、氰化物中毒、高铁血红蛋白血症等。⑥混合性休克(mixed shock):即多种休克可同时或相继发生于同一患者,如低血容量性休克合并分布性休克、心源性休克合并低血容量性休克等。

【诊断要点】

(一)休克的病因　包括大出血、创伤、中毒、烧伤、窒息、感染、过敏及心脏泵功能衰竭等。

(二)临床表现特点　休克患者临床表现取决于休克的病因、组织灌流损害程度及代偿反应,既可以表现为轻微意识障碍、心动过速,也可表现为显著血压下降,少尿甚至多器官功能损害。

1. 休克代偿期　以原发病症状体征为主的情况下出现轻度兴奋,如意识尚清,但烦躁焦虑、精神紧张;面色、皮肤苍白,口唇甲床轻度发绀,出冷汗,心率加快,呼吸频率增加,脉搏细速,血压可略降,甚至正常或稍高,脉压缩小,尿量减少。部分患者表现肢暖、出汗等暖休克特点。

2. 休克失代偿期　可表现为意识不清,呼吸浅快,四肢温度下降,心音低钝,脉细数而弱,血压进行性降低,可低于50mmHg或测不到,脉压小于20mmHg,皮肤湿冷发花,尿少或无尿。其中:① DIC表现:顽固性低血压,皮肤发绀或广泛出血,甲床微循环淤血,血管活性药物疗效不显,常与器官衰竭并存。②急性呼吸功能衰竭表现:吸氧难以纠正的进行性呼吸困难,进行性低氧血症,呼吸促,发绀,肺水肿和肺顺应性降低等表现。③急性心功能衰竭表现:呼吸急促,发绀,心率加快,心音低钝,可有奔马律、心律不齐;如出现心律缓慢,面色灰暗,肢端发凉,亦属心功能衰竭征象,中心静脉压升高,肺动脉楔压升高,严重者可有肺水肿表现。④急性肾衰竭表现:少尿或无尿、氮质血症、高血钾等水电解质和酸碱平衡紊乱。⑤神经系统:意识障碍程度常反映脑供血情况,如脑水肿时呕吐、颈强、瞳孔及眼底改变。⑥肝衰者可出现黄疸,血胆红素增加。⑦胃肠道功能紊乱常表现为腹痛、消化不良、呕血和黑便等。

(三) 辅助检查与监测指标

1. 实验室检查　包括:①血常规包括动态观察 RBC、Hb 和 Hct;②血生化(包括电解质、肝功能等)检查和血气分析;③肾功能检查以及尿常规及比重测定;④出、凝血指标检查包括血小板计数、凝血酶原时间(PT)、活化部分凝血活酶时间(APTT)、国际标准化比值(INR)和 D- 二聚体等相关项目检查;⑤包括 CK-MB 在内的血清酶学检查和肌钙蛋白(cTnT 或 cTnI)、肌红蛋白(Myo)等;⑥各种体液、排泄物等的培养,病原体检查和药敏测定等等。

2. 血流动力学监测　血流动力学监测包括有创检测和无创检测,检测指标主要包括中心静脉压(CVP)、有创动脉血压(IBP)与无创动脉血压(NIBP)(IBP 较 NIBP 高 5~20mmHg)、肺动脉楔压(PAWP)、每搏输出量(SV)、心排血量(CO)和心脏指数(CI)等。对于持续低血压患者,应采用 IBP 监测。通过对休克患者收缩压变化率(SPV)、每搏量变化率(SVV)、脉压变化率(PPV)、血管外肺水(EVLW)、胸腔内总血容量(ITBV)等的监测进行液体管理,可能比传统方法更为可靠和有效。而对于有正压通气的患者,应用 SPV、SVV 与 PPV 可能有更好的容量状态评价作用。

3. 氧代谢监测　反映全身灌注指标有氧输送(DO$_2$)、氧消耗(VO$_2$)、混合静脉血氧饱和度(SvO$_2$)、血乳酸、脉搏氧饱和度(SpO$_2$)和碱缺失等;反映局部组织灌注指标有胃黏膜 pH 值(pHi)与胃黏膜二氧化碳分压(PgCO$_2$),有助于判断内脏供血状况、及时发现早期的以内脏缺血表现为主的“隐性代偿性休克”,也可通过准确反映胃肠黏膜缺血缺氧改善情况,指导休克复苏治疗。

4. 血乳酸监测　血乳酸是反映组织灌注不足的敏感指标,动脉血乳酸反映全身细胞缺氧状况,静脉血乳酸反映回流区域缺氧状况。持续动态的动脉血乳酸以及乳酸清除率监测对休克的早期诊断、指导治疗及预后评估具有重要意义。动脉乳酸正常值上限为 1.5mmol/L,危重患者允许达到 2.0mmol/L,各实验室正常值范围可能存在差异。动脉血乳酸增高需排除非缺氧原因,如淋巴瘤、癌症、重度急性肝衰竭、激素治疗等。不能明确原因时,应先按照组织缺氧状况考虑。

(四) 诊断标准与注意事项 休克的诊断依赖临床、血流动力学和生物化学指标变化的综合判断。主要有以下几点:①有诱发休克的病因;②低血压:成人收缩压 <90mmHg、脉压 <20mmHg,或原有高血压者收缩压自基线下降≥ 40mmHg,伴脉细速,超过 100 次 /min 或不能触及;③组织低灌注的临床征象:主要体现在三个系统,即皮肤(湿冷、花纹、黏膜苍白或发绀)、中枢神经系统(意识改变,尤其表现为反应迟钝、定向力障碍和言语混乱)、肾脏[尿量 <0.5ml/(kg·h)或无尿];④高乳酸血症,提示细胞氧代谢异常。

临床实践中,休克的早期识别是至关重要的。休克的诊断首要的是医师对患者症状和体征做周密观察和检查,即一看、二问、三摸、四听。一看,即观察患者的肤色和表情;二问,即询问病史,根据患者回答问题的情况,便可了解他的神志是否清晰;三摸,即触摸患者的脉搏,了解它的强度、快慢和节律是否规则,并触摸患者皮肤的温度和干湿情况;四听,即听患者的心音和测量他的血压。

通常,血压降低是休克最常见、最重要的临床特征,然而出现血压降低时,表明已经进入休克的失代偿期。值得注意的是,基础血压高的患者,即使出现休克情况,其血压也可能处于正常范围内;而全身低灌注的患者,外周动脉血压的测量也可高于中心动脉血压。因此,血压的动态测量可提供判断休克的依据,但低血压并非休克诊断的必要条件,血压正常不能排除休克。而一些简单易获取的临床指标,如患者意识状态的变化(烦躁、淡漠、谵妄、昏迷)、皮肤花斑及末梢充盈情况(毛细血管充盈时间 >2 秒)、尿量等,则更早地提示了组织器官的低灌注状态,需重点关注。

对休克患者应迅速在现场进行必要的救治,故应避免做过多繁琐的特殊检查,必要的诊断检查,也应在救治的同时进行。

【治疗要点】

(一) 治疗原则

1. 治疗目标 休克治疗总目标是采取个体化措施改善氧利用障碍及微循环,恢复内环境稳定。而不同阶段治疗目标应有所不同,并监测相应指标。休克治疗可分为 4 期:第 1 期急救阶段(salvage):治疗目标为最大限度地维持生命体征的稳定,保证血压、心率以及心排血量在正常或安全范围,以抢救患者生命;第 2 期优化调整阶段(optimization):治疗目标为增加细胞氧供;第 3 期稳定阶段(stabilization):治疗目标为防治器官功能障碍,即使在血流动力学稳定后仍应保持高度注意。最后,在第4期降阶治疗阶段(deescalation):治疗目标为撤离血管活性药物,应用利尿剂或肾脏替代疗法(CRRT)调整容量,达到液体负平衡,恢复内环境稳定。

2. 指标监测 ①一般临床监测:包括生命体征、皮肤温度与色泽、尿量和精神状态等指标。②血流动力学监测:包括无创、微创和有创血流动力学监测。有条件的医院,应在第一时间将休克患者收入EICU/ICU,并进行血流动力学监测。床旁超声检查可动态评估心脏功能、血管外肺水、下腔静脉变异度等指标,可用于病情判断、病因分析以及液体复苏疗效判断。脉波指示剂连续心排血量监测(PiCCO)、肺动脉导管(PAC)作为有创血流动力学监测方法,可在有条件的ICU使用,或用于复杂、难治性休克或右室功能障碍患者。③乳酸及乳酸清除率监测:每隔2~4小时动态监测血乳酸水平不仅可以排除一过性的血乳酸增高,还可判定液体复苏疗效及组织缺氧改善情况。

(二)治疗措施 治疗措施包括病因治疗、摆放休克体位及保暖、重症监护、镇静镇痛、补充血容量、纠正酸碱失衡等内环境紊乱、抗凝治疗、血管活性药物使用、抗炎治疗及器官功能保护等。

1. 病因治疗 及时诊治引起休克的原始疾病是防治休克最关键的措施。一旦休克出现,应首先采取止血、抗感染、输液、镇痛等措施,去除休克发展的原始动因,同时积极处理引起休克的原发病。一旦病因可以被确定,就必须及时纠正,如控制出血、应用抗生素及控制感染源、冠脉综合征的经皮介入治疗、大面积肺栓塞的溶栓或取栓等。对于严重威胁生命又必须外科处理的原发疾患如体腔内脏器大出血、肠坏死、消化道穿孔或腹腔脓肿等,不应为了等待休克"纠正"而贻误手术机会。

2. 复苏治疗 早期合理的血流动力学支持有助于改善休克患者的器官功能障碍或衰竭。因此在查找休克病因的过程中,就应开始进行复苏治疗,可简单记为VIP治疗,按临床治疗顺序包括改善通气(Ventilate)(保证氧供)、液体复苏(Infuse)及改善心泵功能(Pump)(应用血管活性药物)。

(1)氧疗与改善通气:患者应平卧(下肢可抬高15~20°)、保持呼吸道通畅、保温,应尽早进行氧疗,以增加氧输送,预防肺动脉高压,保持$SaO_2>95\%$。由于外周血管收缩,脉搏指示氧饱和度监测常并不可靠,因此需要进行血气监测更准确的评价氧需。部分休克患者需要接受机械通气以改善通气状况。应酌情根据患者的氧合状态来决定是否需要辅助通气,以及何种通气方式(有创或无创通气)。用面罩进行无创机械通气时,常由于技术缺陷,导致休克治疗过程中,患者迅速出现呼吸心搏骤停。因此,患者出现严重呼吸困难、低氧、持续存在或进行性加重的酸中毒(pH<7.30)时,

应予气管插管并行有创机械通气支持。通过增加胸腔内压、降低左心后负荷、降低呼吸肌氧需。开始有创机通气时若出现明显的动脉血压下降，提示静脉回心血量减少，为低血容量状态。同时需要警惕镇静镇痛药物的使用会导致血压进一步降低。

（2）液体复苏：各种休克都存在有效循环血量的绝对或相对不足，除心源性休克外，扩容治疗是纠正有效循环血量的降低、改善器官微循环灌注的首要措施。

1）建立静脉通路：迅速建立可靠有效的静脉通路，可首选中心静脉。建立中心静脉不仅有利于快速液体复苏，且可监测中心静脉压力来指导临床抢救。无条件或患者病情不允许时，可选择表浅静脉如颈外静脉、肘正中静脉、头静脉等比较粗大的静脉。万分紧急时，也可考虑骨髓腔输液。

2）液体类型选择：晶体液可作为首选，必要时加用胶体液，如白蛋白。补液顺序先晶体后胶体。常用的晶体液有 0.9% 氯化钠注射液（生理盐水）、复方氯化钠注射液（林格液）、乳酸钠林格注射液（平衡盐液）、葡萄糖氯化钠注射液等。在输液的最初阶段不应大量补充葡萄糖液，因为休克早期儿茶酚胺分泌增加、肝糖原分解产生高血糖，但机体糖利用率低下，输注的葡萄糖不能被有效利用，高血糖会加重应激反应和代谢紊乱，并在血压回升时引起糖尿及渗透性利尿，不利于休克的彻底纠正。

3）液体输注速度：液体应快速输注以观察机体对输注液体的反应，但要避免过快而导致肺水肿，一般采用 300~500ml 液体在 20~30 分钟内输入，先快后慢，心源性休克患者除外。

4）容量反应性的评价：休克初始治疗中的重要环节，即通过调整容量状态以提高心排血量，从而纠正灌注不足。容量状态和容量反应性密切相关，但不能代表容量反应性，后者还受到心功能状态的制约。常用的评价容量反应性的方法和指标如下：①快速补液试验：在半小时内静脉输注 500ml 晶体液，比较输液前后的 CO 变化，如果输液后 CO 增加 >10%，则患者有容量反应性。②被动抬腿试验：通过抬高患者的双下肢，使得双下肢的血液回流至心脏，回心血量增加约 300~400ml，增加心脏前负荷。基础体位为 45° 的半卧位，改为平卧位后以床板抬高患者双下肢至 45°，维持至少 1 分钟，如果 CO 增加 >10%，则患者有容量反应性。③最少液体负荷试验：在 1 分钟内输注 100ml 晶体液，床边超声评估主动脉根部速度时间积分变异率（ΔVTI），>20% 提示有容量反应性。④在无自主呼吸、无心律失常、接受相对较大潮气量的机械通气的心源性休克患者中，液体反应性的判断可以通过使用连续心排血量监测器直接识别，或者间接地从呼吸机周期中观察脉搏压力变化中识别：a. 下腔静脉变异度：胸腔压力随呼吸运动而改变，引起回心血量的改变,下腔静脉的直径也发生相应变化,其吸呼气间的改变即为变异度。容量不足时,吸气引起的回心血量增加会引起下腔静脉直径明显缩小。当患者自主呼吸时,下腔静脉变异度 >50% 提示为有容量反应;而机械通气无自主呼吸时,下腔静脉变异度 >18% 提示为有容量反应。b. 每搏量变异率(SVV)和脉压变异率(PPV):同样根据心肺交互作用的原理,通过使用连续心排血量监测器直接识别,或者间接地从呼吸机周期中观察脉搏压力变化中识别。SVV>10%,PPV>13% 可以认为存在液体反应性。

5)"容量复苏金三角":容量复苏受到多种因素如液体种类、输液速度、输液量、监测指标等的影响,但临床容量复苏需要明确的指导原则和定量控制,因此根据血流动力学原理,采取临床常见的三项指标即乳酸、CVP 和容量反应性组成"容量复苏金三角"进行定量指导:①为改善组织灌注情况,以乳酸为金三角的顶点切入,如果乳酸(≥ 2mmol/L)升高,则需要开始进行容量复苏。补液并监测 CVP 水平至 8~12mmHg,复查乳酸恢复正常或乳酸清除率>30%,则实现容量复苏的目标,此时在稳定乳酸水平的基础上尽量降低 CVP。②如果乳酸升高,同时 CVP 也在安全上限,补液必定会使其超出上限,应检查 CVP 升高的原因,尤其是非循环系统如呼吸机设定、气胸、胸腔积液等。排查并解决这些原因后再进行容量复苏。③如果这些原因无法立即去除,或没有其他导致 CVP 升高的因素,则开始判断容量反应性(常用的容量反应性评估方法见上述)。如果容量反应性呈阳性,则说明补液后可增加心排血量,可继续进行容量复苏,再次进入步骤①。如果容量反应性呈阴性,而乳酸未达标,则停止容量复苏,选择其他方法如血管活性药物等继续复苏。

6)液体复苏的终点:结合心率、血压水平、尿量、血乳酸水平、碱剩余、床边超声等综合判断。扩容治疗有效的传统临床指标:①组织灌注良好,肢体温暖,发绀消失,神志好转;②收缩压 ≥ 90mmHg,脉压 ≥ 40mmHg,脉率 <100 次 /min;③尿量 >30ml/h。目前认为,扩容治疗的目的是确保器官组织灌注,因此,理想的扩容治疗目标是组织氧合功能监测指标(如 pHi、$PgCO_2$、血乳酸等)恢复正常。

(3)改善心泵功能

1)血管活性药物:应用血管活性药物旨在降低血管阻力,调节血管功能,针对不同情况合理使用缩血管和扩血管药物,可起到相互配合的作用。扩血管药物在休克时的应用前提是充分扩容,在低排高阻型休克或缩血管药物致血管严重痉挛休克的患者以及体内儿茶酚胺浓度过高的中晚期休克患者可使用血管扩张剂,这类药物包括:多巴胺受体活性药如多巴酚丁胺及小剂量多巴胺;α 受体阻滞剂如酚妥拉明;β 受体激动剂如异丙肾上腺素;

抗胆碱能药物如东莨菪碱、山莨菪碱、阿托品;硝酸酯类如硝普钠、硝酸甘油等。缩血管药物是治疗分布性休克的最佳选择,早期轻型的休克在综合治疗的基础上,也可采用缩血管药物。感染性休克首选去甲肾上腺素,肾上腺素则主要用于过敏性休克的治疗。对于威胁生命的极度低血压,或经短时间大量液体复苏不能纠正的低血压,可在液体复苏的同时使用缩血管药物,以尽快提升平均动脉压并恢复全身血流。首选去甲肾上腺素,尽可能通过中心静脉通路输注,其主要激动 α 受体,同时具有适度 β 受体激动作用,因而有助于维持心排血量、增加血管阻力,有利于提高血压。临床应用去甲肾上腺素时,多表现为平均动脉压显著增高,心率或心排血量基本不变。去甲肾上腺素常用剂量为 $0.1\sim2.0\mu g/(kg\cdot min)$。在高血流动力学状态的分布性休克患者中,可能存在血管加压素缺乏,在这部分患者中应用小剂量血管加压素可能会使血压显著增高。

2) 正性肌力药物:前负荷良好而心排血量仍不足时可考虑给予正性肌力药物。此时需给予正性肌力药物,首选多巴酚丁胺,起始剂量 $2\sim3\mu g/(kg\cdot min)$,静脉滴注速度根据症状、尿量等调整。磷酸二酯酶抑制剂包括米力农、依诺昔酮等,具有强心和舒张血管的综合效应,可增强多巴酚丁胺的作用。当 β肾上腺素能受体作用下调,或患者近期应用 β 受体阻滞剂时,磷酸二酯酶抑制剂治疗可能有效。

3. 对症支持治疗

(1)评估镇静镇痛:无论间断静脉推注或持续静脉泵注给药,每天均需中断或减少维持静脉的剂量,使患者清醒,重新评估及调整用药剂量。肌松剂有延长机械通气时间的风险,应避免使用。

(2)纠正酸中毒:酸中毒使心肌和血管系统对血管活性药物不敏感。根据血气分析补充碱性液体,首选 5% 碳酸氢钠。pH ≥ 7.15 的因低灌注导致高乳酸血症时不推荐使用。

(3)肾脏替代治疗:并发急性肾衰竭时,持续静脉血液滤过与间断血液透析均可。但对于血流动力学不稳定的患者,持续血液滤过可以更好地控制液体平衡。肌酐升高或少尿的急性肾损伤脓毒症患者,若无明确的透析指征则不建议使用肾脏替代治疗。

(4)预防深静脉血栓形成:可使用小剂量肝素或低分子肝素进行预防;有肝素禁忌者,如血小板减少、活动性出血等,可使用物理性预防措施如弹力袜、肢体气压治疗等。

(5)预防应激性溃疡:休克尤其是合并感染的患者处于高应激反应状态,应注意预防应激性溃疡,H_2 受体阻滞剂比硫糖铝效果更佳。在提高胃pH 值方面,质子泵抑制剂可能优于 H_2 受体阻滞剂。

(6)营养支持:对能耐受肠内营养的患者早期启动肠内营养,而非禁食或单纯输注葡萄糖。

(7)成分输血:无心肌缺血、严重低氧血症,或急性出血,Hb降至<70g/L时建议输注红细胞。脓毒症相关性贫血,不推荐使用促红细胞生成素。若无出血或计划性侵入性操作,不建议使用新鲜冰冻血浆纠正凝血功能。以下情况建议预防性输注血小板:血小板计数 $< 10 \times 10^9/L$ 且无明显出血征象;或 $<20 \times 10^9/L$ 同时伴有出血高风险。对活动性出血、外科手术或侵入性操作,血小板计数需 $\geqslant 50 \times 10^9/L$。

(8)血糖控制:对重症休克患者,应行程序化血糖管理。当连续监测血糖水平>10mmol/L(180mg/dl)开始使用胰岛素。上限目标是血糖 $\leqslant$ 10mmol/L,而非 $\leqslant$ 6.1mmol/L(110mg/dl)。所有接受静脉胰岛素治疗的患者都可以用葡萄糖作为热量来源,每1~2小时监测一次血糖,直到血糖和胰岛素用量稳定后可每4小时监测一次。

4. 调控全身性炎症反应 虽然休克的发病机制有所不同,但过度炎症反应导致的毛细血管渗漏,微循环障碍普遍存在,这在器官功能障碍的发展过程中起着关键作用。液体复苏治疗旨在恢复循环量和组织灌注,但不能有效阻止炎症反应的发生。因此,应尽早开始抗炎治疗,阻断炎症级联反应,保护内皮细胞,降低血管通透性,改善微循环。故抗炎治疗可作为休克的治疗选择之一,可选用乌司他丁、糖皮质激素等,必要时行CRRT治疗。研究显示乌司他丁可降低严重脓毒症/脓毒性休克患者治疗6小时及24小时后血乳酸水平,提高乳酸清除率,降低28天病死率及新发器官功能衰竭发生率。糖皮质激素在考虑患者可能存在肾上腺皮质功能不全时使用。

5. 防治并发症与脏器功能衰竭 休克可引起内环境紊乱和多器官功能不全,故治疗中应注意纠正体内水、电解质、代谢紊乱和酸中毒,同时应注意评估其余各脏器的功能,并根据特点进行保护和支持治疗,防止MODS出现。参见有关章节。

(傅 萱 张文武)

第2节 脓毒症与脓毒性休克

感染(infection)是指细菌、病毒、真菌、寄生虫等病原体侵入人体,在体内生长、繁殖,导致机体的正常功能、代谢、组织结构破坏,引起局部组织发生损伤性病变和全身性炎症反应。

全身炎症反应综合征(systemic inflammatory response syndrome,SIRS)

指任何致病因素作用于机体所引起的全身炎症反应,且具备以下 2 项或 2 项以上体征:体温 >38℃或 <36℃;心率 >90 次 /min;呼吸频率 >20 次 /min 或 $PaCO_2$<32mmHg;外周血白细胞计数 >12.0×10^9/L 或 <4.0×10^9/L,或未成熟粒细胞 >0.10。

1992 版脓毒症(sepsis)诊断标准(Sepsis 1.0):脓毒症是指由感染引起的全身炎症反应,即 sepsis=infection+SIRS,可发展为严重脓毒症(severe sepsis)和脓毒性休克(septic shock)。

严重脓毒症是指脓毒症伴有其导致的器官功能障碍、和 / 或组织灌注不足。低灌注或灌注不足包括乳酸酸中毒、少尿或急性意识状态改变。临床上有下述任一项可诊断:①脓毒症所致低血压;②血乳酸水平超过正常水平上限;③即使予以足够的液化复苏,尿量仍 <0.5ml/(kg·h)至少 2 小时;④非肺炎所致的急性肺损伤(ALI)且 PaO_2/FiO_2<250mmHg;⑤肺炎所致的 ALI 且 PaO_2/FiO_2<200mmHg;⑥血肌酐水平 >176.8μmol/L(2.0mg/dl);⑦胆红素 >34.2μmol/L(2.0mg/dl);⑧血小板计数 <100×10^9/L;⑨凝血异常(INR>1.5)。

脓毒性休克(septic shock)又称为感染性休克,是一种继发于严重感染的急性循环功能障碍导致的组织灌注不足。若脓毒症患者在给予足量液体复苏后仍存在组织低灌注,必须使用血管活性药物纠正低血压,才能使平均动脉血压(MAP)≥ 65mmHg 以及血乳酸浓度 ≥ 2mmol/L,即为脓毒性休克。

2001 版脓毒症诊断标准(Sepsis 2.0):从一般临床特征、炎症反应、血流动力学、器官功能障碍和组织灌注 5 个方面共 20 余项指标对脓毒症进行综合诊断,然而该标准过于复杂,并未得到临床认可和应用。而随着人们对疾病的了解逐渐深入,发现脓毒症不仅仅是一种全身性炎症反应。20 多年来,脓毒症的诊断都是以 SIRS 作为标准,但 SIRS 往往忽视了机体的抗炎反应和对于炎症的适应性反应,并且以 SIRS 为标准的传统定义太过宽泛,特异性较低。

2016 版脓毒症诊断标准(Sepsis 3.0):脓毒症是机体对感染的反应失调而导致危及生命的器官功能障碍。强调了脓毒症是宿主对感染产生的失控反应,提出脓毒症应以器官衰竭为核心,无论器官功能不全和感染孰先孰后,只要两者并存即可诊断。由此可见,对于符合 2 条及以上 SIRS 标准但未出现器官功能不全的感染患者将不被诊断为脓毒症。新的定义认为 SIRS 不能特异性地反映机体对感染产生的失控反应,因此,Sepsis 3.0 不再采用 SIRS 概念,而是以序贯器官衰竭功能评分(sequential organ failure assessment,SOFA)(详见第 3 章)反映患者严重程度及预后情况,因此当

SOFA评分≥2分时,可以认为患者出现器官功能障碍,也就是说Sepsis 3.0=感染+SOFA评分≥2分。对于ICU以外的地方(院前、急诊室、普通病房等),利用新的床旁指标即快速SOFA(quick SOFA,qSOFA)评分进行初筛,以鉴别可能出现全身感染并发症的可疑感染的非ICU患者。qSOFA诊断要求具备下述3项中2项危险因素:①呼吸>22次/min;②神志改变(GCS评分<13分);③收缩压≤100mmHg。若已明确或疑似的感染患者符合qSOFA的筛选诊断,则应进行器官功能评估,一旦患者的器官功能改变符合SOFA评分标准,则脓毒症的诊断确立。新定义也指出,脓毒性休克是指感染导致的循环衰竭和细胞代谢异常,是脓毒症的一个亚型。诊断标准为脓毒症患者经积极液体复苏后仍需要升压药物维持平均动脉压≥65mmHg,并且血乳酸>2mmol/L。

【诊断要点】

(一)脓毒症诊断标准　Sepsis 3.0＝感染+SOFA评分≥2分。脓毒症的筛选诊断标准:qSOFA评分符合下述3项中2项指标:①呼吸>22次/min;②神志改变(GCS评分<13分);③收缩压(SBP)≤100mmHg。脓毒症的确诊标准:符合脓毒症筛选诊断标准+SOFA评分≥2分。

(二)脓毒性休克诊断标准　脓毒性休克是脓毒症的一种。若脓毒症患者在给予足量液体复苏后仍存在组织低灌注,必须使用血管活性药物纠正低血压,才能使平均动脉血压(MAP)≥65mmHg,且血乳酸浓度≥2mmol/L,即为脓毒性休克。

【治疗要点】

(一)脓毒症与脓毒性休克的液体治疗策略　目前脓毒性休克的液体治疗策略,即ROSD四个阶段:复苏(Resuscitation)、优化(Optimization)、稳定(Stabilization)、降阶梯(De-escalation),关注了原发病、组织器官缺血再灌注、液体超负荷等造成的多次打击,从根本上改变了休克的时间进程。

早期阶段的液体复苏始终存在较大争议,目前公认的原理是迅速改善组织器官灌注,从而纠正脏器功能不全。而优化阶段的目标是合理液体输注,以纠正组织细胞持续存在的缺氧及低灌注。根据Frank-Starling定律,左室舒张末期容积增加,左室每搏输出量增加,直到达到理想的前负荷,每搏输出量将相对恒定。液体复苏只有在同时满足两个条件时可增加每搏输出量,即补液增加平均循环充盈压而不增加中心静脉压,并且两心室的功能处于Frank-Starling曲线的上升支。当个体无液体反应性时,容量负荷不能增加每搏输出量,不能改善组织灌注,反而增加左心舒张末期压力,加重肺水肿及微循环障碍。因此需要动态评估容量状态及容量反应性,可根据"容量复苏金三角"策略进行判断(详见本章第1节"休克概述")。并不是所有患者都有容量反应性,持续地液体输注只会引起液体过负荷,因此,优化阶段可启用血管活性药物。当组织灌注已经改善,进入稳定阶段,目标为减少血管活性药物剂量,维持液体出入量平衡或轻度负平衡。此阶段应慎重考虑补液带来的风险及收益,对容量反应性较好的患者应考虑进一步补液以达到减量血管活性药物的目的;对无进一步液体丢失风险的患者严格限制液体摄入。当血流动力学稳定、组织灌注较好,进入降阶梯环节,目标是脱出前三阶段补入的过多液体,对不能实现自主液体负平衡的患者使用利尿剂。以下可作参考:平均动脉压(MAP)>60mmHg,无血管活性药物支持>12小时,有充足的尿量,可应用呋塞米,在维持血压和灌注的情况下使CVP尽可能低。

(二)早期目标导向性治疗 早期目标导向性治疗(early goal directed therapy,EGDT)作为"复苏集束化(resuscitation bundle)"被纳入拯救脓毒症运动(surviving sepsis campaign,SSC)2004年提出的最初6小时目标中,即:①CVP 8~12mmHg;②MAP ≥ 65mmHg;③尿量 ≥ 0.5ml/(kg·h);④中心静脉血氧饱和度(ScvO_2)或混合静脉血氧饱和度(SvO_2) ≥ 70%。该指南在2012年作出更新,将初始复苏6小时目标中SvO_2降到了65%,并将脓毒症的初始阶段管理分为3小时和6小时集束化治疗。3小时内:测量血乳酸;应用抗生素前获得血培养标本;尽量提前广谱抗生素给药时间(急诊患者3小时内,非急诊患者1小时内);在低血压和(或)血乳酸>4mmol/L时,给予30ml/kg的晶体溶液。6小时内:低血压和对初始液体复苏无反应者,给予血管活性药物维持MAP ≥ 65mmHg;容量复苏后仍持续低血压,或初始乳酸≥ 4mmol/L者,测量CVP和中心静脉血氧饱和度;如果初始血乳酸升高,则重复测量。但是,在2012年以后,几项有关EGDT的大型随机对照研究得出阴性结果,对该指南造成冲击,SSC官网对6小时集束化治疗中的第2点做出更新,即将测量CVP和中心静脉血氧饱和度改为重复评估容量状态和组织灌注,通过生命体征、心肺查体、毛细血管再充盈、脉搏及皮肤变化等,或更高级的方法和手段如沿用CVP及中心静脉血氧饱和度的测量、床旁超声、被动抬腿或快速补液试验评估容量反应性等。2018年SSC提出最新的"1小时集束化治疗",将3小时和6小时的集束治疗整合,强调复苏的紧迫性。

1小时集束化治疗方案:完成复苏需要1小时以上,但复苏和治疗措施应在病情变化初期立即启动。包括:①测量乳酸水平,初始乳酸水平>2mmol/L时需要再次测量;②给予抗生素前留取血培养;③给予广谱抗生素;④低血压或乳酸 ≥ 4mmol/L,快速给予至少30ml/kg晶体液;⑤若患者在液体复苏期间或之后持续低血压,可应用血管活性药物,以维持平均动

脉压 ≥ 65mmHg。

首选晶体液作为初始复苏液体,以输注晶体液 ≥ 1 000ml 开始(最初 4~6 小时内至少 30ml/kg),若患者仍需要大量的晶体液复苏,可加用白蛋白。由于肾脏毒性和凝血功能障碍等,目前不推荐使用羟乙基淀粉来进行脓毒性休克的液体复苏。根据血压、心率、尿量及肢体末梢温度的监测调整补液量。当 CVP 达 8~12cmH$_2$O,但 SvO$_2$ 或 ScvO$_2$ 仍未达标,应输注浓缩红细胞使 Hct 大于 30%,或输注多巴酚丁胺尽快达到复苏目标。如血小板 <5 × 10^9/L 时,应立即给予血小板悬液 1~2U。血小板在(5~30)× 10^9/L,且有明显出血倾向时,应考虑输注血小板。

(三) 抗微生物治疗 在不显著延迟抗生素启用的前提下,对疑似脓毒症或脓毒性休克的患者常规行合理的微生物培养,至少应包括两种类型,即厌氧和需氧。标本类型包括至少 1 份外周血、每根导管的导管血(导管留置大于 48 小时)、相应可疑感染部位的标本如尿培养、脑脊液培养、伤口培养、痰培养或引流液等。需注意不应为了留取标本而延误抗生素的使用时机。

诊断脓毒症或脓毒性休克后的 1 小时内尽快启动静脉抗菌药物治疗,脓毒性休克时推荐使用一种或几种抗生素经验性联合用药,广谱覆盖可能的病原微生物,包括细菌、真菌或病毒,但脓毒症不建议常规联合用药。一旦病原微生物确认、药敏明确、症状体征好转,建议经验性抗生素治疗转变为窄谱抗生素。大多数感染性相关脓毒症或脓毒性休克,7~10 天的抗菌疗程是足够的,而临床改善缓慢、无法引流的感染灶、金黄色葡萄球菌相关菌血症、部分真菌感染、免疫缺陷者可增长抗感染时程。可动态监测 PCT 水平以缩短抗生素使用时间。

应该及时寻找感染源(例如:坏死性软组织感染、腹膜炎合并腹内感染、胆管炎、肠梗阻),除了借助临床表现和体格检查,可充分利用床边 B 超及其他影像学检查筛查可疑的感染灶。一旦诊断明确需考虑外科清创引流,如果条件允许,应该在诊断感染后 12 小时内完成。

(四) 血管活性药物 去甲肾上腺素为首选的血管活性药物。为达到目标 MAP 值,建议加用血管加压素(最大剂量 0.03U/min)或者肾上腺素,以降低去甲肾上腺素剂量。对某些低危快速型心律失常、绝对或者相对心动过缓的患者,多巴胺可替代去甲肾上腺素,但低剂量多巴胺无肾脏保护作用。经充分液体负荷及升压药物后,仍然存在持续低灌注的患者,建议使用多巴酚丁胺。用药后尽快行动脉置管进行连续性血压测定,药物剂量需要逐渐滴定,随时调整,若低血压恶化或心律失常需要减量或停药。

(五) 糖皮质激素的使用 经充分液体复苏及血管活性药物治疗后,患者血流动力学能够恢复稳定者不建议静脉使用氢化可的松。如果无法达到血流动力学稳定,建议静脉使用氢化可的松,剂量建议为每天 200mg。

(六)呼吸支持 成人脓毒症相关的 ARDS 患者推荐潮气量 6ml/kg,以肺压力 - 容积曲线(P-V 曲线)低位拐点压力上调 2cmH$_2$O 作为呼气末正压(PEEP),注意平台压上限为 30cmH$_2$O。床头抬高 30~45° 以减少反流误吸,防止呼吸机相关性肺炎的发生。对于 PaO$_2$/FiO$_2$<100mmHg 的 ARDS 患者,可以给予俯卧位通气以改善氧合。

(七)其他治疗 其他药物治疗有:①血必净注射液 50~100ml 静脉滴注,2 次 /d;②乌司他丁 40 万 ~80 万 U/d 静脉给药,等。

其他治疗措施有镇静镇痛、纠正酸中毒、血糖控制、肾脏替代治疗、预防应激性溃疡、预防深静脉血栓形成(DVT)等,详见本章第 1 节"休克概述"部分。

(傅 萱 张文武)

第3节 心源性休克

心源性休克(cardiogenic shock,CS)是由于各种原因导致心脏功能减退,引起心排血量显著减少,导致血压下降,重要脏器和组织灌注严重不足,引起全身微循环功能障碍,从而出现一系列以缺血、缺氧、代谢障碍及重要脏器损害为特征的一种临床综合征。

【诊断要点】

(一)CS 的病因

1. **主要病因** 导致 CS 最常见的病因是急性冠脉综合征,尤其是 ST 段抬高型心肌梗死(STEMI),约占整个 CS 病因的 80%。而急性心肌梗死(AMI)导致 CS 的主要病因是严重的急性泵功能衰竭,约占 AMI 合并 CS 的 78.5%。其他导致 AMI 患者出现 CS 的原因还包括右心室心肌梗死导致低血容量、机械并发症和大量应用负性肌力药物等。

2. **其他病因** 其他病因还包括严重心律失常、急性暴发性心肌炎(病毒性、风湿性等)、原发性心肌病(扩张型、限制型、肥厚型心肌病晚期)及继发性心肌病(感染相关、药物损伤、甲状腺毒症、甲状腺功能减退等引起)、心脏直视手术后低心排综合征等。机械原因(乳头肌断裂、室间隔穿孔、心脏破裂等)目前倾向于归入梗阻性休克。

(二)CS 的诊断标准

1. 临床标准

(1)低血压:血容量充足前提下,收缩压 <90mmHg 超过 30 分钟;或平

均动脉压 <65mmHg 超过 30 分钟;或需要应用血管活性药物和 / 或循环辅助装置支持下收缩压维持 >90mmHg。

(2) 脏器灌注不足征象(至少 1 项):①排除其他原因的精神状态改变,早期兴奋,晚期抑制萎靡;②肢端皮肤湿冷、花斑;③少尿(尿量 <400ml/24h 或 <17ml/h),或无尿(尿量 <100ml/24h);④代谢性酸中毒,血浆乳酸浓度增高 >2.0mmol/L。

2. 有创血流动力学监测的诊断标准(必要时可实施)

(1) 心排血量严重降低:心指数 ≤ 2.2L/(min·m²)。

(2) 心室充盈压升高:肺毛细血管楔压(PCWP) ≥ 18mmHg。

(三) 心源性休克的分期 心源性休克涵盖的范围从孤立性心肌功能障碍导致休克的高风险患者,到严重多器官功能障碍和血流动力学衰竭的重症患者,再到持续心脏骤停的患者,由于其异质性,导致预后可能因病因、疾病严重程度和合并症而差异很大。在不同的患者亚群中,治疗可能有广泛不同的结局,因此 2019 年美国心血管造影与介入学会(SCAI)发布了《心源性休克分期 SCAI 临床专家共识声明》(表 2-3-1),对心源性休克谱进行更细致的分类,以指导治疗和预测结局。

表 2-3-1 心源性休克分期 SCAI 临床专家共识声明

阶段	描述	体格检查	生化指标	血流动力学
A 期(at risk)风险期	暂未出现 CS 的症状体征,但存在发生风险,包括急性大面积心肌梗死或既往急性心肌梗死和 / 或慢性心衰急性加重	<li>精神状态正常</li><li>颈静脉搏动(JVP)正常</li><li>肺部清音</li><li>肢体温暖且灌注良好(远端搏动强劲)</li>	<li>肾功能正常</li><li>乳酸正常</li>	血压正常 血流动力学:<li>心脏指数 ≥ 2.5L/(min·m²)</li><li>中心静脉压(CVP)<10cmH₂O</li><li>肺动脉血氧饱和度(PA sat)>65%</li>
B 期(begining)开始期(休克前期 / 代偿性休克期)	有相对低血压和心动过速,无灌注不足的临床证据	<li>精神状态正常</li><li>JVP 升高</li><li>肺部啰音</li><li>肢体温暖且灌注良好(远端搏动强劲)</li>	<li>乳酸正常</li><li>轻微肾功能损害</li><li>BNP 升高</li>	收缩压(SBP)<90 或平均动脉压(MAP)<60mmHg 或较基线降低 >30mmHg 脉搏 >100 次 /min 血流动力学: 心脏指数 ≥ 2.2L/(min·m²) PAsat ≥ 65%

阶段	描述	体格检查	生化指标	血流动力学
C期(classic)典型期	表现为低灌注者需要在容量复苏后进行干预(强心药、升压药、机械支持)以恢复灌注,相对低血压	可包括以下任何一项: • 精神不佳 • 面色灰白、皮肤花斑 • 容量过负荷 • 肺部广泛啰音 • Killip3级或4级 • 需进行双水平气道正压通气(BiPAP)或机械通气 • 皮肤湿冷 • 精神状态急剧改变 • 尿量<30ml/h	可包括以下任何一项: • 乳酸≥2mmol/L • 肌酐翻倍,或肾小球滤过率(GFR)下降>50% • 肝功能指标升高 • BNP升高	可包括以下任何一项: ① SBP<90mmHg或MAP<60mmHg或较基线降低>30mmHg且需要接受药物/器械治疗以达到目标血压 ②血流动力学: • 心脏指数<2.2L/(min·m²) • 肺毛细血管楔压(PCWP)>15mmHg • 右房压(RAP)/PCWP≥0.8 • 肺动脉灌注指数(PAPI)<1.85 • 心输出功率<0.6
D期(deteriorating)恶化期	与C期类似但正在恶化的患者,未能对最初的干预作出反应	同C期	满足C期任何一项,且出现恶化	满足C期任何一项,且需要多种药物/机械循环辅助装置以维持灌注
E期(extremis)终末期	患者出现循环衰竭,正在进行CPR和/或ECMO,并接受多种干预支持的心搏骤停患者	• 脉搏几乎消失 • 心脏衰竭 • 机械通气 • 使用除颤仪	• 心肺复苏 • pH<7.2 • 乳酸>5mmol/L	• 不复苏就没有收缩压 • 无脉性电活动(PEA)或难治性室速/室颤 • 最大强度治疗下仍表现为低血压

(四) 心源性休克的分型 心肌梗死相关的左心室功能障碍是心源性休克的主要病因,其诊断必须满足两个条件,即存在心脏疾病及休克的临床表现。CS分型如下:①湿冷型:心源性休克最常见的表现,约占心肌梗死相关心源性休克的2/3,兼有充血及灌注不足。②干冷型:对利尿剂尚有反应的慢性心衰亚急性失代偿期,但28%急性心梗相关心源性休克也表现为干冷型。与湿冷型相比,通常干冷型心源性休克肺毛细血管楔压(pulmonary capillary wedge pressure,PCWP)较低,主要表现为灌注不足,通常无心肌梗死史或慢性肾脏疾病史。③暖湿型:可见于心肌梗死后全身炎症反应综合征和血管舒张反应,此型心源性休克体循环血管阻力较低,脓毒血症和死亡的风险较高。尽管血压正常型心源性休克 SBP ≥ 90mmHg,但存在外周灌注不足的表现,与血压降低型心源性休克相比,体循环血管阻力显著升高。④右心室梗死型心源性休克:占心梗相关心源性休克的 5.3%,具有较高的中心静脉压。

【治疗要点】

心源性休克的治疗包括对病因的治疗以及对休克的纠正。时间是 CS 治疗的关键,应该尽快明确病因,启动治疗,避免造成多脏器不可逆损害。CS 治疗包括病因治疗、稳定血流动力学、保护重要脏器功能、维持内环境稳定、防治心律失常、改善心肌代谢和综合支持治疗。处理 CS 时,需要建立包括院前急救、急诊室、心血管介入、心血管外科、危重症监护、体外循环支持以及医学影像科等多专科在内的 CS 诊治团队。

(一) 一般治疗 卧床并减少搬动,床头抬高可抬高膈肌,有利于肺部通气,同时双下肢下垂,减少静脉回流,减低心脏前负荷。严密监测生命体征。

(二) 对症支持治疗

1. 改善低氧血症 保持呼吸道通畅,若患者自主呼吸力量够,宜选用鼻导管或可携氧面罩给氧,保持动脉血氧饱和度(SaO_2)>90%。需注意的是,单纯以 SaO_2 作为判断是否缺氧、是否氧疗的标准,是可能犯错误的,呼吸频率、血气氧分压、二氧化碳分压等、肺部啰音等也是需要关注的,如急性心梗合并心衰的患者,通过增加呼吸频率的代偿,可以维持 SaO_2 在正常水平,但此时给氧则是必要的。如合并心衰,满肺啰音,憋喘加重,可予无创通气并设定呼气末正压(PEEP)进行支持。当一般情况不稳定,出现意识障碍、动脉血氧分压低、出现明显的肺水肿,立即行气管插管和机械通气。保证氧供,减轻心脏负担。

2. 建立深静脉通道 放置颈内静脉或锁骨下静脉导管,既可提供快速输液、输注抢救药物的通道,又可获得血流动力学监测指标。

3. 镇静镇痛 解除患者的紧张、焦虑,缓解疼痛,可应用吗啡及芬太尼。

(三) 病因治疗 尽快完善超声心动图、冠脉 CTA 等检查以发现病因,其中床旁超声也可为后来的血流动力学评估、监测和治疗提供依据。有导致心源性休克的原发病应及时对因治疗。如急性心肌梗死争取时间冠脉血运重建,进行溶栓、经皮冠状动脉介入治疗(PCI)、外科手术等;严重心律失常用抗心律失常药物,电复律,临时起搏器植入;重症心肌炎虽然缺乏有效的病因治疗,可短期、早期给予肾上腺皮质激素,尽早给予机械循环辅助治疗如 ECMO 等。

（四）液体复苏 在心源性休克患者，除非合并肺水肿，否则应进行液体复苏，但由于心脏泵功能衰竭，应在血流动力学监测各种指标的指导下严格控制补液。CVP 及 PCWP 较低时提示血容量不足，可予适当补充晶体液或胶体液，CVP 及 PCWP 在正常范围时补液应谨慎，根据液体反应性（被动抬腿试验、快速补液试验、最少液体负荷试验、床旁超声判断下腔静脉变异度等）指导补液，如 CVP $\geqslant$ 18cmH$_2$O、PCWP $\geqslant$ 18mmHg 时则提示血容量过高或肺淤血，应停止补液并使用血管活性药、利尿剂等。右室、下壁心肌梗死时出现低血压，应增加补液恢复血压，PCWP 稍高于 18mmHg 可以接受，不作为停止补液的指征。

（五）药物治疗

1. **血管活性药物的应用** 为稳定血流动力学，可选择作用于心脏和血管平滑肌受体的血管活性药物。一般应用起效迅速、安全可靠、半衰期短、剂量容易掌控的药物如去甲肾上腺素、多巴胺、多巴酚丁胺等。最新的观点认为多巴胺在心源性休克及其他人群中致心律失常的风险较高，且与心源性休克死亡风险增加相关；而去甲肾在升压同时致心律失常风险较低，可作为大部分心源性休克患者的首选。

心源性休克诊断和治疗中国专家共识（2018）CS 血管活性药物治疗建议：①尽快应用血管活性药物（常用多巴胺和去甲肾上腺素）维持血流动力学稳定；②如果收缩压尚维持于 80~90mmHg，可考虑先加用正性肌力药物，如多巴胺；③如果已出现严重低血压（收缩压 <80mmHg），需要在提高心排血量的同时，进一步收缩血管提升血压，可首选去甲肾上腺素，或多巴胺联合应用去甲肾上腺素；④较大剂量单药无法维持血压时，建议尽快联合应用，注意监测药物副作用。

血管扩张剂仅在各种升压措施处理后血压仍不升，而 PCWP 增高（PCWP>18mmHg），心排血量低[CI<2.2L/（min·m^2）]或周围血管显著收缩致四肢厥冷并有发绀时使用。而且应与正性肌力药物联合应用。硝普钠从 15μg/min 开始，每 5 分钟逐渐增加至 PCWP 降至 15~18mmHg；硝酸甘油从 10~20μg/min 开始，每隔 5~10 分钟增加 5~10μg/min，直至左室充盈压下降。对有心动过缓或房室传导阻滞的 CS，可用胆碱能受体阻滞剂如山莨菪碱静脉滴注。一般情况下血管扩张剂与正性肌力药和主动脉内气囊反搏术联合应用，能增加心排血量，维持或增加冠状动脉灌注压。

2. **正性肌力药物的应用** 原则上应选用增加心肌收缩力而不会大幅增加心肌耗氧、维持血压而不加快心率甚至导致心律失常的药物。洋地黄类药物具有正性肌力、负性传导、负性频率效应，增强心肌收缩力的同时不收缩血管,不增快心率,可应用于心源性休克或合并慢性心功能不全或快速心房颤动(房颤)时。应用时剂量减少,选用短效制剂如毛花苷丙等。磷酸二酯酶Ⅲ抑制剂是非强心苷、非儿茶酚胺类强心药,兼有正性肌力及扩血管效应,小剂量使用时主要表现为正性肌力作用,扩张血管作用随剂量的增加而逐渐增强,适用于准备行心脏移植以及终末期的心衰,短期用于难治性心衰、心脏术后。常用药物有氨力农及米力农。钙增敏剂是一种新型的正性肌力药物,代表药物是左西孟旦(levosimendan)。它与心肌肌钙蛋白 C 结合后增加其对 Ca^{2+} 的敏感性,无需提高细胞内 Ca^{2+} 的浓度而增强心肌收缩力,且不影响心率,心肌耗氧量也未见明显增加,主要适用于传统治疗(利尿剂、血管紧张素转换酶抑制剂和洋地黄类)疗效不佳的由收缩功能不全所致的低心排患者,用药后可有心排血量和每搏输出量上升,体循环阻力和肺循环阻力的下降,使心力衰竭症状好转。具体用法与注意事项参见第 9 章第 2 节"急性心力衰竭"治疗部分。

3. 利尿剂　主要用于控制肺淤血、肺水肿,同时有助于改善氧合,但可能对血压产生影响。

(六) 机械循环辅助装置

1. 动脉内球囊反搏(IABP)　主要通过舒张期球囊充气以改善冠状动脉和外周血流灌注,收缩期囊放气使后负荷明显减轻从而提高左心室功能,维持血流动力学稳定。对于我国很多尚无条件开展急诊介入治疗的基层医院,心源性休克患者首诊时,有必要置入 IABP 辅助静脉溶栓治疗或 IABP 支持下转运。①适应证:心源性休克当心脏指数 $<2L/(min·m^2)$、中心静脉压 $>15mmHg$、左房压 $>20mmHg$ 时应果断地放置;乳头肌断裂、室间隔穿孔、心脏破裂等机械并发症导致的心源性休克等。②禁忌证:主动脉瓣关闭不全、主动脉夹层动脉瘤或主动脉窦瘤等。

2. 心室辅助装置(ventricular assist device,VAD)　借助外置的机械设备,暂时部分代替心脏的功能,待心功能恢复,有助于组织器官的灌注,并改善心源性休克时的恶性循环;但在循环崩溃时,达不到完全性的循环支持作用。临床常选择左心辅助(LVAD),当合并严重右心功能衰竭时,可选择右心辅助或全心辅助。适应证:①作为治疗性措施,使衰竭的心脏恢复功能,用于心脏手术后不能脱离体外循环机、急性心源性休克;②作为心脏移植桥梁过渡等待供体;③作为预防性措施,主要是用于高危冠心患者做经皮冠状动脉球囊成形术,预防心搏骤停,维持动脉血压和心排血量。

3. 体外膜氧合(extracorporeal membrane oxygenation,ECMO)　是体外泵驱动血流并进行膜氧合器气体交换的过程,流量可达 4~6L/min。其中 VA-ECMO 在提供恒定血流的同时,提高灌注压,改善器官灌注,纠正组织缺氧,并减轻右心前负荷。适用于急性可逆性严重心功能障碍,常规治疗无效的情况下,如重症暴发性心肌炎、心脏外科术前支持或手术后、急性心肌梗死等,还可以用于其他原因导致的严重心功能抑制状态下的急性循环功能衰竭,如药物过量。在体外膜氧合实施同时进行 IABP 治疗,有利于降低心脏后负荷、改善冠脉循环、促进心功能恢复。2015 年法国成人心源性休克管理专家建议认为,心源性休克患者若需要暂时循环支持,强烈推荐首选ECMO。注意使用的绝对禁忌证:①无法进行抗凝治疗;②不可逆转的脑损害;③其他不可逆状态,如疾病终末期。

(傅 萱 张文武)

第 4 节 低血容量性休克

低血容量性休克(hypovolemic shock)是各种创伤和疾病引起的循环血容量急性丢失超过机体应急代偿能力而出现的有效循环血量、心排血量减少,继而引起组织灌注不足、细胞代谢紊乱和功能受损的一系列病理生理过程。失血性休克(hemorrhagic shock)是最常见的低血容量性休克。低血容量性休克的主要病理生理改变是有效循环血容量急剧减少,导致组织低灌注、无氧代谢增加、乳酸性酸中毒、再灌注损伤以及内毒素易位,最终导致MODS。其主要死因是组织低灌注以及大出血、感染和再灌注损伤等原因导致的 MODS。

【诊断要点】

(一)病因 低血容量性休克的循环容量丢失包括显性丢失和非显性丢失。显性丢失是指循环容量丢失至体外,失血是典型的显性丢失,如严重创伤、骨折、挤压伤等所致的外出血;各种原因如消化性溃疡、急性胃黏膜病变、食管胃底静脉曲张破裂等所致的消化道出血;呼吸道出血引起的咯血;泌尿道出血引起的血尿;女性生殖道出血引起的阴道流血等。显性丢失也可由呕吐、腹泻、脱水、利尿等原因所致。非显性容量丢失是指循环容量丢失到循环系统之外,主要为循环容量的血管外渗出或循环容量进入体腔内(如肝脾等内脏破裂引起的内出血、腹腔、腹膜后、纵隔等出血、动脉瘤破裂出血等)以及其他方式的非显性体外丢失。体液流失导致的低血容量性休克是儿童最常见的休克类型,最常见的原因是腹泻病;老年患者由于生理储备较低,因此由于体液流失而更容易发生低血容量性休克;其他原因有烧烫伤、渗透性利尿、肠梗阻、胰腺炎等。

(二)临床表现特点 不论病因如何,低血容量性休克多表现为冷型休克(低排高阻型休克),突出的表现特点是"5P":皮肤苍白(pallor)、冷汗(prespiration)、虚脱(prostration)、脉搏细弱(pulselessness)、呼吸困难(pulmonary dificiency)。最初反应为交感神经兴奋,表现为精神紧张、烦躁、口干、皮肤苍白、出冷汗、四肢末端发凉、脉细速,血压可正常但脉压小,可出现休克的一般表现即意识状态的变化、皮肤花斑及尿量的减少;但需注意临床上患者出现休克而无少尿的情况,如高血糖和造影剂等有渗透活性的物质造成的渗透性利尿。病因未纠正,病情进一步恶化则表现为血压明显下降,严重的低血容量性休克可导致肠系膜和冠状动脉缺血,从而引起腹痛或胸痛,脑部灌注不足可能会引起躁动、嗜睡或神志不清。

(三)失血性休克的分级　临床上,根据失血量等指标可将失血性休克分成四级(以体重70kg的成年男性为例):

Ⅰ级(早期):失血量<750ml,占血容量比例<15%,心率(HR)≤100次/min,血压正常或稍增高;

Ⅱ级(代偿期):失血量750~1 500ml,占血容量比例15%~30%,HR>100次/min,呼吸增快(20~30次/min),血压下降,皮肤苍白、发凉,毛细血管充盈延迟,轻至中度焦虑,尿量减少(20~30ml/h);

Ⅲ级(进展期):失血量1 500~2 000ml,占血容量比例30%~40%,HR>120次/min,呼吸急促(30~40次/min),血压明显下降,神志改变如萎靡或躁动不安,尿量明显减少(5~20ml/h);

Ⅳ级(难治期):失血量>2 000ml,占血容量比例>40%,HR>140次/min,脉搏细弱,呼吸窘迫(>40次/min),血压显著下降,皮肤发绀、湿冷,意识障碍,无尿。

大量失血定义为24小时内失血超过患者的估计血容量或3小时内失血量超过估计血容量的一半。

(四)低血容量性休克的监测

1. 一般临床监测　包括皮温与色泽、心率、血压、尿量、体温和精神状态等监测指标。血压的变化需要严密地动态监测。休克初期由于代偿性血管收缩,血压可能保持或接近正常。对未控制出血的失血性休克维持"允许性低血压"(permissive hypotension)即维持平均动脉压(MAP)在60~80mmHg。

2. 实验室监测　包括:①血常规监测:动态观察红细胞计数、血红蛋白(Hb)及血细胞比容(Hct)的数值变化。②电解质监测与肾功能监测。③凝血功能监测:常规凝血功能监测包括血小板计数、凝血酶原时间(PT)、活化部分凝血活酶时间(APTT)、国际标准化比值(INR)和D-二聚体等。若PT和(或)APTT延长至正常值的1.5倍,即应考虑凝血功能障碍。

3. 有创血流动力学监测和氧代谢监测　参见本章第1节。

（五）**诊断注意事项** 早期诊断对预后至关重要。抗休克的同时积极寻找出血原因，对于因胃肠道、呼吸道、泌尿道、生殖道等发生大量出血所致的休克，由于出血一般均排出体外，诊断较易；但消化道出血有时在出现呕血和便血之前即有休克，如未注意，可延误诊断。胸腔出血可由外伤、肿瘤、胸膜粘连带的撕裂以及主动脉夹层血肿等引起。腹腔内出血常见者为脾破裂、异位妊娠破裂出血。此外，流行性出血热、肝破裂、肾破裂、腹主动脉瘤破裂、肿瘤（如肝癌结节破裂）、各种出血性疾病、应用抗凝剂等也可引起腹腔内或腹膜后大出血而发生休克，应予以足够的警惕。骨折出血有时亦可引起休克，尤其是骨盆、股骨等骨折，出血迅速而量大，可在 1 000ml 以上而外观可不明显，休克较易发生。例如：脊柱、盆腔骨折可因腰部静脉撕破而致腹膜后大量出血，血液能积存于组织间隙高达 2 000ml 以上；股骨骨折时血液可储存于大腿的软组织中，虽积血达 1 000~1 500ml 也常不发生令人注目的急性肿胀，应特别重视。对于多发创伤和以躯干损伤为主的失血性休克患者，床边超声可以早期明确出血部位从而早期提示手术的指征；CT 检查比床边超声有更好的特异性和敏感性。

【治疗要点】

遵循"抢救生命第一，保护功能第二，先重后轻，先急后缓"的原则。基本治疗措施包括控制出血、保持呼吸道通畅、液体复苏、止痛以及其他对症治疗，同时应重视救治过程中的损伤控制复苏策略，如损伤控制外科，限制性液体复苏可允许性低血压，输血策略，预防创伤凝血病等。

（一）**原发病治疗（止血）** 原发病的有效治疗是失血性休克抢救成功的基础。

1. **手术或介入止血** 对于出血部位明确、存在活动性出血的休克患者，应尽快进行手术或介入止血。采用何种止血方法，应根据出血来源而定：①四肢、头颅或身体表浅部位的较大出血，可先采用填塞、加压包扎暂时止血，待休克基本纠正后，再作手术处理。②内脏脏器如肝、脾破裂、宫外孕破裂等出血，则应尽早进行手术。③各种原因的上消化道出血、咯血，一般宜行内科保守治疗，必要时可考虑手术或介入止血。

2. **止血剂的应用** 当创伤失血性休克患者存在或怀疑存在活动性出血时，应尽快静脉使用氨甲环酸，防治创伤性凝血病。首剂 1g（≥ 10 分钟），后续 1g 输注至少持续 8 小时。如果创伤失血性休克患者受伤超过 3 小时，避免静脉应用氨甲环酸，除非有证据证明患者存在纤溶亢进。制订创伤出血处理流程时，建议在患者转送医院的途中应用首剂的氨甲环酸。颅脑、肝脾等重要脏器损伤出血时可考虑选择矛头蝮蛇血凝酶等止血药物静脉或局部应用止血。对于发生凝血病并发大出血者亦可在充分的凝血底物替代输注治疗后使用重组凝血因子Ⅶ。

（二）补充血容量（液体复苏） 目的是维持机体血流动力学的稳定，纠正代谢紊乱，恢复组织器官的正常灌注。

1. 复苏常用的液体种类 晶体溶液常用的有 0.9% 氯化钠注射液（生理盐水）、复方氯化钠注射液（林格液）、乳酸钠林格注射液（平衡盐溶液，简称平衡液）、高张盐溶液等。生理盐水含钠、氯浓度均为 154mmol/L，电解质浓度 308mmol/L；复方氯化钠注射液含钠、钾、钙、氯浓度分别为 146mmol/L、4mmol/L、2.5mmol/L、155mmol/L，电解质浓度 307.5mmol/L；乳酸钠林格注射液含钠、钾、钙、氯浓度分别为 130mmol/L、4mmol/L、1.5mmol/L、109mmol/L，电解质浓度 272.5mmol/L。乳酸钠林格注射液是液体复苏时最常用的晶体液。高渗盐溶液有 7.5% 氯化钠注射液和 3% 氯化钠注射液。高渗晶胶溶液有 7.5% 氯化钠注射液 +6% 右旋糖酐溶液（HSD）和 4.2% 氯化钠注射液 + 羟乙基淀粉（霍姆）等制剂。

低血容量性休克时有明显的细胞外液减少和细胞内液增加。生理盐水、复方氯化钠注射液、乳酸钠林格注射液主要分布于细胞外液，输注的晶体液约有 25% 存留在血管内，而其余 75% 则分布于血管外间隙。临床上输注 1L 等张晶体液后，血管内容量可增加 100~200ml。复方氯化钠注射液中所含的乳酸在复苏过程中可以迅速代谢，不会影响动脉血乳酸测定。等渗电解质液无携氧功能，改善血流动力学效果差和时间短，用其单独纠正严重休克时其用量需为失液量的 3~4 倍才能维持循环，而且往往在输液结束后即有 70%~80% 漏到了血管外，大量输入等渗液有可能会进一步增加细胞与组织的水肿。

休克患者应不给含糖液体，尤其是伴有中枢神经系统损伤的患者应禁止补充含糖液体，尽管补充含糖液体也可提升血压，但输注含糖液体后可引起和加重再灌注损伤。

胶体溶液常用的有白蛋白等血液制品和右旋糖酐 40（低分子右旋糖酐）、羟乙基淀粉（淀粉代血浆，706 代血浆）、琥珀酰明胶（血定安，佳乐施）等人工胶体。白蛋白是一种天然的血浆蛋白质，在正常人构成了血浆胶体渗透压的 75%~80%。正常浓度为 35~50g/L。规格有 5%、10%、15%、20% 的注射液和 5g、10g 的冻干粉。5% 人血白蛋白溶液 250ml 的胶体渗透压为 18~20mmHg/L，而 25% 人血白蛋白溶液 50ml 的胶体渗透压为 100mmHg/L。在复苏治疗初期，输注 5% 人血白蛋白溶液 1L 血浆溶液增加 500~1 000ml。输注 25% 人血白蛋白溶液 100ml，如果体液能够从组织间隙进入血管内，1 小时后可使血管内容量增加 400~500ml。

白蛋白、新鲜或冻干血浆是液体复苏治疗时常用的胶体溶液，但其价格较昂贵,具有传播多种血行传染病的潜在危险,输入白蛋白后会发生毛细血管渗漏,将弥散至组织间质中,且不能自由地回至血管内,导致组织间质渗透压升高,组织水肿。

2. 复苏液体的选择 目前尚无足够的证据表明晶体液与胶体溶液用于低血容量休克液体复苏的疗效与安全性方面有明显差异。合理的液体选择方式是:晶体液为开始复苏的首选及主要选择;胶体溶液可在对晶体液复苏反应满意时加用;从经济方面考虑,应优先使用非蛋白类胶体溶液。液体复苏时晶体液与胶体溶液比例通常为3:1。

(三)输血与防治凝血功能障碍 失血性休克时,在输注晶体液和代血浆的同时,常应用新鲜冰冻血浆(FFP)、冷沉淀、浓缩血小板悬液,以改善凝血功能。

1. 浓缩红细胞 当 Hb 降至 70g/L 时应考虑输血。对于有活动性出血的患者、老年人以及有心肌梗死风险者,Hb 保持在较高水平更为合理。无活动性出血的患者每输注 1U(200ml 全血)的红细胞,其 Hb 升高约 10g/L,Hct 升高约 3%。24 小时内输血 >10U 为大量输血。但大量输注红细胞时易导致凝血紊乱,应及时补充血小板和凝血因子等特殊成分。Holcomb 等报道以 1:1:1 的比例输注血浆、血小板、红细胞对预后有利。与成分输血相比,新鲜全血含有更多的凝血因子、血小板、红细胞,能更有效地纠正贫血和改善凝血功能。

2. 血小板 血小板输注主要适用于血小板数量减少或功能异常伴有出血倾向的患者。急性失血患者的血小板应维持在 $50 \times 10^9/L$ 以上;严重创伤和中枢神经系统损伤的患者,应在 $100 \times 10^9/L$ 以上。对大量输血后并发凝血异常的患者联合输注血小板和冷沉淀可显著改善止血效果。

3. 新鲜冰冻血浆(FFP) 输注 FFP 的目的是为了补充凝血因子的不足。FFP 不仅可以迅速改善凝血功能,还可起到扩容、改善微循环的作用。PT或 APTT 大于正常值的 1.5 倍时,应输入 FFP 纠正凝血紊乱,FFP 输入量10~15ml/kg。

4. 冷沉淀 内含凝血因子 V、Ⅷ、Ⅻ、纤维蛋白原等,适用于特定凝血因子缺乏所引起的疾病、肝移植围手术期以及肝硬化食管静脉曲张等出血。还可用于预防大量输血后的出血倾向。要求凝血因子活性至少在正常值的20%~30%,<20% 易发生出血。

5. 凝血酶原复合物和纤维蛋白原 参见第 11 章第 9 节"输血与输血反应"。

(四)血管活性药与正性肌力药 临床通常仅对于足够的液体复苏后仍存在低血压或者输液还未开始的严重低血压患者,才考虑应用血管活性药与正性肌力药。可选用多巴胺、去甲肾上腺素、间羟胺、多巴酚丁胺等。

（五）纠正代谢性酸中毒 代谢性酸中毒的处理应着眼于病因处理、容量复苏等干预治疗，在组织灌注恢复过程中酸中毒状态可逐步纠正，过度的血液碱化使氧解离曲线左移，不利于组织供氧。因此，在失血性休克的治疗中，碳酸氢盐的治疗只用于紧急情况或 pH<7.20 时，不主张常规使用。

（六）注意体温监测、防治低体温 低体温（<35℃）可影响血小板的功能、降低凝血因子的活性、影响纤维蛋白的形成。因此，要从现场复苏开始就给予重视，其中控制和减少出血是关键。要去除患者身上潮湿的衣物，减少非损伤部位的暴露，使用毛毯、加热毯或睡袋包裹伤员，转送与救治途中（急诊室、手术室与 ICU）保温，液体或血液制品使用前进行加热等，以维持患者体温正常。但是，对入院时 GCS 评分 4~7 分的失血性休克合并颅脑损伤患者能从控制性降温中获益，应在外伤后尽早开始实施，并予以维持。

（七）复苏终点与预后评估指标 血乳酸的水平、持续时间与低血容量休克患者的预后密切相关，持续高水平的血乳酸（>4mmol/L）预示患者的预后不佳。血乳酸清除率比单纯的血乳酸值能更好地反映患者的预后。以乳酸清除率正常化作为复苏终点优于 MAP 和尿量，也优于 DO_2、VO_2 和 CI。以达到血乳酸浓度正常（≤2mmol/L）为标准，复苏的第一个 24 小时血乳酸浓度恢复正常（≤2mmol/L）极为关键，在此时间内血乳酸降至正常的患者，在病因消除的情况下，患者的存活率明显增加。因此，目前认为：动脉血乳酸恢复正常的时间和血乳酸清除率与低血容量休克患者的预后密切相关，复苏效果的评估应参考这两项指标。

碱缺失可反映全身组织酸中毒的程度。碱缺失可分为：轻度（-2~-5mmol/L），中度（<-5~ ≥ -15mmol/L），重度（<-15mmol/L）。碱缺失水平与创伤后第一个 24 小时晶体液和血液补充量相关，碱缺失加重与进行性出血大多有关。对于碱缺失增加而似乎病情平稳的患者须细心检查有否进行性出血。多项研究表明，碱缺失水平与患者的预后密切相关，复苏时应动态监测碱缺失水平。

（傅 萱　张文武）

第 5 节　过敏性休克

过敏性休克（anaphylactic shock）是由于特异性过敏原如某些药品（青霉素、头孢类等）、某些食物（花生、贝类、牛奶等）昆虫刺伤等作用已致敏的机体后，通过免疫机制在短时间内触发，导致以急性周围循环灌注不足为主的一种严重全身性速发变态反应。除引起休克的表现外，常伴有喉头水肿、气管痉挛、肺水肿等征象。如不紧急处理，常导致死亡。死亡患者约 25%

死于过敏性休克,75%死于支气管痉挛和喉头水肿所致的窒息。

【诊断要点】

(一) 病因特点　引起过敏性休克的病因或诱因变化多端,以药物(包括造影剂)与生物制品常见,其中最常见者为青霉素过敏。青霉素不论肌内注射、皮下注射、皮内注射、划痕试验、滴眼(耳、鼻)、阴道子宫颈上药、牙龈黏膜注射以及婴幼儿注射青霉素后的眼泪或尿液污染母体皮肤等均可发生过敏性休克。其他尚有昆虫蜇伤、食物、吸入物及接触物过敏等。个别患者由某些非常特殊的因素造成,如蟑螂的粪便、飞蛾的鳞毛、动物的皮屑、喷涂油漆等。

(二) 临床表现特点　患者接触过敏变应原后迅速发病。按症状出现距变应原进入的时间不同,可分为两型:①急发型过敏性休克:休克出现于变应原接触后 0.5 小时之内,约占 80%~90%,多见于药物注射、昆虫蜇伤或抗原吸入等途径。此型往往病情紧急,来势凶猛,预后较差。如青霉素过敏性休克常呈闪电样发作,出现在给药后即刻或 5 分钟内。②缓发型过敏性休克:休克出现于变应原接触后 0.5 小时以上,长者可达 24 小时以上,约占10%~20%。多见于服药过敏、食物或接触物过敏。此型病情较轻,预后亦较好。

过敏性休克有两大特点,一是有休克表现即血压急剧下降到 80/50mmHg以下,患者出现意识障碍;二是在休克出现之前或同时,常有一些与过敏相关的症状,主要有:①由喉头或支气管水肿与痉挛引起的呼吸道阻塞症状,患者出现喉头堵塞感、胸闷、气急、呼吸困难、窒息感、发绀等,是最多见也是最重要的死因。②皮肤黏膜症状往往是过敏性休克最早且最常出现的征兆,包括一过性的皮肤潮红、周围皮痒、口唇、舌部及四肢末梢麻木感,打喷嚏、水样涕、刺激性咳嗽、声音嘶哑等,继之出现各种皮疹,重者可发生血管神经性水肿。③循环衰竭症状如心悸、苍白、出汗、脉速而弱、四肢厥冷、血压下降与休克等。有冠心病背景者在发生本症时由于血浆的浓缩和血压的下降,常易伴发心肌梗死。④神经系统症状如头晕、乏力、眼花、神志淡漠或烦躁不安、大小便失禁、抽搐、昏迷等。⑤消化道症状如恶心、呕吐、食管梗阻感、腹胀、肠鸣、腹绞痛或腹泻等。

(三) 诊断注意事项　本病发生迅速,必须及时作出判断。凡在接受抗原性物质或药物后(尤其是注射),或蜂类叮咬后立即发生如上所述得全身症状(胸闷、气急、呼吸困难、发绀、心悸、苍白、出汗等),血压急剧下降,甚至测不出,脉细弱不能触及而难以本身药理作用或其他原因解释时,应马上考虑到过敏性休克的可能。

【治疗要点】

一旦出现过敏性休克应立即就地抢救。治疗的关键是保持呼吸道通畅并维持有效的呼吸循环功能。肾上腺素能通过 α 受体效应使外周小血管收缩,恢复血管的张力和有效血容量;同时还能通过β受体效应缓解支气管痉挛,阻断肥大细胞和嗜碱性粒细胞炎性介质释放,是救治本症的首选药物。

(一) 一般处理

1. 立即脱离或停止吸入可疑的过敏物质。应将患者撤离致敏环境或移去可疑过敏原。

2. 保持气道通畅和供氧 即刻使患者取平卧位,松解领裤等扣带。如患者有呼吸困难,上半身可适当抬高;如意识丧失,应将头部置于侧位,抬起下颌,以防舌根后坠堵塞气道;清除口、鼻、咽、气管分泌物,畅通气道,面罩或鼻导管吸氧(高流量)。当患者有明显喉头水肿、支气管痉挛、呼吸困难时,应立即开放气道,包括气管插管、气管切开、机械通气等。

3. 对神志、血压、呼吸、心率和经皮血氧饱和度等生命体征进行密切监测。

(二) 药物治疗

1. 肾上腺素 立即肌内注射 0.1% 肾上腺素 0.3~0.5ml,小儿每次 0.02~0.025ml/kg。如需要,可每隔 15~20 分钟重复 1 次。皮下注射吸收和达到最大血浆浓度的时间均很长,并且因休克的存在而明显延缓,故抢救过敏性休克时,主张肌内注射肾上腺素。如第一次注射后即时未见好转,或严重病例,可用肌内注射量的 1/2~2/3 稀释于 50% 葡萄糖液 40ml 中静脉注射。如呼吸、心搏停止,立即行心肺复苏术。一般经过 1~2 次肾上腺素注射,多数患者休克症状在 0.5 小时内均可逐渐恢复。

对链霉素引起的过敏性休克,有学者认为应首选钙剂,可用 10% 葡萄糖酸钙或 5% 溴化钙 10~20ml 稀释于 25%~50% 葡萄糖液 20~40ml 中缓慢静注;0.5 小时后如症状未完全缓解,可再给药 1 次。

2. 激素 立即为患者建立静脉通道(最好两条),用地塞米松 10~20mg 或氢化可的松 300~500mg 或甲泼尼龙 120~240mg 加入 5%~10% 葡萄糖液 500ml 中静脉滴注,或先用地塞米松 5~10mg 静注后,继以静脉滴注。糖皮质激素对速发相反应无明显的治疗效果,但可以阻止迟发相过敏反应的发生。因严重支气管痉挛致呼吸困难者,可用氨茶碱 0.25g 稀释入 25% 葡萄糖液 20~40ml 中缓慢静注。

3. 补充血容量 过敏性休克中的低血压常是血管扩张和毛细血管液体渗漏所致。对此,除使用肾上腺素等缩血管药物外,必须补充血容量以维持组织灌注。宜选用平衡盐液,一般先输入 500~1 000ml,以后酌情补液。注意输液速度不宜过快、过多,以免诱发肺水肿。

4. 应用升压药 经上述处理后,血压仍低者,应给予升压药。常用多巴胺 20~40mg 静注或肌内注射,或用较大剂量加入液体中静脉滴注;或用去甲肾上腺素 1~2mg 加入生理盐水 250ml 中静脉滴注。

5. 加用抗组胺药物　如异丙嗪 25~50mg 肌内注射或静脉滴注，或苯海拉明 20~40mg 肌内注射，或 H_2 受体阻滞剂(如西咪替丁 300mg 口服、肌内注射或静脉滴注)等。

6. 吸入 β 肾上腺素能药　如有明显支气管痉挛，可以喷雾吸入 0.5% 沙丁胺醇溶液 0.5ml，以缓解喘息症状。吸入沙丁胺醇对由于使用 β 受体阻滞剂所致的支气管痉挛特别有效。注意：一些发生濒死哮喘的过敏反应患者，应该接受重复剂量的支气管扩张剂而不是肾上腺素。

7. 胰高血糖素的使用　对正在使用 β 受体阻滞剂的患者发生过敏性休克时，还应使用胰高血糖素，1~10mg 静脉或肌内注射(代表性用法是 1~2mg，每 5 分钟 1 次)。

(三) 防治并发症　过敏性休克可并发肺水肿、脑水肿、心搏骤停或代谢性酸中毒等，应予以积极治疗。参见有关章节。

休克改善后，如血压仍有波动者，可口服麻黄碱 25mg，每日 3 次；如患者有血管神经性水肿、风团或其他皮肤损害者，可口服泼尼松 20~30mg/d，抗组胺类药物如氯苯那敏(扑尔敏，4mg，3 次 /d)、阿司咪唑(息斯敏，10mg，1 次 /d)等。同时对患者应密切观察 24 小时以上，以防过敏性休克再次发生。

(李奇林　傅　萱　张文武)

第 6 节　梗阻性休克

梗阻性休克(obstructive shock)是各种病因导致的血流主要通道受阻引起的休克。依梗阻部位不同分为心内梗阻性因素(常见于瓣膜和结构异常、左房黏液瘤或血栓、乳头肌功能不全或断裂和室间隔穿孔等)和心外梗阻性因素(包括静脉或动脉通路受阻，如肺栓塞、气胸、血胸、主动脉夹层、心包缩窄或压塞等)。各种原因中以肺栓塞、心脏压塞、张力性气胸最为常见。

急性心包压塞和限制性心肌病直接影响舒张期右心室的充盈；张力性气胸和胸腔内肿瘤则是通过阻塞静脉回流，血管外压力升高而间接影响右心室的充盈；大面积肺栓塞、非栓塞性急性肺动脉高压、主动脉夹层等是由于血管内阻塞而导致心室后负荷增加。梗阻性休克是休克中的少见类型，但其血流动力学变化急剧、发展迅速，若不及时识别并解除梗阻，患者可能会发生呼吸和 / 或心脏骤停。因此需要迅速和有目的的诊断以及快速而有效的治疗。

【诊断要点】

(一) 临床表现特点

1. 症状　梗阻症状包括胸痛、呼吸困难、晕厥等，继而出现的休克表现为精神紧张、烦躁、出冷汗、四肢末端发凉、脉细速等。

2. 体征　除血压降低外，还伴有梗阻性休克原发病的特征性表现，如心包压塞导致的奇脉、心音遥远，气胸或大量胸腔积液导致的一侧呼吸音减低或消失，肺栓塞导致的咯血、低氧血症等。由于舒张期充盈异常和后负荷过高，可出现颈静脉扩张等静脉回流受阻的体征。

(二) 辅助检查

1. 实验室检查　包括血常规、血生化、血气分析、弥散性血管内凝血(DIC)相关检查等。

2. 影像学检查　X 线常见心脏扩大，可有肺淤血、肺水肿等表现。超声主要用以评价心功能，多数患者每搏输出量、左室射血分数及心排血量降低。CTA 检查可以明确心脏与血管病变情况。多数患者心电图可见到冠状动脉供血不足的表现，如 ST 段压低，T 波低平、倒置等。

3. 血流动力学监测　中心静脉压(CVP)升高，心排血量(CO)、心脏指数(CI)下降等。

【治疗要点】

治疗原则是解除梗阻和提高氧输送，使舒张期充盈恢复正常，或使心脏后负荷降低，心室功能恢复正常。

(一) 病因治疗　解除梗阻的急诊处理：若为心脏压塞应尽快在超声引导下行心包穿刺抽液或局限性心包探查术。若为心脏破裂等活动性出血导致的心脏压塞，应尽快剖胸探查。张力性气胸应尽快行胸腔穿刺减压，紧急穿刺减压后可放置胸腔闭式引流管持续引流气体或液体，穿刺部位为患侧锁骨中线第二肋间隙，穿刺点应紧挨下肋上缘，以免损伤肋间神经和血管。若为肺栓塞尽快评估溶栓治疗。临床上常用的溶栓药物有尿激酶和重组人组织型纤溶酶原激活剂(rt-PA)，rt-PA 的用法：50~100mg 持续静脉滴注 2 小时，若存在药物溶栓禁忌或溶栓失败，可以采用手术治疗。

(二) 一般治疗

1. 予卧床，严密监测心电、血压、血氧，建立静脉通路。

2. 提高氧含量　对有低氧血症的患者，采用鼻导管或面罩吸氧。合并呼吸衰竭时，可使用无创机械通气或经气管插管后行有创通气。机械通气时应尽量减少正压通气对循环系统的不良影响。若确诊为肺栓塞，应尽可能避免其他有创的检查手段，以免在抗凝或溶栓治疗过程中出现局部大出血。

3. 药物治疗　①血压正常，心功能不全、心排血量降低：可给予具有一定血管扩张作用和正性肌力作用的药物，如多巴酚丁胺。②血压下降：可增大剂量或使用其他血管升压药物，如去甲肾上腺素等。③明显右心功能不全：液体负荷疗法需谨慎，过多的液体负荷可能会加重右心室扩张进而影响心排血量。

(傅 萱　张文武)

第3章

多器官功能障碍综合征

　　多器官功能障碍综合征（multiple organ dysfunction syndrome，MODS）是在严重感染、创伤、烧伤、休克及重症胰腺炎等疾病过程中，发病 24 小时以上，同时或序贯发生 2 个或 2 个以上脏器功能障碍以致衰竭的临床综合征。若在发病 24 小时内死亡者，则属于复苏失败，需排除。MODS 不包含慢性疾病终末期发生的多个器官功能障碍或衰竭。

　　MODS 是 1992 年提出的概念，指各种疾病导致机体内环境稳态的失衡，包括早期多器官功能不全到多器官功能衰竭（multiple organ failure，MOF）的全过程，是比 MOF 认识更早、范畴更广的概念。MODS 是严重感染、创伤和大手术后最常见的病死原因。

　　MODS 概念的提出是对 MOF 认识进步的结果，MOF 是 MODS 的终末阶段。以 MODS 的概念代替 MOF，反映了人们对多器官功能衰竭更为深入的认识和了解，将 MODS 定义为一个包括早期病理生理改变到终末期器官功能衰竭的连续的完整的病理生理过程，确立了动态和开放的 MODS 概念，为 MODS 的早期认识、早期诊断以及早期干预奠定了基础，具有重要的临床意义。

　　【诊断要点】

　　1. 临床表现特点　　一般情况下，MODS 病程大约 14~21 天，并经历 4 个阶段，包括休克、复苏、高分解代谢状态和器官衰竭阶段。每个阶段都有其典型的临床特征（表 3-0-1），且发展速度极快，患者可能死于 MODS 的任一阶段。尽管 MODS 涉及面广，临床表现复杂，但 MODS 具有以下显著特征：①发生功能障碍的器官往往是直接损伤器官的远隔器官；②从原发损伤到发生器官功能障碍在时间上有一定的间隔；③循环系统处于高排低阻的高动力状态；④氧利用障碍，使内脏器官缺血缺氧，氧供需矛盾突出；⑤持续高代谢状态和能源利用障碍。

表 3-0-1　多器官功能障碍综合征的临床分期和特征

	第1阶段	第2阶段	第3阶段	第4阶段
一般情况	正常或轻度烦躁	急性病容,烦躁	一般情况差	濒死感
循环系统	容量需要增加	高动力状态,容量依赖	休克,心排血量下降,水肿	血管活性药物维持血压,水肿、SvO_2 下降
呼吸系统	轻度呼碱	呼吸急促,呼碱、低氧血症	严重低氧血症,ARDS	高碳酸血症、气压伤
肾脏	少尿,利尿剂反应差	肌酐清除率下降,轻度氮质血症	氮质血症,有血液透析指征	少尿,血透时循环不稳定
胃肠道	胃肠胀气	不能耐受食物	肠梗阻,应激性溃疡	腹泻,缺血性肠炎
肝脏	正常或轻度胆汁淤积	高胆红素血症,PT延长	临床黄疸	转氨酶升高,严重黄疸
代谢	高血糖,胰岛素需要量增加	高分解代谢	代酸,高血糖	骨骼肌萎缩,乳酸酸中毒
中枢神经系统	意识模糊	嗜睡	昏迷	昏迷
血液系统	正常或轻度异常	血小板降低,白细胞增多或减少	凝血功能异常	不能纠正的凝血障碍

2. MODS 的分类　根据 MODS 器官功能障碍发生的主要原因以及全身炎症反应综合征(systemic inflammatory response syndrome, SIRS)在器官功能损伤中的地位,可将 MODS 分为原发性 MODS 和继发性 MODS。

(1)原发性 MODS:是指某种明确的损伤直接引起器官功能障碍,即器官功能障碍由损伤本身引起,在损伤早期出现。如严重创伤后,直接肺挫伤导致急性呼吸衰竭,横纹肌溶解导致肾脏功能衰竭,大量出血补液导致凝血功能异常。在原发性 MODS 的发病过程中,SIRS 未起主导作用。

(2)继发性 MODS:并非是损伤的直接后果,而与 SIRS 引起的自身性破坏关系密切。损伤引起 SIRS,而异常的炎症反应继发性造成远距离器官发生功能障碍。所以,继发性 MODS 与原发损伤之间存在一定的间歇期,易合并感染。在继发性 MODS 中,SIRS 是器官功能损害的基础,全身性感染和器官功能损害是 SIRS 的后继过程。SIRS-全身性感染-MODS 就构成一个连续体,继发性 MODS 是该连续体造成的严重后果。

对于原发性 MODS 患者,当机体发生原发性器官功能损害后,如能够存活,则原发性损伤与原发性器官功能损害将刺激机体免疫炎症反应,导致全身性炎症反应,又可进一步加重器官功能障碍或引起新的严重器官功能损伤,实际上,MODS 就从原发性转变为继发性。

在原发病的基础上引发全身炎症反应,符合以下 2 项或 2 项以上可诊断 SIRS:①体温 >38 ℃或 <36 ℃;②心率 >90 次 /min;③呼吸 >20 次 /min,或 $PaCO_2<$ 32mmHg;④白细胞计数 $>12 \times 10^9$/L 或 $<4 \times 10^9$/L,或未成熟粒细胞 >10%。

3. MODS 的分型　根据临床特征可把 MODS 分为单相速发、双相迟发和反复三型:①单相速发型是在感染或心、脑、肾等器官慢性疾病急性发作诱因下,先发生单一器官功能障碍,继之在短时间内序贯发生多个器官功能障碍。②双相迟发型是在单相速发型的基础上,经过一个短暂的病情恢复和相对稳定期,在短时间内再次序贯发生多个器官功能障碍。③反复型是在双相迟发型的基础上,反复多次发生 MODS。

4. MODS 的诊断注意事项　具有严重创伤、感染、休克等诱因;存在 SIRS 或脓毒症临床表现;发生 2 个或 2 个以上器官序贯功能障碍应考虑 MODS 的诊断。

器官功能障碍是一个先从代偿性功能异常发展为失代偿,最终恶化为功能衰竭的不可逆阶段过程。要重视器官功能障碍在临床过程中的动态变化,树立早期诊断和早期干预的理念。1995 年 Marshall 和 Sibbald 提出的计分法 MODS 诊断评估系统值得推广(表 3-0-2)。通过每天行 MODS 评分,可对 MODS 的严重程度及动态变化进行客观的评估。按照这个系统计分,MODS 分数与病死率呈显著正相关,对临床 MODS 的预后判断具有指导作用。

表 3-0-2　多器官功能障碍综合征计分法评估系统

器官或系统	器官评分				
	0	1	2	3	4
肺[氧合指数(PaO_2/FiO_2)/mmHg]	>300	226~300	151~225	76~150	≤ 75
肾[血清肌酐 /(μmol·L^{-1})]	≤ 100	101~200	201~350	351~500	>500
肝[血清胆红素 /(μmol·L^{-1})]	≤ 20	21~60	61~120	121~240	>240
心脏[PAR/mmHg][*]	≤ 10	10.1~15	15.1~20	20.1~30	>30
血液[血小板 /(×10^9·L^{-1})]	>120	81~120	51~80	21~50	≤ 20
脑(格拉斯哥昏迷评分)	15	13~14	10~12	7~9	≤ 6

注:[*]PAR(pressure-adjusted heart rate):压力校正心率 = 心率 × 右房压(或中心静脉压)/ 平均动脉压;如应用镇静剂或肌松剂,除非存在神经功能障碍的证据,否则应视作正常计分。

国内学者邱海波等于 1997 年提出了修正的 Fry-MODS 诊断标准（表 3-0-3），有较强的临床实用性。

表 3-0-3 多器官功能障碍综合征诊断标准

系统或器官	诊断标准
循环系统	收缩压低于 90mmHg，并持续 1 小时以上，或需要药物支持才能使循环稳定
呼吸系统	急性起病，动脉血氧分压/吸入氧浓度（PaO_2/FiO_2）≤ 200mmHg（无论有否应用 PEEP），X 线正位胸片见双侧肺浸润，肺动脉楔压 ≤ 18mmHg 或无左房压力升高的证据
肾脏	血肌酐 >177μmol/L（2mg/dl），伴有少尿或多尿，或需要血液净化治疗
肝脏	血胆红素 >34.0μmol/L（2mg/dl），并伴有转氨酶升高，大于正常值 2 倍以上，或已出现肝昏迷
胃肠	上消化道出血，24 小时出血量超过 400ml，或胃肠蠕动消失不能耐受食物，或出现消化道坏死或穿孔
血液	血小板 <50×10^9/L 或降低 25%，或出现弥散性血管内凝血
代谢	不能为机体提供所需的能量，糖耐量降低，需要用胰岛素；或出现骨骼肌萎缩、无力等表现
中枢神经系统	格拉斯哥昏迷评分 <7 分

1996 年 Vincent 等提出了序贯性器官功能衰竭评分（sequential organ failure assessment，SOFA），它体现器官和系统功能衰竭的病理生理过程和程度评价（表 3-0-4）。

表 3-0-4 序贯性器官功能衰竭评分（SOFA）标准

SOFA 评分	1	2	3	4
呼吸系统				
［氧合指数（PaO_2/FiO_2）/mmHg］	<400	<300	<200（机械通气）	<100（机械通气）
凝血系统				
血小板/（×10^9·L^{-1}）	<150	<100	<50	<20

续表

SOFA 评分	1	2	3	4
肝脏				
胆红素 /(mg·dl⁻¹)	1.2~1.9	2.0~5.9	6.0~11.9	>12.0
循环系统				
低血压	MAP<70mmHg	Dopa ≤ 5 或 Dobu（无论剂量如何）	Dopa > 5 或 Epi ≤ 0.1 或 NE ≤ 0.1	Dopa>15 或 Epi >0.1 或 NE>0.1
中枢神经系统				
格拉斯哥昏迷评分	13~14	10~12	6~9	<6
肾脏				
肌酐 /(mg·dl⁻¹)　或尿量 /(ml·d⁻¹)	1.2~1.9	2.0~3.4	3.5~4.9 或 <500	≥ 5.0 或 <200

MAP 为平均动脉压,Dopa 为多巴胺,Dobu 为多巴酚丁胺,Epi 为肾上腺素,NE 为去甲肾上腺素。Dopa、Epi、NE 的速度单位是 μg/(kg·min)。

【治疗要点】

1. 控制原发病、去除诱因　控制原发疾病是 MODS 治疗的关键,应重视原发疾病的处理。对于存在严重感染的患者,必须积极引流感染灶,并应用有效抗生素。对于创伤患者,应积极清创,并预防感染的发生。当出现腹胀、不能进食或无石性胆囊炎时,应采用积极的措施,如胃肠减压、导泻、灌肠等,以保持肠道通畅,恢复肠道屏障功能,避免肠源性感染。对于休克患者,则应争分夺秒进行休克复苏,尽可能缩短休克时间,避免引起进一步器官功能损害。

2. 循环和呼吸功能的支持　氧化谢障碍是 MODS 的重要特征之一,注意要维持循环和呼吸系统功能的稳定,改善组织缺氧状态。治疗重点在增强氧供和降低氧耗。氧供（DO_2）反应循环、呼吸支持的总效果,主要与血红蛋白（Hb）、氧饱和度（SaO_2）和心排血量（CO）相关,$DO_2=1.38 \times Hb \times SaO_2 \times CO$,MODS 时最好维持 DO_2>550ml/（min·m²）。

（1）提高氧供的方法有:①通过氧疗或机械通气（小潮气量通气,必要时采用 PEEP）增加动脉血氧合,目标是将动脉氧分压维持在高于 55~60mmHg 水平以上或 SaO_2>90% 以上;②维持有效的 CO>2.5L/（min·m²）;适当补充循环血容量,必要时应用正性肌力药物;③增加血红蛋白浓度和血细胞比容,一般认为,血红蛋白浓度的目标水平是 8~10g/dl 以上或血细胞比容维持在 30%~35% 左右。

(2)降低氧耗的措施有:①对于发热患者,及时使用物理和解热镇痛药等方法降温;②给予合并疼痛和烦躁不安的患者有效的镇静和镇痛;③对于惊厥患者,需及时控制惊厥;④呼吸困难患者,采用机械通气呼吸支持的方法,降低呼吸做功。

3. 易受损器官的保护 MODS 和休克导致全身血液分布异常,胃肠道和肾脏等内脏器官处于缺血状态,持续的缺血缺氧,将导致急性肾损伤和肠道功能衰竭,加重 MODS。及时充分纠正低血容量和应用血管活性药物是防治内脏功能缺血的有效方法。休克患者可选择去甲肾上腺素加多巴酚丁胺联合应用,具有改善肾脏和肠道等内脏器官灌注的作用。在补足血容量之后可应用袢利尿剂如呋塞米 40~200mg 静脉注射,若 6 小时后无尿状态仍得不到逆转,应停用利尿剂,可能的情况下尽量停用血管收缩药物,可试用莨菪类药物,或立即血液净化治疗。

预防应激性溃疡:①应早期给予胃黏膜保护剂、胃酸抑制药物(H_2 受体阻断剂或质子泵抑制剂);②尽可能早期恢复胃肠内营养,以促进胃肠功能恢复;③应用氧自由基清除剂减轻胃肠道缺血 - 再灌注损伤;④给予微生态制剂恢复肠道微生态平衡;⑤中药大黄对 MODS 时胃肠功能衰竭治疗有明显的疗效,可使中毒性肠麻痹得以改善。

4. 代谢支持与调理 代谢支持(metabolic support)指为机体提供适当的营养底物,以维持细胞代谢的需要,而不是供给较多的营养底物以满足机体营养的需要。与营养支持的区别在于,代谢支持既防止因底物供应受限影响器官的代谢和功能,又避免因底物供给过多而增加器官的负担,影响器官的代谢和功能。其具体实施方法:①非蛋白热量 <35kcal/(kg·d)[146kJ/(kg·d)],一般为 25~30kcal/(kg·d),1kcal=4.2kJ,其中 40%~50% 的热量由脂肪提供,以防止糖代谢紊乱,减少二氧化碳生成,降低肺的负荷。②提高氮的供应量[0.25~0.35g/(kg·d)],以减少体内蛋白质的分解和供给急性反应蛋白合成的需要。③非蛋白热量与氮的比例降低到 100kcal∶1g。

代谢调理(metabolic intervention)是代谢支持的必要补充。从降低代谢率或促进蛋白质合成的角度着手,应用药物和生物制剂,以调理机体的代谢,称为代谢调理。主要方法包括:①应用布洛芬、吲哚美辛等环氧化酶抑制剂,抑制前列腺素合成,降低分解代谢率,减少蛋白质分解。②应用重组的人类生长激素和生长因子,促进蛋白质合成,改善负氮平衡。

5. 免疫调节治疗 基于炎症介质的失控性释放是 MODS 本质的认识,拮抗炎症介质和免疫调节是 MODS 治疗的重要策略。免疫调理的目的是恢复全身炎症反应综合征(SIRS)/代偿性抗感染反应综合征(CARS)的平衡。可选用乌司他丁、中成药血必净注射液、免疫球蛋白和自由基清除剂依达拉奉等治疗。

6. 连续性肾脏替代治疗(CRRT) 机体炎症反应失控是严重感染导致MODS 的根本性机制,清除血液中的炎症介质和毒素有助于控制炎症反应。CRRT 推荐用于血流动力学不稳定的严重感染患者。

7. 合理使用抗生素 是 MODS 治疗的重要内容之一。危重患者一般需要联合用药,在经验性初始治疗时尽快明确病原菌转为目标治疗,采用降阶梯治疗的策略,并注意防治菌群失调和真菌感染。

8. 防治脏器功能衰竭 包括 ARDS、急性心力衰竭、肝功能衰竭、急性肾损伤、消化道出血、DIC 等,参见有关章节。

(黄英姿　邱海波　张文武)

第4章

急性中毒

第1节　急性药物中毒

急性毒品中毒

毒品（narcotics）是指国家规定管制的能使人成瘾的麻醉（镇痛）药（narcotic analgesics）和精神药（psychotropic drugs），该类物质具有成瘾（或依赖）性、危害性和非法性。短时间内滥用、误用或故意使用大量毒品超过个体耐受量产生相应临床表现时称为急性毒品中毒（acute narcotics intoxication）。急性毒品中毒常死于呼吸或循环衰竭。

通常将毒品分为麻醉（镇痛）药品和精神药品两大类。传统毒品主要是麻醉（镇痛）药品，包括阿片类、可卡因类（包括可卡因、古柯叶和古柯膏等）、大麻类（包括大麻叶、大麻树脂和大麻油等）；而新型毒品主要是兴奋剂、致幻剂等精神药品。兴奋剂是加速和增强中枢神经系统活动，使人处于强烈兴奋状态，具有成瘾性的精神药品，其种类繁多，大多通过人工合成，常见的有苯丙胺（amphetamine, AA）及其苯丙胺类衍生物如甲基苯丙胺（methamphetamine, MA, 俗称冰毒）、3,4-亚甲二氧基苯丙胺（3,4-methylene dioxyamphetamine, MDA）、3,4-亚甲二氧基甲基苯丙胺（MDMA, 俗称摇头丸）等；致幻剂包括麦角二乙胺（lysergide）、苯环己哌啶（phencyclidine）、西洛西宾和麦司卡林等。K粉（氯胺酮, ketamine）是苯环己哌啶衍生物，属于一类精神药品。绝大多数毒品中毒为过量滥用引起，滥用方式包括口服、吸入（如鼻吸、烟吸或烫吸）、注射（如皮下、肌内、静脉或动脉）或黏膜摩擦（如口腔、鼻腔或直肠）。有时误食、误用或故意大量使用也可中毒。毒品中毒也包括治疗用药过量或频繁用药超过人体耐受所致。

一、阿片类药物中毒

阿片类药为麻醉性镇痛药,常见有吗啡、哌替啶(度冷丁)、可待因、二醋吗啡(海洛因)、美沙酮、芬太尼、舒芬太尼及二氢埃托啡等,以及其粗制剂阿片、复方樟脑酊等。一次误服大量或频繁应用可致中毒。吗啡中毒量成人为 0.06g,致死量为 0.25g;干阿片(含 10% 的吗啡)的致死量为吗啡的 10 倍,其口服致死量 2~5g;海洛因中毒剂量 0.05~0.10g,致死量 0.75~1.2g。可待因毒性为吗啡的 1/4,其中毒剂量为 0.2g,致死量 0.8g。哌替啶致死量 1.0g。

【诊断要点】

1. 病史 有本类药物应用或吸食史。非法滥用中毒者往往不易询问出病史,但查体可发现用毒品的痕迹,如经口鼻烫吸者,常见鼻黏膜充血、鼻中隔溃疡或穿孔;经皮肤或静脉吸食者可见注射部位皮肤有多处注射痕迹。

2. 临床表现特点 此类药物重度中毒时常发生昏迷、呼吸抑制和瞳孔缩小等改变。吗啡中毒典型表现为昏迷、瞳孔缩小或针尖样瞳孔和高度呼吸抑制(每分钟仅有 2~4 次呼吸,潮气量无明显变化)"三联征",并伴有发绀和血压下降;海洛因中毒可出现非心源性肺水肿;哌替啶中毒时除血压降低、昏迷和呼吸抑制外,与吗啡中毒不同的是心动过速、瞳孔散大、抽搐、惊厥和谵妄等;芬太尼中毒常引起胸壁肌强直;美沙酮尚可出现失明、下肢瘫痪等。阿片类药物中毒昏迷者尚可出现横纹肌溶解症及腔隙综合征(compartment syndrome)。重度急性中毒 12 小时内多死于呼吸衰竭,超过 48 小时存活者,预后良好。轻度急性中毒患者有头痛、头晕、恶心、呕吐、兴奋或抑郁。患者有幻想,失去时间和空间感觉,并可有便秘、尿潴留及血糖增高等。慢性中毒(阿片或吗啡瘾)表现为食欲不振、便秘、消瘦、衰老及性功能减退。戒断药物时有精神萎靡、呵欠、流泪、冷汗、失眠,以致虚脱等表现。

3. 辅助检查 ①毒物检测:尿或胃内容物、血液检测到毒物,有助于确立诊断。②动脉血气分析:严重麻醉药类中毒者表现为低氧血症和呼吸性酸中毒。③血液生化检查:血糖、电解质和肝肾功能检查。

4. 鉴别诊断 阿片类中毒出现谵妄时,可能为同时使用其他精神药物或合并脑部疾病所致。瞳孔缩小者还应与镇静催眠药、吩噻嗪类、有机磷农药、可乐定中毒或脑桥出血鉴别。海洛因常掺杂其他药如奎宁、咖啡因、地西泮等,以致中毒表现不典型,此时应想到掺杂物的影响。还须鉴别的是重症海洛因戒断综合征:有明确的吸毒史,如患者被发现时已陷入昏迷,而昏迷前是否应用毒品难以明确的情况下,鉴别有一定困难。重度海洛因戒断者一般无瞳孔缩小,以呼吸浅速为主要特征,每分钟可达 60 次以上,与海洛因中毒成鲜明对比,据此可以鉴别。本综合征用纳洛酮无效,反可使病情加重,使昏迷程度加深;应用吗啡后(一般10~20mg),呼吸可迅速改善,由50~60次/min降至20~30次/min,各种反射改善并很快清醒。

【治疗要点】

1. 清除毒物 发现中毒患者后,首先确定中毒途径,以便尽速排除毒物。口服中毒患者以0.02%~0.05%高锰酸钾溶液反复洗胃,洗胃后由胃管灌入50~100g活性炭悬浮液,并灌服50%硫酸钠50ml导泻。

2. 吗啡拮抗剂 ①纳洛酮:阿片类中毒伴呼吸衰竭者立即静注2.0mg;阿片成瘾中毒者3~10分钟重复,非成瘾中毒者2~3分钟重复应用。若纳洛酮总量已达20mg仍无效时应注意合并非阿片类毒品(如巴比妥类等)中毒、头部外伤、其他中枢神经系统疾病和严重缺氧性脑损害。长半衰期阿片类(如美沙酮)或强效阿片类(如芬太尼)中毒时需静脉输注纳洛酮(2.0~4.0mg加入250ml液体中静脉滴注)。1mg纳洛酮能对抗静脉注射25mg海洛因作用。纳洛酮对芬太尼中毒所致的肌肉强直有效,但不能拮抗哌替啶中毒引起的癫痫发作和惊厥,对海洛因、美沙酮中毒引起的非心源性肺水肿无效。②烯丙吗啡(纳洛芬):5~10mg/次,静注或肌内注射,必要时10~15分钟后可重复给予,总量不超过40mg。③左洛啡烷:首次1~2mg静脉注射,继而5~15分钟注射0.5mg,连用1~2次。

3. 对症支持疗法 保持呼吸道通畅,吸氧,适当应用呼吸兴奋剂,如苯甲酸钠咖啡因0.5g肌内注射,每2~4小时1次;尼可刹米(可拉明)0.375~0.75g或洛贝林3~15mg肌内注射或静注。必要时气管插管人工呼吸,采用PEEP可有效纠正海洛因和美沙酮中毒引起的非心源性肺水肿,同时用血管扩张药和呋塞米,禁用氨茶碱。输液,纠正休克,抗生素应用等。重度中毒患者可同时予以血液净化(血液透析/血液灌流)治疗。

二、苯丙胺类兴奋剂中毒

苯丙胺类中枢兴奋剂(ATS)包括苯丙胺(AA)、甲基苯丙胺(MA)、3,4-亚甲二氧基苯丙胺(MDA)、3,4-亚甲二氧基甲基苯丙胺(俗称摇头丸)等。当前滥用的"摇头丸"其主要成分含甲基苯丙胺、3,4-亚甲二氧基甲基苯丙胺、麻黄素和氯胺酮等,实质是甲基苯丙胺类的混合物。其药丸颜色有粉红、黄色、橘红色、黑色等,别名有"舞会药、拥抱药、亚当、蓝精灵、雅皮士"等。ATS是一种非儿茶酚胺的拟交感神经胺低分子量化合物,吸收后易通过血脑屏障,主要作用机制是促进脑内儿茶酚胺递质(多巴胺和去甲肾上腺素)释放,减少抑制性神经递质5-羟色胺的含量,产生神经兴奋和欣快感。可以吸入、口服、注射等方法进入体内,吸收迅速,约30%~40%在肝脏经去氨基作用而破坏,其余原型药由尿液排出体外,酸性尿可促进其排泄。起效时间和服毒后主观感受与剂量和个体敏感性有关。此类药物急性中毒量个体差异很大,MA 毒性是 AA 的 2 倍,一般静注 MA10mg 数分钟可出现急性中毒症状,有时 2mg 即可中毒;吸毒者静注 30~50mg 及耐药者静注 1 000mg 以上才能发生中毒,成人 AA 口服致死量为 20~25mg/kg。

【诊断要点】

1. 病史 有明确的吸食此类毒品的病史。精神药品滥用常见于经常出入特殊社交和娱乐场所的青年人。

2. 临床表现特点 ①急性中毒:常为吸食过量或企图自杀所致。临床表现为中枢神经和交感神经过度兴奋的症状。轻度中毒表现为兴奋、躁动、血压升高、脉搏加快、出汗、口渴、呼吸困难、震颤、反射亢进、头痛等症状;中度中毒出现错乱、谵妄、幻听、幻视、被害妄想等精神症状;重度中毒时,可出现胸痛、心律失常、循环衰竭、代谢性酸中毒、DIC、高热、昏迷,甚至死亡。另外,ATS 可引起肺动脉高压、心肌梗死、心肌病、高血压、心律失常、颅内出血、猝死等。死亡原因常为 DIC、循环或肝肾衰竭。②慢性中毒:慢性中毒比急性中毒更为常见。通常以重度的神经异常症状为特征,而且还可出现明显的暴力、伤人和杀人等犯罪倾向,为重大的社会问题。冰毒引起的精神异常可分为四类:分裂样精神病、躁狂 - 抑郁状态、分裂 - 躁狂抑郁混合、病态人格样状态。除上述精神异常外,冰毒还引起性格改变:表现为无为、漫不经心、轻浮、粗暴、威胁言行或孩童样性格等。

根据吸食史及临床表现,一般不难作出 ATS 中毒的临床诊断,必要时可测定血、尿中 ATS 及其代谢产物加以确诊。

【治疗要点】

1. 终止毒物吸收,加速毒物排泄 如系口服所致,可行催吐、洗胃、灌服活性炭及导泻等措施,必要时可行血液灌流,以清除血中毒物。

2. 对症治疗 无特效解毒剂,主要为对症治疗,防治合并症。急性中毒时可给予酸化尿液(使尿液 pH 值在 6.6 以下):口服或鼻饲氯化铵(1~2g/ 次,3 次 /d)或维生素 C 8g/d 静脉滴注,以促进毒物排泄,但若患者有高热大汗、代谢性酸中毒,则不宜再酸化尿液。①保持呼吸道通畅:应及时清除口、鼻腔的内分泌物及呕吐物,对频发抽搐、呼吸困难者,应及时行气管插管以防窒息;必要时行机械通气。②对昏迷者,可用纳洛酮。③急性中毒患者常出现高热、代谢性酸中毒和肌痉挛症状,应足量补液,维持水、电解质平衡。④恶性高热者除物理降温(冰敷、醇浴)外,应用肌肉松弛剂是控制高体温的有效方法,可静脉缓慢注射硫喷妥钠 0.1~0.2g 或琥珀酰胆碱,必要时可重复,注意呼吸和肌肉松弛情况。⑤对极度兴奋或烦躁的患者,可用氟哌啶醇 2~5mg 每 4~6 小时肌内注射一次或以 50% 葡萄糖液稀释后在 1~2 分钟内缓慢静注，必要时加量应用，待好转后改口服，每次 1~2mg，每日 3 次。高血压和中枢神经兴奋症状可用氯丙嗪 1mg/kg 肌内注射，4~6 小时一次。显著高血压可采用酚妥拉明或硝普钠。出现快速心律失常可用普萘洛尔。⑥重度中毒患者可予以血液净化（血液透析/血液灌流）治疗。

三、氯胺酮（K 粉）中毒

氯胺酮（ketamine，俗称 K 粉）是新的非巴妥类静脉麻醉药。为中枢兴奋性氨基酸递质 N- 甲基 -D- 天门冬氨酸（NMDA）受体特异性拮抗药，选择性阻断痛觉冲动向丘脑 - 新皮质传导，具有镇痛作用；对脑干和边缘系统有兴奋作用，能使意识与感觉分离；对交感神经有兴奋作用，快速大剂量给予时抑制呼吸；尚有拮抗 μ 受体和激动 κ 受体作用。吸食者在 K 粉作用下会疯狂摇头，造成心力衰竭、呼吸衰竭，若过量或长期吸食，对心、肺、神经系统均可造成致命损伤。氯胺酮起效迅速，吸入少量 30 秒后可致人昏迷，清醒后也不记起所发生的事，因而有人又把氯胺酮叫做"迷奸药"。

【诊断要点】

1. 病史 有此类毒品明确的吸食史。

2. 临床表现特点 ①精神、神经系统：表现为鲜明的梦幻觉、错觉、分离状态或分裂症状，尖叫、兴奋、烦躁不安、定向障碍、认知障碍、易激惹行为、呕吐、流涎、谵妄、肌张力增加和颤抖等。部分人可出现复视、暂时失明持续可达 15~30 分钟。②心血管系统：氯胺酮可增加主动脉压、提升心率和心脏指数，还可增加脑血流和颅内压以及眼压。因此，心功能不全、有心血管疾病、严重高血压或伴脑出血、青光眼患者服用氯胺酮非常危险。③消化系统：恶心呕吐、腹胀、胃出血、急性胃扩张等。④呼吸系统：主要表现为呼吸抑制、呼吸暂停、喉痉挛、支气管痉挛、哮喘等。⑤变态反应：主要表现为急性荨麻疹、眼结膜水肿、喉水肿、休克等，故有药物过敏史者易发生过敏性休克。

【治疗要点】

与苯丙胺类兴奋剂中毒的治疗基本相同。

四、可卡因中毒

可卡因为古柯叶中提取的古柯碱，是一种脂溶性物质，为很强的中枢兴奋剂和古老的局麻药。有中枢兴奋和拟交感神经作用，通过使脑内 5- 羟色胺和多巴胺转运体失去活性产生作用。中毒剂量为 20mg，致死量为 1 200mg，有时纯可卡因 70mg 能使 70kg 的成年人即刻死亡。静脉注射中毒可使心脏停搏。急性重症中毒时,表现奇痒难忍、肢体震颤、肌肉抽搐、癫痫大发作、体温和血压升高、瞳孔扩大、心率增快、呼吸急促和反射亢进等。无特异性治疗,主要是对症支持治疗。

五、大麻中毒

滥用最多的是印度大麻,含有主要的精神活性物质是四氢大麻酚、大麻二酚、大麻酚及其相应的酸。作用机制不详,急性中毒时与酒精作用相似,产生精神、呼吸和循环系统损害。长期应用产生精神依赖性,而非生理依赖性。一次大量吸食会引起急性中毒,表现精神和行为异常,如高热性谵妄、惊恐、躁动不安、意识障碍或昏迷。有的出现短暂抑郁状态,悲观绝望,有自杀念头。检查可见球结膜充血、心率增快和血压升高等。主要是对症支持治疗。

苯二氮䓬类药物中毒

苯二氮䓬(benzodiazepines,BZD)类药物也称弱安定药,包括超短作用时(<6 小时)的三唑仑(海乐神);短作用时(6~20 小时)的阿普唑仑(佳静安定)、劳拉西泮(氯羟安定,罗拉)、替马西泮;中作用时(≥ 20 小时)的地西泮(安定)、氯氮䓬(利眠宁);长作用时(≥ 40 小时)的氟西泮(氟安定)、普拉西泮等。一次误服大量或长期内服较大剂量,可引起毒性反应;同时摄入乙醇、中枢抑制剂及环类抑制剂等可使其毒性增强。因本类药物的中毒剂量与治疗剂量比值非常高,由本类药物中毒直接致死罕见,以利眠宁为例,成人的治疗口服量 5~50mg,最小致死量约 2g。地西泮的成人最小致死量约 1g。

【诊断要点】

1. 病史　有误用或自服大剂量本类药物史。

2. 临床表现特点　服用本类药物过量者,有嗜睡、眩晕、乏力、运动失调,偶有中枢兴奋、锥体外系障碍及一时性精神错乱。老年体弱者易有晕厥。口服中毒剂量后,除上述症状外尚有昏迷、血压下降及呼吸抑制。同服其他中枢抑制剂或乙醇者,存在基础心肺疾患者或老年人可发生长时间深昏迷、致死性呼吸抑制或循环衰竭。静注速度过快、剂量过大,也可引起呼吸抑制。

长期应用本类药物可有食欲和体重增加,久用可成瘾。大剂量持续用药数月,易产生依赖性,突然停药可出现抑郁、情绪激动、失眠以及癫痫发作。

应与其他原因的昏迷如肝性脑病、糖尿病、急性脑卒中等相鉴别。若怀疑本类药物急性中毒,可用氟马西尼做诊断性试验(见下述治疗部分)。

【治疗要点】

1. 口服中毒者洗胃、导泻。

2. 对症支持治疗 ①重症患者应监测生命体征,保持呼吸道通畅,高流量吸氧;②维持血循环稳定;③昏迷患者应注意保暖,维持水、电解质平衡,防治肺部及泌尿系感染。

3. 特异性解毒剂 氟马西尼(flumazenil,安易醒)是BZD受体特异性拮抗剂,能与BZD类药物竞争受体结合部位,从而逆转或减轻其中枢抑制,达到催醒作用。昏迷患者可于静注后1分钟清醒,因而本品适用于可疑BZD类药物中毒的诊断和重症BZD类中毒者的急救。对乙醇和阿片类药物中毒无效。用药方法:先用0.2~0.3mg静脉注射,继之以0.2mg/min静脉注射直至有反应或达2mg。因本品半衰期短(0.7~1.3小时),如再度出现昏睡,可以每小时静脉滴注0.1~0.4mg,滴速依患者清醒程度予以个体化调整。氟马西尼可用于鉴别诊断BZD类、其他药物或颅脑损伤所致不明原因的昏迷:若重复使用本品后,清醒程度与呼吸尚未显著改善,必须考虑BZD类药物以外的其他原因。曾经长期使用BZD类药物的患者,如快速注射本品,会出现戒断症状,如焦虑、心悸、恐惧等,故应缓慢注射;戒断症状较重者,可缓慢注射地西泮5mg。

4. 胞磷胆碱 用法:0.25~0.5g/d加入5%~10%葡萄糖液250~500ml中静脉滴注。

5. 血液灌流 对重症患者上述治疗措施无效时,可考虑血液灌流治疗,部分病例可取得较好效果。

巴比妥类药物中毒

巴比妥类(barbiturates)药物是巴比妥酸的衍生物。根据其起效时间和作用持续时间可分为四类:①长效类:包括巴比妥和苯巴比妥(鲁米那),开始作用时间30~60分钟,作用持续时间6~8小时;其催眠剂量分别为0.3~0.6g/次和0.03~0.1g/次。②中效类:包括异戊巴比妥(阿米妥)和戊巴比妥,开始作用时间15~30分钟,作用持续时间4~6小时,其催眠剂量为0.2~0.4g/次。③短效类:包括司可巴比妥(速可眠),开始作用时间15~20分钟,作用持续时间2~3小时,其催眠剂量为0.1~0.2g/次。④超短效类:主要为硫喷妥钠,开始作用时间30秒内,作用持续时间30~45分钟,其催眠剂量0.5~1.0g/次。一般由于误服过量或因其他原因应用过多而引起中毒,临床上以中枢神经系统的抑制为主要表现。苯巴比妥的口服致死量为6~10g,而司可巴比妥、异戊巴比妥约为3g。由于苯二氮䓬类已成为临床最常用的镇静催眠药物,故巴比妥类药物中毒已逐渐少见。

【诊断要点】

1. 毒物接触史　有服用大量巴比妥类药物史,或现场查出有残留的巴比妥类药物。

2. 临床表现特点　①轻度中毒:发生于 2~5 倍催眠剂量。患者入睡,推动可以叫醒,反应迟钝,言语不清,有判断及定向力障碍。②中度中毒:发生于 5~10 倍催眠剂量。患者沉睡或进入昏迷状态,强刺激虽能唤醒,但并非全醒,不能言语,旋即又沉睡。呼吸略慢,眼球有震颤。③重度中毒:发生于误服 10~20 倍催眠剂量。患者深度昏迷,呼吸浅而慢,有时呈陈 - 施氏呼吸。短效类药物中毒偶有肺水肿。吸入性肺炎很常见。脉搏细速,血压下降,严重者发生休克。昏迷早期有四肢强直,腱反射亢进,锥体束征阳性;后期全身弛缓,各种反射消失,瞳孔缩小,对光无反应。常伴有肝、肾功能损害的表现。

对本类药物有超敏反应者,可出现各种形态的皮疹,如猩红热样疹、麻疹样疹、荨麻疹、疱疹等,偶有剥脱性皮炎。

3. 辅助检查　血液、呕吐物及尿液巴比妥类药物测定,有助于确立诊断。

4. 鉴别诊断　昏迷者须与其他药物(如吗啡类、水合氯醛)中毒和其他原因的昏迷相鉴别。

【治疗要点】

治疗重点在于维持呼吸、循环和肾脏功能。

1. 清除毒物　口服中毒者洗胃。洗胃后由胃管灌入硫酸钠 30g 及 50~100g 活性炭混悬液于胃内。

2. 促进巴比妥类药物的排泄　①静脉滴注 5%~10% 葡萄糖液及生理盐水,每日 3 000~4 000ml;②利尿剂:可快速滴注渗透性利尿剂甘露醇(0.5g/kg),每日 1~2 次;亦可用呋塞米(速尿)40~80mg 静注,要求每小时尿量达 250ml 以上。③碱性尿液:有利于巴比妥类由周围组织释出并经肾脏排泄。静脉滴注 5% 碳酸氢钠液 150~200ml。

3. 促进苏醒药物　①纳洛酮:用法:轻度 0.4~0.8mg,中度 0.8~1.2mg,重度中毒 1.2~2mg 静注。必要时 30 分钟重复 1 次,或用 2~4mg 加入 5%~10% 葡萄糖液 100~250ml 中静脉滴注。②中药醒脑静注射液也有一定的催醒作用。

4. 维持呼吸与循环功能　保证气道通畅和充分的换气,持续给氧;必要时气管插管或气管切开,人工呼吸机呼吸。尽速纠正低氧血症和酸中毒,有利于心血管功能的恢复。如有休克应及时抗休克治疗,巴比妥类药物中毒引起的休克为中枢抑制所致,缩血管药物如去甲肾上腺素、间羟胺等常有较好抗休克效果。

5. 血液净化疗法 对严重中效药物中毒或肾功能不全者,可考虑(血液或腹膜)透析疗法。对短效类药物中毒,利尿和透析的效果不理想,病情危重或有肝功能不全时可试用活性炭树脂血液灌流。当患者服用苯巴比妥量 >5g 或血苯巴比妥浓度 >80mg/L 时,应尽早予以血液净化治疗,首选血液灌流。

6. 对症支持疗法 如中枢兴奋剂,抗感染,维持水电解质平衡,防治心力衰竭、脑水肿等。

抗精神病药物中毒

抗精神病药物是指能治疗各类精神病及各种精神症状的药物,又称强安定剂或精神阻断剂。包括:

(1)吩噻嗪类:按侧链结构不同分为三类:①二甲胺类:包括氯丙嗪、三氟丙嗪、乙酰丙嗪等,其急性中毒时中枢抑制、低血压、心脏毒性和锥体外系反应均较显著;②哌嗪类:包括奋乃静、氟奋乃静、三氟拉嗪、丙氯拉嗪等,其急性中毒时锥体外系反应重,低血压与心脏毒性较轻;③哌啶类:包括硫利达嗪、美索达嗪、哌泊噻嗪和哌西他嗪等,其急性中毒时中枢抑制与心脏毒性严重,而锥体外系反应轻。

(2)丁酰苯类:包括氟哌啶醇、氟哌利多、三氟哌多、替米哌隆、溴哌利多和匹莫齐特等,其急性中毒时锥体外系反应重,中枢抑制、低血压、抗胆碱作用及心脏毒性轻。

(3)硫杂蒽类:其代表药物为氯普噻吨(泰尔登),此外还有珠氯噻醇、氯哌噻吨、氟哌噻吨和替沃噻吨等。其急性中毒时中枢抑制、低血压、心脏毒性和锥体外系反应较轻,但易致心律失常、惊厥。

(4)其他抗精神病药:舒必利、硫必利、奈莫必利、瑞莫必利、曲美托嗪、莫沙帕明、利培酮、氯氮平、奥氮平、佐替平、洛沙平、舒托必利、氯噻平和奥昔哌汀等。本类药物急性中毒时病情一般较氯丙嗪中毒轻。

在抗精神病药物中,以吩噻嗪类及丁酰苯类最常发生急性中毒,引起心脏、神经毒性、锥体外系反应和抗胆碱症状,但其性质远不及三环类抗抑郁药严重,较少致死。其中,氯丙嗪临床应用最广泛,是典型代表药。以下主要介绍氯丙嗪中毒,其他药物中毒可参考氯丙嗪中毒,解救方法主要是对症支持治疗。

【诊断要点】

1. 药物接触史 接触史要可靠,尤其注意精神病有自杀妄想者,并注意同时吞服多种药物。

2. 临床表现特点　误服后于 0.5~2 小时出现症状。轻者仅有轻度头晕、困倦、注意力不集中、表情淡漠、共济失调;重者出现神经、心脏及抗胆碱毒性症状。

(1)神经系统症状:①锥体外系反应:有三种表现,即震颤麻痹综合征,静坐不能(舞蹈症)和急性张力障碍反应(如斜颈、吞咽困难、牙关紧闭等),可在急性过量中毒后 24~72 小时发生;②意识障碍:嗜睡、浅昏迷或深昏迷、大小便失禁,重者伴瞳孔缩小,呼吸抑制,可出现发作性躁动或肌肉震颤、痉挛;③体温调节紊乱:导致过低温,偶见高热;④癫痫发作:多出现于原有癫痫或器质性脑病者。

(2)心血管系统症状:可有四肢发冷、心悸、血压下降、直立性低血压(由卧位骤然起立时突然晕倒,血压下降),严重者可发生持续性低血压和休克。由于药物具有奎尼丁样膜稳定及心肌抑制作用,中毒者出现心律失常(窦性心动过速、房室和室内传导阻滞、室早及室速等)、PR 及 QT 间期延长、ST-T 改变。低血压和心律失常是本品中毒的主要心血管系统表现。

(3)抗胆碱毒性症状:口干、视物模糊、瞳孔扩大、皮肤潮红干燥、肌张力增加、心动过速、便秘及尿潴留等。

(4)其他症状:消化道症状(恶心、呕吐、腹痛、肝脏损害)。对本品过敏者,即使治疗剂量也可引起剥脱性皮炎、粒细胞缺乏症及胆汁淤积性肝炎而死亡。慢性精神病用本药治疗的患者可能发展到抗精神病药恶性综合征:高热、强直、昏迷,伴大量出汗、乳酸酸中毒及横纹肌溶解。

3. 毒物检测　患者呕吐物、洗胃液和尿的毒物分析及血药浓度测定,均有助于诊断与预后判断。

【治疗要点】
本类药物中毒无特效解毒剂,以对症支持治疗为主。重点是识别并及时处理心血管系统并发症。

1. 清除毒物　口服中毒者洗胃、导泻、灌服活性炭。

2. 对症支持治疗　①一般处理:监测并稳定生命体征,保暖,供氧,保持呼吸道通畅,对呼吸抑制者行气管插管,人工通气。维持水、电解质和酸碱平衡。②中枢神经系统抑制较重时,可用安钠咖、甲氯芬酯等。③防治低血压和休克:应积极补充血容量,纠正缺氧、酸中毒和心律失常。如血压仍低则应加用升压药,主张用去甲肾上腺素、去氧肾上腺素、间羟胺等 α 受体激动剂。具有 β 受体激动作用者如肾上腺素、多巴胺、异丙肾上腺素等,应避免使用,否则可加重低血压(因氯丙嗪中毒已将 α 受体阻断,使 β 受体兴奋占优势,外周血管扩张而使低血压加重)。④防治心律失常:治疗奎尼丁样心脏毒性作用(QT 间期延长、QRS 波增宽)可用 5% 碳酸氢钠

250ml 静脉输注;室性心律失常者以利多卡因为首选。⑤控制癫痫发作:以地西泮为首选。也可选用苯妥英钠、异戊巴比妥等治疗。⑥锥体外系反应的治疗:急性张力障碍反应可用苯海拉明 25~50mg 口服或 20~40mg 肌内注射或 10~20mg 缓慢静脉注射;震颤麻痹综合征时可用东莨菪碱 0.3~0.6mg 肌内注射或苯海索(安坦)2mg 口服,每日 2 次,共 2~3 天。若症状较轻则无需处理。

3. 血液净化疗法 对重症患者可行血液净化治疗。

抗抑郁症药中毒

抗抑郁症药用于治疗抑郁症或抑郁状态。临床常用的有:①三环类抗抑郁药(tricyclic antidepressants,TCA):丙咪嗪、地昔帕明、氯米帕明、曲米帕明、阿米替林、去甲替林、普罗替林、多塞平、奥匹哌醇和度硫平等;②四环类抗抑郁药:马普替林、米安色林和米塔扎平等;③单胺氧化酶抑制剂(monoamine oxidase inhibitors,MAOI):吗氯贝胺、异卡波肼和托洛沙酮等;④ 5- 羟色胺再摄取抑制剂(selective serotonin reuptake inhibitors,SSRIs):氟伏沙明、氟西汀(百忧解)、帕罗西汀(赛乐特)、舍曲林(左乐复)等。临床上因故意或意外摄入所致急性中毒常有发生,引起神经与心血管系统毒性,可导致致命后果,其病死率在因药物中毒所致死亡中居前位。其中以老三环类药毒性较大,按其急性中毒病死率依次为阿米替林、度硫平、地昔帕明、多塞平和曲米帕明。SSRIs 因其选择性强、不良反应少,在许多国家已成抗抑郁症药的首选药物;并且临床上产生急性中毒者罕见。以下主要介绍阿米替林中毒,其他药物中毒可参照阿米替林中毒,解救方法主要是用特效解毒药碳酸氢钠和对症支持治疗。

【诊断要点】

1. 病史 有过量摄入本品史。临床上急性中毒发生于一次吞服大量药物企图自杀者,1.5~3.0g 剂量可致严重中毒而死亡。与单胺氧化酶抑制剂、吩噻嗪类抗精神病药、拟交感药及巴比妥类药物合用,可使其心血管、神经系统毒性及呼吸抑制作用增强。

2. 临床表现特点 以中枢神经系统和心血管系统症状为主,兼有抗胆碱症状。症状于吞服后 4 小时内出现,24 小时达高峰,持续 1 周左右。典型表现为 TCA 超量中毒特征性的昏迷、惊厥发作和心律失常三联征。早期死亡多因呼吸抑制、心律失常和反复癫痫发作;晚期死因有循环衰竭及 MOF。①中枢神经系统症状:可有躁狂状态、锥体外系反应及自主神经失调症状。由于本品的抗胆碱作用,故在中毒陷入昏迷前常见兴奋激动、谵妄、体温升高、肌肉抽搐、肌阵挛或癫痫样发作。昏迷可持续 24~48 小时,甚至数日。②心血管系统症状：血压先升高后降低、心肌损害、心律失常（期前收缩、心动过速、房室传导阻滞等），突然虚脱，甚至猝死。心电图检查常示 PR 及 QT 间期延长，QRS 波增宽。其中 QRS 波增宽是本品中毒的特征性表现。缓慢的心律失常常提示严重的心脏毒作用。严重低血压常源于心肌抑制，部分患者可发生进行性不可逆性心源性休克而死亡。③抗胆碱症状：口干、瞳孔扩大、视物模糊、皮肤黏膜干燥、发热、心动过速、肠鸣音减少或消失、尿潴留等。

【治疗要点】

本品中毒特效解毒剂是碳酸氢钠。治疗重点是纠正低血压、心律失常及控制癫痫发作。

1. 一般措施　①口服中毒者洗胃、导泻、灌服活性炭 50~100g；②持续心电监护；③保持呼吸道通畅，高流量供氧，对昏迷、呼吸抑制者可行气管插管，人工通气；④维持水、电解质和酸碱平衡，保持充足尿量；⑤高热者行物理降温，禁用氯丙嗪、异丙嗪；⑥急性肌张力障碍者可肌内注射东莨菪碱 0.3~0.6mg 或苯海拉明 20~40mg。

2. 碳酸氢钠治疗　碱化血液能减轻本品的神经和心脏毒性，对癫痫发作及各类心律失常起到有效的防治作用，属基础治疗和特异性治疗，其机制不明。可用 5% 碳酸氢钠 125~250ml 静脉滴注，根据血气分析调整用药，维持动脉血 pH 7.45~7.55 之间。

3. 纠正低血压及休克　首先应积极补充血容量，纠正缺氧、酸中毒及心律失常，对血压仍低者应加用间羟胺、去甲肾上腺素、去氧肾上腺素（新福林）等 α 受体激动剂，对具有 β 受体激动作用的异丙肾上腺素、肾上腺素和多巴胺等药物不宜用。

4. 纠正心律失常　①缓慢性心律失常：严重心动过缓伴血压下降者应行紧急临时心脏起搏，准备期间可用异丙肾上腺素 1mg 加入 5% 葡萄糖液 500ml 中静脉滴注。②室上性心动过速：可选用胺碘酮、普罗帕酮等药物静脉注射；对血流动力学不稳定者可行同步电复律，或行食管调搏超速抑制。③室性心律失常：可选用利多卡因、胺碘酮等，但不宜用普鲁卡因胺，因可能加重心脏毒性。对伴有血流动力学不稳定的室速，首选同步电复律治疗。扭转型室速者，首选硫酸镁治疗，并及时纠正电解质紊乱如低钾血症等。

5. 控制癫痫发作　癫痫发作时可用苯妥英钠治疗，避免应用地西泮及巴比妥类药物，后二者具有中枢神经和呼吸抑制作用。

6. 血液净化疗法　对重症患者可行血液灌流治疗。

阿托品类药物中毒

阿托品类药物是从茄科植物颠茄和曼陀罗中提取的生物碱。包括:阿托品和东莨菪碱,含有阿托品类生物碱的植物性生药如颠茄、曼陀罗、白曼陀罗(洋金花)、莨菪子(天仙子)、山莨菪等,阿托品的合成代替品如后马托品、胃复康(贝那替嗪)、溴丙胺太林(普鲁本辛)、山莨菪碱(654-2)、溴甲阿托品(胃疡平)、苯海索(安坦)等。阿托品的最小致死量80~130mg,个别病例为50mg。东莨菪碱口服极量为5mg/次,致死量为8mg左右。

【诊断要点】

阿托品或颠茄中毒时,可出现多语、躁动、谵妄、哭笑无常、意识障碍、定向力丧失、幻觉、双手摸空等中枢神经系统兴奋症状;阵发性、强直性抽搐为毒物刺激脊髓所致。此外,还有极度口渴、咽喉干燥、吞咽困难、声音嘶哑、皮肤干燥而潮红、瞳孔散大、小便潴留(老年人常见)及心率增快。由于无汗及体温调节中枢的麻痹可引起高热;严重病例可因周围血管明显扩张及血管运动中枢麻痹而致血压下降乃至休克,最终出现呼吸衰竭而死亡。

曼陀罗(其根、茎叶、花及果实均含有阿托品、莨菪碱、东莨菪碱等)中毒多在吞食浆果后0.5~3小时出现症状,大多与阿托品相似,但有不发热、皮肤不红等特点,是由于其中所含东莨菪碱的拮抗作用所致。东莨菪碱对呼吸中枢有兴奋作用,对中枢神经系统有镇静作用,故其中毒时中枢神经系统兴奋症状不显著,而表现为反应迟钝、昏睡等抑制状态;其散瞳及抑制腺体分泌的作用比阿托品强,其中毒引起的瞳孔散大可持续多日。洗胃液中寻找曼陀罗及其果实等食物残渣有助诊断。

【治疗要点】

1. 停用阿托品类药物 口服中毒者早期用1∶5 000高锰酸钾溶液洗胃或3%~5%鞣酸溶液洗胃,再给予硫酸镁导泻。洗胃困难者,皮下注射阿扑吗啡5mg以催吐。静脉输液以促进毒物从肾脏排出。

2. 特异性解毒剂 ①毛果芸香碱:5~10mg/次,皮下注射,严重中毒5~15分钟1次,中度中毒可每隔6小时1次,直至瞳孔缩小、口腔黏膜湿润及症状减轻为止。②毒扁豆碱(依色林):0.5~2mg缓慢静注,每分钟不宜超过1mg;必要时可重复应用,成人总量可用至5mg。③新斯的明:在抗胆碱酯酶时可导致N受体和M受体同时兴奋。口服10~20mg/次,每日3次,或0.5~1.0mg/次皮下注射,每3~4小时1次,直至口干消失为止。应注意:在治疗有机磷农药中毒时引起的阿托品中毒则不能用毒扁豆碱、新斯的明等抗胆碱酯酶药,只能用毛果芸香碱。

3. 对症处理　①对狂躁不安或惊厥者,可采用快速短效镇静剂,如10% 水合氯醛 10~20ml 保留灌肠,或地西泮 10~20mg 肌内注射,或氯丙嗪25~50mg 肌内注射,或副醛 5~10ml 肌内注射等,但禁用吗啡及长效巴比妥类药物,以免与阿托品类中毒后期的抑制作用相加而增加呼吸中枢的抑制。②出现中枢抑制症状时,可用中枢兴奋剂如氨钠咖。③高热时行物理降温,采用冰袋冷敷、酒精擦浴、冷盐水灌肠等,必要时用解热剂。重症者可用皮质激素。④尿潴留时应导尿,以防尿中之生物碱在膀胱内重新吸收。⑤防治休克和呼吸衰竭等。

水杨酸类药物中毒

临床上常用水杨酸类药物有水杨酸钠、阿司匹林(乙酰水杨酸)和复方阿司匹林(由阿司匹林、非那西汀及咖啡因共同制成)等,此外,还有外用的水杨酸酯(冬绿油)和水杨酸酊。均具有解热、镇痛作用。常因一次吞服大量或在治疗过程中剂量过大及频繁投用而致中毒。阿司匹林最小致死量0.3~0.4g/kg,成人经口最小致死量 5~10g;水杨酸钠的最小致死量 0.15g/kg。小儿内服水杨酸酯致死量约为 4ml。

【诊断要点】

1. 毒物接触史　有服用大量水杨酸类药物史。

2. 临床表现　①轻度中毒:咽喉、上腹部灼热感,恶心、呕吐、腹泻、头痛、头晕、耳鸣;②重度中毒:大量出汗、面色潮红、频繁呕吐、消化道出血、皮肤花白、发绀、呼吸深快、烦躁不安、精神错乱、惊厥,并可出现昏迷、休克、呼吸衰竭。③过敏患者可出现荨麻疹、血管神经性水肿、水肿和休克。易感者可迅速发生哮喘,重症可致死,称为"阿司匹林哮喘"。

3. 实验室检查　①血液 CO_2CP 降低,凝血酶原时间延长,尿中可有蛋白、红细胞、管型、酮体等;②三氯化铁定性试验:在患者尿液中滴加几滴10% 三氯化铁溶液,若尿中有水杨酸类,则呈紫色到紫红色;③血清水杨酸盐测定:一般血清水杨酸盐含量超过 0.4g/L(40mg%),即可出现呼吸增强、酸中毒及意识障碍等。

【治疗要点】

1. 立即停药　用清水或 2%~5% 碳酸氢钠溶液洗胃,硫酸钠导泻,同时灌服活性炭 50~100g。

2. 碱化尿液、加速排泄　水杨酸类自尿中排出的速度取决于尿 pH 值,pH 值 7.5 的排出量是 pH 值为 6 时的 20~30 倍,故可用碳酸氢钠碱化尿液。应监测尿液 pH 值,因代谢性酸中毒时尿液呈明显酸性,其中的水杨酸盐可被再吸收。应用碳酸氢钠使尿液 pH 值提高到 7~7.5 有助于清除体内水杨酸盐,同时应补钾,因组织缺钾时尿液难以碱化。避免使用乙酰唑胺碱化尿液。

3. 对症处理　及时纠正水电解质与酸碱平衡失调,防治休克和脑水肿。对抽搐,可用小剂量镇静、抗惊厥药物,禁用巴比妥类、副醛、吗啡等中枢抑制剂。有出血倾向时给予大剂量维生素 K_1 静注,也可用维生素 K_3 肌内注射。

4. 血液净化疗法　病情危重者,应尽早行透析疗法。其指征为:血清水杨酸盐含量超过 0.9g/L、心血管不稳定性、难治性代谢性酸中毒、严重低钾血症或者肾功能衰竭。

其他药物急性中毒

一、水合氯醛中毒

水合氯醛在胃内吸收迅速,血浆蛋白结合率约 40%,在肝脏经乙醇脱氢酶的作用降解为三氯乙醇(活性成分)、三氯乙酸及数种葡糖苷酸。三氯乙酸的 $t_{1/2}$ 为 34~35 小时,三氯乙醇的 $t_{1/2}$ 为 10~13 天。水合氯醛中毒常见原因为误服、自杀吞服过量和用药过量引起。水合氯醛成人中毒量为 4~5g,儿童中毒量为 1.5g,成人最小致死量为 5~10g。中毒血药浓度值为 100μg/ml,致死血药浓度值为 250μg/ml。水合氯醛中毒临床表现特点:①治疗量下可出现消化道刺激症状,如恶心、呕吐、腹泻等。②过量服用后 2~3 小时出现明显的中毒症状,呼出气体有梨样气味,初期瞳孔缩小,后期可扩大;并出现低血压、心律异常、肺水肿、呼吸困难、组织缺氧、言语表达异常、抽搐、昏迷等表现。③肝肾功能损害表现。急诊处理要点:①口服中毒者立即洗胃,并用硫酸钠导泻。由直肠给药引起的中毒者应即时洗肠。水合氯醛中毒时洗胃要注意防止食管、胃穿孔。②静脉输液以促进排泄。③对出现室性心律不齐的患者可应用 β 受体阻滞剂,如普萘洛尔(心得安),也可用利多卡因。氟马西尼对改善呼吸衰竭和昏迷有一定疗效。④重症患者应尽早行血液净化治疗(血液透析或血液灌流)。⑤对症与支持治疗。

二、对乙酰氨基酚中毒

对乙酰氨基酚(paracetamol,扑热息痛,市售药名有泰诺、百服宁、必理通等)的治疗量为 10~15mg/kg,儿童中毒量约为 150mg/kg,成人经口中毒量约为 7.5g,致死量为 5~20g。造成肝坏死的剂量阈值约为 250mg/kg。成人一次服用 15g 以上者,约 80% 可发生严重肝损害乃至死亡。

对乙酰氨基酚的中毒量并非固定值,与饮酒史、营养状况及合用药情况有关。造成中毒的原因有：误服大量本品；长期或大量服用本药；长期饮酒或巴比妥类药物者，长期服用本药可增加肝毒性；长期与阿司匹林或其他非甾体抗炎药合用，可增加毒性；过敏反应。应避免长期或大量服用本品，因镇痛用药，成人连续服用不超过 10 天，小儿不超过 5 天；用于发热不超过 3 天。

急性中毒主要表现在肝脏损害（中毒性肝炎或急性肝衰竭），可分为三期：①服药后 24 小时内，患者可有轻度厌食、恶心、呕吐和出汗；②服药后 24~48 小时，患者自感稍好，但有右上腹肝区疼痛，并可发现肝功能异常；③ 2~4 天后发生肝坏死、肝性脑病、心肌损害及肾功能衰竭，黄疸明显、凝血酶原时间显著延长。

肾脏损害可有蛋白尿、血尿、少尿，甚至肾功能衰竭。过敏反应可有皮疹、荨麻疹、皮炎、支气管哮喘等。

治疗要点：①大剂量服用后，立即催吐、洗胃、硫酸钠导泻。②应用解毒剂 - 乙酰半胱氨酸（痰易净）：用药越早越好（24 小时内）。用法：5% 乙酰半胱氨酸水溶液加果汁内服，如服后 1 小时呕吐，可再补服 1 次，如连续呕吐可下胃管将药液直接导入十二指肠。用量：140mg/kg 为起始量，70mg/kg 为后续量，每 4 小时一次，17 次可达解毒的负荷量。静脉滴注：成人，第 1 阶段，150mg/kg 加入 5% 葡萄糖液 200ml 中静脉滴注 15~120 分钟。第 2 阶段，50mg/kg 加入 5% 葡萄糖液 500ml 中静脉滴注 4 小时。第 3 阶段，100mg/kg 加入 5% 葡萄糖液 1 000ml 中静脉滴注 16 小时。儿童，根据患儿的年龄和体重调整用量。③尽早行血液净化疗法。④对症支持治疗，应用皮质激素等。

三、异烟肼中毒

异烟肼（雷米封）成人一次内服 1.5g 可致轻度中毒，6~10g 可致严重中毒。主要毒理作用是对中枢神经系统的影响：异烟肼进入体内后，结合并转移脑细胞中的磷酸吡哆醛，形成异烟肼吡哆醛，妨碍维生素 B_6 的利用，使脑细胞中维生素 B_6 缺乏，中枢性抑制递质氨酪酸（GABA）浓度降低，导致中枢神经系统兴奋性增加，造成惊厥。大剂量异烟肼本身可对肝细胞产生毒害作用。大量内服后 0.5~4 小时出现中毒症状，表现有头晕、乏力、呕吐、流涎、多汗、嗜睡、动作迟钝、烦躁不安、痛觉过敏、肌纤维震颤、平衡障碍、排尿困难、发绀、精神异常等。严重者可发生强直性痉挛或惊厥、抽搐、昏迷、高热、肺水肿、代谢性酸中毒及中毒性肝病、氮质血症等，最终死于呼吸、循环衰竭。

治疗要点：①口服中毒洗胃，活性炭 50~100g 灌服，硫酸钠导泻。②及早足量应用异烟肼拮抗剂维生素 B_6 :用 1g 维生素 B_6 对抗 1g 异烟肼。首剂按摄入异烟肼总量的 1/2 或 1/3 给予维生素 B_6 静脉注射或静脉滴注,随后分次重复使用,直至神志清楚或抽搐停止。③控制抽搐发作:首选地西泮静脉应用。④对严重中毒或有肾功能衰竭者用血液净化疗法。⑤对症处理。

四、苯妥英钠中毒

苯妥英钠为抗癫痫药物。如开始剂量过大,剂量增加太快,或儿童每日总量超过 8mg/kg,成人每日维持总量达 0.6g,即可出现中毒症状。成人一次最小致死量约为 2.0g。急性中毒后,可有眩晕、头痛、呕吐、共济失调、复视、眼球震颤,严重者可出现烦躁不安、呼吸急促、精神错乱、体温升高、角弓反张、大小便失禁、昏迷、血压下降等。最终患者可死于呼吸循环衰竭。治疗要点:①口服中毒者、洗胃、导泻。②静脉补液,同时用利尿剂,以加速毒物排泄。③对症处理。④对严重中毒者用血液净化疗法。

五、钙通道阻滞剂中毒

钙通道阻滞剂(维拉帕米、硝苯地平、尼莫地平等)误服大剂量易致中毒,与 β 受体阻滞剂联合应用不当时亦易发生中毒。急性中毒主要表现有恶心、呕吐、头痛、眩晕、心动过缓,不同程度的心脏传导阻滞或窦性停搏、心衰、低血压、休克等。治疗要点:①口服中毒者洗胃、活性炭 50~100g 灌服,硫酸钠导泻。②给予钙剂可使血压上升、心肌收缩力增强、心率加快、房室传导阻滞(AVB)减轻或消失。常用 10% 氯化钙 10ml 加入葡萄糖溶液 20ml 内缓慢静注,随后每小时以 20~50mg/kg 静脉滴注。在用药后 30 分钟及以后每 2 小时测一次血钙,使血钙浓度维持在 2mmol/L。钙剂用量多在 1~7g。足量钙剂无效时,应选用儿茶酚胺类药物。③低血压者应用升压药(多巴胺、间羟胺、去甲肾上腺素等)。④对有心动过缓、AVB 者,应用阿托品、异丙肾上腺素,无效时可安置临时起搏器。

六、β受体阻滞剂中毒

β 受体阻滞剂(普萘洛尔、美托洛尔、氧烯洛尔、阿替洛尔等)误服、误用或短期内重复多次用药、一次用量过大或注射速度过快导致中毒。急性中毒最常见的症状是心血管系统(心动过缓、低血压、AVB,甚至心源性休克),尚可有恶心、呕吐、腹泻、腹胀、乏力、嗜睡、视力障碍、气急、发绀等。治疗要点:①口服急性中毒者,应及早催吐、洗胃、导泻。②对症支持处理:如心动过缓或 AVB 可静注阿托品,静脉滴注异丙肾上腺素等。出现严重低血压和心动过缓者可立即予胰高血糖素 5~10mg 静注,继之以 1~5mg/h 静脉滴注;或者予以肾上腺素 1~4μg/min 静脉滴注,直至有效。

七、氨茶碱中毒

氨茶碱是茶碱与乙二胺的复合物。急性中毒常因误用、用量过大或注射速度过快等所致(少数是对本药敏感)。氨茶碱的有效浓度范围是 10~20μg/ml,超过 30μg/ml 大多会出现中毒症状。急性中毒通常表现有恶心、呕吐、颤抖、无力、心动过速、低血钾及代谢性酸中毒。①心血管系统:心动过速为中毒常见症状。血药浓度 > 35μg/ml,半数患者发生危险的室性心律失常。静脉注射速度过快可致严重心律失常、阿 - 斯综合征甚至猝死。正常氨茶碱静注时亦可致呼吸骤停。②神经系统有焦虑、激动、颤抖、失眠、癫痫发作、谵妄、抽搐、惊厥、精神错乱等。③超敏反应因乙二胺所致,有皮疹、血管神经性水肿、胃肠道过敏(腹痛、呕吐、腹胀)等,甚至发生过敏性休克。④另外,氨茶碱注射中,或注射后 15 分钟内有可能发生严重不良反应如呼吸困难、面色青紫或苍白、大汗、心悸、大小便失禁、惊厥,甚至死亡。⑤重症中毒惊厥、低血压、室性心律失常等服药后 12~16 小时或更长时间发生,部分是因服用缓释剂所致。治疗要点:①口服急性中毒者,应及早催吐、洗胃、服用活性炭。②抗惊厥治疗,用苯巴比妥钠,其脂溶性高,可透过血脑屏障,抑制中枢神经系统;尚可诱导肝微粒体酶加速氨茶碱的灭活。③低血压、心动过速、室性心律失常,是因 β 受体兴奋。此时用小剂量 β 受体阻滞剂静脉注射,如普萘洛尔 0.01~0.03mg/kg,或艾司洛尔 25~50μg/(kg·min)。④重症中毒及早行血液灌流治疗。

八、克伦特罗(瘦肉精)中毒

瘦肉精为饲料添加剂,其正式药名为克伦特罗,为强效选择性 $β_2$ 受体激动剂。饲料添加剂用量约为治疗剂量的 5~10 倍,通过食用含瘦肉精残留的动物内脏(肝脏、肺、眼球)或肉类而致中毒。病情的轻重与进食量有关,进食后潜伏期 15 分钟至 6 小时。以心血管与神经系统表现为主:心悸、心动过速、多汗、肌肉震颤、头痛、眩晕、恶心、口干、失眠、呼吸困难、神经紧张、皮肤瘙痒等,重症可发生惊厥、高血压危象。症状持续时间 90 分钟 ~6 天。治疗要点:①早期可予以洗胃、导泻。对已进入血中的药物采取输液和强化利尿的方法加速药物清除。②对症处理:惊厥者可用地西泮静脉注射,血压过高时适当降压,快速心律失常时用 β 受体阻滞剂等。③应监测血钾水平和及时补钾。

(张文武)

第2节　急性农药中毒

急性有机磷农药中毒

急性有机磷农药中毒（acute organophosphorus pesticides poisoning, AOPP）主要是有机磷农药通过抑制体内胆碱酯酶（ChE）活性，失去分解乙酰胆碱（ACh）能力，引起体内生理效应部位 ACh 大量蓄积，使胆碱能神经持续过度兴奋，导致先兴奋后衰竭的一系列毒蕈碱样、烟碱样和中枢神经系统等中毒症状和体征。严重者，常死于呼吸衰竭。

【诊断要点】

1. 有机磷农药接触史　是确诊 AOPP 的主要依据，尤其是对无典型中毒症状或体征者更为重要。在日常生活中的急性中毒主要是由于误服、自服或饮用被农药污染的水源或食入污染的食品；也有因滥用农药治疗皮肤病或驱虫而发生中毒的。常见的有机磷农药有：①剧毒类：LD_{50}<10mg/kg，如对硫磷（1605）、内吸磷（1059）、甲拌磷（3911）、速灭磷和特普等；②高毒类：LD_{50} 10~100mg/kg，如甲基对硫磷、甲胺磷、氧乐果、敌敌畏、磷胺、久效磷等；③中度毒类：LD_{50} 100~1 000mg/kg，如乐果、倍硫磷、除线磷、敌百虫等；④低毒类：LD_{50} 1 000~5 000mg/kg，如马拉硫磷（4049）、肟硫磷（辛硫磷）、碘硫磷等。我国为保护粮食、蔬菜和水果等农产品的质量安全，从 2007 年起停止使用对硫磷、甲基对硫磷、甲胺磷、磷胺和久效磷 5 种高毒有机磷农药。

2. 临床表现特点　经皮肤吸收中毒，一般在接触 2~6 小时后发病，口服中毒在 10 分钟至 2 小时内出现症状。一旦中毒症状（急性胆碱能危象）出现后，病情迅速发展。其典型症状和体征主要有：流涎、大汗、瞳孔缩小和肌颤（肉跳）。一般当出现上述症状或体征和有农药接触史，可诊断为 AOPP；如四个症状或体征中仅出现三个，也应考虑为 AOPP。

(1) 急性胆碱能危象（acute cholinergic crisis）：表现为：①毒蕈碱样症状（muscarinic signs）：又称 M 样症状，主要是副交感神经末梢过度兴奋，产生类似毒蕈碱样作用，表现为平滑肌痉挛和腺体分泌增加。先有恶心、呕吐、腹痛、多汗，尚有流泪、流涕、流涎、腹泻、尿频、大小便失禁、心率减慢和瞳孔缩小；支气管痉挛和分泌物增加、咳嗽、气促，严重者出现肺水肿。②烟碱样症状（nicotinic signs）：又称 N 样症状，ACh 在横纹肌神经肌肉接头处过多蓄积和刺激，使面、眼睑、舌、四肢和全身横纹肌发生肌纤维颤动，甚至全身肌肉强直性痉挛、全身紧缩和压迫感，而后发生肌力减退和瘫痪。呼吸肌麻痹引起周围性呼吸衰竭。交感神经节受 ACh 刺激，其节后交感神经纤维末梢释放儿茶酚胺,表现血压升高和心律失常。③中枢神经系统症状:过多 Ach 刺激所致。表现头晕、头痛、疲乏、共济失调、烦躁不安、谵妄、抽搐和昏迷。有的发生呼吸、循环衰竭死亡。

(2) 中间型综合征(intermediate syndrome,IMS):多发生于重度 AOPP(甲胺磷、乐果、敌敌畏、久效磷等)中毒后 24~96 小时,在胆碱能危象和迟发性多发性神经病之间,故称中间型综合征,但并非每个中毒者均发生。发病时胆碱能危象多已控制,表现以肌无力最为突出。涉及颈肌、肢体近端肌、脑神经Ⅲ - Ⅶ和Ⅹ所支配的肌肉,重者累及呼吸肌。表现为:抬头困难、肩外展及髋曲困难;眼外展及眼球活动受限,眼睑下垂,睁眼困难,复视;颜面肌、咀嚼肌无力、声音嘶哑和吞咽困难;呼吸肌麻痹则有呼吸困难、频率减慢、胸廓运动幅度逐渐变浅,进行性缺氧致意识障碍、昏迷以至死亡。ChE 活性明显低于正常。一般维持 2~20 天,个别可长达 1 个月。其发病机制与 ChE 长期受抑制,影响神经肌肉接头处突触后功能有关。

(3) 迟发性多发性神经病(delayed polyneuropathy):AOPP 患者症状消失后 2~3 周出现迟发性神经损害,表现感觉、运动型多发性神经病变,主要累及肢体末端,发生下肢瘫痪、四肢肌肉萎缩等。全血 ChE 活性正常,神经 - 肌电图检查提示神经源性损害。目前认为此种病变不是 ChE 受抑制引起,可能是由于有机磷农药抑制神经靶酯酶(NTE)使其老化所致。多发生于甲胺磷、敌敌畏、乐果和敌百虫等有机磷农药重、中度中毒的患者。

3. 实验室检查　①全血胆碱酯酶活力测定:ChE 活性测定不仅是诊断 AOPP 的一项可靠检查,而且是判断中毒程度、指导用药、观察疗效和判断预后的重要参考指标。②有机磷农药的鉴定:当中毒者使用或服用的农药或毒物种类不清时,可对其剩余物进行鉴定。③尿中有机磷农药分解产物测定:如对硫磷中毒尿中测到对硝基酚,敌百虫中毒尿中三氯乙醇增加。

4. 急性中毒程度分级　①轻度中毒:仅有 M 样症状,全血 ChE 活力 70%~50%。②中度中毒:M 样症状加重,出现 N 样症状,ChE 活力 50%~30%。③重度中毒:除 M、N 样症状外,合并肺水肿,抽搐、意识障碍,呼吸肌麻痹和脑水肿,ChE 活力 <30%。

【治疗要点】

1. 迅速清除毒物　将中毒者移离染毒环境,脱去污染衣物,用清水彻底清洗染毒的皮肤、甲下和毛发。经口中毒者尽早洗胃,原则是宜用粗胃管反复洗胃,持续引流,即首次洗胃后保留胃管,间隔 3~4 小时重复洗胃,洗至引出液清澈、无味为止,洗胃液总量一般需要 10L 左右。洗胃液可用清水、2% 碳酸氢钠溶液(敌百虫忌用)或 1∶5 000 高锰酸钾溶液(对硫磷忌用)。应待病情好转、ChE 活力基本恢复正常方可拔掉胃管。洗胃后注入 20% 甘露醇 250ml 或 50% 硫酸钠 60~100ml 导泻。如因喉头水肿或痉挛,不能插入胃管,或饱食后胃管阻塞,可胃造瘘洗胃。

2. 特效解毒剂的应用　在清除毒物过程中,应同时使用胆碱酯酶重活化剂和抗胆碱药治疗。用药原则是:根据病情早期、足量、联合和重复应用解毒药,并且选用合理用药途径及择期停药。

(1)ChE 复能药:国内常用的有氯解磷定(氯磷定)和碘解磷定(解磷定),前者为首选。氯磷定的首次用量为:轻度中毒 0.5~1.0g,中度中毒 1.0~2.0g,重度中毒 2.0~3.0g,肌内注射或静脉注射。解磷定的剂量按氯解磷定剂量折算,1g 氯解磷定相当于 1.5g 解磷定,本品只能静脉应用。碘解磷定的首次用量为:轻度中毒 0.4~0.8g,中度中毒 0.8~1.2g,重度中毒 1.2~1.6g。首次给药要足量,旨在使解毒剂短时间内尽快达到有效血药浓度。应用 ChE 复能药后,N 样症状如肌颤等消失和全血 ChE 活性恢复至 50%~60% 以上时,显示 ChE 复能药用药剂量足,可暂停给药。如未出现上述指标,应尽快补充用药,再给首次半量。如洗胃彻底,轻度中毒无需重复用药;中度中毒首次足量给药后一般重复 1~2 次即可;重度中毒首次给药后 30~60 分钟未出现药物足量指征时应重复用药。

对 AOPP 中间综合征致呼吸衰竭患者,推荐用突击量氯解磷定静脉或肌内注射;1g 每小时 1 次,连用 3 次;接着 2 小时 1 次,连用 3 次;以后每 4 小时 1 次,直到 24 小时;24 小时后,每 4 小时 1 次,用 2~3 天为一疗程;以后按 4~6 小时 1 次,时间视病情而定。胆碱酯酶活力达到 50%~60% 时停药。

ChE 复能药对甲拌磷、对硫磷、内吸磷、甲胺磷、乙硫磷和肟硫磷等中毒疗效好,对敌敌畏、敌百虫中毒疗效差,对乐果和马拉硫磷中毒疗效不明显。对中毒 24~48 小时后已老化的 ChE 无复活作用。对 ChE 复能药疗效不佳者,以抗胆碱药和对症治疗为主。

(2)抗胆碱药:①外周性抗胆碱药:主要作用于外周 M 受体,能缓解 M 样症状,对 N 受体无明显作用。常用阿托品,首次用量为:轻度中毒 2.0~4.0mg,中度中毒 5.0~10.0mg,重度中毒 10.0~20.0mg,依病情每 10~30 分钟或 1~2 小时给药一次,直至患者 M 样症状消失或出现"阿托品化"。阿托品化指征为口干、皮肤干燥、心率稍快(90~100 次 /min)、瞳孔较前扩大和肺湿啰音消失,显示抗胆碱药用量足,此时,可暂停给药或给予维持量。如未出现上述指标,应尽快补充用药至出现上述指标为止。当中毒晚期 ChE 已"老化"或其活性低于 50% 时,应给予适量抗胆碱药维持"阿托品化",直至全血 ChE 活性恢复至 50%~60% 以上为止。如出现瞳孔明显扩大、神志模糊、烦躁不安、抽搐、昏迷和尿潴留等为阿托品中毒,立即停用阿托品。②中枢性抗胆碱药:如东莨菪碱、苯那辛、苯扎托品等,对中枢 M 和 N 受体作用强,对外周 M 受体作用弱。东莨菪碱首次用量为:轻度中毒 0.3~0.5mg,中度中毒 0.5~1.0mg,重度中毒 2.0~4.0mg。盐酸戊乙奎醚(长托宁)对外周 M 受体和中枢 M、N 受体均有作用,但选择性作用于 M_1、M_3 受体亚型,对 M_2 受体作用极弱,对心率无明显影响;较阿托品作用强,有效剂量小,作用时间(半衰期 6~8 小时)长,不良反应少。首次用量为:轻度中毒 1.0~2.0mg,中度中毒 2.0~4.0mg,重度中毒 4.0~6.0mg。首次用药需与氯解磷定合用。

当中毒患者经急救治疗后,主要的中毒症状基本消失,全血 ChE 活性恢复至 50%~60% 以上时,可停药观察;如停药 12~24 小时以上,其 ChE 活性仍保持在 60% 以上时,可出院。但重度中毒患者通常至少观察 3~7 天再出院。

3. 对症支持治疗 包括:①保持呼吸道通畅:吸除气道分泌物,给氧;对昏迷患者,须气管插管,呼吸衰竭时进行人工通气。②维持循环功能:包括抗休克治疗、纠正心律失常等。③镇静抗惊:早期使用地西泮,能间接抑制中枢乙酰胆碱的释放,并通过阻滞钙通道抑制神经末梢放异常冲动,保护神经肌肉接头。AOPP 使用地西泮可起到镇静、抗焦虑、肌肉松弛、抗惊厥和保护心肌的作用。可用于经解毒治疗后仍有烦躁不安、抽搐的患者,用法为 10~20mg 肌内注射或静脉注射,必要时可重复。④防治脑水肿、抗感染、维持水电解质酸碱平衡等,详见有关章节。

4. 血液净化疗法 对重度中毒,尤其是就医较迟、洗胃不彻底、吸收毒物较多者,可行血液灌流或血浆置换治疗。

(张文武)

拟除虫菊酯类农药中毒

【诊断要点】

1. 病史 有短期密切接触较大剂量或口服拟除虫菊酯类农药史,如溴氰菊酯(敌杀死)、氰戊菊酯(速灭杀丁)、氯氰菊酯(灭百可)等。

2. 临床表现特点

(1)生产性中毒:潜伏期短者 1 小时,长者可达 24 小时,平均 6 小时。田间施药中毒多在 4~6 小时起病,主要表现为皮肤黏膜刺激症状,体表污染区感觉异常(颜面、四肢裸露部位及阴囊等处),包括麻木、烧灼感、瘙痒、针刺和蚁行感等,系周围神经兴奋性增高的表现,停止接触数小时或十余小时后即可消失。常有面红、流泪和结膜充血,部分病例局部有红色丘疹样皮损。眼内污染立即引起眼痛、羞光、流泪、眼睑红肿和球结膜充血。呼吸道吸收可刺激鼻黏膜引发喷嚏、流涕,并有咳嗽和咽充血。全身中毒症状相对较轻(最迟 48 小时后出现),多为头晕、头痛、乏力、肌束震颤及恶心、呕吐等一般神经和消化道症状,但严重者也有流涎、肌肉抽动甚至抽搐,伴意识障碍和昏迷。

(2)口服中毒:多在10分钟至1小时出现中毒症状,先为上腹部灼痛、恶心、呕吐等消化道症状,可发生糜烂性胃炎。继而食欲不振、精神萎靡或肌束震颤,部分患者口腔分泌物增多,尚可有胸闷、肢端发麻、心慌、视物模糊、多汗等。重度中毒者出现阵发性抽搐,类似癫痫大发作,抽搐时上肢屈曲痉挛、下肢挺直、角弓反张,伴意识丧失,持续约0.5~2分钟,抽搐频繁者每日发作可多达10~30次,各种镇静、止痉剂常不能明显奏效,可持续10~20天。也有无抽搐即意识障碍直至昏迷者。对心血管的作用一般是先抑制后兴奋,开始心率减慢,血压偏低,其后可转为心率增快和血压升高,部分病例尚伴其他心律失常。个别病例有中毒性肺水肿。

3. 实验室检查

(1)毒物检测:拟除虫菊酯原形物质排泄迅速,停止接触12小时后在接触人员的尿中就难以测出。但其代谢产物可检测出的时间较长(2~5天)。有条件时可做毒物或其代谢产物检测。

(2)全血ChE活性:无明显变化,有助于与急性有机磷农药中毒(AOPP)鉴别。

(3)心电图检查:少数中毒患者ST段下降及T波低平,窦性心动过缓或过速,室性期前收缩或房室传导阻滞等。

4. 急性中毒分级 ①轻度中毒:常有头晕、头痛、恶心、呕吐、纳差、乏力、流涎、心慌、视力模糊、精神萎靡等,但体检无阳性发现。口服中毒者消化道症状更明显,可有上腹部灼痛及腹泻等。②中度中毒:除上述症状外,尚有嗜睡、胸闷、四肢肌肉震颤、心律失常、肺部啰音等。③重度中毒:有呼吸增快、呼吸困难、心悸、脉搏增快、血压下降、阵发性抽搐或惊厥、角弓反张、发绀、肺水肿和昏迷等。病情迁延多日,危重者可致死亡。

5. 鉴别诊断 需要鉴别的疾病有中暑、上呼吸道感染、食物中毒、脑卒中、原发性癫痫或其他急性农药中毒等。因本品的气味与有机磷相似,尤其应与AOPP相鉴别,除依据接触史外,本品中毒全血ChE活性大多正常,且多数不能耐受5mg以上阿托品治疗,一般预后较好,毒物检测有助于鉴别。

【治疗要点】

1. 清除毒物 生产性中毒者,应立即脱离现场,将患者移至空气新鲜处,脱去染毒的衣物。口服中毒者用肥皂水或2%~4%碳酸氢钠溶液彻底洗胃,然后用50%硫酸钠40~60ml导泻,并经胃管灌入活性炭50~100g吸附残余毒物。对有频繁抽搐、意识障碍或昏迷、中毒性肺水肿等表现的严重中毒病例,应尽早做血液灌流或血液透析治疗。

2. 控制抽搐 常用地西泮或巴比妥类肌内注射或静脉注射。抽搐未发生前可预防性使用,控制后应维持用药防治再抽搐。抽搐发作时,可用地西泮 10~20mg 或异戊巴比妥钠(阿米妥)0.1~0.3g 静注。亦可用苯妥英钠 0.1~0.2g 肌内注射或静注,本品尚可诱导肝微粒体酶系,有利于加速拟除虫菊酯类农药的代谢解毒。

3. 解毒治疗 无特效解毒剂,下述药物可试用:①中枢性肌松剂:美索巴莫(舒筋灵)0.5g 肌内注射,或贝克洛芬 10mg 肌内注射,每日 2 次,连用 3 天。②中药葛根素和丹参:对实验中毒动物有保护和治疗作用,已试用于临床,对控制症状和缩短疗程有一定的疗效。葛根素静脉滴注 5mg/kg,2~4 小时重复一次,24 小时用量不宜大于 20mg/kg,症状改善后改为每日 1~2 次,直至症状消失。亦可用复方丹参注射液治疗。③阿托品:只能用于控制流涎和出汗等症状,0.5~1.0mg 肌内注射,发生肺水肿时可增大至每次 1~2mg,但总量不宜过大,达到控制症状即可。切不可企图用阿托品来做解毒治疗,否则将加重抽搐,甚至促进死亡。

4. 对症支持治疗

(张文武)

氨基甲酸酯类农药中毒

氨基甲酸酯类农药包括:①萘基氨基甲酸酯类,如西维因;②苯基氨基甲酸酯类,如叶蝉散;③氨基甲酸肟酯类,如涕灭威;④杂环甲基氨基甲酸酯类,如呋喃丹;⑤杂环二甲基氨基甲酸酯类,如异索威等。除少数品种如呋喃丹、涕灭威等毒性较高外,大多数属中、低毒性。可经呼吸道、皮肤和消化道吸收,在体内代谢迅速,一般 24 小时即以代谢产物的形式从尿中排出摄入量的 70%~80%。中毒机制是其可与 ChE 阴离子和酯解部位结合,形成可逆性的复合物,即氨基甲酰化,使其失去对 ACh 的水解能力,致 Ach 蓄积产生相应的临床表现。但氨基甲酰化 ChE 易水解,使 ChE 活性于 4 小时左右自动恢复。因此,尽管中毒开始病情较重,一旦脱离接触,ChE 即很快复能,症状也很快消失,24 小时几乎完全恢复正常。本类农药中毒禁用 ChE 复能药。

【诊断要点】

1. 毒物接触史 有氨基甲酸酯类农药接触史。

2. 临床表现特点 本类农药中毒临床表现与有机磷农药中毒类似,但其具有潜伏期短、恢复快、病情相对较轻,只要彻底清除毒物,病情通常无反复等特点。经皮吸收中毒潜伏期大约为 0.5~6 小时,经口中毒多在 10~30 分钟内发病。主要表现有头晕、头痛、乏力、恶心、呕吐、流涎、多汗、瞳孔缩小,严重者可出现呼吸困难、肌颤、腹痛、腹泻、意识障碍、抽搐、惊厥、发绀、昏迷、大小便失禁等,可因呼吸麻痹致死,死亡多发生于中毒发作后的12小时内。经皮中毒局部皮肤可有潮红,甚至出现皮疹,乃药剂的直接刺激作用所致。中毒程度分级可参照有机磷中毒的分级标准划分。

【治疗要点】

1. 清除毒物　生产性中毒者应迅速脱离中毒环境,除去染毒衣物,用肥皂水或2%碳酸氢钠溶液清洗染毒部位。经口中毒者,立即用清水或2%碳酸氢钠液洗胃,然后注入50%硫酸钠50ml导泻。

2. 解毒治疗　应及早应用阿托品类药物,禁用ChE复能药;但如系本品与有机磷农药混合中毒,则往往先有较短期的氨基甲酸酯农药中毒阶段,继之出现较长而严重的有机磷农药中毒过程,可先用阿托品,在中毒一段时间后可酌情适量使用复能药。中毒初始6~8小时,轻度中毒1~2mg、中度中毒2~3mg、重度中毒3~5mg,依病情15~60分钟重复用药。一般轻或中度中毒可肌内注射给药;严重中毒则应静脉注射。轻、中度中毒不需要阿托品化;经口严重中毒必要时可考虑阿托品化至病情明显好转后再减量维持,切忌盲目大量投药,谨防阿托品中毒。6~8小时后,轻、中度中毒可用0.5~1.0mg阿托品,每4~6小时重复维持;严重中毒每2~4小时用阿托品1~2mg,全部维持用药时间24小时左右即可。也可用东莨菪碱0.01~0.05mg/kg,静脉注射或肌内注射,每30分钟1次,至症状缓解后减量维持治疗24小时左右。

3. 对症支持治疗

(张文武)

甲脒类农药中毒

【诊断要点】

1. 病史　有甲脒类农药接触史,包括杀虫脒、单甲脒和双甲脒(双虫脒、灭螨胺)等。

2. 临床表现特点　急性中毒潜伏期短,经皮肤吸收平均6小时左右,最快2小时左右即发病;经口误服0.5~1小时发病。全身性多脏器受累,其中以嗜睡、发绀和出血性膀胱炎为主要表现。心力衰竭、脑水肿及呼吸衰竭是常见的致死原因。①神经系统:开始有头晕、头痛、乏力、肌肉酸痛、肢体麻木及眩晕等,稍后则出现视物模糊、步态不稳、肌肉震颤、癔症样抽搐、嗜睡及昏迷等,以嗜睡较突出。少数昏迷者治疗清醒后可出现幻觉、偏执等精神症状。重症可出现呼吸暂停或叹气样呼吸。②发绀:主要因高铁血红蛋白血症所致。以口唇、鼻尖、四肢末端发绀明显,无气促是其中毒特点之一。发绀程度与中毒剂量成正比。③泌尿系统:多于中毒后12~48小时出现尿频、尿急、尿痛等膀胱刺激症状,尿中几乎100%有血尿及白细胞,但多无管型。④循环系统:重者可出现心衰及肺水肿、心源性休克、心音低钝、心率减慢、ST-T改变、QT延长,大多为可逆性损害,多于5~15天内恢复。⑤消化系统:有恶心、呕吐及明显厌食,少数病例有上消化道出血,尤其与有机磷混合中毒者较为多见。部分病例有一过性轻度肝功能异常。⑥局部症状:严重污染局部皮肤有麻木、烧灼感、疼痛感、局部充血、瘙痒及痱子样丘疹等。

3. 鉴别诊断　应注意与农药氯酸钠、敌稗、除草醚等中毒所致的化学性青紫和AOPP鉴别。

【治疗要点】

1. 清洗毒物　对皮肤染毒者,立即脱去污染衣物,用肥皂水清洗皮肤。对经口中毒者,可采用1%~2%碳酸氢钠液反复洗胃,洗胃后灌入活性炭50~100g。

2. 解毒治疗　无特殊的拮抗药。高铁血红蛋白血症使用小剂量亚甲蓝、大剂量维生素C、高渗葡萄糖和辅酶A治疗。亚甲蓝每次按1~2mg/kg加入50%葡萄糖20~40ml中,缓慢(>10~15分钟)静脉注射,必要时1~2小时重复半量,每次量不宜超过200mg,24小时总量勿超过600mg。

3. 对症支持治疗

(张文武)

沙蚕毒素类农药中毒

沙蚕毒素类农药包括巴丹(杀螟丹)、杀虫双、杀虫环(易卫杀)和杀虫蟥等。大多为中等毒性,其主要中毒机制是在神经突触处竞争性地占据胆碱能神经递质的受体,阻断胆碱能神经的突触传导;在剂量较小时以周围性神经-肌接头阻滞作用为主,大剂量则可直接作用于中枢神经系统。

【诊断要点】

1. 病史　有本类农药的接触史或口服史,须注意与急性有机磷农药、氨基甲酸酯类农药中毒等相鉴别。

2. 临床表现特点　绝大多数中毒由经口误服所致,其中毒潜伏期短,约0.5~1小时发病。主要表现有头晕、眼花、头痛、恶心、呕吐、中上腹不适感、心悸、烦躁、乏力、麻木、视物模糊、面色苍白、流涎、出汗等,严重者可有全身肌肉抽动或肌肉麻痹(包括呼吸肌),甚至发生惊厥和昏迷,也可发生肺水肿、瞳孔可见缩小等。大量误服尚可引起心、肝、肾等脏器损害。全血ChE活性有所下降,但均在正常人的50%以上。死亡原因主要为呼吸衰竭和/或心肌损害所致的严重心律失常,但死亡率甚低。所有中毒症状包括昏迷在内均延续不太久,可逐渐减轻,如能安全度过急性期(24小时内)多可顺利恢复;但如大量经口误服,延误治疗,也可由呼吸麻痹等致死,常发生于中毒后的12小时内,甚至更短。

【治疗要点】

1. 清除毒物 口服中毒者应首选碱性液体洗胃,洗胃后予以导泻。

2. 解毒治疗 可使用阿托品。一般病例可用0.5~1.0mg肌内注射或静注,1~4小时1次;重症者可用2~3mg,0.5~1小时1次,无需阿托品化,维持用药时间一般不超过3天。对有烦躁不安者,可改用东莨菪碱。巯基类络合剂也可用于解毒治疗,可选用L-半胱氨酸,每次0.1g肌内注射,每日1~2次,用2~3天即可;也可选用二巯丙磺钠(0.25g肌内注射或静注,6~8小时1次,每日2~3次)或二巯丁二酸钠等药物。禁用ChE复能药,否则将加重ChE的抑制而加重病情。

3. 对症支持疗法

(张文武)

杀鼠剂中毒

杀鼠剂(rodenticide,鼠药)是指一类可以杀死啮齿动物的化合物。我国常用的杀鼠剂按其作用快慢可分为两类:急性杀鼠剂与慢性杀鼠剂。前者指老鼠进食毒饵后在数小时至一天内毒性发作而死亡的杀鼠剂,如毒鼠强、氟乙酰胺;后者指老鼠进食毒饵数天后毒性才发作,如抗凝血类杀鼠剂:敌鼠钠、溴敌隆。按其主要毒性作用可大致分为:①中枢神经系统兴奋类杀鼠剂;②有机氟类杀鼠剂;③植物类杀鼠剂;④干扰代谢类杀鼠剂;⑤硫脲类杀鼠剂;⑥有机磷酸酯类杀鼠剂;⑦无机磷类杀鼠剂;⑧氨基甲酸酯类杀鼠剂;⑨抗凝血类杀鼠剂。

一、中枢神经系统兴奋类杀鼠剂

(一)毒鼠强 毒鼠强(tetramine)又名没鼠命、四二四、三步倒、神猫、好猫、一扫光、王中王、气体鼠药等,化学名为四亚甲基二砜四胺。剧毒,大鼠LD_{50}为0.1~0.3mg/kg,对成人的致死量约为5~12mg。由于其剧烈的毒性和稳定性,易造成二次中毒。

诊断要点:毒鼠强口服后迅速吸收,于数分钟至0.5小时内发病。主要症状为头痛、头晕、乏力、恶心、呕吐、腹痛、不安,严重者神志模糊、抽搐、强直性惊厥及昏迷,中毒性心肌炎致心律失常和ST段改变,以抽搐、惊厥症状最为突出。临床上遇有进食后数分钟至0.5小时,即出现恶心、呕吐、抽搐及意识障碍者应高度怀疑毒鼠强中毒。确诊则需从患者血、尿、呕吐物或胃液中检测出毒鼠强。

治疗要点:①清除毒物:口服中毒者应及早采取催吐、洗胃和导泻。应留置胃管 24 小时以上,以便反复洗胃,减少毒物吸收;同时从胃管灌入活性炭 50~100g,以吸附残存在胃黏膜皱襞上的毒物。导泻用 50% 硫酸镁或 20% 甘露醇。②控制抽搐:控制抽搐宜联用苯巴比妥钠和地西泮。苯巴比妥钠用法一般为 0.1~0.2g 肌内注射,6~12 小时一次。地西泮每次 10~20mg 静注,10~20 分钟一次,或用 50~100mg 加入生理盐水 250ml 中持续静脉滴注,滴速以刚好能控制抽搐为宜。其他控制顽固性抽搐的药物可选用羟丁酸钠 60~80mg/(kg·h) 静脉滴注,或丙泊酚(异丙酚)2~12mg/(kg·h) 静脉滴注,或硫喷妥钠 50~100mg/ 次静推,直至抽搐停止。③血液净化疗法:血液净化疗法能减轻急性症状,缩短病程,并可能减轻毒物对脏器的损害。应尽早使用。以血液灌流(HP)最常用,血液透析(HD)和血浆置换(PE)亦有效。④解毒剂:可试用二巯丙磺钠(Na-DMPS),每次 0.125~0.25g 肌内注射,每日 2~4 次,连用 7~10 天;和 / 或大剂量维生素 B_6:首剂用维生素 B_6 0.5~1.0g 加入 25% 葡萄糖液 20~40ml 中静脉注射,续以 1~2g 加入生理盐水 250ml 中静脉滴注,每日 2~4 次。有学者认为两药联用能控制抽搐,患者神志清醒早、恢复快。可试用氨酪酸(GABA):通过补充外源性 GABA,进一步增加脑内 GABA 含量,从而增强 GABA 与脑内 GABA 受体结合能力,拮抗毒鼠强强烈致惊作用。氨酪酸 2~8g 加入 5% 葡萄糖溶液 250~500ml 中静脉滴注。⑤加强支持疗法与保护脏器功能。

(二)**鼠特灵**　鼠特灵(norbormide)又名鼠克星、灭鼠宁。大鼠经口 LD_{50} 为 5.3mg/kg。中毒主要表现为中枢神经系统兴奋、抽搐、痉挛,因呼吸衰竭而死亡。无特效解毒剂,口服者催吐、洗胃、导泻,对症处理。可试用血液净化疗法。

(三)**毒鼠硅**　毒鼠硅(silatrane)又名氯硅宁、杀鼠硅、硅灭鼠。大鼠经口 LD_{50} 10.96mg/kg。中毒主要表现为中枢性运动神经兴奋,反复抽搐,甚至角弓反张。无特效解毒剂,除催吐、洗胃、导泻外,主要为对症处理,可试用血液净化疗法。

二、有机氟类杀鼠剂

包括氟乙酰胺和氟乙酸钠,均为早已禁用的急性杀鼠剂。氟乙酰胺人口服致死量为 0.1~0.5g;氟乙酸钠人口服致死量为 0.07~0.1g。

诊断要点:有机氟类杀鼠剂口服后有 2~15 小时的潜伏期,严重者短于 1 小时。急性中毒时可出现以中枢神经系统障碍和心血管系统障碍为主的两大综合征。前者表现有头晕、头痛、乏力、易激动、烦躁不安、肌肉震颤、意识障碍至昏迷、阵发性抽搐,因强直性抽搐致呼吸衰竭。后者表现有心悸、心动过速、血压下降、心力衰竭、心律失常(期前收缩、室性心动过速或心室颤动)、心肌损害(心肌酶活力增高,QT 与 ST-T 改变等)等。尚可有消化道症状和呼吸系统表现(呼吸道分泌物增多、呼吸困难、咳嗽等)。实验室检查有血氟、尿氟增高,血钙、血糖降低。确诊需要做毒饵、呕吐物、胃液、血液或尿液的毒物鉴定。

治疗要点:①清除毒物:口服中毒者,立刻催吐、洗胃、导泻,并给予蛋清或氢氧化铝凝胶保护消化道黏膜。洗胃后,可于胃管内注入适量乙醇(白酒)在肝内氧化成乙酸以达解毒目的;或于胃管内注入食醋 150~300ml 有解毒作用。②特效解毒剂 - 乙酰胺(解氟灵):成人每次 2.5~5g 肌内注射,每 6~8 小时一次,儿童按 0.1~0.3g/(kg·d)分 2~3 次肌内注射,连用 5~7 天,首次给全日量的一半效果更好。危重患者一次可给予 5~10g。在无乙酰胺的情况下,可用无水乙醇抢救:无水乙醇 5ml 加入 10% 葡萄糖溶液 100ml 中静脉滴注,每日 2~4 次。③控制抽搐:用苯巴比妥钠和/或地西泮治疗。④血液灌流:危重患者可选用。⑤对症支持治疗:包括心电监护、防止脑水肿、保护心肌、纠正心律失常、维持水、电解质酸碱平衡、高压氧疗等。

三、植物类杀鼠剂

以毒鼠碱(strychnine)为代表。毒鼠碱又名番木鳖碱、马钱子碱、士的宁,是从马钱子种子提取的一种生物碱。人口服致死量 0.25~0.5g。

诊断要点:毒鼠碱口服后症状出现快,开始是颈部肌肉僵硬感、反射亢进、肌颤、吞咽困难,继而发生强直性惊厥,表现面部肌肉挛缩、牙关紧闭、角弓反张。轻微刺激可诱使其发作,可因窒息、呼吸衰竭致死。与毒鼠强中毒的鉴别有赖于毒物分析。

治疗要点:①将中毒者置于安静而黑暗的房间,避免声音及光线刺激。②口服中毒者,清水洗胃,然后留置活性炭悬液 30~50g 于胃内。③镇静抗惊厥(苯巴比妥、地西泮等。)④对症支持治疗。一般中毒 24 小时后症状得到控制,如无并发症可逐渐恢复。

四、干扰代谢类杀鼠剂

(一) 灭鼠优 灭鼠优(pyrinuron)又名鼠必灭、抗鼠灵、吡明尼。大鼠经口 LD_{50} 为 12.3mg/kg。

诊断要点:中毒的潜伏期约 3~4 小时。口服者出现恶心、呕吐、腹痛、纳差等胃肠道症状,随后出现自主神经、中枢及周围神经系统功能障碍,如直立性低血压、四肢疼痛性感觉异常、肌力减弱、视力障碍、精神错乱、昏迷、抽搐等。早期可有短暂低血糖,后出现糖尿,常伴酮症酸中毒。肌电图和脑电图异常。

治疗要点：①口服者，催吐、洗胃导泻。②尽早使用解毒剂烟酰胺：200~400mg加入250ml液体中静脉滴注，每日1~2次。好转后改口服，每次100mg，每日4次，共2周。③血糖升高时给予普通胰岛素。④对症支持治疗。

（二）鼠立死　鼠立死（crimidine）又名杀鼠嘧啶、甲基鼠灭定。人口服最小致死量为5mg/kg。毒理作用为维生素B_6的拮抗剂，干扰γ-氨基丁酸的氨基转移和脱羧反应，引起抽搐和惊厥。临床上主要表现为兴奋不安、阵发性抽搐、强直性痉挛，反复发作。

治疗要点：①口服者，催吐、洗胃、导泻；②尽快应用特效解毒剂维生素B_6：每次0.5~1.0g稀释后静脉注射或静脉滴注，必要时反复应用；③对症处理：控制抽搐可用苯巴比妥和地西泮等。

五、硫脲类杀鼠剂

硫脲类杀鼠剂包括安妥（α-奈基硫脲，人口服致死量为4~6g）、灭鼠特（氨基硫脲，小鼠经口LD_{50}为14.8mg/kg）、灭鼠肼（又名捕灭鼠、灭鼠丹、鼠硫脲，人最小致死量为0.09mg/kg）、双鼠脲等。中毒多由于误食拌混的毒饵所致。急性中毒时，主要表现有口部灼热感、恶心、呕吐、口渴、头晕、嗜睡等；重症患者可出现呼吸困难、发绀、肺水肿等；也可有躁动、全身痉挛、昏迷、休克等；稍晚期可有肝大、黄疸、血尿、蛋白尿等表现。

治疗要点：①清除毒物：口服者，立即用清水或1/5 000高锰酸钾溶液洗胃，禁用碱性液洗胃。导泻，忌用油类泻剂。皮肤接触者，清水冲洗。②禁食脂肪性食物及碱性食物。③可试用半胱氨酸100mg/kg肌内注射，或10%硫代硫酸钠溶液20~30ml静脉注射，据称可降低安妥的毒性。谷胱甘肽0.3~0.6g肌内注射或静注，也有类似作用。④肺水肿者，应用肾上腺皮质激素，并限制入量。⑤对症支持治疗。

六、有机磷酸酯类杀鼠剂

有机磷酸酯类杀鼠剂主要有毒鼠磷（大鼠经口LD_{50}为3.5~7.5mg/kg）、溴代毒鼠磷（小鼠经口LD_{50}为10mg/kg）、除鼠磷等，其临床表现和救治措施与AOPP类同。

七、无机磷类杀鼠剂

典型代表是磷化锌，对人的致死量约为40mg/kg。人类中毒多由于误食拌有磷化锌的毒饵。

诊断要点：磷化锌口服后首先出现消化道症状，如恶心、呕吐、腹痛、腹泻，口腔、咽部有烧灼感和蒜臭味。剧烈呕吐可带有胆汁和少量咖啡样液体。逐渐出现烦躁不安、血压下降、全身麻木、运动不灵，严重者出现意识障碍、抽搐、呼吸困难，甚至昏迷、惊厥、肺水肿、呼吸衰竭、心肌及肝、肾损害等。呼气及呕吐物有特殊的蒜臭味（磷化氢的气味），多个脏器损害特别是肝、肾损害的表现，可作为诊断的依据。

治疗要点：①清除毒物：口服者，立即口服 0.5%~1% 硫酸铜溶液 10ml，每 5~10 分钟一次，共 3~5 次（硫酸铜既可作为催吐剂，又可使毒物变为无毒的磷化铜而沉淀，但不可多服以防铜中毒）；或立即用 0.2% 硫酸铜溶液反复多次洗胃（每次 300~500ml），直到洗出液无蒜味为止。随后再用 1/5 000 高锰酸钾溶液洗胃，使残留的磷化锌氧化为磷酸盐而失去毒性。清洗彻底后，胃内注入液体石蜡（使磷溶解而不被吸收）100~200ml 及硫酸钠 20~40g 导泻。但禁用硫酸镁或蓖麻油类导泻，因为前者能与氧化锌作用生成卤碱而加速毒性；后者可溶解磷而加速吸收。禁食脂类食物如牛奶、蛋清、脂肪、肉类及油类等，以免促进磷的溶解与吸收。洗胃与导泻均应细心，以防胃肠出血与穿孔。②对症处理：由于无特效解毒剂，主要采用综合对症治疗。如呼吸困难者，予以吸氧；脑水肿者，给予脱水剂；输液纠正水、电解质紊乱及酸中毒；及时应用保护心、肝、肾等药物与措施。因磷化锌是无机磷化合物，应禁用 ChE 复能药。

八、氨基甲酸酯类杀鼠剂

氨基甲酸酯类杀鼠剂，常见的有灭鼠安（大鼠经口 LD_{50} 为 20.5mg/kg）、灭鼠睛（大鼠经口 LD_{50} 为 0.96~1.12mg/kg）等，其临床表现和救治与氨基甲酸酯类农药中毒相同。

九、抗凝血类杀鼠剂

抗凝血类杀鼠剂是国家批准使用的慢性杀鼠剂，是我国最常用的合法鼠药。第一代抗凝血类杀鼠剂有杀鼠灵（灭鼠灵、华法林）、杀鼠醚（立克命、克鼠立、杀鼠萘）、敌鼠（野鼠净、双苯杀鼠酮）与敌鼠钠、克鼠灵（克灭鼠、呋杀鼠灵）、氯鼠酮（氯鼠敌、利法安）等，其大鼠经口 LD_{50} 分别为：50~393mg/kg（人口服致死量为 50mg/kg）、5~25mg/kg、3mg/kg（人口服致死量 5mg/kg）、3mg/kg、25mg/kg 和 9.6~13.0mg/kg。第二代抗凝血类杀鼠剂有溴鼠灵（大隆、溴鼠隆、溴敌拿鼠）、溴敌隆（乐万通、灭鼠酮）、氟鼠灵（杀它仗、氟鼠酮）等，其大鼠经口 LD_{50} 分别为 0.26mg/kg、1.75mg/kg 和 0.25mg/kg。其中，杀鼠灵、杀鼠醚、克鼠灵、溴鼠灵、溴敌隆和氟鼠灵等属于双香豆素类抗凝血杀鼠剂；敌鼠与敌鼠钠、氯鼠酮等属于茚满二酮类抗凝血杀鼠剂。

抗凝血类杀鼠剂的中毒机制是干扰肝脏对维生素 K 的作用,使凝血酶原和凝血酶因子 Ⅱ、Ⅶ、Ⅸ、Ⅹ 等的合成受阻,导致凝血时间与凝血酶原时间延长;同时,其代谢产物亚苄基丙酮,可直接损伤毛细血管壁,使其通透性增加而加重出血。

诊断要点:本类杀鼠剂作用缓慢,误服后潜伏期长,大多数 2~3 天后才出现中毒症状,如恶心、呕吐、纳差、精神不振、低热等。中毒量小者无出血现象,不治自愈。达到一定剂量时,表现为广泛性出血,首先出现血尿、鼻出血、齿龈出血、皮下出血,重者咯血、呕血、便血及其他重要脏器出血,可发生休克,常死于脑出血、心肌出血。由于中毒出血者多以出血为主诉来就诊,提高对其警惕性及详细询问病史有助于减少误诊。

治疗要点:①清除毒物:口服中毒者催吐、洗胃、导泻;皮肤污染者用清水彻底冲洗。②特效解毒剂维生素 K_1:无出血倾向、凝血酶时间与凝血酶原活动度正常者,可不用维生素 K_1 治疗,但应密切观察;轻度出血者,用 10~20mg 肌内注射每日 3~4 次;严重出血者,首剂 10~20mg 静注,续以60~80mg 静脉滴注;出血症状好转后逐渐减量,一般连用 10~14 天,出血现象消失,凝血酶原时间与活动度正常后停药。③肾上腺皮质激素:可以减少毛细血管通透性,保护血小板和凝血因子,促进止血、抗过敏和提高机体应激能力,可酌情应用,并同时给予大剂量维生素 C。④输新鲜血:对出血严重者,可输新鲜血液、新鲜冷冻血浆或凝血酶原复合物,以迅速止血。⑤对症支持治疗。应注意维生素 K_3、维生素 K_4、卡巴克络、氨苯甲酸等药物对此类抗凝血类杀鼠剂中毒所致出血无效。

(张文武)

百草枯中毒

百草枯(paraquat,PQ),又名克芜踪、对草快,是目前最常用的除草剂。可经消化道、呼吸道和皮肤黏膜吸收,常因防护不当或误服致毒。人口服致死量 1~3g。中毒死亡率高达 30%~50%。

【诊断要点】

1. 临床表现特点　百草枯中毒的特征是多脏器损伤和衰竭,最常见者为肾、肝和肺损伤,死亡主要原因是呼吸衰竭。①消化系统:经口中毒者有口腔烧灼感,口腔、食管黏膜糜烂溃疡、恶心、呕吐、腹痛、腹泻,甚至呕血、便血等。严重者发生中毒性肝病,表现为肝区疼痛、肝脏肿大、黄疸和肝功能异常,肝衰竭等。②中枢神经系统:表现为头晕、头痛、四肢麻木、肌肉痉挛、烦躁、抽搐、幻觉、恐惧、昏迷等。③肾脏:表现为肾区叩痛,尿蛋白阳性,血BUN、Cr 升高。严重者发生急性肾衰竭。④肺脏:肺损伤是最突出和最严重的改变,表现为胸痛、发绀、呼吸困难,早期多为刺激性咳嗽,呼吸音减低,两肺可闻及干湿啰音。大量口服者,24 小时内可出现肺水肿、出血,常在 1~3 天内因 ARDS 而死亡。非大量摄入或经皮缓慢吸收者多呈亚急性经过,服药后有一个相对无症状期,于 3~5 天出现胸闷、憋气,2~3 周呼吸困难达高峰,患者往往在此期死于肺功能衰竭。少数患者可发生气胸、纵隔气肿等并发症。胸部 X 线显示病变局限或弥漫,口服达致死量者 X 线多呈弥漫性改变,中毒早期(3 天 ~1 周),主要为肺纹理增多,肺野呈毛玻璃样改变,严重者两肺广泛高密度影,形成"白肺",同时出现肺实变,部分小囊肿;中毒中期(1~2 周),肺大片实变,肺泡结节,同时出现部分肺纤维化。中毒后期(2 周后)呈局限或弥漫性网状纤维化。动脉血气分析呈低氧症。⑤皮肤、黏膜:接触浓缩液可以引起皮肤的刺激、烧灼,1~3 天后逐渐出现皮肤烧伤,表现为红斑、水疱、溃疡等。高浓度百草枯接触指甲后,可使指甲出现白点,甚至横断、脱落。眼结膜、角膜接触百草枯后,可引起严重的炎性改变,24 小时后逐渐加重,形成溃疡,甚至继发虹膜炎,影响视力,另外可有鼻、喉刺激,鼻出血等。

2. 临床分型 ①轻型:百草枯摄入量 <20mg/kg,患者除胃肠道症状外,其他症状不明显,多数患者能够完全恢复。②中到重型:摄入量 20~40mg/kg,患者除胃肠道症状外可出现多系统受累表现,1~4 天内出现肾功能、肝功能损伤,数天 ~2 周内出现肺部损伤,多数于 2~3 周内死于肺功能衰竭。③暴发型:摄入量 >40mg/kg,严重的胃肠道症状,1~4 天内死于多脏器功能衰竭。

【治疗要点】

百草枯中毒无特效解毒剂,治疗以减少毒物吸收、促进体内毒物清除和对症支持为主。

1. 阻止毒物继续吸收 彻底清洗被污染的皮肤、黏膜和眼睛。经口中毒者,立即催吐,尽早彻底洗胃,可用清水或 2% 碳酸氢钠溶液。洗毕后用 30% 漂白土、皂土或活性炭 60g 灌胃,以吸附胃肠内的百草枯,再予以硫酸镁、硫酸钠或 20% 甘露醇导泻,重复应用,直至粪便中出现吸附剂。

2. 清除已吸收的毒物 尽早行血液净化治疗,以血液灌流效果最好,每天一次,持续 1 周左右。也可采用血浆置换,每天或隔天一次,直至病情缓解。

3. 防治毒物损伤 及早应用自由基清除剂,如维生素 C、维生素 E、维生素 A、还原型谷胱甘肽、乙酰半胱氨酸等。早期应用糖皮质激素和免疫抑制剂可能对患者有效,可选用甲泼尼龙、地塞米松、硫唑嘌呤、环磷酰胺等。丹参、川芎、银杏叶提取物等能对抗自由基、抑制纤维化,可以试用。

4. 对症支持治疗 包括保护胃黏膜、防治感染、防治肾损伤、呼吸支持治疗等。

5. 避免高浓度氧吸入,以免加重肺损伤 除非 $PaO_2<40mmHg$ 或发生 ARDS 时可吸入 $>21\%$ 氧气或用 PEEP 机械通气。

(田英平 张文武)

急性阿维菌素中毒

阿维菌素(又称齐螨素、豁极灭,Avemectin)属十六元大环内酯类高效生物农药,系广谱杀虫、杀螨剂。临床阿维菌素中毒病例多为经消化道中毒,经皮肤吸收或吸入途径导致中毒者少见。

【诊断要点】

1. 临床表现特点 由于阿维菌素中毒的严重程度与服毒剂量相关,故临床表现很不一致。患者可无症状或仅表现为轻度短暂的中枢神经系统抑制和胃肠道症状;早期表现为恶心、呕吐,瞳孔放大(藉此与有机磷中毒相区别),行动失调,肌肉颤抖,严重时可出现昏迷、呼吸衰竭以及休克。中枢神经系统损害最为常见,可表现为中枢抑制、呼吸抑制、血压异常,该药对呼吸中枢的抑制与有机磷农药中毒所致的呼吸肌麻痹不同,属中枢性呼吸衰竭,严重者可因频繁抽搐窒息或出现心室颤动(简称室颤)而死亡。值得注意的是当患者将阿维菌素与酒精同服,可出现与酒精中毒相类似的头痛、肌肉颤动、精神异常、恶心和呕吐,严重者发生意识障碍。目前尚不清楚这两者毒性作用是否有叠加效应。

2. 辅助检查 ①外周血象正常或轻度升高,血胆碱酯酶正常。中毒严重者血气分析提示 Ⅰ 型呼衰;②心电图和心电监护可见各种类型心律失常,严重者可出现室颤;③意识障碍加抽搐患者常较早发生吸入性肺炎,X 线胸部平片或肺脏 CT 可出现炎症浸润征象;④头颅 CT 可显示弥漫性脑水肿或缺血改变;⑤胃镜下呈胃黏膜糜烂和浅表性胃炎表现。

【治疗要点】

本品无特殊的解毒药,主要是对症支持治疗:①清除毒物:可采用清水洗胃、活性炭吸附、导泻以及利尿等方法。如农药进入眼睛可用大量清水冲洗。阿维菌素分子量为872,结构中具有亲脂性集团,理论上血液灌流可以去除。②加强脑保护:积极使用脱水剂治疗,可予 20% 甘露醇 125ml 静注,6~8 小时一次,必要时酌情加用袢利尿剂和甘油果糖。脑局部亚低温治疗;维持脑灌注压,如血压下降,可在积极液体复苏基础上,使用血管活性药物。③保护其他脏器功能:纳洛酮可解除毒物对中枢神经的抑制作用,阻断和逆转内阿片肽所致缺血和继发性损伤,具有兴奋中枢神经系统作用,可用于阿维菌素中毒治疗。④重视止痉治疗的特殊性:避免使用增强 γ- 氨基丁酸活性的药物(如巴比妥类、苯二氮䓬类、丙戊酸、丙泊酚等)。因这些药物也可与 GABA 受体结合,引起 GABA 相同的神经系统抑制症状。但对抽搐频繁,严重脑水肿患者,可考虑小剂量交替使用。⑤抗感染及其他治疗:患者多伴有意识障碍和吸入性肺炎,可给予经验性抗感染治疗。注意维持水、电解质酸碱平衡,营养支持治疗等。

(张 泓 张文武)

第3节 窒息性毒物中毒

一氧化碳中毒

【诊断要点】

1. 病史 职业性中毒多为意外事故,常有集体中毒。生活性中毒常见于冬季,与通风不良、煤炭在燃烧不完全的情况下取暖有关。应注意询问患病时环境、通风情况及同室人有无中毒等。

2. 临床表现特点 按中毒程度可分为三级:①轻度中毒:碳氧血红蛋白(COHb)饱和度在 10%~30%。患者有头重感、头痛、眩晕、颈部搏动感、乏力、恶心、呕吐、心悸等,甚至有短暂的晕厥。若能及时脱离中毒现场,吸新鲜空气后,症状可迅速好转。②中度中毒:COHb 饱和度 30%~40%。除上述症状加重外,患者口唇可呈樱桃红色,出汗多,心率快,烦躁,昏睡,常有昏迷与虚脱。初期血压升高,后期下降。如能及时抢救,脱离中毒环境吸入新鲜空气或氧气后,亦能苏醒,数日后恢复,一般无后遗症。③重度中毒:COHb>40%。迅速出现昏迷、呼吸抑制、肺水肿、心律失常或心力衰竭。反射消失,大小便失禁,四肢软瘫或有阵发性强直或抽搐,瞳孔缩小或散大。如空气中 CO 浓度很高,患者可在几次深呼吸后即突然发生昏迷、痉挛、呼吸困难以致呼吸麻痹,即谓"闪电样中毒"。重度中毒常有并发症,如吸入性肺炎和肺水肿,心肌损害(ST-T 改变、室性期前收缩、传导阻滞等)和皮肤水泡。少数重症患者(约 3%~30%)抢救苏醒后经约 2~60 天假愈期,可出现迟发性脑病的症状,主要表现有:①急性痴呆性木僵型精神障碍:一般清醒期后,突然定向力丧失,记忆力障碍,语无伦次,狂喊乱叫,出现幻觉。数天后逐渐加重,出现痴呆木僵。②神经症状:可出现癫痫、失语、肢体瘫痪、感觉障碍、皮质性失明、偏盲、惊厥、再度昏迷等,大多为大脑损害所致,甚至可出现"去大脑皮质综合征"。③震颤麻痹:因 CO 中毒易发生基底神经节损害,尤其是苍白球,临床上常出现锥体外系损害。逐渐出现表情淡漠、四肢肌张力增高、静止性震颤等症状。④周围神经与脑神经损害:在中毒后数天可发生皮肤感觉障碍、水肿等;有时发生球后视神经炎或听神经损害。

【治疗要点】

治疗原则是脱离中毒现场,纠正缺氧,防治脑水肿,改善脑组织代谢,防治并发症和后遗症。

1. 现场处理　立即打开门窗或迅速转移患者于空气新鲜处,松解衣领腰带,保暖,保持呼吸道通畅。应注意,CO 比空气轻,救护者应俯伏入室。

2. 纠正缺氧与高压氧治疗　应迅速纠正缺氧状态。吸入氧气可纠正缺氧和促使 COHb 离解。吸收新鲜空气时,CO 由 COHb 释放排出半量约需 4 小时;吸入纯氧时可缩短至 40 分钟;吸入 3 个大气压的纯氧可缩短至 20 分钟。高压氧治疗不但可降低病死率,缩短病程,且可减少或防止迟发性脑病的发生;同时也可改善脑缺氧、脑水肿,改善心肌缺氧和减轻酸中毒。故对 CO 中毒稍重患者应尽早采取高压氧治疗。最好在 4 小时内进行。一般轻度中毒治疗 5~7 次;中度中毒 10~20 次;重度中毒治疗 20~30 次。对危重病例亦可考虑换血疗法。

3. 防治脑水肿　频繁抽搐者可用地西泮、水合氯醛、氯丙嗪等控制,忌用吗啡。脱水剂的具体用法详见第 7 章第 1 节"颅高压危象"。

4. 促进脑细胞功能的恢复　可适当用维生素 B 族、ATP、神经节苷酯(GM$_1$)、辅酶 A、胞磷胆碱等。

5. 防治并发症　昏迷期间加强护理,保护呼吸道通畅,加强对症支持疗法,防治肺部感染、压疮等的发生。

氰化物中毒

氰化物(cyanide)为含有氰基(CN)的化合物,多有剧毒。氰化物主要有氢氰酸、氰酸盐(氰化钾、氰化钠、氰化铵、亚铁氰化钾)、腈类(丙腈、丙烯腈、乙腈)、氰甲酸酯、胩类及卤素氰化物(氯化氰、溴化氰、碘化氰)等。氰酸盐、腈类、氰甲酸酯及胩类在人体内可放出氰离子(CN$^-$),氰酸盐遇酸或高温可生成氰化氢,均有剧毒。某些植物果仁如苦杏仁、桃仁、樱桃仁、枇杷仁、亚麻仁、李仁、杨梅仁中均含有苦杏仁苷(氰苷),在果仁中的苦杏仁苷酶或被食入后在胃酸作用下可释放出氢氰酸。南方的木薯,其木薯配糖体水解后可释出氢氰酸,生食不当可中毒。东北的高粱秆、西北的醉马草中亦含有氰苷,可致中毒。职业性氰化物中毒是通过呼吸道吸入和皮肤吸收引起的,生活性中毒以口服为主。口服致死量氢氰酸为 0.06g,氰酸盐 0.1~0.3g。成人服苦杏 40~60 粒,小儿服 10~20 粒可引起中毒,甚至死亡。

【诊断要点】

急性氰化物中毒多由于意外事故或误服而发生。口服大量氰化物,如口服 50~100mg 氰化钾（钠），或短期内吸入高浓度的氰化氢气体（浓度 >200mg/m³），可在数秒钟内突然昏迷，造成"闪电样"中毒，甚至在 2~3 分钟内有死亡的危险。因此，诊断要迅速果断，应先立即进行急救处理，然后再进行检查。根据职业史和临床表现不难做出诊断。此外，患者口唇、皮肤及静脉血呈鲜红色，呼出气体有苦杏仁味，可供诊断参考。一般急性氰化氢中毒表现可分为四期：①前驱期：吸入者可感眼、咽喉及上呼吸道刺激性不适，呼吸增快，呼出气有苦杏仁味，头昏、恶心。口服者有口、咽灼热、麻木、流涎、恶心、呕吐、头痛、乏力、耳鸣、胸闷及便意。一般此期短暂。②呼吸困难期：紧接上期出现胸部紧迫感、呼吸困难、心悸、血压升高、脉快、心律不齐，瞳孔先缩小后散大。眼球突出，视、听力减退，有恐怖感，意识模糊至昏迷，时有肢体痉挛，皮肤黏膜呈鲜红色。③惊厥期：患者出现强直性或阵发性痉挛，甚至角弓反张，大小便失禁，大汗，血压下降，呼吸有暂停现象。④麻痹期：全身肌肉松弛，感觉和反射消失，呼吸浅慢，甚至呼吸停止。若能抢救及时，可制止病情进展。

【治疗要点】

氰离子在体内易与三价铁结合，在硫氰酸酶参与下同硫结合成毒性很低的硫氰酸盐从尿排出，因此，高铁血红蛋白形成剂和供硫剂的联合应用可达到解毒的目的。

1. 现场急救　如系吸入中毒，立即戴上防毒面具，使患者迅速脱离中毒现场，如系液体染毒，立即脱去污染衣物，同时冲洗污染皮肤。呼吸停止者行人工呼吸。

2. 解毒药物的应用

（1）具体用药是：①立即将亚硝酸异戊酯 1~2 支放在手帕中压碎，放在患者口鼻前吸入 15~30 秒，间隔 2~3 分钟再吸 1 支，直至静脉注射亚硝酸钠为止（一般连续用 5~6 支）。②在吸入亚硝酸异戊酯的同时，尽快准备好 3% 亚硝酸钠注射液，按 6~12mg/kg 加入 25%~50% 葡萄糖液 20~40ml 中缓慢静注（2~3ml/min），注射时注意血压，一旦发现血压下降，立即停药。上述二药仅限于刚吞入毒物，现场抢救时有效。③在注射完亚硝酸钠后，随即用同一针头再注入 50% 硫代硫酸钠（大苏打）20~40ml，必要时可在 1 小时后重复注射半量或全量，轻度中毒者单用此药即可。④如无亚硝酸钠，可用大剂量亚甲蓝（10mg/kg）静脉注射代替，但疗效较差。

上述疗法的作用在于亚硝酸盐能使血红蛋白氧化为高铁血红蛋白，后者对氰离子有很大的亲和力，结合成氰化高铁血红蛋白，从而有效地阻止氰离子对细胞色素氧化酶的作用，但此结合不牢固，不久又放出氰根，故应随即注射硫代硫酸钠，使其与氰形成稳定的硫氰酸盐，由尿排出体外。亚硝酸异戊酯和亚硝酸钠的作用相同,但后者作用较慢,维持时间较长,青光眼者慎用。本品用量过大产生变性血红蛋白过多可致缺氧,但同时应用硫代硫酸钠多能避免之。葡萄糖加少量胰岛素静脉滴注可使氰离子转化为腈类而解毒。

(2)4-二甲基氨基苯酚(4-DMAP):优点为具有迅速形成高铁血红蛋白的能力,抗氰效果优于亚硝酸钠,副反应轻,使用方便。氰化物中毒后,立即肌内注射 10%4-DMAP 2ml;1 小时左右再给 50% 硫代硫酸钠 20ml 静注。应用本品者严禁再用亚硝酸类药物,以防止高铁血红蛋白形成过度症(发绀症)。

4-DMAP 3mg/kg 和对氨基苯丙酮(PAPP)1.5mg/kg 合用,可组成抗氰预防片,能有效预防氰化物中毒,口服 40 分钟显效,有效时间为 4~6 小时。

(3)依地酸二钴:钴与氰离子结合形成无毒的氰化钴,其解毒作用快而强,无降压副作用,故为治疗本病的首选药物之一。其用法是 600mg 加入50% 葡萄糖 40ml 内,静脉缓慢注入。必要时,可重复应用 8~10 次。

3. 洗胃 如系口服中毒者,可用大量 5% 硫代硫酸钠溶液或 1:5 000高锰酸钾溶液或 3% 过氧化氢溶液洗胃(忌用活性炭),以使胃内氰化物变为不活动的氰酸盐。洗胃后再给硫酸亚铁溶液,每 10 分钟 1 汤匙,可使氰化物生成无毒的亚铁氰化铁。由于氰化物吸收极快,故洗胃可在上述解毒剂应用后再进行。

4. 高浓度给氧 高流量吸氧可使氰化物与细胞色素氧化酶的结合逆传,并促进硫代硫酸钠与氰化物结合生成硫氰酸盐。有条件应尽早使用高压氧疗法。

5. 对症支持疗法 皮肤灼伤可用 1:5 000 高锰酸钾液擦洗或大量清水冲洗。恢复期可用大剂量维生素 C,以使上述治疗中产生的高铁血红蛋白还原。

硫化氢中毒

硫化氢(H_2S)是具有刺激性和窒息性的有害气体。急性中毒均由呼吸道吸入所致。H_2S 进入人体后,在一定的剂量范围内,小部分可以原形或随呼出气排出,大部分则被氧化生成无毒的硫化物、硫代硫酸钠及硫酸盐等排出体外,在体内无蓄积作用。对机体产生危害的是来不及代谢和排出的游离 H_2S,它进入血液后可先与高铁血红蛋白结合形成硫化高铁血红蛋白,过量的未能结合的 H_2S,即随血液进入组织细胞,发挥致毒作用。H_2S 主要与呼吸链中细胞色素氧化酶及二硫链(-S-S-)起作用,影响细胞的氧化还原过程,造成组织细胞内窒息缺氧。如吸入 H_2S 浓度甚高时,强烈刺激颈动脉窦,反射性地引起呼吸停止；也可直接麻痹呼吸中枢而立即引起窒息造成闪电式中毒死亡。

【诊断要点】

1. 病史 有与H_2S接触（如清理粪池、菜窖、阴沟等）史。

2. 临床表现特点 主要以中枢神经系统损害，眼和呼吸道刺激症状，以及心肌损害等中毒表现。急性H_2S中毒可分为以下三级：①轻度中毒：主要表现为眼和上呼吸道的刺激症状，如畏光、流泪、眼刺痛及异物感、流涕、鼻及咽喉灼热感、胸闷有紧束压迫感及刺激性干咳等。体检可见眼结膜充血，胸部听诊可有干啰音。一般于数日内症状消失。②中度中毒：除上述症状加重外，还有中枢神经系统的一般中毒症状（头痛、头晕、乏力等）及共济失调、消化系中毒症状（恶心、呕吐、肝肿大及功能障碍）。患者呼吸困难，呼出气体有臭鸡蛋样味；同时有视觉功能障碍，眼看光源时，可在光源周围见到彩色环，这是角膜水肿的征兆。③重度中毒：多为吸入高浓度H_2S引起。一般先有头痛、头晕、心悸，继之谵妄、躁动不安、抽搐、意识障碍、昏迷。抽搐和昏迷可间歇发作。最后可因呼吸麻痹而死亡。昏迷时间较久者，同时可发生细支气管肺炎和肺水肿、脑水肿。吸入极高浓度（1 000mg/m³ 以上）时，可立即猝死，即闪电式中毒。严重中毒病例经抢救恢复后，部分患者可残留有后遗症，如神经衰弱症、前庭功能障碍、锥体外系损害、中毒性肾损害、精神障碍、痴呆、瘫痪及心血管病变等。

【治疗要点】

1. 现场急救 应立即将患者沿上风方向拖离现场，移至空气新鲜处，脱去被污染的衣物，保暖，吸氧。对呼吸心搏骤停者，立即进行心肺复苏术。应确保抢救者自身安全。

2. 高压氧治疗 高压氧治疗可有效地改善机体的缺氧状态，并可加速硫化氢的排出和氧化解毒。凡昏迷者，宜立即行高压氧治疗，每日1~2次，10~20次一疗程，一般用1~2个疗程。

3. 对症支持治疗 对躁动不安、高热昏迷者，可采用亚冬眠或冬眠疗法。宜早期、足量、短程应用糖皮质激素以及时防治中毒性肺水肿、脑水肿。危重病例可考虑换血疗法（换血量每次约500ml）。应用大剂量谷胱甘肽、半胱氨酸或胱氨酸等，以加强细胞的生物氧化能力，加速对硫化氢的解毒作用。用抗生素预防感染。

4. 高铁血红蛋白形成剂的应用 高铁血红蛋白形成剂能将血红蛋白氧化为高铁血红蛋白，使之与H_2S结合，减少其对细胞呼吸的毒性作用。但目前尚存在较大争议，在重度硫化氢中毒患者中可考虑使用，可用药物有4-DMAP和3%亚硝酸钠，具体用法见"氰化物中毒"，但禁用硫代硫酸钠。

大剂量亚甲蓝(10~20mg/kg·次)效果不理想。辅以静脉滴注高渗葡萄糖和大剂量维生素 C,有助于高铁血红蛋白还原。

(张文武)

第 4 节 刺激性气体中毒

刺激性气体主要对呼吸道黏膜、眼及皮肤有直接刺激作用。呼吸道是有害气体侵入人体的主要途径,一旦吸入,轻者表现为上呼吸道刺激或支气管炎的症状,重者产生中毒性肺炎或中毒性肺水肿,且可发展成为 ARDS。较常见的刺激性气体有:①硝酸及含氮氧化物:如一氧化氮、二氧化氮等;②硫酸及含硫化合物:如二氧化硫、三氧化硫等;③盐酸及含氯化合物:如氯气,光气,四氯化硅,三氯化锑,三氯氧磷,三氯氧砷等;④氨;⑤氟化氢;⑥氟代烃类化合物:如八氟异丁烯、氟光气、聚四氟乙烯的裂解产物等;⑦卤烃类:如:溴甲烷、氯化苦等;⑧酯类:如硫酸二甲酯、醋酸甲酯等;⑨醛类:如甲醛、乙醛等;⑩其他:如羰基镍、氧化镉等。

【诊断要点】

1.病史 有与刺激性气体的接触史。

2. 临床表现特点 ①中毒性呼吸道炎症:大多由高水溶性刺激性气体引起。临床表现有鼻炎、咽炎、声门水肿及气管、支气管炎等呼吸道症状;少数患者可发生喘息型支气管炎。②中毒性肺炎。除上述呼吸道刺激症状外,主要表现为胸闷、胸痛、气急、剧咳、咳痰,有时痰中带血。③中毒性肺水肿及 ARDS。吸入水溶性大的刺激性气体后,则立即出现明显的眼、上呼吸道黏膜刺激症状;吸入水溶性小的刺激性气体,黏膜刺激症状较轻,随后患者可能有一段时间症状暂时缓解,之后患者症状突然加重,呼吸困难,端坐呼吸,发绀,烦躁不安,咳泡沫痰,心动过速,大汗,血压下降。部分患者可演变为 ARDS。

3. 辅助检查 X 线征象可有局部片状阴影或大小与密度不一、边缘模糊的片状阴影,少数呈蝴蝶翼状,肺纹理增粗。

【治疗要点】

1. 立即脱离刺激性气体环境,保持呼吸道通畅,吸氧。

2. 及早足量应用皮质激素 氢化可的松 200~500mg/d,或地塞米松 20~30mg/d,或甲泼尼龙 80~160mg/d 加入液体中静脉滴注或静脉注射。

3. 雾化吸入 酸性气体中毒者可用 5% 碳酸氢钠溶液雾化吸入,碱性气体中毒者可用 3% 硼酸溶液雾化吸入。

4. 解除支气管痉挛。

5. 预防控制感染。

6. 纠正酸碱失衡和水、电解质紊乱。

7. 加强监护,防治休克、ARDS 等。

(张文武)

第5节 有机毒物中毒

急性乙醇中毒

急性乙醇(酒精)中毒,俗称酒醉,系由一次饮入过量乙醇(酒精)或酒类饮料引起的中枢神经系统由兴奋转为抑制的状态,严重者出现昏迷、呼吸抑制及休克。成人饮用乙醇的中毒剂量有个体差异,一般为 70~80g,而致死剂量为 250~500g。小儿的耐受性较低,致死量婴儿 6~10g,儿童约 25g。

【诊断要点】

1. 急性中毒

(1)饮酒史:有过量饮酒史,应询问饮酒的种类和饮用量、平素酒量、饮酒的具体时间,有无服用其他药物。

(2)临床表现特点:症状轻重与饮酒量、个体的敏感性有关。临床上大致分三期,各期界限不很明显。①兴奋期:当饮酒后,血中乙醇达 500mg/L 时患者可有恶心、呕吐、结膜充血、颜面潮红或苍白、头晕、欣快感、语言增多,有时粗鲁无礼,易感情用事,喜怒无常,也有安静入睡者。②共济失调期:乙醇浓度达 500~1 500mg/L,即可出现共济失调,表现为动作笨拙,步态蹒跚,语无伦次,且言语含糊不清。③昏睡(迷)期:乙醇达 2 500mg/L 以上时,即转入昏睡状态,面色苍白或潮红,皮肤湿冷、口唇发绀,严重者昏迷、出现陈-施呼吸、心率加快、二便失禁,因呼吸衰竭死亡。可因咽部反射减弱、饱餐后呕吐,导致吸入性肺炎或窒息而死亡。

过量饮酒可诱发消化道出血、胰腺炎、发作性心律失常、脑梗死、脑出血及蛛网膜下腔出血,个别可引起急性乙醇中毒性肌病(肌痛、肌无力、肌肉肿胀,横纹肌溶解而导致急性肾衰竭)。

(3)实验室检查:依病情查血电解质、血糖、淀粉酶、肌酸磷酸激酶、血气分析等。

2. 戒断综合征 长期酗酒者在突然停止饮酒或减少酒量后,可发生下列 4 种类型戒断综合征的反应:①单纯性戒断反应:在减少饮酒后 6~24 小时发病。出现震颤、焦虑不安、兴奋、失眠、心动过速、血压升高、大量出汗、恶心、呕吐。多在 2~5 天内缓解自愈。②酒精性幻觉:幻觉以幻听为主,也可见幻视、错觉及视物变形。多为被害妄想,一般可持续3~4周后缓解。③戒断性惊厥反应:常与单纯性戒断反应同时发生,也可在其后发生癫痫大发作。多数只发作1~2次,每次数分钟。也可数日内多次发作。④震颤谵妄反应:在停止饮酒24~72小时后,也可在7~10小时后发生。患者精神错乱,全身肌肉出现粗大震颤。谵妄是在意识模糊的情况下出现生动、恐惧的幻视,可有大量出汗、心动过速、血压升高等交感神经兴奋的表现。

3. 诊断注意事项 ①需检查患者有无摔倒或碰撞致外伤,尤其是颅脑外伤致颅内出血引起意识障碍。②下列情况需行颅脑CT检查:经治疗意识未恢复或意识状态发生改变;出现定位体征;饮酒量与临床表现不符;癫痫发作;有外伤史。③急性中毒主要与引起昏迷的疾病相鉴别,如镇静催眠药中毒、CO中毒、急性脑血管病、糖尿病昏迷、颅脑外伤等。④戒断综合征主要与精神病、癫痫、窒息性气体中毒、低血糖症等相鉴别。

【治疗要点】

1. 急性中毒的治疗 轻型患者,一般无需特殊治疗。可使其卧床休息、保暖,即可逐渐恢复。但对重症患者应迅速采取下述措施:

(1)清除毒物:由于乙醇吸收快,一般洗胃意义不大;如在2小时内的重度中毒患者,可考虑应用1%碳酸氢钠或生理盐水洗胃。对昏迷、呼吸抑制、休克的严重病例,或同时服用甲醇或其他可疑药物时,应尽早行血液透析治疗,可成功挽救患者生命。

(2)纳洛酮的应用:纳洛酮对乙醇中毒所致的意识障碍、呼吸抑制、休克有较好的疗效。用法:0.4~0.8mg加入25%葡萄糖液20ml中静注,必要时15~30分钟重复1次;或用1.2~2mg加入5%~10%葡萄糖液中持续静脉滴注,直至达到满意效果。

亦可选用醒脑静注射液和胞磷胆碱治疗重度乙醇中毒。成人为醒脑静注射液20ml加入5%~10%葡萄糖溶液250ml中静脉滴注;胞磷胆碱0.5~1g加入5%~10%葡萄糖溶液500ml中静脉滴注。

(3)促进乙醇氧化代谢:可给50%葡萄糖液100ml,同时肌内注射维生素B_1、B_6和烟酸各100mg,以加速乙醇在体内氧化代谢。

亦可选用美他多辛注射液(0.3g/5ml),本品为乙醛脱氢酶激活剂,能促进乙醇的代谢,降低乙醇摄入时的血浆乙醇水平。

(4)迅速纠治低血糖:部分病例可出现低血糖昏迷,应注意与乙醇直接作用所致的昏迷鉴别。故急性中毒的重症患者应检测血糖,如有低血糖,应立即静脉注射高渗葡萄糖液。

(5)对症支持疗法。

2. 戒断综合征的治疗 患者应安静休息,保证睡眠。加强营养,给予维生素 B$_1$、B$_2$。有低血糖时静注高渗葡萄糖液。重症患者宜选用短效镇静药控制症状,常选用地西泮,依病情每 1~2 小时口服 5~10mg,症状稳定后可给予维持镇静的剂量,8~12 小时一次。有癫痫病史者可用苯妥英钠。

甲醇中毒

甲醇(methyl alcohol)又名木醇或木酒精,系无色、透明、易燃、易挥发、略带酒精气味的液体。比重 0.79,蒸气比重 1.11。易溶于水及多种有机溶剂。急性中毒引起以中枢神经系统、眼部损害及代谢性酸中毒为主的全身性疾病,主要见于大量吸入甲醇蒸气或误作乙醇饮入所致。人经口中毒的个体差异较大,一般 5~10ml 即可引起严重中毒,最低 7~8ml 即可引起失明,致死量 30ml 左右。

【诊断要点】

1. 病史 有甲醇吸入史,误服甲醇或含有甲醇的毒酒史。

2. 临床表现特点 主要引起以中枢神经系统损害、眼部损害和代谢性酸中毒为特点的中毒症状。无论吸入或经口中毒,均有一定的潜伏期,通常为 8~36 小时,同时饮酒者则潜伏期可更长。症状轻者仅感头痛、头晕、视物模糊、乏力、兴奋、失眠、眼球疼痛,颇似乙醇中毒。中度中毒可出现步态不稳、呕吐、呃逆、共济失调、腹痛、腰痛、视力障碍、眼前有跳动性黑点、飞雪或闪光感,复视甚至视觉丧失,表情淡漠、四肢湿冷。重度中毒有剧烈头痛、恶心、呕吐、意识朦胧、谵妄、抽搐、失明、瞳孔散大、光反射消失等表现。同时,患者有明显的酸中毒,甚至休克、昏迷,最后可出现中枢性呼吸衰竭而致死。少数病例可出现精神症状。眼底检查见视神经乳头充血、出血或眼底静脉扩张、视网膜水肿,或见视神经萎缩。也有病例眼损害症状出现于全身中毒症状改善之后,由此可于中毒后数月出现迟发性视力损害。

3. 辅助检查 血气分析有 HCO$_3^-$ 及 pH 降低,BE 为负值。血 CO$_2$CP 降低。血和尿中酮体可阳性,尿呈酸性,可能有肝功能异常及蛋白尿。血和尿中可测得甲醇、甲酸。血甲醇 >50mg/L 或甲酸 >76mg/L,尿中甲酸 >2 000mg/L,有诊断意义。CT 检查发现脑壳核梗死,同样有助于诊断。

【治疗要点】

1. 尽早清除毒物 口服中毒者应及时用 1% 碳酸氢钠或温水、肥皂水洗胃,口服硫酸钠 30g 导泻。已吸收入血液者,不论患者有无症状,均可用腹膜或血液透析加以清除,因甲醇属可透析清除的毒物。早期透析可减轻症状、挽救生命和减少后遗症。血液透析的指征为:①血液甲醇 >15.6mmol/L 或甲酸 >4.34mmol/L;②严重代谢性酸中毒;③视力严重障碍或视乳头视网膜水肿。吸入性中毒应脱离有毒环境,吸氧。

2. 乙醇作抗毒治疗　由于乙醇对醇脱氢酶的亲和力比甲醇大 20 倍,由此可阻断甲醇代谢增毒,并促进排出,故理论上可用乙醇作抗毒治疗。方法是医用 95% 乙醇按 1ml/kg 稀释于 5% 葡萄糖或生理盐水中,配制成 10% 的乙醇溶液,30 分钟内静脉滴注完,然后再按 0.166ml/kg 同样稀释后静脉滴注维持;也可先用 50% 乙醇按 1.5ml/kg 稀释至不大于 5% 的浓度,首次口服或经胃管注入,其后按 0.5~1ml/kg 口服,每 2 小时 1 次维持。也可口服白酒 30ml,以后每 4 小时口服 15ml。务使血中甲醇浓度降至 0.5g/L 以下,停止使用乙醇后不再发生酸中毒为止,一般约需 4~7 天或更长。若患者已有明显抑制者不宜用乙醇治疗。尚可给予叶酸,以促进已经形成的甲酸加速分解成 CO_2,剂量为每 4 小时 50mg 静脉滴注,共给数日。

3. 甲吡唑(fomepizole)　本品为乙醇脱氢酶(ADH)抑制剂,是治疗甲醇中毒的有效解毒药。在暴露甲醇后未出现中毒表现前给予本品,可预防其毒性;出现中毒症状后给予可阻滞病情进展。用法:静脉负荷量 15mg/kg,加入 100ml 以上生理盐水或 5% 葡萄糖液中输注 30 分钟以上。维持量 10mg/kg,每 12 小时 1 次,连用 4 次。

4. 纠正酸中毒　早期应用碱性药物有肯定的疗效。可用 5% 碳酸氢钠静脉滴注,用量可根据血 CO_2CP 或血气分析结果调整。

5. 高压氧治疗　重度中毒和有双目失明者,应尽早行高压氧治疗,可使双目失明好转。

6. 眼科治疗　不论患者视力如何,急性期均宜避免光线刺激,双眼应用纱布覆盖保护。皮质激素可减轻脑水肿和视神经损害,可用地塞米松 10~20mg 或氢化可的松 200~500mg 静脉滴注,每日 1 次。

7. 对症支持疗法　给予高蛋白、高碳水化合物饮食。应用大剂量维生素及促进神经系统恢复的药物。

苯 中 毒

急性中毒多由于生产过程或意外事件中吸入高浓度苯蒸气所引起。一般吸入含苯浓度 4~5g/m³ 的空气,则会发生严重中毒。偶尔亦可因误服而中毒,口服 2ml 即可迅速发生昏迷,10~15ml 可致死。

【诊断要点】

1. 病史　有毒物接触史。由于吸入的苯部分以原形由呼吸道排出,中毒者气息中有浓郁的苯的芳香味,对无明确接触史者,有参考诊断价值。除苯的中毒外,口服中毒者,尚需注意服入作为溶剂的苯之外,是否尚有作为溶质的其他毒物进入体内,招致"双重中毒"的可能性。

2. 临床表现特点　急性中毒主要为中枢神经系统抑制症状。轻者有头痛、头晕、耳鸣、乏力、步如醉汉、幻觉和精神障碍;重者有意识障碍、昏迷、肌肉痉挛或抽搐、呼吸困难、血压下降、瞳孔散大、光反射消失,可因呼吸麻痹而死亡。苯对局部有刺激性,因而可侵入眼睛而致眼部炎症,流泪、畏光、结合膜充血、视力模糊等;吸入时可产生呛咳、咽痛、气管分泌物增多,甚至喉头水肿、痉挛或窒息,急性期过后易合并肺炎;口服者可有明显消化道刺激症状如腹部不适、腹痛、恶心、呕吐、腹泻等。

慢性中毒除神经系统外,还影响造血系统。神经系统早期为神经衰弱和自主神经功能紊乱综合征;个别晚期病例可有感觉障碍和不全麻痹;也可引起多发性神经炎、脊髓炎、视神经炎、癫痫和精神病等。造血系统异常表现是慢性苯中毒的主要特征,以白细胞及血小板减少最常见,严重者表现为再生障碍性贫血;甚至发生苯中毒白血病,以急性粒细胞白血病为多,其次为急性淋巴细胞白血病和红白血病。苯引起白血病多在长期高浓度接触后发生,最短6个月,最长23年。

【治疗要点】

1. 清除毒物　吸入中毒者,迅速脱离有毒环境,换去被污染的衣物,温肥皂水(忌用热水)清洗皮肤。口服中毒者,以0.5%活性炭或2%碳酸氢钠溶液洗胃,随后注入硫酸钠30g导泻,忌催吐。

2. 维持呼吸功能　呼吸节律不规则、呼吸表浅或有缺氧表现者,吸氧,必要时行气管插管或气管切开术行气管内加压吸氧,应用呼吸兴奋剂。有条件者,宜选用高压氧舱治疗,可加速苯从呼吸道排出。

3. 解毒剂　葡萄糖醛酸可与体内苯的代谢产物酚类结合,生成苯基葡萄糖醛酸酯而起解毒作用。用法:葡醛内酯(肝泰乐)100~200mg,肌内注射或静脉滴注,轻症可口服,每日2~3次。同时可加用较大剂量维生素C、B等。

4. 对症支持处理。

家用清洁剂中毒

家用清洁剂主要有阴离子型、阳离子型、非离子型(非离子型清洁剂一般无毒性)及碱类或聚磷酸盐类,误服中毒主要引起消化道和黏膜的刺激症状。

一、阴离子型清洁剂中毒

此类主要包括肥皂、洗衣粉、洗洁精和洗发香波等。对儿童最大安全量为0.1~1.0g/kg。急性中毒主要是误服所致,表现为恶心、呕吐、腹泻、腹痛、腹胀和消化道烧灼感等。严重者可导致低血钙而发生手足搐搦和惊厥。进入眼中可引起流泪、畏光、肿痛等眼刺激症状。长时间接触高浓度清洁剂可致皮肤黏膜刺激症状。偶有过敏而致哮喘。治疗要点：①误服者洗胃后口服牛奶、豆浆、蒙脱石等保护消化道黏膜。②有低血钙时静脉应用钙剂。③皮肤黏膜或眼中接触后用大量清水或生理盐水冲洗。

二、阳离子型清洁剂中毒

阳离子型清洁剂主要成分是阳离子型表面活性剂，如十六烷基三甲基铵氯化物或溴化物、氯化苯甲羟胺和六氯酚等。阳离子型清洁剂的浓缩液易于吸收，1%的浓度对黏膜有损伤性，肥皂可迅速使其丧失作用。10%的浓度对食管黏膜有腐蚀性，20%的浓度可致消化道穿孔和腹膜炎。食入致死量为1~3g。急性中毒主要是误服所致，主要症状是恶心、呕吐、食管腐蚀性损伤、虚脱、血压下降、惊厥、昏迷，常在1~4小时内死亡。治疗要点：①误服者洗胃后口服牛奶、豆浆、蒙脱石等保护消化道黏膜。如有食管损伤，不可催吐和洗胃。对未吸收的阳离子型清洁剂，普通肥皂即可为有效的解毒剂。②对症支持治疗。有高铁血红蛋白血症可给予小剂量亚甲蓝和大剂量维生素 C。

三、碱类或聚磷酸盐类清洁剂中毒

此类清洁剂以强碱（去油污）和聚磷酸盐类（水软化剂）为主要成分，主要用于厨房灶具、水池、桌面、玻璃门窗、墙壁、地面、家具、厕所和一些机器等洗涤清洁。其中毒的诊断与治疗参见"强碱类中毒"。

其他有机毒物中毒

一、汽油中毒

诊断要点：

(1) 有毒物接触或误服史（一般口服致死量 7.5g/kg）。

(2) 典型临床表现：①轻度中毒：头晕、头痛、乏力、恶心呕吐、酒醉样步态、精神恍惚、兴奋状态。②重度中毒：昏迷型：迅速昏迷、抽搐、瞳孔扩大、脉细弱、呼吸不规则、血压下降或中枢性高热。中毒性精神病型：躁动不安、癔症样发作、哭笑无常、乱说乱动等。③吸入性肺炎：剧烈咳嗽、咯血痰、胸痛、发绀、肺啰音等。④误服时有剧烈的上腹痛、恶心呕吐。

治疗要点：①吸入中毒速将患者移至新鲜空气处。口服者，一般不用催吐或洗胃，以免将汽油吸入肺内。如口服量大洗胃时先注入 150~200ml 石蜡油或花生油或橄榄油于胃中使之溶解，然后将油吸出，再用温水洗胃。活性炭 50~100g 灌服,硫酸钠导泻。②对症、支持治疗:抗感染、抗休克。重症患者应尽早高压氧疗。

二、煤油中毒

诊断要点:①有毒物接触或误服史。②经口中毒:恶心、呕吐、腹痛、腹泻等。③吸入中毒:咳嗽、呼吸困难、胸痛、吸入性肺炎等。④全身症状:乏力、酒醉状态、精神恍惚、烦躁、抽搐、昏迷。

治疗要点:同汽油中毒。

三、酚类中毒

酚类中有多种制剂,为外用药,如苯酚(酚、石炭酸、羟基苯)、甲酚(煤酚、甲苯酚)、甲酚皂溶液(来苏尔)、煤焦油、间苯二酚、三氯苯酚等。甲酚皂溶液口服致死量3g;石炭酸口服致死量 8~15g。

诊断要点:①有毒物吸入、口服史。②局部表现:皮肤接触致皮炎;口服者,口腔、咽喉、食管与胃部灼热感,口渴、恶心呕吐,腹痛、腹泻、血便。眼部溅入酚,致结膜炎、角膜炎、失明。③全身中毒表现:头痛、眩晕、胸闷、乏力、呼吸减慢,体温、血压下降,抽搐、昏迷,呼吸、循环衰竭。④ 24 小时尿酚 >20~50mg 有助于诊断。

治疗要点:①口服者,应尽早洗胃,可用牛奶、生蛋清或植物油灌洗。植物油能溶解苯酚,而不使其吸收,忌用矿物油洗胃。反复洗胃至酚味消失,并留牛奶、生蛋清、米汤等,保护胃黏膜。有重度食管损伤者禁止洗胃。吸入者,脱离现场,清洗皮肤,吸氧。②对症支持疗法:包括静脉输液、利尿等。

四、碘中毒

碘制剂如碘酒、复方碘溶液和其他碘化物为医疗或家庭常备消毒剂,常因误服或用量过大致中毒。碘的成人中毒量约为 1.0g,口服致死量 2~3g,小儿服 3~4ml 碘酊可致死。

诊断要点:①有误服或使用本药史。②口服者,局部黏膜被染成棕色,呼吸有碘味。口腔、食管和胃有烧灼感、疼痛。恶心、呕吐、腹痛、腹泻等。严重者四肢震颤、发绀、惊厥、休克、昏迷等。吸入碘蒸气有明显呼吸道刺激症状。

治疗要点:①口服者,立即淀粉液洗胃。亦可在洗前给大量含淀粉食物如藕粉、米汤、面粉糊等(因淀粉可与碘结合而成无毒物),再探咽催吐,反复进行,直至呕吐物不出现蓝色为止。洗胃后用硫酸钠导泻。口服豆浆、米汤牛乳或生蛋清保护胃黏膜。吸入者,移至新鲜空气处,吸氧。②可口服硫代硫酸钠每次 5g,重症可将 10% 硫代硫酸钠 10ml 稀释成 3% 溶液静注,3~4 小时一次或每日 1~2 次,使游离碘变成毒性低的碘化物。③内服大量液体和生理盐水,或每日口服氯化钠 6~12g,重症者每日静脉滴注生理盐水 1 000ml。④对症支持疗法。

五、甲醛中毒

甲醛又名蚁醛,其 35%~40% 水溶液又称福尔马林,是一种防腐剂,具有强烈的刺激气味。常因误服或吸入甲醛蒸气致中毒。工业用甲醛常混有甲醇,故可同时有甲醇中毒反应。甲醛在体内代谢而成甲酸,促使发生代谢性酸中毒;甲醛对中枢神经系统有抑制作用。成人口服致死量约 10~20ml。

诊断要点:①有毒物吸入或口服史。②口服者,口腔黏膜糜烂、上腹痛、呕血、休克;吸入者,致鼻炎、结膜炎、支气管炎;皮肤接触者有皮炎。③神经系统症状:头痛、眩晕、乏力、恐慌不安、步态不稳、惊厥、昏迷等。④可伴有肝、肾功能损害。⑤过敏患者可有面部水肿、支气管哮喘等。

治疗要点:①口服者,立即用 0.1% 氨水洗胃(因氨可与甲醛结合成毒性小的六次甲基四胺)。活性炭 50~100g 灌服,硫酸钠导泻。口服豆浆、牛乳或蛋清保护胃黏膜。吸入者,移至新鲜空气处,吸氧。皮肤接触者用水或肥皂水冲洗。②对症支持疗法:包括防治酸中毒、抗过敏等。

六、甲紫中毒

甲紫又称龙胆紫,其 1%~2% 溶液俗称"紫药水",常因内服剂量过大致中毒。轻度中毒有恶心、呕吐、腹痛、头痛、头昏等;重度中毒可形成高铁血红蛋白血症,患者可出现休克或呼吸衰竭。尿呈玫瑰紫色。治疗要点:口服者清水洗胃,盐类泻药导泻;紫药水流入眼内要立即用自来水冲洗;高铁血红蛋白血症可用小剂量(1~2mg/kg)亚甲蓝;对症支持治疗。

七、松节油中毒

松节油是萜烯类混合物,主要由 α 和 β 松油精组成,可由口服、吸入或皮肤接触而发生中毒。中毒量:内服 8ml 左右,小儿口服 15ml 即可致死,成人口服 150ml 即可产生致死性中毒反应。中毒主要表现为消化道刺激症状(口腔及食管灼痛、恶心、呕吐、腹痛、腹泻等)、肾脏损害(蛋白尿、血尿、肾功能不全等)及神经系统刺激症状(头痛、眩晕、兴奋、谵妄、共济失调、抽搐等)。吸入中毒表现为眼、鼻及呼吸道刺激症状。皮肤接触中毒可致过敏性皮炎。治疗要点:吸入中毒者,迅速移离现场;皮肤接触者可用肥皂水或清水冲洗。口服中毒者,给予液体石蜡100~200ml口服后再彻底洗胃,硫酸钠导泻。洗胃后给予润滑剂如鸡蛋清、米糊、豆浆等,勿给油类。对症支持治疗。

八、四氯化碳中毒

诊断要点:①有毒物吸入或口服史。②蒸气吸入有眼、鼻、咽、喉及呼吸道黏膜刺激症状;口服者,以消化道症状明显:恶心、呕吐、腹痛、腹泻。严重者出现神经系统症状:头痛、眩晕、精神恍惚、抽搐、意识障碍等。③也可发生急性肝坏死、急性肾衰竭、中毒性心肌损害、中毒性肺水肿。④血、尿或呼气中四氯化碳浓度增高。

治疗要点:①脱离中毒环境,吸氧,保暖。误服者用2%碳酸氢钠溶液或1/5 000高锰酸钾溶液洗胃,用硫酸镁导泻。②解毒剂:乙酰半胱氨酸。③对症与支持疗法:如保肝、营养心肌等。

九、三氯甲烷(氯仿)中毒

诊断要点:①有毒物吸入或口服史。②吸入中毒初期,患者兴奋激动,随即头痛、头晕,之后呈抑制状态、昏迷、呼吸麻痹。③口服者,口腔、食管与胃部黏膜均有烧灼感、恶心呕吐、腹痛腹泻。随后出现昏迷,又可引起周围循环衰竭或肝脏损害而死亡。治疗要点:①口服者,立即洗胃及导泻;吸入者,立即撤离中毒环境,吸氧,必要时人工呼吸和应用呼吸兴奋剂。忌用吗啡与肾上腺素。②对症、支持疗法。

十、乙醚中毒

诊断要点:①有毒物吸入或口服史。②吸入高浓度呈"醚醉"现象:眩晕、癔症样发作、精神错乱、嗜睡、昏迷。瞳孔散大、脉搏细弱、血压下降、呼吸抑制。③可伴有恶心、呕吐、多汗、流涎、流泪、咳嗽等。治疗要点:①迅速脱离现场,吸氧,保暖。口服者洗胃。②防治呼吸、循环衰竭。③对症与支持疗法。

十一、甲苯中毒

诊断要点:①有毒物接触史。②黏膜刺激症状:流泪、咳嗽、胸闷、结膜充血等。③中枢神经症状:头痛、乏力、步态蹒跚、意识障碍。④可有吸入性肺炎、肺水肿;血尿、蛋白尿。治疗要点:同苯中毒。

(张文武)

第6节 金属中毒

铅 中 毒

【诊断要点】

1. 铅接触史 急性铅中毒大多系口服可溶性铅无机化合物和含铅药物如黑锡丹、樟丹(系用于治疗癫痫和哮喘的偏方)等引起。慢性铅中毒多见于长期吸入铅烟、铅尘的工人。长期应用含铅的食具如锡器盘、铅壶、彩釉陶器、铅绘粉涂里的玻璃杯等盛饮料或食品,可引起慢性中毒。四乙基铅主要用作汽油抗爆剂,可经呼吸道、皮肤、消化道吸收而中毒。

2. 临床表现特点 铅中毒主要损害神经系统、消化系统、造血系统和肾脏。

(1)急性中毒:急性铅中毒多因误服引起。患者服含铅化合物4~6小时后,个别长至1周出现恶心、呕吐,呕吐物为白色奶块状(含氯化铅),口内有金属味,腹绞痛,腹泻,解黑便(含硫化铅),血压升高,少数患者发生消化道出血和麻痹性肠梗阻。严重中毒数日后出现贫血(伴有嗜碱性点彩红细胞和网络红细胞明显增多)、中毒性肾炎、中毒性肝炎和多发性周围神经病变和铅毒性脑病(抽搐、高热、昏迷等)。其中,腹绞痛是急性中毒的早期突出症状,也可能是慢性铅中毒急性发作的症状。

(2)急性四乙基铅中毒:由短期内大量吸入或皮肤吸收所致,平均潜伏期为6天,一般为6小时至11天(吸入高浓度者可立即昏迷)。主要表现为神经精神症状,轻者有头痛、头晕、噩梦、乏力、纳差、恶心、呕吐、关节疼痛;严重者有幻觉、妄想、烦躁、谵妄、全身抽搐甚至瞳孔散大、意识丧失。可出现自主神经功能紊乱症状,如多汗、唾液分泌增多、血压下降、脉缓慢;血压降低、脉率低、体温低为四乙基铅中毒体检的"三低征"。发作可呈间歇性,间歇期间患者常表情痴呆、动作迟缓,说话含糊或呈木僵状态。

(3)慢性铅中毒:职业性铅中毒以慢性中毒居多。非职业性慢性中毒可因长期用含铅锡壶饮酒,服用含铅中成药以及环境污染所致。典型表现有:①腹绞痛。②周围神经炎:表现为运动和感觉障碍,重症患者可发生垂腕、垂足,谓之铅中毒麻痹。③中毒性脑病:常先有神经衰弱症状,几周或几个月后出现躁狂、谵妄、视力减退以至失明、失语、麻痹、幻觉、妄想、头痛、呕吐、昏迷等症状。④明显贫血。但近年来上述典型表现已罕见。多见的为轻度中毒患者,症状有头昏、乏力、食欲不振、腹胀、脐周隐痛、便秘和肌肉关节酸痛等非特异性症状。口中金属味和齿龈铅线已很少发现。有些患者可无明显症状,而仅有周围神经的感觉和运动神经传导速度减慢及尿中出现低分子量的 β_2 微球蛋白。

3. 辅助检查 ①血铅与尿铅测定。②驱铅试验:可反映体内铅负荷。对怀疑为铅中毒,但尿铅测定正常者,可进行此试验。方法是:依地酸钙钠(EDTA Ca-Na₂)1g 加入 5% 葡萄糖液 250~500ml,静脉滴注 4 小时,用药起留 24 小时尿。不接触铅的正常人尿铅不超过 0.3mg/24h,铅接触者尿铅超过 1mg/24h,提示为中毒的高危者。

【治疗要点】

1. 一般处理 皮肤污染宜迅速彻底清洗;吸入中毒者宜迅速脱离有毒环境;口服中毒者应立即洗胃和导泻。洗胃可用 1% 硫酸钠或硫酸镁,以形成不溶性硫酸铅而免于吸收,口服硫酸镁(钠)20g 导泻。亦可口服活性炭 50g以吸附胃内毒物。

2. 驱铅治疗 是治疗铅中毒成功的关键。常用药物有:①依地酸钙钠(依地钙,EDTA Ca-Na₂):每日 1.0g 加入 5% 葡萄糖液 250ml 中静脉滴注;或0.25~0.5g,每日 2 次,肌内注射。连用 3 天、停 4 天为 1 疗程,一般 2~4 个疗程。为目前驱铅治疗的首选药物。②喷替酸钙钠(促排灵,Na₃Ca-DTPA):驱铅作用比依地酸钙钠强。剂量、用法、疗程同依地酸钙钠。③巯基络合剂:二巯丁二钠(Na-DMS)每次 1g 缓慢静脉注射;或二巯丁二酸(DMSA)0.5g,每日 3 次口服;二药疗程与 EDTA Ca-Na₂ 相同。④巯乙胺:巯乙胺可与四乙基铅结合,阻止其透过血脑屏障。用于急性四乙基铅中毒,剂量为 200~400mg加入 5% 葡萄糖液中静脉滴注。肝、肾功能损害者禁用。⑤青霉胺:口服药,每次 0.375g,每日 3 次 5~7 天为一疗程,间隔 2~3 天进入下一疗程,疗效较差。

急性铅脑病多见于儿童,宜采用二巯丙醇(BAL)和 EDTA 联合疗法。剂量 BAL 4mg/kg,每 4~6 小时一次,肌内注射;EDTA Ca-Na₂ 12.5mg/kg,每日 2 次,加入 5% 葡萄糖溶液中滴注或肌内注射。二药同时用 3~5 天。

3. 对症处理 腹绞痛用阿托品 0.5mg 肌内注射或 10% 葡萄糖酸钙10ml 静脉注射。钙剂可将血中铅迅速移入骨内,解除急性中毒症状。可用 10% 葡萄糖酸钙 10ml 静注,每日 2~3 次;或口服乳酸钙或其他钙剂,每次 2g,每日 3 次,待急性期过后,再做驱铅治疗。但若中毒症状不严重,驱铅则应是首要任务,则宜单独驱铅治疗。原因是不用钙剂,可避免第二次驱铅治疗时,使沉积于骨骼中的铅再度入血,引发高铅血症的腹痛等症状。

(王汉斌 张文武)

汞 中 毒

【诊断要点】

1. 毒物接触史　职业性急性中毒因意外事故、土法炼金、镏金、首饰加工等,多为个体生产,设备简陋,通风不良所致,均经呼吸道吸入。非职业性接触常见于消化道和皮肤吸收,如使用含汞中药偏方如轻粉(氯化亚汞)治病(如银屑病、湿疹、皮炎、哮喘等),误服(升汞、甘汞)、自杀和他杀者,使用美白、祛斑化妆品致皮肤接触中毒,偶有口服含汞化合物的保健品致中毒。通过吸入其蒸气、口服或涂敷皮肤处而引起中毒。也有经静脉、皮下、肌肉注入金属汞而中毒者。升汞致死量为 0.3~0.5g,氧化汞为 1~1.5g,甘汞为 2~3g。

2. 临床表现特点

(1)急性汞中毒:主要由口服升汞等汞化合物引起。患者在服后数分钟到数十分钟即引起急性腐蚀性口腔炎 / 胃肠炎和中毒性肾病。患者诉口腔和咽喉灼痛,并有恶心、呕吐、腹痛,继而腹泻。呕吐物和粪便常有血性黏液和脱落的坏死组织。口腔可见牙龈红肿、糜烂、出血,口腔黏膜溃疡,牙龈松动、流涎、口内腥臭味。患者常可伴有周围循环衰竭和胃肠道穿孔。在 3~4天后(严重的可在 24 小时内)可发生急性肾损伤,同时可有肝脏损害。吸入高浓度汞蒸气中毒潜伏期数小时、数日或数周不等,可引起咳嗽、咽痛、发热、咯血丝痰等刺激症状,严重者可并发间质性肺炎、急性肺水肿、呼吸衰竭。神经系统可出现头昏、头痛、倦怠、手抖、嗜睡或兴奋、衰弱等,个别严重病例可陷入昏迷,最后因休克而死亡。亦可发生中毒性肝病、急性肾损伤。金属汞静脉注射中毒早期症状有发热、咳嗽、胸闷憋气、腹痛腹泻,注射部位残留汞可引起局部红肿热痛等炎性表现,汞可随血液循环遍布全身,肺脏及胸膜、心脏及心包腔、肾脏、肝脏、椎管及椎旁软组织、胃及肠道、臀大肌等,以心、肺最重,亦可分布于子宫及阴道、前列腺或精囊等生殖器官,严重者很快并发肾病综合征,神经系统改变主要有周围神经病变和神经衰弱表现,可出现脱发、头痛、失眠及精神改变等,亦可并发感染、重症胰腺炎等危及生命。皮肤接触汞及其化合物可引起接触性皮炎,具有变态反应性质。皮疹为红斑丘疹,可融合成片或形成水疱,严重者发生剥脱性皮炎。愈后遗有色素沉着。

(2)慢性汞中毒:主要是生产中长期吸入汞蒸气或汞化合物粉尘所致,少数患者亦可由于应用汞制剂引起。目前由于使用美白化妆品致汞中毒者日渐增多。以精神神经异常、口腔炎、意向性震颤为主要症状,并可累及呼吸道、胃肠道、肾脏等脏器。精神 - 神经症状可先有头昏、头痛、失眠、多梦,随后有情绪激动或抑郁、焦虑和胆怯以及自主神经功能紊乱的表现如脸红、多汗、皮肤划痕征等。肌肉震颤先见于手指、眼睑和舌，以后累及手臂、下肢和头部，甚至全身；在被人注意和激动时更为明显。口腔症状主要表现为黏膜充血、溃疡、齿龈肿胀和出血，牙齿松动和脱落。

3. 汞中毒临床分型　①观察对象：患者有神经衰弱症状群，或呼吸道刺激症状，而无任何脏器损害的病征者。脱离接触后健康恢复。②轻度中毒：表现为腹痛、腹泻、发热、汞毒性口炎，尿汞值明显超标。③中度中毒：除上述症状外，表现为肢体感觉、运动障碍及肾功能损害病征者。④重度中毒：表现为中毒性肺炎、肺水肿、肝功能衰竭、肾功能衰竭、中枢性高热、休克或其他严重并发症者。

4. 辅助检查　①尿汞、血汞、发汞测定。②驱汞试验：可用二巯丙磺钠0.25g，肌内注射，或二巯丁二钠0.5g静脉注射，如尿汞排出量明显增高，提示体内汞负荷过量。

【治疗要点】

1. 清除毒物　吸入中毒者立即搬离中毒环境，除去污染的衣服，卧床休息，保温，吸氧。口服中毒者及早洗胃，先口服或从胃管注入活性炭50~100g混悬液，以吸附胃内的汞，随后可选用2%碳酸氢钠溶液、温水洗出，并继续彻底洗胃（注意：忌用生理盐水洗胃，尤其是升汞中毒时，因能增加其溶解度，增加吸收）。导泻用50%硫酸镁40ml口服或胃管灌入，如腹泻已很重，则不必导泻。但是，若服毒时间较长，或消化道症状剧烈，或呕吐物有咖啡色胃内容物或血性呕吐物，则洗胃取慎重态度，以免招致胃穿孔。此时宜以多次口服牛奶、鸡蛋清，每次300~500ml，蛋白质既能保护胃黏膜，又能与汞结合而阻止汞的吸收。对口服升汞的中毒者，可及早给予口服Carter解毒液（磷酸钠1~2g，醋酸1g，溶于200ml温开水中配成），分4~6次口服，每小时1次，但本法对毒物已吸收者无效。

金属汞中毒者，局部汞积聚较多时可行手术清创术去除局部积聚汞，用导泻药物清除胃肠道内汞，必要时应用血液净化（血浆置换、血液透析滤过等）。

2. 驱汞治疗　①二巯丙磺钠：急性中毒时的首次剂量为250mg，肌内注射或静脉滴注；以后每4~6小时一次。1~2天后，每日二次，每次250mg。一般治疗1周左右。停3~4天后，再进行下一疗程驱汞，根据血汞浓度，必要时可在1月后再行驱汞。②二巯丁二酸胶囊　口服一次0.5g（2粒），每日3次，连用3天为一疗程。

慢性汞中毒的驱汞治疗：二巯丙磺钠250mg肌内注射或静脉滴注，每日2次，连续3天，停药4天为1疗程。一般用药2~3疗程。此外，二巯丁二酸胶囊亦为常用驱汞药物。

3. 细胞活性药物的应用　复方丹参注射液、大剂量维生素 C、细胞色素 C、ATP、辅酶 A、葡醛内酯等,分别加入葡萄糖溶液中静脉滴注,每日 1~2次。维生素 B_1、维生素 B_6 等,每日 1 次,肌内注射。借以保护神经、心、肾、肝等功能。

4. 对症处理

5. 咬破水银温度计的处理　嘱患者迅速吐出水银及玻璃碴并漱口。金属汞经消化道吸收甚微,不会引起中毒,可经粪便自行排出。若已吞下,可服生蛋清或牛奶,蛋白质能与汞结合,以延缓汞的吸收并排出体外。但散落的汞易挥发经呼吸道吸收,如有汞散落,可铺撒碘化钾或用硫磺覆盖生成碘化汞或硫化汞,再收集放入密闭容器中,交由环保部门处理。注意开窗通风。

(邱泽武　王春燕　张文武)

砷 中 毒

【诊断要点】

1. 毒物接触史　砷(arsenic)为类金属元素。纯砷无毒,其氧化后生成的化合物有剧毒。常致中毒的砷化合物有三氧化二砷(砒霜、白砒、红矾、信石)、二硫化砷(AS_2S_2,雄黄)、三硫化二砷(AS_2S_3,雌黄)及砷化氢等。急性砷中毒主要见于生活性口服砒霜所致,其口服 0.01~0.05g 即可发生中毒,致死量约为 0.06~0.6g。职业性砷化物中毒见于金属冶炼、玻璃、陶瓷、制笔、印染及制药等生产工人。长期接触砷化物可引起慢性中毒。

2. 临床表现特点

(1)急性中毒

1)口服中毒:口服砷化物后 10 分钟~5 小时,即发生中毒症状,酷似急性胃肠炎。①急性胃肠炎:初始恶心、呕吐,口内有金属味、烧灼感,以后有腹痛、腹泻,解水样便或米汤样便,混有血液,酷似霍乱。②周围循环衰竭:砷损害毛细血管,引起全身毛细血管扩张,加上脱水和电解质失调,常发生休克。③循环系统症状:有心肌损害症状,脉搏细弱,血压下降,甚至循环衰竭等。④泌尿系统症状:可有蛋白尿、血尿、少尿,最后发生急性肾衰竭。⑤神经精神症状:部分重症病例在中毒后短时间内或 3~4 天发生急性中毒性脑病,出现眩晕、谵妄、抽搐、兴奋、躁动、发热甚至尿失禁、昏迷,最后可因呼吸中枢麻痹而死亡。脑电图呈阵发性异常放电或其他异常脑波。中毒后 1~3 周可发生多发性神经炎和神经根炎,初起四肢乏力、麻木,自发性痛或感觉异常,继而出现四肢呈手套袜套样对称性疼痛,触觉迟钝或消失,四肢麻痹。⑥中毒性肝损害:血清转氨酶常升高,可出现黄疸和肝脾大。

急性口服中毒患者,一般病程为3~7天,如未经及时治疗,常于中毒后24小时至数日内发生循环衰竭、脱水、肝功能衰竭或中毒性脑炎。如度过急性期,一般需数周至数月方可恢复,此时可发生多发性神经炎。

2)吸入中毒:主要表现为眼与呼吸道的刺激症状和神经系统症状:如流泪、眼刺痛、结膜充血、鼻塞、流涕、咳嗽、胸痛、呼吸困难,以及头痛头昏、眩晕、全身衰弱等症状。重者可发生昏迷、血压下降和发绀,甚至可因呼吸和血管舒缩中枢麻痹而死亡。消化道症状发生较晚也较轻。三氯化砷对呼吸道刺激更强,可引起咽喉、喉头水肿,以至窒息死亡。皮肤接触砷化合物可有瘙痒和皮疹。

3)砷化氢中毒:临床表现主要是急性溶血。吸入气体后3~7小时,患者畏寒、发热、恶心、呕吐和腰痛,随后出现血红蛋白尿和贫血症状,1~2天后出现黄疸和肝脾肿大,2~3天后可发生急性肾衰竭。

(2)慢性砷中毒:除有神经衰弱症状外,多见皮肤黏膜病变和多发性神经炎,胃肠道症状较轻。砷化合物粉尘可引起刺激性皮炎,尤其在胸背部、皮肤皱褶或湿润处,如口角、眼睑、腋窝、阴囊、腰部、腹股沟和指(趾)间。皮肤干燥、粗糙,可见丘疹、疱疹、脓疱,少数人有剥脱性皮炎。日后,皮肤呈黑色或棕黑色的散在色素沉着斑。毛发有脱落,手和脚掌有过度角化或脱皮。指甲失去光泽、变厚而脆。指(趾)甲出现1~2mm宽的白色横纹,称米氏线,为砷吸收的证据。米氏线是在一次较多量的砷化合物进入体内才出现。砷化合物粉尘对黏膜有刺激,引起鼻咽部干燥、鼻炎、鼻出血,甚至鼻中隔穿孔。砷还可引起结膜炎、齿龈炎、口腔炎和结肠炎。

3. 实验室检查

(1)尿砷测定:急性砷中毒患者于服毒数小时或12小时后,尿砷即明显升高,升高程度与中毒严重度成正比。尿砷排泄甚快,停止接触2天,尿砷即可下降19%~42%。一次摄入砷化物后,尿砷约持续升高7~10天。

(2)血砷测定:急性中毒时可升高。其正常水平为0.13~8.54μmol/L。

【治疗要点】

1. 清除毒物 经口急性中毒者,应尽早催吐、洗胃(可用温水或低温盐水、或1%碳酸氢钠溶液)。洗胃后应立即口服新配制的氢氧化铁解毒剂(12%硫酸亚铁溶液与20%氧化镁混悬液,二者分别保存,临用时等量混合、摇匀),因其可与砷形成不溶性络合物砷酸铁($FeAsO_3$),而后者不易被肠道吸收。每5~10分钟一匙,直至呕吐停止。再给以50%硫酸镁30ml导泻。如无上述药物也可给牛乳、蛋白水(4只鸡蛋清加水约200ml搅匀),加以吸附、收敛。吸入中毒者,应迅速离开中毒现场并吸氧。

2. 解毒剂 ①二巯丙磺钠:可供肌内、皮下、静脉注射。急性中毒时,用5%溶液,1次5ml(或5mg/kg),第1天3~4次,第2天2~3次,第3~7天1~2次,共7天为1疗程。慢性中毒时1天2次,用药3天,休息4天,为1疗程,一般用3~5个疗程。②二巯丁二钠(DMS):首剂2g加入注射用水10~20ml中注射(在10~15分钟内注射完),以后每次1g,每日1~3次,连用3~5天;也可肌内注射,每日2次,每次0.5g。慢性中毒者,每日1次静脉注射,每次1g,用药3天,休息4天,为1疗程,一般总量6~8g。③青霉胺:见本节"铅中毒"部分。

慢性中毒的治疗,除用上述解毒剂外,还可用10%硫代硫酸钠10ml静脉注射,以辅助砷排泄。补硒可以使患者血、发、尿砷水平下降,并能改善微循环,可以服用硒维康辅助治疗。

3. 血液透析 重症患者应尽早予以血液透析,不仅可有效清除血中砷,并可防治肾衰竭。

4. 对症处理 针对休克、脱水、中毒性脑病、肾损伤等而采取相应措施。

5. 砷化氢中毒的治疗 ①首先应脱离有毒环境,卧床休息,多饮水,早期应用碱性药(口服碳酸氢钠,每日8~12g),利尿可减少肾损害;②吸氧,静脉滴注氢化可的松200~400mg抑制溶血反应;③早期不宜行驱砷治疗,以免加重肾损害,宜在后期驱砷;④重症患者宜尽早应用血液净化疗法。

(张文武)

铊 中 毒

铊(Thallium,Tl)是一种稍带蓝色的银白色稀有金属。金属铊单体基本无毒,但铊化合物属高毒类,为强烈的神经毒物,并可引起严重的肝、肾损害。铊化合物通常以 Tl^+ 或 Tl^{3+} 形态存在,Tl^{3+} 的毒性较 Tl^+ 更大。常见铊化合物有醋酸铊、硫酸铊、溴化铊与碘化铊等。铊化合物对人的急性毒性剂量为6~40mg/kg,成人最小致死量为12mg/kg,儿童相对更为敏感,为8.8~15mg/kg。目前常因人为投毒而致中毒。

【诊断要点】

1. 毒物接触史 职业性急性中毒因意外事故、矿石加工、工业生产等,以胃肠道摄入、皮肤接触为主,少数经呼吸道摄入。非职业性大多数是使用不明来源的中药偏方治病(如多汗症、毛发脱落),也有误服铊盐溶液及自杀者,极少数投毒事件当中毒者被人经静脉注射中毒。依据患者早期出现的消化道症状,伴随出现的周围神经损害和脱发等临床表现,可进行初步诊断。尿液、血液中检测出铊含量增高，可确定铊中毒。

2. 临床表现特点

(1) 急性铊中毒：一次性超大剂量摄入铊后，患者将在数十分钟内出现心动过速、进行性低血压、外周性发绀、尿潴留和心律不齐等自主神经障碍表现，继之出现嗜睡、谵妄、抽搐、昏迷，最后可因呼吸衰竭或心搏骤停而死亡。一次大剂量摄入铊后，潜伏期长短、症状轻重与剂量相关，剂量越大潜伏期越短，一般为 12~24 小时，甚至长达 48 小时；剂量越大症状越重。

铊中毒的典型症状为胃肠道症状、神经系统表现和毛发脱落三联征：

胃肠道症状：口服铊盐后最早期出现胃肠道症状。数小时内至 3~4 天可出现恶心、呕吐、腹部绞痛或隐痛、腹泻或顽固性便秘，甚至胃肠道出血等，有时仅表现为食欲不振、恶心。

神经系统症状：通常出现在急性铊中毒 2~5 天后，开始出现双下肢酸麻、蚁走感、足趾和足跟痛、逐渐加剧并向上进展。这种疼痛使肢体活动受限，并向上延伸，伴发麻痹，如膈肌和肋间肌发生疼痛和麻痹时则出现呼吸困难甚至呼吸停止。还可出现指(趾)端麻木伴烧灼样剧痛，痛肢极度敏感，双下肢拒触摸，此症状称为"烧灼足综合征"。通常 7 天左右出现脑病，患者有不同程度的失眠、幻觉，严重者出现中毒性脑病如谵妄、精神错乱、惊厥及昏迷，或精神异常、行为改变等。铊中毒时可累及大多数的脑神经，临床症状主要表现为第Ⅲ、Ⅳ、Ⅵ对脑神经病变引起的眼球震颤、上睑下垂、反常凝视、构音障碍、吞咽困难等。

皮肤损伤：脱发是铊中毒的特殊表现，一价铊和三价铊均能引起脱发，常于急性中毒后 1~3 周出现，重者可在数小时 ~3 天内发生，头发呈束状的脱落，表现为斑秃或全秃，亦可伴体毛及眉毛脱落，但眉毛内侧 1/3 常不受累，重者在 10~20 天内，出现胡须、腋毛、阴毛和眉毛可全部脱落。因毛囊未被破坏，一般脱后第 4 周开始再生，至 3 个月完全恢复，个别严重中毒患者可致持续性脱发。此外，还可出现皮肤干燥、脱屑、皮疹、痤疮、皮肤色素沉着、手掌及足跖部角化过度，部分患者指甲和趾甲于第 4 周可出现白色横纹。

(2) 慢性铊中毒：慢性铊中毒与急性铊中毒的症状基本相同，只是临床表现较为轻缓些。多为职业性接触及环境污染所致。起病缓慢，多发生在摄入铊 2~3 个月后。早期表现为类神经疾病症状，如头痛、头晕、失眠、多梦、记忆力减退、疲倦、乏力、共济失调和肢体麻痹、焦虑抑郁，可伴有食欲减退、恶心、呕吐、腹痛、腹泻，随后出现毛发脱落，视神经萎缩，视力下降，严重者只有光感。后期可出现皮肤色素沉着等。中毒后 30 天左右指甲和趾甲可出现白色横纹(米氏纹)、性欲降低、阳痿等。

3. 血铊、尿铊测定　正常人血铊<2μg/L,尿铊<5μg/L。如尿铊>300μg/L,血铊>40μg/L即有诊断意义。急性铊中毒者的血铊在铊摄入后即可增高,1周后可下降,尿铊可持续数周,且取样方便,较血铊测定更为常用。

4. 铊中毒临床分型　临床上,依据铊中毒患者铊接触史、接触累积量及临床表现的不同,可分为如下几种不同的临床类型。

(1)急性轻度中毒:除具有头晕、头痛、乏力、食欲减退、下肢沉重症状外,同时具备以下任何一项者:①四肢远端特别是下肢麻木、早期出现痛觉过敏,继而痛觉、触觉减退呈手套、袜套分布或跟腱反射减弱;②神经-肌电图显示有神经源性损害。

(2)急性重度中毒:轻度中毒症状加重,并具备下列一项表现者:①中毒性脑病或中毒性精神病;②四肢远端明显肌肉萎缩并影响运动功能,或多发性脑神经损害;③肌电图显示神经源性损害并有较多自发性失神经电位;④伴有明显心、肝、肾损害。

(3)慢性轻度中毒:具有下列一项者即可诊断:①跟、足底痛觉过敏,下肢对称性袜套样分布的痛觉、触觉或音叉振动觉障碍;②有跟腱反射减弱;上述表现轻微或不明显,但神经-肌电图显示有神经源性损害;③视神经病或视网膜病变;④脱发。

(4)慢性重度中毒:具有下列一项者即可诊断:①四肢远端感觉障碍、跟腱反射消失,伴四肢肌力明显减退,影响运动功能;或四肢肌力明显减退,影响运动功能;或四肢远端肌肉萎缩;肌电图显示神经源性损害,伴神经传导速度明显减慢或诱发电位明显降低;②视神经萎缩;③中毒性脑病;④中毒性精神病。

5. 鉴别诊断　除职业接触有比较明确的铊接触史外,其他均十分隐匿,特别是铊投毒案件的受害者,常被当作一些神经系统的疾病而误诊、误治,口服中毒者注意与食物中毒、胃肠炎、胰腺炎、肠梗阻等疾病鉴别;呼吸道吸入者注意与病毒、细菌性肺炎、慢性阻塞性肺疾病(简称慢阻肺)、哮喘及其他气体吸入(汞、硫化氢、氯气)等所致肺部损伤相鉴别。皮肤接触中毒者,应与其他药物、毒物所致的接触性皮炎,湿疹等相鉴别。铊中毒引起胃肠、神经及皮肤损伤,应注意与其他重金属铅、砷等中毒相鉴别。出现神经系统损伤后应注意与吉兰-巴雷综合征、精神疾病等相鉴别。

【治疗要点】

对铊中毒患者的救治首先要脱离毒源,避免再次中毒。对于吸入中毒者,要立即将患者移至空气新鲜处,吸氧,保持呼吸道通畅;对皮肤污染者应立即用清水或肥皂水清洗;如有眼部接触时,用清水冲洗;对口服者要尽快洗胃排毒。

1. 清除毒物

(1)药物解毒:对消化道吸收中毒者可采用清水洗胃,还可口服活性炭,一般剂量为0.5g/kg,最好间断多次洗胃,重者活性炭首次剂量可达50~100g,之后可每次10~20g,3次/d;给予50%硫酸镁40~60ml口服导泻。还可给予特殊解毒药:①普鲁士蓝:铊可置换普鲁士蓝上的钾后形成不溶性物质随粪便排出,从而中断肠肝循环,对治疗经口急慢性铊中毒有一定疗效。普鲁士蓝250mg/kg,分为4次,每次都溶于20%甘露醇50ml中服用;可增加铊元素在肠道的排泄。服用普鲁士蓝期间需适量补钾,以增加血钾的浓度而有利于铊的排泻,但补钾需谨慎,过量钾离子可动员细胞内的铊移到细胞外,使血铊含量过高,造成患者病情加重,因此用药期间定期监测血钾浓度非常重要。孕妇、哺乳妇女及急性肠梗阻者禁用本品。②碘化钾或碘化钠:可给予1%碘化钾或碘化钠溶液200~500ml口服,使铊变成不溶性的碘化铊,以减少胃肠吸收。③双硫腙:双硫腙与铊可形成无毒的络合物。用量为10~20mg/(kg·d),分2次口服,5天为1疗程,因双硫腙有致糖尿病、甲状腺病变、眼损害的不良反应,故需谨慎使用。④二巯丙磺钠及含巯基的保肝药物等,如还原型谷胱甘肽、巯基甘氨酸等,解毒疗效尚不肯定。

(2)血液净化:尽早进行血液净化可促进血铊的排出。血浆置换与血液灌流相比毒物清除速率无显著差异。

(3)普鲁士蓝联合血液净化:普鲁士蓝与血液净化均能有效清除体内铊含量,普鲁士蓝清除胃肠道内未入血的铊从而减少铊的吸收入血量,血液净化则清除血中的铊进而降低其向组织器官的再次分布,二者联用起到了"1+1>2"的效果,目前被认为是治疗铊中毒的最佳方法。

2. 综合治疗 ①早期应用糖皮质激素:如地塞米松5~10mg静脉滴注,1次/d,连用7~14天。②补充足够的B族维生素,给予神经营养剂、止痛剂及保护肝、肾的药物。③重症和有非特异精神症状患者需注意维持呼吸、循环功能,保护脑、心、肝、肾等重要脏器。对于有非特异精神症状的患者,可给予抗焦虑、抗精神病药物治疗。

(彭晓波 邱泽武)

其他常见金属中毒

其他常见金属中毒包括锰、铜、铁、钡、羰基镍、磷等,其诊治详见表4-6-1。

表 4-6-1　其他常见金属中毒诊疗要点

毒物	诊断要点	治疗要点
锰	1. 急性锰中毒可因口服高锰酸钾或吸入高浓度氧化锰烟雾引起急性腐蚀性胃肠炎或刺激性支气管炎、肺炎。慢性锰中毒主要见于长期吸入锰的烟尘的工人，临床表现以锥体外系神经系统症状为主且有精神异常 2. 急性锰中毒常见于口服浓于 1% 高锰酸钾溶液，引起口腔黏膜糜烂、恶心、呕吐、胃部疼痛；3%~5% 溶液发生胃肠道黏膜坏死，引起腹痛、便血，甚至休克；5~19g 锰可致命。在通风不良条件下进行电焊，吸入大量新生的氧化锰烟雾，可发生咽痛、咳嗽、气急，并骤发寒战和高热（金属烟热） 3. 慢性锰中毒一般在接触锰的烟、尘 3~5 年或更长时间后发病。早期症状有头晕、头痛、肢体酸痛、下肢无力和沉重、多汗、心悸和情绪改变。病情发展，出现肌张力增高、手指震颤、腱反射亢进，对周围事物缺乏兴趣和情绪不稳定。后期出现典型的震颤麻痹综合征，有四肢肌张力增高和静止性震颤、言语障碍、步态困难以及有不自主哭笑、强迫观念和冲动行为等精神症状	1. 急性中毒：①吸入中毒者应脱离有毒环境，对症处理；②口服中毒者应立即用清水反复洗胃，灌服大量稀释的维生素 C 溶液（为特效拮抗剂），口服牛奶、蛋清、豆浆米汤、面糊、氢氧化铝凝胶等胃黏膜保护剂 2. 慢性中毒：驱锰治疗可用依地酸钙钠、促排灵或二巯丁二钠，参见"铅中毒"。对氨基水杨酸钠（Na PAS）也有驱锰作用，口服 2~3g，每日 3~4 次，疗程 3~4 周；或本品 6g 加入 5% 葡萄糖液 500ml 中静脉滴注，每日 1 次，连续 3 天，停药 4 天为一个疗程，治疗 3 个月
铜	1. 铜粉尘、烟雾经呼吸道吸入可引起局部刺激，经消化道和皮肤均可吸收铜盐，如用大量硫酸铜湿敷创面，用生锈的铜器盛食物，用硫酸铜洗胃未完全排出洗胃液等，均可能引起铜中毒。铜主要可引起肝、肾细胞变性、坏死及神经系统损害。口服硫酸铜 10g 可致死 2. 口服铜盐，可感口、咽及食道灼热，口腔黏膜可呈蓝绿色、有金属味，流涎，继之可有黏膜糜烂、腹痛、恶心、呕吐，呕吐物呈蓝绿色，并可有消化道出血、全身不适；重者有发热、心动过速、溶血、肝肾功能异常，甚至昏迷。吸入中毒可有咳嗽、喷嚏、发热、出汗、口渴等表现。血清铜蓝蛋白增高	1. 吸入中毒者应脱离有毒环境，对症处理 2. 口服中毒者应：①立即用清水洗胃；②用牛奶、蛋清、豆浆等胃黏膜保护剂；③ 0.1% 亚铁氰化钾 600ml 分数次灌胃（间隔 15 分钟），可生成不溶性亚铁氰化铜减少铜的吸收；④应用依地酸钙钠、二巯丁二钠等解毒剂；⑤保护肝、肾功能

续表

毒物	诊断要点	治疗要点
铁	1. 纯铁基本上无毒,铁盐、亚铁盐过量进入体内则可引起中毒。三价铁毒性大于二价铁。引起中毒常见的铁盐有硫酸亚铁、氯化亚铁、枸橼酸铁铵、氯化高铁。二价铁主要经口服中毒,三价铁多为注射中毒,毒性较大。铁剂进入体内影响血管舒缩功能,可致循环衰竭。铁剂对肝脏、神经系统都有较大毒性。中毒者因大量蛋白被破坏,可发生低蛋白血症。硫酸亚铁成人口服致死量为50g,小儿为5~10g,氯化铁成人口服致死量为30g 2. 过量口服铁剂半小时后出现恶心、剧烈呕吐,呕吐物呈咖啡色或血样,腹痛、腹泻、便血、黑便、精神萎靡、乏力,重者有烦躁、皮肤黏膜淤斑、血压下降、呼吸困难、昏迷及肺水肿。此后一段时间,上述症状可缓解,给人以好转的假象。但数小时至十余小时后可出现黄疸、肝昏迷、抽搐、循环衰竭等严重的病情恶化表现,应予注意	1. 催吐(小儿要慎重),2%碳酸氢钠液洗胃,因其在胃中形成碳酸铁,可减少铁离子的吸收和腐蚀作用 2. 用豆浆、蛋清、牛奶或药用炭混悬液灌胃,保护胃黏膜,减少毒物吸收 3. 去铁敏首剂1g肌内注射,以后0.5g肌内注射,4小时1次,重者用1g溶于生理盐水中缓慢静脉滴注,小儿剂量每次40mg/kg;以后0.5g静脉滴注,每4小时1次,共2次。无尿、肾脏病者禁用。禁用二巯丙醇及二巯丁二钠,以免形成毒性更大的盐类 4. 静脉注射1%亚甲蓝溶液,用量每次1~2mg/kg,可防止发生高铁血红蛋白血症
钡	1. 钡为略带光泽的银白色金属,无毒,但可溶性钡盐如氯化钡、硝酸钡、氢氧化钡等,均有剧毒,不溶性钡盐硫酸钡则无毒。碳酸钡虽属不溶性钡盐,但进入人体内后可与胃液中的盐酸起反应而生成氯化钡,故也有剧毒。绝大部分钡盐中毒为经口误服所致,偶有在工业生产中因吸入大量可溶性钡盐的烟尘而致中毒。钡盐中毒大多由氯化钡和碳酸钡所致。氯化钡可混存于不纯的非食用盐中,盐卤中亦含有氯化钡。偶有误将氯化钡作为发酵粉,而致集体中毒。氯化钡大鼠经口LD_{50}<400mg/kg,对人的中毒剂量约为0.2~0.5g,致死量约为0.8~4.0g;碳酸钡对大鼠的致死量为0.09~0.8g,对犬的致死量为6g左右。死因为心脏骤停和呼吸麻痹	1. 尽快清除毒物:凡经口误服者,应先用2%~5%硫酸钠溶液洗胃,亦可用1%硫代硫酸钠溶液洗胃。洗胃后再从胃管注入20%硫酸钠100~150ml,使与胃肠道内尚未吸收的钡盐结合成硫酸钡,同时起导泻作用,加速钡盐排泄。对已进入血循环的钡,可用硫酸钠加入5%葡萄糖液中配成1%硫酸钠葡萄糖注射液500~1 000ml缓慢静脉滴注,或用2%~5%硫酸钠注射液10~20ml静注,每15分钟1次,直至症状缓解。与此同时应充分利尿,以免不溶性硫酸钡沉积于肾小管致肾损害。若无注射用硫酸钠,可用20%硫代硫酸钠20~40ml静注,每日1~2次

续表

毒物	诊断要点	治疗要点
钡	2. 误服中毒,潜伏期多为 0.5~2 小时,少数潜伏期可长达 24 小时左右。最初出现的症状为口干、口苦、烧灼感,伴流涎、恶心、呕吐、腹痛、腹泻等胃肠道刺激症状,继之出现头痛、头晕、乏力、耳鸣、复视、心悸、口舌颜面及四肢发麻等全身中毒症状。较重者于 5~8 小时后,出现向心性和进行性肌麻痹,由下肢肌向臀肌、颈肌、膈肌、肋间肌发展。检查可见患者眼睑下垂、发声困难、吞咽障碍、肢体瘫痪及呼吸肌麻痹,四肢肌肉也可有震颤、痉挛、腱反射多迟钝或消失。心血管损害也较明显,且病程中多变;心电图可有多种心律失常及低钾表现;血压开始多升高,有明显心肌损害、心律失常及呼吸麻痹时则血压降低 3. 工业吸入性中毒的表现,与误服中毒类似,但胃肠道反应常较轻	2. 补充钾盐 3. 保护心脏、防治心律失常 4. 维持呼吸、防止和纠正低氧血症及酸中毒 5. 解毒可试用二巯丁二钠等
羰基镍	1. 金属镍及其盐毒性较低,而羰基镍却有强烈毒性。羰基镍是金属镍与羰基(-CO)在一定压力下反应而成的液态金属化合物。羰基镍中毒(nickel carbonyl poisoning)是以呼吸系统和神经系统损害为主的全身性疾病 2. 急性中毒的早期症状有头晕、头痛、步态不稳、咳嗽、胸闷、眼刺痛、流泪、恶心、呕吐、乏力等,脱离接触后,上述症状迅速好转。经过 6~36 小时的潜伏期,出现晚发症状,有剧咳、咯粉红色泡沫痰、气急、烦躁不安等肺水肿征象。患者尚可发生惊厥及昏迷,并可伴有发热。检查患者有发绀,心界可扩大,心音呈奔马律,双肺满布湿啰音及肝肿大。辅助检查:白细胞和中性粒细胞数增高,尿出现蛋白和管型,胸片在肺野可见片状渗出阴影,心电图有心肌损害,血清胆红素和谷丙转氨酶增高。尿镍在中毒后 1~2 天增高明显,7~10 天后恢复正常;轻度中毒尿镍不超过 25μg/L,中度中毒 25~500μg/L,严重中毒超过 500μg/L	1. 立即脱离有毒环境,静卧保暖,即使无症状亦需密切观察至少 48 小时 2. 尽早应用二乙基硫代氨基甲酸钠(Na-DDC),该药有较好的解毒排镍作用。首次剂量为 25mg/kg,静脉注射;24 小时总剂量不超过 100mg/kg,分 3~4 次注射。用药后的尿镍可增加 3~20 倍。雾化吸入 Na-DDC,每次剂量为 0.2g,每日 1~2 次,Na-DDC 口服(第 1 天 2g 顿服,以后 0.5g 每日 3~4 次)效果较差,胃肠道不良反应多。Na-DDC 治疗期间,禁忌用副醛或水合氯醛类药物。也可应用二乙烯三胺五乙酸(DTPA)、依地酸钙钠等 3. 早期防治肺水肿 4. 对症支持疗法

续表

毒物	诊断要点	治疗要点
磷	1. 磷有四种异构体:黄磷(白磷)、红磷(赤磷)、紫磷及黑磷,后两者少见。黄磷为蜡样结晶体,带大蒜样味,有剧毒;红磷为红色粉末,毒性小,但因其中常含有黄磷,故也可致中毒。两者均不溶于水,易溶于脂肪、二硫化碳。磷的化合物大多有剧毒,常见的有:磷化氢(pH 3 为无色、带腐鱼样臭味气体)、磷化锌(Zn_3P_2 为黑灰色带闪光的粉状物,是常用的灭鼠剂)、磷化铝(AlP)、磷的氧化物(三氧化二磷、五氧化二磷)、磷的氯化物和磷的硫化物等 2. 磷及其化合物多以粉尘、烟雾形式吸入,亦可经消化道、皮肤黏膜吸入进入体内,主要损害肝、肾、心脏等脏器,破坏细胞内酶的功能,使细胞代谢障碍、变性、坏死,还可损害血管导致出血。磷化氢对呼吸道有强烈刺激性,可导致中毒性支气管炎、肺炎、肺水肿、损害心肌;磷化铝、磷化锌多为口服中毒,可与胃酸作用产生磷化氢造成损害。磷的氧化物、氯化物、硫化物多经呼吸道吸入,遇湿或体外燃烧可生成氯化氢、硫化氢、磷化氢等,造成严重而复杂的中毒和损伤。主要表现有:消化道刺激症状、呼吸道刺激症状、肝、肾损害表现、心血管与神经系统症状等	1. 口服中毒以 0.5% 硫酸铜,2% 过氧化氢或 1:5 000 高锰酸钾溶液反复洗胃,直至无大蒜味为止。亦可以 1% 硫酸铜 5ml 口服(硫酸铜能与磷生成不溶性黑色磷酸铜),10~15 分钟 1 次,直至呕吐。洗胃后口服液体石蜡 100~200ml,使磷溶解而又不被吸收(禁用动、植物油和乳类)。口服硫酸钠 20g 导泻,禁用油类泻剂,磷化锌中毒禁用硫酸镁导泻 2. 呼吸道吸入中毒者应脱离有毒环境,吸氧、保暖,脱去污染衣物 3. 皮肤灼伤创面依次用清水、2% 碳酸氢钠冲洗,然后以 1% 硫酸铜湿敷。五氯化磷、五氧化磷及五硫化磷所致灼伤禁用水洗,而以 1% 硫酸铜或 3% 过氧化氢液冲洗。有报道以 3% 硝酸银湿敷创面能迅速涂灭磷火,减轻烧伤程度。创面禁用油剂类药及敷料 4. 对症支持疗法

(张文武)

第7节 植物性毒物中毒

亚硝酸盐中毒

亚硝酸盐中毒(nitrite poisoning)是指因误食亚硝酸盐或含亚硝酸盐、硝酸盐的食物或饮用亚硝酸盐含量高的井水、蒸锅水而引起的以组织缺氧为主要表现的急性中毒。既往多是由进食较多含有硝酸盐的蔬菜和苦井水、蒸锅水等引起的肠源性发绀,近年来则多见因误将亚硝酸钠当作食盐使用而致中毒,且常为群体性中毒。亚硝酸盐摄入量达 0.2~0.5g 时即可引起中毒,最小致死量 1~3g;小儿摄入 0.1g 即可引起急性中毒,甚至死亡。

【诊断要点】

1. 病史 有误食误用(包括投毒)亚硝酸盐史。中毒食物以肉类及其制品(如腌制咸菜)居多,中毒场所以集体食堂、酒店餐饮业居多。

2. 临床表现特点 发病常急骤,多在食后 0.5~3 小时发病(短者仅 10~15 分钟,长者可达 20 小时)。由于亚硝酸盐与血红蛋白的作用,使正常的 Fe^{2+} 氧化成 Fe^{3+},形成高铁血红蛋白而失去携氧能力;同时还阻止正常 HbO_2 释放氧,因而造成了各种组织的缺氧。主要中毒症状为缺氧表现,如头晕、头痛、乏力、心慌、气促、恶心、呕吐及发绀(尤以口唇、指端更明显);继而可出现烦躁、嗜睡、呼吸困难、血压降低、肺水肿、心律失常、惊厥、昏迷、呼吸与循环衰竭。临床表现与高铁血红蛋白浓度有关:高铁血红蛋白达血红蛋白总量的 10%~15% 时,口唇、指甲及全身皮肤黏膜呈紫黑色、蓝灰或蓝褐色,与呼吸困难不成比例;达总量的 20%~30% 时出现缺氧症状,头痛、头晕、耳鸣、心动过速、反应迟钝、精神萎靡、乏力等;达总量的 50%~60% 时症状进一步加重,出现呼吸浅快、呼吸困难等;大于 60% 时出现意识障碍、呼吸 / 循环衰竭,甚至死亡。

若患者同时有沙门菌和致病性大肠埃希菌感染,则可合并存在亚硝酸盐食物中毒和细菌性食物中毒。诊断时还应注意排除苯的胺基和硝基化合物,农药杀虫脒、氯酸钠、除草醚等其他能引起高铁血红蛋白血症的化合物中毒。血高铁血红蛋白的测定有助于诊断,确诊有赖呕吐物或食物中亚硝酸盐的检测。

【治疗要点】

1. 一般处理 高流量吸氧,绝对卧床休息,注意保暖。如此,轻症患者(高铁血红蛋白量在 30% 以下)便能自行恢复,因高铁血红蛋白大都能在 24~48 小时内完全转变为 Hb 之故。

2. 清除毒物 误服亚硝酸盐应及早洗胃及导泻,现场不能洗胃者,只要神志清楚,宜先做催吐。如中毒时间较长,可配合高位灌肠以清除残存毒物。

3. 特效疗法 ①亚甲蓝(美蓝):用法为 1% 亚甲蓝 1~2mg/kg 溶入 25%~50% 葡萄糖液 20~40ml,于 10~15 分钟内缓慢静脉注射,如症状仍不缓解,1~2 小时后可重复一次。②应用高渗葡萄糖液和大剂量维生素 C:如用 50% 葡萄糖液 60~100ml 加维生素 C 1~2g 静注,或用维生素 C 2~4g 加入 10% 葡萄糖液 500~1 000ml 中静脉滴注。

4. 高压氧疗 尤为适用于严重缺氧伴急性肺水肿、脑水肿、昏迷等患者。

5. 对症支持疗法 包括防治休克与呼吸衰竭等,病情危重经上述处理后发绀仍明显者,可输新鲜血300~500ml,或行换血疗法。

(张文武)

毒蕈中毒

我国野生蕈类资源丰富,尤其在西南地区,居民大多有采食野生蕈类的饮食习惯。但由于部分毒蕈与可食用菌外观相近,误食后常常发生毒蕈中毒(mushroom poisoning)。

野生毒蕈毒素成分复杂多样,目前发现的重要毒素主要有以下几类:①胃肠毒素:目前发现约160种毒蕈含有胃肠毒素,可导致胃肠道不适。主要包括毒粉褶蕈(rhcdophyllus sinatus)、毒红菇(russlaemetica)、毛头乳菇(lacfarius forninosis)、墨汁鬼伞(caprinus atramentarius)、红网牛肝蕈(boletus luridus)及虎斑蘑(tricholoma tigrinum)等。此类毒素有石碳酸、甲酚类化合物、类树脂物质、胍啶和蘑菇酸等。②神经、精神毒素:纹缘鹅膏菌(amanita spreta)、小美牛肝菌(boletus speciosus)、毒蝇口蘑(tricholoma muscarum)、钟形花褶伞(panaeolus campanulatus)、毒光盖伞(psilocybe venelbata)等110种毒蕈含有的4种毒素,包括毒蝇碱(muscarine)、异恶唑类衍生物、色胺类化合物和致幻素,可导致精神错乱以及幻觉、神经兴奋或神经抑制等。③溶血毒素:鹿花菌属(gyromitra)含有的鹿花菌素(gyromitra toxins)属于甲基联氨化合物,具有极强的溶血作用。此外,秋盔孢伞(galerina autumnalis)、毒红菇(russula emetica)、大青褶伞(chlorophyllum molybdites)等含有的毒素亦具有溶血作用。④肝脏毒素:鹅膏菌类含有的鹅膏多肽毒素可导致严重的肝损害,包括鹅膏毒肽(又称毒伞 areatoxins)、鬼笔毒肽(又称毒肽 phallotoxins)和毒伞素(virotoxins)。这3类毒素耐干燥、高温和酸碱,一般的烹调加工不易破坏其毒性,且易溶于水,因此往往喝汤者中毒严重。幼小的毒蕈子实体毒性更强。鹅膏毒肽属可抑制RNA聚合酶(尤其是RNA聚合酶Ⅱ)的活性,导致肝细胞坏死;鬼笔毒肽能特异地与丝状肌动蛋白F-actin形成F-actin毒肽复合体,损害肝细胞内质网。除肝细胞外,这3类毒素对血管内皮细胞、肾脏、中枢神经系统及其他内脏组织均可造成损害。

【诊断要点】

1. 病史 有进食野生蕈史。由于本病多有胃肠道症状,如不注意询问食蕈史常易误诊为胃肠炎、菌痢或一般食物中毒等,故当遇此类患者,尤在夏秋季节呈一户或数户人同时发病者,应想到本病的可能性。

发生毒蘑菇中毒时,对同食而未发病的人也应加以观察,并做相应的排毒、解毒处理,以防其发病或减轻病情。

2. 临床表现特点 由于每种毒蕈所含毒素不一,中毒的临床表现也各异,按主要表现大致可分为 7 型,各型临床表现有交叉:

(1)胃肠炎型:进食毒蕈后潜伏期约 0.5~1 小时。几乎所有的毒蕈中毒病例均表现出恶心、呕吐、腹痛、腹泻等消化道症状。呕吐、腹泻频繁者可出现水、电解质失衡,严重者可因脱水、电解质紊乱、休克致死。但单纯胃肠炎型毒蕈中毒经积极治疗后可迅速恢复,死亡率极低。

(2)神经精神型:本型潜伏期约 0.5~6 小时。临床表现除胃肠道症状外,毒蝇碱可引起副交感神经兴奋症状,如心率减慢、血压下降、多汗、流涎、流泪、瞳孔缩小等,严重者可有肺水肿;异噁唑衍生物类毒素主要作用于中枢神经系统,表现为视力模糊或幻视、肌肉痉挛、精神异常,甚至出现癫痫发作;光盖伞素(psilocybin)和光盖伞辛(psilocin)可引起交感神经兴奋症状,患者出现幻视、幻听、幻想。致幻素可导致头昏眼花、视力模糊、幻视、幻想、幻听,伴醉酒样状或手舞足蹈。本型经过积极治疗,预后尚可。

(3)溶血型:本型潜伏期较长,一般可达 6~48 小时。发病后可先出现恶心、呕吐、腹痛等消化道症状。当红细胞出现破坏后,很快出现黄疸、急性贫血、血红蛋白尿、尿毒症、肝肾肿大等溶血表现。部分严重病例可因肝脏及心脏功能衰竭而亡,死亡率约 2%~4%。如无严重并发症,病程约 5~10 天。

(4)中毒性肝炎型:此型中毒病情凶险,如无积极治疗死亡率可高达 50%~90%。此型临床过程可分为以下 6 期:①潜伏期:6~48 小时,多在 24 小时内发病,此期间无明显不适。②胃肠炎期:患者可突然发生上腹部和腹部剧烈疼痛,随之出现与胃肠炎型相同的表现。症状持续 1~2 天缓解。③假愈期:胃肠炎症状自行缓解后,患者无明显症状,给人以病愈感觉。此期内进入脏器的毒素与靶细胞结合,逐渐损害脏器实质,导致进行性功能障碍。轻型患者肝损害不严重,可由此进入恢复期。④内脏损害期:中毒后 1~5 天(平均 2~3 天)出现以肝、肾、脑、心为主的内脏损害,肝脏损害最为严重,多表现为肝大、黄疸、肝功改变、转氨酶增高,可导致急性或亚急性肝坏死,肝缩小、黄疸加深、烦躁、意识模糊,甚至出现肝昏迷。可并发 DIC。肾脏可同时受累,发生肾功能衰竭。⑤精神症状期:多在内脏损害后出现。患者烦躁不安、谵语、抽搐、惊厥、昏迷,多死于呼吸衰竭。部分患者出现精神失常,时哭时笑,日后逐渐安定。⑥恢复期:经 2~3 周后,患者肝功能好转,症状逐渐减轻,4~6 周多能痊愈。

(5)光过敏皮炎型:主要毒蕈有胶陀螺菌和叶状耳盘菌,毒素作用类似于光过敏性物质卟啉。潜伏期 1~2 天,主要表现为阳光照射部位如面部和手臂红肿,口唇肿胀外翻,同时出现火烧般及针刺样疼痛。一般随毒性消失或服抗过敏药而痊愈。

(6)急性肾衰竭型:常见于鹅膏菌属、丝膜菌属等蘑菇中毒。潜伏期通常>6 小时,表现少尿、血肌酐、尿素氮升高,急性肾衰竭。处理不当可致死亡。

(7)横纹肌溶解型:常见于亚稀褶红菇、油黄口蘑菇等中毒,高致死性。潜伏期短,10 分钟~2 小时,表现为乏力、四肢酸痛、恶心呕吐、色深尿、胸闷等,后期可致急性肾衰竭,因呼吸循环衰竭而死亡。

3. 病情评估 蘑菇中毒患者绝大多数以恶心、呕吐、腹痛、腹泻等胃肠道症状起病。轻症中毒仅表现为胃肠道症状,而致死性蘑菇中毒除胃肠道症状外,可逐渐出现多器官功能不全。临床上常因病史采集不全,误诊为急性胃肠炎或其他食物中毒。因此,对拟诊为蘑菇中毒的患者,接诊医师应在患者入院后 1~2 小时内完成 HOPE6 评分(表 4-7-1),做好初次评估。若 HOPE6 评分≥ 2 分,则考虑致死性蘑菇中毒;若 HOPE6 评分 <2 分,则随后应在 12~24 小时内尽早完成 TALK 评分(表 4-7-2)再评估。若患者摄入蘑菇病史明确,且 TALK 评分≥ 1 分,则考虑致死性蘑菇中毒。

表 4-7-1 蘑菇中毒初次评估之 HOPE6 评分

项目	描述	得分
病史 (history,H)	明确有蘑菇食用史	1
器官功能损害 (organ damage,O)	生命体征不稳定或出现肝、肾、凝血等器官功能损害中的一项或多项	1
识图及形态辨别 (picture identification,P)	实物或图片对比、鉴定为致死性蘑菇	1
症状出现时间 (eruption of symptom>6h,E6)	进食蘑菇后发病潜伏期超过 6h	1

表 4-7-2 蘑菇中毒再评估之 TALK 评分

项目	描述	得分
毒物检测(toxicant identification,T)	毒物检测明确为致死性毒素类型,如鹅膏毒肽	1
出凝血障碍(APTT extension,A)	出凝血障碍,尤其 APTT、PT、TT 延长	1
肝功能损害(liver dysfunction,L)	肝功能损害,AST、ALT 升高,PTA 下降	1
肾功能损害(kdiney dysfunction,K)	血肌酐、尿素氮进行性升高	1

4. 病情分级　蘑菇中毒病情分为致死性和非致死性两类。存在下列情形,应考虑致死性蘑菇中毒:①初次评估 HOPE6 评分 ≥ 2 分;②初次评估 HOPE6 评分 <2 分,而后续再评估 TALK 评分 ≥ 1 分;③蘑菇样本经实验室鉴定明确为致死性蘑菇种类,或送检样本中检测到鹅膏毒肽等致死性毒素。若初次评估 HOPE6 评分 <2 分且后续再评估 TALK 评分持续 <1 分,考虑非致死性蘑菇中毒。

5. 鉴别诊断　蘑菇中毒需与急性胃肠炎、细菌性痢疾、霍乱等鉴别。出现毒蕈碱样症状需与有机磷中毒鉴别。意识障碍需与脑血管疾病、低血糖、糖尿病高渗性昏迷、肝性脑病、肺性脑病、一氧化碳中毒、酒精中毒等鉴别。以肝损为突出表现的蘑菇中毒应与引起急性肝功能衰竭的其他常见病因如病毒性肝炎、药物性肝炎、热射病等相鉴别。以肾损害为突出表现的蘑菇中毒应常规排查引起肾功能损害的肾前、肾后性等病因。

【治疗要点】

1. 阻止毒物吸收　应第一时间对蘑菇中毒患者采取胃肠道净化治疗,阻止毒物吸收。

(1)洗胃:尽早、彻底洗胃是减少毒物吸收的关键措施。中毒暴露后 1 小时内洗胃最为有效。对于暴露后 6 小时内的蘑菇中毒患者应常规洗胃,而暴露时间超过 6 小时可酌情考虑洗胃。

(2)活性炭:可吸附胃肠道内鹅膏毒肽。推荐第一个 24 小时内以 20~50g 的活性炭灌胃治疗,可根据病情重复应用。

(3)导泻:对于腹泻不明显的患者,可以予硫酸镁、甘露醇等药物导泻,促进毒素排出。如中毒时间已超过 8 小时,可用温盐水行高位结肠灌洗,每次 200~300ml,连续 2~3 次。

(4)胆汁引流:基于鹅膏毒肽代谢肠肝循环理论,有学者提出胆汁引流减少鹅膏毒肽的再吸收,包括胆囊穿刺引流、经内镜逆行胰胆管造影术(ERCP)置管引流、经鼻空肠管引流等,但其临床疗效有待确认。

2. 集束化治疗　对判定为致死性蘑菇中毒患者,需立即转入 EICU,生命监护,集束化治疗。致死性蘑菇中毒无特效解毒剂,95% 致死性蘑菇中毒源于鹅膏毒肽。集束化治疗包括:血液净化治疗,药物应用,全身及脏器功能支持治疗,有条件者进行肝脏移植。

(1)血液净化治疗:常用的血液净化治疗技术主要包括传统血液净化技术(血浆置换、血液灌流、血液透析)和人工肝技术(分子吸附再循环系统 MARS、普罗米修斯人工肝 Prometheus TM)。以清除毒素为目的的血液净化治疗应尽早进行,推荐对致死性蘑菇中毒患者尽早血浆置换或血液灌流治疗,血浆置换应作为首选治疗方式。当患者合并肝肾功能损害或多脏器功能不全,应联合应用血浆置换、血液灌流、血液透析及 CRRT 等技术,进行毒物及代谢产物清除和器官功能支持,并充分根据患者脏器功能情况实施个体化治疗。分子吸附再循环系统 MARS 及普罗米修斯人工肝技术可有良好效果,但尚需更多研究支持。

(2)解毒药物应用:蘑菇中毒患者,尤其是鹅膏毒肽相关的蘑菇中毒,应尽早选择应用青霉素 G、水飞蓟素、N- 乙酰半胱氨(NAC)、灵芝煎剂、巯基化合物等解毒药物。

1)大剂量青霉素 G:青霉素 G 可通过抑制 OATP1B3 受体,阻止毒素转运。青霉素 G 还可与血浆蛋白结合,置换已结合的毒素,加速毒素排出。推荐用法:青霉素 G 30 万 ~100 万 U/(kg·d),连续应用 2~3 天,应综合病情轻重及个体化,应用过程中密切监测患有无过敏反应、肝肾功能与电解质变化,警惕青霉素脑病的发生。

2)水飞蓟素:水飞蓟提取物,可与肝细胞运输蛋白结合,阻断毒素经肝细胞再摄取,降低肝肠循环,拮抗鹅膏毒肽对 RNA 聚合酶 II 的抑制作用,还有抗炎、抗氧化及抗凋亡作用。对于出现肝功能损害的蘑菇中毒,特别是鹅膏毒肽相关中毒患者,应用水飞蓟素十分必要。推荐用法:水飞蓟素注射液 20~50mg/(kg·d),连续应用 2~4 天。水飞蓟素胶囊:35mg/(kg·d),分 3 次口服。

3)N- 乙酰半胱氨酸(NAC):能降低 α 鹅膏毒肽诱导的人肝脏细胞氧化应激和细胞凋亡水平,并能清除活性氧及恢复肝内谷胱甘肽(GSH)活性。推荐用法:先以 150mg/kg 剂量 NAC 加入 5% 葡萄糖 200ml,静脉滴注大于 15 分钟。随后,50mg/kg 剂量 NAC 加入 5% 葡萄糖 500ml,静脉滴注大于 4 小时。然后,100mg/kg 剂量 NAC 加入 5% 葡萄糖 1 000ml,静脉滴注大于 16 小时。亦可应用口服制剂:2g/ 次,每 8 小时口服一次,直至症状消失。注意观察过敏反应及凝血功能异常。

4)灵芝煎剂(GGD):灵芝中含有三萜类化合物,有护肝、减轻氧化应激及细胞凋亡作用。国内有报道应用灵芝煎剂治疗鹅膏菌中毒取得显著疗效。推荐用法:200g 灵芝加水煎至 600ml,200ml/ 次,3 次 /d,连续 7~14 天。

5)巯基类药物:可与某些毒素结合,降低毒素毒力。推荐:①二巯丙磺钠注射液 0.125~0.25g 肌内注射,每 6 小时一次,症状缓解后改为每 12 小时注射一次,5~7 天为一疗程。②二巯丁二钠注射液 0.125~0.25g 肌内注射,3~4 次 /d,连续 5~7 天。

(3)肾上腺皮质激素:适用于溶血型毒蕈中毒及其他重症病例,尤其是有中毒性心肌炎、中毒性脑炎、严重肝损害和出血倾向的病例。如用氢化可的松 200~300mg/d 或地塞米松 10~20mg/d 加入液体中静脉滴注,一般疗程 3~5 天。

(4)脏器功能支持治疗:积极补液,维持循环稳定,呼吸支持、护胃、保肝、护肾,防治脑水肿及 DIC,预防感染,营养支持,维持水电解质和酸解平衡,其他对症支持治疗。避免肝肾毒性药物的使用。肝移植是蘑菇中毒致肝功能衰竭的最后治疗手段,但目前尚无统一标准。国王学院标准应用最为广泛,主要包括以下 5 项中的 3 项:凝血酶原时间 > 100 秒,年龄 <11 岁或 >40 岁,血肌酐 >300μmol/L,黄疸开始至出现昏迷时间 >7 天,INR >3.5。

3. 非致死性蘑菇中毒治疗 非致死性蘑菇中毒患者主要以支持对症治疗为主,并动态评估肝、肾功能及凝血变化,持续 48~72 小时。胃肠炎症状者予补液对症,维持内环境等治疗;胆碱能亢进表现中毒者应用阿托品,神经精神症状可应用东莨菪碱,适当镇静对症处理等。

(刘明华　张文武)

乌头碱类植物中毒

乌头属毛茛科,主根为乌头,支根为附子。同科野生的有草乌头、一枝蒿、落地金钱、搜山虎。乌头全株有毒,毒性依次为根、种子、叶。草乌头等比乌头毒性更大。一般中毒剂量:附子 30~60g、川乌 3~90g、草乌 3~4.5g、一枝蒿 0.5~3g、落地金钱 1~2.5g、搜山虎 3g。乌头类植物其有毒成分系乌头碱,口服 0.2mg 即能使人中毒,口服 3~5mg 即可致死。乌头碱煎煮时时间越长,毒性越低,一般煎煮 3~4 小时后,乌头碱几乎全部破坏。临床上常因对乌头生药的泡制或水煎不当而服用,引起中毒。

【诊断要点】

1. 病史 有用乌头碱类植物史。

2. 临床表现特点 口服中毒者,首先表现口腔及咽部黏膜刺痛及烧灼感,舌及口腔周围有麻木感,言语笨拙。当药物被吸收后约 0.5 小时即可出现下述症状:①神经系统:四肢麻木,特异性刺痛及蚁行感,麻木从上肢远端(指尖)开始向近端蔓延,继后为口、舌及全身麻木,痛觉减弱或消失,有紧束感。伴有眩晕、眼花、视物模糊。重者躁动不安、肢体发硬、肌肉强直、抽搐、意识不清甚至昏迷。②循环系统:由于迷走神经兴奋及心肌应激性增加,可有心悸、胸闷、心动过缓、多源性和频发室性期前收缩、心房或心室颤动或阿 - 斯综合征等多种心律失常和休克。③呼吸系统:呼吸急促、咳嗽、血痰、呼吸困难、发绀、急性肺水肿,可因呼吸肌痉挛而窒息,甚至发生呼吸衰竭。④消化系统:恶心、呕吐、流涎、腹痛、腹泻、肠鸣音亢进,少数有里急后重、血样便、酷似痢疾。

【治疗要点】

口服中毒者应立即洗胃,灌服活性炭 50~100g,硫酸钠 20~30g 导泻。

静脉补液,以促进毒物的排泄。同时,注射阿托品,一般用1~2mg皮下或肌内注射,每4~6小时1次;对重症者可酌情增大剂量及缩短间隔时间,必要时可用0.5~1mg静注。如在应用阿托品后,仍有频发室性期前收缩、阵发性室性心动过速等,可选用利多卡因、胺碘酮、普罗帕酮等纠正之。如有呼吸衰竭及休克,应及时给予吸氧、呼吸兴奋剂、抗休克治疗等。

(张文武)

发芽马铃薯中毒

马铃薯(solanum tuberosum)俗称土豆、山药蛋、洋山芋等,为人们普遍食用食物。未成熟或发芽的块根含有毒物质为龙葵素(solanen)、打碗花精生物碱、蛋白酶抑制剂、植物凝集素、酚类等,而以龙葵素最为重要,其具有腐蚀性、溶血性,并对运动中枢及呼吸中枢有麻痹作用。人食入龙葵素2~5mg/kg即可引起中毒。

【诊断要点】

1. 病史　有进食发芽或未成熟马铃薯史。

2. 临床表现特点　一般在食后0.5~2小时发病,主要表现为消化及中枢神经系统症状。先有咽喉及口内刺痒或灼热感,继有恶心、呕吐、腹痛、腹泻等症状,可伴有头痛、头昏、嗜睡、谵妄或全身麻木。轻者1~2天自愈;重者因剧烈呕吐而有失水及电解质紊乱,血压下降;严重中毒患者有昏迷及抽搐,最后因呼吸中枢麻痹而导致死亡。

3. 实验室检查　将剩余的马铃薯切开,在芽附近加浓硫酸或浓硝酸数滴,如变为玫瑰红色即证明有毒素存在。

【治疗要点】

主要是对症处理。由于患者多有呕吐和腹泻,故洗胃和导泄并非必要。应注意纠正水电解质紊乱,稳定呼吸和循环状态。必要时给予机械通气等措施支持各器官功能。

霉变甘蔗中毒

【诊断要点】

1. 病史　中毒食物为发霉变质甘蔗,好发于2~4月,儿童较为多见。

2. 临床表现特点　潜伏期最短10分钟,长者可达48小时,但多在食后15分钟~8小时内发病。潜伏期愈短,症状愈重,预后愈差。

目前认为导致霉变甘蔗中毒的病原微生物为节菱孢霉菌(arthrinium spp),其所产生的嗜神经毒素——3-硝基丙酸(3-nitropropionic acid,3-NPA)进入人体后,可迅速被吸收,作用于纹状体,导致出现以锥体外系反应为主要表现的神经症状。

(1) 轻度中毒:以胃肠道症状为首发表现,如恶心、呕吐、腹痛等,偶有腹泻。并可出现神经系统症状,如头痛、头晕、视物模糊,一般可较快恢复。

(2) 中度中毒:胃肠道症状加重,如频繁恶心、呕吐。出现较为明显的中枢神经系统症状,如阵发性抽搐、运动性失语、眼球偏向凝视或双眼上翻、瞳孔大小变化、眼球震颤、腱反射亢进,并可出现中毒性视神经炎。患者可于1~2 周内恢复,或留有认知、运动及肌张力障碍等后遗症。

(3) 重度中毒:在上述症状出现后,患者迅速出现反复痉挛性抽搐或癫痫持续状态、昏迷。体温初期正常,3~5 天后可升高。患者可出现血尿和急性肺水肿,可因呼吸衰竭死亡,存活者多留有严重的神经系统后遗症。

3. 辅助检查　CT 扫描轻症患者大都正常,重症患者在亚急性期可见双侧纹状体(苍白球、壳核、尾状核)、豆状核等部位呈现低密度区,间以片状出血;后期可见弥漫性脑萎缩。脑电图可有广泛的轻、中度异常。从可疑中毒样品中可分离出节菱孢霉菌;通过薄层色谱法、高效液相色谱法等可检测3-NPA。

【治疗要点】

1. 清除毒物　用清水、生理盐水或 0.5% 活性炭混悬液洗胃,导泻。

2. 对症支持疗法　予以镇静药物控制抽搐发作;补液、利尿,促进毒物排泄,维持水、电解质平衡;应用脱水剂防治脑水肿,对中到重度中毒性脑病可应用糖皮质激素(可用氢化可的松 200~300mg 静脉滴注,每日 1 次);改善脑细胞代谢的药物。

3. 高压氧疗法　对中到重度中毒性脑病使用高压氧疗法可能会改善神经功能预后。

菜豆角中毒

菜豆角又称梅豆角、四季豆、扁豆、刀豆、肉豆、泥鳅豆、豆角等。其含的毒性物质包括:①豆素:为一种植物凝集素,含于各种食用豆类中,具有凝血作用;②皂素:又称皂苷,常含于豆荚(外面的皮)中,皂苷在人体消化道内易被水解,因此溶血作用不常见,但水解产物皂苷元对消化道黏膜具有强烈的刺激性。此外,菜豆角若放置过久,其亚硝酸盐的含量增加,大量进食后可导致高铁血红蛋白血症。

【诊断要点】

1. 病史　发病前曾进食未煮熟的菜角豆,且群体中毒较为常见,其原因可能在于大量炒制菜豆角时受热不均或不易煮透,导致毒性物质残留。此外,大量进食放置过久的菜豆角亦可导致中毒。

2. 临床表现特点 潜伏期1~5小时。主要表现为恶心、呕吐、腹痛、腹泻、腹胀等消化道症状,常伴有头痛、头晕,部分患者有胸闷、心悸、出冷汗、四肢麻木、畏寒等。重者可出现心肌损害,表现为心肌酶学升高及ECG异常改变。很少出现溶血或凝血现象。该中毒表现为发病急骤、病程较短、预后较好。

3. 实验室检查 豆素可通过微量凝集法检测;皂素可通过泡沫实验法、醋酐 - 浓硫酸显色法、速测盒检测法等进行检测。

【治疗要点】

主要是对症支持治疗。呕吐、腹泻不重者,可以催吐、洗胃及导泻。腹部绞痛可予以解痉药物。补液、利尿以促进毒物排泄,维持水电解质平衡。

(蒋　臻　曹　钰)

白果中毒

白果(semen ginkgo)又名银杏,为银杏科落叶乔木银杏的种子,可以煮食或炒食,但不可生食。不论成人或小儿均可因食白果过量而致中毒,最小中毒量20粒,年龄愈幼、体质愈差,愈易中毒。婴儿连吃10粒左右即可致死,3~7岁小儿连吃30~40粒则致严重中毒,甚至死亡。中毒主要表现为中枢神经系统损害及胃肠道症状,偶可发生末梢神经受损表现。成人如食入过量,亦可引起严重的高热、抽搐、肢体弛缓性瘫痪等中毒症状。

【诊断要点】

1. 病史 有进食大量白果史。

2. 临床表现特点 中毒症状发生在进食白果1~12小时后,先有胃肠道症状如恶心、呕吐、腹痛、腹泻、食欲不振;随即有中枢神经系统症状如头晕、乏力、精神呆滞、反应迟钝、头痛、极度恐惧、怪叫、反复抽搐或惊厥、意识障碍等。接触核仁和肉质外皮可发生接触性皮炎。偶可发生末梢神经受损表现,如触觉、痛觉消失、双下肢弛缓性瘫痪、膝腱反射迟钝或消失。重症患者尚可有气急、发绀、呼吸困难,常于1~2天内因心力衰竭、呼吸衰竭而危及生命。

【治疗要点】

主要是对症支持治疗。口服者立即催吐、洗胃、导泻。静脉输注5%葡萄糖氯化钠溶液,以促进毒物排泄,维持水电解质平衡等。将患者置于安静室内,避免因各种刺激而引起惊厥。若已有惊厥不止,可予地西泮0.2~0.5mg/kg静脉注射;10%水合氯醛0.5ml/kg保留灌肠。若有恐惧、怪叫等精神症状,可用氯丙嗪。重症患者可行血液净化治疗。

荔枝中毒

因荔枝含有 a - 次甲基环丙基甘氨酸,具有降低血糖作用。因此,进食大量荔枝易致中毒,出现类似低血糖表现,以小儿多见。常有连续多日大量食用荔枝史。主要表现有头晕、乏力、出汗、心悸、面色苍白,部分患者有口干、饥饿感、腹痛、腹泻等症状,严重者有昏迷、抽搐、面肌或四肢瘫痪等;血糖降低。治疗要点:快速静脉注射 25%~50% 葡萄糖液 40~60ml,继之静脉滴注 10% 葡萄糖液,尿量多时适当补钾;应用大剂量维生素 B 族药物;对症支持治疗。

猫豆中毒

猫豆又称狗爪豆、虎豆、富贵豆、毛豆等。猫豆种子含猫豆毒苷,是一种类似毒扁豆碱的毒素,主要抑制胆碱酯酶,使 ACh 增多,副交感神经系统作用增强,类似 AOPP 的临床表现。中毒症状多出现在进食后 4~8 小时。治疗要点:口服者洗胃、活性炭 50~100g 灌服、导泻;静脉输液;重症患者可用阿托品 1~2mg/ 次,或山莨菪碱 10~20mg/ 次,或东莨菪碱 0.3~0.6mg/ 次,静注,以拮抗 M 样症状,但无须像治疗 AOPP 要求的阿托品化,以达到控制症状即可;对症支持治疗。

其他植物性毒物中毒

其他植物性毒物中毒如博落回、油桐子、相思豆、马桑、大麻子、瓜蒂、白果、夹竹桃、棉子、巴豆等,其诊治要点详见表 4-7-3。

表 4-7-3　其他植物性毒物中毒的诊治要点

毒物	诊断要点	治疗要点
博落回 (博 回、号筒管、地陀罗)	主要对神经系统与心脏有毒害作用。早期出现胃肠道症状:口渴、恶心、呕吐、腹痛;继而出现四肢麻木、头痛、头晕、心悸与不定。重症患者可发生阿 - 斯综合征	1. 洗胃、导泻 2. 对症治疗:输液、呼吸兴奋剂的应用等 3. 有阿 - 斯综合征发作时,即刻静注阿托品 1~2mg,必要时 15~30 分钟后再静脉注射 1mg。以后 1mg 肌内注射 4 小时 1 次,连用 1~2 天 4. 有室性心律失常者用利多卡因等药物

续表

毒物	诊断要点	治疗要点
油桐子	有误食桐油史,常于食后2小时内出现症状 1. 消化道症状:恶心、呕吐、腹痛、腹泻 2. 肝受损的表现:中毒性肝病,或原有肝病加重 3. 肾受损:蛋白尿、管型、红细胞及白细胞 4. 神经系统症状:倦怠、烦躁、头痛、头晕、意识障碍	1. 洗胃、导泻。并给蛋清、牛乳或面糊内服,以保护胃黏膜 2. 静脉输液,纠正脱水和酸中毒 3. 对症治疗,保护肝、肾功能
相思豆 (红 豆、 爱情豆、 土甘草、 赤小豆)	有食用相思豆史 误食后恶心、呕吐、肠绞痛、剧烈腹泻,导致脱水、酸中毒及休克。数日后出现溶血现象,发绀、呼吸困难、脉细弱、昏迷。呼吸、循环衰竭	1. 洗胃、导泻与高位结肠灌洗。并给牛乳、蛋清以保护胃黏膜 2. 对症支持疗法:输液、纠正水、电解质、酸碱平衡紊乱,防治肝肾功能损害等
马桑(水 马桑、鸡 瘟菜、马 鞍子、黑 果果)	常于误食后约1小时发病。轻症表现为口涎增多、恶心、呕吐、头昏、胸闷,可自行恢复。部分患者有全身瘙痒、灼热、血压上升、瞳孔缩小、烦躁不安。重者可出现癫痫样大发作	1. 洗胃导泻,并给予静脉补液以促进毒物的排泄,并纠正水与电解质紊乱 2. 对症、支持疗法 3. 禁用吗啡类麻醉剂,因可增强马桑中毒所致的脊髓兴奋而致惊厥
樟树油	主要为中枢神经系统的兴奋作用,大剂量时则有抑制作用 食入后不久出现上腹部灼热难受、恶心、呕吐、头痛、烦躁不安,酒醉样酩酊状态,幻觉。重者惊厥,瞳孔散大,意识丧失,呼吸衰竭	1. 立即用5%乙醇洗胃(因樟脑极易溶于乙醇),洗胃后给予内服活性炭20g,以吸附未被洗出的毒物。再用硫酸镁导泻 2. 对症、支持疗法 3. 忌用油剂及乳剂(因其能溶解未排出的樟脑而促进其吸收之故),忌饮酒类
荞草子	恶心、呕吐、口渴、流涎、腹痛、腹泻、头痛、眩晕、血压升高、心律失常、四肢麻木、呼吸急促、出汗。重者可有抽搐、惊厥、昏迷。最后可死于呼吸衰竭与惊厥状态	1. 洗胃、导泻。洗毕灌入5%碳酸氢钠溶液50~100ml,有降低荞草毒性作用 2. 应用M受体阻滞剂阿托品,以对抗毒物的毒蕈碱样作用 3. 对症、支持疗法

续表

毒物	诊断要点	治疗要点
苦楝(苦芩、楝子树)	以消化道症状与肝脏损害为主。先有口渴、纳差、恶心、呕吐、腹胀、腹痛、腹泻。继而出现黄疸、肝肿大、肝功能受损。循环系统有心慌、血压下降、心律失常、心力衰竭与休克。重症可有头晕、烦躁不安、四肢乏力、惊厥、意识丧失	1. 洗胃、导泻 2. 对症治疗
大麻子(火麻、胡麻、野麻)	食后 2~4 小时左右发病;头晕、眼花、恶心、四肢麻木、烦躁不安、精神错乱、定向力丧失、幻觉、心律失常、心力衰竭、意识障碍	1. 洗胃导泻 2. 对症处理
鸦胆子(苦参子、老鸦胆、猪赖药)	食后出现恶心呕吐、腹痛、腹泻、头晕、乏力、呼吸减慢、呼吸困难、昏睡、四肢麻痹等	1. 洗胃导泻 2. 对症治疗
细辛(独叶草、金盆草、山人参)	对中枢神经系统先兴奋后抑制:头痛、呕吐、出汗、呼吸急促、躁动不安、血压高、震颤、抽搐、狂躁、呼吸麻痹	对症处理
白芷	白芷有祛风、解表、止痛、消肿等功效,常因误服过量中毒。表现为恶心、呕吐、头晕、出汗、烦躁不安、呼吸困难	主要为对症支持疗法
杜衡(土杏、土细辛、马蹄花)	杜衡有镇咳祛痰,活血定痛的作用,常因服用过量(15~30g)中毒。表现为:恶心、呕吐、黄疸、血压及体温升高、中毒性肝病、呕血、便血、少尿、呼吸困难、烦躁不安、抽搐、意识障碍	1. 主要为对症处理,包括控制抽搐,呼吸衰竭与中毒性肝病的治疗 2. 中毒早期、抽搐被控制,可洗胃
甘遂(猫儿眼)	其中毒类似巴豆酸和斑蝥素的作用,对肠黏膜有强烈刺激作用,引起炎症充血及蠕动增加,并有凝集、溶解红细胞及麻痹呼吸与血管运动中枢的作用。表现为腹痛、腹泻、水样大便及里急后重,重者可出现霍乱样米汤状大便,恶心、呕吐、头痛、失水、呼吸困难、谵语、发绀	1. 洗胃 2. 对症处理:补充液体,纠正水电解质失衡,防治呼吸循环衰竭等 3. 腹泻不止时,可用人参 10g、黄连 6g,水煎服

毒物	诊断要点	治疗要点
瓜蒂（甜瓜蒂、甜瓜把）	瓜蒂有催吐作用,常因误服过量致中毒。表现有胃部灼痛、呕吐、腹泻。重者血压下降、昏迷,可因呼吸中枢麻痹致死	1. 洗胃、活性炭口服 2. 对症支持疗法
荞麦花与荞麦苗	食后数日(多为1周左右)出现面部灼热感、潮红、豆粒大斑疹,经日光晒后加重。在阴凉处可呈麻木感,以唇、耳、鼻、手等外露部位较著。可伴有头痛、头晕、恶心、呕吐、腹痛等症状。早、晚症状减轻	1. 停止进食荞麦或苗,避免日光照射,保护好皮肤 2. 大量饮水或适当补液以促进毒物排泄 3. 可口服抗过敏药物如苯海拉明、扑尔敏等 4. 皮损者可做湿敷
夹竹桃	夹竹桃有毒成分是夹竹桃苷类物质,有强心作用,并具有箭毒作用。夹竹桃所含强心苷的药理和毒理作用与洋地黄相类似,但其毒性反应较洋地黄为低,可能与排泄快、蓄积作用弱有关。其中毒大多是儿童口服其叶或花引起,或过量用药所致。中毒症状也类似洋地黄中毒,有恶心、呕吐、腹痛、头痛、各种心律失常、心前区不适及阿-斯综合征	与"洋地黄中毒"治疗类同
棉子	棉子是棉植物的种子,种子可以榨油,精制后可供食用。棉子油含亚油酸、油酸、棕榈酸甘油酯和棉子色素腺体,后者含有多种色素,其中以棉酚为主。棉酚是一种血液毒和细胞原浆毒,对心血管、肝、肾、神经等均有毒性,还影响性腺和生殖细胞。食用未经妥善处理的粗制棉子油或榨油后的棉子饼均可引起中毒。大量食用则发病快、症状重。一般在进食后2~4天发病,短者仅数小时。其症状的轻重、起病的缓急与食用方法及剂量大小有关。若棉饼先经泡制或炒熟吃,则仅有胃部不适,稍有头痛、头晕、便秘。轻度急性中毒症状有	1. 食用时间短者,洗胃、导泻 2. 对症支持疗法:尤其要注意水与电解质平衡,防治肝、肾功能损害

续表

毒物	诊断要点	治疗要点
棉子	恶心、呕吐、胃部烧灼感、腹胀、便秘；病情加重,有精神萎靡、烦躁不安、流涎;严重中毒出现嗜睡、昏迷、抽搐,同时可出现心动过缓、血压降低、心力衰竭、肺水肿和肝、肾功能衰竭。若在夏季大量进食本品,可出现高热、口唇及肢体麻木,皮肤红而无汗,伴烧灼、针刺或瘙痒感	
巴豆(川江子、毒鱼子、巴果、双龙眼)	巴豆是巴豆树干燥成熟的种子,含巴豆油、巴豆树脂、蛋白质、巴豆苷及酶类。蛋白质属一种毒性球蛋白,上述成分以巴豆油最毒。巴豆油是一种峻泻剂,对胃肠黏膜具有强烈的刺激、腐蚀作用,可致出血性肠炎及肠痉挛,甚至肠嵌顿。毒性球蛋白又称巴豆毒素,能溶解红细胞,使局部细胞坏死。巴豆油沾染皮肤,可致充血、红疹、水疱。口服致死量成人为20滴(1g)。口服中毒后患者即感口腔、咽喉、食管异常灼热、刺痛、流涎,黏膜可发生红肿、水泡。上腹部剧痛、恶心、呕吐、剧烈腹泻,甚至出现霍乱病样米汤样大便。患者常有脱水、休克,可致急性肾衰竭。严重者出现呼吸困难、体温下降,伴头晕、皮肤湿冷、谵语、发绀,最终死于呼吸循环衰竭	1. 中毒6小时内用微温水洗胃,动作应轻柔,以免加重黏膜损伤。洗毕给予冷牛奶、蛋清、冷米汤、豆浆等保护食管与胃黏膜 2. 静脉补液,纠正水、电解质、酸碱失衡,促进毒物排泄 3. 中草药:①生绿豆60~90g,捣碎,开水冲泡,冷服,极有效。②鲜芭蕉叶,捣取汁100ml口服。③花生油60~120g口服。④黄连黄柏汤及菖蒲水煎服 4. 皮肤沾染者,用大量清水冲洗,然后取黄连1.5g泡水搽
芦荟(象胆、油葱)	芦荟全株液汁含芦荟素、树脂及少量芦荟大黄素。芦荟具有泻下作用,用量0.1~0.2g即可引起轻泻,0.25~0.5g可引起剧烈腹泻。其作用部位在结肠和直肠,故多在用药后8~12小时才出现症状。大剂量服用可致流产、虚脱、肾炎。口服中毒时有恶心、呕吐、腹痛、腹泻、血便、里急后重等,损害肾脏,引起尿少、蛋白尿、血尿等。孕妇可致流产	1. 口服中毒6小时内应洗胃,并服用蛋清、淀粉、药用炭等 2. 补液,纠正水电解质失衡 3. 孕妇应注意保胎,可选用黄体酮及维生素E

(张文武)

第8节 动物性毒物中毒

河豚毒素中毒

河豚毒素中毒是指进食带有河豚毒素的河豚鱼而引起的中毒。河豚毒素毒性稳定,盐腌、日晒、油炸、炖、烧、煮均不能破坏其毒性。毒素被摄入吸收后,能产生箭毒样作用。河豚毒素致死量约等于 $7\mu g/kg$ 体重。常因误食或烹饪不当食后发生中毒。

食入河豚毒素后,极易从胃肠道吸收,并迅速以原形自肾排出体外。河豚毒素吸收后迅速地作用于神经末梢和神经中枢,通过与 Na^+ 通道受体结合,阻断电压依赖性钠通道,从而阻滞动作电位,导致与之相关的生理活动障碍,主要是神经肌肉麻痹。河豚毒素作用于脑干、运动神经、感觉神经和自主神经系统,引起中枢神经、肌肉神经、心血管和胃肠道功能障碍等临床表现。先引起感觉神经麻痹,后致运动神经麻痹,呼吸肌麻痹,最终导致周围性呼吸衰竭。严重者出现脑干麻痹,导致中枢性呼吸、循环衰竭而死亡。此外,尚可阻断心脏的快钠通道,使细胞失去兴奋性并导致心律失常。对胃肠道有局部刺激作用。

【诊断要点】

河豚毒素中毒一般在进食后 0.5~3 小时内迅速发病,病情进展迅速,死亡病例多在发病后 4~6 小时。首先发生胃部不适、恶心、呕吐、腹痛、腹泻、便血等;继之全身乏力、口唇、舌尖及肢端麻木,以至全身麻木;随后出现共济失调、眼睑下垂、肌肉软瘫、呼吸困难、心律失常,心电图可出现不同程度的房室传导阻滞。严重病例呼吸表浅不规则、言语不清、昏睡、昏迷,最后因呼吸中枢麻痹和血管运动中枢麻痹而死亡。

【治疗要点】

河豚毒素在人体内解毒和排泄较快,若发病后 8 小时未死亡者,多能恢复。因此,一旦发生中毒,应尽快给予各种排毒措施和以维持呼吸通畅为主的对症支持治疗,让患者度过危急期:①立即予以催吐、洗胃、灌服活性炭、导泻,因河豚毒素在碱性溶液中不稳定,故洗胃液以 2% 碳酸氢钠液为好。切勿因食入时间较长而放弃洗胃。必要时用盐水或肥皂水进行高位灌肠。②静脉输液,维持水、电解质平衡,促进毒素排泄,可用高渗葡萄糖液、甘露醇、呋塞米等。③肌肉麻痹者,可用士的宁 2mg 肌内注射或皮下注射,同时用维生素 B_1、B_{12} 肌内注射。④尽早应用大剂量肾上腺皮质激素。⑤呼吸困难者吸氧,应用呼吸兴奋剂可拉明 0.375g 和 / 或洛贝林 3mg 肌内注射,呼吸肌麻痹用人工呼吸机;循环衰竭者应注意抗休克、纠正心律失常。⑥抗胆碱药物有一定对抗毒素对横纹肌的抑制作用,可选用阿托品1~2mg 或东莨菪碱 0.3~0.6mg 或山莨菪碱 20~40mg 肌内注射或稀释后静注,依病情需要可重复应用。⑦有报道乙酰半胱氨酸是有效解毒剂,可早期用 50~100mg/d 加入液体中静脉滴注。⑧危重者可予以血液透析或血液灌流治疗。

雪卡毒素中毒

雪卡毒素(CTX)是由某些海藻产生的一种海洋毒素,由小鱼吃下带有毒素的海藻,毒素通过食物链富集积聚在较大的海鱼身上,人类食用了被毒化的海鱼,即引起中毒。毒藻多生活在珊瑚礁周围,因此带雪卡毒素的鱼种主要有珊瑚鱼类(指生活在热带、亚热带海域的珊瑚礁周围和近海海岸的鱼类如西星斑、老虎斑、杉斑、苏眉等石斑鱼和鲈鱼),所以 CTX 中毒一般指食用有毒珊瑚鱼而引起的中毒。CTX 是一种神经毒素,它能兴奋中枢及周围神经节胆碱受体。

【诊断要点】

1. 病史　有食用珊瑚鱼史。

2. 临床表现特点　常在吃鱼后 1~6 小时发生。主要表现有:①消化系统症状:恶心、呕吐、腹痛、腹泻,部分患者口中有金属味。②神经系统症状:口唇、舌、咽喉发麻或有针扎感;身体感觉异常:瘙痒或有蚁爬感;特异性的温度感觉倒错:手触热物有冷感,放入水中则有热感或"电击样"感觉;膝关节酸痛,下肢肌肉酸麻无力;抽搐,动作失调;部分出现听觉、视觉异常。③心血管系统症状:心悸、胸闷、头晕、乏力、出汗,甚则晕厥。

【治疗要点】

在吃下有毒的珊瑚鱼后 4 小时内应催吐、洗胃、导泻。静脉输液,纠正水电解质和酸碱平衡紊乱。阿托品可用于重症心动过缓。使用肾上腺皮质激素。在急性期静脉滴注 20% 甘露醇,能缓解神经系统症状。其他对症处理包括:腹痛者给予阿托品解痉,皮肤瘙痒者用抗组胺药,葡萄糖酸钙注射液,肌肉、关节酸痛给予镇痛剂,焦虑不安给予抗忧郁药。

贝类中毒

贝类中毒是指进食被毒化的贝类而引起的中毒。贝类属软体动物,种类甚多,常见引起中毒者有哈贝、扇贝、牡蛎、贻贝、蛤仔等。尚有一些螺类如泥螺、香螺、东风螺、织纹螺等也可发生此类中毒。可食贝类受毒化的原因与"赤潮"有关,在发生赤潮的海域,贝类摄食有毒的藻类,引起藻类毒素的蓄积,人食用此等贝类后即可发生中毒。其毒素(石房蛤毒素和贝毒素)可致神经肌肉麻痹和肝损害,部分可引起日光性皮炎。

【诊断要点】

1. 病史　有食用被毒化的贝类及螺类史。大多数中毒发生在 5~10月间。

2. 临床表现特点　不同毒贝含有的毒素不同,中毒表现也各异,一般有以下几种类型:①神经型:亦称麻痹性贝类中毒。引起此类中毒者主要为石房蛤毒素所致。含此毒素贝类有扇贝、贻贝、蛤仔、织纹螺、香螺、东风螺等。潜伏期一般为 0.5~3 小时。早期有唇、舌、手指麻木感,进而四肢末端和颈部麻痹,直至运动麻痹、步态不稳,并伴有发音障碍、流涎、头痛、口渴、恶心、呕吐等,严重者因呼吸麻痹而死亡。②肝损害型:引起此类中毒有蛤仔、巨牡蛎,含毒成分为贝毒素。潜伏期一般为 12~42 小时,有长达7 天者。初期有胃部不适、恶心呕吐、腹痛、疲倦,亦可有微热,类似轻度感冒。接着出现粟粒大小出血斑,齿龈出血。重者可有呕血、阴道出血、意识障碍或昏睡状态,预后不良。③日光性皮炎型:主要为泥螺所致。潜伏期一般为 1~14 天,多数在 3 天内发病。初起面部和四肢的暴露部位出现红肿,并有灼热、疼痛、发痒、发胀、麻木等感觉。后期可出现淤血斑、水疱或血疱,破溃后引起感染。可伴有发热、头痛、食欲不振。轻者 1 周渐愈,重者可迁延数月。④胃肠炎型:潜伏期为 10~12 小时,有恶心、呕吐、腹泻、下腹痛等征象,属自限性。

【治疗要点】

1. 催吐、洗胃　洗胃液可用 1∶5 000 高锰酸钾液或生理盐水,或 2% 碳酸氢钠液。活性炭 50~100g 灌服。

2. 胃肠炎型和肝损害型　补液利尿,加速毒素排出,同时用保肝等对症治疗。

3. 神经型　应用抗胆碱药物如阿托品、东莨菪碱等。其他治疗包括应用肾上腺皮质激素,如地塞米松等;呼吸麻痹者,气管插管接呼吸机;全身支持和对症治疗。

含高组胺鱼类中毒

含高组胺鱼类中毒是由于食用含有一定数量组胺的某些鱼类而引起的类过敏性食物中毒。引起此种食物中毒的鱼类主要是海产鱼中的青皮红肉鱼类(如鲐鱼、金枪鱼、沙丁鱼、秋刀、鳞鱼等)及淡水中养殖的鲤鱼,因污染于鱼体的细菌对组氨酸的分解作用,产生大量组胺,通过食用进入人体后引起毛细血管扩张和支气管收缩,导致一系列的临床症状。

【诊断要点】

1. 病史　有食用不新鲜或腐败的海产青皮红肉鱼类或河产鲤鱼史。

2. 临床表现特点　潜伏期 5 分钟 ~1 小时，多数为 0.5~1 小时。中毒患者呈现组胺反应：如脸红、头晕、头痛、心悸、胸闷和呼吸急促，眼结合膜充血、视物模糊、脸胀唇肿，口、舌及四肢发麻，恶心、呕吐、腹痛，全身潮红、瘙痒、呈现荨麻疹。重症患者可发生喉头水肿、过敏性休克等。症状轻者多于数小时内减轻，12 小时内消失；重症可致死亡。

【治疗要点】

1. 催吐、洗胃、导泻以排除毒物。静脉输液、利尿，促进毒物排泄。

2. 抗过敏治疗　可选用赛庚啶（2~4mg/ 次，每日 3 次口服）、异丙嗪（25mg/ 次，肌内注射）、苯海拉明（20mg/ 次，肌内注射）及钙剂等，西咪替丁、雷尼替丁效果也较好。

3. 症状严重者可予肾上腺皮质激素。

鱼胆中毒

鱼胆中毒是指进食鱼胆而引起的中毒。导致鱼胆中毒者大多是淡水养殖的鱼类，如青鱼、草鱼、鲢鱼、鲤鱼、鲩鱼、鲮鱼、包头鱼等。临床上以消化道症状、肝肾功能损害为主要表现，部分患者出现血液系统及神经系统症状。

【诊断要点】

1. 病史　近期进食鱼胆史。

2. 临床表现特点　潜伏期 15 分钟 ~14 小时，多数为 0.5~3 小时。①消化系统症状：中毒早期主要出现胃肠道症状如恶心呕吐、腹痛、腹泻等，严重者呕吐咖啡色液体，排酱油色稀水便。病后 2~8 天有肝损害征象，如肝大、肝区胀痛、黄疸、肝功能异常等，持续 1~2 个月。②肾功能损害症状：腰部酸胀疼痛、蛋白尿、血尿、少尿、无尿。急性肾衰竭是鱼胆中毒最致命的损害，常在发病后 1~4 天出现。③血液系统症状：部分严重者发生溶血，出现呕血、便血、鼻出血、球结膜及皮下出血。④中毒性心肌病：心动过速、心力衰竭等，并可发生阿 - 斯综合征。⑤神经系统症状：头晕、头痛、嗜睡、四肢远端及唇舌麻木、末梢感觉障碍。严重者出现谵妄、抽搐、昏迷等中毒性脑病表现。

【治疗要点】

1. 催吐、洗胃、导泻、灌服活性炭　吞服鱼胆后 24 小时来诊的患者，仍应洗胃。

2. 肾上腺皮质激素　及早应用。地塞米松 20~40mg/d 或氢化可的松 300~500mg/d 加入液体中静脉滴注。

3. 血液净化疗法 重症者尽早应用。

4. 对症支持治疗 包括补液,纠正水电解质和酸碱紊乱;利尿排毒;保护肝肾功能;溶血者用碳酸氢钠碱化尿液;防治脑水肿等。

(张文武)

毒蛇咬伤

毒蛇咬伤(venomous snake bite)指人体被毒蛇咬伤,毒液由伤口进入人体所引起的急性全身性中毒性疾病。我国常见且危害大的毒蛇有含神经毒为主的金环蛇、银环蛇、海蛇,血循毒为主的蝰蛇、竹叶青蛇、烙铁头蛇、五步蛇,混合毒的眼镜蛇、眼镜王蛇、蝮蛇等10种。毒蛇咬伤以局部红、肿、疼痛或麻木为主要症状,严重者出现胸闷、心悸、气促、头晕、发热、四肢乏力、呼吸困难,甚至昏迷等全身症状。

【诊断要点】

1. 病史 蛇咬伤的病史,要问清蛇的名称、外形、颜色、斑纹,以便确定毒蛇种类。

2. 临床表现特点

(1)神经毒症状:①局部症状:被咬伤处有麻痒感或麻木感。②全身症状:咬后1~4小时出现全身中毒症状。病情迅速发展,主要为横纹肌肉弛缓性瘫痪,首先出现视力模糊、眼睑下垂、声嘶、言语和吞咽困难、共济失调、牙关紧闭,继而向肢体发展,侵犯呼吸肌致呼吸肌麻痹,出现呼吸困难、呼吸衰竭、惊厥、昏迷。病程较短,如能度过1~2天呼吸衰竭危险期,则以后神经症状可消失。

(2)血循毒症状:①局部症状:蛇咬伤后局部有肿痛、明显肿胀且向整个伤肢蔓延,伴有出血、水肿或局部组织坏死及局部淋巴结肿痛。②全身症状:发热、心悸、烦躁不安、谵妄、心律失常,可出现鼻出血、便血、呕血、咯血、血尿、皮肤黏膜出血点和瘀斑,重者颅内出血、少尿或无尿。由于出血和溶血反应致贫血、黄疸、血红蛋白尿,严重者发生循环衰竭和急性肾衰竭,甚至DIC。

(3)混合毒症状:即可同时出现神经毒和血循毒的症状,主要见于眼镜蛇、眼镜王蛇、蝮蛇咬伤。

(4)肌肉毒症状:海蛇蛇毒除有神经毒作用外,对横纹肌有严重破坏作用,一般在毒蛇咬伤后2小时内出现肌肉酸痛、乏力,继之出现肌红蛋白尿和高钾血症,导致急性肾衰竭、严重心律失常和周围型呼吸衰竭,可致猝死。病愈后肌肉恢复需数月。

3. 鉴别诊断 ①与无毒蛇咬伤的鉴别:无毒蛇咬伤可见多个小而浅的牙痕,排成整齐的2排或4排,局部无明显红肿疼痛,无全身症状,血尿常规、心肌酶多无明显异常;毒蛇咬伤可见 1~2 个较粗大而深的毒牙痕,局部红、肿、疼痛、有水疱,有出血或瘀斑,附近淋巴结肿大触痛(神经毒蛇咬伤除外),有明显全身症状,实验室检查异常。②与毒蜂、蜈蚣、毒蜘蛛等毒虫咬螫伤鉴别:均无蛇咬伤史,局部无粗大的毒牙痕。③与海蜇刺伤鉴别:局部剧痛,呈线状伤口,有涉海经历,无牙痕,无毒蛇咬伤史。

【治疗要点】

1. **伤口局部处理**　①绷扎:绷带加压固定是唯一推荐于用神经蛇毒咬伤的急救方法。加压固定法:在伤口近心端用止血带绷扎肢体,每 20 分钟放松 1~2 分钟。上肢压力 40~70mmHg、下肢压力 55~70mmHg 或以可插入手指为准;加压垫法:用泡沫橡胶或织物折叠成约 15cm×5cm×3cm 的垫片对咬伤处直接压迫(压力约 70mmHg)。②清洗排毒:用生理盐水、双氧水或1:5 000 高锰酸钾溶液反复冲洗伤口。③扩创排毒:用刀片或针头扩大创口,放出毒血。五步蛇咬伤一般不扩创。④局部封闭:利多卡因、胰蛋白酶(或糜蛋白酶)、地塞米松等在伤口周围和缚扎部位上方做环状封闭。⑤局部外敷:伤口周围可敷季德胜蛇药等。有时毒蛇与无毒蛇咬伤不易鉴别,一旦发生蛇咬伤,均应按照毒蛇咬伤处理。

2. **抗蛇毒血清**　是治疗蛇伤的特效药。应早期足量应用。一般伤后24 小时内,抗蛇毒血清应列为常规用药。根据毒蛇咬伤的种类使用对应的抗蛇毒血清。目前国内生产的抗蛇毒血清多为单价血清,分别是抗眼镜蛇毒血清(1 000U/ 支)、抗银环蛇毒血清(10 000U/ 支)、抗蝮蛇毒血清(6 000U/ 支)、抗五步蛇毒血清(2 000U/ 支)。如不明蛇种,按照同类使用原则。如有神经毒素表现加用抗银环蛇毒血清;有血循毒表现加用抗蝮蛇毒血清或 / 和抗五步蛇毒血清;混合毒素表现则用抗银环蛇毒血清和抗蝮蛇毒血清或 / 和抗五步蛇毒血清。对无特异性抗蛇毒血清的毒蛇伤,研究证明抗五步蛇毒血清和抗蝮蛇毒血清能中和烙铁头蛇毒或竹叶青毒;抗眼镜蛇毒血清、抗银环蛇毒血清配伍能中和眼镜王蛇毒和泰国眼镜蛇毒。海蛇伤则用抗银环蛇毒血清和抗眼镜蛇毒血清联用。

通常每支抗蛇毒血清可以对抗同类中等体型蛇所含毒素。抗蛇毒血清应用剂量应根据临床症状,结合被蛇咬伤的时间来判断中毒程度来决定。就诊时间早尚未出现全身症状者用抗蛇毒血清 1~2 支;如果伤后仅数小时,病情发展迅速,表明进入体内的蛇毒量较大,应加大抗蛇毒血清量 2~4 倍,加强观察,如症状渐加重 1~2 小时内追加 1~2 支,加入 5% 葡萄糖注射液250ml 中静脉滴注。小孩与成人剂量相同。抗蛇毒血清注射后见效迅速,患者血压逐步升高,神志渐渐清醒,约 30 分钟到数小时后神经症状和出血好转。蛇毒的半衰期约为 26~95 小时,抗蛇毒血清需用 3~4 天。

抗蛇毒血清用前先做皮内试验,若阳性则须按常规脱敏,并同时用异丙嗪和皮质激素(甲泼尼龙125~250mg或地塞米松10~20mg)。约有3%~54%患者注射抗蛇毒血清10分钟~3小时后出现过敏反应。若出现过敏性休克,应立即停用抗蛇毒血清,保留静脉通道,吸氧,注射肾上腺素,并使用抗过敏药物和肾上腺皮质激素,必要时加升压药。

3. 血液净化疗法　对重症毒蛇伤应尽早应用。

4. 防治脏器功能衰竭　对出现呼吸衰竭、急性肾损伤、DIC等脏器功能衰竭,其救治参见有关章节。

5. 对症支持治疗　包括①加强监护;②糖皮质激素应用;③选用抗生素控制感染及注射破伤风免疫球蛋白或破伤风抗毒素(TAT)预防破伤风;④输液疗法,维持水、电解质平衡等。

(梁子敬　张文武)

其他动物性毒物中毒

包括蝎子蜇伤、蜂类蜇伤、蜈蚣咬伤、毒蜘蛛蜇伤、斑蝥中毒、蟾蜍中毒、动物肝及甲状腺中毒等,详见表4-8-1。

表4-8-1　其他动物性毒物中毒诊疗要点

毒物	诊断要点	治疗要点
蝎子蜇伤	1. 蝎子有一对毒刺和毒腺,刺人时毒液通过尾钩进入人体,蝎毒为毒蛋白,主要有毒成分为神经毒素,具有胆碱能和肾上腺素能作用,并能干扰神经轴索去极化过程的离子转运。此外,尚有溶血毒素、出血毒素、心血管收缩毒素和导致急性胰腺炎与高血糖成分 2. 刺伤局部常迅速出现局部剧烈疼痛,持续数分钟至24小时。全身症状多见于儿童,且病情发展快,包括头痛、头晕、流泪、流涎、大汗、全身肌肉痉挛、面部和舌肌强直等。严重病例发生心肌炎、休克、肺水肿,甚至呼吸麻痹死亡。个别有高血糖、糖尿、血尿和黑便等。能存活48小时以上者通常多能痊愈	1. 立即拔出毒刺,局部冷敷,以减少毒素吸收。伤口用淡碱水、3%氨水、肥皂水、2%碳酸氢钠涂敷,也可用大蜗牛一只连壳捣烂外敷 2. 较重的蝎子蜇伤如在肢体上,应在近心端扎止血带,在伤口上作"+"形或"++"形切开,用拔火罐或吸奶器吸引排除毒液。再用5%碳酸氢钠、1∶5 000高锰酸钾溶液冲洗伤口。伤口周围可用0.25%~0.5%普鲁卡因做环形封闭 3. 口服蛇药,有条件可注射抗蝎毒血清 4. 对症处理:10%葡萄糖酸钙10ml静注,缓解肌肉痉挛,尚可用阿托品、抗组胺类药物。防治低血压、肺水肿和呼吸麻痹

毒物	诊断要点	治疗要点
蜂类蜇伤	1. 蜂类有蜜蜂、黄蜂、胡蜂等,其腹部末端有一对毒囊和一枚毒刺。毒针刺入皮肤即放出毒液。蜜蜂的毒液呈酸性,毒素为分子量较小的短肽;黄蜂等毒液呈碱性,毒素为分子量较大的毒性蛋白。毒素中有蚁酸、组胺样物质、神经毒素、透明质酸酶、磷脂酶 A 等,除局部作用外,可致溶血和出血。蜜蜂刺人后将毒刺留于刺伤处,黄蜂等则将毒刺缩回,可继续刺人 2. 蜂类刺伤后,局部红肿、疼痛、瘙痒,少数有水疱或坏死,数小时即自愈,很少出现全身中毒症状。被蜂群多次刺伤,可迅即有全身症状:发热、头痛、恶心、呕吐、腹泻、以致肌肉痉挛、昏迷,严重者出现血红蛋白尿、急性肾衰竭。蜂毒过敏者,立即发生荨麻疹、喉头水肿、气管痉挛,可因过敏性休克和窒息而致死	1. 如有毒刺和毒囊遗留,即用针挑出,局部用弱酸性或弱碱性溶液冲洗和冷敷。伤口周围可用南通蛇药或中草药半边莲、七叶一枝花、紫花地丁、大青叶、薄荷叶等任何一种或数种捣烂外敷 2. 全身过敏者用 1∶1 000 肾上腺素 0.5ml 皮下注射,静注氢化可的松,服用抗组胺药物。肌肉痉挛者用 10% 葡萄糖酸钙 10ml 静注。全身中毒症状明显者,按"毒蛇咬伤"治则处理
蜈蚣咬伤	1. 蜈蚣俗称百足,其第一对足又称毒螯。螫人时,毒螯分泌毒液进入人体,毒液呈酸性,含有组胺样物质、溶血性蛋白质及蚁酸等有毒物质 2. 蜈蚣咬伤后,局部皮肤红肿、灼痛,尚可引起局部淋巴管炎和组织坏死。全身反应一般轻微。蜈蚣越大,螫人时注入毒液越多,症状也越重。全身症状可有头痛、眩晕、发热、恶心、呕吐、谵语、全身麻木,甚至昏迷,个别发生过敏性休克。一般经数日后,症状均可消失。儿童被咬伤后,严重者可危及生命	局部处理和全身治疗与蜂类蜇伤类同

续表

毒物	诊断要点	治疗要点
毒蜘蛛螫伤	1. 热带和亚热带的黑寡妇蜘蛛、狼蜘蛛和褐蜘蛛等有一对角质螫,分泌少量神经毒素和坏死毒素。神经毒素刺激中枢神经、周围神经和自主神经;坏死毒素具有水解酶活性,毒素注入引起局部组织坏死,并产生全身反应 2. 螫伤后0.5~1小时伤口局部可见两个小红点,周围红肿,疼痛麻木,继之起泡,局部苍白,围以红晕和渗血,以后发生缺血性坏死,形成溃疡。全身症状有寒战、发热、头痛头晕、软弱无力、恶心、呕吐、大汗、流涎、肢体麻木、视力障碍、讲话困难和全身肌肉痉挛等。严重患者发生溶血,出现血红蛋白尿、急性肾衰、DIC和ARDS等。致死的并发症多见于小儿和年老人	1. 四肢的伤口近端用止血带缚扎,每隔20分钟放松2分钟;切开伤口,抽吸毒液,并用双氧水或高锰酸钾溶液冲洗,涂以2%碘酊或石炭酸烧灼。局部用0.5%普鲁卡因做环形封闭。口服蛇药 2. 肌肉痉挛症状明显者,予10%葡萄糖酸钙10ml静注;肾上腺皮质激素可用以减轻全身症状和局部反应;抗生素预防感染;积极防治肾衰和DIC;特异性抗毒素可达到中和毒素的目的 3. 血液净化疗法
斑蝥	1. 中医常用其干燥虫体研末作为外用药。可因外用(经皮肤、黏膜吸收)或内服(常因企图坠胎服食)而致中毒。斑蝥主要含斑蝥素,对机体各脏器均有强烈毒害,经消化道时可致胃肠黏膜炎变、坏死,吸收后主要引起心脏、血管、肾脏损害。口服中毒剂量为30mg(相当于3g斑蝥),斑蝥粉致死剂量为1.5~3.0g 2. 皮肤、黏膜接触本品引起局部灼痛、充血、水疱、溃疡。如口服可致口、唇、舌、咽部肿痛、糜烂、溃疡形成,恶心、呕吐、腹痛、腹泻、消化道出血等;同时出现头晕、头痛、视物模糊、口唇麻木、意识障碍乃至昏迷,肢体麻木、乏力、瘫痪、抽搐、心动过速等。泌尿系症状较为突出,有剧烈腰痛、尿急、尿痛、血尿、蛋白尿、急性肾衰。孕妇可致子宫收缩、流产	1. 清水或1:5 000高锰酸钾液洗胃,并内服牛乳、蛋清以保持胃黏膜,或以10%氢氧化铝凝胶10ml口服,每小时1次,以后改为每日3次。因斑蝥毒是脂溶性,故忌用油类食物,以免加速毒素的吸收 2. 对症支持疗法

毒物	诊断要点	治疗要点
蟾蜍	1. 蟾蜍俗称癞蛤蟆,其耳后腺和皮肤腺内含有蟾毒。蟾毒中已知的主要成分:①蟾蜍二烯醇化合物,包括蟾蜍毒素和蟾蜍配基,作用类似洋地黄,可兴奋迷走神经,直接影响心肌,引起心律失常;尚有刺激胃肠道、抗惊厥和局部麻醉作用;②儿茶酚胺类化合物,有收缩血管、升高血压作用;③吲哚烷基胺类化合物,可引起幻觉,对周围神经有类似烟碱样作用。蟾蜍中毒多因摄食污染蟾毒的蟾肉或服用过量蟾蜍制剂(如中成药六神丸、金蟾丸、沙药水等)或蟾蜍毒液经伤口进入体内引起 2. 常在食后 0.5~2 小时内发病,出现剧烈恶心、呕吐、腹痛、腹泻等消化道症状;心电图出现酷似洋地黄中毒的变化和心律失常,甚至发生阿-斯综合征、血压下降和休克。神经系统症状有头痛、头晕、嗜睡、出汗、口唇及四肢麻木、腱反射减弱或消失等,重症可有意识障碍、抽搐等。蟾毒误入眼内,引起眼睛红肿,甚至失明。少数患者发生剥脱性皮炎	1. 洗胃、导泻 2. 补液以促进毒物的排泄,并用大剂量维生素 C 及 B 族维生素 3. 早期行血液净化疗法 4. 对症处理:类似洋地黄中毒症状可口服或静脉滴注稀释的氯化钾液 1~2g;出现房室传导阻滞用阿托品 0.5~1.0mg 肌内注射或皮下注射,严重者加用异丙肾上腺素。其他对症处理参见有关内容
动物肝	1. 某些动物如狼、狗、狍、熊、猪、鲨鱼、鳇鱼等的肝脏含有大量的维生素 A,每克可达数千至上万单位,进食过多可致维生素 A 中毒。成人一次食入维生素 A 50 万国际单位可致中毒。其原因是维生素 A 的代谢产物维 A 酸或其衍生物在体内堆积所致 2. 常于食后 0.5~9 小时发生恶心、呕吐、腹痛、腹泻、头痛、头晕、乏力、畏寒、发热、心动过速、眼结合膜充血、视物模糊、皮肤潮红。发病后 2~3 天,口唇周围开始出现鳞屑状脱皮,并向面部、四肢、躯干发展,重者有脱发	1. 洗胃、导泻 2. 停食含维生素 A 丰富的食物 3. 对症支持疗法 4. 中草药治疗:石膏、金银花各 50g,黄连、黄芩、栀子、赤芍各 10g,连翘、牡丹皮各 25g,淡竹叶、元参各 10g,知母 20g,甘草 10g,桔梗 5g,生地黄 10g,水煎服

毒物	诊断要点	治疗要点
动物甲状腺(猪、牛、羊)	1. 动物甲状腺含有大量的甲状腺素,误食后可引起类似甲亢的一系列中毒症状 2. 多在食后 12~48 小时内发病。头痛、眩晕、失眠、躁动不安、乏力、肌肉颤动,体重减轻、恶心、呕吐、腹泻、心动过速、血压升高,发热,出汗过多,皮肤潮红。重者可发生心律失常、抽搐、昏迷	1. 潜伏期短者洗胃、导泻 2. 抗甲状腺药物的应用;甲巯咪唑(他巴唑)10~20mg,日 3 次;卡比马唑(甲亢平)10~20mg,日 3 次;甲硫氧嘧啶 100~200mg,日 3 次。直至症状缓解后减量停药 3. 对症支持疗法:包括应用皮质激素和大剂量维生素等

(张文武)

第 9 节 强酸强碱类中毒

强酸类中毒

【诊断要点】

1. 病史 有强酸接触史或误服史。强酸(strong acids)主要指硫酸、硝酸、盐酸三种无机酸,均有强烈的刺激性和腐蚀性。此外氢氟酸及铬酸毒性也强。浓有机酸如醋酸、蚁酸、草酸等的腐蚀作用较硫酸、硝酸为弱。中毒原因有经口误服,呼吸道吸入大量酸雾,皮肤接触而致腐蚀性灼伤。强酸直接毒性致死量,浓硫酸约为 1ml,硝酸约 8ml,盐酸约为 15ml。

2. 临床表现特点

(1)局部表现:①呼吸道化学性烧灼伤:见于吸入中毒。强酸类酸雾吸入呼吸道有刺激作用,呛咳、咳泡沫状痰,痰带血丝等;浓度较高时可发生喉痉挛或支气管痉挛、水肿,发绀、呼吸困难,甚至可致急性窒息而死亡;可致化学性肺炎,重症者导致 MODS。高浓度硝酸烟雾与空气接触释出二氧化氮,吸入后直接刺激支气管黏膜和肺泡细胞,导致肺水肿。此外,眼亦会同时被强酸烟雾刺激而发生急性结膜、角膜或全眼炎,甚至招致失明。②皮肤化学性烧灼伤:见于接触性中毒。皮肤接触强酸后即发生灼伤、腐蚀、坏死和溃疡形成,其程度因接触的时间、面积和强酸液的数量而不同。因强酸与皮肤接触后引起细胞脱水,蛋白凝固,故灼伤后创面干燥,边缘分界清楚,肿胀较轻;不同种类的酸与皮肤蛋白形成不同的蛋白凝固物,故灼伤的痂皮或焦痂色泽,随酸的种类而异,如硝酸为黄色,硫酸为黑色或棕色,盐酸为灰棕色,氢氟酸为灰白色。以后瘢痕形成,甚至导致颜面、躯干或肢体的畸形和功能障碍。③消化道化学性烧灼伤:见于口服中毒。口服强酸后,口腔黏膜糜烂,可产生不同色泽痂皮。患者口、咽、喉头、食管、胃均有剧烈灼痛,恶心呕吐反复不已,呕吐物内含有血液和黏膜组织。食管及胃黏膜严重腐蚀,受损组织收缩变脆,严重时1~2天内可发生穿孔,继发弥漫性腹膜炎。虽有口渴,但因喉头水肿和痉挛,吞咽困难。急性中毒过后,常遗留食管瘢痕狭窄、幽门狭窄和消化道器质性或功能性紊乱等后遗症。

(2)全身性中毒表现:主要有:①局部剧痛引起反射性精神神经症状或痛性休克。②大量强酸吸收入血,可致严重的酸中毒,肝、肾均呈明显损害征象,甚至发生急性肾损伤。部分患者逐渐出现意识障碍,终至呼吸中枢麻痹而死亡。少部分患者可并有高铁血红蛋白血症。

氢氟酸中毒常可合并急性氟中毒,高渗性的氟离子可渗透组织深层,溶解细胞膜,造成表皮、真皮及皮下组织及肌层液性坏死,损害可深达骨膜,甚至骨骼无菌性坏死。氟离子与体内的钙、镁离子结合,形成不溶的氟化钙、氟化镁,出现低血钙、低血镁,可引起室性心律失常,甚至出现心搏骤停,心肌酶谱检查可明显升高。因设备意外及爆炸引起的氢氟酸外溢,可发生闪电样死亡。

【治疗要点】

1. 吸入性中毒 有喉头水肿、痉挛或窒息者,应及早施行气管切开术,并清除气管腔内的分泌物、脱落黏膜组织,确保呼吸道通畅和通气功能,并加压给氧或机械通气。有肺水肿或休克则予以相应处理。对于一般轻症病例可用2%~4%碳酸氢钠溶液雾化吸入。

2. 皮肤接触灼伤 立即用大量流动水冲洗,至少15分钟。然后局部用中和剂,如2%~5%碳酸氢钠、1%氨水或肥皂水,以后再用水冲洗,以防酸进一步渗入。草酸及氢氟酸灼伤,局部及静脉注射10%葡萄糖酸钙。有文献报告化学性灼伤可使用"万能洗消液"敌腐特灵冲洗,其对酸、碱两性物质均有中和作用,尤其与酸中和时不产生热量,避免因清洗产生的热量而加剧损伤;对酸、碱灼伤均有良好治疗作用。

眼灼伤应以生理盐水或清水彻底冲洗结膜囊,用量为每只眼至少500ml,冲洗时间为5~10分钟。眼局部予透明质酸钠溶液可减轻严重的眼并发症。

3. 经口中毒 一般禁忌催吐和胃管洗胃,以免加重食管和胃损伤或导致穿孔;也不能口服碳酸氢钠溶液,以免因产生 CO_2 气体而增加胃穿孔的危险。应即刻口服10%氢氧化铝凝胶、2.5%氧化镁溶液或7.5%氢氧化镁混悬液60ml。内服润滑剂如生蛋清60ml调水或牛奶200ml,再服植物油

100~200ml。立即补液,除5%葡萄糖氯化钠溶液外,还应用碱性药物如5%碳酸氢钠250~500ml或1.87%乳酸钠500ml静脉滴注以拮抗酸中毒。铬酸中毒用5%硫代硫酸钠静注,氢氟酸或草酸中毒用10%葡萄糖酸钙10ml静注,并纠正电解质紊乱。为预防消化道瘢痕形成,在服酸后第2天起可给泼尼松口服每次10mg,每日3次,共2周。为预防食管狭窄应及早考虑扩张术。

4. 对症支持疗法 包括镇静止痛,补液,纠正酸中毒,防治休克,使用广谱抗生素预防感染,对重症患者加强对心肺和腹部情况的监护,及时发现和处理严重合并症。

强碱类中毒

【诊断要点】

1. 病史 有强碱类毒物(氢氧化钠、氢氧化钾、氧化钠和氧化钾等)接触史。

2. 临床表现 ①皮肤黏膜接触强碱,可有局部灼痛、充血、水肿、糜烂或形成先为白色、后变为红棕色的痂,脱落后可形成溃疡。严重碱灼伤可引起体液丢失而发生休克。眼损害时可发生结膜炎、角膜炎、角膜溃疡。②吸入氢氧化铵释出的氨,有氨中毒表现和呼吸道刺激性症状。吸入高浓度氨气,少数因反射性声门痉挛而呼吸骤停。支气管损害严重,可咯出大量泡沫样痰及坏死组织,很快出现肺水肿,如不积极抢救,迅速发生休克和昏迷。③口服强碱后,口腔黏膜呈红色或棕色,有水肿、溃疡。口腔、咽喉、食管和胃有强烈烧灼痛,腹绞痛。反复呕吐,呕吐物中有血性液体,常有腹泻和血性大便。声音嘶哑、语言障碍和吞咽困难。严重病例可发生食管、胃穿孔。强碱吸收后可引起碱中毒和肝肾功能损害,出现手足搐搦。重症发生休克和昏迷,为早期死亡原因。后期可因继发感染、胃肠道出血及急性肾衰竭而危及生命。食管和胃黏膜病变较深,后遗狭窄很常见。

【治疗要点】

1. 皮肤接触者 要争取在现场立即用大量流动水冲洗,在清洗的同时即可清除腐皮,以防碱性物质继续皂化加深创面。冲洗时间至少20分钟,再用1%醋酸冲洗创面。冲洗期间应不断用试纸测定创面的中和情况,直到创面的碱性逐渐减弱后停止冲洗。切勿在冲洗前应用弱酸中和剂,否则产生中和热量,加重灼伤。Ⅱ度以上灼伤用2%醋酸溶液湿敷,眼灼伤时冲洗更应彻底,至少冲洗15~30分钟。石灰灼伤时,应先将石灰粉末拭干净,再用大量流水冲洗,以免石灰遇水生热,加重灼伤;禁用生理盐水冲洗,以免生成碱性更强的氢氧化钠。

2. 口服中毒者　应迅速应用弱酸溶液中和,如口服食用醋、1% 醋酸或 5% 稀盐酸,但碳酸盐(如碳酸钠、碳酸钾)中毒时禁用,应改服硫酸镁,以免产生过多 CO_2 导致胃肠胀气、穿孔。接着给生蛋清及橄榄油。由于强碱作用迅速,不可拘泥于用上述灌胃液,最简便迅速的方法是立即口服 1 000~1 500ml 清水,稀释强碱的浓度。禁忌洗胃及导泻。支持疗法为补液纠正脱水,补充钙剂,防治休克及肾功能衰竭。当穿孔危险期过后,应尽早做食道扩张术。如吞咽困难发生较早,可先放置保留胃管,以阻止食管完全狭窄。早期应用 1~2 周的皮质激素,可减少食道瘢痕狭窄的发生。

3. 吸入性中毒者　吸氧,如发生急性肺水肿应及早做气管切开,因氨吸入后大量的呼吸道分泌物及脱落之假膜,可经气管切开处吸引管内吸出,以保持呼吸道通畅,预防窒息。早期施行雾化吸入,可减轻呼吸道灼伤程度。

(张文武)

第5章

水、电解质和酸碱平衡失调

第1节　水、钠代谢失调

失　水

失水（water loss）是指液体摄入不足和／或丢失过多致体液容量减少。根据体液丢失的程度，可分为：①轻度失水：失水量占体重2%~3%（小儿2%~5%）；②中度失水：占体重4%~6%（小儿5%~10%）；③重度失水：占体重7%以上（小儿10%~15%）。根据水与电解质特别是钠丢失比例与性质，又可分为：①低渗性失水（缺钠性失水、慢性失水）：电解质丢失多于水的丢失，血浆渗透压<280mOsm/L，属于缺钠性低钠血症；②等渗性失水（混合性失水、急性失水）：最常见。水与电解质以血浆正常比例丢失，血浆渗透压正常；③高渗性失水（单纯性失水、缺水）：水丢失多于电解质的丢失，血浆渗透压>310mOsm/L，属于浓缩性高钠血症。

【诊断要点】

1. 有引起失水的病因存在

（1）高渗性失水：①水摄入不足：昏迷、拒食、口咽腔、喉及食管疾病引起吞咽困难，是单纯性失水的主要原因。②水丢失过多：包括经肾脏丢失（如垂体性或肾性尿崩症，糖尿病酮症酸中毒，高血糖高渗状态，使用大量高渗性葡萄糖、甘露醇等脱水治疗，长期鼻饲高蛋白饮食等所产生的渗透性利尿）和经肾外丢失（高温多汗、高热或运动后大量出汗，高代谢如甲亢，或烧伤采用开放治疗，气管切开从呼吸道丢失等）等。

（2）等渗性失水：最常见病因是胃肠液丢失，如腹泻、呕吐、胃肠减压、肠梗阻、肠胰胆瘘等；其他浆液的丢失，如大面积烧伤、大量放胸腹水、弥漫性腹膜炎等。

（3）低渗性失水：包括：①钠排出增加，如经胃肠道丢失（如反复呕吐、腹泻、胃肠减压），经肾脏丢失（利尿剂抑制肾小管回吸收钠而使水和钠大量排出、失盐性肾炎、肾衰多尿、肾小管酸中毒、肾上腺皮质功能减退症等均引起钠和水的排出过多）等。②高渗或等渗性失水时，补充过多水分而未注意补充电解质，引起低渗性失水。

2. 临床表现特点　随失水的程度与性质而异。轻度失水主要表现为口渴，尿量尚正常。中度失水尚有三少一高的表现：即唾液少、汗液少、尿少、尿比重高。重度失水尚可出现高热、狂躁、幻觉、谵妄，甚至昏迷，伴有氮质血症、代谢性酸中毒、血压下降甚至休克。不同性质失水的特征亦异，见表 5-1-1。

表 5-1-1　三种类型失水的临床特征之比较

	等渗性失水	低渗性失水	高渗性失水
水钠丢失的特点	水钠丢失的程度相等	失钠＞失水，细胞水肿	失钠＜失水，细胞内失水
血钠 /(mmol·L^{-1})	130~145	<130	>145
血浆渗透压 /(mOsm·L^{-1})	280~310	<280	>310
尿比重	正常	降低	增高(>1.030)
尿钠	减少	明显减少	正常
红细胞平均容积(MCV)	正常	增大	缩小
口渴	明显	不明显	严重
皮肤弹性	差	极差	尚可
黏膜	干	湿	极干
血压	低	很低	可正常
尿量	少	正常(休克时少)	极少

【治疗要点】
治疗原发病是根本，补液是关键，兼顾调节其他电解质、酸碱平衡失调。

1. 病因治疗

2. 液体疗法　液体疗法是指补充水与电解质等不足或损失为目的的输液，以维持水、电解质、酸碱和渗透压平衡。应根据其程度、类型和机体的状况决定补液量、种类、途径和速度。

（1）补液量的估计：补液量应包括已丢失液体量，每日生理必需量（约

1 500ml)和继续丢失量如呕吐物、引流液等。补液量的估计方法有:①参照临床表现与失水程度计算:按丢失 1kg 体重约需补液 1 000ml。成人轻度失水应补 1 000~1 500ml,中度失水 1 500~3 000ml,重度失水 4 000ml 以上。②高渗性失水丢失量的估算主要有以下三种方法:水丢失量(ml)=(实测血清钠 - 正常血清钠)× K(男为 4,女为 3)× 现千克体重;水丢失量(L)= 现千克体重 ×(1- 正常血清钠 ÷ 实测血清钠)× K;水丢失量(L)= 原千克体重 ×(实测血清钠 ÷ 正常血清钠 -1)× K。上述后两个公式中 K 取值:儿童和成年男性为 0.6,成年女性和老年男性为 0.5,老年女性为 0.45。③按红细胞比容(Hct)计算:适用于低渗性失水的估计。需补液量(ml)=(患者Hct- 正常 Hct)÷ 正常 Hct(男性 0.48,女性 0.42)× 千克体重 ×200。

(2)补液种类:高渗、等渗和低渗透性失水均有失钠和失水,仅程度不一,均需要补钠和补水。一般来讲,高渗性失水补液中含钠液体约占 1/3,等渗性失水补液中含钠液体约占 1/2,低渗性失水补液中含钠液体约占 2/3。①高渗性失水:以补水为主,补钠为辅,适当补充钾及碱性溶液。经口、鼻饲者可直接补充水分,经静脉者可补 5% 葡萄糖液、5% 葡萄糖氯化钠液或 0.9% 氯化钠液。②等渗性失水:以补充等渗性溶液为主。0.9% 氯化钠溶液为首选,但长期使用可引起高氯性酸中毒。因正常细胞外液的钠、氯比值是 7∶5,下述配方更符合生理需要:0.9% 氯化钠液 1 000ml+5% 葡萄糖液 500ml+5% 碳酸氢钠液 100ml。③低渗性失水:以补充高渗溶液为主。可用 0.9% 氯化钠液 1 000ml 加 10% 葡萄糖液 250ml 及 5% 碳酸氢钠 100ml 配成的溶液静脉滴注,此时每 1 000ml 液体含钠 158mmol,氯 113mmol,碳酸氢根44mmol。必要时可再补充适量的 3%~5% 氯化钠液。补充高渗液不能过快,以血钠每小时升高 0.5mmol/L 为宜。重度缺钠致血钠 <120mmol/L 时,可按千克体重计算补钠:应补氯化钠(g)=(142- 血钠)× 体重(kg)× 0.2 ÷ 17(1g氯化钠含 17mmol 钠,故除以 17 折算为氯化钠量);或应补氯化钠(g)=(125- 血钠)× 体重(kg)× 0.6 ÷ 17。0.6 × 体重(kg)表示机体的体液总量,0.2 × 体重(kg)表示细胞外液量。一般先补给补钠量的 1/3~1/2,复查生化指标后再确定后续治疗方案。

(3)补液原则与注意事项:①补液途径:尽量口服或鼻饲,不足部分或中、重度失水需从静脉补给。②补液速度先快后慢,中、重度失水一般在开始 4~8 小时内输入补液总量的 1/2~1/3,余 1/2~2/3 在 24~48 小时内补足,并根据病情的轻重、缓急、年龄、心肺肾功能等情况予以调整。③在补液过程中宜根据患者神志、血压、脉搏、呼吸、皮肤弹性、黏膜干湿度、尿量及实验室检查结果等情况,调整补液量、速度与溶液的性质。④急需大量快速补液时,宜口服或鼻饲补液;经静脉补充时宜监测 CVP(<12cmH_2O 为宜)。

⑤宜在尿量增至 30~40ml/h 后补钾,一般浓度为 3g/L,当尿量 >500ml/d 时,日补钾量可达 10~12g。⑥纠正酸碱平衡紊乱。⑦补足液体的客观指标:精神好转;皮肤弹性恢复,血管充盈;舌面由干燥变成湿润;脉搏有力,呼吸均匀;血压趋于正常;补液 3~4 小时后尿量开始增加,如达到正常范围(40ml/h)以上者,提示补液适当,失水基本纠正。

水过多与水中毒

水过多(water excess)是指机体摄入或输入水过多,以致水在体内潴留,引起血液渗透压下降和循环血量增多的一种病理状态。若过多的水进入细胞内,导致细胞内水过多则称为水中毒(water intoxication)。水过多与水中毒是稀释性低钠血症的病理表现。

【诊断要点】

1. 具有水过多的病因存在 多因水调节机制障碍,而又未限制饮水或不恰当补液引起。如各种原因致抗利尿激素(ADH)过多、肾排泄水障碍、肾上腺皮质功能减退症等。

2. 临床表现特点

(1)急性水过多与水中毒:发病急,突出表现为低渗状态所致精神神经症状:头痛、视力模糊、定向力不清、精神失常、共济失调、癫痫样发作、昏迷。脑细胞水肿时出现颅内高压症,发生脑疝可致呼吸、心搏停止。

(2)慢性水过多与水中毒:起病缓慢,因常与原发病如心力衰竭、肝硬化腹水、肾病综合征等混杂在一起,故轻症很难识别,但体重常增加。当血浆渗透压 ≤ 260mOsm/L(血钠 ≤ 125mmol/L)时,有疲倦、表情淡漠、恶心、食欲减退等表现和皮下组织肿胀;当血浆渗透压降至 240~250mOsm/L(血钠 115~120mmol/L)时,出现头痛、嗜睡、神志错乱、谵妄等神经精神症状;当血浆渗透压降至 230mOsm/L(血钠 110mmol/L)时,可发生抽搐或昏迷。血钠在 48 小时内迅速降至 108mOsm/L 以下可致神经系统永久性损伤或死亡。

3. 实验室检查 血浆渗透压与血钠明显降低;尿钠增多(缺钠性低钠血症尿钠减少或消失);血清 K^+、Cl^- 及血浆白蛋白、Hb、Hct 等均降低。

【治疗要点】

1. 积极治疗原发病、控制水入量 治疗原发病,去除导致 ADH 过多的因素,严格控制入水量是治疗的基本措施。可通过弗斯特公式计算电解质的尿 / 血浆比[U/P=(尿钠浓度 + 尿钾浓度)÷ 血钠浓度]评估每日液体入量,当 U/P 在 0.5~1.0 范围,每日液体入量限定为 500ml,当 U/P< 0.5,每日液体入量限定为 1 000ml,当 U/P> 1.0,无需特别限制液体入量。轻症患者使水代谢呈负平衡,即可逐渐自行恢复。

2. 急性重度水中毒　保护心、脑功能，纠正低渗状态(如利尿脱水)。①高容量综合征：以脱水为主，减轻心脏负荷。首选呋塞米、依他尼酸等袢利尿药，如呋塞米 20~60mg 口服，3~4 次 /d；急重者用呋塞米 40~80mg 静脉注射，6~8 小时一次。危急病例可采取血液超滤治疗，疗效确切、迅速。用硝普钠、硝酸甘油等保护心脏，减轻其负荷。明确为 ADH 不适当分泌过多者，除病因治疗外，可选用利尿剂、地美环素(去甲金霉素，0.9~1.2g/d，分 3 次口服)或碳酸锂治疗。②低渗血症(特别是已出现神经精神症状者)：紧急使用 3% 氯化钠溶液 100ml 在 10~20 分钟内静脉滴注完成，1 小时后可根据病情重复上述治疗，使血钠浓度迅速上升 4~6mmol/L，以快速改善细胞内液低渗状态，预防脑疝形成和脑细胞缺血损害。密切监护血压、脉搏、中心静脉压、颈静脉充盈、肺底啰音、尿量、血钠等改变。出现血容量过多表现时，使用呋塞米、依他尼酸以促进过多的水分排出。注意纠正并发的低钾血症和酸中毒等。紧急处理后的其他治疗参照低钠血症部分。

低钠血症

低钠血症(hyponatremia)指血清钠 <135mmol/L 的一种病理生理状态，与体内总钠量无关。体内总钠量可正常或稍有增加。根据病因与发病机制特点，低钠血症可分为以下 5 类：①缺钠性低钠血症：即低渗性失水，体内的总钠量和细胞内钠减少，血清钠浓度降低；②稀释性低钠血症：即水过多，血钠被稀释，总钠量可正常或增加，细胞内液和细胞外液钠浓度均降低；③特发性低钠血症：见于各种慢性消耗性疾病如肺癌、肝硬化晚期严重营养不良、年老体衰、肺结核等，发生机制可能与细胞内蛋白质分解消耗，细胞内渗透压降低，水由细胞内转移至细胞外所致；④转移性低钠血症：见于低钾血症，细胞代偿机制使细胞内钾转移至细胞外，而钠则从细胞外移入细胞内，致使细胞内液钠增多而血清钠浓度降低，总体钠可正常，临床较少见；⑤假性低钠血症，主要见于高血糖、高脂血症和高蛋白血症(如多发性骨髓瘤和巨球蛋白血症)。根据血容量情况，低钠血症可分为以下 3 类：①低容量性低钠血症(hypovolemic hyponatremia)，即低渗性失水；②高容量性低钠血症(hypervolemic hyponatremia)，见于各种原因导致的水过多；③正常容量性低钠血症(euvolemic hyponatremia)，主要见于 SIADH，药物导致的 ADH 分泌过多(包括利尿剂、巴比妥类、氯磺丙脲、甲苯磺丁脲、安妥明、阿片类药物、抗抑郁药、长春新碱等)，精神性烦渴，甲状腺功能减退症和肾上腺功能不全等，由于血浆渗透压降低，水分进入细胞内，故血容量增加不明显。

低钠血症的治疗应综合考虑患者临床表现、起病缓急、血容量和潜在病因等因素。缺钠性(低容量性)和稀释性(高容量性)低钠血症的诊断与治疗分别见低渗性失水和水过多部分。特发性低钠血症除原发病表现外，缺钠本身无症状，血钠降低亦轻，治疗主要针对原发病与支持疗法。转移性低钠血症少见，主要表现为低钾血症，治疗以去除原发病和纠正低钾血症为主。对严重高血糖、高脂血症和高蛋白血症引起的"假性低钠血症"，主要应针对原发病因治疗。限制液体入量对于 SIADH 所致正常容量性低钠血症的治疗非常重要，可通过弗斯特公式评估每日液体入量（见本节"水过多与水中毒"治疗部分）。

脑性盐耗损综合征（cerebral salt wasting syndrome，CSW）是由于下丘脑或脑干损伤导致下视丘脑与肾脏神经联系中断，导致远曲小管出现渗透性利尿，血钠、氯、钾降低，尿中含量增高。任何存在神经系统受损的患者，在发生低钠血症时均应鉴别 CSW 和 SIADH。前者血容量降低，伴有失水症状，血浆渗透压降低，尿钠和氯显著升高；后者血容量增多，血浆渗透压和 CVP 降低，因此容量消耗是诊断 CSW 的鉴别要点，血 AVP 升高可用于评价血容量减少的程度。对于 CSW，可补充晶体液，必要时应用托伐普坦、考尼伐坦等 AVP 拮抗剂。也可短期用皮质醇 0.05~0.1mg，每日 2 次。

慢性低钠血症纠正过快可能诱发渗透性脱髓鞘综合征（osmotic demyelination syndrome，ODS）。一项发表于 2013 年的美国专家共识建议：对于重度（血清钠 <120mmol/L）慢性低钠血症患者，可将目标设定为血钠每日上升 4~8mmol/L，最高不超过 10~12mmol/L，如果存在 ODS 高危因素（如血钠 ≤ 105mmol/L、低钾血症、慢性酒精中毒、营养不良、肝病晚期等），需适当下调目标为血钠每日上升 4~6mmol/L，最高不超过 8mmol/L。急性高钠血症纠正速度与 ODS 的相关性目前国际上尚存在分歧。前述美国专家共识指出：对于急性症状性低钠血症，为防止脑细胞缺血损害和脑疝形成，需紧急将血钠浓度升高 4~6mmol/L，不需严格限定血钠纠正速度。而另一项发表于 2015 年的英国专家共识建议：为了预防 ODS，对于急性症状性低钠血症也需逐渐纠正低钠状态，前 6 小时血钠浓度上升目标为不超过 6mmol/L，第一个 24 小时为不超过 10mmol/L。

高钠血症

高钠血症（hypernatremia）指血清钠 >145mmol/L，机体总钠量可增多、正常或减少。根据发病机制特点分为，高钠血症可分为以下 3 类：①浓缩性高钠血症：即高渗性失水，也可称为低容量性高钠血症，是引起高钠血症的主要原因，其常见病因与发病机制见高渗性失水。②潴钠性高钠血症：常见于心力衰竭、肝硬化腹水、肾病综合征、急慢性肾衰竭、Cushing 综合征、原发性醛固酮增多症或补碱过多时，由于肾排钠减少，潴钠 > 潴水，致使细胞外液量增加。潴钠性高钠血症的病情轻重与血钠升高的速度和程度有关。急性高钠血症时，因脑细胞失水，主要表现为神志恍惚、烦躁不安、抽搐、惊厥、癫痫样发作、昏迷乃至死亡。慢性高钠血症初期症状不明显，随着病情进展逐步出现上述脑细胞失水的临床表现。③特发性高钠血症：下丘脑分泌ADH 能力并未丧失，但垂体释放 ADH 的渗透阈值提高，只有体液明显高渗时才会刺激 ADH 释放，因此体液持续处于高渗状态。特发性高钠血症确切机制不明，部分病例可有脑肿瘤、肉芽肿等病变或创伤、脑卒中等病史。特发性高钠血症的症状一般较轻。根据血容量情况，可分为：①低容量性高钠血症(hypovolemic hypernatremia)，相当于浓缩性高钠血症和低渗性失水；②高容量性高钠血症(hypervolemic hypernatremia)，相当于潴钠性高钠血症；③正常容量性高钠血症(euvolemic hypernatremia)，体内钠总量正常，但存在水丢失，主要见于各种原因导致的中枢性或肾性尿崩症，肾脏对水的重吸收减少，血钠浓度和血浆渗透压升高，水由细胞内转移至细胞外，导致早期细胞外液减少不明显，但若不能采取及时有效治疗，最终会导致低容量性高钠血症。

高钠血症的病因诊断需结合患者病史、容量状态、血 / 尿渗透压和尿钠浓度综合判断。

尿渗透压 >600mOsm/L 且尿钠 <20mmol/L，提示水摄入不足或丢失过多。

血容量不足伴尿渗透压 300~600mOsm/L，尿钠 >20mmol/L，提示渗透性利尿。

血容量正常伴尿渗透压 < 血浆渗透压，提示尿崩症。给予外源性 ADH（去氨加压素鼻腔吸入 10μg 或皮下注射 5μg）有助于鉴别中枢性或肾性因素。若给药后尿渗透压上升超过 50%，提示为中枢性尿崩症；若尿渗透压无明显变化，提示为肾性尿崩症。

高血容量伴尿钠 >20mmol/L，提示 Cushing 综合征、原发性醛固酮增多症或钠盐摄入过多。

除针对原发病的治疗外，高钠血症的处理还需结合其具体类型。浓缩性高钠血症的治疗参见高渗性失水部分。潴钠性高钠血症除限制钠摄入外，可静脉滴注 5% 葡萄糖液或鼓励多饮水，同时使用排钠性利尿药，以降低血钠并减轻容量负荷。此类患者需严密监测心肺功能，防止输液过快过多导致急性心衰和肺水肿发生。疗效不佳或病情加重者可考虑使用 8% 葡萄糖液做透析疗法。氢氯噻嗪可缓解特发性高钠血症的症状。为避免血钠过快下降造成的神经系统损害，对于慢性高钠血症或病程不详者，血钠下降速度不宜超过每小时 0.5mmol/L，或每日 10~12mmol/L；而对于钠负荷过重导致的急性高钠血症患者,每小时血钠下降 1~2mmol/L 是相对安全的。

(魏 捷 罗小敏 张文武)

第 2 节 钾代谢失调

高钾血症

高钾血症(hyperkalemia)是指血清钾浓度 >5.5mmol/L 的一种病理生理状态。此时的体内钾总量可增多(钾过多)、正常或缺乏。

【诊断要点】

1. 具有引起高钾血症的病因存在

(1)钾过多性高钾血症:主要见于肾排钾减少,如急慢性肾功能衰竭;其次是摄入钾过多,在少尿基础上,因饮食钾过多、服用含钾丰富的药物、静脉补钾过多过快或输入大量库存血等引起。

(2)转移性高钾血症:包括①细胞内钾逸出增加:如溶血、大面积组织创伤、烧伤、横纹肌溶解、淋巴瘤或白血病化疗后大量肿瘤细胞破坏、严重感染或饥饿使机体处于高分解代谢状态等,可使细胞内钾大量释出,超过肾脏的排钾能力而潴留于体内;②细胞内钾外移:如酸中毒(pH 每下降 0.1,血清钾可增加 0.7mmol/L)、休克、高钾型周期性瘫痪、癫痫持续状态、静注精氨酸、洋地黄中毒、β 受体阻滞剂等均可使细胞内钾外移。

(3)浓缩性高钾血症。

2. 临床表现特点

(1)神经肌肉系统:早期(血清钾浓度 5.5~7.0mmol/L 时)常有肢体麻木感、极度疲乏、肌肉酸痛、肢体苍白和湿冷等类似缺血现象。随后(血清钾浓度达 7.0mmol/L 以上时)出现四肢无力,尤以双下肢明显,行走困难、肌张力减低、腱反射减弱以至消失;逐渐上升至躯干肌群及双上肢,呈上升性松弛性软瘫。严重者出现吞咽、发音及呼吸困难。中枢神经系统可表现为烦躁不安、昏厥及神志不清。

(2)心血管系统:高钾血症对机体的主要危险是重症高钾血症能引起心室颤动和心搏骤停(停搏于舒张期)。高钾血症对心律的影响极其复杂,可见到各种心律失常,包括各种缓慢性心律失常,如房室传导阻滞、窦性心动过缓等;也可发生快速性心律失常,如窦性心动过速、频发的室性期前收缩、室速和室颤等。

(3)消化系统:高血钾可使乙酰胆碱释放增加,可引起恶心、呕吐、腹痛等消化道症状。

3. 辅助检查

(1) 血清钾增高:血钾升高可分为三度:①轻度:血清钾 5.5~6.5mmol/L;②中度:6.5~7.5mmol/L;③重度:血钾 >7.5mmol/L。

(2) 心电图(ECG):高钾血症的严重程度是由测定血钾浓度和 ECG 变化两者共同决定的,但 ECG 的改变和血钾的高低无固定不变关系。一般当血清 K^+>6.0mmol/L 时,出现基底窄而高尖的 T 波;至 7~9mmol/L,PR 间期延长,P 波扁平或消失,QRS 波逐渐增宽,R 波振幅降低,S 波加深,ST 段压低,可出现窦性静止或窦房阻滞,或表现为交界区性或室性自主心律;至 9~10mmol/L 时,增宽的 QRS 波群与 T 波融合而呈正弦状波,出现室扑或室颤,以至心脏停搏。ECG 检查时应注意碱中毒、心室肥大、心肌缺血、心包炎、洋地黄中毒、束支传导阻滞可使高钾血症的 ECG 变化被掩盖;低血钙、低血钠、酸中毒可加重 ECG 的高钾表现;高血镁可产生类似高钾的 ECG 变化。

4. 注意事项　高钾血症的诊断首先要除外由于溶血等原因所致的假性高钾血症,并除外实验室误差。确定高钾血症诊断后,还要寻找和确定导致高钾血症的原发疾病。ECG 检查明确有无严重的心脏毒性的发生,ECG 若有高钾血症的表现是危险的信号,应采取积极的治疗措施。

【治疗要点】

高钾血症的治疗原则是迅速降低血钾水平,保护心脏。治疗措施包括以下几方面:①注射钙剂以对抗 K^+ 的心脏毒性;②将细胞外 K^+ 暂时转移至细胞内;③将 K^+ 清除至体外。同时须除去病因。

1. 病因治疗　①积极治疗原发病:如纠正酸中毒、休克,有感染或组织创伤应及时使用抗生素及彻底清创。②应立即停用含钾药物、保钾利尿剂,少进含钾的食物;给予高糖高脂肪饮食以保证足够的热量,以减少分解代谢所释放的钾。

2. 重度高钾血症的治疗　应采取紧急降低血钾浓度的措施,并自始至终都要严密监护,使血钾浓度及心律恢复至安全范围。应注意的是,当血钾未达到重度高钾血症水平,但 ECG 已有典型高钾表现;或者有高钾所致的典型神经肌肉症状时,也必须进行紧急处理。

(1) 钙剂:当高血钾引起心室自身节律时,应立即注射钙剂以对抗其心脏毒性。因为高血钾可使静息膜电位降低而阈电位则无变化,两者间差距减少,使心肌细胞兴奋性增加;钙离子并不能影响细胞内、外 K^+ 的分布,但却可使静息膜电位与阈电位间差距增加,心脏兴奋性因而较为稳定,这种治疗并不限于低血钙患者,只要患者有严重心律失常,即使血钙正常,也应立即注射钙剂。钙离子疗效相当迅速。当发现患者有严重心律失常时,应立即在心电监护下用 10% 葡萄糖酸钙 10~20ml 加入 25%~50% 葡萄糖溶液 10~20ml 中,静脉缓慢(5~10 分钟)注射,在数分钟内(1~3 分钟)即可见效,维持约 30~60 分钟。注射后 10~20 分钟内如无效或有效后又再发生心律失常,可重复注射。也可在有效后用 2~4g 葡萄糖酸钙加入 10% 葡萄糖 1 000ml 内静脉滴注维持。氯化钙含钙量为葡萄糖酸钙的 4 倍,如同时存在严重低钙血症者,应选用氯化钙。应注意:钙离子仅是暂时对心脏有对抗钾的毒性,并不能减低血钾浓度,仅是一种短时的急救药物,尚需采用其他措施来降低血钾。有心力衰竭者不宜同时应用洋地黄,对使用洋地黄类药物者应慎用。

(2)碱性药物:可用 5% 碳酸氢钠液或 11.2% 乳酸钠 60~100ml 于 10 分钟内静脉注射或快速静脉滴注,用后 5~10 分钟起作用,30 分钟内改善症状,疗效维持数小时。注射后若无严重的碱中毒,可重复使用或用上述碱性溶液 100~200ml 以 15~30 滴 /min 速度静脉滴注维持。与葡萄糖酸钙须分别应用。待心电图恢复后,即可减量或停用。碱性药物作用有:①可碱化细胞外液,使 K$^+$ 迅速从细胞外液移入细胞内。血 HCO$_3^-$ 每增高 1mmol/L,血钾可降低 0.13~0.18mmol/L。② Na$^+$ 有拮抗钾对心肌的毒性作用,并增加远端小管中钠含量和钠与钾交换,使钾从尿中排出增加。③高渗性利钾作用:HCO$_3^-$ 不易在肾小管内重吸收,故能增加钾的排泄。④ Na$^+$ 增加血浆渗透压,扩容,起到稀释性降低血钾作用。⑤ Na$^+$ 有抗迷走神经作用,可提高心率。在房室传导阻滞时,乳酸钠可使 PR 时间缩短,心房及心室率加快。应注意:短期内输液量过多及输入过多的钠离子易诱发肺水肿,尤其是心肾功能不全患者,更应注意。此外,少数患者由于注射后快速产生碱血症,可诱发抽搐或手足搐搦症,此时可同时注射钙剂以对抗。

(3)高渗葡萄糖及胰岛素:静注 25%~50% 葡萄糖液 60~100ml,同时皮下注射胰岛素 10U 或在 10% 葡萄糖液 500ml 中,按 3~4g 葡萄糖用 1U 的比例加入胰岛素静脉滴注,可使钾转入细胞内。注射开始后 30 分钟内起效,持续时间 4~6 小时。通常应用上述剂量后血钾可下降 0.5~1.2mmol/L,必要时 6 小时后再重复一次。

(4)高渗盐水:其作用机制与乳酸钠相似,但高氯可致高氯性酸中毒,对高钾血症不利,应慎用。常用 3%~5% 氯化钠液 100~200ml 静脉滴注,效果迅速,应监护心肺功能。若尿量正常,也可用等渗盐水。

(5)排钾治疗:以上措施是短效应的急救治疗,随后须采取排钾治疗。有以下方法:①排钾利尿剂:仅适用于肾功能较好者。常用呋塞米 40~120mg 静注。②肠道排钾:常用聚苯乙烯磺酸钠交换树脂 10~20g,2~3 次 /d,可同时口服 25% 山梨醇 15~20ml,2~3 次 /d。亦可用 40g 置于 25% 山梨醇液 100~200ml 中,保留灌肠,每日 2~3 次。帕替罗默(patiromer)是一款新的钾离子结合剂,其成分为含活性母体帕替罗默的帕替罗默山梨醇钙(patiromer sorbitex calcium),是粉末状药物,与水混合后口服,其作用机制是结合胃肠道中的钾,从而降低钾的吸收,其不良反应除胃肠道反应外,还可造成血镁的下降。适用于 CKD 高钾血症患者。③透析疗法:为最快和最有效方法。尤适用于肾功能衰竭伴高钾血症者。应用低钾或无钾透析液进行血透,可以使血钾几乎在透析开始后即下降,1~2 小时后血钾几乎可恢复到正常。

若高血钾有危及生命的心律失常,应紧急安置静脉插管临时起搏,并迅速准备行透析治疗,度过高血钾期。

3. 中度高钾血症的治疗 必须立即注射葡萄糖、胰岛素及碳酸氢钠液,使钾离子尽快转移入细胞内,降低血钾浓度,同时去除病因。

4. 轻度高钾血症的治疗 通常只减少钾盐的摄入,停用或减少钾离子含量丰富的药物,低钾饮食,除去血钾增高的原因等。

低钾血症

低钾血症(hypokalemia)是指血清钾 <3.5mmol/L 的一种病理生理状态。其中,血 K^+ 在 3.0~3.5mmol/L 之间者称为轻度低钾血症,症状较少;血 K^+ 在 2.5~3.0mmol/L 之间为中度低钾血症,可有症状;血 K^+<2.5mmol/L 为重度低钾血症,出现严重症状。

【诊断要点】

1. 有低钾血症的病因存在

(1)缺钾性低钾血症:表现为体内总钾量、细胞内钾和血清钾浓度降低。①摄入钾不足:见于长期厌食、偏食、禁食以及静脉补液内少钾或无钾者。②排出钾过多:主要是经肾或胃肠道失钾。肾脏失钾是低钾血症最常见原因,例如:长期应用排钾利尿剂;各种以肾小管功能障碍为主的肾脏疾病;长期应用肾上腺皮质激素或肾上腺皮质功能亢进,尤其是醛固酮增多症。

(2)转移性低钾血症:表现为体内总钾量正常、细胞内钾增多和血清钾浓度降低。见于:①注射大量葡萄糖液(特别是同时应用胰岛素时):在葡萄糖进入细胞合成糖原过程中,大量钾离子移入细胞内(合成 1g 糖原约需 0.15mmol 钾)。②碱中毒时,钾离子进入细胞内与 H^+ 交换,血 pH 每增高 0.1,可使血清钾降低 0.7mmol/L。③酸中毒的恢复期。④周期性瘫痪发作期。⑤棉籽油或氯化钡中毒。⑥低温疗法使钾进入细胞内。⑦β- 肾上腺素活性增加:儿茶酚胺可通过 β_2- 肾上腺素受体增强 Na^+-K^+-ATP 酶活性,促进钾进入细胞内。因此,在各种急性应激状态下致肾上腺素分泌增多,以及

应用 β-肾上腺素受体兴奋剂如沙丁胺醇、特布他林或多巴胺治疗哮喘、心衰等时，均可促使钾进入细胞内引起低钾。⑧反复输注冷存洗涤过的红细胞，因冷存过程中可丢失钾约 50%，进入人体后细胞外钾迅速进入细胞内。⑨血细胞生成迅速增加时由于新生细胞摄取钾可致低钾，见于使用叶酸、维生素 B_{12} 治疗贫血。⑩氯喹中毒：急性氯喹中毒时因钾迅速进入细胞内常致低钾，严重病例血钾可降至 2.0mmol/L 以下。

(3) 稀释性低钾血症：表现为体内总钾量和细胞内钾正常，血清钾浓度降低。见于水过多和水中毒，或过多过快补液而未及时补钾时。

2. 临床表现特点　低钾血症的临床表现取决于低血钾发生的速度、程度和细胞内外钾浓度异常的轻重。慢性轻度低钾血症的症状轻或无症状，而迅速发生的重度低钾血症往往症状很重，甚至引起猝死。

(1) 神经肌肉系统：一般血清钾 <3.0mmol/L 时，患者感疲乏、软弱、乏力；<2.5mmol/L 时，全身性肌无力，肢体软瘫，腱反射减弱或消失，甚而膈肌、呼吸肌麻痹，呼吸困难、吞咽困难，严重者可窒息。常伴有肌肉酸痛、麻木感、感觉异常和手足搐搦。

(2) 中枢神经系统：轻者表现为倦怠、精神不振；重者反应迟钝、定向力丧失、精神错乱、意识障碍、昏迷。

(3) 消化系统：恶心、呕吐、食欲不振、腹胀、便秘，严重者肠麻痹等。

(4) 心血管系统：低钾血症对心脏的主要影响为心律失常。轻度低血钾多表现窦性心动过速、房性及室性期前收缩；重度低血钾可致室上性或室性心动过速及室颤等严重心律失常，偶可发生房室传导阻滞。此外，心肌的损害可有第一心音减弱、心脏扩大、心动过速、心力衰竭等。血管平滑肌的麻痹可致血压下降、休克。

(5) 泌尿系统：长期低钾可引起失钾性肾病和肾功能障碍，浓缩功能减退，出现多尿、夜尿、口渴、多饮，尿比重低，尿中有少量蛋白和管型。

(6) 代谢紊乱：大量长期失钾，Na^+ 和 H^+ 进入细胞内引起细胞内酸中毒、细胞外碱中毒，且由于氯的排出增多，易形成低钾低氯性碱中毒。血清钙可正常、降低或增高。

3. 心电图检查　T 波低平、双相或倒置；U 波出现并逐渐增高，常超过同导联的 T 波，T 波与 U 波相连呈驼峰状，QT 间期延长，P 波振幅增高，PR 间期延长。以胸前导联 V_2、V_3 较明显。特异的心电图表现（如低 T 波、QT 间期延长和 U 波）有助于诊断。

【治疗要点】

1. 积极治疗原发病　对缺钾性低钾血症者，除积极治疗原发病外，还应及时补钾。

2. 补钾治疗

(1)补钾量:参照血清钾水平,大致估计补钾量。血清钾 3.0~3.5mmol/L,可补充钾 100mmol(相当于氯化钾 8.0g);血清钾 2.5~3.0mmol/L,可补充钾 300mmol(相当于氯化钾 24g);血清钾 2.0~2.5mmol/L 水平,可补充钾 500mmol(相当于氯化钾 40g)。包括口服补钾量在内。但一般每日补钾以不超过 200mmol(15g 氯化钾)为宜。

(2)补钾种类:最好是饮食补钾。肉、青菜、水果、豆类含钾量高,100g 约含 0.2~0.4g,而米、面约含钾 0.09~0.14g,蛋约含钾 0.06~0.09g。药物补钾:①氯化钾(1g=13.4mmol 钾):最常用。②枸橼酸钾(含钾约 9mmol/g)。③醋酸钾(含钾约 10mmol/g)。枸橼酸钾和醋酸钾适用于伴高氯血症者(如肾小管性酸中毒)的治疗。④谷氨酸钾(含钾约 4.5mmol/g),适用于肝衰竭伴低钾血症者。⑤L- 门冬氨酸钾镁溶液:含钾 3.0mmol/10ml,镁 3.5mmol/10ml,门冬氨酸和镁有助于钾进入细胞内。

(3)补钾方法:轻者鼓励患者进食含钾丰富的水果、蔬菜和肉类。口服补钾以氯化钾为首选,每日 3~6g(1g=13.4mmol 钾)。为减少胃肠道反应,宜将 10% 氯化钾溶液稀释于果汁或牛奶中餐后服,或用氯化钾控释片,或换用 10% 枸橼酸钾,或鼻饲补钾。缺钾较重与不能口服,或出现严重心律失常、神经肌肉症状者,应静脉补钾。因患者多同时合并代谢性碱中毒,故以补氯化钾为最好。氯化钾不可静注,应溶于 0.9% 氯化钠液或 5% 葡萄糖液内静脉滴注。可用 10% 氯化钾 15~30ml 加入 0.9% 氯化钠液 1 000ml(钾浓度相当于 20~40mmol/L),静脉滴注。静脉补钾时,钾浓度不宜超过 40mmol/L(即 0.3% 氯化钾),速度以 20~40mmol/h 为宜(即氯化钾 1.5~3.0g/h),不能超过 50~60mmol/h。一般每日 40~80mmol(相当于氯化钾 3~6g),第一日可用 80~134mmol(相当于氯化钾 6~10g)。对因缺钾发生严重心律失常、呼吸肌麻痹危及生命时,补钾量可增大,速度可加快:可用 10% 氯化钾 50~100ml 加入 0.9% 氯化钠液 1 000ml 中,在持续心电监护和严密监测血钾下,以 30~50mmol/h 的速度静脉滴注,直至血钾浓度达到或接近 3.0mmol/L。也可采用精确的静脉微量输注泵以较高浓度的含钾液体行深静脉穿刺或插管微量匀速输注。对钾缺乏而合并酸中毒或不伴低氯血症者,用谷氨酸钾液 20ml 加入 5% 葡萄糖 500ml 静脉滴注。

(4)补钾注意事项:①见尿补钾:补钾时须检查肾功能和尿量。在血容量减少、周围循环衰竭、休克致肾功能障碍时,除非有严重心律失常或呼吸肌麻痹等紧急情况,应待补充血容量、排尿达到 30~40ml/h 后,始予补钾。一般尿量 >700ml/d 或 >30ml/h 则补钾安全。②在静脉补钾过程中,需密切监测心电图和血清钾,每 2 小时测血钾 1 次;在高浓度和 / 或快速静脉补钾时,应持续心电监护和每小时测血钾,以避免严重高钾血钾和/或心搏骤停。③通常口服 40~60mmol 钾盐后血钾浓度可上升 1.0~1.5mmol/L,口服135~160mmol 钾盐后血钾浓度可上升 2.5~3.5mmol/L,但此种血钾的回升将是暂时的,因为大多数补充的钾将进入细胞内补充细胞内钾的缺失,因此口服补钾过程中仍应密切进行血钾浓度的监测。④口服氯化钾对胃肠道刺激性大,长期应用有引起小肠溃疡、出血、穿孔的危险。也不宜长期使用氯化钾肠溶片,以免小肠处于高钾状态引发小肠狭窄、出血、梗阻等并发症。⑤低钾血症时将氯化钾加入 0.9% 氯化钠液中静脉滴注,若血钾已正常,则将氯化钾加入 5% 葡萄糖液内静脉滴注,可预防高钾血钾和纠正钾缺乏症。若停止静脉补钾 24 小时后血钾仍正常,可改为口服补钾(血钾 3.5mmol/L,仍缺钾约 10%)。⑥钾进入细胞内较为缓慢,细胞内外钾的平衡时间约需15 小时或更长,细胞内缺钾完全纠正需 4~6 天,重度者需时更久,故不宜过多过快静脉补钾,以免发生高钾血症。经过 2~3 天病情好转后,宜逐渐减量,或改为口服,但不可骤然停药。⑦对难治性低钾血症需注意纠正碱中毒和低镁血症。⑧对难治性低钾血症,应注意与低钙血症并存时,低钙血症症状常不明显,补钾后有时可出现手足搐搦或痉挛,应补充钙剂。⑨低血钾患者如静脉滴注葡萄糖加胰岛素或碳酸氢钠,可加重低血钾,因而非必要时不宜采用,必须用时,应同时补钾。

第 3 节 镁代谢失调

低镁血症

血清镁低于 0.75mmol/L(1.82mg/dl)时称为低镁血症(hypomagnesemia)。
【诊断要点】
1. 有低镁血症的病因存在。

2. 临床表现特点 ①神经肌肉系统:缺镁时神经肌肉兴奋性增高,表现为肌肉震颤、手足搐搦、手足徐动样或舞蹈样动作、眼球震颤、反射亢进、共济失调等,上肢尤为明显。Trousseau 征或 Chvostek 征阳性,但血钙正常。有时出现视或听觉的过敏反应。重症病例可有谵妄、精神错乱、定向力障碍、甚至幻觉、惊厥、昏迷等症状。②心血管系统:表现为心悸、心动过速、快速型心律失常等。③其他:常伴有难以纠正的低钾血症和低钾性碱中毒。

3. 辅助检查 血清镁 <0.75mmol/L。
【治疗要点】
1. 积极治疗原发病。

2. 补镁疗法 肾脏的保镁功能较差，即使在缺镁状态下补充的镁仍有50%可以从尿中排泄，故补充的镁量要高于推测丢失量的2倍左右。补镁治疗要使体内镁缓慢恢复正常，一般至少需治疗4~5天以上。肾功能有损害，GFR减低时应慎重，镁用量要小，并及时监测血镁水平，以防发生镁中毒。①轻度缺镁患者，可由饮食或口服补充镁剂。可用氧化镁0.5g或用氢氧化镁0.2~0.3g或10%醋酸镁溶剂10ml，每日3~4次口服。若患者对口服不能耐受或不能吸收时，可采用肌内注射镁剂，一般采用50%硫酸镁2ml或25%硫酸镁5~10ml肌内注射。②若属重度缺镁，出现严重手足搐搦、痉挛发作或室性心律失常，则须静脉滴注。常用的是硫酸镁，硫酸镁1g含镁4.07mmol。切不可用10%~25%的硫酸镁液直接静脉注射，因可发生致命性危险。首先用硫酸镁3g(12.2mmol)加入葡萄糖液1 000ml中，于6小时内静脉滴注，继以3g于2 000ml溶液中缓慢静脉滴注。第2~5天，每天给4g(16.3mmol)于溶液中静脉滴注。如有惊厥、昏迷或严重室性心律失常，可用硫酸镁1~1.25g于50%葡萄糖液40ml中缓慢(5~10分钟以上)静脉注射，继以5g于1 000ml溶液中于10小时静脉滴注完毕，在以后5天内可每日补5g。静脉补镁时速度应缓慢，过快可致短暂性低血压，部分是因镁使皮肤肌肉的血管扩张所致。③如静脉给予镁剂过量，可引起血压迅速下降、肌肉麻痹、呼吸衰竭和心脏停搏。应立即静注10%葡萄糖酸钙或10%氯化钙10ml，必要时可重复应用。

在纠正低镁血症的同时，应纠正低血钙、低血钾、低血磷等其他电解质紊乱。

高镁血症

血清镁浓度 >1.25mmol/L(3.0mg/dl)时称为高镁血症(hypermagnesemia)。除少数医源性因素导致进入体内镁过多外，大多是因肾脏功能障碍引起排泄减少所致。

【诊断要点】

1. 有高镁血症的病因存在。

2. 临床表现特点 ①神经肌肉系统：当血清镁1.5~2.5mmol/L时，可发生恶心、呕吐；达2.5~3.5mmol/L时，可出现嗜睡、软瘫、腱反射迟钝；达3.5~5mmol/L时，可发生木僵、精神错乱、共济失调；达5~6mmol/L时出现呼吸抑制；达6~7.5mmol/L时，则可发生昏迷。②心血管系统：血清镁达1.5~2.5mmol/L时，可引起直立性低血压和心动过缓。随着血镁浓度升高，可发生心电图变化：血镁浓度2.5~5.0mmol/L时出现PR间期延长和室内传导阻滞，伴有QRS时限增宽、T波高耸和QT间期延长，P波低平。

如 >7.5mmol/L 时可发生完全性传导阻滞,并可抑制心脏收缩而致停搏于舒张期。

3. 诊断注意事项　高血镁最常见于尿毒症患者,且其早期表现常与尿毒症相似而易被忽略,故在尿毒症时应加以重视。所有急性肾衰者,均应测定血镁,在慢性肾衰竭者亦最好定期检测。当肾衰患者出现神经肌肉症状及心电图示传导障碍,而不能用血钾、钙、磷异常解释时,应想到本症。由于高血镁的心电图与高血钾的相似,首先应排除高血钾的可能,才能诊断高血镁。

【治疗要点】

1. 积极治疗原发病因　一旦作出高镁血症的诊断,应立即停止镁制剂的摄入和治疗其原发病因。对轻度高镁血症且肾功能正常者,因肾脏能快速清除镁,且镁的血清半衰期仅为一天,因而无需特殊治疗。

2. 注射钙剂　有明显症状(尤其心血管症状)者应立即注射 10% 氯化钙 5~10ml 或 10% 葡萄糖酸钙液 10~20ml 加等量葡萄糖静脉注射,以拮抗高镁血症时心肌的抑制作用。如注射后 5~10 分钟仍未见效,应重复治疗,每日最高剂量可达 10g,但须注意避免发生高钙血症。对肾功能正常者可给予强力利尿剂,以促进尿镁的排泄。

3. 透析疗法　高镁血症最有效的疗法是血液透析。血镁下降的程度取决于透析液的离子梯度;如用无镁透析液 3~4 小时内即可使血镁降低。如无血液透析设备也可采用腹膜透析治疗。

第 4 节　钙代谢失调

低钙血症

血钙 <2.25mmol/L(9mg/dl) 时称低钙血症(hypocalcemia)。若低于 1.75mmol/L(7mg/dl) 或游离钙低于 0.9mmol/L(3.6mg/dl) 时,神经肌肉兴奋性增高,可发生手足搐搦症,甚至全身肌肉痉挛、抽搐、支气管哮喘、呼吸困难、心律失常、心绞痛、心力衰竭、腹痛、腹泻、癫痫样发作等,少数患者发生昏迷甚至死亡,谓之低血钙危象(crisis of hypocalcemia)。

【诊断要点】

1. 具有低钙血症的病因与诱因　常见病因有:甲状旁腺功能减退症(PTH 缺乏时会发生低血钙和高血磷)、维生素 D 缺乏、高磷血症、急性胰腺炎、恶性肿瘤、肾上腺皮质激素过多、慢性肾衰竭等。上述疾病患者在遇到严重感染、过度疲劳、精神创伤、寒冷刺激、月经来潮、妊娠、哺乳、饮食中含磷增加、各种原因所致的碱血症等激发因素作用下,易发生低钙血症,甚至低血钙危象。

2. 临床表现特点 低钙血症的症状与血钙降低的速度有关,与血钙降低的程度可不完全一致。维持性血液透析患者常有明显的慢性低钙血症却可无症状。

(1)神经肌肉系统表现:以疼痛性、僵直性肌收缩为特征,常伴感觉异常。最为突出的表现是手足搐搦、骨骼肌及平滑肌均呈痉挛状态。①先兆期(前期):血清钙在 1.75~2.25mmol/L,临床上可没有明显的手足搐搦,称为"隐性搐搦症"。患者仅有感觉异常,四肢手脚和面部、口唇周围有刺痛,发麻感,手足痉挛僵直,容易被忽视或误诊为"神经官能症"。低钙击面征[佛斯特(Chvostek)征]阳性:以手指弹击或叩诊锤叩击耳前面神经外表皮肤,引起同侧口角或鼻翼抽搐,重者同侧面肌亦同时发生抽搐;低钙束臂征[陶瑟(Trousseau)征]阳性:将血压表袖带包绕上臂,充气使压力稍高于收缩压(10mmHg)2~3 分钟,引起该手搐搦者为阳性,有时当血压介于收缩压与舒张压之间时也可出现阳性反应。②早期:当血清钙 <1.75mmol/L 时出现手足搐搦症:呈双侧对称性肘、腕及手掌指关节屈曲、指间关节伸直,大拇指向掌心内收,形成鹰爪状(助产士手);此时双足常呈踝关节伸直,脚内翻、趾曲屈,膝关节及髋关节屈曲。患者表情痛苦,搐搦一般持续数分钟至数十分钟缓解。也可有腹痛、恶心、呕吐、腹泻或便秘。患病初期数周或数月发作 1 次,以后发作逐渐频繁,至每日数次。③极期:当血清钙 <0.87mmol/L 时,患者全身骨骼肌及平滑肌均呈严重痉挛状态。面部肌肉持续性严重收缩呈痉笑面容;当喉肌痉挛时可致喘鸣、胸部紧缩感;支气管痉挛时,发生哮喘、呼吸困难、发绀,甚至出现窒息、呼吸暂停等极其危急的情况;膈肌痉挛可有呃逆;消化道平滑肌痉挛可有吞咽困难、肠绞痛、胆绞痛、频繁腹泻,有时酷似外科急腹症;心肌受累的表现有心动过速、心律不齐、心绞痛、心力衰竭,可致猝死(长期低血钙者可发生低钙性心肌病);全身骨骼肌痉挛可酷似癫痫大发作,但意识一般清醒。口角歪斜、吐白沫、可有昏迷及大小便失禁等癫痫大发作表现多见于小儿,不少病例因此被长期误诊为癫痫。

(2)中枢神经系统表现:疲倦无力、神情不安、恐惧、焦虑、抑郁、迟钝、嗜睡、幻觉等。有时有颅内高压症:头痛、呕吐和视乳头水肿与手足搐搦症同时出现。

3. 心电图检查 有低血钙表现:QT 间期延长,ST 段平坦延长,T 波低平、倒置。严重时发生二度 AVB 甚至三度 AVB。

【治疗要点】

1. 原发病治疗　积极治疗原发疾病是预防低钙血症的关键,因此,应积极查明病因,做根除性治疗。

2. 补充钙剂

(1)静脉注射钙剂:低钙血症患者伴有神经肌肉症状如手足搐搦、抽搐、喉头痉挛等,须做紧急处理。可立即用 10% 葡萄糖酸钙 10~20ml(10ml = 钙 90mg,2.25mmol)或 10% 氯化钙 5~10ml(10ml = 钙 360mg,6mmol)加入 25% 葡萄糖液 20~40ml 中缓慢静注,每分钟不超过 2ml。若 0.5 小时后发作仍未缓解,可重复 1 次,24 小时总量一般不宜超过 1 000mg。症状缓解后,可按需要静脉滴注葡萄糖酸钙或氯化钙(15mg/kg),4~6 小时滴完。静脉滴注钙剂时,要经常查血中钙离子浓度,使血钙维持在 2.25mmol/L(9mg/dl)左右。待病情稳定后,改为口服。

一般情况下,经上述静脉用药后,血钙低引起的抽搐和肌僵直可立即解除;若抽搐不缓解,可加用镇静止痉药物如苯妥英钠、苯巴比妥钠、地西泮(安定)等注射,并测定镁及血磷。低血镁性低血钙常对静注钙剂效果差,纠正低血镁后低血钙症状即消失。因此,对低钙搐搦患者用钙剂静注疗效不佳时,要考虑到同时存在低镁血症,尤其是慢性酒精中毒、肠吸收不良或营养欠佳的患者。可用 25% 硫酸镁 5ml 加入 25% 葡萄糖液 20ml 中缓慢静注,症状缓解后,再用 25% 硫酸镁 10ml 加入 5% 葡萄糖液 500ml 中静脉滴注,或用 10% 硫酸镁 10ml 深部肌内注射,每日 1~2 次,连用 1 周左右。应注意:钙剂不能与碳酸氢钠混在一瓶中同时静脉滴注,否则会引起溶液混浊和沉淀。事先服用洋地黄类药物者,应用钙剂时应谨慎。

(2)口服钙剂:对于慢性低钙血症及低钙血症症状不明显者可给予口服钙盐。常用有:乳酸钙(0.5g 含钙 50mg)、葡萄糖酸钙(0.5g 含钙 45mg),每日 2~4g。并口服氢氧化铝凝胶 15~30ml,每日 4 次,可使肠管内磷固定,抑制肠道对磷的再吸收。

3. 维生素 D 制剂　因维生素 D 缺乏引起的低钙血症,或其他原因的低钙血症,经用钙盐补充未能纠正者,可给维生素 D 制剂骨化三醇[1,25-$(OH)_2D_3$]0.25~2.0μg/d,作用快,用后 1~3 天起效,半衰期 12~14 小时,使用较安全。

治疗甲状旁腺功能减退者的低钙血症,除口服钙盐及维生素 D 制剂外,并用噻嗪类利尿剂(应用早期对尿钙排泄影响不大,长期应用则可明显减少尿钙)和限制钠盐,这种治疗可增加总体钙和游离钙的水平及减少尿钙。

4. 其他　大量输血者,每输血 600~1 000ml 后静脉注射 10% 葡萄糖酸钙10ml,以防低血钙的发生;伴有血清白蛋白降低的低血钙者并不需要补充钙剂,仅要纠正低蛋白血症;酸中毒可掩盖低钙血症,纠正后应及时补钙。

高钙血症

血清钙浓度 >2.75mmol/L(11mg/dl)时,称为高钙血症(hypercalcemia)。血清钙浓度 >3.75mmol/L(15mg/dl)时,机体内环境紊乱,可引起患者精神、神经、心脏、胃肠道、泌尿系统等诸多症状,表现为严重呕吐、失水、酸碱平衡失调、神志不清等高血钙危象(crisis of hypercalcemia)表现,随时威胁患者的生命。

【诊断要点】

1. 具有引起高钙血症的病因存在 ①原发性甲状旁腺功能亢进症(甲旁亢):是最常见的病因,约占全部高钙血症的50%。常因甲状旁腺瘤、增生肥大或腺癌分泌过多的 PTH 所致。②恶性肿瘤:是最常见的病因之一。包括:a.分泌异源性 PTH 的肿瘤,如支气管肺癌、肾癌、卵巢癌和结肠癌等可产生类似 PTH 的多肽类物质;b.恶性肿瘤溶骨性转移,以乳腺癌、肺或肾癌常见,发生溶骨性转移后,大量骨质破坏,每 1g 骨组织的破坏可释放出 100mg 钙至细胞外液,超过了肾和肠清除钙的能力而致血钙升高;c.分泌前列腺素 E_2 的肿瘤,如前列腺癌、肾癌,分泌前列腺素增多,可使骨质吸收增加而致血钙增高;d.分泌破骨细胞刺激因子的肿瘤,如多发性骨髓瘤,少数急性白血病、淋巴瘤等,因骨组织被溶解而引起血钙增高。③继发性甲旁亢。④甲状腺功能亢进症。⑤肾上腺皮质功能减退症。⑥维生素 D 中毒等。

当体液中钙浓度升高时,神经系统首先受抑制,中枢神经系统的反射活动就变得迟缓。一般血清钙 3.0~3.75mmol/L 时可出现神经衰弱综合征,3.76~4.0mmol/L 时可出现明显的精神神经症状,>4.0mmol/L 时,发生谵妄、昏迷。这是由于过高的钙和 PTH 对脑组织具有神经毒作用及干扰神经电生理活动所致。钙沉积于血管壁,使肌肉组织供血营养障碍,可致肌无力、萎缩、麻痹;由于神经肌肉兴奋性下降,易致便秘、腹痛,以至麻痹性肠梗阻;高血钙促使大量胃泌素分泌,故易发生消化性溃疡;钙盐沉积在胰管中及高血钙使胰泌素及胰酶大量分泌而致急性胰腺炎;钙盐沉积肾脏可致肾结石,甚至肾功能衰竭等。

2. 临床表现特点 高钙血症可累及多个系统,其临床表现依病情进展的急缓和高血钙的严重程度而异:

(1)精神神经与肌肉系统:早期表现可有情绪不稳、头昏、失眠、表情淡漠、嗜睡、疲乏无力、注意力分散、肌肉松弛、肌张力降低、腱反射减弱,但多被忽视。以后渐而发生抑郁、智力障碍、精神混乱、近记忆减退、幻觉、定向力丧失、抽搐、震颤,甚至木僵、昏迷。若血钙突然升高,患者可主要表现为精神症状,人格改变如行为怪癖、偏执,有时发生无名高热,亦可突然死亡。

(2)胃肠道症状:患者常有进行性顽固性食欲不振、恶心、呕吐、便秘、腹胀、腹痛等症状。部分患者并发难治性消化性溃疡和急性胰腺炎。

(3)心血管系统症状:患者多有心动过缓、期前收缩、室性心动过速、QT 间期缩短、心脏传导阻滞,甚至心脏骤停、心力衰竭,偶尔发生高血压。

(4)泌尿系统症状:患者烦渴、多尿,严重时每日尿量增至 8~10L。慢性高钙血症可引起肾钙化、肾结石、肾盂肾炎、高血压和肾功能衰竭等一系列表现。

(5)转移性钙化:眼角膜病、肾钙沉积、动脉钙化、软骨钙化、关节周围钙化、皮肤钙化等。

(6)高血钙危象:如严重脱水、急腹痛、高热、心律失常、嗜睡、意识不清、谵妄、昏迷、氮质血症、代谢性碱中毒、低钾、低镁血症等。常见诱因有严重脱水、感染、应激状态、手术、创伤、长期卧床及急性伴发病等。但恶性肿瘤患者发生高血钙危象时,常被误诊为肿瘤晚期恶病质或脑部转移,应予以重视。

3. 实验室检查 ①血液检查:血钙升高 >2.75mmol/L,且常超过 3.75mmol/L。血清磷 <0.97mmol/L(3mg/dl),可同时伴有低钾、低氯等电解质紊乱,氮质血症。碱性磷酸酶增高,尤其在恶性肿瘤时升高明显。②心电图检查:特征性表现为 ST 段缩短或消失,QT 间期缩短。其他可有心律不齐、窦性心动过缓、室性心动过速、T 波倒置、传导阻滞、异位心律等。

【治疗要点】

高钙血症是多种疾病的严重并发症,若有心律失常和肾功能损害应首先处理。其治疗的基本措施是治疗原发病,纠正脱水、恢复血容量,促进钙从尿中排泄,降低血钙浓度。

1. 原发病治疗 对有症状或有并发症的原发性甲旁亢患者,原则上手术切除治疗。不能手术者可用西咪替丁 0.2g 口服,每 6 小时 1 次,可阻滞 PTH 的合成和分泌,血钙可降至正常。

2. 降低血钙的治疗

(1)增加尿钙排泄:常用 0.9% 氯化钠液与袢利尿剂。高钙血症,尤其是高血钙危象患者多有严重的脱水、低血钾、低血氯、低血钠、低血镁及碱中毒。治疗的首要措施是纠正脱水、电解质紊乱及酸碱平衡失调。输给大量 0.9% 氯化钠液,不仅可纠正脱水,同时因多量钠从尿中排出而促使钙从尿中排出,使血钙迅速降低。袢利尿剂的运用增强了排钙作用。头 1 小时可输 0.9% 氯化钠液 1 000ml,以后视心脏情况在 12~24 小时内输入 4~6L 或更多。在开始补给 1 000~2 000ml 液体后可静脉注射呋塞米 80~100mg,以后按情况每 2~6 小时重复 1 次,日最大量可达 1 000mg。对心肾功能不全者不能大量补液;同时须防止低钾(镁)的发生,可于每输入液体 1 000ml 中加氯化钾 1~2g,24 小时补镁剂(硫酸镁)3g 左右。

(2)抑制骨吸收:常用的药物如下。①降钙素:降钙素可抑制骨质吸收,促进成骨,降低血钙,并可增加钙、磷排泄。对原发性甲旁亢引起的高钙血症最为有效。对高钙血症危象的紧急处理每日用量为 5~10IU/kg,加入 500ml 0.9% 氯化钠液中,缓慢静脉滴注至少 6 小时滴完,或将上述剂量分 2~4 次缓慢静脉注射。慢性高钙血症的长期处理,剂量为每日 5~10IU/kg,1 次或分 2 次皮下或肌内注射。也可每日 200~400IU,分数次鼻内给药。降钙素使用安全且相对无毒性,起效较快,首次注射后 6 小时内血钙即可明显下降(降低血钙 0.3~0.5mmol/L)。②帕米膦酸钠:系破骨细胞活性抑制剂。适用于恶性肿瘤及其骨转移时引起的高钙血症。一般用量为 30~90mg 加入 0.9% 氯化钠注射液或 5% 葡萄糖 250~500ml 中静脉滴注 4~6 小时以上。注射后 24~48 小时血清钙水平明显下降,大多在 3~7 天内可获得正常的血钙水平。若血钙水平未达正常,可重复治疗直至血钙降至正常。口服,每日 150mg。同类药物有伊班膦酸钠(1~4mg 加入 0.9% 氯化钠注射液或 5% 葡萄糖 250~500ml 中静脉滴注 2~6 小时以上)。常与等渗盐水和降钙素联用。③硝酸镓:镓能抑制破骨细胞骨吸收和 PTH 分泌等。剂量为 200mg/m²,需连用 5 天以上。

(3)减少肠道钙吸收:①肾上腺皮质激素:对甲旁亢以外的任何原因引起的高钙血症均有效,故除治疗外,也可用于鉴别诊断。但其作用缓慢,对结节病、维生素 D 中毒和恶性肿瘤等所致的高钙血症疗效最佳。一般用氢化可的松 250~500mg 加入液体中静脉滴注,6~8 小时 1 次,1~2 天后可改为口服泼尼松 30~40mg/d,连用 1 周左右。②口服磷酸盐合剂:尤适用于高血钙伴低血磷的患者,但对其治疗尚有争论。

(4)透析疗法:特别适用于肾功能衰竭或严重心功能不合并高血钙者。使用低钙透析液进行透析,血钙水平在透后 2~3 小时可以下降。

(5)前列腺素抑制剂:对少数可能由前列腺素所致的癌性高钙血症有效。通常用吲哚美辛 50~100mg/d,或阿司匹林 2~3g/d,用 5~7 天无效,即可停药。

(张文武)

第5节 酸碱平衡失调

常用血气与酸碱平衡的测定指标

1. pH 和[H^+] pH 是溶液中氢离子浓度([H^+])的负对数,即 $pH=\lg\dfrac{1}{[H^+]}$,pH 与[H^+]之间呈负相关。血液中正常 pH 为 7.35~7.45,[H^+]为 35~45nmol/L(平均为 40nmol/L)。pH 低于正常或[H^+]高于正常为酸中毒;pH 高于正常或[H^+]低于正常为碱中毒。pH 正常有三种可能:①酸碱平衡正常;②处于代偿期的酸碱平衡失常;③混合型酸碱平衡失常。仅凭 pH 不能区别代谢性或呼吸性、单纯性或混合型酸碱平衡失常。人体的 pH 可耐受范围为 6.8~7.8。

2. 二氧化碳分压(PaCO$_2$) 是指物理溶解在血浆中的 CO$_2$ 分子所产生的压力。正常动脉血为 35~45mmHg。PaCO$_2$ 是反映呼吸性酸碱紊乱的指标。代谢性因素也可使 PaCO$_2$ 呈代偿性升高或降低。

3. 二氧化碳结合力(CO$_2$CP) 是指血液中 HCO$_3^-$ 和 H$_2$CO$_3$ 中 CO$_2$ 含量的总和,正常范围为 22~29(平均 25)mmol/L。CO$_2$CP 受代谢和呼吸双重因素的影响,增多可能是代谢性碱中毒或代偿后的呼吸性酸中毒,降低可能是代谢性酸中毒或代偿后的呼吸性碱中毒。

4. 标准碳酸氢盐(standard bicarbonate,SB)和实际碳酸氢盐(actual bicarbonate,AB) SB 是指血液标本在 37℃和血红蛋白完全氧合的条件下,用 PaCO$_2$ 为 40mmHg 的气体平衡后所测得的 HCO$_3^-$ 含量。正常值为 22~26(平均 24)mmol/L。SB 不受呼吸因素的影响,反映 HCO$_3^-$ 的储备量,是代谢性酸碱平衡的重要指标。AB 是在实际条件下所测得的 HCO$_3^-$ 含量。AB 反映机体实际的 HCO$_3^-$ 含量,故受呼吸因素的影响。正常情况下,AB=SB=22~26mmol/L。AB 与 SB 的差值反映呼吸因素对 HCO$_3^-$ 影响的程度:AB>SB 表示 CO$_2$ 蓄积;AB<SB,表示 CO$_2$ 过度呼出;AB 与 SB 均低,而 AB=SB 表示尚未代偿的代谢性酸中毒,而 AB<SB 则可能是代偿后的代谢性酸中毒或代偿后的呼吸性碱中毒,也可能为代谢性酸中毒和呼吸性碱中毒并存;若 AB 与 SB 均高,AB=SB 表示尚未代偿的代谢性碱中毒,而 AB>SB 则可能是代偿后的代谢性碱中毒或代偿后的呼吸性酸中毒,也可能为代谢性碱中毒合并呼吸性酸中毒。

5. 缓冲碱(buffeer base,BB) 是指碳酸氢盐、血红蛋白、磷酸盐等起到缓冲作用的全部碱量的总和。正常值为 45~55mmol/L。BB 是反映代谢因素指标,BB 降低提示酸中毒;BB 升高表示碱中毒。因为 BB 包括了全部具有缓冲作用的负离子,当 BB 减少而 AB 正常时,说明 HCO_3^- 以外的缓冲阴离子减少,多为血浆蛋白和血红蛋白含量过低所致。

6. 碱剩余(base excess,BE)或碱缺失(base deficit,BD) 指在标准条件下,将血液标本用酸或碱滴定至 pH=7.40 时所消耗的酸量(BE)或碱量(BD),正常值 0±2.3。BE 说明 BB 增加,用正值表示,BD 说明 BB 减少,用负值表示。BE 和 BD 不受呼吸因素影响。

7. 阴离子隙(anion gap,AG) 临床上常用可测定的阳离子减去可测定的阴离子之差表示,$AG(mmol/L) = [Na^+] - ([Cl^-] + [HCO_3^-])$。AG 的正常值为 8~16(平均 12)mmol/L。AG>16mmol/L 常提示有机酸增多的代谢性酸中毒,<8mmol/L 可能是低蛋白血症所致。

8. 潜在 HCO_3^- 潜在[HCO_3^-](potential bicarbonate)是指排除并存高 AG 代谢性酸中毒对[HCO_3^-]掩盖作用之后的[HCO_3^-],用公式表示为潜在[HCO_3^-]= 实测[HCO_3^-]+ △ AG。其意义可揭示代谢性碱中毒 + 高 AG 代谢性酸中毒和三重酸碱紊乱中的代谢性碱中毒存在。若忽视计算潜在[HCO_3^-]和 AG,常可延误混合型酸碱紊乱中的代谢性碱中毒的判断。因此下列相关规则应牢记:高 AG 代谢性酸中毒:△[HCO_3^-]↓ = △ AG↑,△ Cl^- 不变。高 Cl^- 性代谢性酸中毒:△[HCO_3^-]↓ = △ Cl^-↑,△ AG 不变。代谢性碱中毒和呼吸性酸中毒时[HCO_3^-]代偿性↑,符合△[HCO_3^-]↑ = △ Cl^-↓,△ AG 不变。呼吸性碱中毒时[HCO_3^-]代偿性↓,符合:△[HCO_3^-]↓ = △ Cl↑,△ AG 不变。

常见酸碱平衡紊乱及酸碱指标变化,见表 5-5-1。

表 5-5-1 常见酸碱紊乱及酸碱指标变化

酸碱紊乱类型	pH	[HCO_3^-]	$PaCO_2$
呼吸性酸中毒	↓	↑	↑↑
呼吸性碱中毒	↑	↓	↓
代谢性酸中毒	↓	↓↓	↓
代谢性碱中毒	↑	↑↑	↑
呼酸合并代酸	↓	↓N↑	↓N↑
呼酸合并代碱	↑N↓	↑	↑
呼碱合并代酸	↑↓N	↓	↓
呼碱合并代碱	↓	↓N↑	↓N↑

注:↑高于正常均值;↓低于正常均值;N 正常均值。

利用代偿预计值方程可以计算代偿反应的预计值高、低限(表 5-5-2),其用于判断混合型酸碱失衡简便实用且可靠。

表 5-5-2 酸碱失衡代偿值预计公式

原发失衡		代偿值预计公式	代偿时限	代偿极限
代酸		$PaCO_2=40-(24-HCO_3^-)\times1.2\pm2$	12~24 小时	≥ 12mmHg
代碱		$PaCO_2=40+(HCO_3^--24)\times0.9\pm5$	12~24 小时	≤ 55mmHg
呼酸	急性	$HCO_3^-=24+(PaCO_2-40)\times0.07\pm1.5$	数分钟	≤ 32mmol/L
	慢性	$HCO_3^-=24+(PaCO_2-40)\times0.4\pm3$	3~5 天	≤ 45mmol/L
呼碱	急性	$HCO_3^-=24-(40-PaCO_2)\times0.2\pm2.5$	数分钟	≥ 18mmol/L
	慢性	$HCO_3^-=24-(40-PaCO_2)\times0.5\pm2.5$	2~3 天	≥ 12mmol/L

代谢性酸中毒

代谢性酸中毒(metabolic acidosis,代酸)是由于体内 $NaHCO_3$ 丢失过多或固定酸增多,使 HCO_3^- 消耗过多,导致 pH 值下降,即代谢性酸中毒是血浆 HCO_3^- 含量的原发性减少。

【诊断要点】

1. 病因 根据 AG 增高与否,可将代酸分为两类:

(1)高 AG 代酸:由于血液中大量固定酸的堆积,未测定的阴离子取代血浆 HCO_3^-,使 HCO_3^- 含量减少,而 Cl^- 含量不变,因此又称为血氯正常型代谢性酸中毒。主要见于:①血浆固定酸产生过多:水杨酸及甲醇中毒、乳酸酸中毒、糖尿病酮症酸中毒、酒精酮症酸中毒、饥饿等;②血浆固定酸排泄障碍:肾功能衰竭。

(2)正常 AG 代酸:由于血浆 HCO_3^- 原发性丢失过多或血 Cl^- 含量的增加导致肾脏排泄 HCO_3^- 增加,使得 AG 维持于正常水平,又称为高氯型代谢性酸中毒。主要见于:① HCO_3^- 丢失过多:腹泻、肠瘘、肠液吸引、肾小管性酸中毒、应用碳酸酐酶抑制剂等;②血浆氯含量增加:输入过多生理盐水、氯化铵治疗。

2. 临床表现特点 ①呼吸加深加快,称为 Kussmaul 氏呼吸,这是代酸的重要临床表现;②中枢神经系统可表现为头昏、乏力、嗜睡甚至昏迷;③心血管系统可因 pH 下降导致心肌代谢障碍、心肌收缩力下降、血管扩张等而表现为不同程度的低血压、心力衰竭等,严重的代酸可导致休克甚至死亡。

3. 动脉血气分析 原发变化是[HCO_3^-]、BE、SB、TCO_2 减少,血液 pH 下

降,代偿变化是 $PaCO_2$ 下降,血液 pH 可正常(完全代偿)或降低(代偿不全)。

4. 诊断中需注意是否发生混合型酸碱失衡,可通过计算 $PaCO_2$ 的代偿预计值来判断。凡实测 $PaCO_2$ 落在预计代偿范围内,可诊断为代偿;凡实测 $PaCO_2>$ 预计代偿值,可诊断为代酸合并呼酸;凡实测 $PaCO_2<$ 预计代偿值,可诊断为代酸合并呼碱。

【治疗要点】

1. 病因治疗 病因治疗是根本。轻症者经病因治疗后往往能自行恢复,不需特殊处理。

2. 严重者应选用碱性药物纠正。应用碱性药物纠正的适应证包括 pH<7.20~7.25,或[HCO_3^-]<10~15mmol/L。临床常用 5% 碳酸氢钠溶液,其纠正酸中毒作用迅速、确切,是较为理想的碱性药物。可根据预期 HCO_3^- 浓度,采用公式估算 5% 碳酸氢钠溶液的用量,即 5% 碳酸氢钠溶液(ml)=(预期 HCO_3^- – 测得 HCO_3^-)× 体重(kg)× 0.5(公式中 0.5 即 0.3/0.6,因细胞外液以系数 0.3 计算,而 5% 碳酸氢钠溶液 1ml 相当于 0.6mmol)。应注意碱性药物不宜补给过多,开始应给予计算量的一半,以后根据监测结果适当补给。如伴有体液电解质代谢失调,应先予以纠正。

3. 血液净化疗法 是目前最有效的纠正重度代酸的方法。

呼吸性酸中毒

呼吸性酸中毒(respiratory acidosis,呼酸)是血浆 H_2CO_3 含量的原发性增多,使 pH 值下降。

【诊断要点】

1. 病因 临床常见病因包括:① CO_2 呼出障碍:从呼吸中枢、神经、肌肉到胸廓、气道和肺的各种疾患均可致肺通气不足,致 CO_2 潴留,造成呼吸性酸中毒;② CO_2 吸入过多:常见于麻醉机的钠石灰效能减低(钠石灰可吸收患者呼出的 CO_2),使 CO_2 潴留于患者体内而造成呼吸性酸中毒。

2. 临床表现特点 详见第 8 章第 8 节"肺性脑病"部分。

3. 诊断注意事项 临床上常可根据呼吸功能受影响的病史和体征,结合动脉血气分析相关指标,做出初步诊断。动脉血气分析结果中原发变化是 PCO_2 上升,使血液 pH 下降,代偿变化是[HCO_3^-]、BE、SB、 TCO_2 等增加,pH 可能回到正常。诊断时需考虑是否合并其他类型酸碱失衡,可通过计算[HCO_3^-]的代偿预计值来判断,如实测[HCO_3^-]落在代偿预测值范围内者,可诊断急性或慢性呼酸;实测[HCO_3^-]> 代偿预测值范围上限时,可诊断为急性或慢性呼酸合并代碱;当实测[HCO_3^-]< 代偿预测值范围下限时,可诊断为急性或慢性呼酸合并代酸。

【治疗要点】

病因治疗是根本,改善通气是关键。应针对病因解除呼吸道梗阻,紧急时可进行气管插管或气管切开,实施机械通气治疗。原则上不宜用碱性药物,只有在 pH<7.20,出现危及生命的酸血症而同时具备机械通气条件时方予补碱。具体治疗措施详见第 8 章第 8 节"肺性脑病"治疗部分。

代谢性碱中毒

代谢性碱中毒(metabolic alkalosis,代碱)是指碱性物质在体内积蓄过多或酸性物质的大量丢失,造成血浆 HCO_3^- 浓度原发性升高,使 pH 值上升。

【诊断要点】

1. 病因　大多数是由于各种原因致肾小管 HCO_3^- 重吸收过多(如血容量不足、氯或钾丧失)引起。

2. 临床表现特点　轻者被原发病掩盖。严重者呼吸浅慢,碱中毒时游离钙减少,神经肌肉兴奋性增高,常有面部及四肢肌肉抽动,手足搐搦,口周及手足麻木。Hb 对氧的亲和力增加,致组织缺氧,出现头昏、躁动不安、谵妄、意识障碍等。代碱时常伴有低 K^+ 血症。低 K^+ 血症除可引起神经肌肉症状外,严重时还可以引起心律失常。

3. 诊断注意事项　除根据临床症状外,还应根据血电解质变化和动脉血气分析结果做出诊断。动脉血气分析结果中原发性变化为[HCO_3^-]、BE、SB、TCO_2 等增加,血液 pH 上升;代偿性变化为 $PaCO_2$ 上升(代偿往往不全),肾排出碱性尿(低钾碱时呈酸性尿)。

可通过计算 $PaCO_2$ 的代偿预计值来判断是否合并其他类型酸碱失衡,凡实测 $PaCO_2$ 落在预计值范围内,可诊断为代碱;实测 $PaCO_2$>预计代偿值,可诊断为代碱合并呼酸;实测 $PaCO_2$<预计代偿值,可诊断为代碱合并呼碱。

【治疗要点】

轻、中度者以治疗原发病为主,如循环血容量不足时用生理盐水扩容,低钾血症时补钾,低氯血症者给以生理盐水等,一般不需要特殊处理。严重者亦应首选生理盐水。其他药物有:①氯化铵:1~2g 口服,每日 3 次。必要时静脉滴注,补充量按每提高细胞外液 Cl^- 1mmol,补给氯化铵 0.2mmol,或每降低 CO2CP 0.45mmol/L,补给 2% 氯化铵 1ml/kg 计算,用 5% 葡萄糖液稀释成 0.9% 等渗溶液,分 2~3 次静脉滴注。禁用于肝功能障碍、心力衰竭和伴呼酸的患者。②稀盐酸:直接提供 Cl^- 及 H^+,一般 10% 盐酸 20ml 相当于氯化铵 3g,可稀释 40 倍,每日 4~6 次口服。③盐酸精氨酸:对重症碱中毒有明显效果。每 10g 盐酸精氨酸补充 Cl^- 及 H^+ 各 48mmol,24 小时用 20~40g 加入液体内静脉滴注。对低 K^+ 低 Cl^- 碱中毒者应同时使用氯化钾溶液。④乙酰唑胺：对体液容量增加或水负荷增加的患者，能使肾排出HCO_3^-增加。常用量 0.25g，1~2 次 /d，疗程 1~3 天。

对于重度代碱患者，如合并严重肾功能障碍或心力衰竭，对 Cl^- 反应性碱中毒，患者不能承受盐水或 K^+ 盐溶液的注射时，可采用血液透析或血液超滤法以快速纠正严重的碱血症和过多的体液负荷。

呼吸性碱中毒

呼吸性碱中毒（respiratory alkalosis，呼碱）是血浆 H_2CO_3 含量的原发性降低，致 pH 上升。

【诊断要点】

1. 病因 原发因素为过度换气。包括低氧因素（如 COPD，高原反应等）和非低氧因素（如癔症等换气过度综合征，中枢神经系统疾病如脑血管病变、脑炎、脑外伤及脑肿瘤等）所致中枢性换气过度，以及因呼吸机使用不当等外周性换气过度。

2. 临床表现特点 主要表现为换气过度和呼吸加快。呼碱比代碱更易出现眩晕、四肢及口周感觉异常，意识障碍及抽搐等。

3. 诊断注意事项 呼吸性碱中毒的诊断主要依据病史和动脉血气分析检测。动脉血气分析结果中原发性变化是 $PaCO_2$ 下降，使血液 pH 上升；代偿性变化包括[HCO_3^-]、BE、SB、TCO_2 等下降，pH 可能回到正常，Cl^- 增高，K^+ 轻度降低，AG 轻度增高。

计算[HCO_3^-]的代偿预计值提示，如实测[HCO_3^-]在代偿预测值范围内时，可诊断为急性或慢性呼碱；实测[HCO_3^-]> 代偿预测值范围上限时，可诊断为急性或慢性呼碱合并代碱；实测[HCO_3^-]< 代偿预测值范围下限时，可诊断为急性或慢性呼吸碱合并代酸。

【治疗要点】

首先应防治原发病及去除引起通气过度的原因。用纸袋罩于患者口鼻外使其吸回呼出的 CO_2 有一定作用；采取短暂强迫闭气法，含 $5\%CO_2$ 的氧气吸入法；乙酰唑胺 0.5g/d 口服有利于排出 HCO_3。对精神性通气过度者可用镇静剂。急危重患者可在严格监护下用药物阻断自主呼吸，然后气管插管进行辅助呼吸，以减慢呼吸频率和减少潮气量。

混合型酸碱平衡失调

混合型酸碱平衡失调（mixed acid-base disorders）是指同时发生两个或两个以上代谢性或呼吸性酸碱平衡紊乱的临床情况。常见于各种危重情况、药物中毒、严重电解质紊乱等。

一、单因素混合型酸碱平衡失调

致病因素为代谢性的或呼吸性的,有下列常见的组合方式:

1. 代偿性混合型酸碱平衡失调　是指在代偿过程中出现的继发性酸碱平衡失调:①代酸伴代偿性呼碱:原发 HCO_3^- 减低,代偿导致继发性 H_2CO_3 减低,血 pH 下降;②代碱伴代偿性呼酸:原发 HCO_3^- 增高,代偿导致继发性 H_2CO_3 增高,血 pH 升高;③呼酸伴代偿性代碱:原发 $PaCO_2$ 增高,代偿导致继发性 HCO_3^- 增高,血 pH 下降;④呼碱伴代偿性代酸:原发 $PaCO_2$ 减低,代偿导致继发性 HCO_3^- 减低,血 pH 升高。

2. 加重性混合型酸碱平衡失调　①混合型代酸:如糖尿病酮症酸中毒伴乳酸性酸中毒;②混合型代碱:如低钾性碱中毒合并低氯性碱中毒;③混合型呼酸:如慢性阻塞性肺气肿伴有脊柱弯曲畸形;④混合型呼碱:如胸外伤伴癔症换气过度综合征。

3. 抵消性混合型酸碱平衡失调　①代酸并代碱:如糖尿病酮症酸中毒伴低钾性碱中毒;②呼酸并呼碱:如重症肺炎伴通气不足和高热所致的换气过度。

二、双因素混合型酸碱平衡失调

指同时存在代谢性和呼吸性的致病因素。

1. 加重性混合型酸碱平衡失调　①代酸并呼酸:如糖尿病酮症酸中毒伴严重肺部感染时,血 pH 明显下降,HCO_3^- 减少,$PaCO_2$ 升高;②代碱并呼碱:血 pH 明显升高,HCO_3^- 增多,$PaCO_2$ 降低。

2. 抵消性混合型酸碱平衡失调　①代酸并呼碱:血 pH 可正常、升高或降低,但 HCO_3^- 减少,$PaCO_2$ 降低;②代碱并呼酸:两种酸碱度互相抵消,血 pH 可正常、升高或降低,但 HCO_3^- 增多,$PaCO_2$ 升高。

三、三重酸碱失衡

一种呼吸性酸碱紊乱(呼酸或呼碱)合并代酸加代碱称为三重酸碱失衡(TABD)。呼碱 + 代碱 + 代酸(呼碱型 TABD)可见于在呼碱合并代碱的基础上,再合并高 AG 代酸,也可见于在呼碱合并高 AG 代酸的基础上,由于补碱过多再合并代碱。本型紊乱酸碱指标特点为:AG 升高,$PaCO_2$ 下降以及[HCO_3^-]变化与 AG 升高不成对等比例,pH 值取决于三种紊乱的相对严重程度。呼酸 + 代酸 + 代碱(呼酸型 TABD)多见于较为严重的肺心病呼吸衰竭时,其酸碱指标特点为:AG 升高,[HCO_3^-]变化与 AG 升高不成对等比例,而 pH 值变化不定。

酸碱平衡失调的判断方法

一、酸碱平衡失调的判断依据

1. 病史 提供酸碱失衡的病因线索,估计失衡的代偿时间。

2. 临床表现 缺乏特异性,可核实血气判断,估计失衡程度。

3. 血气分析和血清电解质测定 是主要依据。血气分析中的多项指标均与酸碱平衡有关,但判断酸碱失衡必备的主要指标有 pH、$PaCO_2$、HCO_3^- 三项,其余指标均作参考。

4. 阴离子隙(AG) AG 是一项近年来很受重视的酸碱指标,AG 增高常反映有机酸中毒或高 AG 代酸及其程度,AG 是判断混合代谢型酸碱失衡的重要指标。

5. 尿 pH 和尿电解质测定 对分析酸碱失衡原因有帮助。

6. 其他 红细胞压积、血浆蛋白、血浆渗透压等有时也可参考。

二、酸碱平衡失调类型的判断

(一) 一般判断方法

1. 分清原发和代偿变化 ①了解病史,考虑该疾病发生酸碱紊乱是什么性质;②估计酸碱失衡持续时间,是急性还是慢性;③患者用药、给氧与电解质情况;④肾功能、肺功能等检查结果。

2. 分析主要指标(pH、$PaCO_2$、BE),初步判断紊乱类型。

(1) 由 pH 值进行判断:当 pH<7.35,即可诊断酸血症;pH>7.45,即诊断碱血症;若 pH 正常,则表示该血液的酸碱状态正常,但不能排除可能存在的酸中毒或碱中毒。

(2) 由 $PaCO_2$ 和 HCO_3^- 进行判断:① $PaCO_2$<35mmHg,应考虑呼碱;$PaCO_2$>45mmHg,应考虑呼酸;HCO_3^-<22mmol/L,应考虑代酸;HCO_3^->27mmol/L,应考虑代碱。AG>16mmol/L,应考虑代酸。②根据 $PaCO_2$ 和 HCO_3^- 测定数值,查酸碱诊断检索表(表 5-5-3)进行酸碱紊乱类型的初步判断。③若临床症状不明显而 pH 异常,则可从 $PaCO_2$(mmHg)与 HCO_3^-(mmol/L)变化程度进行区别,方法如下:

pH<7.40,$HCO_3^- \times PaCO_2$>1 000,应考虑呼酸(因 $PaCO_2 \uparrow\uparrow\uparrow$ 及 $HCO_3^- \uparrow$)。

pH<7.40,$HCO_3^- \times PaCO_2$<1 000,应考虑代酸(因 $PaCO_2 \downarrow$ 及 $HCO_3^- \downarrow\downarrow\downarrow$)。

pH>7.40,$HCO_3^- \times PaCO_2$<1 000,应考虑呼碱(因 $PaCO_2 \downarrow\downarrow\downarrow$ 及 $HCO_3^- \downarrow$)。

pH>7.40,$HCO_3^- \times PaCO_2$>1 000,应考虑代碱(因 $PaCO_2 \uparrow$ 及 $HCO_3^- \uparrow\uparrow\uparrow$)。

表 5-5-3 酸碱诊断检索表

PaCO₂/mmHg	$HCO_3^-/(mmol \cdot L^{-1})$		
	<22	正常	>27
>45	呼酸 + 代酸	呼酸(未代偿)	呼酸 + 代酸
正常	代酸(未代偿)	正常	代碱(未代偿)
<35	呼碱 + 代酸	呼碱(未代偿)	呼碱 + 代碱

3. 鉴别单纯性和混合型酸碱平衡失调 ①初步分析,根据病因和病情发展判断原发性酸碱平衡失调类型。②根据公式计算 $PaCO_2$ 或 HCO_3^- 的代偿预计值,根据实测值与代偿预计值范围的关系判断是否存在混合型酸碱平衡紊乱。③掌握代偿时间有助于分析酸碱平衡失调是急性还是慢性,是部分代偿还是最大代偿,是单纯性还是混合型紊乱。

4. 动态观察和综合分析

(二)四步判断法 此法是一种筛选判断法,有较高准确性和可靠性,具有明确的程序和数据可循,简便实用,可作为临床常规判断应用。以下介绍本法的具体步骤及其设计的理论依据。

第一步:根据 $PaCO_2$ 与 HCO_3^- 的实测值与正常值的比较确定属于图5-5-1 内(A)、(B)、(C)、(D)中的哪一组。

第二步:如果为(A)或(C)组,则根据 $PaCO_2 \times 0.6$ 与 HCO_3^- 的大小比较或 pH 值的高低,确定属于图中(A)(1)、(2)、(3)中的哪一组,然后按该组右侧提示的失衡类型做出两种可能的判断;结合病史、临床表现和相关化验结果确定是哪一种;应牢记病史中病因或病情变化对于判断原发性酸碱平衡紊乱类型的重要性,只有从病因或者病情发展中才能明确原发性酸碱失调的性质是代谢性抑或呼吸性。例如(A)(3)组提示有"代碱"或"呼酸合并代碱"两种可能性,这对一例肺部急性感染 5 天的肺心病患者来说,理应判断为后者,而对一例原先体健,因严重呕吐入院的患者来说则应判断为前者;需要指出的是,如果病情中同时存在两种病因时,则应以首先出现的病因为依据来确定诊断。

如果属于(B)或(D)组,则可立即得出两种可能的判断,然后根据病史等确定最后诊断。

第三步:计算代偿预计值。如果第二步确定是单纯性酸碱平衡失调,则根据相应公式计算 $PaCO_2$ 或 HCO_3^- 的代偿预计值高低限。如实测值在高低限范围内,则应判断为代偿性单纯性酸碱平衡失调;如果高于高限,或低于低限,则可根据表中右侧括号内的提示,判断为失代偿性单纯性酸碱平衡失调或混合型酸碱平衡失调,并根据病史等确定符合病情的判断。

第四步:计算 AG 值。如 AG<14mmol/L,则前三步判断结果就是最后诊断类型;如 AG>16mmol/L,而且病史、临床表现及有关化验结果亦提示代酸的存在,则可判断为代酸,然后将前三步判断结果结合 AG 的增高按下列步骤确定最后诊断:

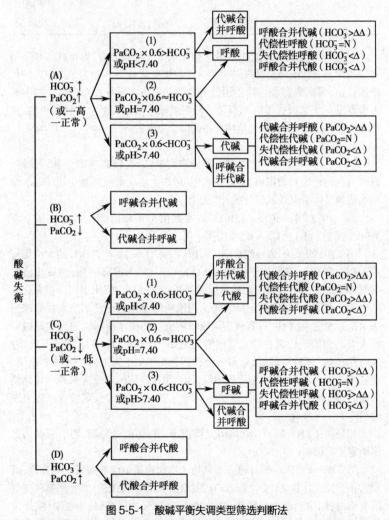

图 5-5-1 酸碱平衡失调类型筛选判断法

注:ΔΔ表示代偿预计值高限;Δ表示代偿预计值低限;N 表示代偿预计值范围。

1. 如前三步判断是呼酸 + 代碱或呼碱 + 代碱, 而 AG>16mmol/L 提示存在代酸, 则最后判断是呼酸型 TABD 或呼碱型 TABD。

2. 如前三步判断是呼酸、呼碱、呼酸 + 代酸或呼碱 + 代酸, 由于 AG>16mmol/L, 那么首先均分别判断是呼酸 + 代酸或呼碱 + 代酸, 而是否存在代碱, 需要进一步判断:

(1) 计算假定无代酸影响的 $PaCO_2(NA) = (AG-12) \times 1.2 + PaCO_2$

(2) 计算 $PaCO_2(NA)$ 的 HCO_3^- 代偿预计值 $HCO_3^-(PNA)$: 如 $PaCO_2(NA) \geqslant 40$(提示呼酸或正常), $HCO_3^-(PNA) = 24 + [PaCO_2(NA) - 40] \times 0.4 + 3$; 如 $PaCO_2(NA) < 40$(提示呼碱), $HCO_3^-(PNA) = 24 - [40 - PaCO_2(NA)] \times 0.5 + 2.5$

(3) 计算假定无代酸影响的 $HCO_3^-(NA) = (AG-12) + HCO_3^-$

(4) 比较 $HCO_3^-(NA)$ 与 $HCO_3^-(PNA)$: 如 $HCO_3^-(NA) < HCO_3^-(PNA)$, 提示无代碱, 则最后判断是呼酸 + 代酸或呼碱 + 代酸; 如 $HCO_3^-(NA) > HCO_3^-(PNA)$, 提示合并代碱或呼碱失代偿两种可能, 应根据病史加以确定, 最后判断为呼酸型或呼碱型 TABD, 或呼碱 + 代酸。

3. 如前三步判断为代酸, 在 AG>16mmol/L 且血 Cl^- 和 / 或血 K^+ 明显减低及 $(AG-12) > (24 - HCO_3^-)$ 时, 可判断代酸合并代碱。

4. 如前三步判断是代碱或无酸碱平衡失调, 而 AG>16mmol/L, 可判断为代酸 + 代碱, 不需考虑 TABD。

(许永华　杨兴易　张文武)

第6章

感染性疾病急诊

第1节 流行性感冒

流行性感冒(influenza,简称流感)是由流行性感冒病毒引起的急性呼吸道传染病。其临床特点为起病急,全身中毒症状明显,如发热、头痛、全身酸痛、软弱无力,而呼吸道症状较轻。主要通过飞沫传播,传染性强,但病程短,常呈自限性。婴儿、老年人及体弱者易并发肺炎及其他并发症,可导致死亡。

【诊断要点】

1. **流行病学特点** 本病为突发性流行性疾患,在同一地区,1~2天内即有大量患者同时出现,邻近地区亦可同时暴发和相继发生。在散发流行时以冬、春季较多,大流行时则无明显季节性。

2. **临床表现特点** 本病潜伏期1~3天,短者仅数小时。突然起病,主要以全身中毒症状为主,而呼吸道症状轻微或不明显。依临床表现不同,可分为以下几种类型:

(1)单纯型(典型流感):最常见。急性发病,患者畏寒、发热,体温可达39~40℃,有明显头痛、乏力、全身酸痛等症状,同时亦可有咽痛、鼻塞、流涕、咳嗽等上呼吸道感染症状。一般全身症状重而呼吸道症状相对较轻,少数患者可有腹泻呈水样便。体检可见眼结膜轻度充血、咽部充血、肺部可有干啰音。病程4~7天,但咳嗽和乏力可持续数周。病程中可并发呼吸道细菌感染,以流感嗜血杆菌、肺炎球菌、金黄色葡萄球菌为常见。

在流感流行时,有相当数量的轻型患者,体温不高,全身症状及呼吸道症状较轻,一般病程2~3天。

(2)肺炎型:少见。主要发生在老年人,婴幼儿,有慢性心、肾、肺等慢性疾病及用免疫抑制剂治疗者。病初与典型流感相似,但发病1~2天后病情加重,持续高热、咳嗽,胸痛较剧,咯片块状淡灰色黏痰。体检可发现双肺呼吸音低,满布哮鸣音,但无实质性病变体征。X线检查可见两肺广泛小结节性浸润,近肺门较多,肺周围较少。一般可在1~2周后症状逐渐消失,炎症消散。重症者持续高热,病情日益恶化,并可出现气急、发绀、咯血等,于5~10天内可因心力衰竭或周围循环衰竭而死亡。病程可延长至3~4周,易并发细菌感染,尤其是葡萄球菌感染。

(3)胃肠型:主要症状为呕吐、腹痛、腹泻、纳差等胃肠道症状,多见于儿童,较少见。

(4)中毒型:有全身毒血症表现,可有高热或明显的神经系统和心血管系统受损表现,晚期也可出现中毒性心肌损害,严重者有休克、DIC、循环衰竭等,预后不良,极少见。

3. 辅助检查

(1)外周血象:白细胞总数不高或偏低,中性粒细胞显著减少,淋巴细胞相对增加。合并细菌性感染时,白细胞总数及中性粒细胞增加。

(2)胸部影像学检查:重症患者胸部X线检查可显示单侧或双侧肺炎,少数可伴有胸腔积液。

(3)病原学检查:①病毒分离:在疾病的第2~3天,可从鼻咽部、气管分泌物中直接分离流感病毒。②核酸检测:用RT-PCR直接检测患者上呼吸道分泌物中的病毒RNA,该方法快速、敏感且特异。

【治疗要点】

1. 一般治疗　①加强支持治疗和预防并发症:休息、多饮水、注意营养,饮食要易于消化,特别对于儿童和老年患者更应重视。密切观察和监测并发症,抗生素仅在明确或有充分的证据提示继发细菌感染时才考虑应用。②及早应用抗流感病毒药物治疗:抗流感病毒药物治疗只有早期(起病1~2天内)使用,才能取得最佳疗效。③合理应用对症治疗药物:病程已晚或无条件应用抗病毒药物时,可对症治疗,应用解热药(对乙酰氨基酚、阿司匹林、布洛芬)、缓解鼻黏膜充血药物(伪麻黄碱、萘甲唑啉、羟甲唑啉)、抗组胺药(氯苯那敏、苯海拉明、氯雷他定)、止咳祛痰药物等。儿童忌用阿司匹林或含阿司匹林药物以及其他水杨酸制剂,因为此类药物与流感的肝脏和神经系统并发症,即Reye综合征相关,偶可致死。

2. 抗流感病毒药物治疗　应在发病48小时内使用。神经氨酸酶抑制剂类药物能抑制流感病毒复制,降低致病性,减轻症状,缩短病程,减少并发症。且此类药物毒性低,较少耐药且耐受性好,是目前治疗流感最好的药物。奥司他韦(oseltamivir)成人75mg,每日2次,连服5天。儿童按体重给药:体重≤15kg者用30mg;16~23kg者用45mg;24~40kg者用60mg;>40kg者用 75mg。1 岁以下儿童不推荐使用。重症患者建议服用到病毒检测两次阴性为止。奥司他韦对流感病毒、禽流感病毒 H5N1、H7N9 和 H9N2 有抑制作用。帕拉米韦(peramivir)300~600mg 静脉滴注,每日一次。扎那米韦(zanamivir)每次 5mg,每日 2 次吸入,连用 5 天,可用于成人和 12 岁以上青少年患者。

3. 中医中药治疗 早期用药,辨证施治。可按辨证分别选择清热、解毒、化湿、扶正祛邪等不同治则和处方及中成药。

(张文武)

第2节 人禽流感

人感染高致病性禽流感(highly pathogenic avian influenza,HPAI)(简称人禽流感)是由禽甲型流感病毒某些亚型中的一些毒株引起的急性呼吸道传染病。目前已证实可感染人的禽流感病毒亚型主要有 H5N1、H7N9、H5N6、H9N2、H7N7、H7N2、H7N3 等。病情随感染亚型不同而异,轻者似普通感冒,严重者可以表现为持续高热和呼吸急促,出现脓毒症症、ARDS、感染性休克、MODS 等多种并发症,病死率高达 30%~60%。

【诊断要点】

1. 流行病学特点 人禽流感的传染源是感染禽流感病毒的各种家禽,主要是鸡和鸭(包括火鸡、珍珠鸡和鹅)。主要经呼吸道传播,通过密切接触感染的禽类及其分泌物、排泄物,受病毒污染的水等被感染。人群普遍易感。从事家禽养殖业者,在发病前 1 周内去过家禽饲养、销售及宰杀等场所者以及接触禽流感病毒感染材料的实验室工作人员为高危人群。

2. 临床表现特点 潜伏期一般为 1~7 天,通常为 2~4 天。不同亚型的禽流感病毒感染人类后可引起不同的临床症状。感染 H9N2 亚型的患者通常仅有轻微的上呼吸道感染症状,部分患者甚至无任何症状;感染 H7N7 亚型的患者主要表现为结膜炎;重症患者一般为 H5N1、H7N9、H5N6 亚型的感染。尽管早期表现类似一般流感,但持续高热(38.5~40℃以上),疾病进展快,很快有肺炎表现。多数伴有全身表现,如:头痛、肌肉酸痛、全身不适等。经过 3~7 天后,逐渐以呼吸系统症状为主要表现。常有流涕、鼻塞、咽痛、咳嗽、咳痰、呼吸困难的症状。多数在病程的 7~14 天发展到高峰。容易合并 ARDS、MODS(尤其是心功能、肝功能、肾功能损害、造血系统抑制为常见等)、肺出血、休克等,部分患者可出现纵隔气肿、胸腔积液等。部分患者可伴有消化系统症状(恶心、腹痛、腹泻、稀水样便、消化道出血等)。总体病死率高达 30%~70%。在疾病的高峰期和后期,容易出现肺部的继发感染,通常有混合感染或特殊病原体感染(例如真菌等),与预后有关。

重症危险因素包括:①年龄 >60 岁;②合并严重基础病或特殊临床情况,如有心脏或肺部基础疾病、高血压、糖尿病、肥胖、肿瘤,免疫抑制状态,孕妇等;③发病后持续高热(T>39℃)3 天以上;④淋巴细胞计数持续降低;⑤ CRP、LDH 及 CK 持续增高;⑥胸部影像学提示多部位大面积的肺炎。

3. 实验室检查 ①外周血象:白细胞总数一般不高或降低,但淋巴细胞常减少,部分患者白细胞总数及淋巴细胞数均减少。②病毒抗原及基因检测:早期取患者鼻咽分泌物、痰液等呼吸道标本,可用 RT-PCR 法检测禽流感病毒亚型特异性 H 及 N 抗原基因。因 RT-PCR 检测技术的进步,目前基因检测已经成为主要的临床诊断方法。采用免疫荧光或酶联免疫法检测甲型流感病毒核蛋白抗原(NP)、M_1 蛋白抗原及禽流感病毒 H 亚型抗原属于简易快速筛查方法,但目前其敏感性和特异性尚不足,需要进一步深入探索。③病毒分离:从患者呼吸道标本(如鼻咽分泌物、口腔含漱液、气管吸出物或呼吸道上皮细胞)用体外细胞分离培养禽流感病毒。此法尽管特异性高和可以发现未知病毒亚型,但阳性率低,主要用于研究。④血清学检查:用血凝抑制试验或酶联免疫等血清学方法检查发病初期和恢复期双份血清,抗禽流感病毒抗体呈 4 倍或以上升高有助于回顾性诊断。

4. 胸部影像学检查 轻症患者不一定有肺炎的表现。早期主要是肺炎的表现,重症者后期主要是 ARDS 的表现:早期以毛玻璃状影为主,后期以肺实变为主。多数累及双侧多个肺叶。

5. 诊断标准 根据流行病学史(即:①发病前 1 周内曾接触过禽流感暴发疫点;②与被感染的家禽及其分泌物、排泄物等有密切接触;③从事禽流感病毒实验室工作人员)、临床表现及实验室检查结果,排除其他疾病后,可做出人禽流感的诊断。

(1)疑似病例:符合上述临床表现,甲型流感病毒抗原阳性,或有流行病学史。

(2)确诊病例:符合上述临床表现,或有流行病学接触史,并且呼吸道分泌物标本中分离出禽流感病毒或 2 个或以上的实验室检测禽流感病毒核酸阳性或动态检测双份血清禽流感病毒特异性抗体水平呈 4 倍或以上升高。

6. 重症病例的诊断标准 在确诊人禽流感标准的基础上,符合下列任一条标准,即诊断为重症病例:① X 线胸片显示为多叶病变或 48 小时内病灶进展 >50%;②呼吸困难,呼吸频率 >24 次 /min;③严重低氧血症,吸氧流量在 3~5L/min 条件下,患者 SpO_2 ≤ 92%;④出现休克、ARDS 或 MODS。

7. 诊断注意事项 临床应注意与流感,普通感冒,细菌、支原体、衣原体、军团菌性肺炎,传染性单核细胞增生症,SARS,巨细胞病毒等病毒性肺炎进行鉴别,鉴别主要依靠病原学检查。

【治疗要点】

1. 隔离治疗 对疑似病例和确诊病例应尽早隔离治疗。

2. 对症治疗 高热者可按需应用解热药物或物理降温。有呼吸困难和低氧血症者及时给予氧疗。其他的对症处理包括止咳祛痰等。儿童忌用阿司匹林或含阿司匹林以及其他水杨酸制剂的药物,避免引起儿童 Reye 综合征。

3. 抗病毒治疗 应尽早使用(最好在发病48小时内)。有条件情况下,应该定期检测下呼吸道标本的病毒拷贝数,指导抗病毒药物的使用。抗流感病毒药物用法见本章第1节"流行性感冒"部分。

4. 中医药治疗

5. 加强支持治疗和预防并发症 注意休息、多饮水、增加营养,给易于消化的饮食。密切观察,监测并预防并发症。抗菌药物应在明确继发细菌感染时或有充分证据提示继发细菌感染时使用。

6. 重症患者的治疗 处理要点:①营养支持;②氧疗与呼吸支持;③防治继发细菌感染;④防治其他并发症等。参见有关章节。对发病2周内的重症患者,及时给予人禽流感患者恢复期血浆有可能提高救治的成功率。

出院标准:13岁以上患者的出院,需同时具备下列条件且持续7天以上:①体温正常;②临床症状消失;③胸部X线影像学检查显示病灶明显吸收。12岁以下儿童的出院,不仅应同时具备上述条件,而且要求病程满21天。

(陈荣昌 张文武)

第3节 流行性腮腺炎

流行性腮腺炎(mumps,epidemic parotits)是由腮腺炎病毒所引起的急性呼吸道传染病。以腮腺非化脓性炎症、腮腺区肿痛为临床特征。好发于儿童、青少年甚至成人中的易感者。腮腺炎病毒除侵犯腮腺外,尚能侵犯神经系统及各种腺体组织,引起儿童脑膜炎、脑膜脑炎,青春期后可引起睾丸炎、卵巢炎和胰腺炎等。预后良好,病死率为0.5%~2.3%,主要死于重症腮腺炎病毒脑炎。患病后免疫力持久,再感染者偶见。

【诊断要点】

1. 流行病学特点 早期患者及隐性感染者均为传染源。患者腮腺肿大前7天至肿后2周时间内,可从唾液中分离出病毒,此时患者具高度传染性。主要通过飞沫经呼吸道传播,也可通过接触被病毒污染的物品传播。患者主要是学龄儿童,无免疫力的成人也可发病。全年均可发病,但以冬春季为高峰,呈流行或散发,于2~3周前有与流行性腮腺炎患者接触史。

2. 临床表现特点　潜伏期8~30天,平均18天。多数病例无前驱症状而以耳下部肿大为最早表现。少数患者有前驱症状如畏寒、发热、头痛、纳差、全身不适等,数小时或1~2天后腮腺即逐渐明显肿大,此时体温可上升达39℃以上,甚至40℃,成人患者症状一般较重。腮腺肿大以耳垂为中心,向前、后、下发展,边缘不清,同时伴有周围组织水肿,局部皮肤紧张发亮,但无明显发红,无化脓,具有弹性感,表面灼热并有触痛,张嘴、咀嚼或进酸味饮食时疼痛加重。通常一侧腮腺肿大后2~4天又累及对侧,但也有双侧同时肿大。肿胀于2~3天达高峰,再持续4~5天后逐渐消退,全程10~14天。颌下腺和舌下腺亦可被累及。颌下腺肿大时颈前下颌处明显肿胀,颌下可扪及柔软而具轻触痛的椭圆形腺体;舌下腺肿大时可见舌及颈前下颌肿胀,严重者引起吞咽困难。腮腺四周的组织也呈水肿,可上达颞部及颧骨弓,下达颌部及颈部,甚至波及胸锁乳突肌。有时可伴胸骨前水肿,因而使面貌变形。腮腺管口(位于上颌第二白齿对面黏膜上)在早期可红肿,有助于诊断。

少数不典型病例可始终无腮腺肿胀,而以单纯脑膜脑炎、睾丸炎的症状出现,也有仅见颌下腺或舌下腺肿胀者。

尽管主要病变在腮腺,但流行性腮腺炎实际上是一种全身性感染,可累及中枢神经系统或其他腺体、器官出现相应的症状和体征,应予以注意。本病可有以下几种并发症:

(1)神经系统并发症:①脑膜炎、脑膜脑炎:有症状的脑膜炎发生在15%的病例,为小儿患者中最常见的并发症,可发生于腮腺肿大前6~7天至腮腺肿大后2周内,大多数在腮腺肿大后1周内出现。有的患者脑膜炎先于腮腺炎。主要表现有头痛、嗜睡和脑膜刺激征,一般症状在1周内消失,预后良好。脑膜脑炎或脑炎患者,常有高热、谵妄、抽搐、昏迷,重症者可至死亡。可遗留耳聋、视力障碍等后遗症。②多发性神经炎:偶于腮腺炎后1~3周内发生。此外尚可有暂时性面神经麻痹、平衡失调、三叉神经炎、偏瘫、截瘫、上升性麻痹等。预后多良好。

(2)胰腺炎:成人中约占5%,儿童中较少见。常发生于腮腺肿大后3~7天内。因腮腺炎本身可引起淀粉酶增多,故测定血清脂肪酶价值更大。

(3)生殖系统并发症:成人男性14%~35%可并发睾丸炎,常见于腮腺肿大开始消退时患者又出现发热,睾丸明显肿胀和疼痛,可并发附睾炎、鞘膜积液和阴囊水肿。睾丸炎多为单侧,约1/3的病例为双侧。急性症状持续3~5天,10天内逐渐好转。部分患者睾丸炎后发生不同程度的睾丸萎缩,这是病毒引起睾丸细胞坏死所致,但很少引起不育症。幼年患者很少发生睾丸炎。成人女性中5%~7%合并卵巢炎,可出现下腹疼痛,右侧卵巢炎患者可酷似阑尾炎。一般不影响生育能力。

(4)肾炎:轻者仅有少量蛋白尿或血尿,重者与急性肾炎的表现及过程相同,多数预后良好。个别严重者可发生急性肾损伤甚至死亡。

(5)心肌炎:约4%~5%患者发生心肌炎,多见于病程的5~10天,严重者可致命。但大多数仅有心电图改变而无明显临床症状。

(6)其他:乳腺炎、甲状腺炎、胸腺炎、血小板减少、荨麻疹、急性滤泡性结膜炎等均少见。

3. **实验室检查** ①血象:白细胞总数多正常或稍增加,淋巴细胞相对增多。②血淀粉酶:90%的患者增高,增高程度通常与腮腺肿胀程度成正比。血脂肪酶增高,有助于胰腺炎的诊断。③血清学检查:补体结合试验和血凝抑制试验,双份血清效价增高4倍以上有诊断价值。④病毒分离:早期病例,唾液、尿液、血、脑脊液以及脑、甲状腺等其他组织中可分离出病毒。

4. **诊断注意事项** 本病尚应与化脓性腮腺炎(本病常为一侧性,肿大的腮腺表现红、肿、痛、热均明显,严重时可有波动感,挤压腮腺时腮腺导管口常可见到脓液流出)、颈、耳前或颌下淋巴结炎,其他病毒所致的腮腺肿大,症状性腮腺肿大等疾病进行鉴别。

【治疗要点】

1. **一般治疗** 呼吸道隔离及卧床休息,应隔离至热退、腮腺肿大完全消失之后。饭后用生理盐水漱口,保持口腔清洁。饮食以流质软食为宜,应避免进酸味饮料及食物,以减少唾液腺的分泌。高热不退可用物理降温,或用退热药物如APC片等。

2. **中医中药治疗** 以清热解毒、软坚消痈治疗为主。

3. **氦氖激光局部照射** 能减轻局部胀痛,并可缩短局部肿胀时间。

4. **抗病毒治疗** 早期可使用利巴韦林(病毒唑),成人每日0.75~1.0g,儿童15mg/kg静脉滴注,疗程5~7天,可缩短病程及减少并发症发生。亦有报道应用干扰素治疗成人腮腺炎合并睾丸炎患者,有较好效果。

5. **肾上腺皮质激素** 一般患者尽量不用,但对重症患者,如有高热不退或合并严重中枢神经系统并发症、心肌炎、严重的睾丸炎或胰腺炎等,可考虑短期(5~7天)应用。

6. **并发症的治疗** ①脑膜脑炎时按病毒性脑炎处理。②合并睾丸炎时应以丁字带将睾丸托起,以减轻疼痛,局部间歇冷敷,必要时可用镇痛剂。③心肌炎时应绝对卧床休息,并按心肌炎常规治疗。④并发胰腺炎时应禁食,并按胰腺炎常规处理。⑤预防睾丸炎:男性成人患者在本病早期应用己烯雌酚(乙菧酚)2~5mg/次,每日3次口服,有预防睾丸炎发生的作用。

(史 旻 张文武)

第4节 麻 疹

麻疹(measles)是由麻疹病毒引起的急性呼吸道传染病,临床以发热、咳嗽、流涕、眼结膜充血、颊黏膜有麻疹黏膜斑及皮肤出现红色斑丘疹等为主要表现。

【诊断要点】

1. 流行病学资料 人是麻疹病毒的唯一宿主,因此麻疹患者是唯一的传染源,急性期患者为本病最重要的传染源,出疹前后5天均有传染性。经呼吸道飞沫传播是主要的传播途径。任何季节均可发病,以冬春季为最多。人群普遍易感,主要在6个月至5岁小儿间流行。病后免疫力持久,两次发病者罕见。近些年在年长儿和成人中也可见一些轻型麻疹病例,主要原因为婴幼儿时未接种过麻疹疫苗或未再复种,使体内抗体的水平降低而成为易感者。

2. 临床表现特点 潜伏期约10天(6~21天),接受过麻疹疫苗者可延长至3~4周。

(1)典型麻疹:疫苗接种免疫失败和未接种疫苗者几乎全部表现为典型麻疹,继发性免疫失败者中约有1/6左右的人也表现为典型麻疹。可分为以下三期:①前驱期(卡他期):从发病到出疹为前驱期,一般持续3~4天。此期主要为上呼吸道炎症及眼结合膜炎所致的卡他症状。表现为急性起病,发热、咳嗽、喷嚏、流涕、流泪、畏光、结膜充血、咽痛、全身乏力等。婴幼儿可出现呕吐、腹泻等胃肠道症状。起病后第2~3天约90%以上患者口腔可出现麻疹黏膜斑(Koplik spots,科氏斑),它是前驱期的特征性体征,具有诊断意义。科氏斑位于双侧第二磨牙对面的颊黏膜上,0.5~1mm针尖大小的白色点状突起,周围有红晕。初起时仅数个,1~2天内迅速增多融合,扩散至整个颊黏膜,形成表浅的糜烂,似鹅口疮,2~3天后很快消失。前驱期一些患者颈、胸、腹部可出现一过性风疹样皮疹,数小时即退去,称麻疹前驱疹。②出疹期:发热3~4天后,当呼吸道症状及体温达高峰时开始出现皮疹。皮疹先见于耳后发际,逐渐波及头面部、颈部,一日内自上而下蔓延到胸、背、腹及四肢,约2~3天内遍及手心、足底,此时头面部皮疹已可开始隐退。皮疹初为淡红色斑丘疹,大小不等,直径约2~5mm,散在分布,继而增多,呈鲜红色,以后逐渐融合成暗红色、形态不规则或小片状斑丘疹,疹间皮肤正常。皮疹为充血性,压之退色,少数病例皮疹呈出血性。出疹时全身中毒症状加重,体温高达40℃左右,精神萎靡、咳嗽频繁,声音嘶哑、畏光、结膜红肿、眼睑水肿。重者可有谵妄、抽搐。全身表浅淋巴结与肝脾可轻度肿大。肺部常有干湿性啰音。本期约5~7天。③恢复期:皮疹达高峰并持续1~2天后,疾病迅速好转,体温开始下降,全身症状明显减轻,皮疹随之按出疹顺序依次消退。皮疹消退后留下特征性的棕褐色色素沉着及糠麸样脱屑,以躯干为多,约1~2周消失。这种色素沉着斑在麻疹后期有诊断价值。无并发症者整个病程约10~14天。

(2)非典型麻疹:①轻型麻疹:多见于具有对麻疹病毒有一定的免疫力者,如6个月以内婴儿尚留存来自母体的被动免疫抗体,近期接受过免疫制剂(如丙种球蛋白)或接种过麻疹疫苗者,或第二次患麻疹者。其潜伏期较长(3~4周),临床症状轻,麻疹黏膜斑不典型或缺如,皮疹少而色淡,出疹期短,不留色素沉着,一般无并发症,病程在1周左右。病后所获免疫力与典型麻疹者相同。②重型麻疹:多见于全身情况差、免疫力低下或继发严重感染者。起病急骤,高热40℃以上,严重中毒症状,谵妄或昏迷,反复抽搐,呼吸急促,唇指发绀,脉细速,皮疹密集,呈暗红色且融合成片(中毒性麻疹);有时皮疹呈出血性,形成紫斑,伴内脏出血(出血性麻疹);有时皮疹呈疱疹样,可融合成大疱(疱疹性麻疹);皮疹少或皮疹突然隐退,遗留少数皮疹呈青紫色,面色苍白或青灰色,大多因心功能不全或循环衰竭引起(休克性麻疹)。预后差。③成人麻疹:与小儿相比中毒症状较重,但并发症较少。临床特点起病急,可无卡他症状,发病第1天即高热,伴有头痛、全身乏力、萎靡不振、纳呆等;而后热型不规则或为稽留热,咳嗽较剧,发病后3~4天出现粗大的斑丘疹,融合,自上而下顺序出现,3~4天后逐渐消退,但留有色素沉着。麻疹黏膜斑十分常见但不典型,消失较晚。妊娠初期发病可致流产,孕期中得病可致死胎。孕妇产前7~10天感染麻疹,则小儿娩出时可无任何症状,而出生后可与母亲同时发生症状;若孕妇产前2周受感染,产时正患麻疹,则小儿出生时可见麻疹,称为先天性麻疹。④异型麻疹:主要发生于接种麻疹灭活疫苗后4~6年,再接触麻疹患者时出现。表现急起高热、头痛、肌痛、腹痛、乏力等,中毒症状重而卡他症状少,罕见麻疹黏膜斑。起病2~3天后出现皮疹,但从四肢远端开始,逐渐波及躯干与面部,皮疹为多形性,有斑丘疹、疱疹、紫癜或荨麻疹,一般可同时见于2~3种皮疹形态。常伴有四肢水肿、肺炎,肝、脾均可肿大。异型麻疹病情较重,但多为自限性。其最重要的诊断依据为恢复期麻疹抗体呈现高滴度,但病毒分离阴性。一般认为其无传染性。

3. 并发症 年幼体弱、营养不良及免疫力低下者,患麻疹后极易发生并发症,常见的有肺炎、喉炎、心肌炎、心功能不全、脑炎等。

4. 实验室检查 ①血象:前驱期周围血象白细胞计数正常或稍高,出疹期稍减少,淋巴细胞相对增加。②分泌物涂片检查多核巨细胞:鼻咽、眼分泌物及尿沉渣涂片,以瑞氏染色,显微镜下可见脱落的上皮多核巨细胞。在出疹前后 1~2 天即可阳性,比麻疹黏膜斑出现早,有早期诊断价值。③血清麻疹 IgM 抗体测定:酶联免疫吸附试验(ELISA)测定血清特异性 IgM 抗体是诊断麻疹的标准方法,且在发病后 2~3 天即可测到,因此还具有早期诊断价值。

5. 诊断注意事项 典型麻疹依据流行病学资料及临床表现即可诊断。麻疹黏膜斑对出疹前早期诊断极有帮助,上呼吸道卡他症状及皮疹形态分布特点均有助诊断,麻疹后留下色素沉着及糠麸状脱屑在恢复期有诊断意义。出疹期麻疹需与其他出疹性疾病如风疹、猩红热、幼儿急疹、药物疹等鉴别。

【治疗要点】

麻疹为自限性疾病,目前对麻疹病毒尚无特效药物。重点在于精心护理、对症治疗和防治并发症。

1. 护理与对症治疗 患者应单间呼吸道隔离,卧床休息直至体温正常或至少出疹后 5 天。居室空气新鲜,保持适当温度和湿度,衣被不宜过多,眼、鼻、口腔、皮肤保持清洁。如结合膜炎可用 4% 硼酸溶液或生理盐水清洗,再涂红霉素或四环素眼膏,防止继发感染。及时清除鼻腔分泌物及干痂,保持鼻腔通畅。给予足够水分及易消化富营养的食物,切不可"忌口"。高热时(39.5~40℃)可给小剂量退热剂,以免骤然退热引起虚脱。剧咳时可服适量的镇咳剂。体弱病重者可早期给丙种球蛋白肌内注射或静脉注射。

2. 中医中药治疗 祖国医学认为麻疹系热毒侵犯肺脾二经所致。治则为初热期(前驱期)应驱邪外出,宜辛凉透表,可用宣毒发表汤或升麻葛根汤加减,外用透疹药(生麻黄、莞荽子、西河柳、紫浮萍各 15g)放入布袋中煮沸后在床旁蒸薰,或稍凉后以药汁擦面部、四肢,以助出疹。见形期(出疹期)宜清热解毒透疹,用清热透表汤或银翘解毒丸;热症重者可用三黄石膏汤或牛角地黄汤;虚弱肢冷者用人参败毒饮或补中益气汤。收没期(恢复期)宜养阴清热,可用沙参麦冬汤或竹叶石膏汤加减。

3. 治疗并发症 包括肺炎、喉炎、心肌炎和脑炎等,参见有关章节。

（史 旻 张文武）

第 5 节 流行性乙型脑炎

流行性乙型脑炎(epidemic encephalitis B,简称乙脑),亦称日本乙型脑炎,是由乙脑病毒引起的、以脑实质炎症为主要病变的中枢神经系统急性传染病。本病经蚊媒传播,多发生于夏秋季,患者一般以儿童较多。临床以发病急骤、高热、意识障碍、抽搐、呼吸衰竭、脑膜刺激征等为主要特征。

【诊断要点】

1. 流行病学资料　本病在热带地区全年均可发生,在亚热带和温带地区有严格的季节性,好发于夏末秋初,80%~90%集中在7~9月。10岁以下儿童多见,尤以2~6岁儿童发病率最高。儿童接种乙脑疫苗后发病减少,但成人及老人发病有增加。当夏秋季节(7~9月),起病前3周内在流行地区有蚊虫叮咬史,尤其是儿童突然出血发热、头痛、呕吐、嗜睡或烦躁等现象,且在短期内逐渐加重而无明显上呼吸道炎症表现者,应首先考虑本病。

2. 临床表现特点　乙脑病毒侵入人体约经4~21天(一般为10~14天)潜伏期后出现神经症状。按病程可分为以下四个时期:

(1)初期:为病初的1~3天。起病急,1~2天内体温升高达39~40℃,伴有头痛、恶心、呕吐、嗜睡、烦躁、结合膜及咽部充血。部分患者可有颈项强直及抽搐,但神志尚清楚。极重型患者本期经过甚短,于起病1~2天内就出现高热、频繁抽搐、深度昏迷而进入极期。

(2)极期:病程4~10天。患者除全身毒血症状加重外,突出表现为脑损害症状更为明显。主要表现有:①高热:为本病必有的表现。体温稽留于39~40℃以上,并持续不退直至极期结束,一般持续7~10天,重症者达3周以上。发热越高,热程越长,病情越重。②意识障碍:多发生于第3~8病日,轻者嗜睡,重者出现昏迷,成年患者偶有谵妄、定向力障碍、狂躁等。意识障碍通常持续1周左右。③抽搐:抽搐或惊厥大多发生于病程第2~5天。从轻度的手、足、面部的抽搐,到出现肢体阵挛性或全身强直性抽搐。一般均伴有意识障碍,重者可伴有发绀和呼吸暂停。④呼吸衰竭:是本病最主要的死亡原因。中枢性呼吸衰竭表现为呼吸表浅、节律不齐、叹息样呼吸、潮式呼吸、呼吸暂停、抽泣样呼吸及下颌呼吸等,最后呼吸停止。外周性呼吸衰竭表现为呼吸困难、发绀、呼吸减弱。⑤颅内压增高和脑膜刺激征:本病多有不同程度的颅内压增高,较大儿童及成人均有不同程度的脑膜刺激征。重症患者可发生脑疝,以钩回疝(小脑幕切迹疝)较为多见,表现为昏迷突然加深,呼吸节律异常,疝侧瞳孔散大和上睑下垂,对侧肢体瘫痪和锥体束征阳性。⑥其他神经系局灶症状:由于本病常有广泛的中枢神经系损害,因而可出现各种神经反射异常和神经系体征。大脑锥体束受损可出现肢体痉挛性瘫痪、肌张力增强和病理征阳性。大脑半球损害表现为去大脑强直。丘脑下部损害可出现体温调节障碍。如延脑受损可发生延髓麻痹。前庭小脑受损害可有眼球震颤及瞳孔变化。自主神经受累可出现面赤、发热、偏侧出汗、大小便失禁、尿潴留、直肠麻痹等。乙脑的神经系症状常在病程第一周内达高峰,第二周后极少出现新的神经系症状。

(3)恢复期:极期(持续 1 周左右)过后,体温多在 2~5 天内降至正常。神经精神症状日渐好转,一般于 2 周左右完全恢复,部分患者恢复较慢需数月。恢复期可有低热、多汗、言语障碍、吞咽困难、肢体麻痹、不自主动作、抽搐发作、表情缺失等。少数患者有智能障碍或精神异常。

(4)后遗症期:发病半年后仍留有的神经精神障碍称为后遗症。约 5%~20% 的患者留有后遗症。以失语、瘫痪及精神失常最常见,重症病例可有肢体强直、角弓反张、不自主动作、视力障碍及痴呆等。

3. 临床分型

(1)轻型:患者神志清楚,可有轻度嗜睡。体温在 39℃以下,仅在高热时才可能有抽搐。可有轻度脑膜刺激征。大多在一周左右恢复。

(2)中型(普通型):体温 39~40℃,有不同程度的意识障碍,脑膜刺激征明显,有轻度抽搐,病理反射阳性,浅反射减弱或消失,或有脑神经麻痹、运动障碍等。病程 10 天左右,大多无恢复期症状。

(3)重型:神志昏迷,持续高热 40℃以上,有反复或持续性抽搐,深反射先亢进后消失,浅反射消失,病理反射阳性。脑膜刺激征明显,肢体瘫痪或出现呼吸衰竭。病程多在 2 周以上,恢复期常有明显的神经精神症状,部分患者可有后遗症。

(4)极重型(暴发型):起病急骤,体温迅速于病后 1~2 天内上升到 40℃以上。深昏迷,反复或持续抽搐,迅速出现脑疝及中枢性呼吸衰竭。本型常于短期内(一般 3 天左右)出现呼吸循环衰竭而死亡,幸存者多有严重后遗症。

4. 辅助检查　①血象:血白细胞增多,常达(10~30)×10^9/L,中性粒细胞增多为主,1~2 天后,淋巴细胞占优势。部分患者血象始终正常。②脑脊液检查:外观无色透明或微混,压力增高,白细胞数轻度增高,多在(50~500)×10^6/L 之间,个别患者可达 1 000×10^6/L 以上,起病后 2~5 天以中性粒细胞为主,以后则以淋巴细胞占多数。蛋白轻度增高,大多不超过 1.0g/L,糖正常或稍高,氯化物正常。细菌检查阴性。极少数患者脑脊液常规与生化正常。自脑脊液测乙脑特异性 IgM 抗体较血清抗体出现早,有早期诊断价值。③血清学检查:乙脑的确诊有赖于血清学诊断。最常用的是特异性 IgM 抗体测定。特异性 IgM 抗体于感染后第 4 天即可出现,2~3 周达到高峰,故单份血清即可做出早期诊断。④病毒分离:对疑诊死亡病例取脑组织或延髓穿刺取脑组织,病毒分离阳性率较高,作为回顾性诊断。

5. 诊断注意事项　应注意与中毒型菌痢、化脓性脑膜炎(化脑)、脑型疟疾、钩端螺旋体病脑膜脑炎型、其他病毒性脑炎及脑膜炎等疾病相鉴别。

【治疗要点】

1. 一般治疗与护理 患者应隔离于有防蚊和降温设施的病房,室温控制在30℃以下。保持安静,避免刺激。定期观察患者的神志、体温、血压、呼吸、瞳孔及肌张力的变化。对昏迷者应定时翻身、拍背、吸痰,防止褥疮发生。不能进食者鼻饲,计出入水量,按生理需要补液,维持水、电解质平衡。成人每日输液量为1 500~2 000ml,儿童每天50~80ml/kg为宜。

2. 对症处理 高热、抽搐及呼吸衰竭是危及乙脑患者生命的三大主征,可互为因果,形成恶性循环。高热增加耗氧量,加重脑水肿和神经细胞病变,使抽搐加重;抽搐又加重缺氧,导致呼吸衰竭并进一步加重脑组织病变,使体温升高。因此,及时控制高热、抽搐及呼吸衰竭是抢救乙脑患者的关键。治疗应着重于以下方面:

(1)降温:应采取综合性降温措施(物理降温为主,药物降温为辅),使患者肛温保持在38℃左右。①物理降温:如头部用冰帽连续降温,颈部、腋下及腹股沟部放置冰袋,30%~50%酒精擦浴、冷盐水灌肠等。同时使室温降至25℃以下。②药物降温:为配合物理降温,可应用小剂量退热药物,如吲哚美辛(消炎痛)口服或鼻饲,每次12.5~25mg,每4~6小时1次;对暂时不能口服或鼻饲者,可采用吲哚美辛栓剂,肛内置留。幼儿、年老体弱者可用10%~20%安乃近滴鼻。应防止用药过量致大量出汗而引起循环衰竭。严重者给予氢化可的松100~300mg/d或地塞米松5~10mg/d。③亚冬眠疗法:持续高热、反复惊厥的患者可采用亚冬眠疗法。常用氯丙嗪和异丙嗪,每次各0.5~1mg/kg,每4~6小时肌内注射1次。使肛温维持在38℃左右,维持较长时间,在度过疾病极期后,逐渐撤除亚冬眠,一般为3~5天。

(2)控制抽搐:引起惊厥的原因有高热、颅内压增高、脑实质炎症、痰阻缺氧、低血钙及低血钠性脑病等。应首先针对不同原因采取相应措施。如惊厥的原因为脑实质炎症,则应及时给予镇静剂,常用的药物有:①地西泮:成人用量为每次10~20mg,儿童每次0.1~0.3mg/kg(不超过10mg),肌内注射或缓慢静脉注射。②水合氯醛:成人每次1.5~2.0g,儿童每次60~80mg/kg(每次不超过1.0g),稀释后鼻饲或保留灌肠。③异戊巴比妥钠:成人每次0.2~0.5g,儿童每次5~10mg/kg,溶入5%~10%葡萄糖液20ml中,缓慢静脉注射。本药适用于其他止痉药不易控制的抽搐。因该药有明显的呼吸抑制作用,故用药过程中如呼吸减慢或惊厥停止,应立即中止注射。④苯巴比妥钠:成人每次0.1~0.2g,儿童每次5~8mg/kg,肌内注射。

(3)脱水:颅内压增高是呼吸衰竭、抽搐及脑疝的根本原因,需做积极处理。常用的脱水剂及其用法详见第7章第1节"颅高压危象"部分。肾上腺皮质激素具有减轻炎症反应、改善脑水肿、减轻中毒症状和降温作用,但它可促使感染加重和扩散,仅主张短期用于重型和极重型患者。

(4)呼吸衰竭的处理:应根据引起呼吸衰竭的不同原因采取相应的措施。①保持呼吸道通畅,定时翻身并拍打胸背、吸痰及雾化吸入,对于有严重排痰障碍者可用纤维支气管镜吸痰。病情危重者,宜早行气管插管或气管切开建立人工气道。有下列指征时应尽早行气管切开:深昏迷,痰液阻塞,咳嗽反射消失,吞咽机能障碍,经处理无效者;脑干型脑炎,咽喉部分泌物聚集,病情进展者;延髓麻痹或假性延髓麻痹,或呼吸肌麻痹,经吸痰给氧仍不能维持换气功能者;老年人呼吸衰竭、排痰困难,或乙脑极期合并肺炎、肺不张,发绀进行性加重者。②氧疗,可选用鼻导管或面罩给氧。③脱水降颅内压治疗。④中枢性呼吸衰竭时可应用呼吸兴奋剂,可选用洛贝林(成人每次3~6mg,儿童每次0.15~0.2mg/kg)、尼可刹米(成人每次0.375~0.75g,儿童每次5~10mg/kg)等肌内注射或静脉滴注。⑤改善脑微循环:使用血管扩张药可改善脑微循环、减轻脑水肿、解除脑血管痉挛和兴奋呼吸中枢。常用东莨菪碱,成人0.3~0.5mg/次,儿童每次0.02~0.03mg/kg;或山莨菪碱成人每次20mg,儿童每次0.5~1mg/kg,以5%葡萄糖液稀释后,每隔10~30分钟静脉缓注1次,直至呼吸循环改善为止,一般用1~5天。此外,纳洛酮对退热、止痉、神志转清、纠正呼吸衰竭等有较好作用,可早期应用。

3. 中医中药治疗 醒脑静注射液具有降温、止惊、降颅内压、促苏醒等作用,使用方便,能肌内注射,可作为首选的中药注射制剂之一。

4. 恢复期及后遗症的处理 加强营养,细心护理,防止压疮、肺炎等并发症。肢体瘫痪者应保持肢体功能位,防止肢体畸形发生。对病情稳定、无抽搐的瘫痪、失语患者可采用高压氧治疗。恢复期可用针灸、理疗、推拿、功能锻炼等综合措施,并给予改善神经细胞功能的药物。

(苏盛元　张文武)

第6节 狂犬病

狂犬病(rabies)又名恐水症(hydrophobia),是由狂犬病毒引起的一种侵犯中枢神经系统为主的急性人兽共患传染病。狂犬病毒通常由病兽通过唾液以咬伤方式传给人。临床表现为特有的恐水、怕风、恐惧不安、流涎、发作性咽肌痉挛、进行性瘫痪等,病死率达100%,一般在发病后3~6天内死于循环或呼吸衰竭。

【诊断要点】

1. 病史 发病前有被犬、猫等患病动物咬伤史,有皮肤黏膜破损处被其唾液污染或接触兽、畜皮,进食兽、畜肉史。人被病犬咬伤后发病率为

15%~20%。

2. 临床表现特点 本病潜伏期长短不一,最短可至4天内,最长可达数十年之久,通常为1~3个月。短潜伏期常见于头面部、颈部咬伤以及严重或多部位咬伤者。典型的临床经过可分为三期,即前驱期、兴奋期和麻痹期(瘫痪期)。

(1)前驱期(侵袭期):在兴奋状态出现前,多数患者有低热、头痛、周身不适、倦怠、纳差、恶心、腹痛腹泻等症状,同时伴有或随后出现焦虑、抑郁、幻觉、失眠、注意力不集中、恐慌不安,对声、光、风、痛等刺激比较敏感,并有喉头紧缩感。具有诊断意义的早期症状是在愈合的伤口及其神经支配区有痒、痛、麻及蚁走等异样感觉,约发生于50%~80%的病例。本期持续2~4天。

(2)兴奋期(激动期):患者逐渐进入高度兴奋状态,突出表现为恐怖不安、恐水怕风、发作性咽喉肌痉挛、呼吸困难、排尿排便困难、高热、多汗、流涎等。恐水为本病所特有,当饮水、见水、闻及流水声或仅仅提及饮水时,均可引起反射性咽喉肌痉挛,患者极度痛苦和恐惧,患者虽渴极而不敢饮,饮后也无法下咽,从而引起脱水。80%的患者有此典型表现。有些患者感觉咽喉部疼痛和阻塞,促使用双手拉扯自己的咽喉部。畏风也是本病的常见症状。对外界各种刺激如轻微的风、光、声音或触摸等均可引起咽喉肌和呼吸肌痉挛,由于声带痉挛导致说话不清,甚至失音。交感神经亢进,表现为体温和血压升高,心率增快,唾液分泌增加,大汗淋漓,瞳孔散大等。因同时有吞咽困难和过度流涎而出现"泡沫嘴"。部分患者出现下丘脑和杏仁核功能异常,可导致性欲增强,或为嗜色狂或慕男狂,男性患者在一日内可试图多次性交或自发性射精。多数患者神志清楚,表情痛苦焦急,狂躁不安;随着兴奋状态的增长,部分患者可出现精神失常、谵妄、幻想幻视、强行挣扎,并试图逃出室外,也可能攻击或咬伤他人。病程进展迅速,大多在发作中死于呼吸、循环衰竭。本期持续1~3天。

(3)麻痹期(瘫痪期):患者渐趋安静,痉挛发作停止,出现各种瘫痪,尤以肢体软瘫最为多见,也可表现为眼肌、颜面肌和咀嚼肌的瘫痪以及感觉减退、失声和反射消失等。本期中患者的呼吸逐渐微弱或不规则,可迅速因呼吸、循环衰竭而死亡。临终前多进入昏迷状态。本期持续6~18小时。

本病的整个病程一般不超过6天,超过10天者极少。除上述典型者外,有所谓"麻痹型"者,此型常见于吸血蝙蝠咬伤、受固定株病毒感染、接受角膜移植及儿童患者,约占狂犬病的2%~20%。其病理损害以脊髓、延脑为主,因咽喉肌麻痹不能说话,又称"哑型"狂犬病(dumb rabies)。不同的是无兴奋期表现,前驱期后出现四肢麻木,麻痹从下肢开始,逐渐发展至全身麻痹,多无吞咽困难和恐水表现,也没有痉挛发作,神志始终清楚,终因衰竭而死亡,病程 10 天左右。

3. **诊断注意事项** 根据有狂犬动物咬伤或抓伤史,出现典型症状,即可作出临床诊断。在病程早期或症状不典型的患者易被误诊,须与破伤风、脊髓灰质炎、其他病毒性脑炎、类狂犬病性癔症等疾病鉴别。

【治疗与预防】

本病无特异性治疗,病死率达 100%,故强调在咬伤后及时预防性治疗以防止发病。若已发病则采取对症治疗,尽量延长患者生存时间。

1. **发病时的处理** 仅作作对症处理:①首先将患者隔离在安静、光线较暗的单人房间,避免各种声、光、风等刺激,精心护理。医护人员最好进行狂犬病疫苗注射,接触患者应戴口罩、手套,以防患者唾液中的病毒污染皮肤及黏膜破损处。②应用镇静剂如氯丙嗪、苯巴比妥钠、地西泮(安定)等控制患者的兴奋状态。③鼻饲或静脉输液,补充血容量,纠正水电解质及酸碱平衡失调。④采取有效措施,维持患者心肺功能。必要时可做气管切开术,并应用肌肉松弛剂和间歇正压通气等。

2. **保护易感人群** 狂犬病暴露是指被狂犬、疑似狂犬或者不能确定是否患有狂犬病的宿主动物咬伤、抓伤、舔舐黏膜或者破损皮肤处,或者开放性伤口、黏膜接触可能含有狂犬病病毒的唾液或者组织。罕见情况下,器官移植和气溶胶吸入也可作为暴露途径而感染狂犬病病毒。

(1)暴露前狂犬病疫苗预防接种:狂犬病高暴露风险者应当进行暴露前免疫,包括从事狂犬病研究的实验室人员、接触狂犬病患者的人员、兽医、山洞探险者等。接种 3 次,于 0(注射当天)、7、21(或 28)天各肌内注射 1 剂量(2ml)狂犬病疫苗。1 年后加强 1 针次,以后每隔 3~5 年加强 1 针次。

(2)暴露后分级及处理原则:对狂犬病暴露者进行及时、规范的暴露后预防处置,可以有效避免狂犬病的发生。首先应对患者进行暴露分级,然后再据此采取不同的处理措施:

Ⅰ级暴露:符合以下情况之一者:①接触或喂养动物;②完好的皮肤被舔;③完好的皮肤接触狂犬病动物或人狂犬病病例的分泌物或排泄物。判定为Ⅰ级暴露者,无需进行医学处置,建议清洗接触部位。

Ⅱ级暴露:符合以下情况之一者:①裸露的皮肤被轻咬;②无出血的轻微抓伤或擦伤。判定为Ⅱ级暴露者,应立即处理伤口,并接种狂犬病疫苗。

Ⅲ级暴露:符合以下情况之一者:①单处或多处贯穿皮肤的咬伤或抓伤("贯穿"表示至少已伤及真皮层和血管,临床表现为肉眼可见出血或皮下组织);②破损皮肤被舔舐(应注意皮肤皲裂、抓挠等各种原因导致的微小皮肤破损);③黏膜被动物唾液污染(如被舔舐);④暴露于蝙蝠(当人与蝙蝠之间发生接触时应考虑进行暴露后预防,除非暴露者排除咬伤、抓伤或黏膜的暴露）。判定为Ⅲ级暴露者，应立即处理伤口，使用狂犬病被动免疫制剂，接种狂犬病疫苗。确认为Ⅱ级暴露且免疫功能低下者，或者Ⅱ级暴露位于头面部且致伤动物不能确定健康者，按照Ⅲ级暴露处置。

（3）暴露后狂犬病疫苗预防接种：应及早进行暴露后预防接种。一般于0、3、7、14、28 天各肌内注射 1 剂量（2ml）狂犬病疫苗；如严重咬伤，可全程注射 10 针，于当天至第 6 天每天 1 针，随后于 10、14、30、90 天各注射 1 针。部分 Vero 细胞疫苗可应用 2-1-1 免疫程序：于 0 天在左右上臂三角肌肌内各注射一剂（共两剂），婴幼儿可在大腿前外侧肌肉内各注射一剂（共两剂），7 天、21 天各注射一剂，全程免疫共注射 4 剂。狂犬病疫苗不分体重和年龄，每针次均接种 1 个剂量（2ml）。接种狂犬病疫苗应当按时完成全程免疫，当某一针次出现延迟 1 天或者数天注射，其后续针次接种时间按延迟后的原免疫程序间隔时间相应顺延。对一种疫苗过敏者，可更新另一种疫苗继续原有免疫程序。

疫苗接种注射部位：上臂三角肌肌内注射。2 岁以下婴幼儿可在大腿前外侧肌内注射，禁止臀部注射。

对下列情形之一者建议首剂狂犬病疫苗剂量加倍给予：①注射疫苗前 1 个月内注射过免疫球蛋白或抗血清者；②先天性或获得性免疫缺陷者；③接受免疫抑制剂（包括抗疟疾药物）治疗的患者；④老年人及患慢性病者；⑤暴露后 48 小时或更长时间才注射狂犬病疫苗的患者。

一般情况下，全程接种狂犬病疫苗后体内抗体水平可维持至少 1 年。如再次暴露发生在免疫接种过程中，则继续按照原有程序完成全程接种，不需加大剂量；全程免疫后半年再次暴露者一般不需要再次免疫；全程免疫后半年到 1 年内再次暴露者，应当于 0、3 天各接种 1 针疫苗；在 1~3 年内再次暴露者，应当于 0、3、7 天各接种 1 针疫苗；超过 3 年者应当全程接种狂犬病疫苗。

（4）暴露后伤口处理：伤口处理包括伤口彻底冲洗和消毒处理。伤口处理时间越早越好，就诊时如伤口已结痂或者愈合，则不主张进行伤口处理。伤口冲洗：用 20% 肥皂水或 0.1% 苯扎溴铵（新洁尔灭）和一定压力的流动清水交替彻底冲洗，冲洗所有咬伤和抓伤处至少 30 分钟。然后用生理盐水（也可用清水代替）将伤口洗净，最后用无菌脱脂棉将伤口处残留液吸尽，避免在伤口处残留肥皂水或者清洁剂。深部伤口应用注射器插入伤口进行液体灌输、冲洗。如因疼痛，可给局部麻醉。消毒处理：伤口彻底冲洗后用 2.5%~3% 碘酒（碘伏）或 75% 乙醇涂擦伤口。如伤口情况允许，应当尽量避免缝合或包扎。伤口轻微时，可不缝合，也可不包扎，可用透气性敷料覆盖创面。若有必要应在局部伤口处理后应用抗生素及 TAT 等。对严重受染者(如头面部或颈部受伤,多处或深部受伤),确需缝合的,在完成清创消毒后,先用抗狂犬病血清(anti rabies serum,ARS)或人狂犬病免疫球蛋白(human rabies immunoglobulin,HRIG)做伤口周围的浸润注射,使抗体浸润到组织中,以中和病毒,2 小时后再行缝合和包扎;伤口深而大者放置引流条,以利于伤口污染物及分泌物的排出。伤口较深、污染严重者需应用抗生素及 TAT 等。

(5)被动免疫制剂的应用:常用的有 HRIG 和 ARS,以 HRIG 为佳,唯价格贵。HRIG 用量为 20U/kg,不需做皮肤过敏试验;ARS 用量为 40U/kg,用前需做皮肤过敏试验。均应一次性足量注射。不能把被动免疫制剂和狂犬病疫苗注射在同一部位;禁止用同一注射器注射被动免疫制剂和狂犬病疫苗。

(张文武)

第 7 节　肾综合征出血热

肾综合征出血热(hemorrhagic fever with renal syndrome,HFRS),又称流行性出血热(epidemic hemorrhagic fever,EHF),是由汉坦病毒属的各型病毒引起的、以鼠类为主要传染源的一种自然疫源性疾病。本病的主要病理变化是全身小血管和毛细血管的广泛性损害,临床上以发热、低血压休克、充血出血及肾损害为主要表现。典型病例病程呈五期经过。

【诊断要点】

1. 流行病学特点　在本病流行季节、流行地区发病,或患者于发病前两个月内曾到过疫区居住或逗留时,患者有与鼠类等宿主动物及其排泄物、分泌物等直接或间接接触史,或食用过鼠类污染的食物,或有接触实验动物史。我国春夏季(5~6 月)和秋冬季(10~12 月)有流行高峰。人群普遍易感,以男性青壮年农民和工人发病较高。

2. 临床表现特点　潜伏期为 4~46 天,一般为 7~14 天,以 2 周多见。典型病例有发热、出血和肾脏损害三大主症,并依次出现五期过程,即发热期、低血压休克期、少尿期、多尿期和恢复期。但非典型病例明显增加。非典型和轻症患者可有越期(如缺乏低血压、少尿或多尿期)现象。重症患者则可出现发热、低血压休克和少尿期之间的互相重叠。

(1)发热期:主要表现为发热、全身中毒症状、毛细血管损伤和肾损害。起病急骤,有畏寒、发热,体温一般在 39~40℃之间,热型以弛张热为多,少数呈稽留型或不规则型,热程多为 3~7 天,少数达 10 天以上。一般体温越高、热程越长,则病情越重。轻型患者热退后症状缓解,重症患者热退后反而加重。全身中毒症状表现为全身酸痛和"三痛"（头痛、腰痛、眼眶痛）。头痛为脑血管扩张充血所致，腰痛与肾周围组织充血、水肿及腹膜后水肿有关，眼眶痛是眼球周围组织水肿所致，重者可伴有眼压升高和视力模糊。多数患者可出现胃肠中毒症状，如纳差、恶心、呕吐、腹痛、腹泻。腹痛剧烈者，腹部有压痛、反跳痛，易误诊为急腹症而手术。此类患者多为肠系膜局部极度充血和水肿所致。腹泻可带黏液和血，易误诊为肠炎或痢疾。毛细血管损害征主要表现为充血、出血和渗出水肿征，"三红"（颜面、颈部、上胸部潮红）明显，重者似酒醉貌。眼结合膜、咽部充血，并有不同程度的出血现象如软腭、咽部、腋下、前胸等部位可见点状、条索状、集簇状出血点。少数患者鼻出血、咯血、黑便或血尿。渗出水肿征主要表现在球结膜水肿，轻者眼球转动时球结膜有涟漪波，重者球结膜呈水泡样，甚至突出眼裂。部分患者出现眼睑、面部水肿。肾区有叩痛，尿中含大量蛋白质，镜下可见红细胞、白细胞及管型。本期一般持续3~7天。

（2）低血压休克期：一般于病程第4~6天出现。热退病重，感染中毒症状和出血加重，血压下降甚至休克。若低血压休克不能及时纠正，可进一步出现代谢性酸中毒、电解质紊乱、急性肾损伤、脑水肿、ARDS、DIC 和 MODS 等。本期一般持续1~3天。

（3）少尿期：一般于病程第5~8天出现。也可从发热期直接进入少尿期。此期胃肠道症状、神经精神症状和出血症状最为显著。患者尿量减少或无尿，出现尿毒症、酸中毒、电解质紊乱如高钾血症和高血容量综合征等。本期一般持续2~5天。

（4）多尿期：一般于病程第9~14天出现。此期可分为：①移行期：尿量由500ml/24h增至2 000ml/24h，但血肌酐、尿素氮仍持续上升，症状加重；②多尿早期：尿量 >2 000ml/24h，氮质血症无改善，症状仍重；③多尿后期：尿量 >3 000ml/24h，并逐日增加，甚至可达10 000ml/24h以上，尿液比重低。在少尿期向多尿期移行时，多数患者症状并未改善，最易发生各种合并症而导致死亡，但随着尿量继续增加，病情开始缓解，全身症状明显好转。随着尿液的大量排出，可导致失水和电解质紊乱，特别是低钾血症，继发细菌感染如支气管肺炎、肺炎等。本期一般持续数日至数周。

（5）恢复期：一般在病程的第4周开始恢复，尿量逐渐恢复正常，夜尿症消失。一般情况好转，除软弱外，无明显自觉症状。整个病程约1~3个月。

3. 实验室检查

（1）常规检查：不同病期表现不一，早期血白细胞总数增高，低血压休克期及少尿期达高峰；杆状核细胞增多，呈类白血病反应；淋巴细胞明显增加，可出现异型淋巴细胞，达5%以上；低血压休克期血液浓缩，红细胞和血红蛋白升高,少尿期则明显下降;血小板明显下降,有异型血小板出现。病程早期尿中即出现蛋白,并随病情进展至少尿期达高峰,尿中可同时检出红细胞、白细胞、管型和膜状物。

(2)血生化:多数患者在低血压期,少数患者在发热后期开始出现血肌酐(Cr)、尿素氮(BUN)增高,移行期末达高峰,多尿后期开始下降。部分患者血 ALT、AST 也有轻度升高。

(3)凝血功能检查:凝血酶时间、PT、纤维蛋白原、APTT、鱼精蛋白副凝试验(3P 试验)、纤维蛋白(原)降解产物等可有不同程度的异常。

(4)病原学检查:①病毒抗体检测:病程第 2 天和第 5 天即可从血中检出特异性 IgM 抗体和 IgG 抗体,单份血清检出 IgM 抗体有早期诊断价值。②病毒抗原检测:应用血清免疫学检查血或尿特异性抗原阳性。③病毒核酸检测有助于早期诊断。

4. 临床分型　按病情轻重,本病可分为五型。

(1)轻型:①体温在 39℃ 以下,一般在 38℃ 左右,中毒症状轻;②血压基本在正常范围;③除皮肤和 / 或黏膜有出血点外,其他处无明显出血现象;④肾脏损害轻微,尿蛋白在 +~++,没有明显少尿期。

(2)中型:①体温 39~40℃,全身中毒症状较重,有明显的球结膜水肿;②病程中收缩压低于 90mmHg,或脉压 <26mmHg;③皮肤、黏膜及其他部位有明显的出血现象;④肾脏损害明显,尿蛋白可达"+++",有明显的少尿期。

(3)重型:①体温 ≥ 40℃,全身中毒症状及渗出现象严重,或出现中毒性精神症状者;②病程中收缩压低于 <70mmHg,或脉压 <20mmHg,并呈现临床休克过程者;③出血现象较重,如皮肤瘀斑、腔道出血;④肾脏损害严重,少尿持续在 5 天以内,或无尿 2 天以内者。

以上各型若具备其中 2 项或以上者即可诊断。

(4)危重型:在重型基础上,出现以下任何严重综合征者:①难治性休克;②出血现象严重,有重要脏器出血;③肾脏损害极为严重,少尿期超过 5 天,或无尿 2 天以上,或 BUN 超过 42.84mmol/L;④心力衰竭、肺水肿;⑤出现脑水肿、脑出血或脑疝等中枢神经系统合并症;⑥严重继发感染;⑦其他严重合并症。

(5)非典型:①体温在 38℃ 以下,缺乏中毒症状;②皮肤或黏膜有散在出血点;③尿常规检查阴性或尿蛋白"±";④血或尿特异性抗原、抗体检测阳性。

5. 诊断注意事项　鉴别诊断方面应注意:①以发热为主者应与上呼吸道感染、流行性感冒、败血症、伤寒、钩端螺旋体病、流行性脊髓膜炎、疟疾甚至急性白血病等相鉴别。②有明显出血者应与伤寒出血、溃疡病出血、支气管扩张或肺结核咯血、肝病出血、血小板减少性紫癜等相鉴别。③有明显休克者应与休克型肺炎、感染性休克、暴发型流行性脊髓膜炎等相鉴别。④以少尿型为主者应与急性肾盂肾炎、急性肾小球肾炎、过敏性肾炎等相鉴别。⑤其他:腹痛应与急性阑尾炎、急性胆囊炎、肾脓肿等相鉴别。蛋白尿应与急性肾小球肾炎、急性肾盂肾炎等相鉴别。

【治疗要点】

本病治疗以综合疗法为主,早期应用抗病毒治疗,中晚期则针对病理生理进行对症治疗。抓好"三早一就"(早发现、早期休息、早治疗、就地或就近治疗),把好"三关"(休克关、肾衰关、出血关)。

1. 发热期的治疗　治疗原则为抗病毒、减轻外渗、改善中毒症状和预防 DIC。

(1)一般治疗:患者应严格卧床休息,给予高热量、高维生素流质、半流质饮食。呕吐不能进食者静脉补液。发热可予以冰敷、酒精搽浴等物理降温,或复方氨基比林、阿司匹林等。对烦躁不安、躁狂者可给予地西泮(安定)10mg,肌内注射或静脉滴注。呕吐者可给予甲氧氯普胺(灭吐灵)10mg 口服或肌内注射,或维生素 B_6 100~200mg 静脉滴注。

(2)液体疗法:输液应以盐液为主,宜用平衡盐液、林格液、葡萄糖盐水等,静脉滴注 1 000~2 000ml/d,疗程 3~4 天。对尿量 <25ml/h、持续 8 小时者,或尿量 <1 000ml/d 者,补平衡盐时,须酌情利尿;无肾损伤者,可适量选用 20% 甘露醇,具有扩容、减轻组织水肿、利尿作用。

(3)抗病毒治疗:越早越好,最好在起病 3~5 天内应用。临床常用有:①利巴韦林(病毒唑):剂量为 0.8~1.2g(成人)或 15~30mg/(kg·d)(儿童),分 1~2 次溶于葡萄糖液静脉滴注,疗程 3~5 天。②基因重组干扰素:剂量为 100 万 U/d~300 万 U/d,肌内注射,每日一次,疗程 3~5 天。

(4)肾上腺皮质激素:对高热、中毒症状重者,可选用氢化可的松 100~300mg/d,或地塞米松 5~10mg 加入液体中静脉滴注,连用 3~5 天。

(5)预防 DIC:常用的药物有:①丹参:丹参注射液 24g 溶于葡萄糖液中静脉滴注,每日 1~2 次,疗程 3~4 天。② 10% 右旋糖酐–40,500ml/d,静脉滴注。中毒症状重者或渗出明显者,应定期检查出、凝血时间,若出现高凝状态,可用小剂量肝素治疗。

2. 低血压休克期的治疗　治疗原则为积极补充血容量、注意纠正酸中毒和改善微循环。

(1)补充血容量:宜早期、快速和适量,争取 4 小时内血压稳定。常用液体有晶体液(平衡盐液、林格液、生理盐水、葡萄糖盐水等)、胶体液(10% 低分子右旋糖酐、血浆、白蛋白)和 5%~10% 葡萄糖等。成人每日补液总量一般为 2 500~3 000ml。

(2)纠正酸中毒:主要用 5% 碳酸氢钠溶液,可根据 CO_2CP 分次补充或每次 60~100ml,依病情每日给 1~4 次。5% 碳酸氢钠溶液渗透压为血浆的 4 倍,既能纠正酸中毒,亦有扩容作用。

(3)血管活性药物和肾上腺皮质激素的应用:①血管收缩剂:适用于血管张力降低者。常用的有多巴胺、间羟胺、去甲肾上腺素等。②血管扩张剂:适用于血管张力升高者的冷休克型病例,应在补足血容量的基础上应用。常用的有酚妥拉明、阿托品、山莨菪碱(654-2)和东莨菪碱等。③血管活性药物的联合应用:如去甲肾上腺素 + 酚妥拉明、间羟胺 + 多巴胺、去甲肾上腺素 + 多巴胺等,有利于疏通微循环,并增强升压效果。④可同时用地塞米松 10~20mg/d 静脉滴注。

3. 少尿期的治疗　此期的治疗以稳定内环境为主,尽早行血液净化治疗。参见第 12 章第 6 节"急性肾损伤"治疗部分。

4. 多尿期的治疗　治疗原则是:移行期和多尿早期的治疗同少尿期,多尿后期主要是维持水和电解质平衡,防治继发感染。

5. 恢复期的治疗　患者进入恢复后,需继续休息 1~3 个月;病情重者,休息时间宜更长,逐步增加体力活动量。

(蒋龙元　张文武)

第8节　伤　寒

伤寒(typhoid fever)是由伤寒杆菌引起的一种急性肠道传染病。临床特征为持续发热、表情淡漠、相对缓脉、脾大、玫瑰疹及白细胞减少等,少数病例可发生肠出血或肠穿孔等严重并发症。流行多在夏秋季,人群普遍易感,以儿童及青壮年发病为多,老年人较少见,病后常可获持久免疫力,再次发病者少见。

【诊断要点】

1. 临床表现特点　本病潜伏期一般为 7~14 天,波动范围为 3~60 天。大多起病徐缓,可有乏力、食欲减退、全身不适、头痛、腰酸背痛等前驱症状;少数病例则有畏寒、发热,急骤发病。典型伤寒病程 4~5 周,主要临床表现可分四期:

(1)初期:为病程第一周,缓慢起病,有发热,常伴有全身不适、纳差、咽痛、咳嗽等,体温呈阶梯形上升,于 5~7 天内达 39~40℃。半数以上患者有腹痛,弥漫性或位于右下腹回肠末端处。约 1/3 患者出现腹泻,为水样或稀便,黑粪少见。

(2)极期:为病程第2~3周。主要特点有:①持续高热:高热持续不退,稽留在40℃左右;少数病例则呈弛张热或不规则热型,持续10~14天。②相对缓脉和重脉:约1/3患者有相对缓脉,偶见重脉。③神经系中毒症状:耳鸣、重听、表情淡漠、反应迟钝,重者更有震颤、摸空、谵妄、精神错乱、昏迷,或出现脑膜刺激征。④肝脾大:近半数有肝脾大。⑤玫瑰疹:部分患者于发病后第7~14天在胸、腹、背部分批出现淡红色斑丘疹,量少,一般在10个以下,直径2~4mm,加压褪色,一般在2~4天内变暗淡、消失,可分批出现。有时可变成压之不褪色的小出血点。⑥患者极度虚弱、厌食,腹胀,多数便秘,少数重症患者可有腹泻,腹痛及压痛以右下腹最显著。⑦血象:白细胞计数多 $<5 \times 10^9/L$,嗜酸性粒细胞减少或消失,贫血较常见。

(3)缓解期:为病程第4周。体温呈弛张热型逐渐下降,症状逐渐减轻,病情开始改善。但患者消瘦虚弱,可出现各种并发症(肠出血、肠穿孔等)和合并症。

(4)恢复期:为病程第5周起,体温正常,症状和体征也随之消失,但全身状况的恢复约需1个月。少数患者可转为带菌者,大多无症状。

不典型伤寒包括:①轻型:以发热为主要表现,毒血症轻,病程较短,一般2周左右即可治愈。由于病情轻,症状不典型,易致漏诊或误诊。多见于儿童或者发病初期使用有效抗菌药物和曾经接受过伤寒菌苗预防的患者。②顿挫型:初期病情重,但恢复快,1~2周自愈。多见于儿童及有部分免疫力的成人。③迁延型:常见于合并慢性肝炎、慢性血吸虫病等患者,初期表现与典型病例相同,但发热持续5周以上甚或更久,热型弛张或间歇,肝脾大较显著。病程可迁延数月之久。④逍遥型:患者症状轻微,可坚持正常生活,部分患者以肠出血或肠穿孔为首发症状。⑤暴发型:起病急,毒血症严重,病情凶险,常有过高热、休克、中毒性脑病、中毒性肝炎、中毒性心肌炎、DIC等并发症。若未能及时抢救,可在1~2周内死亡。

2. 小儿伤寒 婴幼儿伤寒起病急,重症多,有高热、惊厥、腹胀、呕吐、腹痛、腹泻等症状,白细胞计数常无明显下降,甚至可达 $20 \times 10^9/L$ 以上,并发症以支气管肺炎为多,病死率高。儿童伤寒一般病程较短,病情较轻,弛张热或不规则热和胃肠道症状如呕吐、腹泻等多见,相对缓脉及重脉不明显,玫瑰疹亦少见,肝大较脾大突出而常见,并发症少。

3. 老年伤寒 体温多不高,临床表现多不典型,神经系及心血管系症状严重,易并发支气管炎与心功能不全,恢复缓慢,病死率较高。

4. 复发与再燃 5%~10%患者的临床症状消失后1~3周重又出现,血培养再次阳转,称为复发。其原因是病灶内的细菌未完全消灭,当身体免疫力降低时,伤寒杆菌再度大量繁殖,并再次侵入血流,多见于抗生素疗程过短、机体抵抗力降低的患者。少数患者可有2次以上复发。复发的症状一般较轻,病程较短,并发症与合并症较少。再燃是指患者进入恢复期前,体温尚未降至正常时,又重新升高,持续5~7天后方正常,血培养常为阳性。其原因可能与菌血症尚未被完全控制有关。有效和足量的抗菌药物治疗可减少或杜绝再燃。

5. 并发症 在伤寒的病程中,尚可发生以下并发症:

(1)肠出血:发生率2%~15%。多出现在病程第2~3周或恢复期,成人比小儿多见。常有饮食不当、活动过多、腹泻以及排便用力过度等诱因。除明确的血性大便外,患者常有血压或体温突然下降,脉搏增快,贫血等表现。

(2)肠穿孔:为最严重的并发症,发生率约1%~4%,好发于回肠末端,多见于病程第2~3周。成人比小儿多见。发病诱因是饮食不当、滥用泻药、排便用力、高压灌肠、钡餐检查或肠胀气等。患者骤觉右下腹剧痛,伴有恶心、呕吐及休克症状(休克期),1~2小时后症状可短暂缓解(平静期),不久又有高热、腹胀、腹痛、腹肌紧张与压痛等急性腹膜炎的表现(腹膜炎期)。有时与肠出血一起发生。

(3)中毒性心肌炎:发生率3.5%~5%,多见于极期。

(4)中毒性肝炎:发生率为10%~50%,常见于病程1~3周。伤寒时肝脏受累多系肝脏对伤寒杆菌及其分解产物的一种非特异性反应,因此预后大多良好。肝脏受累表现有肝大、转氨酶升高等。发生肝衰竭少见。

(5)其他:伤寒杆菌随血流播散,可引起各种局灶性感染,如急性胆囊炎、肺炎、骨髓炎、脑膜炎、心内膜炎、心包炎、脓肿、关节炎等;因伤寒引起的变态反应可导致伤寒肾炎、溶血性贫血、溶血性尿毒症综合征等。

6. 实验室检查

(1)常规检查:血白细胞计数大多为$(3\sim5)\times10^9$/L,伴中性粒细胞减少和嗜酸性粒细胞消失。随病情的好转嗜酸性粒细胞逐渐升高。极期嗜酸性粒细胞>2%,绝对计数>4×10^9/L者可基本除外伤寒。高热时可有轻度蛋白尿。粪便隐血试验常阳性。

(2)细菌培养:①血培养:是本病确诊的依据。第1周阳性率达80%~90%以上,以后阳性率渐低,第3周降为30%~40%,第4周时常阴性。②骨髓培养:阳性率较血液高,且出现早,持续久,不论病程早晚均宜进行。对已用抗生素、血培养阴性者尤为适用。

(3)伤寒血清凝集试验:即肥达反应(widal reaction),常自病程第一周末出现阳性,第3~4周阳性率可达90%。其效价随病程演进而递增,第4~6周达高峰,病愈后可持续数月之久。该试验特异性不强,机体免疫功能紊乱时可出现假阳性反应(达10%~20%),如结核病、结缔组织病等疾病在发热病程中可出现肥达反应阳性;而发病早期应用抗生素、全身情况较差、免疫功能低下时又可出现假阴性。因此,对肥达反应结果的判断宜谨慎,必须密切结合临床资料,还应强调恢复期血清抗体效价的对比。试验必须动态观察,一般 5~7 天复查 1 次,效价逐渐升高,辅助诊断意义也随着提高。在检验报告上分别以 O、H、A、B、C 表示凝集试验中伤寒杆菌菌体抗原,鞭毛抗原,副伤寒杆菌甲、乙、丙鞭毛抗原的相应特异性抗体,双份血清抗体效价递增 4 倍者可确诊,单份血清抗体效价 O ≥ 1:80 及 H ≥ 1:160 者亦有诊断价值。由于伤寒杆菌、副伤寒杆菌具有部分相同的菌体抗原,故仅有 O 抗体升高不能区分伤寒和副伤寒,须依靠 H、A、B、C 抗体加以鉴别。

7. 诊断标准

(1)临床诊断标准:在伤寒流行季节和流行地区有持续性高热(40~41℃),为时 1~2 周以上,并出现特殊中毒面容,相对缓脉,皮肤玫瑰疹,肝脾大,周围血象白细胞总数低下,嗜酸性粒细胞减少或消失,骨髓象中有伤寒细胞(印戒细胞),可临床诊断为伤寒。

(2)确诊标准:临床诊断病例如有以下项目之一者即可确诊:①从血、骨髓、尿、粪便或玫瑰疹刮取物中,任一种标本分离到伤寒杆菌。②血清特异性抗体阳性,肥达反应"O"抗体凝集效价 ≥ 1:80,"H"抗体凝集效价 ≥ 1:160,如恢复期效价增高 4 倍以上则更有意义。

【治疗要点】

1. 对症支持疗法

(1)一般治疗:①常规消毒与隔离。临床症状消失后,每隔 5~7 天送粪便进行伤寒杆菌培养,连续 2 次阴性才可解除隔离。②休息:发热期应卧床休息,退热后 2~3 天可在床上稍坐,退热后 1 周可逐渐过渡至正常活动量。③护理:注意观察体温、脉搏、血压、腹部体征及大便外观。维护皮肤及口腔清洁。转换卧位,以防压疮及肺炎。④饮食:发热期选用营养丰富、易消化的流质、半流质饮食,给适量维生素 B 及 C,少用糖及牛奶,入液量约 2 000~3 000ml/d 以上,维持水、电解质平衡;恢复期渐增食量,一般于热退后 5~7 天改用少渣饮食,2 周后恢复正常饮食。过早进食多渣、坚硬和容易产气的食物有诱发肠出血和肠穿孔的危险。

(2)对症处理:①降温措施:高热者物理降温为主。②便秘:可用开塞露注肛。禁用高压灌肠和泻剂。③腹胀者可用松节油腹部热敷或针灸。④腹泻者酌情口服小檗碱(黄连素)0.3g,每日 3 次。忌用鸦片制剂,可用铋剂和复方颠茄片。⑤毒血症严重、合并中毒性心肌炎或持续高热者,可在足量、有效抗生素配合下,加用肾上腺皮质激素,如地塞米松、氢化可的松等静脉滴注,不宜超过 3 天。可降低病死率。

2. 病原治疗 应遵循的原则是：在没有伤寒药物敏感性试验的结果之前，伤寒经验治疗的首选药物推荐使用第三代喹诺酮类药物，儿童和孕妇伤寒患者宜首先应用第三代头孢菌素。治疗开始后，密切观察疗效，尽快取得伤寒药物敏感性试验的结果，以便决定是否需要调整治疗方案。

(1) 氟喹诺酮类药物：目前常用的有：①氧氟沙星（ofloxacin）：0.2g，每日3次口服；或0.2g，每日2次静脉滴注，症状控制后改为口服；②环丙沙星（ciprofloxacin）：0.5g，每日2次口服；或0.2g，每日2次静脉滴注，症状控制后改为口服；③诺氟沙星（norfloxacin）：0.2~0.4g，每日3~4次口服；④左氧氟沙星（levofloxacin）：0.2~0.4g，每日2~3次口服；⑤依诺沙星（enoxacin）：0.2g，每日3次口服。疗程均为14天。

(2) 第三代头孢菌素：常用的有：①头孢曲松（ceftriaxone）：成人1~2g，每日2次静脉滴注；儿童100mg/(kg·d)，分2次静脉滴注；②头孢噻肟（cefotaxime）：成人2g，每日2次静脉滴注；儿童100mg/(kg·d)，分2次静脉滴注；③头孢哌酮（cefoperazone）：成人2g，每日2次静脉滴注；儿童100mg/(kg·d)，分2次静脉滴注；④头孢他啶（ceftazidime）：成人2g，每日2次静脉滴注；儿童100mg/(kg·d)，分2次静脉滴注。疗程均为14天。

3. 并发症的治疗 ①肠出血：禁食，静卧，维持血容量，给予止血药物，酌情输血，一般保守治疗效果较好。大出血时考虑手术切除。②肠穿孔：禁食，胃肠减压，强力抗生素的应用，积极给予支持治疗。除非患者十分虚弱，应立即手术治疗。③中毒性心肌炎：在足量、有效抗菌药物治疗的同时，加用皮质激素，并给予营养心肌、促进心肌代谢的药物治疗。

4. 慢性带菌者的治疗 可选用氟喹诺酮类药物口服，剂量同上，疗程均为4~6天。若有慢性胆囊炎、胆石症，应做胆囊切除术。

附：副伤寒

副伤寒（parayphoid fever）是副伤寒甲、乙、丙杆菌引起的一组细菌性传染病。其临床过程和处理措施与伤寒大致相同。与伤寒不同的临床特点如下：

1. 副伤寒甲、乙 我国成人的副伤寒以副伤寒甲为主，儿童以副伤寒乙较常见。副伤寒甲、乙患者肠道病变表浅，范围较广，可波及结肠。潜伏期较短，2~15天，一般为8~10天。起病常有腹痛、腹泻、呕吐等急性胃肠炎症状，2~3天后减轻，接着体温升高，出现伤寒样症状。体温波动大，稽留热少见，热程短，副伤寒甲大约3周，副伤寒乙大约2周。皮疹出现较早，稍大、颜色较深，量稍多可遍及全身。肠出血、肠穿孔等并发症少见，病死率较低。

2. 副伤寒丙 可表现为脓毒血症型、伤寒型或急性胃肠炎型，以脓毒血症型多见。临床表现较复杂,起病急,寒战、体温迅速上升,热型不规则,热程1~3周。出现迁徙性化脓病灶时,病程延长,以肺部、骨骼及关节等部位的局限性化脓病灶为常见。肠出血、肠穿孔少见。局限性化脓病灶抽脓可检出副伤寒丙杆菌。

副伤寒甲、乙、丙的治疗与伤寒相同。当副伤寒丙出现脓肿形成时,应同时行外科手术排脓。

(张文武)

第9节 细菌性痢疾

细菌性痢疾(bacillary dysentery)简称菌痢,是由志贺菌(genus shigellae,又称痢疾杆菌)引起的肠道传染病。直肠、乙状结肠的炎症与溃疡为其主要病理变化。主要临床表现为腹痛、腹泻、排黏液脓血便以及里急后重等,可伴有发热及全身毒血症状,严重者可出现感染性休克和/或中毒性脑病。本病是我国夏秋季节常见的肠道传染病,人群普遍易感,但以学龄前儿童和青壮年为多。受凉、疲劳、营养不良、暴饮暴食或因其他疾病降低机体抵抗力,均有利于菌痢的发生和流行。病后免疫力短暂,不同菌群与血清型之间无交叉免疫力,故易反复感染。一般为急性,少数迁延成慢性。

【诊断要点】

(一)临床表现特点

本病潜伏期为数小时至7天,多数为1~4天。A群(痢疾志贺菌)感染症状较重;C群(鲍氏志贺菌)次之;B群(福氏志贺菌)感染介于两者之间,但容易变为慢性;D群(宋内志贺菌)感染引起症状轻,多呈不典型发作。临床上根据病情轻重和缓急,可分为两期7型:

1. 急性菌痢 主要症状有全身中毒与肠道症状两方面,依其严重度,可分为4型:

(1)普通型(典型):起病急骤,畏寒、寒战伴高热,继以恶心、呕吐、腹痛、腹泻。大便初为稀便,迅速转为黏液脓血便,每天排便10~20次或更多,量少,有时纯为脓血或呈黏冻状。腹痛便前加重,便后暂时缓解,便意频繁,里急后重。体检左下腹压痛伴肠鸣音亢进。急性典型菌痢的自然病程为1~2周,大多数可缓解或恢复,部分患者转为慢性菌痢。

(2)轻型(非典型):全身症状轻,体温正常或稍高。腹痛不明显,腹泻每日不超过10次,大便呈糊状或水样,含少量黏液,肉眼观察无脓血,显微镜下有少数红、白细胞,里急后重不明显或缺如。病程约3~6天,易被误诊为肠炎。少数转为慢性。

(3)重型：多见于老年、体弱、营养不良患者，急起发病，每日排便次数可多至 30 次以上，以致大便失禁，腹痛剧烈，里急后重感显著。毒血症症状严重，后期可出现严重腹胀及中毒性肠麻痹。常伴脱水、酸中毒、电解质失衡、周围循环衰竭或神志模糊。少数患者出现心、肾功能不全。

(4)中毒性菌痢：多见于 2~7 岁儿童，成人偶有发生。病初全身毒血症症状严重而肠道症状轻甚至缺如。起病急骤，高热 40℃或以上，个别体温不升，反复惊厥、嗜睡、昏迷，迅速发生休克和呼吸衰竭，而肠道症状较轻，甚至无腹痛与腹泻，常需直肠拭子或生理盐水灌肠，采集大便检查才发现黏脓便，镜下可见红、白细胞。按其临床表现可分为 3 型：①休克型(周围循环衰竭型)：以感染性休克为主要表现。皮肤发花，唇指青紫，血压明显下降或测不出，伴不同程度意识障碍。②脑型(呼吸衰竭型)：以严重脑部症状为主，因脑水肿、颅内压增高可发生脑疝。主要表现为惊厥、意识障碍(昏迷)和呼吸衰竭。早期烦躁嗜睡、血压正常或轻度升高、频繁呕吐、呼吸增快，晚期昏迷、频繁惊厥、瞳孔忽大忽小、大小不等，对光反应明显迟钝或消失、呼吸深浅不匀、节律不整、呼吸暂停、双吸气、叹息样呼吸等，最后减慢至停顿死亡。③混合型：兼有以上两型表现，最为严重。病死率很高(90% 以上)。本型实质上包括循环系统、呼吸系统和中枢神经系统等多脏器功能损害与衰竭。

2. 慢性菌痢　菌痢反复发作或迁延不愈，病程超过 2 个月即为慢性菌痢。患者除有痢疾症状外，尚可有头昏、失眠、健忘等一般症状和肠功能紊乱。可分为以下 3 型：

(1)慢性迁延型：急性菌痢后迁延不愈，有轻重不等的痢疾症状，大便不成形或稀便，经常或间歇带有黏液或脓血，长期间歇排菌。因久病而导致健康状况下降，乏力、贫血、营养不良或维生素缺乏症。此型最多见。

(2)急性发作型：有慢性菌痢病史，间隔一段时间又出现急性菌痢的表现，但发热等全身毒血症状不明显。

(3)慢性隐匿型：有菌痢史，较长时间无临床症状，大便培养阳性，乙状结肠镜检查可发现黏膜炎症或溃疡等病变。此型最少见。

(二) 实验室检查

1. 血象　急性期白细胞计数及中性粒细胞中等度升高；慢性期患者可有轻度贫血。

2. 粪便检查　典型痢疾粪便中无粪质，量少，呈鲜红黏冻状，无臭味。镜检可见大量脓细胞及红细胞，并有巨噬细胞。

3. 病原学检查　粪便培养阳性是确诊的依据。取脓血部分及时送检和早期多次送检均有助于提高细菌培养阳性率。

(三) 诊断注意事项

在夏秋季节,患者有不洁饮食或与菌痢患者接触史,起病急骤多伴有发热、腹痛、腹泻和脓血便及里急后重,即应考虑急性菌痢。慢性期患者的过去发作史甚为重要,大便涂片镜检和细菌培养有助于诊断的确立。在菌痢流行季节,凡突然发热、惊厥而无其他症状的患儿,必须考虑到中毒型菌痢的可能,应尽早用肛试取标本或以盐水灌肠取材做涂片镜检和细菌培养。菌痢需与多种感染性腹泻和有腹泻症状的器质性疾患鉴别。如急性菌痢需与病毒性肠炎、其他肠道细菌性感染如空肠弯曲菌肠炎、沙门菌肠炎、副溶血弧菌肠炎、大肠埃希菌感染、亲水气单胞菌肠炎、霍乱、阿米巴痢疾等,以及急性出血性坏死性肠炎、急性肠套叠等相鉴别;中毒型菌痢休克型须与其他感染性休克相鉴别,脑型主要须与乙型脑炎鉴别;慢性菌痢应与直肠癌、克罗恩病等相鉴别。

【治疗要点】

(一) 急性菌痢的治疗

1. 一般疗法与对症处理 卧床休息,消化道隔离至临床症状消失、大便连续培养 2 次阴性。饮食一般以流质或半流质为宜,忌食多渣多油或有刺激性的食物,少进牛乳、蔗糖、豆制品等易产气和增加腹胀的饮食。保持水、电解质平衡。对痉挛性腹痛可给予阿托品或山莨菪碱(654-2)及腹部热敷,忌用显著抑制肠蠕动的药物,以免延长病程和排菌时间。尤其对伴有高热、毒血症或黏液脓血便患者,应避免使用,以免加重病情。能够作用和影响肠道动力的药物有莨菪碱类、哌替啶、可待因、吗啡、樟脑酊、地芬诺酯(苯乙哌啶)等。高热者可用退热药及物理降温。

2. 病原治疗 轻型菌痢患者可不用抗菌药物,严重病例则需应用抗生素。抗生素疗程一般 3~5 天。

WHO 推荐菌痢抗菌治疗方案为:①氟喹诺酮类药物为一线用药。首选环丙沙星,成人 0.5g,每日 2 次口服,疗程 3 天。亦可用诺氟沙星和左氧氟沙星。不能口服者尚可静脉滴注。儿童、孕妇及哺乳期妇女非必要不宜应用。②二线用药有匹美西林(pivmecillinam,成人每次 0.4g,儿童 20mg/kg,每日 4 次口服,疗程 5 天)、头孢曲松(每次 50~100mg/kg 肌内注射,每日 1 次,疗程 2~5 天)和阿奇霉素(成人每次 1~1.5g,儿童 6~20mg/kg,每日 1 次口服,疗程 1~5 天)等。二线用药只有在志贺菌菌株对环丙沙星耐药时才考虑应用。给予有效抗菌治疗 48 小时内许多症状会得到改善,包括便次减少、便血、发热症状减轻,食欲好转。48 小时以上无改善,则提示可能对此抗生素耐药。

小檗碱(黄连素)因减少肠道分泌的作用,故在使用抗生素时可同时使用。0.1~0.3g,3 次 /d;疗程 7 天。

(二) 中毒性菌痢的治疗 必须采取综合性抢救措施,力争早期治疗。

1. 病原治疗 抗菌药物选择同急性菌痢,但应先采用静脉给药,可用环丙沙星、左氧氟沙星等氟喹诺酮类药物或第三代头孢菌素抗生素。病情好转后改口服,剂量同上,总疗程7~10天。

2. 降温止惊 应综合使用物理降温、人工冬眠疗法,争取短时间内将体温降至38℃左右。可用氯丙嗪及异丙嗪各1~2mg/kg,肌内注射或静脉滴注,每2~6小时1次,一般3~4次,冬眠时间不超过12~24小时。惊厥不止者,可静脉注射地西泮(安定)0.1~0.4mg/kg或水合氯醛溶液灌肠(30~60mg/kg)或苯巴比妥钠肌内注射(5~8mg/kg)。

3. 抗休克 ①扩容:即扩充血容量,纠正酸中毒和维持水电解质平衡。②血管活性药物的应用:可应用山莨菪碱(654-2)、酚妥拉明等解除微血管痉挛,改善微循环。如应用后休克无好转,可用去甲肾上腺素、多巴胺、间羟胺等。③肾上腺皮质激素的应用:应早期应用。氢化可的松每日5~10mg/kg,或地塞米松每日0.5~1.0mg/kg加入液体中静脉滴注。一般用药3~5天。

4. 防治脑水肿及呼吸衰竭 早期应用血管活性药和人工冬眠疗法,可预防呼吸衰竭。如已出现呼吸衰竭,应立即应用山莨菪碱大剂量(儿童每次1~2mg/kg,成人每次40~60mg)、短间隔(每5~10分钟1次)反复静脉注射;与此同时,快速静脉推注20%甘露醇液,每次1~2g/kg,4~6小时用药1次,或与50%葡萄糖液交替应用,直至脑水肿症状消失。除此之外,给予吸氧、吸痰、保持呼吸道通畅、应用呼吸兴奋剂等。如呼吸停止,立即气管插管或行气管切开,用人工呼吸机呼吸。

5. 其他措施 包括防治各种并发症如急性肾损伤、急性心力衰竭、消化道出血等。参见有关章节。

(三) 慢性菌痢的治疗 宜采取以抗菌治疗为主的综合性措施,同时治疗夹杂症和寄生虫病。纠正肠道菌群失调和肠功能紊乱。病原治疗方面通常联用2种不同类型药物,疗程需适当延长,必要时需多个疗程治疗。也可用药物保留灌肠,选用0.3%小檗碱(黄连素)液、5%大蒜素液或2%磺胺嘧啶银悬液等灌肠液1种,100~200ml每晚1次,10~14天1疗程。灌肠液中加入小剂量糖皮质激素可提高疗效。抗菌药物使用后,肠道菌群失调引起的慢性腹泻,可予益生菌和益生元等微生态制剂。

(张文武)

第10节 霍 乱

霍乱(cholera)是由霍乱弧菌所引起的烈性肠道传染病。在我国,霍乱属于甲类传染病。主要传染源为患者和带菌者,通过污染的水或食物传染,人群普遍易感,但隐性感染较多,病后可获一定免疫力,能产生抗菌抗体和抗肠毒素抗体。流行季节为夏秋季,以7~10月为多。霍乱的病理变化主要由霍乱弧菌产生的肠毒素引起。临床表现轻重不一,典型的临床表现为:急性起病,剧烈腹泻、呕吐,以及由此引起的脱水、肌肉痉挛,严重者导致周围循环衰竭和急性肾损伤等。在医疗水平低下和治疗措施不力的情况下,常可导致患者死亡。

【诊断要点】

1. 临床表现特点　在霍乱流行地区和流行季节,任何有腹泻和呕吐的患者,均应疑及霍乱可能。霍乱的潜伏期短者仅数小时,长者7天,多数为1~3天。除少数患者有短暂(1~2天)的前驱症状表现如头昏、疲倦、腹胀和轻度腹泻外,大多为突然起病,病情轻重不一,古典生物型和O$_{139}$型霍乱弧菌引起的症状较重,埃尔托生物型所致者常为轻型,隐性感染较多。典型病例的临床过程可分为三期:

(1)泻吐期:绝大多数患者以急剧腹泻、呕吐开始。为无痛性腹泻,少数患者可因腹直肌痉挛而引起腹痛,不伴里急后重。起初大便含粪质,后为黄色水样便或米泔水样便,有肠道出血者排出洗肉水样便,无粪臭。大便量多,每日十余次,甚至数十次。O$_{139}$型霍乱的特征是发热、腹痛较常见(达40%~50%),而且可以并发菌血症等肠道外感染。呕吐一般在腹泻后出现,常为喷射性和连续性,呕吐物初为胃内容物,以后为清水样,严重者可为"米泔水"样,轻者可无呕吐。本期持续数小时至1~2天。

(2)脱水期:由于频繁的腹泻和呕吐,大量水和电解质丧失,患者迅速出现脱水和微循环衰竭。患者出现烦躁不安、表情恐慌、神志淡漠、表情呆滞甚至昏迷;口渴、耳鸣、声嘶、呼吸增快、眼球下陷、面颊深凹、口唇干燥、皮肤湿冷、弹性消失、手指皱瘪、脉细速或不能触及、血压低甚至测不到、心音微弱、腹舟状,有柔韧感等。患者可出现少尿、无尿等肾功能障碍表现。肌肉痉挛多见于腓肠肌和腹直肌。体表体温下降,成人肛温正常,儿童肛温多升高。此期一般为数小时至2~3天。治疗是否及时和正确是缩短本期病程的关键。

(3)恢复期:患者脱水得到及时纠正后,多数患者症状消失而恢复正常,腹泻、呕吐次数减少,甚至停止。神志恢复、声嘶消失、皮肤湿润并恢复弹性、尿量增加,体温、脉搏及血压恢复正常。

霍乱病程不长,轻型无并发症者,平均3~7天内恢复,个别病例腹泻可持续1周左右,并发尿毒症者恢复期可延迟至2周以上。由于休克得不到及时纠正和低血钾,可引起肾损伤,是最常见的严重并发症,也是常见的死因;尚可因代谢性酸中毒致肺循环高压而并发急性肺水肿、低钾血症、心律不齐及孕妇流产等并发症。

2. 临床类型　根据临床表现特点,临床上将霍乱分为以下 5 型:

(1)无症状型:感染后无任何症状,仅呈排菌状态,称接触或健康带菌者,排菌期一般为 5~10 天,个别人可迁延至数月或数年,成为慢性带菌者。

(2)轻型:患者微感不适,一般无呕吐、脱水表现,仅有腹泻症状,极少伴呕吐,大便一天少于 10 次,大便性状为软便、稀便或黄水样便,个别患者粪便带黏膜或血,皮肤弹性正常或略差。血压、脉搏均正常。

(3)中型:吐泻次数较多,每日达 10~20 次。大便呈米泔水样,有一定程度的脱水。精神表现淡漠,有声嘶,皮肤干而缺乏弹性,眼窝下陷,有肌肉痉挛,脉搏细速,血压(收缩压)儿童 <70mmHg,成人 90~70mmHg。24 小时尿量在 500ml 以下。

(4)重型:频繁吐泻,一日腹泻次数在 20 次以上,严重脱水。极度烦躁甚至昏迷,皮肤弹性消失,眼窝深凹,明显发绀,严重肌肉痉挛,脉搏微弱而速,甚或触不出,血压(收缩压)儿童 <50mmHg,成人 <70mmHg 甚至不能测出等循环衰竭的表现,尿量每日 <50ml 或无尿。

(5)暴发型:亦称中毒型或干性霍乱,甚罕见。起病急骤,迅速进入休克状态,起病后无泻吐或泻吐较轻,无脱水或仅轻度脱水,但有严重中毒性循环衰竭。可不待患者泻吐出现,即已死于循环衰竭。

3. 病原学检查　①直接涂片镜检:粪便可见黏膜和少许红、白细胞;取粪便、呕吐物或早期培养物涂片做革兰氏染色镜检,可见排列呈鱼群状的革兰氏阴性稍弯曲的弧菌。②悬滴检查:将泻吐物做悬滴或暗视野显微镜检,可见运动活泼呈流星式穿梭活动的弧菌。③增菌培养:所有疑为霍乱患者的粪便,除做显微镜检外,均应做增菌培养。④分子生物学检查:应用 PCR 技术来快速诊断霍乱。

4. 诊断标准

(1)疑似霍乱:具有下列项目之一者:①凡有典型临床症状,如剧烈腹泻,水样便(黄水样、清水样、米泔样或血水样),伴有呕吐,迅速出现严重脱水,循环衰竭及肌肉痉挛(特别是腓肠肌)的首发病例,在病原学检查尚未肯定前。②霍乱流行期间有明确接触史(如同餐、同住或护理者等),并发生泻吐症状,而无其他原因可查者。

(2)确定病例:具有下列之一者,可诊断为霍乱:①凡有腹泻症状,粪便培养霍乱弧菌阳性;②霍乱流行期间的疫区内,凡有霍乱典型症状,粪便培养霍乱弧菌阴性,但无其他原因可查者;如有条件做双份血清凝集试验呈 4 倍以上增高者;③在疫源检查中,首次粪便培养检出霍乱弧菌前后各 5 天内有腹泻症状者,可诊断为轻型霍乱。

疑似病例应进行隔离、消毒,做疫情报告,并每日作粪便培养,若连续2次大便培养阴性,可做否定诊断,并做疫情订正报告。

【治疗要点】

治疗原则是早期、迅速、足量补充液体和电解质,抗菌及对症治疗。

1. 一般治疗 患者严密隔离,卧床休息,注意保暖,饮食以流汁为主,剧烈呕吐者可暂禁食,恢复期逐渐增加饮食。

2. 补液疗法 原则是早期、迅速、足量补充液体和电解质,并要先盐后糖、先快后慢、纠酸补钙、见尿补钾。

(1)静脉输液:适用于中、重症失水而又不能口服者。静脉输液推荐使用平衡盐溶液,或541溶液,或生理盐水。541溶液的配方为:1 000ml水内氯化钠5g,碳酸氢钠4g,氯化钾1g(内含 Na^+ 134mmol,Cl^- 99mmol,K^+ 13mmol,HCO_3^- 48mmol)。用时每1 000ml另加50%葡萄糖20ml,以防低血糖。在基层单位为方便应用,可按0.9%氯化钠550ml,1.4%碳酸氢钠300ml,10%氯化钾10ml和10%葡萄糖140ml配制。24小时静脉输液的量与速度依失水轻重而定,轻度脱水者应以口服补液为主,如有呕吐不能口服者给予静脉输液3 000~4 000ml/d,初1~2小时宜快速,5~10ml/min;中度脱水补液4 000~8 000ml/d,最初2小时内快速静脉输入2 000~3 000ml。待血压、脉搏恢复正常后,可减慢输液速度为每分钟5~10ml。重度脱水需每日补8 000~12 000ml或更多。先由静脉推注含糖541溶液1 000~2 000ml,按每分钟40~80ml甚至100ml速度进行,约需20~30分钟,以后按每分钟20~30ml的速度通过两条静脉输液管快速滴注2 500~3 500ml或更多,直至休克纠正为止。一般每日补充氯化钾3~6g。如经过以上处理病情不见好转者,可用羟乙基淀粉、低分子右旋糖酐,必要时酌给肾上腺皮质激素、间羟胺、多巴胺。

(2)口服补液:适用于轻、中度的霍乱患者以及经静脉补液纠正休克而情况改善的重型霍乱患者。WHO倡导在有霍乱流行的发展中国家使用口服补液盐(ORS),其配方为葡萄糖20g,氯化钠3.5g,碳酸氢钠2.5g,氯化钾1.5g,溶入1 000ml可饮用水内。治疗的头6小时,成人口服液量为700ml/h,儿童每小时15~25ml/kg,腹泻严重时入液量可适当增加。以后每6小时的服入量为前一个6小时泻吐量(出液量)的1.5倍。呕吐并非口服补液的禁忌,但呕吐物量应计算在补液量中。

3. 抗菌治疗 应用抗菌药物有可能缩短病程、减少腹泻次数和迅速从粪便中清除病原菌。但仅作为液体疗法的辅助治疗。常用的有环丙沙星(0.25~0.5g,2次/d)、复方新诺明(2片/次,2次/d)、诺氟沙星(0.4g,3次/d)、多西环素(0.1g,2 次 /d)和氧氟沙星(0.4g,3 次 /d)等,以上药物任选一种,口服 3 天。O$_{139}$ 群霍乱弧菌对常用抗菌药物如四环素、氨苄西林、氯霉素、红霉素、头孢唑林、环丙沙星敏感。

4. 抗肠毒素治疗　目前认为氯丙嗪对小肠上皮细胞的腺苷酸环化酶有抑制作用,单次口服或肌内注射 1mg/kg 的剂量,能使重症霍乱患者大便量迅速减少 65%,患者得到镇静,主观感觉改善。小檗碱(黄连素)也有抑制肠毒素和抗菌作用,能安全有效地抗肠液分泌,成人每次 0.3g,每日 3 次口服;小儿 50mg/(kg·d)分 3 次口服。

5. 对症治疗　包括纠正酸中毒与低血钾,防治休克和心力衰竭等。

(蒋龙元　张文武)

第 11 节　流行性脑脊髓膜炎

流行性脑脊髓膜炎(epidemic cerebrospinal meningitis,简称流脑)是由脑膜炎球菌(又称脑膜炎奈瑟菌)引起的急性化脓性脑膜炎。临床上以突起高热、头痛、呕吐、皮肤黏膜瘀点、瘀斑、脑膜刺激征和脓性脑脊液为主要特征,严重者可出现感染性休克及脑实质损害,常可危及生命。部分患者暴发起病,可迅速致死。

【诊断要点】

(一) 流行病学特点　带菌者和流脑患者是本病的传染源,病原菌主要经咳嗽、打喷嚏借飞沫由呼吸道直接传播。人群普遍易感,隐性感染率高,人群感染后仅约 1% 出现典型临床表现。人感染后产生持久免疫力。好发于冬春季节,学龄前儿童多见。

(二) 临床表现特点　潜伏期可短至数小时,长达 7 天,一般为 2~3 天。按病情可分为 4 型,即普通型、暴发型、轻型和慢性型。

1. 普通型　约占全部病例的 90%,按其发展过程分为四期:

(1)前驱期(上呼吸道感染期):主要表现为上呼吸道感染症状,如低热、鼻塞、咽痛等,持续 1~2 天。但因发病急,进展快,此期常被忽视。

(2)败血症期:患者常突发寒战、高热、头痛、呕吐、乏力、全身及关节疼痛、食欲不振、表情呆滞或烦躁不安等毒血症症状。幼儿则有哭闹不安、因皮肤感觉过敏而拒抱、惊厥等。全身皮肤黏膜出现瘀点或瘀斑为本期特征性表现(占 70%~90%),最早出现在眼结膜和口腔黏膜,瘀斑迅速扩张,中央因血栓形成而坏死或形成大疱,为病情严重的征象。少数患者出现口唇疱疹或脾肿大和关节炎。多数于 1~2 天内发展至脑膜炎期。

(3)脑膜炎期:除败血症期的高热及中毒症状外,因颅内高压而有剧烈头痛,频繁呕吐、烦躁不安,重者谵妄、抽搐及意识障碍,出现颈项强直、Kernig 征和 Brudzinski 征阳性等脑膜刺激征。若经合理治疗,可于 2~5 天内进入恢复期。婴幼儿因颅骨缝及囟门未闭,中枢神经系统发育不成熟,发作可不典型,除高热、拒食、吐奶,啼哭不安外,惊厥、腹泻症状较成人为多,而脑膜刺激征可缺如,常有两眼凝视、睡眠时突然尖声哭叫,囟门紧张、隆起等。但有时因频繁呕吐、失水反可出现前囟下陷,而造成诊断上的困难。

(4)恢复期:体温渐降至正常,皮疹停止发展并大部分被吸收,神经系统体征亦逐渐消失,精神食欲也随之恢复。此期约持续 1~3 周。

2. 暴发型 少数患者起病急骤,病情凶险,进展迅速,如不及时抢救,常在 24 小时内危及生命。儿童多见。按其临床特点可分为三型:

(1)休克型:其临床特点是:①患者以突然寒战、高热起病,迅速出现精神极度萎靡、意识障碍并可有惊厥。②瘀点初在四肢,迅即遍布全身(12 小时内),扩大或瘀斑,融合成片,中央呈紫黑色坏死。③循环衰竭为本型突出特征,面色苍白,四肢厥冷,唇指(趾)端发绀,皮肤花纹,脉细速,血压明显下降或不能测出,少尿或无尿。④大多无脑膜刺激征,CSF 检查正常或仅有细胞数轻度增加。⑤实验室检查多有 DIC 证据。⑥血小板减少,白细胞总数在 10×10^9/L 以下者常提示预后不良。

(2)脑膜脑炎型:主要以脑实质严重损害为特征。除高热、瘀斑外,其突出表现为严重的颅内高压伴脑疝形成、呼吸衰竭。特点为:①剧烈头痛,频繁呕吐,反复及持续惊厥,面色灰或绀,烦躁不安,或嗜睡、昏迷,血压升高。②呼吸节律不整,忽快忽慢,进而发生叹息、点头样呼吸,或呼吸暂停。③瞳孔忽大忽小,或大而固定,对光反应迟钝或消失。④脑膜刺激征及锥体束征大都明显,脑脊液亦可有典型改变。

(3)混合型:兼有上述两种类型的临床表现(同时或先后出现),病情最为严重。

3. 轻型 流行期间部分受染者仅表现皮肤黏膜出血点而无其他症状,为暂时性菌血症的表现。此型以儿童多见,绝大多数可不治自愈。流行后期部分年长儿和青少年患者可仅表现低热、鼻咽部症状、皮肤斑丘疹或细小出血点,头痛和脑膜刺激征轻微,CSF 改变不显著,无意识障碍。

4. 慢性型 此型少见,主要为成人。病程迁延数周至数月,间歇出现寒战、发热,伴有皮疹或瘀点,多发性大关节疼痛,少数患者有脾大,历时 12 小时后缓解,相隔 1~4 天后再次发作。需多次做血培养方可能获阳性结果。如延误诊断或治疗,也可发展为化脓性脑膜炎、心内膜炎或心包炎。

(三)辅助检查

1.脑脊液检查 是确诊的重要手段,且应在神经影像学检查之前进行。

CSF 典型改变为压力增高,外观呈米汤样或脓样,细胞数高达 $1\,000 \times 10^6/L$ 以上,以中性粒细胞为主。蛋白质明显增高,糖和氯化物降低。应注意:早期病例 CSF 改变可不显著,应在 12~24 小时后复查,以便明确诊断。

2. 细菌学检查　皮肤瘀点刺出液及 CSF 沉淀涂片染色镜检可查见脑膜炎球菌并有确诊价值,其阳性率 70% 左右。皮肤瘀点刺出液、血液和 CSF 细菌培养阳性率亦较高。如得阳性结果,应进行菌株分型和药敏试验。

3. 免疫学检查　可用对流免疫电泳、乳胶凝集试验、酶联免疫吸附试验、放射免疫等方法检测 CSF 或血清中的脑膜炎球菌特异多糖抗原,主要用于早期诊断,阳性率 90% 以上。

4. 核酸检测　可检测早期血清和脑脊液中 A、B、C 群细菌 DNA,CSF 的阳性率约为 92%,血清的阳性率约为 86%。

5. 神经影像学检查　头颅 CT、MRI 等在需要排除脑肿瘤、脓肿形成、脑卒中等疾病时可酌情应用。

(四) 诊断注意事项　凡在流行季节突起高热、头痛、呕吐伴神志改变,体检发现皮肤、黏膜有瘀点、瘀斑,脑膜刺激征阳性者,临床诊断初步成立,确诊有赖于细菌学检查。免疫学及分子生物学检查有助于早期诊断。

国内报告的流脑误诊病例显示,流脑误诊为其他疾病前 3 位分别为上呼吸道感染、其他原因的败血症、各种原因的紫癜;而其他疾病误诊为流脑的前 3 位分别为其他细菌所致的化脓性脑膜炎、结核性脑膜炎、脑脓肿。因此,对不典型病例,应与上述疾病鉴别。

(五) 诊断标准

1. 疑似病例　①有流脑流行病学史:冬春季节发病,1 周内有流脑患者密切接触史,或当地有本病发生或流行;既往未接种过流脑菌苗。②临床表现及 CSF 检查符合化脓性脑膜炎表现。

2. 临床诊断病例　①有流脑流行病学史。②临床表现及 CSF 检查符合化脓性脑膜炎表现,伴有皮肤黏膜瘀点、瘀斑。或虽无化脓性脑膜炎表现,但在感染中毒性休克表现的同时伴有迅速增多的皮肤黏膜瘀点、瘀斑。

3. 确诊病例　在临床诊断病例的基础上,加上细菌学或流脑特异性血清免疫学检查阳性。

【治疗要点】

(一) 一般治疗　按呼吸道传染病隔离,卧床休息,进流质或半流质饮食,昏迷者鼻饲。对高热、呕吐、躁动、抽搐者,应予对症处理。颅内压增高者,行脱水疗法。中毒症状重者,用肾上腺皮质激素。静脉补液,维持水、电解质、酸碱平衡。

(二) 抗菌药物治疗　一旦高度怀疑流脑,应在 30 分钟内给予抗菌治疗。尽早、足量应用细菌敏感并能透过血脑屏障的抗菌药物。大剂量静脉用药、联合用药,是治疗成功的关键。

1. 青霉素 已成为治疗脑膜炎奈瑟菌感染的首选药物。虽然不易透过血脑屏障,但大剂量应用仍能在 CSF 中达到治疗有效浓度。成人剂量:2 000 万/d~2 400 万 U/d,儿童 20 万~40 万 U/(kg·d),分 3 次(每 8 小时 1 次)加入 5% 葡萄糖液中快速静脉滴注(须应用青霉素钠盐),疗程 5~7 天。

2. 第三代头孢菌素 对脑膜炎球菌抗菌活性强,易透过血脑屏障,且毒性低,适用于不能使用青霉素和氯霉素的患者。头孢噻肟成人剂量 6~8g/d,儿童 0.1~0.2g/(kg·d),分 2~4 次静脉快速滴注;头孢曲松成人剂量 2~4g/d,儿童 0.1g/(kg·d),分 1~2 次静脉滴注。疗程 7 天。

3. 氯霉素 易透过血脑屏障,CSF 浓度为血浓度的 30%~50%,除对脑膜炎奈瑟菌有良好的抗菌活性外,对肺炎球菌和流感杆菌也敏感,但须警惕其对骨髓造血功能的抑制,故用于不能使用青霉素或病原菌不明者。剂量成人每日 50mg/kg,儿童每日 50~75mg/kg,分次静脉滴注,疗程 5~7 天。

4. 氨苄西林 对脑膜炎奈瑟菌、肺炎球菌及流感杆菌脑膜炎均有较强的抗菌活性,适用于病原未明的重症患者。剂量成人 8~12g/d,儿童 0.2g/(kg·d),分 2~3 次静脉滴注。疗程 5~7 天。

(三)暴发型流脑的治疗

1. 休克型的治疗以抗菌、抗休克为重点。抗菌治疗以青霉素 G 为首选,剂量用法同上。抗休克治疗措施参见有关章节。

2. 脑膜脑炎型的治疗,除及时应用大剂量抗菌药物外,减轻脑水肿、防治脑疝和呼吸衰竭是治疗本型的重点,参见有关章节。

3. 混合型参照上述二型处理。

(四)轻型和慢性型的处理 以抗菌疗法为主。

(李 娜 张文武)

第 12 节 破伤风

破伤风(tetanus)是破伤风梭菌(clostridium tetani)侵入人体伤口并在局部生长繁殖产生毒素所引起的急性感染性疾病,以牙关紧闭、全身肌肉强直性痉挛(tonic spasm)和阵挛性痉挛(clonic spasm)为临床特征。波及的肌群主要有咬肌、背棘肌、腹肌、四肢肌等。喉痉挛窒息、严重肺部感染及全身衰竭为其常见的致死原因。

【诊断要点】

1. 病史 病史询问极为重要,新生儿采用旧法接生,最近有创伤特别是深刺伤、曾用柴灰和积尘敷伤口均有重要参考价值。

2. 临床表现特点　本病潜伏期因伤口部位、感染情况和免疫状态而异,一般为 1~2 周,可短至 1~2 天,长达 2 个月余,新生儿破伤风的潜伏期为 5~7 天。曾接受抗毒素预防者的潜伏期较长。偶见在摘除体内存留多年的异物后出现破伤风症状。临床主要表现为神经系统脱抑制及自主神经失调的两组症状。

(1)神经系统脱抑制:起病急缓不一,早期可有全身不适、头痛、颈痛、肩痛、肢体痛、咀嚼不便等,继而出现肌肉强直及肌肉痉挛。肌肉强直表现为张口困难和牙关紧闭,腹肌坚如木板、角弓反张等;肌肉强直在痉挛间歇期仍继续存在,此乃本病的特征之一。肌肉痉挛系阵发性,自每天数次小发作至频繁严重发作不等,全身肌群均可受累;可自发,也可由外界刺激而引起。面肌痉挛时出现特征性的苦笑面容,此时口角向上、外牵引,双眉上举,前额出现皱纹,说话不清。咽肌和胸肌痉挛导致吞咽困难、饮水咳呛、喉头阻塞、发绀等,并影响通气功能。肛门和膀胱括约肌痉挛常引起顽固性便秘和尿潴留。剧烈痉挛每伴有全身抽搐、呼吸困难,可导致窒息、心力衰竭等。由于肌肉痉挛常伴以相当剧烈的疼痛,使患者十分痛苦或惊恐,发作后大量出汗,导致体力的极大消耗。新生儿破伤风大多于起病 48 小时内出现典型症状,多见角弓反张,易发窒息。

(2)自主神经失调:表现为不稳定的高血压、心动过速、心律不齐、周围血管收缩、大汗及发热等。

除重症外,患者神志始终清醒,体温正常或仅有低热。大多数病例经 10 天左右的积极治疗后好转,痉挛发作次数减少,肌肉强直程度减轻,张口困难一般最后消失。病程自 1 周至 2 个月不等,大多为 2~4 周。

在本病的病程中可发生的并发症有吸入性肺炎、各种继发性感染、肺不张、血栓栓塞现象(肺栓塞等)、心功能不全、交感神经功能亢进、脊椎压缩性骨折、胃肠道出血、低凝血酶原血症、代谢性碱中毒、过高热等。

3. 临床分型　本病可分为轻、中、重三型。

(1)轻型:潜伏期 10 天以上,症状于 4~7 天内逐渐发展,每日肌痉挛发作不超过 3 次,牙关紧闭及颈强直均较轻,无吞咽困难。

(2)中型:潜伏期 7~10 天,症状于 3~6 天内较快地发展至高峰,有明显的牙关紧闭及吞咽困难,可有角弓反张,但无呼吸困难,有轻度发绀而无窒息。肌肉痉挛初期轻而短,继较频繁(日在 3 次以上)而剧烈,一般于发病后 24~48 小时内才出现。

(3)重型:潜伏期短于 7 天,症状于 3 天内即发展至高峰。本型与中型的主要区别在于有呼吸困难,另外可有窒息、高热及交感神经功能亢进如多汗、肢端发冷、血压升高、心动过速、阵发性期前收缩等。肌痉挛发作频繁，每数分钟发作1次或呈持续状态，且于发病后24~48小时内即可见发生。

除上述全身性破伤风外，尚有下列特殊类型：①局限性破伤风：肌痉挛仅局限于面部咬肌或创伤部位，病情较轻，多见于接受过预防注射的患者。②头面部破伤风：由头面部受伤所致，分瘫痪型和非瘫痪型两种，前者表现为面神经、动眼神经、舌下神经等瘫痪；后者表现为牙关紧闭，伴部分面肌痉挛、咽肌痉挛等。

4. 实验室检查　实验室检查大多对诊断帮助不大。白细胞总数正常或稍增多，中性粒细胞增高。伤口分泌物培养有时可分离出破伤风梭菌。

5. 诊断注意事项　破伤风的诊断主要依靠外伤史及临床表现。药物滥用注射、外伤、动物咬伤或抓伤、未完整破伤风主动免疫的患者，有牙关紧闭合并以下一个或更多的症状时需考虑破伤风诊断：苦笑面容、肌紧张、吞咽困难、呼吸窘迫、痉挛，或自主神经功能障碍，有外伤伤口时更明确。有时因受伤时间较长，伤口可能已愈合，或患者不能准确回忆受伤情形，应仔细寻找伤口。15%~25%的患者没有明确的近期外伤。压舌板试验简便易操作，具有很高的敏感性（94%）和特异性（100%），用压舌板触及咽后壁时，发生下颌反射性痉挛，而不是恶心反射。创伤组织或脓液厌氧培养分离出破伤风梭菌即可肯定诊断。

破伤风需与下列疾病鉴别：①引起张口困难的各种局部病变如扁桃周围脓肿、咽后壁脓肿、齿及齿龈病变、颞颌关节病、腮腺炎等和引起肌肉疼痛强直的局部病变如脊椎病变、风湿性肌炎、肢体软组织损伤和炎症等，此类疾病不会出现阵发性肌肉痉挛，局部有病变或炎性病灶可找到，因此区别一般无困难。②各种化脓性脑膜炎、脑炎常有颈肌强直及角弓反张，但很少有牙关紧闭，脑脊液检查、血清免疫学试验等有助于鉴别。③马钱子碱（士的宁）中毒的全身性痉挛发作与破伤风很相似，但在无痉挛期间肌肉完全松弛，这与本病明显不同；此外，服药史、牙关紧闭出现较晚均有参考价值。④其他如手足搐搦症的强直性痉挛主要发生于手足等部位，血钙常降低，缺钙试验（Chvostek及Trousseau征）呈阳性。狂犬病有被狂犬、狂猫等咬伤史，虽可有咽肌痉挛，但一般无全身肌肉痉挛现象；有恐水症状而无牙关紧闭。子痫、癔症等亦需与本病区别。

【治疗要点】

破伤风的治疗包括：①伤口处理；②中和毒素；③防止窒息；④防治并发症；⑤减轻患者痛苦；⑥防止复发。

1. 伤口处理　伤口未愈合者需及时彻底清创。扩创宜在镇静剂、肌肉松弛剂、抗毒素、抗生素应用后1~2小时进行。术后用3%过氧化氢或1：

4 000 高锰酸钾溶液湿敷,伤口不宜缝合或包扎。伤口深者可在创口周围用1 万 ~2 万 U 抗毒素浸润后再行扩创。

2. 一般治疗 病室宜保持安静和温暖,避免各种刺激如声响、阵风、强光等,最好有单独房间和专人护理。各项治疗宜在使用镇静剂、肌肉松弛剂后集中进行。防止小儿从床上坠地。

3. 病因治疗

(1)破伤风免疫球蛋白(TIG)和/或抗毒素(TAT):TIG 和 TAT 对已与神经组织结合的毒素无中和作用。鉴于血中仍可能存在一些游离毒素,未愈合伤口中仍可能有破伤风梭菌繁殖及毒素形成,因此目前仍主张采用。首选 TIG,因 TIG 的过敏发生率低,效价高,半衰期长(2~4 周)。剂量为3 000~6 000U,一般只需一次肌内注射。由于 TAT 过敏反应率达 5%~30%,有学者认为 TAT 的危险性比破伤风本身还大,许多国家已禁用。因此,如有 TIG 供应,则不用 TAT;若无 TIG,病情又需要用 TAT 时,则应向患者及家属做好知情告知并征得同意。TAT 一般用量是 5 万 ~20 万 U,皮肤试验阴性后分别由肌内注射与静脉滴注。连续应用或加大剂量并无意义,且易致过敏反应和血清病。

要注意的是:破伤风的发病不能确保对本病形成终生免疫,在确诊破伤风 1 个月后,应给予 0.5ml 破伤风类毒素,并完成基础免疫注射。

(2)抗生素:应用的主要目的在于杀灭伤口内可能存在的破伤风梭菌繁殖体,减少外毒素产生。推荐的一线用药有甲硝唑和青霉素;如甲硝唑和青霉素不宜应用,二线药物为头孢菌素、大环内酯类、万古霉素、林可霉素、氯霉素。青霉素剂量为(80~100)万 U,肌内注射,4~6h/ 次,或(200~1 000)万 U,2~4 次 /d 静脉滴注;甲硝唑为 2.5g/d,每日分 3~4 次口服或静脉滴注,疗程一般为 7~10 天。

4. 对症治疗

(1)呼吸监护及处理:由于吞咽肌群的痉挛,使口腔分泌物积聚于咽部,易造成呼吸道梗阻;膈肌及呼吸肌的强直性痉挛可造成呼吸停止,必须密切观察。若有下述指征:①抽搐频繁不易控制者;②喉痉挛;③肺部感染痰液黏稠不易咳出者;④呼吸肌持续痉挛、呼吸表浅发绀较重者,均需及早做气管切开术。并给予吸痰、间歇正压给氧、注入抗菌药物、湿化等,按时做血气分析,以监护换气功能。

(2)控制肌肉痉挛:常用药物有:①地西泮:为首选药物。成人轻型患者的用量为 40~60mg/d,分 4~6 次肌内注射;中、重型患者的用量可增至100~400mg/d(2~8mg/kg),分次静脉内缓注或滴注。以保持患者安静睡眠状态而又能叫醒为宜。儿童的每次量为 0.5~1.0mg/kg,每日 3~4 次。亦可用劳拉西泮和咪哒唑仑（middazolam）静脉滴注。②苯巴比妥钠：成人每次为0.1~0.2g（儿童为3~5mg/kg），每8~12小时肌内注射1次。③氯丙嗪：有降低组织氧耗、抑制中枢神经系统、降温等作用，可减轻肌痉挛，每次成人量为25~50mg，儿童为0.5~1.0mg/kg，肌内注射或静脉滴注，每日3~4次，可与地西泮、苯巴比妥钠等配伍交替使用。④其他药物：10%水合氯醛作用较快，痉挛严重者可临时加用，成人每次10~20ml，儿童0.5ml/kg或每岁1ml，口服或保留灌肠。肌痉挛难以控制时，也可加用异戊巴比妥钠（0.2~0.3g，静脉缓注）或硫喷妥钠，后者的成人量为0.5~1.0g，溶于葡萄糖液1 000ml中静脉滴注（成人20~25滴/min），对制止肌痉挛，尤其是咽肌痉挛也有一定效果。对重症患者可联用咪哒唑仑和丙泊酚，可收到更好的镇静效果。

（3）纠正交感神经兴奋：因交感神经功能亢进而致的心动过速、心律失常、血压升高、出汗等，可选用可乐定静脉注射：每次3~4μg/kg加入5%葡萄糖液20~40ml中缓慢注射，能吞咽者可予口服，每次0.075~0.15mg，每日3次；也可用β-受体阻滞剂如艾司洛尔、拉贝洛尔或普萘洛尔（心得安）静脉注射或口服。

（4）其他治疗：肾上腺皮质激素可用于重型而伴有高热、心肌炎等患者，成人每日静脉滴注氢化可的松200~300mg，或地塞米松10~20mg。为防止坠积性肺炎，应勤翻身和清洁口腔。尿潴留时采用留置导尿管，腹胀者可安置肛管导气。加强营养支持；维持水电解质平衡等。

5. 中医中药　常用方有五虎追风汤加减、玉真散加味、存命汤加减等。

（叶剑滨　张文武）

第13节　细菌性食物中毒

细菌性食物中毒（bacterial food poisoning）是由于进食被细菌及其毒素污染的食物而引起的急性感染中毒性疾病（包括细菌感染与细菌毒素的中毒两方面）。根据病原、病变发生部位和临床表现的不同，又分为胃肠型食物中毒和神经型食物中毒（由肉毒杆菌引起）。

胃肠型细菌性食物中毒

胃肠型细菌性食物中毒是由多种细菌及其毒素污染食物引起的中毒。其特点为集体发病，潜伏期短，以恶心、呕吐、腹痛、腹泻等急性胃肠炎表现为主要特征，多发生于夏秋季。

【诊断要点】

1. 流行病学特点　本病在夏秋季多发。常因采购食物不新鲜、食物保存与烹调不当而引起。病例可散发,有时集体发病。潜伏期短,有进食可疑食物史,病情轻重与进食量有关,未食者不发病,停止使用可疑食物后流行迅速停止。人群普遍易感并可重复感染。

2. 临床表现特点　潜伏期短,常在进食后数小时发病。超过 72 小时的病例可基本排除食物中毒。以急性胃肠炎为主要表现,如恶心、呕吐、腹痛、腹泻等。患者初为腹部不适,随之出现上腹部疼痛或腹部阵发性绞痛,先有恶心、呕吐,后有腹泻为其特点。呕吐物为胃内容物及胆汁。腹泻轻重不一,大便次数为每日数次至数十次,呈黄色稀便,水样便或黏液便,亦可呈脓血便或血水便。体检时可有上、中腹轻压痛,肠鸣音亢进等。部分患者可出现畏寒、发热和全身中毒症状,尤其是沙门菌属或副溶血弧菌等引起者。吐泻严重者可出现不同程度的脱水和酸中毒,患者有口唇干燥、烦渴、皮肤弹性差、眼窝下陷等。严重脱水者可有脉搏细弱、血压下降,出现休克表现。亦可有电解质紊乱如低钠、低钾等。病程短,多在 1~3 天内恢复;沙门菌属感染者病期较长,可长达 1~2 周。常见细菌性食物中毒的特点见表 6-13-1。

表 6-13-1　常见细菌性食物中毒的特点

	沙门菌属食物中毒	副溶血弧菌食物中毒	变形杆菌食物中毒	蜡样芽孢杆菌食物中毒	大肠埃希菌食物中毒	金黄色葡萄球菌食物中毒
潜伏期	4~24 小时	6~20 小时	胃肠型:3~20 小时 过敏型:0.5~2 小时	肠毒素:1~2 小时 细菌:8~16 小时	2~20 小时,一般为 4~6 小时	0.5~5 小时
污染食物	肉类、禽类、蛋类	海产品、腌渍品	隔夜剩饭菜、肉类及鱼类	隔夜剩饭菜、肉类及乳类	隔夜剩饭菜、肉类及淀粉食物	淀粉食物、肉类、乳及乳制品
发病情况	先有腹痛、呕吐,继而腹泻,多伴有发热	先有腹痛发热,后有腹泻及呕吐	胃肠型:先有腹痛、呕吐及腹泻 过敏型:皮肤潮红、头痛、酒醉貌、荨麻疹等	有呕吐、腹痛及腹泻	先有食欲不振、腹痛、腹泻、水样变或黏液便	先有恶心、头痛,迅速发生腹痛及呕吐
发热	较常见,可有高热	绝大多数有发热	低热	无	低热	无

续表

	沙门菌属食物中毒	副溶血弧菌食物中毒	变形杆菌食物中毒	蜡样芽孢杆菌食物中毒	大肠埃希菌食物中毒	金黄色葡萄球菌食物中毒
腹痛	轻	重	轻	轻	轻	轻
腹泻	水样便,很少带脓血,量多	水样便,血水样或脓血便	黄色水样便,臭,可有黏液	水样便	水样便或黏液便,臭	黄色水便,臭,量少
呕吐	多数有	可有可无	较轻	部分有,较重	少有	剧烈
脱水	轻、中度	轻、中度	轻、中度	无	轻度	轻度
大便培养	沙门菌属	副溶血弧菌	变形杆菌	蜡样芽孢杆菌	大肠埃希菌	金黄色葡萄球菌
病死率	低,0~2%	低,0~3%	无	无	无	低

3. 诊断注意事项 根据进食后短期内出现急性胃肠炎症状,结合流行病学资料,可做出临床诊断。对污染食物、呕吐物及粪便培养,可分离出相同的病原菌,即可确诊。本病尚需与非细菌性食物中毒、菌痢、霍乱、病毒性胃肠炎等鉴别。

【治疗要点】

1. 一般处理 应适当休息,吐泻症状严重的患者应暂时禁食,待症状好转后,可给易消化的流质或半流质饮食。

2. 对症处理 ①腹痛、呕吐症状严重者,可用山莨菪碱(654-2)10mg或罗痛定60mg肌内注射,亦可口服溴丙胺太林15mg或颠茄片8mg或654-2片10mg,每日3次。②有发热及全身中毒症状者或有频繁呕吐及腹泻不能进食者,可静脉滴注5%葡萄糖盐水、5%~10%葡萄糖液和林格液1000~2000ml。有高热及明显中毒症状者,可在静脉补液中加入氢化可的松100~300mg或地塞米松5~10mg,以降温和减轻中毒症状。③有脱水症状者可口服补液,不能口服者静脉补液,补液时先快后慢,补液量视脱水程度可达3000~6000ml/d。有酸中毒时适当补充5%碳酸氢钠液或11.2%乳酸钠溶液。补液患者出现排尿后,应及时补钾,以防出现低血钾表现。④过敏型变形杆菌食物中毒,可用抗组胺类药物,如氯苯那敏(扑尔敏)4~8mg或苯海拉明25mg,每日3次;亦可肌内注射异丙嗪25~50mg。

3. 病原治疗　症状轻者,一般不用抗生素。但有高热、中毒症状及吐泻严重者,可根据可能的病原菌,选用抗菌药物。可用喹诺酮类如诺氟沙星(0.2g,每日 3 次)、环丙沙星(0.2~0.4g,每日 3 次)等口服,或氨基糖苷类如阿米卡星(0.4g/d)、庆大霉素(16 万 ~24 万 U/d)等加入液体中静脉滴注或每日分 2 次肌内注射。

神经型细菌性食物中毒

神经型细菌性食物中毒,又称肉毒中毒(botulism)、肉毒毒素(botulinum neurotoxin,BoNT)中毒,是由于进食含有肉毒梭状芽孢杆菌(简称肉毒杆菌)外毒素的食物而引起的中毒性疾病,临床上以神经失能症状如眼肌和舌咽肌麻痹为主要表现,严重时全身肌群受累,如抢救不及时,病死率较高。

【诊断要点】

1. 流行病学特点　肉毒杆菌污染的食物主要为罐头食品、香肠、腊肉、发酵的豆制品(如臭豆腐、豆瓣酱、豆豉等)和发酵的面食(如发酵的馒头、面酱等)。肉毒杆菌外毒素依抗原性不同,可分为 A、B、Ca、Cb、D、E、F、G 等 8 型,引起人类疾病者主要是 A、B 和 E 型。对神经组织亲和力以 A 型为最强,E 型次之,B 型较弱。人群普遍易感。

食源性是最常见的中毒形式,食品在制作过程中被肉毒梭菌芽孢污染,制成后未彻底灭菌,芽孢在厌养环境中发芽繁殖,产生毒素,食前又未加热烹调,食入已产生的毒素而发生中毒,是单纯性毒素中毒,而非细菌感染,以 A、B 型常见,多由家庭自制发酵食品如臭豆腐、豆瓣酱、甜面酱等引起,近年也有火腿肠污染中毒的报道。高原地区生吃冷藏肉食品及进食污染的海产鱼类中毒者多为 E 型,E 型也见于进食豆制发酵食品。密封食品如罐头、香肠、腊肠、奶酪,甚至听装水果和蔬菜的不适当存放及受污染造成的中毒目前变得常见。

伤口途径:毒品吸食者静脉、肌内或皮下注射毒品,肉毒梭菌芽孢污染损伤组织繁殖产毒而发生,肉毒梭菌芽孢也可感染创伤伤口发病,主要见于野外受伤未行清创者。

医源性中毒:肉毒素在临床应用日渐增多,在去皱美容、治疗肌肉痉挛等取得良好疗效的同时,由于注射过量所致中毒事件时有发生,主要见于 A 型。

呼吸道吸收:肉毒素气溶胶经呼吸道吸收中毒。

2. 临床表现特点　潜伏期为 12~36 小时,可短至 2 小时,长达 8~10 天。潜伏期愈短,病情愈重。

临床症状轻重不一,轻型仅有轻微不适,重者可于24小时内死亡。一般起病急剧,以神经症状为主,消化道症状缺如或轻微。初起时全身软弱、头痛、头晕,继而出现眼睑下垂、瞳孔扩大、复视、斜视及眼内外肌瘫痪;咽喉部肌肉麻痹致构音障碍、声音嘶哑、语音低、鼻音、吞咽困难、饮水呛咳。面部表情肌麻痹者闭目无力、示齿、鼓腮困难。严重者可迅速累及呼吸肌,胸闷、憋气至周围性呼吸衰竭,危及生命。通常眼部症状、口咽部症状、呼吸肌受累呈先后序贯发生。因胆碱能神经传递的阻断,可出现腹胀、尿潴留及唾液和泪液的减少等。体温多正常,患者神志清楚,无感觉异常。脑脊液检查正常。病情严重程度与毒素摄入量的多少有关,也与抗毒素应用早晚有关,早期特异性抗毒素足量应用能阻止病情进一步发展。临床表现也与毒素的型别有关,如A型毒素中毒较其他型别持续时间要长。死亡多是由于呼吸肌麻痹所致周围性呼吸衰竭或继发肺部感染所致,也有中毒后数月恢复期出现迟发性猝死,考虑可能与冠脉和心肌损害有关。病死率因毒素类型而异,A型毒素者病死率为60%~70%,E型毒素者为30%~60%,B型毒素者为10%~20%。国内由于广泛采用多价抗毒素血清治疗本病,病死率已降至10%以下。存活者多于4~10天后逐渐恢复,呼吸、吞咽及言语困难先后缓解,随后其他肌肉瘫痪也渐复原。视觉恢复较慢,有时需数月之久。

3. 实验室检查 ①细菌培养:取污染食物作厌氧菌培养,可分离出肉毒杆菌。②动物中毒试验阳性(即用原可疑食品的浸出液注入小白鼠腹腔内或口饲,动物发生典型的瘫痪症状并迅速死亡)。

4. 诊断注意事项 根据有进食可疑食物史或其他途径毒物摄入史,特别是变质的罐头、腊肉等腌制食品及发酵的豆、面制品等的病史,并且同食者先后发病,起病急骤,典型的脑神经麻痹症状如眼肌瘫痪、吞咽、发音及呼吸困难等即可做出临床诊断,也有群体进食单独发病者。此外,本病尚需与河豚鱼或毒蕈中毒、流行性乙型脑炎、脊髓灰质炎等鉴别。

5. 病情分级

轻度:仅有眼肌受累症状,如视力减退、视物不清、远视或近视,闭目无力,畏光,眼睑下垂、复视、斜视、瞳孔扩大及对光反应迟钝等。可伴有头痛、眩晕、全身乏力等一般症状。

中度:除了眼肌受累外,口咽部肌肉受累,出现张口、咀嚼、吞咽困难,不能示齿、鼓腮,鼻唇沟变浅、构音障碍、言语不清、失声、咽干、咽喉部紧缩感、流涎等。

重度:在以上症状基础上有呼吸肌受累表现,出现胸闷、憋气、发绀,甚至周围性呼吸衰竭,危及生命。

以上所有患者均可有骨骼肌不同程度的受累,当骨骼肌和呼吸肌完全受累者称为极重度。

【治疗要点】

1. 洗胃导泻　凡进食可疑食物24小时以内者,应尽早用1%~2%碳酸氢钠液或1:4 000高锰酸钾溶液反复洗胃。洗胃后可注入药用炭30~50g吸附毒素,同时用硫酸钠15~30g导泻,以排出毒素。

2. 对症处理　保持呼吸道通畅,维持呼吸功能,呼吸困难时吸氧,出现呼吸肌麻痹及早行气管插管辅助通气。加强心电、血压、血氧饱和度监测。吞咽困难时鼻饲或静脉补充营养。维持水电解质平衡。有继发感染用抗生素治疗。创口感染中毒应彻底清创消毒,合理应用抗生素。

3. 抗毒素治疗　对本病有特效,使用越早,疗效越高,在发病后24小时内或发生肌肉瘫痪前治疗效果最佳。即使毒素已结合到神经肌肉接头上,抗毒素仍可起中和作用。国内常用马源抗毒血清,主张早期、足量、足疗程应用,临床诊断一旦确立,应迅速给予,对于疑似病例,可应用抗毒素试验性治疗。如果在临床症状出现前给药,可防止出现中毒症状。对毒素型别未确定者,应注射多价抗毒素血清(A、B、E型),5万~10万U静脉及肌内各半量注射,每12小时1次;对毒素型别已确定者,应注射同型单价抗毒素血清,每次1万~2万U,每12小时1次。足疗程用药:轻度中毒一般连用3~5天;中度中毒一般连用5~7天;重度中毒一般连用7~10天以上。本品注射前须做皮肤过敏试验,阳性者需按脱敏方法进行注射。

人肉毒免疫球蛋白(BIG-IV)是从肉毒素免疫人血清提取,国外应用常见,特别对婴幼儿肉毒中毒已成为主要的解毒措施,由于BIG-IV的半衰期达28天,抗毒效果可维持半年,通常一次给药即可。

4. 抗菌治疗　肉毒梭菌对青霉素等多种抗生素敏感,怀疑有肉毒杆菌繁殖产毒可大剂量青霉素(800万U/d)应用。

5. 神经肌肉营养药物的应用　包括大剂量维生素C、ATP、CoA、胞磷胆碱等,以及维生素B_1 100mg/d、维生素B_{12} 0.5mg/d肌内注射。

6. 其他治疗　盐酸胍啶有促进周围神经释放乙酰胆碱作用,对神经瘫痪和呼吸功能有改进作用,可以试用,剂量为每日15~50mg/kg。

7. 保护易感人群　若进食食物已证明有肉毒杆菌或其外毒素存在,或同进食者已发生肉毒中毒时,未发病者应立即注射多价抗毒素血清5 000~10 000U,对毒素型别已确定者注射同型单价抗毒素1 000~2 000U,以防止发病。

(田英平　张文武)

第14节 细菌感染性腹泻

细菌感染性腹泻(bacterial diarrhea)在广义上是指由各种细菌引起,以腹泻为主要表现的一组常见肠道传染病,本文是指除霍乱、菌痢、伤寒、副伤寒以外的细菌感染性腹泻,属于《中华人民共和国传染病防治法》中规定的丙类传染病。临床表现以胃肠道症状为主,轻重不一,多为自限性,但少数可发生严重并发症,甚至导致死亡。

【诊断要点】

1. 流行病学特点 常见细菌有沙门菌属、志贺菌属、大肠埃希菌、弯曲菌、耶尔森菌、金黄色葡萄糖球菌、副溶血性弧菌、艰难梭菌等。传染源为患者、病原菌携带者。通过粪-口途径传播,人群普遍易感,没有交叉免疫。儿童、老年人、有免疫抑制或慢性疾病者为高危人群。好发于夏秋季,部分细菌性腹泻如耶尔森菌肠炎好发于冬季。

2. 临床表现特点 潜伏期数小时至数天、数周。多急性起病,少数起病较缓慢。临床表现轻重不一,以胃肠道症状最突出,出现纳差、恶心、呕吐、腹胀、腹痛、腹泻,可伴里急后重,腹泻次数可多至十几、二十多次,甚至不计其数,粪便呈水样便、黏液便、脓血便,分泌性腹泻一般不出现腹痛,侵袭性腹泻多出现腹痛。常伴畏寒、发热、乏力、头晕等表现,病情严重者,因大量丢失水分引起脱水、电解质紊乱,甚至休克。病程为数天至1~2周,常为自限性,少数可复发。超过14天的腹泻,称为迁延性腹泻。不同细菌所致腹泻的临床类型不同,常见类型分述如下:

(1)肠出血性大肠埃希菌感染:病前多有食用生或半生肉类、生乳等不洁饮食史。往往急性起病,轻者水样泻,典型者突起剧烈腹痛、水样便,数天后出现血性便,发生腹痛、腹泻、低热或不发热,极易被误诊为痢疾。严重者伴有剧烈腹痛、高热、血便,感染一周后可合并溶血性尿毒症综合征、血栓性血小板减少性紫癜、脑神经障碍等,危及生命。病死率达5%~10%。

(2)耶尔森菌感染:由于本菌易在低温下生长,所以在一些寒冷的国家和地区或在寒冷的季节较为常见,因此有人称其为"冰箱病"。以散发为主。婴幼儿及儿童胃肠炎症状突出,成人以肠炎为主。起病急,以发热、腹泻、腹痛为主要表现,热程多为2~3天,腹泻一般1~2天,重者达1~2周,粪便多水样,带黏液,可有脓血便,腹痛常见,可局限在右下腹,并且伴肌紧张和反跳痛,容易误诊为阑尾炎,尤其是幼儿患者。

(3)变形杆菌感染:变形杆菌属为条件致病菌,是医院感染的常见机会致病菌,特别是抵抗力下降后使用广谱抗生素者。在一定条件下可引起多种感染,如化脓性感染、尿路感染、胃肠炎、急性胃炎、心内膜炎、脓毒症等。主要表现为发热、恶心、呕吐、腹痛、腹泻,腹痛部位在上腹和脐周,腹泻轻者每日数次,重者 20~30 次。

(4)抗生素相关性腹泻:多由艰难梭菌引起,称为艰难梭菌相关性腹泻(clostridium difficile associated diarrhea,CDAD),即假膜性肠炎,是医院感染性腹泻的主要病因。大多数表现为轻到中度水样腹泻、发热、腹胀、下腹或全腹散在痉挛性疼痛。严重者也见黏液便,血便少见,严重的并发症有脱水、低蛋白血症、电解质紊乱、肠麻痹和肠穿孔,其死亡率为 2%~5%,但老年人及衰弱患者死亡率达 10%~20%,甚至达 30%~80%,与死亡相关的唯一原因是延误诊断。

(5)旅游者腹泻:是出国旅行者中报告的最主要感染性疾病,在致病微生物中,细菌占 61%,肠毒素性大肠埃希菌是最重要的病原。其他包括肠集聚性大肠埃希菌、弥漫黏附性大肠埃希菌、志贺菌属、沙门菌属、弯曲菌属、耶尔森菌、气单胞菌及非霍乱性弧菌等。通常情况下该病起病较急(数小时至数天),约 40% 的旅游者腹泻患者症状轻微,重者出现明显腹泻症状,伴有腹部绞痛、恶心、呕吐以及发热等症状。

【治疗要点】

1. 一般及对症治疗 腹泻时一般不禁食,可进流食或半流食,忌多渣油腻和刺激性食物,暂时停饮牛奶及其他乳制品,避免引起高渗性腹泻。腹泻频繁,伴有呕吐和高热等严重感染中毒症状者,应卧床休息、禁食,并鼓励多饮水。腹泻伴有呕吐或腹痛剧烈者,可予阿托品类药物,但慎用或禁用阿片制剂,因其能强烈抑制肠蠕动,使肠毒素易被吸收而加重中毒或诱发中毒性巨结肠。也有主张使用肠黏膜保护剂如蒙脱石散等,可吸附病原菌和毒素,并能通过与肠道黏液分子间的相互作用,增强黏液屏障,以防御病原菌的侵入。另外小檗碱(黄连素)具有良好的收敛和轻微抑菌作用,对于细菌性腹泻有一定作用。

2. 液体疗法 ①口服补液盐(oral rehydration salts,ORS)治疗:适用于急性腹泻轻、中度脱水及重度脱水的辅助治疗。②静脉补液疗法:重症腹泻伴脱水、电解质紊乱、酸中毒或休克者,补液推荐用乳酸林格液,最初应快速静脉补液,遵循补液的基本原则,继发酸中毒者静脉给予 5% 碳酸氢钠或11.2% 乳酸钠,用量可根据血气分析结果先给予半量,注意补充钾、钙。当患者脱水纠正、呕吐好转后即改为口服补液。

3. 抗菌治疗 不同病原菌所使用抗菌药物不同,耶尔森菌感染的轻症患者多为自限性,不必应用抗菌药物治疗,重症或并发脓毒症者根据药物敏感实验选用,疗程 2~3 天,该菌一般对氨基糖苷类抗生素、氯霉素、磺胺类和氟喹诺酮类等敏感。侵袭性、致病性或产肠毒素性大肠埃希菌引起的腹泻一般可选用氟喹诺酮类或磺胺类药物口服,疗程3~5天。

值得重视的是肠出血性大肠埃希菌感染所致腹泻治疗中,由于抗生素可促使O_{157}菌释放VT毒素,从而使患者并发溶血性尿毒症综合征的危险性增加。肠出血性大肠埃希菌O_{157}患者和疑似患者禁止使用抗生素,疫区内的其他一般腹泻患者应慎用抗生素。

CDAD轻症患者停用抗菌药即可使正常菌群恢复,症状缓解,如果停用抗菌药后腹泻持续48小时或72小时以上,应当考虑选用抗菌药。重症患者,应立即予以有效抗菌药治疗。95%以上的艰难梭菌对甲硝唑和万古霉素敏感,而且疗效相仿。

AIDS相关性腹泻治疗应该及时早期足量应用抗菌药物,如头孢菌素及氟喹诺酮类药物。

4. 微生态疗法　由于引起细菌性腹泻的原因在于外源细菌的侵入或正常细菌的易位、比例失调等,导致肠道正常菌群的破坏,肠道微生态的失衡,故近年来细菌感染性腹泻的治疗中微生态疗法受到推广,目的是恢复肠道正常菌群,重建肠道生物屏障,拮抗病原菌定植侵袭,有利于腹泻的控制。常用制剂有益生菌和益生元,益生菌如双歧杆菌、乳酸菌、粪球菌等,益生元包括乳果糖、果寡糖、菊糖等。但是注意口服活菌制剂应该与抗生素隔2小时左右,以免被杀灭,影响疗效。

(叶剑滨　张文武)

第15节　急性血吸虫病

血吸虫病(schistosomiasis)是日本血吸虫寄生于门静脉系统所引起,借皮肤接触含尾蚴的疫水而感染。主要病变是虫卵沉积于肠道或肝脏等组织而引起的虫卵肉芽肿。急性期有发热、腹痛、腹泻或脓血便、肝大与压痛等表现,血嗜酸性粒细胞显著增多;慢性期以肝脾肿大或慢性腹泻为主要表现;晚期表现主要与肝脏门静脉周围纤维化有关,临床上有巨脾、腹水等。视病期、感染度、虫卵沉积部位以及人体免疫反应的不同,临床上可分为急性、慢性和晚期三种类型以及异位损害。本节着重讨论急性血吸虫病。

【诊断要点】

1. 临床表现特点　急性血吸虫病多发生于夏秋季,以7~9月份为常见,男性青壮年与儿童居多。患者常因游泳、捕鱼、捉蟹、打湖草、防汛等大面积接触疫水而感染。往往一行多人同时暴露而先后发病。多见于初次感染者,少数慢性血吸虫病患者,亦有再次于大量感染后发病者。受感染者的潜伏期长短不一,平均在一个月左右。其间最初可出现皮肤与疫水接触处的发痒之红色小丘疹,继而有因尾蚴、童虫行程中发生的肺部损伤,表现为咳嗽、胸痛等,但常因症状轻微而短暂,不被患者注意。发病时主要表现如下:

(1)发热:患者均有发热。热度高低及期限与感染程度成正比,轻症发热数天,一般 2~3 周,重症可迁延数月。热退后自觉症状好转。

(2)过敏反应:除皮炎外,还可出现荨麻疹、血管神经性水肿、淋巴结肿大、出血性紫癜、支气管哮喘等。血中嗜酸性粒细胞显著增多,对诊断有重要价值。

(3)消化系统症状:发热期间,多伴有纳差、腹部不适、轻微腹痛、腹泻、呕吐等。腹泻一般每天 3~5 次,个别达 10 余次,初为稀水便,继则出现脓血、黏液。热退后腹泻次数减少。危重患者可出现高度腹胀、腹水、腹膜刺激征。经治疗退热后 6~8 周,上述症状可显著改善或消失。

(4)肝、脾大:90% 以上患者肝大伴压痛,左叶肝大较显著。半数患者轻度脾大。

(5)其他:半数以上患者有咳嗽、气喘、胸痛。危重者咳嗽较重,咯血痰,并有胸闷、气促等。呼吸系统症状多在感染后 2 周内出现。重症患者还可出现神志淡漠、心肌受损、重度贫血、消瘦及恶病质等,亦可迅速发展为肝硬化。

急性血吸虫病病程一般不超过 6 个月,经杀虫治疗后,患者常迅速痊愈。如不治疗,则可发展为慢性甚或晚期血吸虫病。

2. 实验室检查　①血象:急性期患者白细胞总数为 $(10\sim30)\times10^9/L$,嗜酸性粒细胞一般占 20%~40%,高者可达 90%,但重症患者反可减少,甚至消失,而中性粒细胞增多,为病情凶险之兆。②肝功能试验:急性患者血清 ALT 可轻度升高,γ-球蛋白可轻度增高。③粪便检查:粪便内检查虫卵和孵出毛蚴是确诊血吸虫病的直接依据。急性期检出率高。④血清免疫学检查。

3. 诊断注意事项　疫水接触史是诊断本病的必要条件。在流行区于夏秋季节的发热患者,如有游泳、打湖草等长时间、大面积接触疫水史并伴有下列表现者应考虑急性血吸虫病的可能:①尾蚴皮炎,荨麻疹史;肝大并压痛;腹痛腹泻等;②血中白细胞总数与嗜酸性粒细胞显著增多。临床上明确诊断有赖于粪便或活组织中检出血吸虫卵。急性血吸虫病有时可与伤寒、阿米巴肝脓肿、结核性腹膜炎、粟粒型肺结核、败血症等混淆,应予以鉴别。

【治疗要点】

1. 病原治疗　吡喹酮是目前治疗血吸虫病最有效的药物。其治疗急性血吸虫病的剂量与疗程为:成人总剂量为 120mg/kg(儿童为 140mg/kg),4~6 天疗法,每日剂量分 2~3 次服,一般病例可给 10mg/kg,每日 3 次,连服

4天。其中50%必须在前2天服完,体重超过60kg者仍按60kg计。吡喹酮不良反应一般轻微且短暂,无需特殊处理,多可自行消退。

2. 对症支持治疗 急性血吸虫病患者应住院治疗,卧床休息。重型患者需加强营养,调整水、电解质平衡,加强护理,使患者全身状态改善。

3. 预防性服药 在重疫区特定人群,如防洪、抢险人员进行预防性服药,能有效预防血吸虫感染。常用青蒿素衍生物蒿甲醚和青蒿琥珀。在接触疫水后15天用蒿甲醚6mg/kg顿服,以后每15天1次,连服4~10次;或者在接触疫水后7天用青蒿琥珀6mg/kg顿服,以后每7天1次,连服8~15次。

(叶剑滨 张文武)

第7章

神经系统疾病急诊

第1节　颅高压危象

颅内压（intracranial pressure，ICP）系指颅腔内容物对颅腔内壁的压力。成人的正常 ICP 为 80~180mmH$_2$O；儿童为 40~100mmH$_2$O。颅内压增高（intracranial hypertension）是指在病理状态下，ICP 超过 200mmH$_2$O。颅高压危象系指因各种病因引起的患者急性或慢性颅内压增高，病情急剧加重出现脑疝症状而达到危及生命的状态。如不能及时诊断和解除颅内压增高的病因，或采取措施缓解颅内压力，则患者常因脑疝而致死。

【诊断要点】

1. 有引起颅内压增高的病因存在。

2. 临床表现特点　典型为头痛、呕吐和视乳头水肿三联征。但三者同时出现者不多。①头痛：为颅内高压的最常见症状。开始为阵发性，以后发展为持续性，以前额及双颞部为主，后颅窝病变头痛多位于枕部。咳嗽、喷嚏、用力等情况均可使头痛加重。头部活动时头痛也加重，患者常被迫不敢用力咳嗽、不敢转动头部。②恶心、呕吐：常在清晨空腹时发生，或与剧烈头痛同时发生，常与饮食无关，可呈喷射性，但不多见。位于后颅窝及第四脑室的病变较易引起呕吐。儿童头痛不显著，呕吐有时是唯一症状。③视神经乳头水肿：是颅内压增高的特征性体征。眼底镜检查可见视乳头隆起、边缘不清、颜色发红，眼底静脉迂曲、怒张。有时可见到点、片状，甚至火焰状出血。④展神经麻痹与复视。⑤意识障碍：反应迟钝、嗜睡、昏睡至昏迷的各种意识障碍均可发生。⑥抽搐、去大脑强直发作：与颅内压增高时脑干受压、脑供血不足、脑膜受刺激等有关。⑦生命指征的改变：血压增高、脉搏缓慢、呼吸慢而深等；随着颅内压增高，可出现瞳孔缩小、对光反射迟钝，或忽大忽小、边缘不整、变化多端，常预示脑疝即将发生。⑧小儿颅内压增高的表现:小儿因不会诉说头痛,常表现为烦躁、哭闹或脑性尖叫,频繁呕吐、抽搐至去脑强直发作,意识丧失。查体可见囟门隆起、扩大,颅缝裂开,头围增大,以及头皮静脉怒张;额、顶、颞及枕部突出膨大呈圆形,颈部静脉充盈,对比之下颜面很小;严重颅内压增高,压迫眼球,形成双目下视,巩膜外露的特殊表情,称落日征。

3. 脑疝的表现 各种原因引起的颅内压增高,都可导致部分脑组织向压力相对较低的部位移位,形成脑疝(brain herniation)。临床上最常见、最重要的是小脑幕裂孔疝和枕骨大孔疝。

(1)小脑幕裂孔疝:因颅内压增高而移位的脑组织由上而下挤入小脑幕裂孔,统称为小脑幕裂孔疝(tentorial herniation)。可分为外侧型(钩回疝)和中央型(中心疝)。①钩回疝:颞叶内侧海马回及钩回等结构疝入小脑幕裂孔而形成钩回疝。表现为颅内压增高的症状明显加重,意识障碍进行性恶化,动眼神经麻痹可为早期症状(尤其瞳孔改变),出现双侧锥体束损害体征,继而出现去脑强直及生命体征的变化。最常继发于大脑半球的脑卒中。②中心疝:中线或大脑深部组织病变使小脑幕上内容物尤其是丘脑、第三脑室、基底核等中线及其附近结构双侧性受到挤压、向下移位,并压迫丘脑下部和中脑上部,通过小脑幕裂孔使脑干逐层受累。表现为明显的意识障碍并进行性加重,呼吸改变较明显,瞳孔可至疾病晚期才出现改变。较易出现去皮质或去脑强直。多见于中线或大脑深部占位性病变,也见于弥漫性颅内压增高。

(2)枕骨大孔疝:小脑扁桃体及邻近小脑组织向下移位经枕骨大孔疝入颈椎管上端称为枕骨大孔疝(herniation of foramen magnum)。可分为急性和慢性枕骨大孔疝。慢性枕骨大孔疝症状相对轻,而急性枕骨大孔疝多突然发生或在慢性脑疝基础上因某些诱因如用力排便、不当的腰穿等导致。枕骨大孔疝表现为枕、颈部疼痛,颈强直或强迫头位,意识障碍,伴有后组脑神经受累表现。急性枕骨大孔疝可有明显的生命体征改变,如突发呼吸衰竭、循环功能障碍等。主要见于后颅窝占位性病变,也见于严重脑水肿的颅内弥漫性病变。幕上病变先形成小脑幕裂孔疝,随着病情进展合并不同程度的枕骨大孔疝。

4. 诊断性治疗 用脱水药物如20%甘露醇等静注,如颅内压增高症状缓解,则有诊断价值。

5. 辅助检查 CT、MRI等既可辅助判断颅内压增高,也可帮助明确颅内压增高的病因。腰椎穿刺测量脑脊液的压力可直接判断颅内压的高低。

6. 颅内压增高的类型与分级 ①弥漫性颅内压增高:多由弥漫性脑实质体积增大所致。在颅内各分腔间没有大的压力差,其耐受限度较高,很少引起脑疝,压力解除以后神经的恢复较快。如见于蛛网膜下腔出血、弥漫性脑膜炎、弥漫性脑水肿等。②局灶性颅内压增高:多由颅内局灶性病变所致。压力先在病灶附近增高然后传递到颅内各处,在颅内各分腔之间有较明显的压力差,其耐压限度较低,常有明显的脑组织移位(脑疝),超过一定时间以后解除压力,受损的脑组织功能恢复较慢。见于颅内占位性病变、大量脑出血、大面积脑梗死等。区别这两类颅内压增高对于估计预后与决定治疗有重要意义。根据 ICP 的增高程度可以分为三级:压力在 200~260mmH$_2$O 者为轻度增高;261~520mmH$_2$O 者为中度增高;超过 520mmH$_2$O 者为严重增高。

【治疗要点】

对颅内压增高的患者,既要及时治疗原发病变,又要尽可能降低颅内压,及时中断恶性循环,防治脑疝。

1. 一般疗法　包括:①卧床休息,密切观察生命体征;②抬高头部约 15°~30°,以利颅内静脉回流;③吸氧,保持呼吸道通畅,昏迷患者不能排痰者,应考虑气管切开;④呕吐频繁者,应暂禁食,静脉补足液体和热量或改给全胃肠外营养;⑤限制水盐摄入量,静脉滴注液量成人每日不超过 1 500~2 000ml(不包括脱水剂量),其中电解质液不超过 500ml;⑥防止受凉、咳嗽、避免激动、生气,保持大便通畅,防止便秘;⑦对症处理:如疼痛、呕吐者,给以镇静止吐药物;⑧有条件时可行 ICP 监测,以利于指导用药。

2. 脱水疗法

(1)渗透性脱水剂:① 20% 甘露醇:用法为每次 0.25~0.5g/kg,4~6 小时 1 次。②甘油果糖注射液:每瓶 250ml;500ml。每 1ml 中含甘油 100mg、果糖 50mg、氯化钠 9mg。成人一次 250~500ml 静脉滴注,1~2 次 /d,儿童用量为 5~10ml/kg。每 500ml 静脉滴注需 2~3 小时,连续用 1~2 周。和甘露醇联合应用,既迅速降颅压,改善症状,又减轻肾脏负担,保护肾功能,还克服了甘露醇的颅内压反跳现象。③高渗盐水:适用于并发低钠血症的颅内压增高患者。④人白蛋白:对血容量不足、低蛋白血症的颅内高压、脑水肿患者尤为适用。因其增加心脏负荷,有心功能不全者须慎用。

(2)利尿剂:常用呋塞米每次 20~40mg,每日 2~4 次肌内注射或静脉注射;布美他尼(丁尿胺)每次 0.5~1mg 肌内注射或静注,必要时 30 分钟后重复使用一次。

3. 肾上腺皮质激素　常用地塞米松 20~40mg/d,或氢化可的松 200~600mg/d,或甲泼尼龙 80~160mg/d 分次静脉滴注。但目前不推荐对大面积半球脑梗死(LHI)、脑外伤等患者运用皮质醇激素来减轻脑水肿。

4. 病因治疗

5. 其他治疗　包括:①人工冬眠疗法。②人工过度换气:采用控制性过度换气,使呼吸加深加快,降低 $PaCO_2$,因脑血管收缩,颅内压可明显下降,停止过度换气后其效果可维持数小时。尤其适用于外伤性颅内高压。③高压氧疗法:适用于缺氧引起的脑水肿病例。

6. 外科手术治疗 临床上颅高压危象可导致脑疝形成。脑疝症状一旦出现,除立即经静脉快速滴注或推注脱水剂以期缓解症状外,还应依不同情况尽可能做手术处理。①急性脑室扩张:多见于小脑出血或梗死向前推压第四脑室、蛛网膜下腔出血、脑实质出血破入蛛网膜下腔等情况。一旦出现急性脑室扩张颅内压会急剧升高。在药物治疗无效时,应急诊行侧脑室穿刺引流术。②小脑幕裂孔疝:若病因诊断明确,应立即开颅手术,切除病变以达到缓解颅内压增高的目的;对于未能明确诊断的病例,应做紧急颞肌下减压术,如情况许可并应将小脑幕裂孔边缘切开,促使脑疝的复位。③枕骨大孔疝:应紧急行脑室穿刺,缓慢放出脑室液,使颅内压慢慢下降,然后施行脑室持续引流术。待脑疝症状缓解后,对颅后凹开颅术,切除原发病变,对脑积水病例施行脑脊液分流术。

(曾红科 张文武)

第2节 高血压脑病

高血压脑病(hypertensive encephalopathy,HE)是指血压因某种诱因突然显著的增高(原发性或继发性高血压),突破了脑血管的自动调节机制,导致脑血流灌注过多,液体经血脑屏障漏出到血管周围脑组织,导致脑水肿、颅内压增高,而发生的一种急性一过性以神经障碍为主的高血压危象。临床上主要表现有剧烈头痛、烦躁、恶心呕吐、视力障碍、抽搐、意识障碍,甚至昏迷等症状,若不及时救治,常可导致死亡。由于有效防治急进型高血压、急性肾炎和妊娠期高血压等,本病发生率已有显著下降。

【诊断要点】

1. 临床表现特点 起病急骤,常因过度劳累、紧张和情绪激动所诱发。发病前常见有血压显著增高,剧烈头痛、恶心、呕吐、精神紊乱等先兆。发病后以脑水肿症状为主,大多数患者具有头痛、抽搐和意识障碍三大特征,称之为高血压脑病三联征。头痛常是早期症状,随着脑水肿进行性加重,于头痛数小时至1~2天后多出现程度不同的意识障碍,如嗜睡、昏睡、木僵、躁动不安、谵妄、定向力障碍、精神错乱,甚至昏迷。若视网膜动脉痉挛时,可有视力模糊、偏盲或黑矇。有时还可出现一过性偏瘫、半身感觉障碍、脑神经瘫痪、甚至失语。血压多显著升高,舒张压常 >130mmHg,患者多有心动过缓、呼吸困难。眼底检查有视网膜动脉痉挛,还可有视神经乳头水肿和出血、渗出。上述表现常于血压急剧升高 12~48 小时内明显,若抢救不及时,可于短时间内死亡。

2. 辅助检查　颅脑 CT 扫描可见脑水肿的弥漫性脑白质密度降低,脑室变小;MRI 显示脑水肿敏感,呈 T_1 低信号 T_2 高信号,顶枕叶水肿对高血压脑病具有特征性,偶见小灶性缺血或出血灶。

3. 诊断注意事项　根据患者血压急剧升高后出现上述(头痛、抽搐和意识障碍)神经症状和体征,本病一般不难诊断。但高血压脑病为排除性诊断,在确立诊断前,须与脑出血、蛛网膜下腔出血(SAH)、急(慢)性硬膜下血肿、脑栓塞、脑梗死及脑瘤等鉴别。

【治疗要点】

1. 迅速降低血压　迅速有效地降低血压是治疗的关键。必须在 2~4 小时之内将血压降至治疗目标值(MAP 降低 20%~25%)。一般要使舒张压迅速降至 110mmHg(高血压患者)或 80mmHg(血压正常者)以下。在降压过程中要严密监测血压、心率、精神状态,随时调整给药的滴速。另外,要注意因血压降的过快过低,而出现低灌注危象。大多数高血压脑病患者的症状随血压的降低而改善,若治疗过程中精神症状没有改善或反而恶化,应重新考虑诊断是否正确并适当升高血压,然后再缓慢降压。常用药物有尼卡地平、乌拉地尔、拉贝洛尔等,具体用法详见第 9 章第 4 节"高血压急症"部分。硝普钠、硝酸甘油能直接增加脑血流量,因此一般不用于高血压脑病的患者。

2. 制止抽搐　有抽搐者,可用地西泮(安定)10~20mg 直接静脉注射,同时肌内注射苯巴比妥 0.2g。如发生癫痫持续状态,其治疗详见本章第 8 节"癫痫持续状态"。

3. 降低颅内压、减轻脑水肿　可选用 20% 甘露醇液 125~250ml 静注或快速静脉滴注,依病情每 4~8 小时 1 次,可辅以应用呋塞米、地塞米松等。

4. 对症支持疗法　包括吸氧,卧床休息,保持环境安静,严密观察病情变化,维持水电解质平衡,防治心肾等并发症等。

(陶伍元　张文武)

第 3 节　短暂性脑缺血发作

短暂性脑缺血发作(transient ischemic attack,TIA)是由于局部脑或视网膜缺血引起的短暂性神经功能缺损,临床症状一般不超过 1 小时,最长不超过 24 小时,且无责任病灶的证据。凡神经影像学检查有神经功能缺损对应的明确病灶者不宜称为 TIA。

传统 TIA 定义,只要临床表现在 24 小时内消失且不遗留神经系统体征,而不管是否存在责任病灶。研究证实,对于传统 TIA 患者,若神经功能缺损症状超过 1 小时,绝大多数神经影像学检查均可发现对应的脑部小梗死灶,因此,许多传统的 TIA 患者实质上是小卒中或轻型卒中。

在"高危非致残性缺血性脑血管事件诊疗指南 2016"中,轻型卒中定义为 NIHSS 评分 ≤ 3 或 5 分,或改良 Rankin 量表(mRS)评分 ≤ 3 分。非致残性缺血性脑血管事件(NICE):指发病后未遗留显著残疾的缺血性脑血管事件。包括以下 3 类:① TIA;②轻型卒中;③症状迅速缓解,未遗留残疾的缺血性脑血管事件(定义为:发病时症状重,但就诊时症状缓解为 TIA 或轻型卒中)。高危非致残缺血性脑血管事件(HR-NICE):存在下列情况之一者,视为 HR-NICE:①发病时间小于 24 小时的高危 TIA(ABCD^2 ≥ 4 分)和轻型卒中;②急性多发性脑梗死(定义为 CT 或 MRI 显示 2 个及以上新发梗死病灶);③颅内或颅外大动脉粥样硬化性狭窄 ≥ 50%。

在病理生理上,TIA 和轻型卒中是一个连续动态演变的过程,因此早期区分两者的意义并不重要。TIA 与轻型卒中有相似的流行病学特征,表现为早期卒中复发风险高。TIA 与轻型卒中有明确的早期强化抗栓治疗降低卒中复发风险的循证医学证据。目前急性血管再通治疗如静脉溶栓治疗和血管内机械取栓治疗,往往将 NICE 人群(NIHSS 评分 ≤ 5)剔除在外。中国国家卒中登记 II(CNSR II)数据显示,缺血性卒中比例为 85%,其中轻型卒中比例占缺血性卒中人群 46.4%。考虑我国的经济发展水平、人群健康素质及面临的防治任务,应把 HR-NICE 作为最为重要的防治人群,也是目前脑血管病的最佳防控窗口人群。

【诊断要点】

1. 临床表现特点 TIA 好发生于中老年人,男多于女。患者多伴有高血压、动脉粥样硬化、糖尿病或高脂血症等脑血管病危险因素。TIA 发病突然,局部脑或视网膜功能障碍历时短暂,不留后遗症状。常反复发作。血流动力学改变导致的 TIA,因每次发作缺血部位基本相同致临床表现相似或刻板;微栓塞导致的 TIA,因每次发作受累的血管和部位有所不同致临床表现多变。

(1)颈内动脉系统 TIA:神经功能缺损的持续时间平均为 14 分钟。临床表现与受累血管分布有关。大脑中动脉(middle cerebral artery,MCA)供血区的 TIA 可出现对侧肢体的单瘫、轻偏瘫、面瘫和舌瘫,可伴有偏身感觉障碍和对侧同向偏盲,优势半球受累时常出现失语和失用。大脑前动脉(anterior cerebral artery,ACA)供血区的 TIA 可出现人格和情感障碍、对侧下肢无力等。颈内动脉(internal carotid artery,ICA)主干供血区 TIA 主要表现为眼动脉交叉瘫——由于病变侧眼动脉缺血出现同侧单眼一过性黑矇、失明(患者表现为突然出现一个眼睛的视力模糊或完全失明,几秒钟内达到高峰,几分钟后恢复正常,为颈内动脉系统 TIA 所特有)和 / 或对侧偏瘫及感觉障碍,Horner 交叉瘫(病侧 Horner 征,对侧偏瘫);眼支供血区 TIA 表现眼前灰暗感、云雾状或视物模糊,甚至为单眼一过性黑矇、失明。

(2)椎 - 基底动脉系统 TIA:神经功能缺损的持续时间平均为 8 分钟。最常见表现是眩晕、平衡障碍、眼球运动异常和复视。可有单侧或双侧面部、口周麻木,单独出现或伴有对侧肢体瘫痪、感觉障碍,呈现典型或不典型的脑干缺血综合征。此外,还可出现下列 3 种特殊表现的临床综合征:①跌倒发作(drop attack):表现为下肢突然失去张力而跌倒,但无意识障碍,常可很快自行站起,系脑干下部网状结构缺血所致。有时见于患者转头或仰头时。②短暂性全面遗忘症(TGA):发作时出现短时间记忆丧失,患者对此有自知力,持续数分至数十分钟,发作时对时间、地点定向障碍,但谈话、书写和计算能力正常。是大脑后动脉颞支缺血累及边缘系统的颞叶海马、海马旁回和穹隆所致。③双眼视力障碍发作:双侧大脑后动脉距状支缺血导致枕叶视皮质受累,引起暂时性皮质盲。

值得注意的是,椎 - 基底动脉系统 TIA 患者很少出现孤立的眩晕、耳鸣、恶心、晕厥、头痛、尿便失禁、嗜睡或癫痫等症状,往往合并有其他脑干或大脑后动脉供血区缺血的症状与体征。

2. 辅助检查 包括血常规、凝血功能、血脂、血糖、电解质、肝肾功能、ECG、超声心动图、脑 CT/MRI 扫描、无创性颅内、外血管病变检查(颈部血管超声、TCD、CTA/MRA)等,必要时行蛋白 C、蛋白 S、抗凝血酶Ⅲ等易栓状态的筛查。这些初始检查项目一般要在 48 小时内完成,最好 24 小时内完成,其中最重要的是脑 CT/MRI 扫描,因其可以排除少量脑出血及其他可能存在的脑部病变。对于有自然流产、静脉血栓和多次 TIA 发作史的年轻女性,还应初始评估抗磷脂抗体(抗磷脂抗体综合征)。

3. 诊断注意事项 诊断 TIA 最重要的是病史典型而神经系统检查正常(因多数患者就诊时临床症状已消失)。中老年患者突然出现局灶性脑功能损害症状,符合颈内动脉或椎 - 基底动脉系统及其分支缺血表现,并在短时间内症状完全恢复(多不超过 1 小时),应高度怀疑为 TIA。MRI 灌注成像(perfusion-weighted imaging,PWI)/MRI 弥散成像(diffusion-weighted imaging,DWI)、CT 灌注成像(CT perfusion imaging,CTP)和单光子发射计算机断层扫描(SPECT)有助于 TIA 的诊断。TIA 主要应与癫痫的部分性发作、梅尼埃病、阿 - 斯综合征等鉴别。

4. TIA 短期卒中风险评估 TIA 发病后 2~7 天内为卒中的高风险期,

对患者进行紧急评估与干预可以减少卒中的发生。一旦 TIA 转变为脑梗死,不要因等待凝血功能等结果而延误溶栓治疗。常用的 TIA 危险分层工具有 ABCD^2 评分,评估项目与计分为:①年龄(A)>60 岁,1 分;②血压(B)SBP>140mmHg 或 DBP>90mmHg,1 分;③临床症状(C):单侧无力 2 分,不伴无力的言语障碍 1 分;④症状持续时间(D):>60 分钟 2 分,10~59 分钟 1 分;⑤糖尿病(D):有,1 分。

TIA 症状发作在 72 小时内并存在以下情况之一者,建议入院治疗:①ABCD^2 评分 >2 分;②ABCD^2 评分 0~2 分,但门诊不能在 2 天之内完成 TIA 系统检查;③ABCD^2 评分 0~2 分,但 DWI 已显示对应小片状缺血灶或缺血责任大血管狭窄率 >50%。

TIA 发病 1 周内,具备下列指征者建议入院治疗:进展性 TIA;神经功能缺损症状持续时间 >1 小时;栓子可能来源于心脏(如房颤);已知高凝状态;短期卒中风险评估(如 ABCD^2 评分)为高危患者。

【治疗要点】

1. 病因治疗 病因明确者应该针对病因治疗,控制卒中危险因素,如动脉粥样硬化、高血压、心脏病、糖尿病、高脂血症和颈椎病等。

2. 药物治疗

(1)抗血小板治疗:非心源性栓塞性 TIA 推荐抗血小板治疗。发病 24 小时内,具有卒中高复发风险(ABCD^2 评分 ≥ 4)的急性非心源性 TIA 或轻型卒中(NIHSS 评分 ≤ 3),应尽早给予阿司匹林联合氯吡格雷治疗 21 天;发病 30 天内伴有症状性颅内动脉严重狭窄(狭窄率 ≥ 70%)的 TIA,应尽早联用阿司匹林和氯吡格雷治疗 90 天。其他 TIA 或小卒中一般单独使用:①阿司匹林:50~325mg/d;②氯吡格雷(波立维):75mg/d;③小剂量阿司匹林 25mg/d 与缓释的双嘧达莫(潘生丁)200mg/ 次联合应用,每日 2 次口服。

(2)抗凝治疗:心源性栓塞性 TIA 一般推荐抗凝治疗;频繁发作的 TIA 或椎 - 基底动脉系统 TIA 患者,对抗血小板治疗无效的病例可考虑抗凝治疗。药物主要包括肝素、低分子肝素、华法林和新型口服抗凝药(如达比加群、利伐沙班、阿哌沙班等)。一般短期使用肝素后改为口服华法林治疗,目标为 INR 达到 2~3,用药量依 INR 结果调整。①肝素:普通肝素 100mg 加入 0.9% 氯化钠注射液 500ml 静脉滴注,20~30 滴 /min。根据部分凝血活酶时间(APTT)调整剂量,维持治疗前 APTT 值 1.5~2.5 倍(100mg/d 以内)。或用低分子肝素 4 000~5 000IU,腹壁皮下注射,2 次 /d,7~10 天为一疗程。②华法林(warfarin):初始剂量 6~12mg/d,每晚 1 次口服,3~5 天改为 2~6mg/d 维持。剂量调整至 PT 为对照组 1.5 倍或国际标准化比值(INR)2.0~3.0,用药 4~6 周逐渐减量停药,可用于长期治疗。消化性溃疡或严重高血压为禁忌证。对瓣膜置换术后已服用足量口服抗凝剂治疗无效的 TIA 患者也可加用小剂量阿司匹林或双嘧达莫联合治疗。

(3)降脂治疗:颈内动脉斑块、内膜增厚或颅内动脉狭窄者可使用他汀类降脂药物。常用药物有辛伐他汀(舒降之),20mg 口服,每日 1 次。

(4)扩容治疗:纠正低灌注,适用于血流动力型 TIA。

(5)钙通道阻滞剂:可选择性地阻断病理状态下的钙离子通道,减少血管平滑肌的收缩,扩张脑血管。常用的药物有尼莫地平 20~40mg,每日 3 次口服;桂利嗪(脑益嗪)25mg,每日 3 次;氟桂利嗪(西比灵)5~10mg 每晚 1 次口服。

(6)其他药物:对有高纤维蛋白原血症的 TIA 患者,可选用降纤酶治疗改善血液高凝状态,如巴曲酶、安克洛和蚓激酶等。对老年 TIA 并有抗血小板禁忌证或抵抗性者,可选用活血化淤性中药制剂治疗。

3. 溶栓治疗 对传统 TIA 的小卒中应考虑溶栓治疗;若 TIA 再次发作,临床有脑梗死的诊断可能,应积极进行溶栓治疗。参见本章第 4 节"脑梗死"治疗部分。

4. 手术治疗 手术治疗的目的为恢复、改善脑血流量,建立侧支循环和消除微栓子来源。对颈动脉有明显动脉壁粥样硬化斑块、狭窄(>70%)或血栓形成,影响脑内供血并有 TIA 的反复发作者,可行颈动脉内膜剥离术、颅内外动脉吻合术或血管成形术,或血管内支架植入术等治疗。

【预后】

TIA 患者发病 7 天内的卒中风险为 4%~10%,90 天卒中风险为 10%~20%。发作间隔时间缩短、发作时间延长、临床症状逐渐加重的进展性 TIA 是即将发展为脑梗死的强烈预警信号。TIA 患者也易发生心肌梗死和猝死,90 天内 TIA 复发、心肌梗死和死亡事件总的风险高达 25%。最终 TIA 部分发展为脑梗死,部分继续发作,部分自行缓解。

(张文武)

第 4 节 脑 梗 死

脑梗死(cerebral infarction)又称急性缺血性脑卒中(acute ischemic stroke, AIS),是指各种原因所致脑部血液供应障碍,导致脑组织缺血、缺氧性坏死,而出现相应神经功能缺损的一类临床综合征。脑梗死是卒中最常见的类型,约占 70%~80%。

脑梗死的临床分型目前使用牛津郡社区卒中研究分型(Oxfordshire community stroke project, OCSP)。OCSP 分型标准:①完全前循环梗死

（total anterior circulation infarction, TACI）：大脑高级神经活动（意识、失语、失算、空间定向力等）障碍；同向偏盲；对侧 3 个部位（面、上肢与下肢）较严重的运动和 / 或感觉障碍。多为大脑中动脉近段主干、少数为颈内动脉虹吸段闭塞引起的大片脑梗死。②部分前循环梗死（partial anterior circulation infarction, PACI）：偏瘫、偏盲、偏身感觉障碍及高级神经活动障碍较 TACI 局限或不完全。提示是大脑中动脉远段主干、各级分支或大脑前动脉及分支闭塞引起的中、小梗死。③后循环梗死（posterior circulation infarction, POCI）：表现为椎 - 基底动脉综合征，如同侧脑神经麻痹及对侧感觉运动障碍及小脑功能障碍等。④腔隙性梗死（lacunar infarction, LACI）：表现为各种腔隙综合征，如纯运动性轻偏瘫、纯感觉性卒中、共济失调性轻偏瘫等。大多是基底核或脑桥小穿通支病变引起的小腔隙灶，梗死灶直径 <1.5~2.0cm。OCSP 不依赖影像学结果，在常规 CT、MRI 尚未能发现病灶时就可根据临床表现迅速分型，并提示闭塞血管和梗死灶的部位和大小，临床简单易行，对指导治疗、评估预后有价值。

脑梗死的病因分型主要采用急性卒中治疗试验（Trial of Org 10172 in Acute Stroke Treatment, TOAST）分型：①大动脉粥样硬化型卒中；②心源性脑栓塞；③小动脉闭塞型卒中（即腔隙性脑梗死）；④其他病因型卒中：包括由其他明确原因引发的脑梗死（梅毒、夹层动脉、高凝状态、血液系统疾病、SLE 等自身免疫性疾病、吸食毒品等）；⑤不明原因型卒中：包括两种或多种病因、辅助检查阴性未找到病因和辅助检查不充分等情况。约 30% 的脑梗死患者病因不明。

依据局部脑组织发生缺血坏死的机制可将脑梗死分为三种主要病理生理学类型：脑血栓形成（cerebral thrombosis）、脑栓塞（cerebral embolism）和血流动力学机制所致的脑梗死。脑血栓形成和脑栓塞均是因脑供血动脉急性闭塞或严重狭窄所致，约占全部 AIS 的 80%~90%。前者急性闭塞或严重狭窄的脑动脉是由于局部血管本身存在病变而继发血栓形成所致，故称为脑血栓形成；后者急性闭塞或严重狭窄的脑动脉本身没有明显病变或原有病变无明显改变，是因栓子阻塞动脉所致，故称为脑栓塞。血流动力学机制所致的脑梗死，其供血动脉没有发生急性闭塞或严重狭窄，是由于近端大血管严重狭窄加上血压下降，导致局部脑组织低灌注，从而出现的缺血坏死，约占全部急性脑梗死的 10%~20%。

脑血栓形成

【诊断要点】

（一）病史　本病多见于 50~60 岁以上的中老年人，以 60~70 岁为发病高峰。有脑动脉粥样硬化、高血压、糖尿病等疾病史或 TIA 病史。部分患者有头晕、肢体麻木、乏力等前驱症状。起病较缓慢,常在睡眠或安静休息时发生,在若干小时内逐渐进展,多数于 1~2 天内达高峰。

(二) 临床表现特点　除大面积脑梗死(尤在脑干梗死时)伴明显脑水肿和颅内高压外,全脑症状一般不明显,意识多清醒,血压多正常或偏高。神经系统局灶症状与体征视脑血管闭塞的部位及梗死的范围而定。闭塞好发的血管依次为颈内动脉、大脑中动脉、大脑后动脉、大脑前动脉及椎 - 基底动脉等。

1. 颈内动脉　颈内动脉起自颈总动脉,供应大脑半球前 2/3 和部分间脑。主要分支有:①眼动脉:颈内动脉在穿出海绵窦处发出眼动脉,供应眼部;②脉络膜前动脉:在视束下从颈内动脉分出,供应外侧膝状体、内囊后肢的后下部、大脑脚底的中 1/3 及苍白球等结构;③后交通动脉:在视束下分出,与大脑后动脉吻合,是颈内动脉系和椎 - 基底动脉系的吻合支;④大脑前动脉:在视神经上方从颈内动脉分出,皮质支分布于顶枕沟以前的半球内侧面、额叶底面的一部分和额、顶两叶上外侧面的上部,中央支供应尾状核、豆状核前部和内囊前肢;⑤大脑中动脉:为颈内动脉的直接延续,皮质支供应大脑半球上外侧面的大部分和岛叶,中央支(豆纹动脉)供应尾状核、豆状核、内囊膝和后肢的前部。

颈内动脉狭窄或闭塞以颈动脉窦及颈内外动脉分叉处最常见(占 90%),其次为虹吸部(占 80%)。其临床表现变化很大,这主要取决于前交通动脉、后交通动脉、眼动脉与软脑膜动脉等侧支循环的代偿能力。首先受累的是大脑中动脉供血区,而大脑前动脉供血区甚少出现受累症状。典型颈内动脉血栓闭塞与大脑中动脉血栓闭塞的不同点是前者可有眼动脉与大脑前动脉受累的表现。其临床特点有:①最常见的是对侧偏瘫、偏身感觉障碍与偏盲,主侧半球受累可有失语。此乃大脑中动脉供血区受损的表现。②精神障碍 - 偏瘫二联征:除偏瘫外,主要表现为精神障碍,可有智力减退、定向力丧失、遗忘症、人格改变,以及失认、失算、失用,甚至痴呆。此乃大脑中动脉与前动脉供血均受损的表现。③交叉性失明 - 偏瘫二联征:表现为病侧单眼短暂性失明或视神经萎缩,伴对侧偏瘫。此乃眼动脉与大脑中动脉供血区均受损的表现,是颈内动脉血栓闭塞的特征之一。④交叉性霍纳 - 偏瘫二联征:表现为患侧不完全性霍纳征(瞳孔缩小、眼球内陷与上睑下垂),伴对侧偏瘫。此乃海绵窦段血栓形成使攀附于颈内动脉外壁上的交感神经节后纤维受损所致。⑤发作性晕厥 - 偏瘫二联征:表现为晕厥发作,伴偏瘫,但意识障碍一般较轻。此乃病侧大脑半球突然缺血所致。④、⑤两项也是颈内动脉血栓闭塞的特征之一。

颈部触诊可发现颈动脉搏动减弱或消失,听诊有时可闻及血管杂音。

2. 大脑中动脉　大脑中动脉是颈内动脉的直接延续,供应大脑半球血流量的 80% 左右,是血栓形成与栓塞性脑梗死最常见的发病部位。①主干闭塞:导致三偏症状,即病灶对侧偏瘫(包括中枢性面、舌瘫和肢体瘫痪)、偏身感觉障碍及偏盲(三偏),伴头、眼向病灶侧凝视,如病灶位于优势半球则可出现失语、失读、失写等。患者可出现意识障碍,大面积脑梗死继发严重脑水肿时,可导致脑疝,甚至死亡。主干闭塞相对少见,仅占大脑中动脉闭塞的 2%~5%。②皮质支闭塞:上部分支闭塞:导致病灶对侧面部、上下肢瘫痪和感觉缺失,但下肢瘫痪较上肢轻,头、眼向病灶侧凝视程度轻,伴 Broca 失语(优势半球)和体象障碍(非优势半球),通常无意识障碍。下部分支闭塞:较少单独出现,导致病灶对侧同向性上 1/4 视野缺损,伴 Wernicke 失语(优势半球),急性意识模糊状态(非优势半球),无偏瘫。③深穿支闭塞:最常见的是纹状体内囊梗死,表现为对侧中枢性均等性轻偏瘫、对侧偏身感觉障碍,可伴对侧同向性偏盲。优势半球病变出现皮质下失语。

3. 大脑前动脉　①分出前交通动脉前的主干闭塞:可因对侧动脉的侧支循环代偿不出现症状,但当双侧动脉起源于同一个大脑前动脉主干时,就会造成双侧大脑半球的前、内侧梗死,导致截瘫、二便失禁、意志缺失、运动性失语和额叶人格改变等。②分出前交通动脉后的大脑前动脉远端闭塞:导致对侧足和下肢的感觉运动障碍,而上肢和肩部的瘫痪轻,面部和手部不受累。可以出现尿失禁(旁中央小叶受损)、淡漠、反应迟钝、欣快和缄默等(额极和胼胝体受损),对侧出现强握及吸吮反射和痉挛性强直(额叶受损)。③皮质支闭塞:导致对侧中枢性下肢瘫,可伴感觉障碍(胼周和胼缘动脉闭塞);对侧肢体短暂性共济失调、强握反射及精神症状(眶动脉及额极动脉闭塞)。④深穿支闭塞:导致对侧中枢性面舌瘫、上肢近端轻瘫。

4. 大脑后动脉　主干闭塞症状取决于侧支循环。①单侧皮质支闭塞:引起对侧同向性偏盲,上部视野较下部视野受累常见,黄斑区视力不受累(黄斑区的视皮质代表区为大脑中、后动脉双重供应)。优势半球受累可出现失读(伴或不伴失写)、命名性失语、失认等。②双侧皮质支闭塞:可导致完全型皮质盲,有时伴有不成形的视幻觉、记忆受损(累及颞叶)、不能识别熟悉面孔(面容失认症)等。③大脑后动脉起始段的脚间支闭塞:可引起中脑中央和下丘脑综合征,包括垂直性凝视麻痹、昏睡或昏迷;旁正中动脉综合征,主要表现是同侧动眼神经麻痹和对侧偏瘫,即 Weber 综合征(病变位于中脑基底部,动眼神经和皮质脊髓束受累);同侧动眼神经麻痹和对侧共济失调、震颤,即 Claude 综合征(病变位于中脑被盖部,动眼神经和结合臂);同侧动眼神经麻痹和对侧不自主运动和震颤,即 Benedikt 综合征(病变位于中脑被盖部,动眼神经、红核和结合臂)。④大脑后动脉深穿支闭塞:丘脑穿通动脉闭塞产生红核丘脑综合征,表现为病灶侧舞蹈样不自主运动、意向性震颤、小脑性共济失调和对侧偏身感觉障碍;丘脑膝状体动脉闭塞产生丘脑综合征(丘脑的感觉中继核团梗死),表现为对侧深感觉障碍、自发性疼痛、感觉过度、轻偏瘫、共济失调、手部痉挛和舞蹈 - 手足徐动症等。

5. 椎 - 基底动脉 椎动脉起自锁骨下动脉,两椎动脉经枕骨大孔入颅后合成基底动脉,供应大脑半球后 1/3 及部分间脑、脑干和小脑。椎动脉的主要分支有:①脊髓前、后动脉;②小脑下后动脉:为椎动脉的最大分支,供应小脑底面后部和延髓后外侧部,其行程弯曲易发生闭塞。基底动脉的主要分支有:①小脑下前动脉:从基底动脉起始段发出,供应小脑下面的前部;②迷路动脉(内听动脉):发自基底动脉或小脑下前动脉,供应内耳迷路;③脑桥动脉:为细小分支,供应脑桥基底部;④小脑上动脉:发自基底动脉末端,供应小脑上部;⑤大脑后动脉:为基底动脉的终末支,皮质支供应颞叶内侧面和底部及枕叶,中央支供应丘脑、内外侧膝状体、下丘脑和底丘脑等。椎 - 基底动脉狭窄或闭塞时,症状的严重程度取决于闭塞的部位与侧支循环的完善程度。单纯基底动脉血栓闭塞中约 50%~80% 是椎动脉远端的血栓延伸到基底动脉的近端,由此引起的梗死灶主要在桥脑、中脑、丘脑及枕叶。少数起病急骤者常突然昏迷、四肢瘫痪,多数在 2~4 天内死亡,也可致猝死。更多见的情况是亚急性起病,呈台阶式发展,前驱症状为眩晕、恶心、呕吐、吞咽困难、复视、眼肌麻痹、视力障碍、构音障碍、一侧或双侧肢体运动、感觉障碍、猝倒或短暂性意识丧失,病情缓慢进展,临终前才进入昏迷。发生在椎 - 基底动脉系统的缺血性脑卒中,以基底动脉血栓闭塞最常见。

(1)闭锁综合征(locked-in syndrome):由基底动脉的脑桥支闭塞致双侧脑桥基底部梗死所致。患者大脑半球和脑干被盖部网状激活系统无损害,意识清醒,语言理解无障碍,出现双侧中枢性瘫痪(双侧皮质脊髓束和支配三叉神经以下的皮质脑干束受损),只能以眼球上下运动示意(动眼神经与滑车神经功能保留),眼球水平运动障碍,不能讲话,双侧面瘫,舌、咽、构音及吞咽运动均障碍,不能转颈耸肩,四肢瘫痪,可有双侧病理反射。常被误认为昏迷。

(2)脑桥腹外侧综合征(Millard-Gubler syndrome):由小脑下前动脉闭塞所致。表现为病灶侧眼球不能外展(展神经麻痹)及周围性面神经麻痹(面神经核损害),对侧中枢性偏瘫(锥体束受损)和对侧偏身感觉障碍(内侧丘系和脊髓丘脑束损害)。

(3)脑桥腹内侧综合征(Foville syndrome):由基底动脉的旁中央支闭塞所致。主要表现为:①病灶侧眼球不能外展(展神经麻痹)及周围性面神经麻痹(面神经核损害);②两眼向病灶对侧凝视(脑桥侧视中枢及内侧纵束损害);③对侧中枢性偏瘫(锥体束受损)。

(4)基底动脉尖综合征(top of the basilar syndrome):基底动脉尖端(末端)分出小脑上动脉和大脑后动脉,闭塞后导致眼球运动障碍及瞳孔异常、觉醒和行为障碍,可伴有记忆力丧失、对侧偏盲或皮质盲。中老年卒中,实发意识障碍并较快恢复,出现瞳孔改变、动眼神经麻痹、垂直凝视麻痹,无明显运动和感觉障碍,应想到该综合征的可能,若有皮质盲或偏盲、严重记忆障碍更支持诊断。CT及MRI示双侧丘脑、枕叶、颞叶和中脑多发病灶可确诊。

(5)延髓背外侧综合征(Wallenberg syndrome):由小脑下后动脉或椎动脉供应延髓外侧的分支动脉闭塞所致。见下述。

6. 小脑下后动脉　小脑下后动脉为椎动脉颅内段最大的一支,是血栓与栓塞最好发的部位。其小脑支与脉络膜支因侧支循环丰富,对临床影响较小,仅延髓支是终动脉,临床意义最大,供应延髓背外侧部,包括延髓内神经核(如疑核、迷走神经背核、孤束核、前庭外侧核及三叉神经脊束核)、传导束(如脊髓丘脑束、三叉神经脊髓束、孤束、脊髓小脑束、绳状体及红核脊髓束)、网状结构及其中的交感神经纤维。近年发现一侧椎动脉血栓形成比单纯小脑下后动脉血栓形成更常见,二者均引起延髓背外侧综合征(Wallenberg syndrome)。其主要表现有:①前庭功能障碍:表现为眩晕、呕吐及眼球震颤。此乃前庭核及其下降根受累所致。②吞咽迷走神经障碍:表现为吞咽困难、饮水发呛、声音嘶哑、同侧软腭麻痹及咽反射消失。此乃吞咽、迷走神经及其核如疑核、孤束核及迷走神经背核受累的结果。③同侧共济失调:表现为病变同侧平衡障碍,易向病侧倾倒。此乃病侧绳状体、脊髓小脑束受累所致。④同侧霍纳(Horner)征:表现为病侧瞳孔缩小、上睑下垂、眼球内陷、结膜充血及面部少汗。此乃网状结构中交感神经下行纤维麻痹所致。若缺血累及延髓呕吐与呼吸中枢,还可引起剧烈呕吐与顽固性呃逆。⑤交叉性感觉障碍:表现为病侧面部与对侧半身痛温觉减退。前者是病变区三叉神经脊髓束及其核受损所致;后者乃病变区上行的脊髓丘脑束受累的结果。部分患者因梗死区周围水肿累及下行的锥体束,还可出现对侧肢体轻瘫与病理征阳性。

7. 特殊类型的脑梗死　常见以下几种类型:

(1)大面积脑梗死:通常由颈内动脉主干、大脑中动脉主干闭塞或皮质支完全性卒中所致,表现为病灶对侧完全性偏瘫、偏身感觉障碍及向病灶对侧凝视麻痹。病程呈进行性加重,易出现明显的脑水肿和颅内压增高征象,甚至发生脑疝死亡。

(2)分水岭脑梗死(cerebral watershed infarction,CWSI):是由相邻血管

供血区交界处或分水岭区局部缺血所致,也称边缘带(border zone)脑梗死,多因血流动力学原因所致。典型病例发生于颈内动脉严重狭窄或闭塞伴全身血压降低时;此时局部缺血脑组织的血供严重依赖于血压,小的血压波动即可导致卒中或TIA。通常症状较轻,纠正病因后病情易控制。可分为皮质前型、皮质后型和皮质下型。

(3)出血性脑梗死:是由于脑梗死灶内的动脉自身滋养血管同时缺血,导致动脉血管壁损伤、坏死,在此基础上若血管腔内血栓溶解或其侧支循环开放等原因使已损伤血管血流得到恢复,则血液会从破损的血管壁漏出,即为出血性脑梗死(hemorrhagic infarction,HI),或称为梗死后出血。以发病后第2周最常见。HI多见于心源性脑梗死和大面积血栓形成性脑梗死。早期应用抗凝、溶栓、扩容扩血管以及早期行外科手术、恢复脑灌注均可促发HI。

(4)多发性脑梗死(multiple infarct):指两个或两个以上不同供血系统脑血管闭塞引起的梗死。当存在高黏血症和高凝状态时,患者的多个脑动脉狭窄可同时形成血栓致多发性脑梗死。一般由反复多次发生脑梗死所致。

(三)辅助检查

1. 脑病变检查 颅脑CT检查是疑似脑卒中患者首选方法,区分出血性和缺血性脑卒中并不困难。需要注意的是松果体等区域的钙化以及脑干小灶出血易误诊。多数病例在发病24小时后脑CT逐渐显示低密度梗死灶,发病后2~15天可见均匀片状或楔形的明显低密度灶。大面积脑梗死有脑水肿和占位效应,出血性梗死呈混杂密度。病后2~3周为梗死吸收期,因病灶水肿消失及吞噬细胞浸润可与周围正常脑组织等密度,CT平扫难以分辨,称为"模糊效应"(fogging effect)。CT增强扫描有诊断意义,梗死后5~6天出现增强现象,1~2周最明显,约90%的梗死灶显示不均匀强化。然而脑梗死发病最初24小时在CT上常不显影,脑干与小脑梗死可因骨质伪影而无法辨认。

标准MRI(T_1加权、T_2加权及质子相)克服了CT的上述缺点,在识别急性小梗死灶及后颅窝梗死方面明显优于平扫CT。可识别亚临床梗死灶,无电离辐射,不需碘造影剂。血管阻塞30分钟后MRI即可能显示其T_2缺血灶。但其有费用较高、检查时间长及患者本身禁忌证(如有心脏起搏器、金属植入物或幽闭恐怖症)等局限。

多模式MRI包括弥散加权成像(diffusion-weighted imaging,DWI)、灌注加权成像(perfusion-weighted imaging,PWI)、水抑制成像(FLAIR)和梯度回波(GRE)、磁敏感加权成像(SWI)等。DWI在症状出现数分钟内就可发现缺血灶并可早期确定大小、部位和时间,对早期发现小梗死灶较标准MRI

更敏感。PWI可显示脑血流动力学状态和脑组织缺血范围。弥散-灌注不匹配（PWI显示低灌注区而无与其相应大小的弥散异常）提示可能存在缺血半暗带大小。梯度回波序列/SWI可发现CT不能显示的无症状性微出血。已超过静脉溶栓目前公认时间窗4.5小时的患者，可考虑进行CT灌注或MR灌注和弥散成像，测量梗死核心和缺血半暗带，以选择潜在适合紧急再灌注治疗（如静脉/动脉溶栓及其他血管内介入方法）的患者。这些影像技术能提供更多信息，有助于更好的临床决策。但DWI、PWI等功能磁共振成像（functional magnetic resonance imaging，fMRI）短期内在基层医院尚难以普及。

2. 血管病变检查　颅内、外血管病变检查有助于了解脑卒中的发病机制及病因，指导选择治疗方案。常用检查包括颈动脉双功超声、经颅多普勒（TCD）、磁共振血管成像（MRA）、CT血管成像（CTA）和数字减影血管造影（DSA）等。颈动脉双功超声对发现颅外颈部血管病变，特别是狭窄和斑块很有帮助；TCD可检查颅内血流、微栓子及监测治疗效果，但其受操作技术水平和骨窗影响较大。CTA和MRA可以发现血管狭窄、闭塞及其他血管病变，如动脉炎、烟雾病、动脉瘤和动静脉畸形等，及评估侧支循环状态，为卒中的血管内治疗提供依据。但MRA对远端或分支显示不清。DSA仍是当前血管病变检查的金标准，但主要缺点是有创性和有一定风险。

3. 实验室及影像检查选择　对疑似脑卒中患者应进行常规实验室检查，以便排除类脑卒中或其他病因。

(1) 所有患者都应做的检查：①平扫脑CT或MRI；②血糖、血脂、肝肾功能和电解质；③心电图和心肌缺血标记物；④全血计数，包括血小板计数；⑤凝血酶原时间（PT）、国际标准化比例（INR）和活化部分凝血活酶时间（APTT）；⑥氧饱和度；⑦胸部X线检查。

(2) 部分患者必要时可选择的检查：①毒理学筛选；②血液酒精水平；③妊娠试验；④动脉血气分析（若怀疑缺氧）；⑤腰椎穿刺（怀疑蛛网膜下腔出血而CT未显示或怀疑脑卒中继发于感染性疾病）；⑥脑电图（怀疑痫性发作）；⑦超声心动图（怀疑心脏附壁血栓、心房黏液瘤、二尖瓣脱垂和卵圆孔未闭等可疑心源性栓子来源）等。

(四) 诊断注意事项

1. 院前脑卒中的识别　院前处理的关键是迅速识别疑似脑卒中患者并尽快送到医院，目的是尽快对适合的急性脑梗死患者进行溶栓治疗或血管内取栓治疗。若患者突然出现以下症状时应考虑脑卒中的可能：①一侧肢体（伴或不伴面部）无力或麻木；②一侧面部麻木或口角歪斜；③说话不清或理解语言困难；④双眼向一侧凝视；⑤一侧或双眼视力丧失或模糊；⑥眩晕伴呕吐;⑦既往少见的严重头痛、呕吐;⑧意识障碍或抽搐。

2. 诊断标准　①急性起病;②局灶神经功能缺损(一侧面部或肢体无力或麻木,语言障碍等),少数为全面神经功能缺损;③影像学显示有责任缺血性病灶或症状或体征持续 24 小时以上;④排除非血管性病因;⑤脑 CT/MRI 排除脑出血。

3. 诊断流程　急性缺血性脑卒中诊断流程应包括如下 5 个步骤:①第一步:是否为脑卒中? 排除非血管性疾病。②第二步:是否为缺血性脑卒中? 进行脑 CT 或 MRI 检查排除出血性脑卒中。③第三步:脑卒中严重程度? 根据神经功能缺损量表评估。④第四步:能否进行溶栓治疗? 是否进行血管内机械取栓治疗? 核对适应证和禁忌证。⑤第五步:病因分型:对急性缺血性脑卒中患者进行病因分型有助于判断预后、指导治疗和选择二级预防措施。当前国际广泛使用 TOAST 病因分型,将缺血性脑卒中分为:大动脉粥样硬化型、心源性栓塞型、小动脉闭塞型、其他明确病因型和不明确原因型等 5 型。

4. 鉴别诊断　主要应与脑出血、蛛网膜下腔出血、脑栓塞、硬膜下血肿、脑肿瘤、脑脓肿、高血压脑病、脑静脉系统血栓形成(CVT)等鉴别。

【治疗要点】

(一) 治疗原则　AIS 治疗原则:①超早期治疗:挽救缺血半暗带(ischemic penumbra),避免或减轻原发性脑损伤,是急性脑梗死治疗的最根本目标。时间就是大脑,对有指征的患者,尽早实施再灌注治疗。有效挽救缺血半暗带脑组织的治疗时间,称为治疗时间窗(therapeutic time window,TTW)。现有研究表明,AIS 溶栓治疗的时间窗一般不超过 6 小时;机械取栓的 TTW 一般不超过 8 小时,个别患者可延长至 24 小时。若血运重建的时间超过 TTW,则不能有效挽救缺血脑组织,甚至可能因再灌注损伤和继发脑出血而加重脑损伤。②个体化治疗:根据患者年龄、缺血性卒中类型、病情严重程度和基础疾病等采取最适当的治疗;③整体化治疗:采取针对性治疗同时,进行支持疗法、对症治疗和早期康复治疗,对卒中危险因素及时采取预防性干预。

虽然认为缺血半暗带存在时间为 6 小时以内,然而 Baron 等研究发现,缺血半暗带存在时间的范围并不稳定,与脑组织的缺血时间、患者的基础状况、闭塞血管的大小、有无侧支循环、脑组织对缺氧的耐受性等密切相关。如何个体化评估缺血半暗带的存在时间,对于延长治疗时间窗成为当前亟需解决的一个重要问题。最近发表的 DAWN 和 DEFUS-3 研究证实了基于影像筛选进行血管内治疗的可行性和科学性。可以预见:基于影像筛选(MRI 灌注或 CT 灌注方法)进行扩大时间窗的静脉溶栓治疗会在不久的将来转化为临床实践,值得期待。

(二) 一般处理

1. 保持气道通畅及供氧　昏迷患者应将头歪向一侧,以利于口腔分泌物及呕吐物流出,并可防止舌根后坠阻塞呼吸道。应进行 SaO_2 监测,使其≥94%。合并低氧血症患者(SaO_2 <92% 或血气分析提示缺氧)应给予吸氧,气道功能严重障碍者应给予气道支持(气管插管或切开)及辅助呼吸。无低氧血症的患者不需要常规吸氧。

2. 心脏监测和心脏病变处理　脑梗死后 24 小时内应常规行 ECG 检查,依据病情,有条件时行持续心电监护 24 小时或以上,以期早期发现阵发性房颤或严重心律失常等心脏病变;避免或慎用增加心脏负担的药物。

3. 体温控制　发热主要源于下丘脑体温调节中枢受损、并发感染或吸收热、脱水等情况。对体温 >38℃的患者应予以退热措施。对中枢性发热患者,应以物理降温为主(冰帽、冰毯或乙醇擦浴),必要时予以人工冬眠治疗。如存在感染予以抗生素治疗。

4. 血压控制　约 70% 的缺血性脑卒中患者急性期血压升高,原因主要包括:疼痛、恶心呕吐、颅内压增高、意识模糊、焦虑、脑卒中后应激状态、病前存在高血压等。多数患者在脑卒中后 24 小时内血压自发降低。病情稳定而无颅内高压或其他严重并发症的患者,24 小时后血压水平基本可反映其病前水平。缺血性脑卒中后 24 小时内血压升高的患者应谨慎处理。应先处理紧张焦虑、疼痛、恶心呕吐及颅内压增高等情况。

血压持续升高,收缩压≥200mmHg 或舒张压≥110mmHg,或伴有严重心功能不全、主动脉夹层、高血压脑病、急性肾衰、急性心肌梗死等,可予谨慎降压治疗,并严密观察血压变化,必要时可静脉使用作用时间短且对脑血管影响较小的药物(如拉贝洛尔、尼卡地平等),最好应用微量输液泵,避免血压降得过低。推荐使用拉贝洛尔 10~20mg 静注,时间超过 1~2 分钟,每隔 10 分钟可重复或加倍给药(最大剂量 300mg);或者尼卡地平 5mg/h 静脉输注作为初始剂量,每隔 5 分钟滴速可增加 2.5mg/h 以达到预期效果,直至最大滴速 15mg/h;目标是使血压降低 10%~15%。在卒中发病最初 24 小时内降压一般不应超过原有血压水平的 15%。过度降低血压是有害的,因其可继发缺血区域灌注减少而扩大梗死的范围。应避免舌下含服钙拮抗剂如硝苯地平,因其吸收很快,易继发突然的血压下降。其他能使血压迅速下降的药物也应避免使用。口服药物可选用卡托普利或尼卡地平。

准备溶栓治疗及桥接血管内取栓者,血压应控制在收缩压 <180mmHg 或舒张压 <100mmHg 水平;对未接受静脉溶栓而计划行动脉内治疗的患者血压管理可参照该标准。卒中后若病情稳定,血压持续≥140mmHg/90mmHg,

无禁忌证,可于起病数天后恢复使用发病前服用的降压药物或开始启动降压治疗。

在急性缺血性卒中患者中,持续性低血压非常少见,但若存在,则必须查明原因。其原因包括主动脉瓣断裂、低血容量和继发于心肌缺血或心律失常的心排血量减少。在卒中后最初数小时内,应纠正血容量不足和使心排血量达到理想目标。治疗措施包括输注生理盐水补充血容量和纠正心律失常,如快速房颤应减慢心室率。若这些措施无效,可应用多巴胺等升压药物,以确保收缩压 ≥ 90mmHg。

5. 血糖控制　脑卒中急性期高血糖较常见,可以是原有糖尿病的表现或应急反应。应常规检查血糖,当血糖超过 10.0mmol/L(180mg/dl)时应立即给予胰岛素治疗,将血糖控制在 7.7~10.0mmol/L。开始使用胰岛素时应1~2 小时监测血糖一次。脑卒中后低血糖发生率较低,但因低血糖可直接导致脑缺血损伤和水肿加重,对预后不利,故应尽快纠正低血糖。血糖低于3.3mmol/L(60mg/dl)时给予 10%~20% 葡萄糖口服或注射治疗。

6. 饮食与营养支持　脑卒中后由于呕吐、吞咽困难可引起脱水及营养不良,可导致神经功能恢复减慢。应重视脑卒中后液体及营养状态评估,必要时给予补液和营养支持。吞咽障碍增加卒中死亡率,故在允许患者进食或饮水之前应评估吞咽能力。吞咽后湿声、口唇闭合不全、NIHSS 计分增高都是误吸危险的独立指征,床边水吞咽试验是有用的筛查试验。正常经口进食者无需额外补充营养。若有吞咽障碍,可插入鼻胃管或鼻十二指肠管以供喂食并便于给药;持续时间长者经本人或家人同意可行经皮内镜下胃造瘘(PEG)管饲补充营养。

(三) 特异性治疗　特异性治疗指针对缺血损伤病理生理机制中某一特定环节进行的干预。包括改善脑血循环(静脉溶栓、血管内治疗、抗血小板、抗凝、降纤、扩容等方法)、他汀及神经保护等。

1. 静脉溶栓治疗　溶栓治疗是目前最重要的恢复脑组织血流措施,药物包括重组组织型纤溶酶原激活剂(rtPA,阿替普酶)、尿激酶(UK)和替奈普酶,阿替普酶和 UK 是我国目前使用的主要溶栓药。静脉溶栓是血管再通的首选方法。目前认为有效抢救缺血半暗带组织的时间窗为 4.5 小时内或 6 小时内。静脉溶栓或血管内治疗都应尽可能减少时间延误。

(1) 3 小时内静脉溶栓的适应证、禁忌证、相对禁忌证

适应证(共 4 项):有缺血性脑卒中导致的神经功能缺损症状;症状出现 <3 小时;年龄 ≥ 18 岁;患者或家属签署知情同意书。

禁忌证(共 17 项):颅内出血(包括脑实质出血、脑室内出血、蛛网膜下腔出血、硬膜下/外血肿等);既往有颅内出血史;近 3 个月有严重头颅外伤

史或卒中史;颅内肿瘤、巨大颅内动脉瘤;近期(3 个月)有颅内或椎管内手术;近 2 周内进行过大的外科手术;近 3 周内有胃肠或泌尿系统出血;活动性内脏出血;主动脉弓夹层;近 1 周内有在不易压迫止血部位的动脉穿刺;血压升高(收缩压 ≥ 180mmHg,或舒张压 ≥ 100mmHg);急性出血倾向,包括血小板计数低于 100×10^9/L 或其他情况;24 小时内接受过低分子肝素治疗;已口服抗凝药,且 INR 大于 1.7 或 PT>15 秒;48 小时内使用凝血酶抑制剂或 Xa 因子抑制剂,或各种实验室检查异常(如 APTT、INR、血小板计数、Xa 因子活性测定等);血糖 <2.8mmol/L 或 >22.22mmol/L;头 CT/MRI 提示大面积梗死(梗死面积 >1/3 大脑中动脉供血区)。

相对禁忌证(共 13 项):下列情况需要谨慎考虑和权衡溶栓的风险与获益(即虽然存在一项或多项相对禁忌证,但并非绝对不能溶栓):轻型非致残性卒中;症状迅速改善的卒中;惊厥发作后出现的神经功能损害(与此次卒中发生相关);颅外段颈部动脉夹层;近 3 个月内有心肌梗死史;近 2 周内严重外伤(未伤及头颅);孕产妇;痴呆;既往疾病遗留较重神经功能残疾;未破裂且未治疗的动静脉畸形、颅内小动脉瘤(<10mm);少量脑内微出血(1~10 个);使用违禁药物;类卒中。

(2)3~4.5 小时内静脉溶栓的适应证、禁忌证和相对禁忌证

适应证(共 4 项):缺血性脑卒中导致的神经功能缺损;症状持续 3~4.5 小时;年龄 ≥ 18 岁;患者或家属签署知情同意书。

禁忌证(共 17 项):同 3 小时内静脉溶栓禁忌证(见上述)。

相对禁忌证(共 15 项):在 3 小时内静脉溶栓相对禁忌证(共 13 项)基础上(见上述)补充如下 2 项:使用抗凝药物,INR ≤ 1.7,PT ≤ 15 秒;严重卒中(NIHSS 评分 >25 分)。

(3)6 小时内尿激酶静脉溶栓的适应证和禁忌证

适应证(共 6 项):有缺血性脑卒中导致的神经功能缺损症状;症状出现 <6 小时;年龄 18~80 岁;意识清楚或嗜睡;脑 CT 无明显早期脑梗死低密度改变;患者或家属签署知情同意书。

禁忌证(共 17 项):同 3 小时内静脉溶栓禁忌证(见上述)。

(4)用法:①阿替普酶 0.9mg/kg(最大剂量 90mg)静脉滴注,其中 10% 在最初 1 分钟内静脉推注,其余持续滴注 1 小时。②尿激酶 100 万 ~150 万 IU,溶于生理盐水 100~200ml,持续静脉滴注 30 分钟。

(5)静脉溶栓的监护及处理:①尽可能将患者收入重症监护病房或卒中单元进行监护;②定期进行血压和神经功能评估,静脉溶栓治疗中及结束后 2 小时内,15 分钟 1 次;随后 6 小时内 30 分钟 1 次;以后每小时 1 次,直至 24 小时;③如出现严重头痛、高血压、恶心或呕吐,或神经症状体征恶

化,应立即停用溶栓药物并行脑 CT 检查;④如收缩压≥180mmHg 或舒张压≥100mmHg,应增加血压监测次数,并给予降压药物;⑤鼻饲管、导尿管及动脉内测压管在病情许可的情况下应延迟安置;⑥溶栓 24 小时后,给予抗凝药、抗血小板药物前应复查颅脑 CT/MRI。

(6)静脉溶栓的并发症:①梗死灶继发性出血或身体其他部位出血;②致命性再灌注损伤和脑水肿;③溶栓后再闭塞。

《中国急性缺血性脑卒中诊治指南 2018》关于静脉溶栓的推荐意见如下:①阿替普酶静脉溶栓:对 AIS 发病 3 小时内和 3~4.5 小时的患者,应按照适应证、禁忌证和相对禁忌证严格筛选患者,尽快给予阿替普酶静脉溶栓治疗(Ⅰ级推荐)。②UK 静脉溶栓:若无条件使用 rtPA 静脉溶栓,且 AIS 发病在 6 小时内,可根据适应证和禁忌证标准严格选择患者给予 UK 静脉溶栓(Ⅱ级推荐)。③小剂量阿替普酶静脉溶栓(0.6mg/kg)出血风险低于标准剂量(0.9mg/kg),可以减少病死率,但并不降低残疾率,可结合患者病情严重程度、出血风险等因素个体化决策(Ⅱ级推荐)。④对发病时间未明或超过静脉溶栓时间窗的 AIS 患者,若符合血管内取栓治疗适应证,应尽快启动血管内取栓治疗;若不能实施取栓治疗,可结合多模影像学评估是否进行静脉溶栓治疗(Ⅱ级推荐)。⑤静脉团注替奈普酶(0.4mg/kg)治疗轻型卒中的安全性及有效性与阿替普酶相似,但不优于阿替普酶。对于轻度神经功能缺损且不伴有颅内大血管闭塞的患者,可以考虑应用替奈普酶(Ⅱ级推荐)。⑥静脉溶栓治疗过程中,医师应充分准备应对紧急的不良反应,包括出血并发症和可能引起气道梗阻的血管源性水肿(Ⅰ级推荐)。⑦患者在接受静脉溶栓治疗后尚需抗血小板或抗凝治疗,应推迟到溶栓 24 小时后开始(Ⅰ级推荐)。若患者接受了血管内取栓治疗,应评估获益与风险后决定是否使用(Ⅱ级推荐)。

2. 血管内介入治疗 包括动脉溶栓、桥接、机械取栓、血管成形和支架术等。

(1)动脉溶栓:是指在 DSA 的监视下,通过血管内介入技术,将溶栓药物经微导管直接注入责任血管闭塞处,以达到血管再通的目的。与静脉溶栓相比,此方法可提高血栓部位的溶栓药物浓度,增大溶栓药物与血栓的接触面,并且能实时控制给药并评价循环情况,从而在减少溶栓药物用量的同时提高血管再通率。然而其益处可能被溶栓启动时间的延迟所抵消。由于缺乏充分的证据证实动脉溶栓的获益,因此,目前一线的血管内治疗是血管内机械取栓治疗,而不是动脉溶栓。有关动脉溶栓的适应证、禁忌证及并发症与静脉溶栓基本相同。

(2)机械取栓:是指在 DSA 的监视下,通过血管内介入技术,使用特殊装置如可回收支架或血栓抽吸系统去除血栓,以达到血管再通的目的。是近年来 AIS 治疗最重要的进展,可显著改善急性大动脉闭塞导致的缺血性脑卒中患者预后。目前已成为部分 AIS 首选的介入治疗手段。目前认为:前循环大动脉闭塞发病时间在 6 小时内,后循环大动脉闭塞时间在 24 小时内可采用机械取栓,但随着该领域的飞速发展,在精准影像学指导下,时间窗正逐步延长。对 rtPA 标准静脉溶栓治疗无效的大血管闭塞患者,在发病 6 小时内给予补救机械取栓,每治疗 3~7 个患者,就可多 1 个临床良好结局。

(3) 血管成形术 [急诊颈动脉内膜剥脱术(CEA)/颈动脉支架置入术(CAS)]:CEA 或 CAS 治疗症状性颈动脉狭窄,有助于改善脑血流灌注,但临床安全性与有效性尚不明确。2018AHA/ASA 指南不推荐常规 CEA 治疗有重度颈动脉狭窄或闭塞的 AIS 患者,对经过评估、存在缺血半暗带(临床或脑部影像学示脑梗死核心小、缺血低灌注脑组织范围大)的患者行 CEA 的疗效尚未确定,应个体化。对非致残性卒中患者(改良 Rankin 量表评分 0~2),若有颈动脉血运重建的二级预防指征,且没有早期血运重建的禁忌证时,应在发病 48 小时 ~7 天之间行 CEA 或 CAS,而不是延迟治疗。

《中国急性缺血性脑卒中诊治指南 2018》的推荐意见如下:①若患者符合静脉溶栓和血管内取栓指征,应该先接受(阿替普酶)静脉溶栓治疗(Ⅰ级推荐)。②对存在静脉溶栓禁忌的部分患者使用机械取栓是合理的。③缩短发病到接受血管内治疗的时间,有利于显著改善预后,在治疗时间窗内应尽早实现血管再通,不应等待观察其他治疗的疗效而延误机械取栓(Ⅰ级推荐)。④对发病后不同时间窗内的患者(发病后 6 小时内可以完成股动脉穿刺术、距最后正常时间 6~16 小时及距最后正常时间 16~24 小时者),经严格临床及影像学评估后,可行血管内机械取栓治疗。⑤发病 6 小时内由大脑中动脉闭塞导致的严重卒中且不适合静脉溶栓或未能接受血管内机械取栓的患者,经过严格选择后可在有条件的医院进行动脉溶栓(Ⅰ级推荐)。⑥对于静脉溶栓或机械取栓未能实现血管再通的大动脉闭塞患者,进行补救性动脉溶栓(发病 6 小时内)可能是合理的(Ⅱ级推荐)。⑦紧急 CAS 和血管成形术的获益尚未证实,应限于临床试验的环境下使用。

3. 抗血小板治疗 常用的抗血小板药物包括阿司匹林和氯吡格雷。①对于不符合溶栓或血管内取栓适应证且无禁忌证的缺血性脑卒中患者应在发病后尽早给予口服阿司匹林 150~300mg/d(Ⅰ级推荐)。急性期后可改为预防剂量(50~150mg/d)。②溶栓治疗者,阿司匹林等抗血小板药物应在溶栓 24 小时后开始使用(Ⅰ级推荐)。③对不能耐受阿司匹林者,可考虑选用氯吡格雷(75mg/d)等抗血小板治疗。④对于未接受静脉溶栓治疗的轻型卒中患者(NIHSS 评分 ≤ 3 分),在发病 24 小时内应尽早启动双重抗血小板治疗(阿司匹林和氯吡格雷)并维持 21 天,有益于降低发病 90 天内的卒中复发风险,但应密切观察出血风险(Ⅰ级推荐)。⑤血管内机械取栓后 24 小时内使用抗血小板药物替罗非班的疗效与安全性待研究,可结合患者情况个体化评估后决策(是否联合静脉溶栓治疗等)(Ⅲ级推荐)。⑥临床研究未证实替格瑞洛治疗轻型卒中优于阿司匹林,不推荐其代替阿司匹林用于轻型卒中的急性期治疗;但可考虑为有使用阿司匹林禁忌证的替代药物(Ⅲ级推荐)。

4. 抗凝治疗　一般不推荐急性期应用抗凝药物来预防卒中复发、阻止病情恶化或改善预后。但对于合并高凝状态、有形成深静脉血栓和肺栓塞风险的高危者,可以使用预防剂量的抗凝治疗。对于大多数合并房颤的 AIS 患者,可在发病后 4~14 天之间开始口服抗凝治疗,进行卒中二级预防。抗凝药物的应用方法参见本章第 3 节"短暂性脑缺血发作"部分。

5. 降纤治疗　很多研究显示脑梗死急性期血浆纤维蛋白原和血液黏滞度增高,蛇毒酶制剂可显著降低血浆纤维蛋白原,并有轻度溶栓和抑制血栓形成的作用。因此,对不适合溶栓并经过严格筛选的脑梗死患者,特别是高纤维蛋白血症者可选用降纤治疗(Ⅱ级推荐,B 级证据)。可选择的药物包括巴曲酶(batroxobin)、降纤酶(defibrase)、安克洛酶(ancrod)和蚓激酶等。巴曲酶首剂 10BU,以后隔日 5BU,静脉注射,共 3~4 次。用药过程中监测纤维蛋白原,防止出血的发生。

6. 扩容治疗　①对一般缺血性脑卒中患者,不推荐扩容(Ⅱ级推荐);②对于低血压或脑血流低灌注所致的急性脑梗死如分水岭梗死可考虑扩容治疗,但应注意可能加重脑水肿、心功能衰竭等并发症。常用制剂为低分子右旋糖酐,500ml 静脉滴注,每日 1 次,10~14 天为一疗程。

7. 扩张血管治疗　对一般缺血性脑卒中患者,不推荐扩血管治疗(Ⅱ级推荐)。

8. 神经保护剂　理论上,针对急性缺血或再灌注后细胞损伤的药物(神经保护剂)可保护脑细胞,提高对缺血缺氧的耐受性。但大多数神经保护剂包括自由基清除剂、电压门控性钙通道阻滞剂、兴奋性氨基酸受体阻断剂、阿片受体阻断剂和镁制剂等,在动物试验中的疗效未能得到临床试验的肯定。因此,神经保护剂的疗效和安全性尚需开展更多高质量临床试验进一步证实(Ⅰ级推荐)。常用的有依达拉奉、胞磷胆碱、吡拉西坦等。

9. 他汀药物　他汀类药物在内皮功能、脑血流、炎症等方面发挥神经保护作用,近年研究提示脑梗死急性期短期停用他汀与病死率和致残率增高相关。推荐:①急性脑梗死病前已服用他汀药物的患者,继续使用。②在急性期应根据患者年龄、性别、卒中亚型、伴随疾病及耐受性等,确定他汀治疗的种类及强度(Ⅱ级推荐)。

10. 其他药物

(1)丁基苯酞:本品可阻断缺血性脑卒中所致脑损伤的多个病理环节,具有较强的抗脑缺血作用,明显缩小局部脑缺血的梗死面积,减轻脑水肿,改善脑代谢和缺血脑区的微循环和血流量,抑制神经细胞凋亡,并具有抗脑血栓形成和抗血小板聚集作用。用法:成人 0.2g 口服,每日 3 次,10 天为一疗程;静脉滴注:25mg/ 次,每日 2 次,疗程 14 天。本品应在发病后 48 小时内开始给药。

(2)人尿激肽原酶(尤瑞克林):本品有两点突出于其他药物的作用:①在临床剂量下,选择性扩张缺血部位细小动脉,改善梗死灶内供血,对一般动脉影响不大(不扩张正常动脉,不引起缺血区盗血);②促进损伤部位新生血管的生成。此外,尚具有改善红细胞变形能力和氧解离能力、促进组织对葡萄糖的利用、抑制血小板聚集等作用。

(3)中医中药:常用的中成药有:①川芎嗪注射液:80~120mg 加入 250~500ml 液体中静脉滴注,每日 1 次;②灯盏花素注射液:20~30ml 加入液体静脉滴注,每日 1 次;③脉络宁注射液:10~20ml 加入 250~500ml 液体中静脉滴注,每日 1 次;④血塞通注射液:200~400mg 加入液体静脉滴注,每日 1 次;⑤醒脑静注射液:5~10ml 加入 250~500ml 液体静脉滴注,每日 1 次;⑥银杏达莫注射液:240mg 加入液体静脉滴注,每日 1 次。上述中成药注射液疗程一般 10 天左右。

11. 其他疗法 高压氧和亚低温的疗效和安全性还需开展高质量的 RCT 证实。

(四)急性期并发症及其他情况的预防与处理

1. 控制脑水肿、降低颅内压 急性脑梗死中颅内压增高并不常见。大脑中动脉主干、颈内动脉梗死者可产生急性颅内压增高,但几乎所有的脑梗死患者均有脑水肿,且以发病后 3~5 天为最明显。严重脑水肿和颅内压增高是急性重症脑梗死的常见并发症,是死亡的主要原因。处理脑水肿的目的是:①降低颅内压;②维持适当的脑灌注,避免脑缺血加重;③预防脑疝形成引起继发性脑损伤。目前认为将颅内压(ICP)控制在 20mmHg 以内,并使脑灌注压(CPP)维持在 70mmHg 以上最为理想。防治措施:①避免和处理引起颅内压增高的因素,如头颈部过度扭曲、激动、用力、发热、癫痫、呼吸不通畅、咳嗽、便秘等(Ⅰ级推荐)。②对颅内压升高、卧床的脑梗死患者抬高床头大于 30°。③使用甘露醇等脱水剂:常用的脱水剂有甘露醇、甘油、呋塞米、白蛋白等,参见本章第 1 节"颅高压危象"部分。④紧急手术治疗:幕上大面积脑梗死伴有严重脑水肿、占位效应和脑疝形成征象者,可行去骨瓣减压术;小脑梗死使脑干受压导致病情恶化时,可行抽吸梗死小脑组织和后颅窝减压术以挽救生命。

2. 出血转化的处理 脑梗死出血转化发生率为 8.5%~30%,其中有症状的为 1.5%~5%。心源性脑栓塞、大面积脑梗死、占位效应、早期低密度征、年龄大于 70 岁、应用抗栓药物(尤其是抗凝药物)或溶栓药物等会增加出血转化的风险。研究显示无症状性出血转化的预后与无出血转化相比差异并无统计学意义,目前对无症状性出血转化者一般抗栓治疗可以继续使用。对症状性出血转化:①停用抗栓治疗等致出血药物;与抗凝和溶栓相关的出血处理参见有关章节。②何时开始抗凝和抗血小板治疗:对需要抗栓治疗的患者,可于出血转化病情稳定后 7~10 天开始抗栓治疗;对于再发血栓风险相对较低或全身情况较差者,可用抗血小板药物代替华法林。除非合并心脏机械瓣膜,症状性出血转化后至少 4 周内应避免抗凝治疗。

3. 防治心血管并发症 心肌梗死和心律失常是急性缺血性卒中潜在的并发症。应加强监测,并给予相应的治疗。

4. 防治感染 脑卒中患者(尤其存在意识障碍者)急性期容易发生呼吸道、泌尿系统感染等,是导致病情加重的重要原因。应积极防治。

5. 防治深静脉血栓形成(DVT)和肺栓塞(PE) 高龄、静止不动、下肢瘫痪、心房颤动等是 DVT 和 PE 危险性增加的原因。防治措施:①鼓励患者尽早活动(包括肢体的被动运动)、抬高下肢;尽量避免下肢(尤其是瘫痪侧)静脉输液。②对于发生 DVT 及 PE 高风险且无禁忌证者,首选低分子肝素,剂量一般为 4 000IU 皮下注射,每日 1 次。有抗凝禁忌者给予阿司匹林治疗。③可联合加压治疗(长筒袜或交替式压迫装置)和药物预防 DVT,不推荐常规单独使用加压治疗;但对有抗拴禁忌的缺血性脑卒中患者,推荐单独应用加压治疗预防 DVT 和 PE。④对于无抗凝和溶栓禁忌的 DVT 或 PE 患者,建议首先肝素抗凝治疗,症状无缓解的近端 DVT 或 PE 患者可予以溶栓治疗。

6. 防治癫痫 缺血性脑卒中后癫痫的早期发生率为 2%~33%,晚期发生率为 3%~67%。防治措施:①不推荐预防性应用抗癫痫药物。②孤立发作 1 次或急性期痫性发作控制后,不建议长期使用抗癫痫药物。③脑卒中后 2~3 个月再发的癫痫,建议按癫痫常规治疗。④脑卒中后癫痫持续状态,建议按癫痫持续状态治疗原则处理。

7. 防治消化道出血 高龄和重症脑卒中患者急性期容易发生应激性溃疡,建议常规应用静脉抗溃疡药(H_2-RA,或 PPI);对已发生消化道出血患者,则按消化道出血治疗。

8. 防治水电解质平衡紊乱 脑卒中时由于神经内分泌功能紊乱、进食减少、呕吐及脱水治疗,常并发水电解质平衡紊乱,主要有低钾血症、低钠血症和高钠血症。应对脑卒中患者常规进行水电解质监测并加以纠正。纠正低钠血症和高钠血症均不宜过快,防止脑桥中央髓鞘溶解症和加重脑水肿。

9. 早期康复　卒中后在病情稳定的情况下应尽早开始坐、站、走等活动。卧床者病情允许时应注意姿位摆放。应重视语言、运动和心理等多方面的康复训练,目的是尽量恢复日常生活自理能力。

(张文武)

脑 栓 塞

脑栓塞(cerebral embolism)是指各种栓子随血流进入脑动脉,使血管急性闭塞或严重狭窄,导致局部脑组织缺血、缺氧性坏死,而迅速出现相应神经功能缺损的一组临床综合征。急性期病死率为 5%~15%,多死于严重脑水肿、脑疝、肺部感染和心力衰竭。如栓子来源不能消除,10%~20% 的脑栓塞患者可能在发病后 2 周内再发,病死率更高。

脑栓塞栓子来源可分为心源性、非心源性和来源不明性三种类型。心源性脑栓塞的栓子通常来源于心房、心室壁血栓及心脏瓣膜赘生物,少数来源于心房黏液瘤,也见于静脉栓子经未闭合的卵圆孔和缺损的房间隔迁移到脑动脉(称为反常栓塞)。近来研究表明,心源性脑栓塞较大动脉粥样硬化型脑梗死可能更为常见,约占全部脑梗死的 20%。非瓣膜性房颤是心源性脑栓塞最常见的病因,约占 50%。动脉粥样硬化性血栓栓子脱落导致脑栓塞较常见,其他非心源性脑栓塞如脂肪栓塞、空气栓塞、癌栓塞、感染性脓栓、寄生虫栓和异物栓等均少见。

【诊断要点】

1. 临床表现特点

(1)脑栓塞可发生于任何年龄,风湿性心脏病(简称风心病)引起的脑栓塞以青年女性多见,非瓣膜性房颤、AMI 引起的以中老年人多见。典型脑栓塞多在活动中急骤发病,无前驱症状,在数秒或数分钟内症状发展到最高峰,是所有脑血管疾病中发病最快者。多属完全性卒中。大多数心源性脑栓塞患者伴有房颤、风湿性心脏病、冠心病和严重心律失常等栓子来源病史。有些心源性脑栓塞患者同时并发肾栓塞(腰痛、血尿等)、肠系膜栓塞(腹痛、便血等)和皮肤栓塞(出血点或瘀斑等)等疾病表现。反常栓塞多在促进右向左分流的活动过程中发病,如用力排便、咳嗽、喷嚏、性交等。患者常有久坐、近期手术等诱发下肢深静脉血栓(DVT)的因素,或存在脱水、口服避孕药等导致高黏血症或高凝状态的原因,也有在发病前后并发肺栓塞(气急、发绀、胸痛、咯血和胸膜摩擦音等)。

(2)不同部位血管栓塞会造成相应的血管闭塞综合征,但可能同时出现多个血管支配区的脑损害,详见脑血栓形成部分。因大多数栓子阻塞大脑中动脉及分支,临床表现为上肢瘫痪重、下肢相对较轻,感觉和视觉功能障碍不明显。栓子移位可能最后阻塞皮质分支,表现为单纯失语或单纯偏盲等大脑皮质功能缺损症状。脑栓塞易复发和出血,病情波动大,部分病例因血管再通临床症状可迅速缓解;有时因并发出血临床症状可急剧恶化;有时因栓塞再发,稳定或一度好转的局灶性神经体征可再次加重。

(3)心源性脑栓塞高度危险栓子来源有:二尖瓣狭窄伴房颤、心房颤动、病窦综合征、4 周内心肌梗死、左心房或左心耳血栓、左心室血栓、扩张性心肌病、左心室区节段性运动功能不良、左心房黏液瘤、感染性心内膜炎。心源性脑栓塞中度危险栓子来源有:二尖瓣脱垂、二尖瓣环状钙化、二尖瓣狭窄不伴房颤、房间隔缺损、卵圆孔未闭、房扑、生物心脏瓣膜、非细菌性血栓性心内膜炎、充血性心衰、4 周~6 个月之内的心肌梗死等。

2. 辅助检查　CT 和 MRI 检查可显示缺血性梗死或出血性梗死改变,合并出血性梗死高度支持脑栓塞诊断。许多患者继发出血性梗死临床症状并未加重,发病 3~5 天内复查 CT 可早期发现继发梗死后出血。MRA 可发现颈动脉狭窄程度或闭塞。心电图、心脏超声等检查有助于了解心脏情况。探查心脏栓子的来源首选经胸 / 经食管超声心动图(TTE/TEE),但心脏 MRI 优于 TTE/TEE。有卵圆孔未闭和不明原因的脑梗死时,应探查下肢 DVT 等静脉栓子来源,化验蛋白 C、蛋白 S、抗凝血酶 Ⅲ 等筛查高凝状态;TTE/TEE 和经颅多普勒超声发泡实验可用于探查卵圆孔未闭和右向左分流通道。如疑有主动脉弓大血管或颈部血管病变时,可作脑血管造影。

3. 诊断注意事项　根据骤然起病,数秒至数分钟达到高峰,出现偏瘫、失语等局灶性神经功能缺损,既往有栓子来源的基础疾病如心脏病、动脉粥样硬化、严重的骨折等病史,CT/MRI 检查(可确定脑栓塞部位、数目及是否伴发出血等)排除脑出血和其他病变,基本可作出临床诊断,脑梗死发病时出现意识障碍,或主要神经功能缺损症状在发病早期迅速改善,则更支持诊断。血管影像学检查证实没有与脑梗死神经功能缺损相对应的颅内或颅外大血管动脉粥样硬化性狭窄(>50%),或同时出现多个血管支配区的梗死灶,或合并身体其他脏器栓塞,则可明确诊断。如合并其他脏器栓塞更支持诊断。

脑栓塞主要应与动脉硬化性脑梗死、脑出血、蛛网膜下腔出血、CVT 等鉴别。

【治疗要点】

1. 脑栓塞治疗　与脑血栓形成治疗原则基本相同,主要是改善循环,减轻脑水肿,减少梗死范围。

2. 原发病治疗 针对性治疗原发病有利于脑栓塞病情控制和防止复发。对感染性栓塞应使用抗生素,并禁用溶栓和抗凝治疗,防止感染扩散。对非细菌性血栓性心内膜炎,口服抗凝药(如华法林)治疗其高凝状态的疗效欠佳时,可用肝素或低分子肝素治疗。反常栓塞在卵圆孔未闭和DVT并存的情况下,可考虑经导管卵圆孔封堵术治疗。对脂肪栓塞,可采用肝素、5%碳酸氢钠及脂溶剂,有助于脂肪颗粒溶解。空气栓塞者可行高压氧治疗。有心律失常者应予以纠正等。

3. 抗凝治疗 心源性脑栓塞急性期一般不推荐抗凝治疗,对大多数房颤导致的卒中患者,可在发病4~14天开始口服抗凝治疗,预防卒中复发。存在出血转化的高危患者(如大面积梗死、早期影像学出血转化表现、血压控制不佳或出血倾向),抗凝一般推迟到14天后。无症状性脑出血转化的抗凝或抗血小板治疗一般不受影响。症状性出血转化或合并脑出血时,应权衡利弊,通常在病情稳定后数天或数周后启动抗血小板治疗,除非心脏机械瓣膜,症状性脑出血发病至少4周内避免抗凝治疗,但下肢DVT和PE的高危患者应在出血停止后1~4天开始予以预防剂量的抗凝治疗。

(窦清理 张文武)

第5节 脑 出 血

脑出血(intracerebral hemorrhage,ICH)是指原发性非损伤性脑实质内出血。病因多样,其中半数以上为高血压动脉硬化性脑出血,故又称为高血压脑出血。其他原因包括颅内动脉瘤破裂、脑血管畸形破裂、脑肿瘤出血、动脉炎、血液病、抗凝或溶栓治疗并发症等。脑出血约占全部脑卒中的20%~30%,急性期病死率为30%~40%。脑水肿、颅内压增高和脑疝形成是致死的主要原因。ICH预后与出血量、出血部位及有无并发症有关。脑干、丘脑和大量脑室出血预后较差。

【诊断要点】

1. 临床表现特点 脑出血多发生于50岁以上伴有高血压的患者。通常在情绪激动、精神紧张、剧烈活动、用力过度、咳嗽、排便等诱因下,血压升高而发病,但也可在安静无活动状态下发病。大多数患者起病急骤,常在数分钟或数小时内病情发展到高峰,也可在数分钟内即陷入昏迷,仅少部分患者发展比较缓慢,经数天才发展至高峰,类似缺血性脑梗死。较典型的脑出血首先表现为头痛、恶心、呕吐,经过数分至数小时后,出现意识障碍及局灶神经障碍体征,脉搏缓慢有力、面色潮红、大汗淋漓、大小便失禁、血压升高,甚至出现抽搐、昏迷程度加深、呈现鼾性呼吸，重者呈潮式呼吸，进而呼吸不规则或间停等。由于出血部位及范围不同，可产生一些特殊定位性临床症状：

(1)壳核 - 内囊出血：约占脑出血的 50%~60%。系豆纹动脉尤其是其外侧支破裂所致。一般将壳核 - 内囊出血分为壳核外侧型(即外囊出血)和壳核内侧型(即内囊出血)。壳核 - 内囊出血除具有脑出血的一般症状外，病灶对侧常出现偏瘫、偏身感觉障碍与偏盲等"三偏综合征"。临床上由于出血所累及的范围不同，"三偏"可不完全，最常见的是偏瘫、偏身感觉障碍。外侧型多无意识障碍，轻度偏瘫，预后较好；内侧型依血肿的量和发展的方向，临床上可出现不同程度的病变对侧中枢性面瘫及肢体瘫痪，感觉障碍和同向性偏盲。双眼向病灶侧凝视，呈"凝视病灶"。优势半球病变可有失语。如血肿破入脑室，或影响脑脊液循环时昏迷加深、偏瘫完全、头痛、呕吐、瞳孔不等大、中枢性高热、消化道出血，死亡率高。

(2)丘脑出血：约占脑出血的 10%~15%。系丘脑膝状体动脉和丘脑穿通动脉破裂所致。常有对侧偏瘫、偏身感觉障碍，通常感觉障碍重于运动障碍。深浅感觉均受累，而深感觉障碍更明显。可有特征性眼征，如上视不能或凝视鼻尖、眼球偏斜或分离性斜视、眼球会聚障碍和无反应性小瞳孔等。少量丘脑出血致丘脑中间腹侧核受累可出现运动性震颤和帕金森综合征样表现；累及丘脑底核或纹状体可呈偏身舞蹈 - 投掷样运动；优势侧丘脑出血可出现丘脑性失语、精神障碍、认知障碍和人格改变等。

(3)脑叶出血：约占脑出血的 5%~10%，常由脑动静脉畸形、血管淀粉样病变、血液病等所致。出血以顶叶最常见，其次为颞叶、枕叶、额叶，也有多发脑叶出血的病例。绝大多数呈急性起病，多先有头痛、呕吐或抽搐，甚至尿失禁等临床表现；意识障碍少而轻；有昏迷者多为大量出血压迫脑干所致。受累脑叶可出现相应的神经缺损症状，如额叶出血可有偏瘫、尿便障碍、Broca 失语、摸索和强握反射等；颞叶出血可有 Wernicke 失语、精神症状、对侧上象限盲、癫痫；顶叶出血可有偏身感觉障碍、轻偏瘫、对侧下象限盲；枕叶出血可有视野缺损等。

(4)小脑出血：约占 10%。多由小脑上动脉分支破裂所致。常有头痛、呕吐，眩晕和共济失调明显，急骤发病，伴有枕部疼痛。出血量少者，主要表现为小脑受损症状，如共济失调、眼震和小脑语言等，多无瘫痪；出血量较多者，尤其是小脑蚓部出血，病情进展迅速，发病时或病后 12~24 小时内出现昏迷和脑干受压征象，双侧瞳孔缩小至针尖样、呼吸不规则等。暴发型则常突然昏迷，在数小时内迅速死亡。

(5)原发性脑干出血：约占脑出血的 10%。90% 以上的高血压所致的原发性脑干出血发生在脑桥,少数发生在中脑。①脑桥出血:多由基底动脉脑桥支破裂所致,出血灶多位于脑桥基底部与被盖部之间。大量出血(血肿>5ml)累及双侧被盖部和基底部,常破入第四脑室,患者迅即出现昏迷、双侧针尖样瞳孔、呕吐咖啡样胃内容物、中枢性高热、中枢性呼吸障碍、眼球浮动、四肢瘫痪和去大脑强直发作等,病情进行性恶化,多在短时间内死亡。出血量小者,可无意识障碍,表现为交叉性瘫痪和共济失调性偏瘫,两眼向病灶侧凝视麻痹或核间性眼肌麻痹等。②中脑出血:少见,常有头痛、呕吐和意识障碍,轻症表现为一侧或双侧动眼神经不全麻痹、眼球不同轴、同侧肢体共济失调,伴对侧肢体瘫痪(Weber综合征);重症表现为深昏迷,四肢弛缓性瘫痪,可迅速死亡。③延髓出血:更为少见,临床表现为突然意识障碍,影响生命指征,如呼吸、心率、血压改变,迅速死亡。轻症患者可表现为不典型的Wallenberg综合征。

(6)脑室出血:约占脑出血的3%~5%,分为原发性和继发性脑室出血。原发性脑室出血多由脉络丛血管或室管膜下动脉破裂出血所致,临床表现主要是血液成分刺激引起的脑膜刺激征和脑脊液循环梗阻引起的颅内压增高症状;临床上见到的脑室出血绝大多数是继发性脑室出血,即脑实质出血破入脑室,常同时伴有原发性出血灶导致的神经功能障碍症状。因此,轻者仅有头痛、恶心、呕吐、颈强直等脑膜刺激征,无局灶性神经损害症状;重者表现为意识障碍、抽搐、肢体瘫痪、肌张力增高、瞳孔缩小或大小不定,双侧病理反射阳性等。血凝块堵塞室间孔、中脑导水管及第四脑室侧孔者,可因急性脑积水而致颅内压急剧增高,迅速发生脑疝而死亡。

2. 辅助检查 ①颅脑CT扫描:是诊断ICH的首选方法,动态CT检查还可评价出血的进展情况。②MRI和MRA检查:对发现结构异常,明确ICH的病因很有帮助。MRI对检出脑干和小脑的出血灶和监测ICH的演进过程优于CT检查,对急性ICH诊断不如CT。MRA可发现脑血管畸形、血管瘤等病变。③脑血管造影(DSA):脑出血患者一般不需要进行DSA检查,除非临床上怀疑有血管畸形、血管炎或moyamoya病又需外科手术或血管介入治疗时才考虑进行。DSA可清楚显示异常血管和造影剂外漏的破裂血管及部位。④腰椎穿刺:在CT广泛应用后,已无需采用腰椎穿刺诊断脑出血,以免诱发脑疝形成,如需排除颅内感染和蛛网膜下腔出血,可谨慎进行。

3. 诊断注意事项 中老年患者在活动中或情绪激动时突然发病,迅速出现局灶性神经功能缺损症状以及头痛、呕吐等颅高压症状应考虑ICH的可能,结合头颅CT/MRI检查,可以迅速明确诊断。鉴别诊断方面:①首先应与急性脑梗死、蛛网膜下腔出血、CVT等鉴别。②颅内肿瘤出血:颅内肿瘤,特别是原发性肿瘤,多因生长速度快而致肿瘤中心部位的缺血、坏死,易与脑出血相混。但肿瘤患者,病程较长,多在原有症状的基础上突然加重,也可为首发症状。增强的头颅 CT 和 MRI 对肿瘤出血具有诊断价值。③对发病突然、迅速昏迷且局灶体征不明显者,应注意与引起昏迷的全身性疾病如中毒(酒精中毒、镇静催眠药物中毒等)及代谢性疾病(低血糖、肝性脑病、肺性脑病等)鉴别。④对有头部外伤史者应与外伤性颅内血肿相鉴别。

【治疗要点】

1. 内科治疗　急性期内科治疗原则是制止继续出血和防止再出血,减轻和控制脑水肿,预防和治疗各种并发症,维持生命体征。

(1)一般治疗:①一般卧床休息 2~4 周,保持安静,避免情绪激动和血压升高。②保持呼吸道通畅,给氧,防止并发症:对意识不清的患者应及时清除口腔和鼻腔的分泌物或呕吐物,头偏向一侧,或侧卧位。必要时气管插管或行气管切开术。③保持水、电解质平衡及营养支持:急性期最初 24~48 小时应予禁食,并适当静脉输液,每日控制在 1 500~2 000ml。48 小时后,如果意识好转,且吞咽无障碍者可试进流质,少量多餐,否则应下胃管鼻饲维持营养。④保持功能体位,防止肢体畸形。

(2)调控血压:一般认为 ICH 急性期患者血压升高是机体针对颅内压(intracranial pressure,ICP)升高为保证脑组织血供的一种血管自动调节反应,随着 ICP 的下降血压也会下降,因此降低血压应首先以进行脱水降颅压治疗为基础。血压仍过高,应给予降血压治疗。当 SBP>200mmHg 或 MAP>150mmHg 时,要用持续静脉降压药物积极降低血压;当 SBP>180mmHg 或 MAP>130mmHg 时,如果同时有疑似颅内压增高的证据,要考虑监测颅内压,可用间断或持续静脉降压药物来降低血压,但要保证脑灌注压 >60~80mmHg。若无颅内压增高的证据,降压目标为 160/90mmHg 或 MAP110mmHg。但降血压不能过快,要加强监测,防止因血压下降过快致脑低灌注。药物选择乌拉地尔、非诺多泮、尼卡地平、拉贝洛尔等。

对低血压的处理,要首先分析原因,区别情况加以处理。引起低血压的原因如下:①脱水过量、补液不足;②大量呕吐失水或伴有应激性溃疡导致失血;③并发严重的感染;④心力衰竭、心律失常;⑤降压药、镇静剂及血管扩张药使用过量;⑥呼吸不畅并酸中毒;⑦脑疝晚期等。在针对病因处理的同时,可静脉滴注多巴胺、阿拉明等,将血压提升并维持在 150/90mmHg 左右为宜。

脑出血恢复期应积极控制血压,尽量将血压控制在正常范围内。

(3)控制脑水肿、降低颅内压:脑出血后脑水肿约在48小时达高峰,维持3~5天后逐渐消退,可持续2~3周或更长。脑水肿可使ICP增高,并致脑疝形成,是影响ICH死亡率及功能恢复的主要因素。积极控制脑水肿、降低ICP是ICH急性期治疗的重要环节。常用脱水剂及其用法详见本章第1节"颅高压危象"部分。不建议用激素治疗减轻脑水肿。

(4)止血治疗:止血药物如6-氨基己酸、氨甲苯酸等对高血压性脑出血的作用不大。如有凝血功能障碍,可针对性给予止血药物治疗,例如肝素治疗并发的脑出血可用鱼精蛋白中和,华法林治疗并发的脑出血用维生素K_1拮抗。

(5)防治并发症:①感染:发病早期病情较轻又无感染证据者,一般不建议常规使用抗生素;合并意识障碍的老年患者易并发肺部感染,或因导尿等易合并尿路感染,可给予预防性抗生素治疗;若已经出现系统感染,则根据经验或药敏结果选用抗生素。②应激性溃疡:对重症或高龄患者应预防应用H_2RB。一旦出血按消化道出血的治疗常规进行。③抗利尿激素分泌异常综合征:即稀释性低钠血症,可发生于10%ICH患者。应限制水摄入量在800~1 000ml/d,补钠9~12g/d。④脑耗盐综合征:系因心钠素分泌过高所致的低钠血症,治疗时应输液补钠。低钠血症宜缓慢纠正,否则可导致脑桥中央髓鞘溶解症。⑤痫性发作:有癫痫频繁发作者,可静脉注射地西泮10~20mg,或苯妥英钠15~20mg/kg缓慢静注以控制发作。⑥中枢性高热:多采用物理降温,可试用溴隐亭治疗。⑦下肢深静脉血栓形成或肺栓塞:一旦发生,应给予普通肝素100mg/d静脉滴注,或低分子肝素4 000U皮下注射,2次/d。对高危患者可预防性治疗。

2. 手术治疗 下列情况需考虑手术治疗:①壳核出血≥30ml,丘脑出血≥15ml。②小脑出血≥10ml或直径≥3cm,或合并明显脑积水。③重症脑室出血(脑室铸型)。④合并脑血管畸形、动脉瘤等血管病变。手术宜在早期(发病后6~24小时内)进行。手术方法主要有去骨瓣减压术、小骨窗开颅血肿清除术、钻孔血肿抽吸术和脑室穿刺引流术等。

(苏盛元 张文武)

第6节 蛛网膜下腔出血

颅内血管破裂后,血液流入蛛网膜下腔称为蛛网膜下腔出血(subarachnoid hemorrhage,SAH)。临床上通常分为自发性与外伤性两类。自发性又可分为原发性和继发性两类。凡出血系由于脑底或脑表面血管病变破裂,血液直接流入蛛网膜下腔者,称为原发性SAH,其病因以先天性颅内动脉瘤为最常见,动静脉血管畸形(AVM)及动脉硬化性动脉瘤次之。如系脑实质内出血,血液穿破脑组织而流入脑室及蛛网膜下腔者,则属继发性 SAH,其病因以高血压脑动脉粥样硬化、血管炎、血液病等多见。

【诊断要点】

1. 先兆和诱发因素　SAH 有 1/3 在发病前出现先兆征象或警告信号。常见者为全头痛、局限性头痛、嗜睡、眼球运动障碍、三叉神经分布区疼痛及项背部疼痛等。颈内动脉及大脑中动脉的动脉瘤在破裂之前可因血管痉挛、局部梗死、小量出血及刺激压迫而引起对侧轻偏瘫、感觉异常及或失语;大脑前动脉瘤可引起同侧动眼神经麻痹及皮质性一过性黑矇等。多数患者有诱因如突然用力、兴奋、激动、屏气、大便、饮酒等。

2. 临床表现特点　①头痛:动脉瘤性 SAH 的典型表现是突发异常剧烈头痛,患者常描述为"一生中经历的最严重头痛"。常伴颈项与背痛,面色苍白与全身冷汗。头痛持续时间一般在起病 1~2 周后,才逐渐减轻或消失。如头痛再次加重,常提示动脉瘤再次出血。局部头痛常可提示破裂动脉瘤的部位。AVM 破裂所致 SAH 头痛常不严重。②恶心、呕吐:头痛常伴恶心与呕吐。多为喷射性、反复性。③意识障碍:多数起病时立即发生,持续数分钟至数小时,甚至数日。④精神障碍:常见于大脑前动脉或前交通动脉瘤破裂出血的患者。如定向障碍、谵妄、幻觉、妄想,或淡漠、嗜睡,畏光怕声,拒动,木僵,痴呆等。多数在 2~3 周内恢复。⑤癫痫发作:可作为 SAH 的首发症状。⑥脑膜刺激征:通常于起病后数小时至 6 天内出现,持续 3~4 周。以颈项强直最常见,Kernig 征、Brudzinski 征均可阳性。而老年、衰弱患者或小量出血者,可无明显脑膜刺激征。⑦眼底改变:视乳头水肿、视网膜下出血与玻璃体膜下出血。眼底出血有时可侵入房水而致视力严重减退或永久性视力障碍。⑧局限性脑损害征:偏瘫、偏身感觉障碍的原因主要是脑水肿、血液流入脑实质,血块压迫、脑血管痉挛。若有显著的偏瘫及严重的偏身感觉缺失则提示出血来自外侧裂中的大脑中动脉的动脉瘤;而双侧肢体轻瘫则提示出血部位靠近大脑前动脉与前交通动脉的连接处,出血扩展至两侧额叶。早期出现的偏瘫、偏身感觉障碍则可能由于脑水肿或出血进入脑实质而引起;而以后出现的偏瘫,常是由于脑血管痉挛所引起。

3. 动脉瘤的定位症状　①颈内动脉海绵窦段动脉瘤:患者有前额和眼部疼痛、血管杂音、突眼及 Ⅲ、Ⅳ、Ⅵ 和 V_1 脑神经损害所致的眼动障碍,其破裂可引起颈内动脉海绵窦瘘。②颈内动脉 - 后交通动脉瘤:患者出现动眼神经受压的表现,常提示后交通动脉瘤。③大脑中动脉瘤:患者出现偏瘫、失语和抽搐等症状,多提示动脉瘤位于大脑中动脉的第一分支处。④大脑前动脉 - 前交通动脉瘤:患者出现精神症状、单侧或双侧下肢瘫痪和意识障碍等症状,提示动脉瘤位于大脑前动脉或前交通动脉。⑤大脑后动脉:患者出现同向偏盲、Weber综合征和第Ⅲ脑神经麻痹的表现。⑥椎-基底动脉瘤:患者可出现枕部和面部疼痛、面肌痉挛、面瘫及脑干受压等症状。

4. 血管畸形的定位症状 AVM患者男性多见,多在10~40岁发病,常见的症状包括痫性发作、轻偏瘫、失语或视野缺损等。

5. 常见并发症

(1)脑血管痉挛(cerebrovascular spasm,CVS):CVS多见于颅内动脉瘤所致SAH的患者,且是SAH致残和死亡的重要原因。CVS发生于蛛网膜下腔中血凝块环绕的血管,痉挛严重程度与出血量相关,可导致约1/3以上病例脑实质缺血。病后3~5天开始发生,5~14天为迟发性血管痉挛高峰期,2~4周逐渐消失。临床可根据以下几点来判断CVS:①出现暂时性、波动性、局限性定位体征;②进行性意识障碍:患者由清醒转为嗜睡或昏迷,或由昏迷(早期CVS,多在2天内恢复)→清醒→昏迷(再次CVS);③脑膜刺激征更明显;④病程中症状加重而腰椎穿刺无新鲜出血的迹象;⑤DSA显示CVS变细。

(2)再出血:是SAH主要的急性并发症。常见于首次出血后2周内。用力排便、剧咳、精神紧张激动是再出血的常见诱因,而在再出血之前可多次出现头痛、躁动不安等先兆。临床特征为:在病情好转的情况下突然发生剧烈头痛、频繁呕吐、抽搐、意识障碍、瞳孔不等大,去脑强直与神经定位征,眼底出血,脑脊液有新鲜出血,CT扫描出现新的高密度影像。20%的动脉瘤患者病后10~14天可发生再出血,使死亡率约增加1倍;而AVM急性期再出血较少见。

(3)急性或亚急性脑积水:SAH时,由于血液进入脑室系统和蛛网膜下腔形成血凝块阻碍脑脊液循环通路,约15%~20%的患者于起病1周内发生急性脑积水(hydrocephalus)。轻者出现嗜睡、思维缓慢、短时记忆受损、上视受限、展神经麻痹、下肢腱反射亢进等体征,严重者可造成颅内高压,甚至脑疝。亚急性脑积水发生于起病数周后,表现为隐匿出现的痴呆、步态异常和尿失禁。

6. 辅助检查 ①神经影像学检查:首选CT检查,可检出90%以上的SAH,显示大脑外侧裂池、前纵裂池、鞍上池、脑桥小脑脚池、环池和后纵裂池高密度出血征象,并可确定脑内出血或脑室出血,伴脑积水或脑梗死,对病情进行动态观察。CT增强可发现大多数AVM和大的动脉瘤。当SAH发病后数天CT检查的敏感性降低时,MRI可发挥较大作用。对确诊SAH而DSA阴性的患者,MRI用来检查其他引起SAH的原因。当颅内未发现出血原因时,应行脊柱MRI检查排除脊髓海绵状血管瘤或AVM等。CT血管成像(CTA)和 MR 血管成像(MRA)主要用于有动脉瘤家族史或破裂先兆者的筛查,动脉瘤患者的随访,及 DSA 不能进行及时检查时的替代方法。MRA 对直径 3~15mm 动脉瘤检出率达 84%~100%。国际高水准的卒中中心 CTA 已逐步取代 DSA 成为诊断有无动脉瘤的首选方法。②脑脊液(CSF)检查:腰椎穿刺 CSF 呈均匀血性是 SAH 的特征。头颅 CT 阳性者不必作腰椎穿刺,但 CT 阴性者尚需作腰椎穿刺协助诊断。需注意腰椎穿刺可诱发脑疝形成的风险,尤其是昏迷和伴有视乳头水肿患者,更应慎重。发病 8 小时后腰椎穿刺作为最早时间。③ DSA:是检出动脉瘤或 AVM 的最好方法。条件具备、病情许可时应争取尽早行全脑 DSA 检查,以确定有无动脉瘤、出血原因、决定治疗方案和判断预后。但约 20%~25% 的 SAH 患者 DSA 不能发现出血来源或原因。

7. 诊断注意事项　突发剧烈头痛、呕吐、脑膜刺激征阳性,伴或不伴意识障碍,检查无局灶性神经系统体征,应高度怀疑 SAH,同时 CT 证实脑池和蛛网膜下腔高密度征象或腰穿检查示压力增高和血性 CSF 等可临床确诊。临床上应注意与脑膜炎、偏头痛、硬膜外血肿与硬膜下血肿、脑肿瘤、脑内出血等疾病鉴别。此外,某些老年患者,头痛、呕吐均不明显,而以突然出现的精神障碍为主要症状,应特别注意。

8. 动脉瘤性 SAH 患者 Hunt-Hess 临床分级　0 级:未破裂动脉瘤。Ⅰ级:无症状或轻微头痛。Ⅱ级:中‑重度头痛、脑膜刺激征、脑神经麻痹。Ⅲ级:嗜睡、意识混沌、轻度局灶性神经体征。Ⅳ级:昏迷、中或重度偏瘫、有早期去脑强直或自主神经功能紊乱。Ⅴ级:昏迷、去大脑强直、濒死状态。

【治疗要点】

急性期治疗目的是防治再出血,降低颅内压,防治继发性脑血管痉挛,减少并发症,寻找出血病因,治疗原发病和预防复发。

1. 一般治疗　SAH 必须绝对卧床休息 4~6 周。要避免大便秘结和尿潴留,便秘者可用开塞露、石蜡油或便塞通等药物,昏迷者应留置导尿管。应用足量的止痛、地西泮和镇静剂,以保持患者安静休息。适当限制入水量,维持水、电解质平衡,常规给予脱水剂(如 20% 甘露醇液、呋塞米和白蛋白等)以降低颅内压。有抽搐发作者应及时给予抗痉药物。去除头痛病因后,对 SBP>180mmHg 或 MAP>125mmHg 患者,可在密切监测血压条件下使用短效降压药维持血压稳定在正常或发病前水平。常用尼卡地平、拉贝洛尔和艾司洛尔等降压药。颅内高压征象明显并有脑疝形成趋势者,可行脑室引流。

2. 动脉瘤的介入和手术治疗　动脉瘤夹闭或血管内治疗是预防 SAH 再出血最有效的治疗方法。应尽可能完全闭塞动脉瘤。治疗方式的选择应根据患者的病情及动脉瘤的特点由多学科医生讨论决定。Hunt-Hess 临床分级≤Ⅲ级时,推荐发病 3 天内尽早进行;Ⅳ、Ⅴ级患者手术治疗或内科治疗的预后均差,是否需介入或手术治疗仍有较大争议,但经内科治疗病情好转后可行延迟性(10~14 天)介入或手术治疗。

3. 预防再出血的药物治疗 早期短程(<72 小时)应用抗纤溶药物结合早期治疗动脉瘤,随后停用抗纤溶药物,并预防低血容量和血管痉挛(包括同时使用尼莫地平),是较好的治疗策略。若患者的血管痉挛风险低和/或推迟手术能产生有利影响,也可用抗纤溶药物预防再出血。抗纤溶药物可抑制纤溶酶形成,推迟血块溶解和防止再出血。常用的有:① 6- 氨基己酸(EACA):4~6g 加入生理盐水 100ml 中静脉滴注,15~30 分钟内滴完,再以 1g/h 持续静脉滴注 12~24 小时,一日量不超过 20g。② 氨甲苯酸(PAMBA):0.1~0.2g 加入 5% 葡萄糖或生理盐水中静脉滴注,2~3 次 /d。对高龄患者,脑动脉硬化明显,或既往有过脑梗死、糖尿病或其他可致缺血性脑血管病危险因素者应慎用,或减半量使用。在用药过程中应密切观察,如有脑梗死征象应及时停药。

4. 脑血管痉挛防治 早期使用尼莫地平能有效减少 SAH 引发的不良结局,改善患者预后。尼莫地平口服 40~60mg/ 次,4~6 次 /d,连用 21 天;或用尼莫通(nimotop),按 0.5~1.0mg/h 的速度持续静脉滴注(通常用微泵控制滴速),7~14 天为一疗程。应在破裂动脉瘤的早期管理阶段即开始防治 CVS,维持正常循环血容量,避免低血容量。在出现迟发性脑缺血时,推荐升高血压治疗。不建议容量扩张和球囊血管成形术来预防 CVS 的发生。症状性 CVS 的可行治疗方法是脑血管成形术和 / 或选择性动脉内血管扩张器治疗。

5. 脑积水的治疗 SAH 急性期合并症状性脑积水应进行脑脊液分流术治疗。对 SAH 合并慢性症状性脑积水患者,应行永久的脑脊液分流术。

6. 癫痫的防治 可在 SAH 的早期,对患者预防性用抗惊厥药。不推荐对患者长期用抗惊厥药,但若患者有以下危险因素,如癫痫发作史、脑实质血肿、脑梗死或大脑中动脉瘤,可考虑应用。

7. 放脑脊液疗法 用于 SAH 后脑室积血扩张或形成铸型出现急性脑积水、经内科保守治疗症状加剧、伴有意识障碍,或老年患者伴有严重心、肺、肾等器官功能障碍而不能耐受开颅手术者。每次释放脑脊液 10~20ml,每周 2 次,可以促进血液吸收,缓解头痛,减少 CVS。但应警惕脑疝、颅内感染和再出血的危险,应严格掌握适应证。

(张文武)

第 7 节　脑静脉系统血栓形成

脑静脉系统血栓形成(cerebral venous thrombosis,CVT)包括颅内静脉和静脉窦血栓形成,是一组由于多种病因导致的脑静脉系统血管病。其共同的常见临床表现包括高颅压症状、卒中症状以及脑病样症状。若不警惕,易致误诊误治。

【诊断要点】

1. 病因　CVT 常见的病因和危险因素是易栓状态、口服避孕药、怀孕和围生期、感染和肿瘤等。

2. 临床表现特点　因病因、病变部位等不同而表现各异。主要由两方面因素决定:静脉系统引流障碍引起的高颅压症状、静脉缺血/梗死或出血所致的局灶性脑损害。1/3 至半数的患者亚急性起病,数天内症状进展;约 1/3 急性起病,慢性起病稍少。其共同的常见临床表现包括高颅压症状、卒中症状以及脑病样症状。脑病样症状虽少见,但最为严重,临床表现有癫痫、精神异常、意识混乱、甚至昏迷等。不同部位 CVT 特点如下:

(1)上矢状窦血栓形成(superior sagittal sinus thrombosis):上矢状窦是非感染性静脉窦血栓形成最常见的部位。最常见于脱水和衰弱的婴儿,也见于创伤、肿瘤、口服避孕药、妊娠、血液病和免疫系统疾病等。头痛、视乳头水肿等高颅压症状明显,也可见癫痫发作、双侧运动障碍,尤其是皮质静脉也受累时。累及上矢状窦后 1/3 时,易出现意识障碍。体检时可发现头皮水肿和头皮静脉扩张,尤其易见于婴幼儿。老年患者症状轻微,仅有头痛、头晕等。

(2)海绵窦血栓形成(cavernous sinus thrombosis):多见于眶部、鼻窦及上面部化脓性感染或全身性感染,非感染性海绵窦血栓罕见。多从一侧急骤起病,迅速扩散至对侧,出现脓毒血症、发热等全身中毒症状,眼球疼痛和眼眶部压痛。主要表现为脑神经受损和眼静脉回流受阻征象。多有 $Ⅲ、Ⅳ、Ⅵ、Ⅴ_{1-2}$ 脑神经受损,出现眼睑下垂、眼球活动受限或固定、复视、瞳孔扩大、对光反射与角膜反射消失等。眼静脉回流受阻可出现眼睑、眶周、球结膜水肿和眼球突出等。可并发脑膜炎或脑脓肿,若垂体受累发生脓肿或坏死,可致水盐代谢紊乱。若累及脑深静脉,出现昏迷则预后不良。

(3)侧窦血栓形成(lateral sinus thrombosis):包括横窦和乙状窦血栓形成,常由化脓性乳突炎或中耳炎引起。主要的表现包括:①化脓性中耳炎的感染和中毒症状。②脑神经受累症状:高颅压或局部感染扩散到局部的岩骨致第Ⅵ对脑神经麻痹,可出现复视;第Ⅸ、Ⅹ、Ⅺ脑神经可因扩张的颈静脉压迫,而出现颈静脉孔综合征(吞咽困难、饮水呛咳、声音嘶哑及同侧胸锁乳突肌和斜方肌无力)。③高颅压症状。

(4)直窦血栓形成(straight sinus thrombosis):单独发生少见,多与海绵窦、上矢状窦、横窦和乙状窦血栓同时发生,病情较重。可因急剧的高颅压出现昏迷、抽搐和去大脑强直。如累及大脑大静脉,会造成明显的脑静脉回流障碍,脑内可发生大量出血甚至破入脑室。

(5)单纯皮质静脉血栓形成:主要表现为运动和感觉障碍、癫痫发作、失语等。在无心源性栓塞和动脉栓子来源情况下,如出现一侧半球的多灶出血性梗死,应考虑到皮质静脉血栓形成。

(6)大脑大静脉血栓形成:大脑深静脉引流脑深部的白质、基底核和间脑的静脉,大脑大静脉(Galen 静脉)接受大脑深静脉回流。Galen 静脉血栓形成常见于产褥期、脱水和血液病等非感染性疾病,多因静脉窦血栓形成所致,累及间脑和基底核等脑深部结构。早期可有高颅压、精神症状,病情严重时出现昏迷、高热、癫痫发作、去脑强直等。

3. 辅助检查 CT、MRI 及 MR 静脉血管造影(MRV)等有相应的表现(如 CT 扫描直接征象有空三角征、高密度三角征、束带征等)。DSA 是诊断CVT 的金标准,表现为病变的静脉窦在静脉相不显影。

4. 诊断注意事项 保持对 CVT 的警惕性,有助于其早期诊断,减少误诊误治。DSA 颅内静脉血管造影可明确诊断。CVT 需与良性高颅压、颅内感染、颅内肿瘤以及脑出血等鉴别。

【治疗要点】
CVT 的治疗包括抗血栓治疗、症状治疗和病因治疗三个方面。

1. 抗血栓治疗 主要是抗凝治疗、溶栓治疗等。①抗凝治疗:越早越好,即使有小量颅内出血或产后 1 个月也可酌情使用,可明显降低病死率和改善患者的预后。早期用低分子肝素,远期治疗可口服抗凝药华法林,使INR 在 2.0~3.0,维持 6~12 个月。在有反复发生静脉窦血栓、深静脉血栓和严重的高凝易栓情况下,需终身服用。②溶栓治疗:可应用尿激酶、rt-PA静脉溶栓,但尚无证据表明其优于抗凝治疗,可作为抗凝治疗后仍继续恶化的第二选择。③介入治疗:血管介入静脉内导管机械性溶栓治疗和血管成形术等。

2. 对症处理 主要包括高颅压处理和癫痫发作处理等。

3. 病因治疗 是 CVT 的根本治疗之一。

(林锦乐 张文武)

第 8 节　癫痫持续状态

癫痫持续状态(status epilepticus,SE)或称癫痫状态,传统定义是癫痫连续发作之间意识尚未完全恢复又频繁再发,或癫痫发作持续 30 分钟以上未自行停止。目前观点认为,如果患者出现全面强直 - 阵挛性发作(generalized tonic-clonic seizure,GTCS)持续 5 分钟以上即有可能发生神经元损伤,对于 GTCS 的患者若发作持续时间超过 5 分钟就该考虑 SE 的诊断,并按其紧急处理。任何类型的癫痫均可出现 SE,其中 GTCS 最常见,危害性也最大。

SE 最常见的原因是不恰当地停用抗癫痫药物(AEDs)或因急性脑病、脑卒中、脑炎、外伤、肿瘤和药物中毒等引起。不规范 AEDs 治疗、感染、精神因素、过度疲劳、孕产和饮酒等均可诱发。

【诊断要点】

1. 临床表现特点　SE 可根据发作起始局限累及一侧大脑半球某个部分,或是双侧大脑半球同时受累进一步分为全面性发作持续状态(generalized status epilepticus,GSE)与部分性发作持续状态(partial status epilepticus,PSE)。

(1) GSE:①全面性强直 - 阵挛发作持续状态:是最常见、最严重的持续状态类型。表现强直 - 阵挛发作反复发生,意识障碍伴高热、代谢性酸中毒、低血糖、休克、电解质紊乱(低血钾、低血钙)和肌红蛋白尿等,可发生 MODS。②强直性发作持续状态:主要见于 Lennox-Gastaut 综合征患儿,表现不同程度意识障碍(昏迷较少),间有强直性发作或其他类型发作,如肌阵挛、非典型失神、失张力发作等。EEG 出现持续性较慢的棘 - 慢或尖 - 慢波放电。③阵挛性发作持续状态:阵挛性发作持续状态时间较长时可出现意识模糊甚至昏迷。④肌阵挛发作持续状态:特发性肌阵挛发作患者很少出现 SE,严重器质性脑病晚期如亚急性硬化性全脑炎、家族性进行性肌阵挛癫痫等较常见。⑤失神发作持续状态:主要表现为意识水平降低,甚至只表现反应性低下,学习成绩下降。EEG 可见持续性棘 - 慢波放电,频率较慢(<3Hz)。

(2) PSE:①单纯 PSE:临床表现以反复的局部颜面或躯体持续抽搐为特征,或持续的躯体局部感觉异常为特点,发作时意识清楚,EEG 上有相应脑区局限性放电。②边缘叶性癫痫持续状态:常表现为意识障碍和精神症状,又称精神运动性癫痫状态,常见于颞叶癫痫。③偏侧抽搐状态伴偏侧轻瘫:多发生于幼儿,表现一侧抽搐,伴发作后一过性或永久性同侧肢体瘫痪。

目前也倾向于可根据是否存在惊厥性发作将 SE 分为惊厥性持续状态(convulsive status epilepticus, CSE)与非惊厥性持续状态(non-convulsive status epilepticus, NCSE)。

2. 诊断注意事项

(1)癫痫诊断的确立:癫痫是发作障碍性疾病,但很多发作障碍性疾病并不是癫痫,如睡眠障碍性疾病中的夜游症,常需与复杂部分性癫痫发作鉴别。短暂性脑缺血发作、晕厥、偏头痛、眩晕及癔症等均为发作性疾患。因此应通过详细的病史及有关的实验室检查,与上述等疾病鉴别,确立或排除癫痫的诊断。需强调的是:诊断癫痫发作最重要的依据是患者的病史,如先兆症状、发作时状态及发作后意识模糊等,而不是依靠神经系统检查和实验室检查;患者发作后意识模糊状态高度提示癫痫发作,躯体抽动和尿失禁并不一定提示痫性发作,因也可能发生于血管迷走性晕厥及其他原因的晕厥。

(2)病因诊断:对继发性癫痫要查明原因。详细的病史,常可提供病因的线索(如产伤、头部外伤、脑膜炎、脑炎、脑卒中等)。疑有脑寄生虫病患者,应进行大便寄生虫卵、绦虫节片及血液、脑脊液的囊虫补体或血凝试验。疑是颅内占位病变、先天发育异常或原因不明者,应进行头部 X 线平片、头颅 CT 及 MRI 检查。怀疑有脑血管畸形的患者,需做 MRA 或脑血管造影。不要忽视全身性疾病的因素,如低血钙、低血糖、肾衰等全身代谢障碍及系统性红斑狼疮等全身疾病引起的脑损害。

【治疗要点】

SE 的治疗目的是:保持稳定的生命体征和进行心肺功能支持;终止呈持续状态的癫痫发作,减少癫痫发作对脑部神经元的损害;寻找并尽可能根除病因与诱因;防治并发症。

1. 一般治疗 ①防止缺氧和损伤:将患者置于安全处,解开衣扣,让患者头转向一侧,以利唾液和呕吐物流出口外,防止误吸;保持呼吸道通畅,吸痰、吸氧;必要时气管插管或切开。抽搐时不可用力按压患者的身体,以免造成骨折。亦不要采取所谓掐"人中"的方法,因为此举不仅不能制止发作,反有可能对患者造成新的伤害。尽可能对患者进行心电、血压、呼吸、脑电的监测。②迅速进行神经系统及心肺功能检查及有关实验室检查:如血药浓度、血糖、肾功能、电解质、测定动脉血 pH 值、氧及二氧化碳分压,及时纠正合并的全身性改变。③呼吸稳定后,应查明原因,如断药、低血糖、中毒、感染等,以便针对病因治疗。④静脉注射 50% 葡萄糖,预防低血糖,之后以生理盐水或葡萄糖维持。⑤治疗脑水肿:常用 20% 甘露醇 125~250ml 快速静脉滴注。

2. 尽快终止癫痫状态 应选择速效、抗痫力强、安全、对心肺无抑制作用的药物。应静脉给药,难以静脉给药的患者如新生儿和儿童,可直肠内给药。

(1)地西泮:首选药物。成人 10~20mg/次,儿童 0.25~0.5mg/kg。缓慢静脉注射(成人应小于 5mg/min,儿童 2mg/min),直到发作停止。10~15 分钟后可重复给药,24 小时总量不得超过 200mg。也可在首次静脉注射后,如有效,可用地西泮 60~100mg 加入生理盐水(或 5% 葡萄糖液)500ml 中于 12 小时内缓慢静脉滴注。

(2)地西泮加苯妥英钠:首先用地西泮 10~20mg 静注取得疗效后,再用苯妥英钠 0.3~0.6g 加入生理盐水 250~500ml 中静脉滴注,速度不超过 50mg/min。用药中如出现血压降低或心律不齐时需减缓静脉滴注速度或停药。

(3)苯妥英钠:部分患者也可单用苯妥英钠。成人首次剂量 500~750mg,儿童 10~15mg/kg,以生理盐水作溶剂,静脉注射速度不超过 50mg/min,以避免发生低血压、心律失常。抽搐停止后,每 6~8 小时口服或静脉注射 50~100mg 的维持量。其优点是无呼吸抑制及镇静作用,便于意识状态的观察。

(4)氯硝西泮:起效快,药效是地西泮的 5 倍,维持时间比地西泮长 1~2 倍。一般成人首次用 1~4mg、儿童 0.02~0.06mg/kg 缓慢静脉注射,20 分钟后可重复原剂量 2 次,兴奋躁动者可适当加大剂量。

(5)10% 水合氯醛:20~30ml 加等量植物油保留灌肠,8~12 小时一次。适合肝功能不全或不宜使用苯巴比妥类药物者。

(6)副醛:8~10ml(儿童 0.3ml/kg)植物油稀释后保留灌肠。可引起剧咳,有呼吸疾病者勿用。

经上述处理,发作控制后,可用苯巴比妥 0.1~0.2g 肌内注射,每日 2 次,巩固和维持疗效。同时鼻饲 AEDs,达稳态浓度后逐渐停用苯巴比妥。上述方法无效者,需按难治性 SE 处理。

3. 难治性 SE 的处理 难治性 SE 是指持续的癫痫发作,对初期的一线药物地西泮、氯硝西泮、苯巴比妥、苯妥英钠等无效,连续发作 1 小时以上者。对难治性 SE 的首要任务是迅速终止发作,可选用以下药物:

(1)异戊巴比妥钠(阿米妥钠):是治疗难治性 SE 的标准疗法,几乎都有效。成人 0.25~0.5g/次溶于注射用水 10ml 静脉注射,儿童 1~4 岁 0.1g/次,5 岁以上 0.2g/次,速度不超过 0.05~0.1g/min,至控制发作为止。低血压、呼吸抑制、复苏延迟是其主要的不良反应,在使用中常需行气管插管,机械通气来保证生命体征的稳定。

(2)咪达唑仑:常用剂量为首剂静注 0.15~0.2mg/kg,然后按 0.06~0.6mg/(kg·h)

静脉滴注维持。新生儿可按 0.1~0.4mg/(kg·h)静脉滴注维持。因其起效快，1~5 分钟出现药理学效应，5~15 分钟出现抗癫痫作用，使用方便，对血压和呼吸的抑制作用比传统药物小，已广泛替代异戊巴比妥，有成为治疗难治性 SE 的标准疗法的趋势。

(3) 丙泊酚(propofol，异丙酚)：是一种非巴比妥类的短效静脉用麻醉剂，能明显增强 GABA 能神经递质的释放，可在几秒钟内终止癫痫发作和 EEG 上的痫性放电，平均起效时间 2.6 分钟。建议剂量 1~2mg/kg 静注，继以 2~10mg/(kg·h)静脉滴注维持。突然停用可致发作加重，逐渐减量则不出现癫痫发作的反跳。丙泊酚可能的不良反应包括诱导癫痫发作，但不常见，还可出现如肌强直、角弓反张、舞蹈手足徐动症等中枢神经系统的兴奋症状。儿童静注推荐剂量超过 24 小时，可出现横纹肌溶解、难治性低氧血症、酸中毒、心衰等不良反应。

(4) 利多卡因：对苯巴比妥治疗无效的新生儿 SE 有效，终止发作的首次负荷量为 1~3mg/kg 静脉注射，速度 <25~50mg/min。然后用 2~4mg/(kg·h)，静脉滴注 1~3 天。在应用利多卡因时应注意其常见的不良反应，如烦躁、谵妄、精神异常、心律失常及过敏反应等。心脏传导阻滞及心动过缓者慎用。应用时应监测心脏。

(5) 其他药物：可酌情选择使用：①氯胺酮(ketamine)：为非巴比妥类的短效静脉麻醉剂，成人建议剂量 1~2mg/kg 静注。②硫喷妥钠：为超短时作用的巴比妥类药物，成人建议剂量 0.05~0.1g。

(陶伍元 张文武)

第 9 节 脑 膜 炎

化 脓 性 脑 膜 炎

化脓性脑膜炎(purulent meningitis，简称化脑)是化脓性细菌感染所致的脑脊膜炎症，是中枢神经系统常见的化脓性感染，好发于婴幼儿和儿童。临床上表现为起病急骤，发热、头痛、呕吐、嗜睡、惊厥、意识障碍和脑膜刺激征阳性。

【诊断要点】

1. 病原学特点 化脑最常见的致病菌为肺炎球菌、脑膜炎球菌和流感嗜血杆菌 B 型，其次为金黄色葡萄球菌、链球菌、大肠埃希菌、变形杆菌、厌氧菌、沙门菌、铜绿假单胞菌等。感染的来源可因心、肺以及其他脏器感染波及脑室和蛛网膜下腔系统，或由颅骨、椎骨或脑实质感染病灶直接蔓延引起,部分通过颅骨、鼻窦或乳突骨折或神经外科手术侵入珠网膜下腔引起感染。

2. 临床表现特点 各种细菌感染引起的化脑临床表现类似,主要有:①感染症状:发热、寒战或上呼吸道感染表现等。②脑膜刺激征:表现为颈项强直、Kernig 征和 Brudzinski 征阳性。但新生儿、老年人或昏迷者脑膜刺激征常不明显。③颅内压增高:表现为剧烈头痛、呕吐、意识障碍等。④局灶症状:如偏瘫、失语等。

3. 辅助检查 ①外周血象:血白细胞计数增高,通常为$(10\sim30)\times10^9/L$,以中性粒细胞为主。②脑脊液(CSF)检查:压力增高,外观混浊或呈脓性,细胞数增多,通常为$(1\,000\sim10\,000)\times10^6/L$,以中性粒细胞为主。蛋白升高,定量在 1g/L 以上;糖定量降低,通常低于 2.2mmol/L;氯化物降低。CSF 涂片革兰氏染色阳性率在 60% 以上,细菌培养阳性率在 80% 以上。③其他检查:每一例化脑均应做血培养。头颅 MRI/CT 有助于早期发现颅内病变及其并发症。

4. 诊断注意事项 根据急性起病的发热、头痛、脑膜刺激征、CSF 检查呈化脓性改变即可诊断为化脑。发病年龄、原发性疾病有助于病原菌的估计,CSF 病原学检查是确诊的依据。化脑早期或经不规则的抗生素治疗后,CSF 改变不典型,表现为细胞数增高可以不明显,分类以淋巴细胞为主,常不易与结核性脑膜炎、隐球菌性脑膜炎和病毒性脑膜炎等鉴别。应及早做 CSF 细菌培养和涂片染色检查以防误诊。

【治疗要点】

1. 抗生素治疗 化脑的诊断一旦成立,应立即开始抗菌治疗。未确定病原菌者,三代头孢的头孢曲松或头孢噻肟常作为化脑首选用药。确定病原菌者,根据病原菌选择敏感的抗生素。抗生素在各种化脑中的应用如下:

(1)肺炎球菌:对青霉素敏感者可用大剂量青霉素。成人青霉素 G 2 000 万 U/d~2 400 万 U/d,儿童 30 万 U/(kg·d)~60 万 U/(kg·d),分次静脉滴注,2 周为 1 疗程。如对青霉素过敏或细菌耐药,则可选用头孢曲松、头孢噻肟和头孢他啶,剂量均为每次 50mg/kg,6~8 小时 1 次,必要时联合万古霉素治疗。通常开始抗生素治疗后 24~36 小时内复查 CSF,以评估治疗效果。

(2)脑膜炎球菌:首选青霉素,耐药者选用头孢噻肟或头孢曲松,可与氨苄西林或氯霉素联用。对青霉素或 β- 内酰胺类抗生素过敏者可用氯霉素。

(3)革兰氏阴性杆菌:铜绿假单胞菌引起的脑膜炎可使用头孢他啶,其他革兰氏阴性杆菌脑膜炎可用头孢曲松、头孢噻肟和头孢他啶,疗程常为 3 周。

(4)葡萄球菌:首选耐青霉素酶的合成青霉素,如苯唑西林和氯唑西林,剂量均为成人 12g/d,儿童 150~200mg/(kg·d),每 4~6 小时给药 1 次。可联用第一代头孢菌素如头孢唑林和头孢噻啶。若对上述药物耐药,可用万古霉素,成人 2g/d,儿童 40mg/(kg·d),分 2 次缓慢静脉滴注。

(5)厌氧菌:常为需氧菌的混合感染。甲硝唑抗厌氧菌、包括抗脆弱类杆菌的作用强,血脑屏障穿透性高,是首选药物。剂量成人 1.5g/d,儿童 30mg/(kg·d),分 2~3 次静脉滴注。氯霉素和克林霉素(氯洁霉素)对厌氧菌均有较强抗菌作用,亦可选用。克林霉素成人剂量为 1.8~2.4g/d,儿童 30mg/(kg·d),分 2~3 次静脉滴注。

2. 激素治疗　激素可以抑制炎性细胞因子的释放,稳定血脑屏障。对病情较重且没有明显激素禁忌证的患者,可短期应用。甲泼尼龙 40~80mg/d 或地塞米松 10mg/d 静注,连用 3~5 天。

3. 对症支持疗法　包括保证足够的液体量和热量,维持水、电解质酸碱平衡、退热、抗惊厥、脱水降颅内压等措施。

结核性脑膜炎

结核性脑膜炎(tuberculous meningitis,TBM)是结核杆菌侵犯脑膜和脊髓膜所致的非化脓性炎症,约占全身性结核病的 6%。常继发于粟粒性结核以及肺、淋巴、肠、骨、肾等器官的结核病灶,多见于儿童,是儿童脑膜炎中最常见的一种。近年来,成人发病率有所增加。

【诊断要点】

1. 结核病史　有肺、骨或泌尿生殖系结核感染史,或有结核患者密切接触史,尤其是幼儿。诱发因素有麻疹、百日咳、中耳炎、头部外伤、结核病灶手术、全身麻醉、日晒等。

2. 临床表现特点　多起病隐袭,慢性病程,也可急性或亚急性起病。症状轻重不一,主要表现有:

(1)结核中毒症状:发热、盗汗、倦怠无力、纳差、消瘦、萎靡不振、睡眠不安、易激惹及精神改变等。

(2)脑膜刺激症状和颅内压增高:早期表现为发热、头痛、恶心、呕吐及脑膜刺激征(颈抵抗、Kernig 征及 Brudzinski 征阳性)。颅内压增高在早期由于脑膜、脉络丛和室管膜炎性反应,CSF 生成增多,蛛网膜颗粒吸收下降,形成交通性脑积水所致。颅内压多为轻、中度增高,通常持续 1~2 周。晚期蛛网膜、脉络丛粘连,呈完全或不完全性梗阻性脑积水,颅内压多明显增高,表现头痛、呕吐和眼底视乳头水肿。婴幼儿可有头围增大和前囟饱满隆起。严重时出现去脑强直发作或去皮质状态。

(3)脑实质损害症状:如早期未能及时治疗,发病 4~8 周时常出现脑实质损害症状,如精神萎靡、淡漠、谵妄或妄想、意识障碍、癫痫发作等;肢体瘫痪如因结核性动脉炎所致,可呈卒中样发病,出现偏瘫、交叉瘫等;如由结核瘤或脑脊髓蛛网膜炎引起,表现为类似肿瘤的慢性瘫痪。

(4)脑神经损害症状:颅底炎性渗出物的刺激、粘连、压迫,可致脑神经损害(常见的是动眼神经、外展神经、面神经和视神经受损害),表现为视力减退、复视和面神经麻痹等。

(5)老年人结脑的特点:头痛、呕吐较轻,颅内压增高症状不明显,约半数患者 CSF 改变不典型,但在动脉硬化基础上发生结核性动脉内膜炎而引起脑梗死的较多。

3. 辅助检查 ①脑脊液(CSF)检查:CSF 压力升高,外观清或呈毛玻璃状,但少数可稍现混浊。白细胞增多,通常不超过 500×10^6/L,早期以中性为主,以后则以淋巴细胞为主。蛋白质轻至中度增加,约 1~2g/L,亦有高达 5.0g/L 以上者(颅底有梗阻时)。糖早期可正常,但以后逐渐减少,常在 1.68mmol/L(30mg/dl)以下。氯化物减少,常在 102mmol/L(600mg/dl)以下。CSF 糖和氯化物减低,蛋白质增高是本病的典型改变。CSF 静置 12~24 小时后有蜘蛛网状薄膜形成。CSF 沉渣或薄膜涂片检出抗酸杆菌或采用培养方法分离出结核分枝杆菌是诊断 TBM 的金标准,但二者检出的阳性率均很低。②颅脑 CT 或 MRI 检查:有助于 TBM 颅脑并发症的诊断。

4. 诊断注意事项与诊断标准 根据结核病史或接触史,出现头痛、呕吐等症状,脑膜刺激征,CSF 淋巴细胞增多及糖含量降低等特征性改变,CSF 沉渣或薄膜涂片检出抗酸杆菌或采用培养方法分离出结核分枝杆菌等可作出诊断。

鉴别诊断方面,与隐球菌脑膜炎鉴别,两者的临床过程和 CSF 改变极为相似,应尽量寻找二者感染的实验室证据。还需要与脑膜癌病相鉴别,后者系有身体其他脏器的恶性肿瘤转移到脑膜所致,通过全面检查可发现颅外的癌性病灶。极少数患者合并结核瘤,需与脑脓肿及脑肿瘤相鉴别。

国际上推荐的 TBM 诊断标准是:A. 临床:发热和头痛 >14 天(必备条件);呕吐、感觉改变或部分丧失(非必备条件)。B. 脑脊液:淋巴细胞数 >20 × 10^6/L,淋巴细胞占优势 >0.6,蛋白 >1g/L,糖 < 血糖的 60%,隐球菌与恶性细胞检查阴性。C.脑影像学:颅脑 CT 检查符合以下两条或更多:①脑基底部或大脑外侧裂渗出;②脑积水;③脑梗死;④脑回增强。D. 神经系统以外的结核:有放射学或细菌学检查的依据,或组织病理学检查有干酪样坏死存在的活动性肺结核、胃肠道结核、泌尿生殖系结核、淋巴结核、骨关节结核或皮肤结核。

判断标准如下。确诊 TBM:①具备临床表现 A 者;②CSF 中分离到结核杆菌或组织学确诊。高度可能 TBM:①具备临床表现 A 者;②具备 B、C、D 的 3 条标准。可能 TBM:①具备临床表现 A 者;②具备 B、C、D 的任何 2 条。或许 TBM:①具备临床表现 A 者;②具备 B、C、D 的任何 1 条。

【治疗要点】

治疗原则是早期给药、合理选药、联合用药和系统治疗。只要患者临床症状、体征及实验室检查高度提示本病,即使 CSF 抗酸涂片阴性亦应立即开始抗结核治疗,以免耽误了有利时机。

1. 抗结核药物联合治疗 异烟肼(INH)和吡嗪酰胺(PZA)是抗结核首选药物,因能迅速进入 CSF 并达到治疗浓度,利福平(RFP)、链霉素(SM)、乙胺丁醇(EMB)在脑膜炎症时也可进入脑脊液中。他们是治疗 TBM 最有效的联合用药方案,但儿童因 EMB 的视神经毒性作用、孕妇因 SM 对听神经的影响而尽量不选用。WHO 建议应至少选择三种药联合治疗:常用 INH、RFP 和 PZA,轻症患者治疗 3 个月后可停用 PZA,继续用 INH 和 RFP7 个月。耐药菌株可加用第四种药如 SM 或 EMB。RFP 不耐药菌株,总疗程 9 个月;RFP 耐药菌株需连续治疗 18~24 个月。

(1)异烟肼(雷米封):是治疗 TBM 的首选药物。每日剂量:成人 0.6~0.9g,儿童为 10~20mg/kg,通常清晨一次顿服,如有不良反应时可分次服用。疗程至少 1 年以上。病情危重者,可用 300~600mg 加入 5% 葡萄糖或生理盐水 20~40ml 缓慢静注,或加入 5%~10% 葡萄糖注射液 250~500ml 中静脉滴注,每日 1 次,连用 14~30 天。主要不良反应有末梢神经炎、肝损害等。同时服用维生素 B_6 可预防 INH 导致的末梢神经炎。

(2)利福平:成人每日剂量为 450~600mg,儿童 10~20mg/kg,于晨空腹顿服。疗程 6~12 个月。主要副作用是肝脏损害,多发生于用药 1/2~1 个月左右,一旦发生肝损害,应停用及换药。妊娠 3 个月内禁用。

(3)链霉素:成人剂量为每日 0.75g,小儿 20~30mg/kg,肌内注射,连续 2 个月,以后改为隔日 1 次或每周 2 次。成人链霉素总剂量为 90g,达到总剂量即停药;若因副作用而无法达到总量者,可提前停药。主要副作用为第 Ⅷ 对脑神经损害,引起持久性耳聋和平衡失调;其次为肾损害,表现为蛋白尿、管型尿,严重者可发生氮质血症。应密切观察,一旦出现 SM 的毒性反应,应及时停药。

(4)吡嗪酰胺:主要与第一线药物联合(INH、RFP 等)。成人剂量为每日 1.5g,小儿 20~30mg/kg,分 3~4 次服用。疗程 2~3 个月。但本药毒性较大,主要为肝损害,应特别注意。

(5)乙胺丁醇:成人每日剂量为 0.75g,儿童 15~20mg/kg,顿服。疗程 2~3 个月。主要不良反应有视神经损害、末梢神经炎、过敏反应等。

耐药 TBM 治疗中可根据药敏选择二线抗结核药物:喹诺酮类中的莫西沙星和左氧氟沙星是二线抗结核药物的首选;也可在阿米卡星、卡那霉素和卷曲霉素中选择一种;在疗效不佳时尚可加用非核心的二线药物如利奈唑胺、对氨基水杨酸等。

对 HIV 患者合并 TBM 时,一般建议抗结核治疗 2~8 周后再开始抗病毒治疗。

2. 肾上腺皮质激素 激素能迅速减轻中毒症状、脑实质及脑膜的炎症反应与脑膜刺激症状,减轻脑水肿,降低颅内压,防止脑室诸孔道以及颅底部纤维性粘连,从而防止脑积水的发生。因此,在强力、有效的抗痨治疗同时,及早应用。一般成人剂量:泼尼松 30~60mg/d,口服;不能口服者可用地塞米松 5~10mg/d 或氢化可的松 100~300mg/d 静脉滴注。待症状及脑脊液检查开始好转后,逐渐减量至停药。总疗程为 8~12 周,一般不超过 3 个月。

3. 药物鞘内注射 CSF 蛋白定量明显增高、有早期椎管阻塞、肝功能异常致使部分抗结核药物停用,以及慢性、复发或耐药的情况下,在全身药物治疗的同时可辅以鞘内注射。用法为:异烟肼 100mg(儿童 25~50mg)、地塞米松 5~10mg、α- 糜蛋白酶 4 000U、透明质酸酶 1 500U,注药宜缓慢,每隔 2~3 天一次,症状消失后每周 2 次,体征消失后 1~2 周 1 次,直至 CSF 检查正常。CSF 压力较高的患者慎用此法。

4. 降颅压 除使用肾上腺皮质激素、脱水剂如甘露醇等外,尚可用乙酰唑胺,每日 10~30mg/kg,分 2~3 次口服。疗程数周至数月,可按病情持续或间歇用药。

5. 对症与支持疗法 卧床休息,精心护理以防止发生压疮及吸入性肺炎等并发症。给予营养丰富而又易于消化的食物,维持水电解质的平衡。

6. 手术治疗 在积极的抗结核治疗下,有两种并发症需加以处理:①脑积水:急性期可考虑侧脑室穿刺引流,慢性者则可行脑脊液分流术。②脊髓腔部分阻塞:可酌情手术处理。

TBM 的预后取决于机体的反应性、病情严重度、结核菌是否耐药、治疗早晚及是否彻底等。治疗宜彻底,不足一年者复发率高达 25%。即使经过适当的治疗,仍有约 1/3 的患者死亡。

新型隐球菌性脑膜炎

新型隐球菌性脑膜炎(cryptococcosis meningitis)是新型隐球菌引起的脑膜非化脓性炎症,可表现为亚急性或慢性脑膜炎、脑膜脑炎、颅内压增高等。是中枢神经系统最常见的真菌感染。

【诊断要点】

1. 病史 可有慢性消耗性疾病或全身性免疫缺陷性疾病的病史,或 / 和长期应用激素和 / 或细胞毒药物史等。

2. 临床表现特点 中枢神经系统的隐球菌感染可产生脑膜炎、脑膜脑炎、脑脓肿及脑或脊髓的肉芽肿,以脑膜炎最为多见。其症状和体征随病变的范围和部位而不同。起病隐袭,进展缓慢。起病前可有上呼吸道感染或肺部感染史。早期可有不规则低热或轻度间歇性头痛,以后变为持续性并日渐加重。免疫功能低下的患者可急骤起病,常以发热、头痛、恶心、呕吐为首发症状。大多数患者出现颅内压增高症状和体征。约 1/3 的患者入院时有不同程度的意识障碍,表现为谵妄、嗜睡、昏睡及昏迷等,抽搐少见。神经休征主要为颈项强直、Kernig 征及 Brudzinski 征阳性。1/3 患者有锥体束征阳性。1/3 患者有脑神经受损,以视神经受累最多,可引起视力模糊、视力减退乃至失明;其他尚可见动眼神经、外展神经、面神经及听神经受累的表现。2/3 以上患者的眼底检查有明显的视乳头水肿,少数患者有出血及渗血。大脑半球内的隐球菌脓肿或肉芽肿可引起偏瘫等局限性神经体征,或可导致脑疝等于短期内死亡。慢性病例因脑底部蛛网膜粘连,脑脊液循环受阻而致脑积水。

3. 辅助检查 ①脑脊液检查:CSF 压力常增高,外观清澈、透明或微混。白细胞数轻至中度增多,在 $(50\sim500)\times10^6/L$,以淋巴细胞为主。蛋白含量增高,多在 $1\sim2g/L$。糖和氯化物含量降低。CSF 离心沉淀后涂片墨汁染色检出隐球菌可确诊。CSF 真菌培养亦是常用的方法。②影像学检查:CT 与 MRI 可帮助诊断脑积水。X 线胸部检查有时可见肺部隐球菌病变。

4. 诊断注意事项 根据病史,起病隐袭,脑膜刺激征,CSF 中蛋白质增高,糖和氯化物降低以及 CSF 墨汁涂片及培养找到隐球菌可予确诊。但在临床实际工作中与结核性脑膜炎、脑脓肿、经部分治疗的化脓性脑膜炎、颅内肿瘤以及其他真菌性脑膜炎的 CSF 改变很相似,因此在找到病原体前很难鉴别,常需反复多次检查才能最后确诊。

【治疗要点】

1. 抗真菌治疗

(1)两性霉素 B(AmB):是治疗中枢神经系统隐球菌病的首选药物,但因其不良反应多且严重,主张与 5- 氟胞嘧啶联合应用,以减少其用量。从小剂量开始,成人首次用 AmB 1~2mg/d,加入 5% 葡萄糖注射液 500ml 中静脉滴注 6 小时以上;以后每日增加剂量 2~5mg,直至每日剂量达 1mg/kg。每日 1 次,一般需用 2~3 个月,待症状明显改善,脑脊液常规、生化正常,墨汁染色找不到隐球菌后至少 4 周,方可停用,但总量不超过 3g。输液中加地塞米松1~2mg,以减轻寒战、呕吐等反应;经常变换注射部位,以免引起静脉炎。治疗期间,每周进行一次CSF检查。本品毒性大,应注意贫血、低血钾、肝、肾及心肌损害。不能耐受AmB的患者可选用AmB脂质体。

AmB渗透入脑膜的能力差,故脑膜炎患者宜加用鞘内注射。从小剂量0.05~0.1mg开始,以脑脊液3~5ml稀释,缓慢注入鞘内,在注入AmB之前,可注入地塞米松2~3mg,以减少副作用及防止粘连发生。如无不良反应,可缓慢增量至0.5mg/次,每周1~2次,总量不超过15mg。

(2)5-氟胞嘧啶(5-FC):单用疗效差,且易产生耐受性,与AmB合用可增强疗效。剂量50~150mg/(kg·d),分3~4次口服或静脉注射,疗程1~3个月。不良反应有胃肠道症状,肝、肾功能损害。

(3)氟康唑(大扶康):为广谱抗真菌药,耐受性好,口服吸收良好,血及CSF中药浓度高,对隐球菌脑膜炎有特效。用法:口服:200~800mg/d,每日1次,5~10天可达稳态血浓度,疗程6~12个月。静脉注射:剂量同上,滴速不超过200mg/h。孕妇及哺乳期妇女、儿童禁用或慎用。

美国感染病学会推荐的抗真菌治疗方案是:对HIV阴性患者,首先联合使用AmB[0.7~1.0mg/(kg·d)]和5-FC[100mg/(kg·d)]进行至少4周的诱导治疗,再使用氟康唑(400~800mg/d)进行8周的巩固治疗。治疗2周后进行CSF检查以明确CSF是否达到无菌,若2周后CSF培养仍为阳性则应延长诱导治疗的时间。而后可继续使用氟康唑(200mg/d)进行6~12个月维持治疗。对HIV感染者,要更为积极的抗真菌治疗以及延长巩固或维持治疗的时间,因其极易复发。国内方案类似,不同之处在于诱导期主张为8周,AmB从小剂量开始,首次1~5mg,以后每天增加5mg(儿童1~2mg),直至每天0.7~1mg/kg体重。诱导期也可首选AmB脂质体联合5-FC进行治疗。

2. 对症支持疗法 卧床休息,加强护理。提供营养丰富易消化的饮食,保持水电解质平衡,防治合并症。脱水降颅压。尽可能停用抗生素、皮质激素及其他免疫抑制剂。适当使用改善脑营养代谢的药物,但维生素B_1、B_6、B_{12}、谷氨酸、麦芽糖、味精等,会助长隐球菌繁殖,应忌用。对伴严重颅内高压症或脑积水者,可酌情选用侧脑室穿刺引流或脑脊液分流术。

病毒性脑膜炎

病毒性脑膜炎(viral meningitis)是一组由各种病毒(85%~95%为肠道病毒)感染引起的脑膜急性炎症性疾病,临床以发热、头痛和脑膜刺激征为主要表现。为一种良性自限性疾病,多无并发症。

【诊断要点】

1. 临床表现特点 ①本病以夏秋季为高发季节,在热带和亚热带地区可终年发病。儿童多见，成人也可罹患。病程在儿童常超过 1 周、成人可持续 2 周或更长时间。②急性或亚急性起病（一般潜伏期约 1 周），常先有类似感冒或相应病毒所致全身症状，如畏寒、发热、头痛、咽痛与躯体不适、疼痛、腹泻、皮疹、乏力等。常有感觉过敏、感觉异常、畏光、肌痛与腹痛。症状的严重程度随患者的年龄增长而加重。③脑膜刺激症状：在全身症状同时或稍后短时间内出现，呈头痛、恶心、呕吐，颈软至中度抵抗，Kernig 征和 Brudzinski 征阳性。可伴有意识障碍，如淡漠、嗜睡、谵语，甚至昏迷等；较少伴发脑炎症状如面神经障碍、偏瘫与感觉障碍等。④可因患者的年龄、免疫状态和病毒种类及亚型不同而临床表现各异，如幼儿可出现发热、呕吐、皮疹等表现，而颈项强轻微或缺如，手 - 足 - 口综合征常见于肠道病毒 71 型脑膜炎，非特异性皮疹常见于埃可病毒 9 型脑膜炎。

2. 辅助检查　①周围血象白细胞数正常或中度增高，血沉增快；②脑脊液压力正常或轻度升高，无色透明，轻度或中度淋巴细胞升高（最初数小时内可以中性粒细胞为主），通常在 $(45\sim1\,500)\times10^6/L$ 以下。糖与氯化物正常，蛋白正常或中度增高（多在 1.0g/L 以内）。细菌和真菌涂片检查阴性。③急性期 CSF 与血液的病毒分离、恢复期的血清中和抗体滴定和补体结合反应检测可有阳性发现。

3. 诊断注意事项　典型病例根据发热、头痛、恶心、呕吐、肌痛、脑膜刺激征，血液和 CSF 的改变等，诊断一般并不困难；但病原学的诊断常需依赖 CSF 中分离出病毒才可确诊。应注意与下述疾病鉴别：各种邻近脑膜的化脓性感染引起的脑膜反应，细菌性、结核性、真菌性脑膜炎，钩端螺旋体病脑膜炎，单核细胞增多症等。

【治疗要点】

1. 对症支持疗法　卧床休息，富维生素饮食。头痛剧烈时可给予镇痛剂，高热用物理降温或给予退热剂。临床症状严重者，可短期内用小剂量地塞米松 5~10mg/d 加入液体静脉滴注。

2. 降颅内压　有颅内压增高者，可用甘露醇、高渗葡萄糖液等行脱水疗法。

3. 抗病毒治疗　抗病毒治疗可明显缩短病程和缓解症状，目前针对肠道病毒感染临床上使用或试验性使用的药物有免疫血清球蛋白（ISG）和抗微小 RNA 病毒药物普来可那立（pleconaril）。

本病绝大多数患者为自限性疾病，轻者 3~5 天完全恢复，重者可持续 1~4 周，平均于 3 周内痊愈，一般不留后遗症。

（张文武）

第 10 节　急性单纯疱疹病毒性脑炎

急性单纯疱疹病毒性脑炎(acute herpes simplex virus encephalitis, AHSE),系单纯疱疹病毒(herpes simplex virus, HSV)感染引起的中枢神经系统(CNS)病毒感染性疾病,是 CNS 最常见的病毒感染性疾病,也是散发性致命性病毒性脑炎最常见的病因。本病呈全球分布,一年四季均可发病,无明显性别差异,任何年龄均可发病。在 CNS 中, HSV 常累及大脑颞叶、额叶及边缘系统,引起脑组织出血性坏死和 / 或变态反应性脑损害,又称为急性坏死性脑炎或出血性脑炎。未经治疗的 AHSE 病死率高达 70% 以上。

【诊断要点】

1. 临床表现特点　①可发生于任何年龄,约 2/3 的病例发生于 40 岁以上的成人。原发感染的潜伏期为 2~21 天,平均 6 天。前驱期可有发热、乏力、头痛、肌痛、嗜睡、腹痛、腹泻等症状以及轻度行为、精神或性格改变。通常呈急性起病,约 1/4 患者有口唇单纯疱疹病史。病后体温可高达 38.4~40.0℃。病程为数日至 1~2 个月。②临床常见症状包括头痛、呕吐、轻微的意识和人格改变、记忆丧失、轻偏瘫、偏盲、失语、共济失调、多动(震颤、舞蹈样动作、肌阵挛)、脑膜刺激征等。约 1/3 的患者出现癫痫发作。部分患者可因精神行为异常为首发或唯一症状而就诊于精神科,表现为注意力涣散、反应迟钝、言语减少、情感淡漠、表情呆滞、呆坐或卧床、行动懒散,甚至不能自理生活;或表现木僵、缄默;或有动作增多、行为奇特及冲动行为等。③病情常在数日内快速进展,多数患者有意识障碍,表现意识模糊或谵妄、昏睡、昏迷,或去皮质状态。部分患者在发病早期迅即出现昏迷。重症患者可因广泛脑实质坏死和脑水肿引起颅内压增高,甚至脑疝形成而死亡。

2. 辅助检查

(1) 脑脊液(CSF)检查:CSF 压力常增高,细胞数多增加,一般在 $(30~200) \times 10^6$/L,可高达 $1\,000 \times 10^6$/L,以淋巴细胞为主。部分病例早期脑脊液中可出现大量红细胞,红细胞数达 $(50~500) \times 10^6$/L 或更多,CSF 黄变,是本病有脑实质出血、坏死的反映。蛋白质轻至中度增加,糖和氯化物大多正常。约 5%~10% 病例初期 CSF 检查可完全正常。

(2) 脑电图(ECG)检查:其典型改变示 α 节律丧失,弥漫性慢波,在额、颞叶出现高波幅周期性棘波和慢波。

(3) CT 或 MRI 检查:90% 患者于病后数日 CT 扫描可见单侧或双侧颞叶、海马及边缘系统局灶性低密度区,扩展至额叶或顶叶,伴占位效应或强化,部分病例示出血性变化。有些病例早期 CT 正常,但 MRI 可显示灶性异常改变。

（4）病毒学检查：是确诊本病的依据。①双份 CSF 单纯疱疹病毒抗体（IgM、IgG）滴度增加 4 倍以上；单份 CSF 上述抗体 >1：80；②血清中和抗体或补体结合抗体滴度逐渐增加到 4 倍以上或单份血清 / 脑脊液抗体滴度 ≤ 40；③检测 CSF 中 HSV-DNA：用 PCR 检测病毒 DNA，可早期快速诊断。

（5）脑活检：是诊断 AHSE 的金标准。细胞核内出现嗜酸性包涵体，电镜下可发现细胞内病毒颗粒。

3. 诊断注意事项　本病临床诊断依据是：①口唇或生殖道疱疹史，或本次发病有皮肤、黏膜疱疹；②起病急，病情重，有发热、咳嗽等上呼吸道感染的前驱症状；③明显精神行为异常、抽搐、意识障碍和早期出现的局灶性神经系统损害体征；④ CSF 细胞数增多或出现红细胞、糖和氯化物正常；⑤ EEG 示弥漫性异常，以颞、额区为主；⑥ CT 或 MRI 发现颞叶局灶性出血性脑软化灶；⑦特异性抗病毒药物治疗有效间接支持诊断。确诊有赖于病毒学检查。但临床上应注意与化脓性脑膜炎、脑脓肿、颅内占位性病变及其他病毒性脑炎（带状疱疹病毒性脑炎、肠道病毒性脑炎、巨细胞病毒性脑炎等）相鉴别。

【治疗要点】

早期诊断和治疗是降低本病死亡率的关键。治疗主要包括抗病毒治疗，辅以免疫治疗和对症支持治疗。

1. 抗病毒药物治疗　常用的有：

（1）阿昔洛韦（无环鸟苷，ACV）：当临床疑诊又无条件做病原学检查时可用阿昔洛韦进行诊断性治疗。15~30mg/（kg·d），分 3 次静脉滴注，连用 14~21 天。近年已发现对 ACV 耐药的 HSV 株。

（2）更昔洛韦：抗 HSV 的作用是 ACV 的 25~100 倍，具有更强更广谱的抗 HSV 作用和更低的毒性。对 ACV 耐药的 HSV 株本品亦敏感。用量是 5~10mg/（kg·d）静脉滴注，每 12 小时 1 次，疗程 14~21 天。主要副作用是肾功能损害和骨髓抑制，与剂量相关，停药后可以恢复。

2. 免疫治疗　①干扰素及其诱导剂：α- 干扰素每次 60×10^6U，每日 1 次深部肌内注射，连续 30 天；亦可用 β- 干扰素全身用药与鞘内注射联合治疗。应用干扰素诱导剂可使机体细胞产生内源性干扰素：聚肌胞 2ml/ 次，肌内注射，每日 2 次。②转移因子：治疗剂量为皮下注射每次 1 支，每周 1~2 次。

3. 对症支持疗法　加强护理，注意营养和水电解质平衡，及时吸痰，保持呼吸道通畅，防治肺炎和压疮，保持二便通畅。高热者降温，癫痫发作者行抗癫痫治疗等。

4. 抗脑水肿、降低颅内压　通常选用甘露醇、高渗葡萄糖液、甘油果糖、呋塞米等作为脱水剂。详见本章第 1 节 "颅高压危象" 治疗部分。

5. 肾上腺皮质激素　有争议，但对病情危重、头颅 CT 见出血性坏死灶以及 CSF 白细胞与红细胞明显增多者可酌情使用。地塞米松 10~20mg/d 加入液体静脉滴注，连用 10~14 天；或用甲泼尼龙大剂量冲击疗法，0.8~ 1.0g/d，连用 3~5 天，随后改用泼尼松口服（60mg/d），以后逐渐减量。

6. 抗菌治疗　合并细菌或真菌感染时应根据药敏结果选用适当的抗生素或抗真菌治疗。

（张文武）

第 11 节　急性播散性脑脊髓炎

急性播散性脑脊髓炎（acute disseminated encephalomyelitis, ADEM）是广泛累及脑和脊髓白质的急性炎症性脱髓鞘疾病，通常发生在感染后、出疹后或疫苗接种后。其病理特征为多灶性、弥散性髓鞘脱失。临床上主要表现为急起发热、头痛、呕吐、抽搐、脑膜刺激征、脑局灶体征、精神症状及意识障碍，甚至可出现昏迷及脊髓损害症状。

ADEM 多为单相病程，病程历时数周，多数患者可以恢复，病死率约5%~30%。存活者常遗留明显的功能障碍，儿童恢复后常伴精神发育迟滞或癫痫发作等。

【诊断要点】

1. 临床表现特点　①本病以儿童与青壮年期发病为多。无季节性，多为散发。通常在感染或疫苗接种后 1~2 周急性起病，脑脊髓炎常见于皮疹后 2~4 天，患者常突然出现高热、头痛、头昏、全身酸痛，严重时出现痫性发作、昏睡、昏迷等。脊髓受累可出现受损平面以下的四肢瘫痪或截瘫；锥体外系受累可出现震颤和舞蹈样动作。小脑受累可出现共济运动障碍。②急性坏死性出血性脑脊髓炎（ANHEM）又称为急性出血性白质脑炎，亦称为Weston-Hurst 综合征，认为是 ADEM 暴发型。常见于青壮年，病前 1~2 周内可有上呼吸道感染史，起病急骤，病情凶险，症状体征在 2~4 天内达高峰，表现为高热、意识模糊或昏迷进行性加深、烦躁不安、痫性发作、偏瘫或四肢瘫。头颅 CT 见大脑、脑干和小脑白质不规则低密度区。

2. 辅助检查　①脑脊液检查：脑脊液压力正常或增高，CSF 单核细胞（MNC）增多，蛋白含量正常或轻度增加，糖和氯化物正常。ANHEM 则以多核细胞为主，红细胞常见。②颅脑 CT 与 MRI 扫描：CT 显示白质内弥散性多灶性大片或斑片状低密度区,急性期呈明显增强效应。MRI 可见脑和脊髓灰白质内散在多发的 T_1 低信号、T_2 高信号病灶。③脑电图检查:EEG 常见弥漫的 θ 和 δ 波,亦可见棘波和棘慢复合波。

3. 诊断注意事项　根据感染或疫苗接种后急性发病的脑实质弥漫性损害、脑膜受累和脊髓炎症状,脑脊液 MNC 增多,EEG 广泛中度异常,CT 与 MRI 扫描显示脑和脊髓内多发散在病灶等可作出临床诊断。但应与以下疾病鉴别:①单纯疱疹病毒性脑炎:本病高热、抽搐常见,ADEM 相对少见;CSF 检查前者单纯疱疹病毒抗体滴度增高,且 MRI 表现大脑颞叶、额叶的异常信号,而 ADEM 则表现为弥漫性的异常信号,以白质损害为主。②多发性硬化(MS):MS 一般无前期感染史,症状体征以局灶的神经功能损害为主,全脑症状损害不明显;ADEM 意识障碍、精神症状等全脑症状明显。此外 MS 是多相病程,即反复发作的特点,而 ADEM 是单相病程。

【治疗要点】

1. 肾上腺皮质激素　早期足量应用肾上腺皮质激素是治疗 ADEM 的主要方法。作用机制是抑制炎性脱髓鞘的过程,减轻脑和脊髓的充血水肿,保护血脑屏障。可用甲泼尼龙 0.5~1.0g/d,或地塞米松 20~30mg/d,或氢化可的松 300~500mg/d 加入液体中静脉滴注冲击治疗,以后逐渐减为泼尼松口服。免疫球蛋白静脉滴注可取得较好效果。用法:成人 0.4g/(kg·d)静脉滴注。连用 3~5 天为一疗程。激素疗效不佳时,可应用血浆置换疗法。

2. 对症支持疗法　包括加强护理,镇静止痉,脱水降颅内压,脑细胞代谢活化剂的应用,维持水电解质平衡,防治感染以及各种并发症等,参见有关章节。

(张文武)

第 12 节　急性脊髓炎

急性脊髓炎(acute myelitis)系指各种感染后引起自身免疫反应所致的急性横贯性脊髓炎性病变,又称急性横贯性脊髓炎,是临床上最常见的一种脊髓炎。临床表现为病损平面以下的肢体瘫痪、传导束性感觉障碍和尿便障碍为特征。

【诊断要点】

1. 临床表现特点　本病可见于任何年龄,但以青壮年多见。发病前 1~2 周常有上呼吸道感染、消化道感染症状或疫苗接种史等,外伤、疲劳、受凉等为发病诱因。急性起病,有的可先有背部疼痛、根痛、胸腹束带感等神经根刺激症状,随之急骤发生肢体麻木、无力,在数小时至数日内发展到脊髓完全性横贯损害。亦有患者无任何其他症状,而突然发生瘫痪。脊髓炎的临床表现,取决于受累脊髓的节段和病变的范围,脊髓各段均可受累,以胸段($T_{3\sim5}$)最为常见(74.5%),其次为颈段(12.7%)和腰段(11.7%)。主要表现有:

(1)运动障碍:病变部位支配的肌肉呈现下运动神经元性瘫痪;病变部位以下支配的肢体呈现上运动神经元性瘫痪。病变早期为脊髓休克期(其原因可能为脊髓低级中枢突然失去高级中枢的抑制控制,脊髓中枢的神经元又尚未有独立功能的一种暂时的功能紊乱现象),表现为弛缓性瘫痪,肢体肌张力降低,腱反射消失,病理反射阴性,腹壁、提睾反射均消失。若累及呼吸肌则表现为呼吸困难,咳嗽无力。一般持续 2~4 周则进入恢复期,肌张力逐渐增高,腱反射活跃,出现病理反射,肢体肌力的恢复常始于下肢远端,然后逐步上移。脊髓休克期长短取决于脊髓损害严重程度和有无发生肺部感染、尿路感染、压疮等并发症。70%~80% 的脊髓炎,3 个月恢复良好。但是,脊髓损害严重而又完全的患者,在休克期后,可以出现伸性反射、肌张力增高,但不伴肌力的恢复。这些患者脊髓本身的兴奋性逐步提高,下肢任何部位(足底、大腿内侧、小腿等)的刺激均可引起肢体屈曲反射或阵挛,这种反射的出现仅提示脊髓自主功能建立,并不意味脊髓病损的恢复。脊髓损害不完全者,常呈伸性肌张力增高,两腿内收,足内旋而呈剪刀交叉,刺激足底或大腿内侧可引起肢体抽动和阵挛。脊髓完全损害者,常呈屈性肌张力增高,严重者可为两腿屈曲如虾,此时若给轻刺激如膀胱充盈、足底、大腿内侧或腹壁受压,甚至棉被的压迫均可引起强烈的肢体屈曲痉挛、出汗、竖毛,重则出现血压升高和大、小便排出等症状,称为总体反射,一般预后较差。

(2)感觉障碍:病损平面以下深浅感觉均消失,有些患者在感觉消失区上缘可有1~2 个节段的感觉过敏带、根痛或束带样疼痛感。局灶性脊髓炎者可能出现脊髓半切型感觉障碍,即病变同侧的深感觉缺失和病变对侧肢体的浅感觉障碍。在恢复期,感觉远比运动障碍恢复慢且差得多。

(3)自主神经功能障碍:早期表现为尿潴留,脊髓休克期膀胱容量可达 1 000ml,呈无张力性神经源性膀胱,因膀胱充盈过度,可出现充盈性尿失禁及大量残余尿。随着脊髓功能的恢复,膀胱容量缩小,尿液充盈到 300~400ml 即自行排尿称为反射性神经源性膀胱,出现充溢性尿失禁。病损平面以下,皮肤干燥无汗、脱屑及水肿,指(趾)甲变脆及角化过度等。病变平面以上可有发作性出汗过度、皮肤潮红、反射性心动过缓等,称为自主神经反射异常(autonomic dysreflexia)。颈段脊髓炎者,常因颈交感神经节和颈脊髓损害出现 Horner 综合征。患者长期卧床,常因压疮、肺部或泌尿道感染而危及生命。

脊髓炎的表现还随损害节段不同而有其特殊性。颈段脊髓炎者,出现四肢瘫痪,C₄以上节段受累时,出现呼吸困难,需人工辅助呼吸;颈膨大脊髓炎者出现两上肢弛缓性瘫痪,而下肢为上运动神经元性瘫痪。腰段脊髓炎者,仅出现下肢瘫痪和感觉缺失而胸腹部正常。骶段脊髓炎者,出现马鞍会阴区感觉缺失,肛门反射和提睾反射消失,无明显肢体运动障碍和锥体束征。当脊髓损害由较低节段向上发展,累及较高节段,尤其是病变从下肢开始,迅速发展到完全性截瘫,并逐步上升,依次出现胸、臂、颈甚至呼吸肌肉的瘫痪和感觉缺失,出现吞咽困难、言语不能和呼吸困难者,称为急性上升性脊髓炎;病变上升至脑干出现多组脑神经病变麻痹,累及大脑出现精神异常者,称为弥漫性脑脊髓炎。当病变累及脊髓膜和脊神经根时,患者可出现脑膜和神经根刺激症状,体检时可有颈强、Kernig 征、直腿抬举试验阳性等,分别被称为脊膜脊髓炎、脊膜脊神经根脊髓炎。

2. 辅助检查

(1)脑脊液检查:压颈试验通畅,少数病例脊髓水肿严重可有椎管不完全阻塞。脑脊液外观、压力均正常;白细胞可增高至(10~200)×10⁶/L 之间,主要为淋巴细胞;蛋白质轻度增高,多为 0.5~2g/L,糖和氯化物含量正常。部分病例的脑脊液完全正常。

(2)MRI 检查:MRI 能早期区别脊髓病变性质范围、数量,是确诊急性脊髓炎最可靠的措施,亦是早期诊断多发性硬化的可靠手段。

(3)电生理检查:①视觉诱发电位(VEP):正常。可作为与视神经脊髓炎及多发性硬化的鉴别依据。②下肢体感诱发电位(SEP):波幅可明显降低。③运动诱发电位(MEP)异常,可作为判断疗效和预后的指标。④肌电图:可正常或呈失神经改变。

3. 诊断注意事项 根据急性起病,病前有感染或预防接种史,迅速出现的脊髓横贯性损害的临床表现,结合脑脊液检查和 MRI 检查,诊断不难。须注意与吉兰 - 巴雷综合征、急性硬脊膜外脓肿、视神经脊髓炎、脊髓出血、亚急性坏死性脊髓炎、脊柱转移性肿瘤、脊柱结核、周期性瘫痪和功能性瘫痪(癔症)等相鉴别。

【治疗要点】

本病无特效治疗,主要针对减轻脊髓损害、防治并发症和促进功能恢复。

1. 对症支持疗法 加强护理,防治各种并发症是保证功能恢复的前提。①加强护理,应使患者的瘫痪肢体保持在功能位,加强按摩和被动运动锻炼。②防治压疮:保持皮肤清洁干燥,在骶部、踝、肩胛等易受压部位加用气圈或厚软垫,每 2~3 小时翻身 1 次,以防止压疮。局部红肿和硬块者,可用酒精擦拭,并以 3.5% 安息香酊涂以患处;有溃疡形成者应及时换药,应用压疮贴膜。③防治呼吸道感染：经常翻身、扶坐和拍背，鼓励患者咳痰，以防止呼吸道感染。若出现呼吸肌麻痹或呼吸道分泌物阻塞时，应及时行气管切开及人工呼吸。有感染时则给相应的抗生素。④尿路感染的防治：凡尿潴留者应留置导尿管并进行膀胱冲洗。除急性期（约1~2周）外，切忌让保留导尿持续引流，应使膀胱保持一定容量，每4~6小时放尿1次，以防止痉挛性小膀胱的发生。当膀胱逼尿肌出现节律性收缩能解出小便时，应尽早拔除导尿管。

2. 药物治疗　①肾上腺皮质激素：可选用大剂量甲泼尼龙短程疗法：0.5~1.0g/d 静脉滴注，连用 3~5 天；或用氢化可的松 200~300mg/d 或地塞米松 10~20mg/d 加入 5%~10% 葡萄糖液 500ml 中静脉滴注，每日 1 次。2~3 周后改口服地塞米松 0.75~1.5mg 或泼尼松（强的松）10mg，每日 3 次，5~7 天减量 1 次，约 4~6 周后逐步停用。应同时服钾盐，注意预防并发症，可同时用抗生素。②静脉注射免疫球蛋白（IVIG）：急性期立即使用效果好。成人用量 0.4g/（kg·d）静脉滴注，连用 3~5 天为一疗程。也可试用利妥昔单抗治疗。③抗病毒治疗可用阿昔洛韦、更昔洛韦等。④中医中药：急性期以清热解毒为主，方剂为板蓝根、大青叶各 30g，麦冬、沙参、银花、连翘各 10g 煎服。⑤其他药物：应同时应用维生素 B 族（维生素 B_1 100mg/ 次、维生素 B_{12} 0.5~1.0mg/ 次肌内注射，每日 1~2 次）、辅酶 A、细胞色素 C、ATP 等神经营养代谢药。恢复期可口服地巴唑、烟酸、尼莫地平等血管扩张药。

3. 血浆置换治疗　对重症患者急性期可考虑试用。

4. 其他措施　包括针灸、理疗、按摩、感应电等辅助治疗，以促进神经功能恢复。

（张文武）

第 13 节　吉兰 - 巴雷综合征

吉兰 - 巴雷综合征（Guillain-Barre syndrome，GBS）是一种以运动损害为主的自身免疫性周围神经病，临床上主要累及脊神经、神经根、脑神经。急性起病，症状多在 2 周左右达到高峰，以对称性四肢软瘫，腱反射降低或消失，伴或不伴有感觉障碍为主要临床特征，常有脑脊液蛋白 - 细胞分离现象，多呈单时相自限性病程。严重病例可因呼吸肌瘫痪而危及生命。本病包括急性炎性脱髓鞘性多发性神经根神经病（acute inflammatory demyelinating polyneuropathy，AIDP）、急性运动轴索性神经病（acute motor axonal neuropathy，AMAN）、急性运动感觉轴索性神经病（acute motor-sensory axonal neuropathy，AMSAN）、Miller-Fisher 综合征（Miller-Fisher syndrome,MFS)、急性泛自主神经病(acute panautonomic neuropathy,APN)和急性感觉神经病(acute sensory neuropathy,ASN)等亚型,其中 AIDP 是 GBS 中最常见的类型,也称经典型 GBS,是本节介绍的重点。

【诊断要点】

1. AIDP AIDP 主要病变为多发神经根和周围神经节段性脱髓鞘。任何年龄、任何季节均可发病。

(1)临床表现特点:①前驱症状:大多数患者在起病前 1~3 周有上呼吸道或消化道感染症状或疫苗接种史。②急性起病,病情多在 2 周左右达高峰。首发症状多为肢体对称性迟缓性肌无力,自远端渐向近端发展或自近端向远端加重。多从双下肢开始,迅速发展成四肢对称性、弛缓性瘫痪,逐渐累及躯干肌、脑神经。多于数日至 2 周达高峰。重症病例可累及肋间肌和膈肌致呼吸麻痹。四肢肌张力减退,腱反射常减弱,10% 的患者表现为腱反射正常或活跃。病情危重者在 1~2 天内迅速加重,出现四肢完全性瘫痪、呼吸肌和吞咽肌麻痹,危及生命。若对称性瘫痪在数日内自下肢上升至上肢并累及脑神经,称为 Landry 上升性麻痹。③发病时患者多有肢体感觉异常如烧灼感、麻木、刺痛和不适感等,可先于或与运动症状同时出现。感觉缺失相对轻,呈手套 - 袜子样分布。少数患者肌肉可有压痛,尤其腓肠肌压痛较常见,偶有出现 Kernig 征和 Lasegue 征等神经根刺激症状。④脑神经受累以双侧面神经麻痹最常见,其次为舌咽、迷走神经,动眼、展、舌下、三叉神经瘫痪较少见。部分患者以脑神经损害为首发症状就诊。⑤部分患者有自主神经功能紊乱症状:表现为皮肤潮红、出汗增多、心动过速、心律失常、直立性低血压、手足肿胀及营养障碍等,有时血压突然变化或心律失常可导致猝死。括约肌功能通常不受影响。

(2)辅助检查:①脑脊液(CSF)检查:典型改变是蛋白质含量增高,而细胞数相对正常(部分患者也有细胞数增高),称为蛋白 - 细胞分离现象,为本病的特点之一。这一现象在发病第 2~4 周最明显,蛋白含量可达 1~5g/L。少数患者 CSF 蛋白含量始终正常。部分患者 CSF 抗神经节苷脂抗体阳性,出现寡克隆区带(oligoclonal bands,OB)。②血清学检查:部分患者血清可检测到抗神经节苷脂抗体、抗空肠弯曲菌抗体、抗巨细胞病毒抗体等。③电生理学检查:提示远端运动神经传导潜伏期延长、传导速度减慢、F 波异常、传导阻滞、异常波形离散等。④腓肠神经活检:可作为 GBS 辅助诊断方法。

(3)诊断标准:①常有前驱感染史,呈急性起病,进行性加重,多在 2 周达高峰。②对称性肢体和脑神经支配肌肉无力,重症者可有呼吸肌无力,四肢腱反射减弱或消失。可伴有轻度感觉异常和自主神经功能障碍。③ CSF 呈现蛋白 - 细胞分离。④电生理学检查提示远端运动神经传导潜伏期延长、传导速度减慢、F 波异常、传导阻滞、异常波形离散等。⑤病程呈自限性。

(4) 诊断注意事项:若出现以下表现,则一般不支持 GBS 的诊断:①显著、持久的不对称性肢体无力。②以膀胱或直肠功能障碍为首发症状或持久的膀胱和直肠功能障碍。③脑脊液单核细胞数超过 $50 \times 10^6/L$。④脑脊液出现分叶核白细胞。⑤存在明显的感觉平面。需要鉴别的疾病包括:脊髓炎、周期性瘫痪、多发性肌炎、脊髓灰质炎、重症肌无力、急性横纹肌溶解症、白喉神经病、莱姆病、卟啉病、周围神经病、中毒性周围神经病、癔症性瘫痪等。

2. AMAN　AMAN 以广泛的运动脑神经纤维和脊神经前根及运动纤维轴索病变为主。可发生于任何年龄,儿童更常见,国内患者在夏秋季发病较多。

临床特点:①前驱症状:多有腹泻和上呼吸道感染等,以空肠弯曲菌感染多见。②急性起病,多数在 6~12 天达高峰,少数患者在 24~48 小时内达高峰。③肢体对称性肌无力,部分患者有脑神经运动功能受损,重症者可出现呼吸肌无力。腱反射减弱或消失与肌力减退程度相一致。无明显感觉异常,无或仅有轻微自主神经功能障碍。④辅助检查:CSF 改变同 AIDP;血清学检查部分患者血清可检测到抗神经节苷脂 GM1、GD1a 抗体,部分患者血清空肠弯曲菌抗体阳性;电生理学检查示运动神经受累为主,并以运动神经轴索损害明显。⑤诊断标准:参考 AIDP 诊断标准,突出特点是神经电生理学检查提示近乎纯运动神经受累,并以运动神经轴索损害明显。

3. AMSAN　AMSAN 以广泛神经根和周围神经的运动与感觉纤维的轴索变性为主。临床特点:①急性起病,多数在 6~12 天达高峰,少数患者在 24~48 小时内达高峰。②肢体对称性肌无力,多有脑神经运动功能受累,重症者可出现呼吸肌无力、呼吸衰竭。患者同时有感觉障碍,甚至部分出现感觉性共济失调。常有自主神经功能障碍。③辅助检查:CSF 改变同 AIDP;血清学检查部分患者血清可检测到抗神经节苷脂抗体;电生理学检查除感觉神经传导测定可见感觉神经动作电位波幅下降或无法引出波形外,其他同 AMAN。腓肠神经活检可见轴索变性和神经纤维丢失,但不作为确诊的必要条件。④诊断标准:参考 AIDP 诊断标准,突出特点是神经电生理学检查提示感觉和运动神经轴索损害明显。

4. MFS　MFS 与经典 GBS 不同,其突出表现为眼外肌麻痹、共济失调及腱反射消失三联征。任何年龄和季节均可发病。临床特点:①前驱症状:可有腹泻和上呼吸道感染等,以空肠弯曲菌感染多见。②急性起病,病情在数天到数周内达高峰。③多以复视起病,也见以肌痛、四肢麻木、眩晕和共济失调起病。相继出现对称或不对称性眼外肌麻痹,部分患者有眼睑下垂,少数出现瞳孔散大,但瞳孔对光反射多正常。可有躯干或肢体共济失调,腱反射减弱或消失,肌力正常或轻度减退,部分有延髓部肌肉和面部肌肉无力,四肢远端和面部麻木和感觉减退,膀胱功能障碍。MFS 呈良性病程,预后较好,病后 2~3 周或数月内可完全恢复。④辅助检查:CSF 改变同 AIDP;血清学检查大部分患者血清 GQ1b 抗体阳性;电生理学检查非诊断 MFS 的必需条件。⑤需要鉴别的疾病包括与 GQ1b 抗体相关的 Bickerstaff 脑干脑炎、急性眼外肌麻痹、脑干梗死、脑干出血、视神经脊髓炎、多发性硬化、重症肌无力等。

诊断标准:①急性起病,病情在数天到数周内达高峰。②临床上以眼外肌麻痹、共济失调及腱反射消失三联征为主要表现,肢体肌力正常或轻度减退。③CSF 蛋白 - 细胞分离。④病程呈自限性。

【治疗要点】

1. 一般治疗

(1)抗感染:考虑有胃肠道空肠弯曲菌感染者,可用大环内酯类抗生素治疗。如阿奇霉素 0.5g/d、克拉霉素 0.5~1.0g/d 等。

(2)保持呼吸道通畅,吸氧:呼吸困难者应尽早行气管插管或气管切开,呼吸机辅助呼吸。

(3)营养支持:延髓支配肌肉麻痹者有吞咽困难和饮水呛咳,需给予鼻饲营养,保证每日足够热量、维生素,防止电解质紊乱。

(4)加强护理:对瘫痪严重者应防止足下垂及压疮,保持肢体于功能位。

(5)对症治疗及并发症的防治:包括用抗生素预防和控制坠积性肺炎、尿路感染;便秘时给予缓泻剂和润肠剂;阿片类药物、卡马西平等用于神经痛的治疗等。

2. 血浆置换(PE)/ 静脉注射免疫球蛋白(IVIG)

(1)血浆置换(PE):直接去除血浆中致病因子如抗体,早期使用可缩短病程、改善预后、减少并发症,有条件者应尽早使用。PE 隔日进行 1 次,每次按 30~50ml/kg 体重或 1~1.5 倍的血浆容量计算,可用 5% 白蛋白复原血容量,减少使用血浆的并发症。轻、中、重度患者应分别用 2、4、6 次。主要禁忌证是严重感染、心律失常、心功能不全及凝血系统疾病等。GBS 发病后 7 天内使用 PE 疗效最佳,但在发病后 30 天内应用仍然有效。

(2)静脉注射免疫球蛋白(IVIG):可与大量抗体竞争性阻止抗原与淋巴细胞表面抗原受体结合,达到治疗作用。在发病后两周内使用最佳。成人剂量为 0.4g/(kg·d),连用 5 天。发热面红是常见的不良反应,减慢输液速度可减轻。免疫球蛋白过敏或先天性 IgA 缺乏患者禁用。

PE 和 IVIG 均为 AIDP 的一线治疗方法,临床试验比较 IVIG、PE 及二者合用的疗效无差异,IVIG 后使用 PE,会导致输入的丙种球蛋白被清除,故推荐单一使用。

3. 其他治疗

(1)肾上腺皮质激素:目前国内外指南均不推荐用于 GBS 治疗。但对于无条件应用 IVIG 和 PE 治疗或发病早期重症患者可试用甲泼尼龙 500mg/d 或地塞米松 10mg/d,静脉滴注,7~10 天为一疗程。

(2)神经营养:应用 B 族维生素治疗,包括维生素 B_1、B_6、B_{12} 等。

(3)康复治疗:病情稳定后,早期进行正规的神经功能康复锻炼,以预防失用性肌萎缩和关节挛缩。

GBS 预后良好。多数患者 2 个月至 1 年内恢复正常,约 10% 患者遗留较严重后遗症。本病病死率约 3%~5%,主要死于呼衰、感染、低血压、严重心律失常等并发症。60 岁以上、病情进展迅速、需要辅助通气及运动神经波幅降低是预后不良的因素。

(张 敏 张文武)

第 14 节 重症肌无力及其危象

重症肌无力(myasthenia gravis,MG)是一种神经 - 肌肉接头传递功能障碍的获得性自身免疫性疾病。主要由于神经 - 肌肉接头突触后膜上乙酰胆碱受体(AChR)受损引起。临床主要表现为部分或全身骨骼肌无力和极易疲劳,具有活动后加重、休息后减轻和晨轻暮重等特点。若在其病程中急骤发生延髓肌和呼吸肌严重无力,出现呼吸困难,需要用呼吸机辅助通气者为重症肌无力危象。

【诊断要点】

1. 临床表现特点 本病可见于任何年龄,发病年龄有两个高峰:20~40 岁发病者女性多见;40~60 岁发病者以男性多见,多合并胸腺瘤。

(1)诱发因素:感染、手术、过度劳累、精神创伤、妊娠、分娩、系统性疾病等为常见的诱因,甚至可使病情加重。另外一些药物如降低肌肉兴奋性的药物(奎宁、奎尼丁、普鲁卡因胺、利多卡因、苯妥英钠、青霉胺、普萘洛尔等)、止痛剂(吗啡、哌替啶等)、麻醉剂(乙醚、氯化琥珀胆碱、箭毒等)、抗生素(四环素、氨基糖苷类抗生素、新霉素、多黏菌素、巴龙霉素等)、镇静剂(苯二氮䓬类、苯巴比妥、氯丙嗪等)均可严重加重症状或抑制呼吸肌作用,应禁用。

(2)肌无力特点:受累的骨骼肌主要表现为病态疲劳,即持续活动后肌无力症状明显加重,经短暂休息后症状暂时缓解。肌无力另一特点是症状波动,不仅整个病程有波动,一天中的临床症状有波动,晨起症状较轻,下午和晚上症状逐渐加重,称为晨轻暮重现象。肌无力呈斑片状分布,程度随活动而变化,不能证明符合某一神经或神经根支配区,提示为神经肌肉传导障碍,是 MG 的典型临床特点。

(3)受累肌的分布与表现:全身骨骼肌均可受累,多以脑神经支配的肌肉最先受累。肌无力常从一组肌群开始,范围逐步扩大。首发症状常为一侧或双侧眼外肌麻痹,出现眼裂变小、睁眼困难、复视、眼球活动障碍等症状,严重者眼球完全固定,眼内肌(瞳孔括约肌)一般不累及,眼肌症状可以从单眼开始,而后波及对侧,也可双眼同时受累,但双眼症状多不对称。咀嚼肌受累则出现咀嚼无力,尤其在连续咀嚼坚硬食物时更明显,在进餐时常常因肌无力而需要休息,中断进餐。咽喉部肌群无力时有吞咽困难,饮水咳呛,讲话时构音不清,常带有鼻音,或声音嘶哑,语音低弱。面肌受累则会有表情呆板、苦笑面容、闭眼和吸吮无力。胸锁乳突肌和斜方肌受累,则出现颈软、抬头困难、转头和耸肩无力。四肢肌肉受累以近端肌无力为重,表现为抬臂、梳头、上楼梯困难。呼吸肌和膈肌受累时出现咳嗽无力,呼吸困难,严重时可因呼吸肌麻痹而危及生命。偶尔会影响心肌,引起突然死亡。腱反射通常不受影响,感觉正常。

(4)重症肌无力危象:大约 10% 的 MG 出现危象。有三种表现形式:①肌无力危象(myasthenic crisis):在 MG 病程中,由于某种诱因而致肌无力症状加重,出现呼吸衰竭者为肌无力危象。为最常见的危象,多由于抗胆碱酯酶药物(ChEI)用量不足引起。如注射依酚氯铵或新斯的明后症状减轻则可诊断。其诱因多为合并感染、手术或外伤之后、精神创伤、分娩或月经、促皮质素(ACTH)或肾上腺皮质激素应用的早期,以及阻滞神经肌肉传递药物的应用等。上述因素可导致乙酰胆碱(ACh)去极化作用受到抑制而致神经兴奋传递障碍,从而使肌无力症状明显加重;咽喉肌及呼吸肌无力,吞咽困难甚至不能进食,呼吸困难,端坐呼吸,呼吸幅度表浅,呼吸频率加快;由于咳痰无力,气管内大量分泌物不能排除而加重缺氧。②胆碱能危象(cholinergic crisis):由于长期应用 ChEI 和 / 或用量过大,ACh 在突触间隙处积聚过多,因而 ACh 持续作用于 AChR,使突触后膜持续去极化,从而复极化过程受阻,而不能形成有效的动作电位,致全身肌力减弱,包括咽喉肌及呼吸肌无力,出现胆碱能危象。此种危象应用 ChEI 无效,甚至使症状更加严重。胆碱能危象除有呼吸衰竭等肌无力危象表现之外,尚可见有明显的 ChEI 副作用所致的症状,如流泪、全身大汗、唾液增多、咽喉及气管内大量分泌物,可见有肌束震颤或肌肉抽搐、痉挛,也可有瞳孔缩小、腹痛、腹泻、肠鸣音亢进、恶心、呕吐、尿便失禁等。患者焦虑不安、烦躁、精神错乱,甚至意识障碍、昏迷等。注射阿托品后可使症状改善。停止使用 ChEI 24~72 小时后临床症状好转。③反拗危象(brittle crisis)：又称为无反应性危象，是由于突触后膜大量 AChR 受损，对 ChEI 失去反应，残余的能与 ACh 发生反应的 AChR 太少，致突触后膜难以达到充分的去极化所致。此型可因长期应用 ChEI 或 ChEI 的剂量逐渐增大，或因感染、分娩、手术、创伤等诱因而致 AChR 过度疲劳，对 ACh 失去反应。临床表现与胆碱能危象相似，但发生此型危象时如应用或停用 ChEI 等均无效。

上述三种类型危象在病程中并非固定不变，肌无力危象患者在病程中也可能变为胆碱能危象或反拗危象，有的病例既具有胆碱能危象的表现，也有反拗危象的特点，某些病例在临床上不易辨识究竟属于何种类型危象。

2. 临床分型

(1)成年型肌无力(Osserman 分型)：①Ⅰ型(眼肌型 15%~20%)：仅累及眼外肌，出现上睑下垂、复视，对激素治疗较敏感，大部分预后良好。②Ⅱa型(轻度全身型 30%)：可累及眼、面、四肢肌肉，生活多可自理，无明显咽喉肌受累。进展缓慢，对药物敏感。③Ⅱb型(中度全身型 25%)：四肢肌群受累明显，除伴有眼外肌麻痹外，还有较明显的咽喉肌无力症状，如咀嚼无力、吞咽困难、饮水呛咳、讲话含糊不清等延髓麻痹症状，呼吸肌常不受累，对药物的敏感性欠佳。④Ⅲ型(急性重症型 15%)：急性发病，常在数周内累及延髓肌、肢带肌、躯干肌和呼吸肌，肌无力严重，易出现 MG 危象，需做气管切开，此型病死率高。⑤Ⅳ型(迟发重症型 10%)：自Ⅰ、Ⅱa 和Ⅱb 发展而来，2~4 年后累及呼吸肌，症状同Ⅲ型，预后较差，常合并胸腺瘤。⑥Ⅴ型(肌萎缩型)：少数患者肌无力伴肌萎缩。

(2)少年型肌无力：指在 10~18 岁之间发病的 MG 患者，大部分以单纯眼外肌累及为主，仅少部分患者波及咽喉肌和四肢骨骼肌。

(3)儿童型肌无力：约占我国 MG 患者的 10%，大多数病例仅限于眼外肌麻痹，双眼睑下垂可交替出现呈拉锯状。约 1/4 病例可自然缓解，仅少数病例累及全身骨骼肌。①新生儿型肌无力：约 10% 的 MG 母亲，其所生的婴儿可有短暂性的 MG 症状，如哭声低弱、吸吮无力、肌张力低、四肢少动等症状，严重者有呼吸困难，经抗胆碱酯酶药物治疗后，多于 1 周至 3 个月内症状消失，此系婴儿通过胎盘获得母体的 AChR-Ab IgG 所致。②先天性肌无力：极少见。婴儿在出生后短期内出现肌无力，持续存在的眼外肌麻痹症状，其母未患 MG，但其家族中或同胞兄妹中有 MG 病史。

3. 辅助诊断试验　下述试验有助于 MG 的诊断：

(1)疲劳试验(Jolly 试验)：使受累肌肉在短时间内做重复收缩活动，如肌无力明显加重，经休息后又恢复者，为疲劳试验阳性。如对有上睑下垂者，嘱其持续向上注视，会出现眼睑下垂更明显，而后让其闭目休息数分钟后再睁眼,眼睑下垂症状又改善,为眼肌疲劳试验阳性。对肢体无力者,可令其双臂反复做平举动作,1 分钟后出现上臂抬举困难,休息后恢复,为上肢疲劳试验阳性;做反复下蹲后起立动作,1 分钟后出现起立越来越慢,甚至不能起立,休息后恢复,为下肢疲劳试验阳性。

(2)抗胆碱酯酶药物试验:①依酚氯铵(tensilon,腾喜龙)试验:依酚氯铵 10mg 用注射用水稀释至 1ml,先静脉注射 2mg,观察 20 秒,如无出汗、唾液增多等不良反应,再注射 8mg(30 秒内),1 分钟内肌无力症状好转为阳性,持续 10 分钟后又恢复原状。②新斯的明试验:对依酚氯铵试验可疑者,可做本项试验,因其有较长时间供观察。肌内注射新斯的明 0.5~1mg,起效较慢,10~30 分钟达高峰,作用持续 2 小时。若注射 20 分钟后肌无力症状好转,为新斯的明试验阳性。如出现恶心、呕吐、腹痛、腹泻、出汗、流涎、瞳孔缩小、心动过缓等毒蕈碱样反应,可肌内注射阿托品 0.5mg 予以抵抗。

4. 辅助检查 ①血、尿、CSF 检查正常。常规肌电图检查基本正常。神经传导速度正常。②重复神经电刺激(RNES):为常用的具有确诊价值的检查方法。90% 的 MG 患者低频刺激时为阳性,且与病情轻重相关。③AChR 抗体检测:对 MG 的诊断具有特征性意义。85% 以上全身型 MG 患者血清中 AChR 抗体明显升高。④胸腺影像学检查:胸腺 CT 和 MRI 有助于胸腺增生、肥大及胸腺瘤的发现。

5. 诊断注意事项 MG 的诊断要点:①病史特点:骨骼肌病态疲劳,症状波动,晨轻暮重,活动后加重,休息后减轻,没有神经系统其他阳性体征。②疲劳试验阳性。③依酚氯铵或新斯的明试验阳性。④神经重复频率刺激,动作电位波幅递减达 10% 以上。⑤血 AChR-Ab 滴度增高。⑥胸部 X 线、CT 和 MRI 可显示胸腺增生或胸腺瘤。⑦服用抗胆碱酯酶药物有效。

MG 须与 Lambert-Eaton 肌无力综合征、肉毒杆菌中毒、肌营养不良症、延髓麻痹、多发性肌炎等疾病鉴别。

【治疗要点】

临床上一旦明确 MG 诊断,应给予抗胆碱酯酶药物治疗,如单一抗胆碱酯酶药物疗效不明显,可联合应用肾上腺皮质激素或免疫抑制剂、胸腺切除、血浆置换疗法进行综合治疗。除病因及对症处理外,同时应尽量避免本病的各种诱发因素,防治各种感染,对可导致本病加重的药物应禁用或慎用。

1. 抗胆碱酯酶药物 应从小剂量开始,逐步加量,以能维持日常起居为宜。最常用的药物是溴吡斯的明:成人每次口服 30~120mg,3~4 次 /d。应在饭前 30~40 分钟服用,2 小时达高峰,作用持续时间 6~8 小时。作用温和、平稳,不良反应少。氯化钾(1g,3 次 /d,口服)、麻黄碱(25mg,3 次 /d,口服)

等能增强抗胆碱酯酶的作用,可作为辅助性用药。

2. 肾上腺皮质激素　可抑制自身免疫反应,减少 AChR 抗体的生成,增加突触前膜 ACh 的释放量及促使运动终板再生和修复,改善神经 - 肌肉接头的传递功能。适用于各种类型的 MG。用法有二:①冲击疗法:适用于重症病例、已用气管插管或呼吸机者。甲泼尼龙 1 000mg/d 静脉滴注,3~5天后改用地塞米松 10~20mg/d 静脉滴注,连续 7~10 天。临床症状稳定改善后,改为口服泼尼松 60~100mg 隔日晨顿服。当症状基本消失后,逐渐减量至 5~15mg 长期维持,至少一年以上。治疗初期可使病情加重,甚至出现危象,应予注意。②小剂量递增疗法:从小剂量开始,隔日晨顿服泼尼松20mg,每周递增 10mg,直至隔日晨顿服 60~80mg,待症状稳定改善 4~5 天后,逐渐减量至隔日 5~15mg 维持数年。此法可避免用药初期病情加重。

3. 免疫抑制剂　适用于对肾上腺皮质激素疗效不佳或不能耐受,或因有高血压、糖尿病、溃疡病而不能用肾上腺皮质激素者。①环磷酰胺:成人口服 50mg,2~3 次 /d,或 200mg/ 次,每周 2~3 次静脉注射。儿童口服3~5mg/(kg·d)。可与肾上腺皮质激素合用。②环孢素 A:6mg/(kg·d),口服,疗程 12 个月,治疗 2 周可见改善,6 个月时可获最大改善。③硫唑嘌呤:适用于其他疗法无效的全身型 MG。成人 50~100mg/d,分 2 次服用,儿童1~3mg/(kg·d),长期服用,多在服药 6~12 周有效,6~15 个月时达最佳疗效。

4. 胸腺治疗　①胸腺切除:适用于伴有胸腺肥大和高 AChR 抗体效价者;伴胸腺瘤的各型 MG 患者;年轻女性全身型 MG 患者;对 ChEI 治疗反应不满意者。约 70% 的患者术后症状缓解或治愈。②胸腺放射疗法:对于年老体弱、有严重并发症不宜行胸腺摘除术者或手术后又复发者,可行胸腺深部 ^{60}Co 放射治疗。

5. 血浆置换疗法　主要清除血浆中的 AChR-Ab 及其他免疫复合物等致病因素,使症状迅速缓解。每次交换量为 2 000ml 左右,每周 1~3 次,连用 3~8 次。起效快,但疗效持续时间短,仅维持 1 周至 2 个月,随抗体水平增高而症状复发且不良反应大,仅适用于危象和难治性 MG。

6. 大剂量静脉注射免疫球蛋白(IVIG)　外源性 IgG 可以干扰 AChR抗体与 AChR 的结合从而保护 AChR 不被抗体阻断。IVIG 400mg/(kg·d)静脉滴注,5 天一个疗程,作为辅助治疗缓解病情。

7. 危象的处理　处理的关键主要是:①保持呼吸道通畅,改善通气量,使动脉血氧维持正常水平。一旦发现有呼吸肌麻痹,应立即行气管插管和加压人工呼吸,如短期内症状不改善,则及时行气管切开,给予人工呼吸机辅助呼吸。②应注意避免或减少诱发因素。③积极对症处理,选用有效、足量和对神经 - 肌肉接头无阻滞作用的抗生素控制肺部感染,维持水电解质平衡。④皮质激素治疗:可给予大剂量甲泼尼龙冲击治疗,500~1 000mg/d 静脉滴注,3~5 天后再逐步递减;如条件允许可行血浆置换疗法或静脉注射免疫球蛋白,争取短期内改善症状。同时应根据不同类型的危象采取相应的抢救措施:①肌无力危象:增加 ChEI 的剂量,静脉注射依酚氯铵 10mg 或肌内注射新斯的明 0.5~1.0mg,好转后逐渐改口服剂量,亦可用新斯的明 2mg 加入 500ml 液体中静脉滴注。②胆碱能危象:立即停用 ChEI,阿托品 1~2mg 肌内或 2mg/h 静脉注射,根据病情可重复使用,直至轻度阿托品化,症状改善后重新调整 ChEI 剂量,或改用皮质激素等其他治疗方案。③反拗性危象:主要维持生命体征的稳定,积极对症处理,避免或防治感染。停用 ChEI,经过一段时间后,如对 ChEI 有效,则重新调整药物剂量;如对 ChEI 仍不起反应,则改用其他治疗方案。

(张文武)

第 15 节　周期性瘫痪

周期性瘫痪(periodic paralysis,PP)是一组以反复发作的骨骼肌弛缓性瘫痪为特征的肌病,与钾代谢异常有关。肌无力可持续数小时或数周,发作间歇期完全正常,根据发病时血清钾的改变,可分为低血钾型、高血钾型和正常血钾型三类,其中以低血钾型周期性瘫痪(hypokalemic PP,HoPP)最常见。由甲状腺功能亢进、醛固酮增多症、肾衰竭和代谢性疾病所致低钾而瘫痪者称为继发性周期性瘫痪。

一、低血钾型周期性瘫痪(HoPP)

HoPP 是在 1863 年由 Gavare 首先描述的。1885 年 Goldflam 强调此病与遗传有关,故又称家族性遗传性周期性瘫痪。目前认为 HoPP 是常染色体显性遗传钙通道病,国外病例常有家族史,国内则多为散发病例。临床表现为发作性肌无力、血清钾降低、补钾后能迅速缓解。任何年龄均可发病,以 20~40 岁男性多见,随年龄增长发作次数减少。其临床特点是:①发病诱因包括饱餐、酗酒、疲劳、剧烈运动、寒冷、精神刺激,以及注射胰岛素、肾上腺素、皮质激素或大量输入葡萄糖等。②发作前可有肢体酸胀、疼痛、麻木、烦渴、多汗、面色潮红、嗜睡、恶心和恐惧等前驱症状,此时努力进行活动可能使其发作顿挫。③常于凌晨或半夜熟睡醒来时突然发现肢体无力,日间清醒发病者仅少数。无力常始于下肢,一般双侧对称,但亦可为一组或一侧较重,在数小时内波及上肢、躯干,均为弛缓性瘫痪。瘫痪以肢体为主,近端重于远端,下肢重于上肢,常在数小时(1~2 小时)至 1~2 天内到达高峰。颈项以上脊髓肌和脑神经支配肌肉一般不受累及，但极严重病例可发生呼吸肌麻痹。伴心动过速、室性期前收缩和血压增高等。瘫痪发作时肌张力降低，腱反射减弱或消失。④发作时神志始终清醒，瘫痪肢体可有轻度肿胀，触摸时有坚实感，患肢可有疼痛和感觉异常，但客观感觉无障碍，深、浅感觉均正常。⑤发作期间，可伴有自主神经功能障碍，表现为口干、皮肤苍白、心率减慢、心律不齐、血压升高或下降等，偶有膀胱及直肠功能的障碍。⑥每次发作持续数小时或 1~2 天就可自行恢复，个别病例长达 1 周。恢复颇为迅速，仅 1~2 小时，最先发作的肌群常最早恢复，开始恢复后的肢体被动运动可加速肌力改善。部分患者在肌肉恢复时伴多尿、大汗及瘫痪的肌肉酸痛和僵硬。⑦发作时血清钾降低至 3.5mmol/L 以下，可低至 1~2mmol/L，尿钾也减少，血钠可升高。心电图检查呈低血钾性改变（P-R 间期和 Q-T 间期延长，QRS 增宽，ST 段降低，T 波低平和 U 波出现）。⑧发作频率因人而异，相差悬殊，数周或数月一次，个别病例发作频繁，甚至每天都发作；也有数年发作一次或终生仅发作一次者。一般年轻时发作较频，成年后逐渐减少，50岁以后常不再发作。少数患者在患病多年后发生主要影响肢带肌群的缓慢进行性肌病。

根据典型的呈周期性发作的短时期的下运动神经元瘫痪，无意识障碍和感觉障碍，即应考虑本病的诊断。急行血钾和心电图检查有助于明确诊断。应注意与以下疾病鉴别：① Guillain-Barre 综合征：本病呈四肢弛缓性瘫痪，远端重于近端，可有周围性感觉障碍和脑神经损害，脑脊液蛋白 - 细胞分离现象，肌电图神经源性损害。此外，起病不如 HoPP 之急，病程至少数周而不可能在数小时或 1~2 天内恢复。②重症肌无力：亚急性起病，可累及四肢及脑神经支配肌肉，症状呈波动性，晨轻暮重，病态疲劳。疲劳试验及新斯的明试验阳性。血清钾正常，重复神经电刺激波幅递减，抗 ACh 受体抗体阳性可资鉴别。③继发性低血钾：散发病例应与可反复引起低血钾的疾病鉴别，如原发性醛固酮增多症、肾小管酸中毒、甲状腺功能亢进、失钾性肾炎、腹泻、使用利尿剂后等也可出现低钾性瘫痪，但均有原发病的其他特征可供诊断参考。④癔症性瘫痪无腱反射或肌肉电反应性的改变。⑤肌红蛋白尿症也可表现为发作性的急性下运动神经元瘫痪，在几天内恢复，但伴明显的全身症状和肌肉疼痛，尿呈特殊的棕红色。⑥急性钡中毒可引起四肢瘫痪、眼睑下垂、发声及吞咽困难，在我国四川常见。⑦高血钾型、正常血钾型 PP（见下述）。

发作时应立即补钾，如果不伴呕吐，原则上以口服氯化钾（10g/d）为主，成人一次顿服 4~5g，以后每次 1~2g，每日 3~4 次，完全恢复后改为每次 1g，每日 3 次，维持 1~2 周。为减轻对胃肠道的刺激，可与牛奶或橘子汁混合口服。严重者须静脉补钾,可用 10% 氯化钾 30~40ml 加入 0.9% 氯化钠液或林格液 1 000ml 中静脉滴注,待症状缓解后改为口服氯化钾。上述补钾过程应有血清钾和心电图监测。严重患者出现呼吸肌麻痹时应予辅助呼吸,严重心律失常者应及时纠正。为加强补钾效果,可辅用镁剂治疗,如 25% 硫酸镁 10ml 加入上述液体中静脉滴注。不完全性瘫痪可鼓励患者自主活动以加速恢复。经常发作的病例,应避免疲劳、受冷、酗酒和饱餐大量碳水化合物等诱发因素,平时多食榨菜、芹菜、橘子等含钾蔬菜水果。也可口服氯化钾 0.5~1.0g,3 次 /d;或螺内酯 200mg,2 次 /d,可预防发病。低钠高钾、低碳水化合物饮食可能有助于减少发作。甲亢性 HoPP 患者,在对甲亢进行适当的治疗后常可终止发作或显著减轻。

二、高血钾型周期性瘫痪

高血钾型周期性瘫痪(hyperkalemic PP,HyPP)又称强直性周期性瘫痪、遗传性发作性无力症(adynamia episodica hereditaria),较少见。1951 年由 Tyler 首先报道,呈常染色体显性遗传。多见于北欧国家。临床特点是:①多在 10 岁前起病,男性居多,饥饿、寒冷、剧烈活动后休息、钾盐摄入等可以诱发,进食或坚持轻度的体力活动可使该次发作顿挫或推迟。②常在白天运动后休息 20~30 分钟后发病,其前驱症状与瘫痪经过与 HoPP 相似,但血清钾变化正好相反,症状出现于血清钾高于正常时。但肌无力程度与血钾水平不相平行。瘫痪程度一般较轻,严重者累及颈肌和眼外肌。多伴有肌肉的痛性痉挛。③常见有不引起自觉症状的轻度肌强直现象(如进食冷饮后发音不清,手浸于冷水中稍长时间后动作僵拙不灵,叩击舌肌时发生局部强直性收缩而引起凹陷)。④发作通常为时短暂,持续 15~60 分钟,一般在 30 分钟~24 小时内恢复,偶有持续 1~2 天以上者。发作频率因人而异,每日至每年发作数次。30 岁以后发作逐渐中止。一些反复发作的患者可遗有永久肌无力。⑤辅助检查:发作时血清钾增高,心电图呈高血钾性改变,如 T 波高尖、P 波降低甚至消失、QRS 波改变等。

根据常染色体显性遗传家族史,儿童发作性无力伴肌强直,无感觉障碍和高级神经活动异常,血钾增高,可做出诊断。应注意与低血钾型、正常血钾型 PP 和先天性副肌强直症鉴别,还应注意与继发性高血钾瘫痪鉴别,如肾功能衰竭、肾上腺皮质功能不全、醛固酮缺乏症和药物性高血钾等。

诊断 HyPP 有困难时,可做以下诱发试验:①钾负荷试验:即口服钾以观察可否诱发肌无力。方法是口服 4~5g 氯化钾,如为本病患者,服后 30~90 分钟内出现肌无力,数分钟至 1 小时达高峰,持续 20 分钟至 1 天。应注意在患者心、肾功能、血钾水平正常并在心电监护下进行。②冷水诱发试验:将前臂浸入 11~13℃水中,如为本病患者,20~30 分钟可以诱发肌无力,停止浸冷水 10 分钟后可恢复。

由于每次发作轻、时间短,大多无需特殊处理。病情较重者,可用 10% 葡萄糖酸钙或氯化钙 10~20ml 加入 25%~50% 葡萄糖液 40~60ml 中缓慢静脉注射,也可静脉滴注 10% 葡萄糖液 500ml 加胰岛素 10~20U,以促进细胞内糖原的合成和 K^+ 自细胞外液进入细胞内液。也可静脉滴注碱剂如 5% 碳酸氢钠。发作频繁者,于发作间歇期给高碳水化合物饮食,口服氢氯噻嗪 25mg,2~3 次 /d 等,可预防发作。

三、正常血钾型周期性瘫痪

正常血钾型周期性瘫痪(normal kalemic PP)又名钠反应性正常血钾型周期性瘫痪。为常染色体显性遗传,本型罕见。多在 10 岁以前发病,常在夜间睡后或清晨醒转时发生四肢瘫痪,或仅选择性地影响某些肌肉(如小腿肌、肩臂肌),但呼吸肌和吞咽肌极少受累。发作持续时间较长,数日至数周,多数在 10 天以上,约每 1~3 个月发作一次。运动后休息、寒冷、限制钠盐摄入或补充钾盐均可诱发,补钠后好转。发作时血、尿中钾正常,而尿钠含量增高。部分患者平日极度嗜盐。主要应与 Guillain-Barre 综合征、低血钾型与高血钾型 PP 鉴别。

发作时可用大剂量 0.9% 氯化钠液静脉滴注使瘫痪好转。同时可给予:①钙剂:10% 葡萄糖酸钙 10ml 静脉注射,1~2 次 /d;或用钙片 0.6~1.2g/d 口服;②乙酰唑胺 0.25g,每日 2~4 次口服;③每日口服 10~15g 食盐,必要时用 0.9% 氯化钠液静脉滴注。预防发作可在间歇期给予乙酰唑胺 0.25g 每日 2 次口服,或用氟氢可的松 0.1~0.2mg/d;避免进食含钾多的食物,如肉类、香蕉、菠菜、薯类等。

(张文武)

第8章

呼吸系统疾病急诊

第1节 急性上呼吸道感染

急性上呼吸道感染(简称上感)为外鼻孔至环状软骨下缘包括鼻腔、咽或喉部急性炎症的总称。70%~80%由病毒引起,包括鼻病毒、冠状病毒、腺病毒、流感和副流感病毒、呼吸道合胞病毒、埃可病毒和柯萨奇病毒等;20%~30%为细菌所致,可单纯发生或继发于病毒感染后,多见口腔定植菌溶血性链球菌,其次为流感嗜血杆菌、肺炎链球菌和葡萄球菌等。通常病情较轻、病程短、可自愈,预后良好。但少数急性病毒性心肌炎的早期或前驱期的表现与上感相似,首诊医生应警惕,以免漏误诊。

【诊断要点】

1. 临床表现特点　根据病因不同,临床表现可有不同的类型:

(1)普通感冒:为病毒感染引起,俗称"伤风",又称急性鼻炎或上呼吸道卡他。起病较急,主要表现为鼻部症状,如喷嚏、鼻塞、流清水样鼻涕,也可表现为咳嗽、咽干、咽痒或灼热感,甚至鼻后滴漏感。2~3天后鼻涕变稠。可伴咽痛、头痛、流泪、味觉减退、呼吸不畅、声嘶等。有时由于咽鼓管炎使听力减退。严重者有发热、轻度畏寒和头痛等。检查可见鼻腔黏膜充血、水肿、有分泌物,咽部轻度充血。如无并发症,一般经5~7天痊愈。

(2)急性病毒性咽炎和喉炎:①急性病毒性咽炎多由鼻病毒、腺病毒、流感病毒、副流感病毒以及肠道病毒、呼吸道合胞病毒等引起。临床特征为咽痒和灼热感,咽痛不明显。咳嗽少见。当吞咽疼痛时,常提示有链球菌感染。流感病毒和腺病毒感染时可有发热和乏力。体检咽部明显充血和水种,颌下淋巴结肿大且触痛。腺病毒咽炎可伴有眼结膜炎。②急性病毒性喉炎多由流感病毒、副流感病毒及腺病毒等引起。临床特征为声嘶、讲话困难、咳嗽时疼痛,常有发热、咽痛或咳嗽。体检可见喉部水肿、充血,局部淋巴结轻度肿大和触痛,有时可闻及喉部的喘息声。

(3)急性疱疹性咽峡炎:常由柯萨奇病毒 A 引起,表现为明显咽痛、发热,病程约 1 周。检查可见咽充血,软腭、悬雍垂、咽及扁桃体表面有灰白色疱疹及浅表溃疡,周围有红晕,以后形成疱疹。多于夏季发作,多见于儿童,偶见于成人。

(4)急性咽结膜炎:主要由腺病毒、柯萨奇病毒等引起。临床表现有发热、咽痛、畏光、流泪,咽及结膜明显充血。病程 4~6 天,常发生于夏季,由游泳传播。儿童多见。

(5)急性咽扁桃体炎:多由溶血性链球菌,次为流感嗜血杆菌、肺炎球菌、葡萄球菌等引起。起病急、明显咽痛、畏寒、发热、体温可达 39℃以上。检查可见咽部明显充血,扁桃体肿大、充血,表面有黄色脓性分泌物,颌下淋巴结肿大、压痛,肺部无异常体征。

2. 诊断注意事项　根据鼻咽部的症状和体征,结合周围血象和阴性胸部 X 线检查可作出临床诊断,一般无需病因诊断。特殊情况下可行细菌培养或病毒分离,或病毒血清学检查等确定病原体。但须与初期表现为感冒样症状的其他疾病鉴别:①过敏性鼻炎:临床上很像"伤风",所不同者起病急骤、鼻腔发痒、喷嚏频繁、鼻涕呈清水样,无发热,咳嗽较少。多由过敏因素如螨虫、灰尘、动物皮毛、低温等刺激引起。如脱离过敏原,数分钟至 1~2 小时内症状即消失。检查:鼻黏膜苍白、水肿,鼻分泌物涂片可见嗜酸性粒细胞增多。②流行性感冒:常有明显的流行。起病急,全身症状较重,高热、全身酸痛、眼结膜炎症明显,但鼻咽部症状较轻。病毒分离或血清学诊断可供鉴别。③急性传染病前驱期症状:如麻疹、脊髓灰质炎、脑炎、肝炎等在患病初期常有上呼吸道症状,在这些病的流行季节或流行区应密切观察,并进行必要的实验室检查,以资鉴别。

【治疗要点】

1. 对症治疗　病情较重或年老体弱者应卧床休息,忌烟、多饮水,室内保持空气流通。如有发热、头痛,可选用复方阿司匹林、吲哚美辛(消炎痛)、去痛片等药;咽痛可用各种喉片如溶菌酶片、健民咽喉片,或中药六神丸等口服;声音嘶哑,可用超声雾化治疗;鼻塞、流涕可用 1% 麻黄碱滴鼻。

2. 抗菌药物治疗　普通感冒无需用抗菌药物,除非有白细胞升高、咽部脓苔、咯黄痰和流鼻涕等细菌感染证据。常选口服青霉素、第一代头孢菌素、大环内酯类或喹诺酮类。极少需要根据病原菌选用敏感的抗菌药物。

3. 抗病毒药物治疗　对于无发热、免疫功能正常、发病超过 2 天一般无需应用。对于免疫缺陷患者,可早期常规使用。①利巴韦林(病毒唑):10~15mg/(kg·d)分 2 次静脉滴注;或 0.8~1.0g/d 分 3~4 次口服。孕妇和即将怀孕的妇女禁用。②奥司他韦:75mg 口服,每日 2 次,共 5 天。利巴韦林和奥司他韦有较广的抗病毒谱,对流感病毒、副流感病毒和呼吸道合胞病毒等有较强的抑制作用,可缩短病程。

4. 中医中药治疗 可供选用的中成药有清热解毒口服液、双黄连口服液等。

(田 方 张文武)

第2节 急性气管 - 支气管炎

急性气管 - 支气管炎(acute tracheobronchitis)是由生物(病原体与上感类似,近年来衣原体和支原体感染增多)、理化刺激或过敏等因素引起的气管 - 支气管黏膜的急性炎症。多为散发,无流行倾向,年老体弱者易感。症状主要有咳嗽和咳痰。常发生于寒冷季节或气候突变之时。也可由急性上呼吸道感染蔓延而来。

【诊断要点】

1. 临床表现特点 起病较急,全身症状轻,仅有轻度畏寒、发热、头痛及全身酸痛等。初为干咳或少量黏液痰,随后痰量增多,咳嗽加剧,偶伴痰中带血。剧咳时可伴恶心呕吐或胸腹肌痛。当伴发支气管痉挛,可出现程度不等的气促,伴胸骨后发紧感。咳嗽、咳痰可延续 2~3 周,如迁延不愈,可演变为慢性支气管炎。体检两肺呼吸音增粗,散在干、湿性啰音。啰音的部位常不恒定,咳嗽后可减少或消失。

2. 辅助检查 血白细胞计数多无明显改变。继发感染较重时,白细胞可升高。痰涂片或培养可发现致病菌。X 线胸片检查大多数正常或肺纹理增粗。

3. 诊断注意事项 根据病史、咳嗽和咳痰等症状,两肺散在干、湿性啰音等体征,结合血象和 X 线胸片,可作出临床诊断。病毒和细菌检查有助于病因诊断。本病主要应与流行性感冒、急性上呼吸道感染等相鉴别。此外,支气管肺炎、肺结核、肺癌、肺脓肿、麻疹、百日咳等多种肺部疾病可有类似的咳嗽、咳痰表现,应详细检查,以资鉴别。

【治疗要点】

1. 对症治疗 有全身症状时应适当休息,注意保暖,多饮水。咳嗽无痰或少痰,可用喷托维林(咳必清)25mg、右美沙芬 10~30mg 或可待因 15~30mg,每日 3 次口服。痰稠不易咳出时,可服氨溴索 15~30mg,或溴己新(必嗽平)8~16mg,每日 3~4 次;或用生理盐水超声雾化吸入。较为常用的为兼顾止咳和化痰的复方甘草合剂,也可选用其他中成药止咳化痰。出现哮鸣音时,可服用氨茶碱 0.1g,特布他林(博利康尼)2.5mg,或沙丁胺醇(舒喘灵)2.4mg,每日 3 次。高热可用复方阿司匹林等。

2. 抗菌药物治疗　仅在有细菌感染证据时应用。一般咳嗽 10 天以上,细菌、支原体、肺炎衣原体、鲍特菌等感染的几率较大。可首选新大环内酯类、青霉素类,亦可选用头孢菌素类或喹诺酮类等药物。美国 CDC 推荐服用阿奇霉素(0.5g/d)5 天,克拉霉素(0.5~1.0g/d,分 2 次口服)7 天或红霉素(1~2.0g/d,分 3~4 次用)14 天。多数患者口服给药即可,症状较重者可经肌内注射或静脉滴注给药。少数患者需要根据病原体培养结果来指导用药。

(田　方　张文武)

第 3 节　支气管哮喘

支气管哮喘(bronchial asthma,简称哮喘)是一种以慢性气道炎症和气道高反应性为特征的异质性疾病。其特征包括气道慢性炎症、对多种刺激因素呈现的高反应性、多变的可逆性气流受限,以及随病程延长而导致的一系列气道结构的改变,即气道重构。临床上表现为反复发作性喘息、气急、胸闷或咳嗽等症状,常在夜间和 / 或清晨发作、加剧,多数患者可自行缓解或经治疗缓解。

【诊断要点】

1. 症状　典型症状为发作性伴有哮鸣音的呼气性呼吸困难,可伴有气促、胸闷或咳嗽。严重者被迫采取坐位或呈端坐呼吸,干咳或咳大量白色泡沫痰,甚至出现发绀等。发作时常有焦虑或烦躁,大汗淋漓。症状可在数分钟内发作,并持续数小时至数天,经用平喘药物后缓解或自行缓解。在夜间及凌晨发作和加重是哮喘的特征之一。有些患者尤其是青少年,哮喘症状表现为在运动时出现胸闷、咳嗽和呼吸困难,称为运动性哮喘。临床上还存在没有喘息症状的不典型哮喘,患者可表现为发作性咳嗽、胸闷或其他症状。对以咳嗽为唯一症状的不典型哮喘称为咳嗽变异性哮喘(cough variant asthma,CVA)。对以胸闷为唯一症状的不典型哮喘称为胸闷变异性哮喘(chest tightness variant asthma,CTVA)。

2. 体征　发作时典型的体征是双肺可闻及广泛的哮鸣音,呼气音延长。但在非常严重的哮喘发作,哮鸣音反而减弱,甚至完全消失,表现为"沉默肺",是病情危重的表现。心率增快、奇脉、胸腹反常运动和发绀常出现在严重哮喘患者中。非发作期体检可无异常,故未闻及哮鸣音,不能排除哮喘。

3. 辅助检查　①动脉血气分析:发作时 PaO_2 下降,$PaCO_2$ 下降,呈呼碱;重症哮喘 $PaCO_2$ 升高呈呼酸并常伴有代酸。②X 线 /CT 检查:哮喘本身胸部 X 线检查除双肺过度充气外一般无特殊发现,但如果患者情况许可应常规进行以除外气胸、纵隔气肿、肺不张或肺炎的存在。胸部 CT 在部分患者可见支气管壁增厚、黏液阻塞。③床旁肺功能测定:1 秒用力呼气容积(FEV_1)、呼气峰流速(PEF)可客观反映气道阻塞的严重性。④支气管激发试验(BPT):用以测定气道反应性。⑤支气管舒张试验(BDT):用以测定气道的可逆性改变。

4. 诊断标准

(1)反复发作喘息、气急、胸闷或咳嗽,多与接触变应原、冷空气、物理、化学性刺激、病毒性上呼吸道感染、运动等有关。

(2)发作时在双肺可闻及以呼气相为主的哮鸣音,呼气相延长。

(3)上述症状可经支气管舒张药治疗后缓解或自行缓解。

(4)除外其他疾病所引起的喘息、气急、胸闷或咳嗽。

(5)临床表现不典型者(如无明显喘息或体征)应有可变气流受限的客观检查 3 项中至少 1 项阳性:① BPT 阳性;② BDT 阳性;③平均每日 PEF 昼夜变异率 >10% 或周变异率 >20%。符合(1)~(4)条或(4)、(5)条者,可以诊断为哮喘。

5. 哮喘的分期与严重程度分级　哮喘可分为急性发作期、慢性持续期和临床缓解期。哮喘急性发作期是指喘息、气急、胸闷或咳嗽等症状突然发生或症状加重,常因接触变应原等刺激物或治疗不当所致。其严重程度分为轻、中、重和危重四度,见表 8-3-1。应注意:诊断重症哮喘的关键不在于其发作持续时间的长短,而在于其严重程度。

表 8-3-1　哮喘急性发作期病情严重程度分级

临床特点	轻度	中度	重度	危重
气短	步行、上楼时	稍事活动	休息时	
体位	可平卧	喜坐位	端坐呼吸	
讲话方式	连续成句	常有中断	单字	不能讲话
精神状态	可有焦虑 / 尚安静	时有焦虑或烦躁	常有焦虑、烦躁	嗜睡或意识模糊
出汗	无	有	大汗淋漓	
呼吸频率	轻度增快	增加	常 >30 次 /min	
三凹征	常无	可有	常有	胸腹矛盾运动
哮鸣音	散在,呼吸末期	响亮、弥漫	响亮、弥漫	减弱,乃至无

临床特点	轻度	中度	重度	危重
脉率	<100 次 /min	100~120 次 /min	>120 次 /min	>120 次 /min 或脉率慢或不规则
奇脉	无,<10mmHg	有,10~25mmHg	常有,>25mmHg	无
使用 β₂ 受体激动剂后 PEF 占预计值 %	>80%	60%~80%	<60% 或 <100L/min 或作用时间 <2 小时	
PaO₂	正常	60~80mmHg	<60mmHg	
PaCO₂	<40mmHg	≤ 45mmHg	>45mmHg	
SaO₂	>95%	91%~95%	≤ 90%	
pH	—	—	降低	降低

慢性持续期指患者虽然无哮喘急性发作,但在相当长的时间内仍有不同频度和不同程度的喘息、咳嗽、胸闷等症状,可伴有肺通气量下降。哮喘的临床缓解期指患者无喘息、气急、胸闷、咳嗽等症状,并维持 1 年以上。

6. 鉴别诊断 哮喘主要应与下列疾病鉴别:①左心衰竭引起的呼吸困难。若一时难以鉴别,可雾化吸入 β₂ 受体激动剂或静脉注射氨茶碱缓解症状后进一步检查。忌用肾上腺素或吗啡。②慢性阻塞性肺疾病(COPD)。③上气道阻塞:中央型支气管肺癌、气管支气管结核、复发性多软骨炎等气道疾病或异物气管吸入,导致支气管狭窄或伴发感染时,可出现喘鸣或类似哮喘样呼吸困难。依据病史,尤其是出现吸气性呼吸困难,结合胸部影像、支气管镜检查等,可明确诊断。④变态反应性支气管肺曲菌病(ABPA):常以反复哮喘发作为特征,可咳出棕褐色黏稠痰块或咳出树枝状支气管管型。痰嗜酸性粒细胞数增加,痰镜检或培养可查及曲菌。胸部 X 线或 CT 检查有相应改变。血清总 IgE 显著升高。

【治疗要点】

1. 确定并减少危险因素接触 部分哮喘患者可找到引起发作的变应原或其他非特异性刺激因素,使患者脱离并长期避免接触这些危险因素是防治哮喘最有效方法。

2. 哮喘药物治疗 哮喘治疗药物可分为两类。控制性药物:指需要长期使用的药物,主要用于治疗气道慢性炎症,使哮喘维持临床控制,亦称抗炎药。包括:①吸入型糖皮质激素(ICS):倍氯米松、布地奈德、氟替卡松、环索奈德、莫米松等。②白三烯调节剂:孟鲁司特、扎鲁司特等。③长效 β_2 受体激动剂(LABA,不单独使用):沙美特罗、福莫特罗等。④缓释茶碱。⑤色甘酸钠。⑥抗 IgE 抗体、抗 IL-5 抗体等。缓解性药物:指按需使用的药物,通过迅速解除支气管痉挛从而缓解哮喘症状,亦称解痉平喘药。包括:①短效 β_2 受体激动剂(SABA):沙丁胺醇(舒喘灵)、特布他林(博利康尼)等。②短效吸入型抗胆碱能药物(SAMA):异丙托溴铵。③短效茶碱。④全身用糖皮质激素。

(1)肾上腺皮质激素:激素是当前控制哮喘最有效的药物。常分为吸入、口服和静脉用药。①吸入:吸入型糖皮质激素(ICS)因其局部抗炎作用强、全身不良反应少,是目前哮喘长期治疗首选药物。常用的有倍氯米松、布地奈德、氟替卡松、环索奈德、莫米松等。通常需规律吸入 1~2 周以上方能起效。依哮喘病情选择吸入不同 ICS 剂量:轻度持续者一般 200~500μg/d,中度 500~1 000μg/d,重度 >1 000μg/d(不宜 >2 000μg/d)(氟替卡松剂量减半)。为减少吸入大剂量激素的不良反应,可采用低、中剂量 ICS 与 LABA、白三烯调节剂或缓释茶碱联合使用。布地奈德、倍氯米松还有雾化用混悬液制剂,雾化吸入起效快,适用于轻、中度哮喘急性发作的治疗。②口服:常用泼尼松和泼尼松龙。用于吸入激素无效或需要短期加强治疗的患者。初始 30~60mg/d,症状缓解后逐渐减量至 ≤ 10mg/d,然后停用或改用吸入剂。不主张口服激素长期用于维持哮喘控制的治疗。③静脉:重度或危重哮喘发作时应及早静脉给予激素。常静脉应用琥珀酸氢化可的松 100~400mg/d,注射后 4~6 小时起作用;甲泼尼龙(甲基强的松龙,80~160mg/d)起效时间更短(2~4 小时)。地塞米松在体内半衰期较长、不良反应较多,宜慎用,一般 10~30mg/d。无激素依赖倾向者,可在 3~5 天内停药;有激素依赖倾向者应适当延长给药时间,症状缓解后逐渐减量,然后改口服和吸入制剂维持。

(2)β_2 受体激动剂:分为 SABA(维持 4~6 小时)和 LABA(维持 10~12 小时)两类,LABA 又可分为快速起效(数分钟起效)和缓慢起效(30 分钟起效)两种。①短效 β_2 受体激动剂:SABA 是控制哮喘急性发作的首选药物。有吸入、口服和静脉三种制剂,首选吸入给药。常用的有沙丁胺醇(舒喘灵)、特布他林(博利康尼)和非诺特罗,作用时间约为 4~6 小时。吸入剂包括定量气雾剂(MDI)、干粉剂和雾化溶液。沙丁胺醇或特布他林 MDI,每喷 100μg,每日 3~4 次,每次 1~2 喷。通常 5~10 分钟见效,维持 4~6 小时。持续雾化吸入多用于重症和儿童患者,如沙丁胺醇 5mg 稀释在 5~20ml 生理盐水中雾化吸入。沙丁胺醇或特布他林一般口服用法为 2.4~2.5mg, 每日 3 次。注射用药仅用于严重哮喘, 沙丁胺醇 0.5mg 溶于 100ml 液体内, 滴速 2~4μg/min 或在 30~60 分钟内滴完, 每 6~8 小时重复 1 次, 易引起心悸, 只在其他疗法无效时使用。SABA 应按需间歇使用, 不宜长期、单一使用。不良反应主要有心悸、骨骼肌震颤、低钾血症等。②长效 β_2 受体激动剂: LABA 与 ICS 联合是目前最常用的哮喘控制性药物。但 LABA 不能单独用于哮喘的治疗。常用的有福莫特罗 (口服: 成人每次 40~80μg, 每日 2 次。气雾吸入: 成人每次 4.5~9μg, 每日 2 次) 和沙美特罗 (粉雾或气雾吸入: 成人每次 50μg, 儿童每次 25μg, 每日 2 次)。福莫特罗属快速起效的 LABA, 也可按需用于哮喘急性发作的治疗。常用 ICS 加 LABA 的制剂有氟替卡松 / 沙美特罗吸入干粉剂、布地奈德 / 福莫特罗吸入干粉剂。

(3) 白三烯 (LT) 调节剂: 是目前除 ICS 外唯一可单独应用的哮喘控制性药物, 可作为轻度哮喘 ICS 的替代治疗药物和中、重度哮喘的联合用药, 尤适用于阿司匹林哮喘、运动性哮喘和伴有过敏性鼻炎哮喘患者的治疗。常用孟鲁司特 10mg, 每日 1 次; 或扎鲁司特 20mg, 每日 2 次口服。

(4) 茶碱类药物: 是治疗哮喘的有效药物之一。①口服: 用于轻、中度哮喘急性发作及哮喘的维持治疗。制剂包括氨茶碱和缓释茶碱, 常用剂量每日 6~10mg/kg。口服缓释茶碱尤适用于夜间哮喘症状的控制。②静脉: 静脉给药主要应用于重症、危重症哮喘。氨茶碱首次剂量 4~6mg/kg 体重, 注射速度不超过 0.25mg/(kg·min), 静脉滴注维持量为 0.6~0.8mg/(kg·h)。每日最大用量一般不超过 1.0g (包括口服和静脉给药)。茶碱的主要不良反应包括恶心、呕吐、心律失常、血压下降及尿多, 偶可兴奋呼吸中枢, 严重者可引起抽搐乃至死亡。静注速度过快可引起严重反应, 甚至死亡。其安全有效血药浓度为 6~15mg/L。发热、妊娠、小儿或老年, 患者有肝、心、肾功能不全及甲亢者尤须慎用。合用西咪替丁、喹诺酮类、大环内酯类药物等可影响茶碱代谢而使其排泄减慢, 应减少用量。

(5) 抗胆碱药: 分为 SAMA (维持 4~6 小时) 和长效抗胆碱药 (LAMA, 维持 24 小时)。常用的 SAMA 异丙托溴铵有 MDI 和雾化溶液两种剂型。SAMA 主要用于哮喘急性发作的治疗, 多与 β_2 受体激动剂联合应用, 有协同作用, 尤其适用于夜间哮喘及多痰的患者。异丙托溴铵 MDI, 每日 3~4 次, 每次 40~80μg 气雾吸入, 或用 100~150μg/ml 的溶液持续雾化吸入。约 10 分钟起效, 维持 4~6 小时。LAMA 噻托溴铵干粉吸入剂主要用于哮喘合并慢阻肺以及慢阻肺患者的长期治疗。

(6) 抗 IgE 抗体: 是一种人源化的重组鼠抗人 IgE 单克隆抗体, 具有阻断游离 IgE 与 IgE 效应细胞表面受体结合的作用, 但不会诱导效应细胞的脱颗粒反应。主要用于经 ICS 和 LABA 联合治疗后症状仍未控制且血清 IgE 水平增高的重症哮喘患者。用法为每 2 周皮下注射 1 次,持续至少 3~6 个月。

(7)抗 IL-5 单抗(mepolizumab):IL-5 是促进嗜酸性粒细胞增多、在肺内聚集和活化的重要细胞因子。抗 IL-5 单抗对于高嗜酸性粒细胞血症的哮喘患者治疗效果好。

3. 哮喘急性发作期的治疗 哮喘急性发作期的治疗目的是尽快缓解气道痉挛,纠正低氧血症,恢复肺功能,预防进一步恶化或再次发作,防止并发症。一般根据病情的分度进行综合性治疗。

(1)氧疗:低氧血症是导致哮喘死亡的主要原因,应尽早给予氧疗。可用鼻导管或面罩吸氧,吸氧浓度 40%~60%。对伴有 CO_2 潴留的患者,则以 24% ~ 28% 的吸氧浓度为宜。监测血气或 SaO_2,使 $PaO_2 > 60mmHg$, $SaO_2 \geqslant 90\%$。

(2)依哮喘发作严重程度选择用药:①轻度哮喘:经 MDI 吸入 SABA,在第 1 小时内每 20 分钟吸入 1~2 喷。随后调整为每 3~4 小时吸入 1~2 喷。效果不佳时可加缓释茶碱片,或加 SAMA 气雾剂吸入。②中度哮喘:吸入 SABA(常用雾化吸入),第 1 小时内可持续雾化吸入。联合应用雾化吸入 SAMA、激素混悬液。也可联合静脉应用茶碱类。若效果不佳,尤其是在控制性药物治疗的基础上发生的急性发作,应尽早口服激素,同时吸氧。③重度至危重度哮喘:持续雾化吸入 SABA,联合雾化吸入 SAMA、激素混悬液以及静脉应用茶碱类药物。吸氧。尽早静脉应用激素,待病情得到控制和缓解后改为口服给药。

(3)抗生素:若有细菌感染的依据或哮喘持续时间较长,可使用抗生素。常用大环内酯类抗生素如阿奇霉素。

(4)纠正水、酸碱失衡和电解质紊乱:每日适当补充液体,有助于纠正脱水、稀释痰液和防治痰栓形成。当 pH<7.20 时,且合并代谢性酸中毒时,可适当补碱。

(5)机械通气的应用:机械通气的适应证有:①患者意识进行性恶化,出现谵妄、昏迷;②呼吸困难进行性加重,自主呼吸微弱甚至停止;③呼吸肌衰竭,导致通气不足、二氧化碳潴留,$PaCO_2 > 45mmHg$;④经积极治疗病情无好转仍呈进行性恶化趋势。其中,①、②条属绝对适应证,必须尽快行气管插管机械通气治疗;③、④条为相对适应证,需结合实际情况而定。对部分中度哮喘患者,在自主呼吸条件下,可采用经鼻面罩持续气道正压(CPAP)进行无创通气,可起到机械性扩张支气管和缓解喘息症状的目的。

(6)对所有急性发作的患者都要制定个体化的长期治疗方案。

(刘 忠 张文武)

第 4 节 慢性阻塞性肺疾病急性加重

慢性阻塞性肺疾病(chronic obstructive pulmonary diseases,COPD)简称慢阻肺,是一种常见的、以持续气流受限为特征的可以预防和治疗的疾病,其气流受限多呈进行性发展,与气道和肺组织对香烟烟雾等有害气体或有害颗粒的异常慢性炎症反应有关。肺功能检查可确定气流受限。在吸入支气管扩张剂后,第一秒用力呼气容积(FEV$_1$)/用力肺活量(FVC)(FEV$_1$/FVC)<70% 表明存在持续气流受限。

慢性阻塞性肺疾病急性加重(acute exacerbation of chronic obstructive pulmonary diseases,AECOPD)指呼吸症状加重,变化超过正常的每日变异率,需要调整药物治疗的急性发作。急性加重的风险随着气流受限严重程度的升高而增加。急性加重和并发症影响着疾病的严重程度和个体的预后,需要入院治疗的 AECOPD 患者预后不良,死亡风险增加。

慢性支气管炎是指在除外慢性咳嗽的其他已知原因后,患者每年咳嗽、咳痰 3 个月以上并连续 2 年者。肺气肿是指肺部终末细支气管远端气腔出现异常持久的扩张,并伴有肺泡壁和细支气管的破坏,而无明显的肺纤维化。当慢性支气管炎、肺气肿患者肺功能检查出现持续气流受限时,则可诊断为 COPD,若患者无持续气流受限,则不能诊断为 COPD。一些已知病因或具有特征病理表现的疾病也可导致持续气流受限,如支气管扩张症、肺结核纤维化病变、严重的间质性肺疾病、弥漫性泛细支气管炎和闭塞性细支气管炎等,但均不属于慢阻肺。

【诊断要点】

(一) 病史与临床表现特点

1. 病史 ①危险因素:吸烟史、职业性或环境有害物质接触史;②既往史:包括哮喘史、过敏史、儿童时期呼吸道感染及其他呼吸系统疾病;③家族史:慢阻肺有家族聚集倾向;④发病年龄和好发季节:多于中年以后发病,症状好发于秋冬寒冷季节,常有反复呼吸道感染及急性加重史,随着病情进展,急性加重愈渐频繁。

导致 AECOPD 的常见原因是呼吸道感染(病毒或细菌感染),最常见的有气管、支气管感染,主要为病毒、细菌感染。部分病例急性加重的原因难以确定,一些患者表现出急性加重的易感性,每年急性加重 ≥ 2 次,被定义为频繁急性加重。环境、理化因素改变,稳定期治疗不规范等均可导致急性加重。肺炎、充血性心力衰竭、心律失常、气胸、胸腔积液和肺血栓栓塞症等的症状酷似慢阻肺急性发作,需要仔细加以鉴别。

2. 临床表现特点　COPD 的特征性症状是慢性和进行性加重的呼吸困难,咳嗽和咳痰。慢性咳嗽和咳痰常先于气流受限多年而存在。①呼吸困难:是 COPD 最重要的症状,也是患者体能丧失和焦虑不安的主要原因。患者常描述为气短、气喘和呼吸费力等。早期仅在劳力时出现,之后逐渐加重,以致日常活动甚至休息时也感到气短。②慢性咳嗽:通常为首发症状,初起咳嗽呈间歇性,早晨较重,以后早晚或整晚均有咳嗽,但夜间咳嗽并不显著,少数病例咳嗽不伴有咳痰,也有少数病例虽有明显气流受限但无咳嗽症状。③咳痰:咳嗽后通常咳少量黏液性痰,部分患者在清晨较多,合并感染时痰量增多,常有脓性痰。④喘息和胸闷:不是 COPD 的特异性症状,部分患者特别是重症患者有明显的喘息,听诊有广泛的吸气相或呼气相哮鸣音,胸部紧闷感常于劳力后发生,与呼吸费力和肋间肌收缩有关。⑤其他表现:在 COPD 的临床过程中,特别是程度较重的患者可能会发生全身性症状,如体重下降、食欲减退、外周肌肉萎缩和功能障碍、精神抑郁和 / 或焦虑等,长时间的剧烈咳嗽可导致咳嗽性晕厥。⑥ COPD 后期出现低氧血症和 / 或高碳酸血症,可合并慢性肺源性心脏病和右心衰竭。

(二) 辅助检查

1. 肺功能检查　是判断持续气流受限的客观指标,对 COPD 的诊断、严重程度评价、疾病进展、预后及治疗反应等均有重要意义。患者吸入支气管舒张剂后的 $FEV_1/FVC<70\%$,可以确定为持续存在气流受限,是诊断 COPD 的必备条件。肺总量(TLC)、功能残气量(FRC)和残气量(RV)增高,肺活量(VC)减低,表明肺过度充气。但不建议在 AECOPD 时行该项检查,因为此类患者难以完成检查,且检查结果也不够准确。

2. 血气分析　动脉血气分析示 $PaO_2<60mmHg$ 和 / 或 $PaCO_2>50mmHg$,提示有呼吸衰竭。如 $PaO_2<50mmHg$,$PaCO_2>70mmHg$,pH 值 <7.30 提示病情严重,需进行严密监护或入住 ICU 行无创或有创机械通气治疗。

3. 胸部 X 线 /CT 检查和心电图　胸部 X 线(后前位 + 侧位)有助于 AECOPD 与其他有类似症状的疾病相鉴别。CT 不作为常规检查,但在鉴别诊断时,CT 检查有益,高分辨率 CT 对辨别小叶中心型或全小叶型肺气肿及确定肺大疱的大小和数量,有很高的敏感性和特异性。ECG 对心律失常、心肌缺血及右心室肥厚的诊断有帮助。螺旋 CT、血管造影和血浆 D- 二聚体检测在诊断 AECOPD 患者发生肺栓塞时有重要作用。

(三) 鉴别诊断　COPD 应与哮喘、支气管扩张症、充血性心力衰竭、肺结核和弥漫性泛细支气管炎等相鉴别,尤其要注意与哮喘进行鉴别。虽然哮喘与 COPD 都是慢性气道炎症性疾病,但二者的发病机制不同,临床表现及对治疗的反应性也有明显差别。大多数哮喘患者的气流受限具有显著的可逆性,这是其不同于 COPD 的一个关键特征。但是,部分哮喘患者随着病程延长,可出现较明显的气道重塑,导致气流受限的可逆性明显减小,临床很难与 COPD 相鉴别。COPD 多于中年后起病,而哮喘则多在儿童或青少年期起病;COPD 症状缓慢进展,逐渐加重,而哮喘则症状起伏较大;COPD 多有长期吸烟史和 / 或有害气体和颗粒接触史,而哮喘常伴有过敏体质、过敏性鼻炎和 / 或湿疹等,部分患者有哮喘家族史。COPD 和哮喘可以发生于同一位患者。

AECOPD 的诊断须注意排除其他具有类似临床表现的疾病。如肺炎、充血性心力衰竭、心律失常、气胸、胸腔积液、肺血栓栓塞症等可加重患者原有症状或引起类似 AECOPD 的症状,需要仔细加以鉴别。

(四) COPD 的评估 COPD 评估是根据患者的临床症状、急性加重风险、肺功能异常的严重程度及并发症情况进行综合评估,其目的是确定疾病的严重程度,包括气流受限的严重程度,患者的健康状况和未来急性加重的风险程度,最终目的是指导治疗。

1. 症状评估 可采用改良版英国医学研究委员会呼吸困难问卷(mMRC 问卷)对呼吸困难严重程度进行评估(表 8-4-1)。

表 8-4-1 改良版英国医学研究委员会呼吸问卷

呼吸困难 评价等级	呼吸困难严重程度
0 级	只有在剧烈活动时感到呼吸困难
1 级	在平地快步行走或步行爬小坡时出现气短
2 级	由于气短,平地行走时比同龄人慢或者需要停下来休息
3 级	在平地行走约 100m 或数分钟后需要停下来喘气
4 级	因为严重呼吸困难而不能离开家,或在穿脱衣服时出现呼吸困难

2. 肺功能评估 应用气流受限的程度进行肺功能评估,即以 FEV_1 占预计值 % 为分级标准。慢阻肺患者气流受限的肺功能分级分为 4 级(表 8-4-2)。

3. 急性加重风险评估 上一年发生 ≥ 2 次急性加重史者,或上一年因急性加重住院 1 次及以上,预示以后频繁发生急性加重的风险大。

表 8-4-2　气流受限严重程度的肺功能分级

肺功能分级	气流受限程度	FEV$_1$ 占预计值 %
Ⅰ 级	轻度	≥ 80%
Ⅱ 级	中度	50%~79%
Ⅲ 级	重度	30%~49%
Ⅳ 级	极重度	<30%

注:为吸入支气管舒张剂后的 FEV$_1$ 值。

4. COPD 的综合评估　综合评估(表 8-4-3)的目的是改善 COPD 的疾病管理。目前临床上采用 mMRC 分级或采用 COPD 患者自我评估测试(COPD assessment test,CAT)问卷评分作为症状评估方法,mMRC 分级 >2 级或 CAT 评分 ≥ 10 分表明症状较重,通常没有必要同时使用 2 种评估方法。临床上评估 COPD 急性加重风险也有 2 种方法:①常用的是应用气流受限分级的肺功能评估法,气流受限分级 Ⅲ 级或 Ⅳ 级表明具有高风险;②根据患者急性加重的病史进行判断,在过去 1 年中急性加重次数 >2 次或上一年因急性加重住院 ≥ 1 次,表明具有高风险。当肺功能评估得出的风险分类与急性加重史获得的结果不一致时,应以评估得到的风险最高结果为准,即就高不就低。

表 8-4-3　慢阻肺的综合评估

组别	特征		肺功能分级(级)	急性加重(次/年)	呼吸困难分级(级)	CAT 评分(分)
	风险	症状				
A 组	低	少	Ⅰ~Ⅱ	<2	<2	<10
B 组	低	多	Ⅰ~Ⅱ	<2	≥ 2	≥ 10
C 组	高	少	Ⅲ~Ⅳ	≥ 2	<2	<10
D 组	高	多	Ⅲ~Ⅳ	≥ 2	≥ 2	≥ 10

(五) COPD 的病程分期　COPD 的病程可分为急性加重期和稳定期。

1. 急性加重期　慢阻肺急性加重是指患者咳嗽、咳痰、呼吸困难比平时加重,或痰量增多,或咯黄痰,需要改变用药方案。根据临床征象将慢阻肺急性加重分为 3 级(表 8-4-4)。

2. 稳定期　患者的咳嗽、咳痰和气短等症状稳定或症状轻微,病情基本恢复到急性加重前的状态。

表 8-4-4　AECOPD 的临床分级

	I 级	II 级	III 级
呼吸衰竭	无	有	有
呼吸频率(次 /min)	20~30	>30	>30
应用辅助呼吸肌群	无	有	有
意识状态改变	无	无	有
低氧血症	能通过鼻导管或文丘里面罩 28%~35% 浓度吸氧而改善	能通过文丘里面罩 28%~35% 浓度吸氧而改善	不能通过文丘里面罩吸氧或 >40% 浓度吸氧而改善
高碳酸血症	无	有,$PaCO_2$ 升高至 50~60mmHg	有,$PaCO_2$>60mmHg,或 pH<7.25

【治疗要点】

（一）COPD 急性加重期的处理　COPD 急性加重的治疗目标为最小化本次急性加重的影响,预防再次急性加重的发生。根据急性加重期的原因和病情严重程度,决定患者院外治疗或住院治疗。多数患者可以使用支气管舒张剂、激素和抗生素在院外治疗。

1. 院外治疗(居家治疗)　COPD 急性加重早期、病情较轻的患者可以在院外治疗,但需注意病情变化,及时决定送医院治疗的时机。院外治疗包括:①适当增加以往所用支气管舒张剂的剂量及频度,单一吸入短效 β_2 受体激动剂或联合应用吸入短效 β_2 受体激动剂和短效抗胆碱药物。对较严重的病例可给予较大剂量雾化治疗数日,如沙丁胺醇 2 500μg、异丙托溴铵 500μg,或沙丁胺醇 1 000μg 加用异丙托溴铵 250~500μg 雾化吸入,每日 2~4 次。②症状较重及有频繁急性加重史的患者除使用支气管舒张剂外,还可考虑口服激素,泼尼松龙 30~40mg/d,连用 10~14 天,也可用激素联合短效 β_2 受体激动剂(SABA)雾化吸入治疗。全身使用糖皮质激素对加重期治疗有益,可促进病情缓解和肺功能恢复。③慢阻肺症状加重,特别是有脓性痰液时应积极给予抗生素治疗。抗生素的选择应依据患者急性加重的严重程度及常见的致病菌,结合患者所在地区致病菌及耐药菌的流行情况,选择敏感的抗生素,疗程为 5~10 天。可选用阿莫西林 / 克拉维酸、头孢唑肟、头孢呋辛、左氧氟沙星、莫西沙星口服治疗,较重者可用第三代头孢菌素如头孢曲松(2g/d)静脉滴注。

患者院外治疗期间需密切观察病情变化,以免贻误送医院治疗的时机。

2. 住院治疗

(1)AECOPD 到医院急诊科就诊或住院治疗的指征:①症状明显加重,

如突然出现静息状况下呼吸困难；②重度慢阻肺；③出现新的体征或原有体征加重（如发绀、意识改变和外周水肿）；④有严重的伴随疾病（如心力衰竭或新近发生的心律失常）；⑤初始治疗方案失败；⑥高龄；⑦诊断不明确；⑧院外治疗无效或条件欠佳。

（2）COPD 急性加重患者收入 ICU 的指征：①严重呼吸困难且对初始治疗反应不佳；②意识障碍（如嗜睡、昏迷等）；③经氧疗和无创机械通气低氧血症（$PaO_2 < 50mmHg$）仍持续或呈进行性恶化，和 / 或高碳酸血症（$PaCO_2$ 70mmHg）无缓解甚至恶化，和 / 或严重呼吸性酸中毒（pH 值 <7.30）无缓解，甚至恶化。

（3）AECOPD 住院治疗方案

1）氧疗：氧疗是 AECOPD 患者的基础治疗。氧疗目的是改善低氧血症，氧疗目标为血氧浓度达 88%~92%。氧疗 30 分钟后应复查动脉血气，以确认氧合满意，且未引起 CO_2 潴留和 / 或呼吸性酸中毒。给氧途径包括鼻导管或 Venturi 面罩，其中 Venturi 面罩更能精确地调节吸入氧浓度。

2）支气管舒张剂治疗：治疗 AECOPD 的支气管舒张剂首选短效支气管舒张剂，β_2 受体激动剂联用或不联用胆碱能受体拮抗剂。

3）糖皮质激素：糖皮质激素在 AECOPD 中的疗效已被肯定，全身性应用糖皮质激素可缩短患者的康复时间，改善其肺功能（FEV1）及动脉低氧血症（PaO_2）；并能减少患者病情的早期复发、治疗失败，及其住院时间延长等风险。由于大剂量使用肾上腺皮质激素与副反应风险增加相关，要权衡疗效及安全性。一般推荐剂量为：泼尼松 40mg/d，疗程 5~7 天。也可以静脉给予甲泼尼龙 40~80mg，每日 1 次，3~5 天后改为口服。对特殊患者（合并糖尿病、高血压、消化性或应激性溃疡等）应用时需考虑到激素的不良反应，酌情减量或适时停药。

4）抗生素：适用于具有下列 3 种主要症状者。①呼吸困难增加、痰量增多，以及脓痰增多；②脓痰增多，且伴有一项其他的主要症状；③需要机械通气者。通常 AECOPD 主要为病毒或细菌感染，其中主要致病菌多为肺炎链球菌、流感嗜血杆菌及卡他莫拉菌。除以上常见细菌外，尚可有肠杆菌科细菌、铜绿假单胞菌及耐甲氧西林金黄色葡萄球菌。

初始抗菌治疗的建议：①对无铜绿假单胞菌危险因素者，主要依据急性加重严重程度、当地耐药状况、费用和潜在的依从性选择药物，病情较轻者推荐使用青霉素、阿莫西林加或不加用克拉维酸、大环内酯类、氟喹诺酮类、第 1 代或第 2 代头孢菌素类抗生素，一般可口服给药，病情较重者可用 β-内酰胺类 / 酶抑制剂、第 2 代头孢菌素类、氟喹诺酮类和第 3 代头孢菌素类；②有铜绿假单胞菌危险因素者如能口服，则可选用环丙沙星，需要静脉用药时可选择环丙沙星、抗铜绿假单胞菌的 β- 内酰胺类,不加或加用酶抑制剂,同时可加用氨基糖苷类药物;③应根据患者病情的严重程度和临床状况是否稳定选择使用口服或静脉用药,静脉用药 3 天以上,如病情稳定可以改为口服。

长期应用广谱抗生素和糖皮质激素易继发深部真菌感染,应密切观察真菌感染的临床征象并采用防治真菌感染措施。

5)辅助治疗:包括:①维持适当的体液平衡(对于使用利尿剂者尤须注意),注意营养支持等。②因 AECOPD 住院的患者,具有较高的深静脉血栓形成及肺栓塞风险,需加强针对血栓形成的预防性治疗。③积极排痰治疗:最有效的措施是保持机体有足够体液,使痰液变稀薄;其他措施如刺激咳嗽、叩击胸部、体位引流等。④及时识别并治疗伴随病(冠心病、糖尿病、高血压等)及合并症(休克、弥散性血管内凝血、上消化道出血、肾功能不全等)。

6)机械通气:可通过无创或有创方式实施机械通气,在此条件下,通过药物治疗消除慢阻肺急性加重的原因,使急性呼吸衰竭得到逆转。

COPD 急性加重期患者应用无创正压机械通气(noninvasive intermittent positive pressure ventilation,NIPPV)可降低 $PaCO_2$,减轻呼吸困难,从而降低气管插管和有创呼吸机的使用率,缩短住院天数,降低患者病死率。使用 NIPPV 要注意掌握合理的操作方法,提高患者依从性,避免漏气,从低压力开始逐渐增加辅助吸气压和采用有利于降低 $PaCO_2$ 的方法,从而提高 NIPPV 的效果。其应用适应证:①中至重度呼吸困难,辅助呼吸肌参与运动以及出现胸腹矛盾运动;②中至重度酸中毒(pH<7.35),和 / 或高碳酸血症(PCO_2>45mmHg);③呼吸频率 >25 次 /min。相对禁忌证:①呼吸停止;②心血管系统功能不稳定(低血压、心律失常、心肌梗死);③精神异常,或不能配合;④存在高误吸风险;⑤气道大量分泌物;⑥近期面部或胃食管手术;⑦颅颌面外伤;⑧固有的鼻咽部异常;⑨烧伤;⑩极度肥胖。

有创性机械通气:在积极的药物和无创通气治疗后,患者的呼吸衰竭仍进行性恶化,出现危及生命的酸碱失衡和 / 或意识改变时,宜用有创机械通气治疗,待病情好转后,可根据情况采用无创通气进行序贯治疗,具体应用指征:①不能耐受无创通气,或无创通气失败,或存在使用无创通气的禁忌证;②呼吸或心搏骤停;③呼吸暂停导致意识丧失或窒息;④意识模糊、镇静无效的精神运动性躁动;⑤严重误吸;⑥持续性气道分泌物排出困难;⑦心率 <50 次 /min 且反应迟钝;⑧严重的血流动力学不稳定,补液和血管活性药无效;⑨严重的室性心律失常;⑩危及生命的低氧血症,且患者不能耐受无创通气。在决定终末期慢阻肺患者是否使用机械通气时,还需充分考虑到病情好转的可能性,患者本人及家属的意愿,以及强化治疗条件是否许

可。使用最广泛的 3 种通气模式包括同步间歇指令通气(SIMV)、压力支持通气(PSV)和 SIMV 与 PSV 联合模式。由于慢阻肺患者广泛存在内源性呼气末正压,导致吸气功耗增加和人机不协调,因此,可常规加用适度的外源性呼气末正压,压力约为内源性呼气末正压的 70%~80%。

3. 出院和随访 AECOPD 患者出院标准:吸入 β_2 受体激动剂频率低于 4 小时 1 次,患者可在室内行走,可正常进食和睡眠(不被呼吸困难中断),症状稳定达 12~24 小时,血气稳定达 12~24 小时,患者(家属)充分理解并配合医嘱,完成随访以及居家照护事宜安排,患者、家属和医师均确定患者病情适合居家治疗和巩固疗效。

(二) COPD 稳定期的处理 目标是:①减轻当前症状:包括缓解症状、改善运动耐量和改善健康状况;②降低未来风险:包括防止疾病进展、防止和治疗急性加重及减少病死率。

1. 教育和劝导患者戒烟;避免或防止吸入粉尘、烟雾及有害气体等。

2. 药物治疗 药物治疗用于预防和控制症状,减少急性加重的频率和严重程度,提高运动耐力和生命质量。根据病情的严重程度不同,选择的治疗方法也有所不同。COPD 稳定期分级治疗药物推荐方案见表 8-4-5。

表 8-4-5 慢阻肺稳定期起始治疗药物推荐方案

组别	首选方案	次选方案	替代方案
A 组	SAMA(需要时)或 SABA(需要时)	LAMA 或 LABA 或 SAMA 和 SABA	茶碱
B 组	LAMA 或 LABA	LAMA 和 LABA	SABA 和 / 或 SAMA 茶碱
C 组	ICS+LABA 或 LAMA	LAMA 和 LABA	PDE-4 抑制剂 SABA 和 / 或 SAMA 茶碱
D 组	ICS+LABA 或 LAMA	ICS 和 LAMA 或 ICS+LABA 和 LAMA 或 ICS+LABA 和 PDE-4 抑制剂 或 LAMA 和 LABA 或 LAMA 和 PDE-4 抑制剂	羧甲司坦 SABA 和 / 或 SAMA 茶碱

注:SAMA:短效抗胆碱药;SABA:短效 β_2- 受体激活剂;LAMA:长效抗胆碱药;LABA:长效 β_2- 受体激活剂;ICS:吸入激素;PDE-4:磷酸二酯酶 -4;替代方案中的药物可单独应用或与首选方案和次选方案中的药物联合应用;各栏中药物并非按照优先顺序排序。

(1)支气管舒张剂:支气管舒张剂可松弛支气管平滑肌、扩张支气管、缓解气流受限,是控制 COPD 症状的主要治疗措施。短期按需应用可缓解症状,长期规律应用可预防和减轻症状,增加运动耐力,但不能使所有患者的 FEV_1 得到改善。与口服药物相比,吸入剂的不良反应小,因此多首选吸入治疗。联合应用不同作用机制与作用时间的药物可以增强支气管舒张作用,减少不良反应。联合应用 β_2 受体激动剂、抗胆碱药物和/或茶碱,可以进一步改善患者的肺功能与健康状况。① β_2 受体激动剂:主要有沙丁胺醇和特布他林等,为短效定量雾化吸入剂,数分钟内起效,15~30 分钟达到峰值,疗效持续 4~5 小时,每次剂量 100~200μg(每喷 100μg),24 小时内不超过 8~12 喷。主要用于缓解症状,按需使用。福莫特罗(formoterol)为长效定量吸入剂,作用持续 12 小时以上,较短效 β_2 受体激动剂更有效且使用方便,吸入福莫特罗后 1~3 分钟起效,常用剂量为 4.5~9μg,每日 2 次。茚达特罗(indacaterol)是一种新型长效 β_2 受体激动剂,该药起效快,支气管舒张作用长达 24 小时,每日 1 次吸入 150μg 或 300μg 可以明显改善肺功能和呼吸困难症状。②抗胆碱药:短效制剂有异丙托溴铵(ipratropium)气雾剂,定量吸入,起效较沙丁胺醇等短效 β_2 受体激动剂慢,但其持续时间长,30~90 分钟达最大效果,可维持 6~8 小时,使用剂量为 40~80μg(每喷 20μg),每日 3~4 次,不良反应小。噻托溴铵(tiotropium)是长效抗胆碱药,可以选择性作用于 M_1 和 M_2 受体,作用长达 24 小时以上,吸入剂量为 18μg,每日 1 次。③茶碱类药物:茶碱缓释或控释片,0.2g,每 12 小时 1 次;氨茶碱 0.1g,每日 3 次。

(2)激素:对高风险 COPD 患者(C 组和 D 组患者),长期吸入激素与长效 β_2 受体激动剂的联合制剂可增加运动耐量,减少急性加重发作频率,提高生活质量。目前常用剂型有氟地卡松/沙美特罗、布地奈德/福莫特罗。不推荐对 COPD 患者采用长期口服激素及单一吸入激素治疗。

(3)祛痰药:常用药物有盐酸氨溴索 30mg,每日 3 次,N-乙酰半胱氨酸 0.2g,每日 3 次,或羧甲司坦 0.5g,每日 3 次。

(4)中医治疗:某些中药具有祛痰、支气管舒张和免疫调节等作用,可用于 COPD 治疗。

3. 氧疗 长期氧疗的目的是使患者在静息状态下达到 $PaO_2 \geqslant 60mmHg$ 和/或使 SaO_2 升至 90% 以上。COPD 稳定期患者进行长期家庭氧疗(LTOT),可以提高有慢性呼吸衰竭患者的生存率,对血流动力学、血液学特征、运动能力、肺生理和精神状态都会产生有益的影响。LTOT 应用指征:① $PaO_2 \leqslant 55mmHg$ 或 $SaO_2 \leqslant 88\%$,有或无高碳酸血症;② PaO_2 为 55~60mmHg 或 $SaO_2 < 89\%$,并有肺动脉高压、右心衰竭或红细胞增多症(血

细胞比容 >0.55)。LTOT 一般是经鼻导管吸入氧气，流量 1.0~2.0L/min，每日吸氧持续时间 >15 小时。

4. 通气支持 无创通气已广泛用于极重度慢阻肺稳定期患者。无创通气联合长期氧疗对某些患者，尤其是在日间有明显高碳酸血症的患者或许有一定益处。无创通气可以改善生存率但不能改善生命质量。慢阻肺合并阻塞性睡眠呼吸暂停综合征的患者，应用持续正压通气在改善生存率和住院率方面有明确益处。

5. 康复治疗 康复治疗对进行性气流受限、严重呼吸困难而很少活动的慢阻肺患者，可以改善其活动能力，提高生命质量。康复治疗包括呼吸生理治疗、肌肉训练、营养支持、精神治疗和教育等多方面措施。

（张　泓　张文武）

第5节　自发性气胸

气胸（pneumothorax）系肺组织及脏层胸膜破裂，或胸壁及壁层胸膜被穿透，空气进入胸膜腔，形成胸膜腔积气和肺脏萎缩。可分成自发性、外伤性和医源性三类。医源性气胸由诊断和治疗操作所致。外伤性气胸是胸壁的直接或间接损伤所致。而在没有创伤或人为因素的情况下，肺组织及脏层胸膜自发性破裂，空气进入胸膜腔，称为自发性气胸（spontaneous pneumothorax，SP）。SP 又可分为原发性 SP（primary SP，PSP）和继发性 SP（secondary SP，SSP）两型，前者又称特发性气胸，多见于瘦高体型的男性青壮年，常规 X 线检查肺部无显著病变，但可有胸膜下肺大疱（pleural bleb），多在肺尖部，其形成机制可能与吸烟、身高和小气道炎症有关，也可能与非特异性炎症瘢痕或弹性纤维先天性发育不良有关；后者多见于有基础肺部病变者（如肺结核、COPD、肺癌、肺脓肿等），由于病变引起细支气管不完全阻塞，形成肺大疱（emphysematous bulla）破裂。月经性气胸仅在月经来潮前后 24~72 小时内发生，可能是胸膜上有异位子宫内膜破裂所致。妊娠期气胸可因每次妊娠而发生，可能与激素变化和胸廓顺应性改变有关。发生气胸后，胸膜腔内负压可变成正压，致使静脉回心血流受阻，产生程度不同的心、肺功能障碍。

【诊断要点】

1. 临床表现特点 气胸病情的轻重与有无肺基础疾病及功能状态、气胸发生的缓急、胸腔内积气量及其压力高低三个因素有关。若原已存在严重肺功能减退，即使气胸量小，也可有明显的呼吸困难；青年人即使肺压缩 80% 以上，有的症状也可以很轻。起病前部分患者可能有抬举重物用力过猛、咳嗽、喷嚏、屏气或高喊大笑等诱因,但多数患者在正常活动或安静休息时发病。

典型症状为突发性胸痛,继之有胸闷和呼吸困难,并可有刺激性咳嗽。胸痛是由于胸膜牵拉、撕裂的结果,其性质如刀割或针刺样锐痛,并随深呼吸而加剧,以后逐渐转为持续性隐痛;疼痛部位位于患侧腋下、锁骨下及肩胛下,有时可向同侧肩背或上腹部放射。少量气胸无明显症状或先有气急后逐渐平稳;大量气胸时,患者感胸闷、气短、呼吸困难,不能平卧。继发性气胸由于肺部病变广泛,肺功能减退,并发气胸往往气急显著,伴发绀;张力性 SP 常呈进行性严重呼吸困难,有窒息感,甚至发生呼吸衰竭和休克,若不及时抢救,常引起死亡。少量气胸时体征不明显。气胸在 30% 以上,患侧胸部膨隆,呼吸运动减弱,叩诊呈鼓音,语颤及呼吸音减弱或消失。大量气胸可使心脏、气管向对侧移位。少量胸腔积液常是由于空气刺激胸膜产生的渗出液,但也可能由于气胸导致胸膜粘连带撕裂引起血气胸。

由于肺泡破裂逸出的气体进入肺间质,形成间质性肺气肿。肺间质内的气体沿血管鞘可进入纵隔,甚至进入胸部或腹部皮下组织,导致皮下气肿。张力性 SP 抽气或闭式引流后,亦可沿针孔或切口出现胸壁皮下气肿,或全身皮下气肿及纵隔气肿。气体积聚在纵隔间隙可压迫纵隔大血管,出现干咳、呼吸困难、呕吐及胸骨后疼痛,并向双肩或双臂放射。疼痛常因呼吸运动及吞咽动作而加剧。患者发绀、颈静脉怒张、低血压、心浊音界缩小或消失、心音遥远、心尖部可听到与心搏同步的"咔嗒"声(Hamman's 征)。皮下气肿及纵隔气肿随胸腔内气体排出减压而自行吸收。吸入较高浓度的氧气可增加纵隔内氧浓度,有利于气肿消散。若纵隔气肿张力过高影响呼吸及循环,可作胸骨上窝切开排气。

2. 辅助检查

(1)X 线检查:X 线检查(包括透视、摄片)显示气胸征是确诊的依据。它可以显示肺脏萎缩的程度、肺内病变情况以及有无胸膜粘连、胸腔积液和纵隔移位等。此外,还可从后前位 X 线胸片判断气胸容量,即:侧胸壁至肺边缘的距离为 1cm 时,约占单侧胸腔容量的 25% 左右,2cm 时约 50%,故从侧胸壁与肺边缘的距离 ≥ 2cm 为大量气胸,<2cm 为小量气胸。如从肺尖气胸线至胸腔顶部估计气胸的大小,距离 ≥ 3cm 为大量气胸,<3cm 为小量气胸。

(2)CT 扫描:CT 扫描表现为胸膜腔内出现极低密度的气体影,伴有肺组织不同程度的萎缩改变。CT 对于小量气胸、局限性气胸以及肺大疱与气胸的鉴别比 X 线胸片更敏感和准确。

3. 临床分型 根据脏层胸膜破口的情况及其发生后对胸腔内压力影

响,将 SP 分为闭合性(单纯性)气胸、张力性(高压性)气胸和交通性(开放性)气胸三种类型,见表 8-5-1。但这三种类型 SP 在病情发展过程中可以相互转换,因此,对于任何类型的 SP,均应严密观察,以及时发现病情的转变。

为了便于临床观察和处理,尚可根据临床表现把 SP 分为稳定型和不稳定型,符合下列所有表现者为稳定型,否则为不稳定型:呼吸频率 <24 次 /min;心率 60~120 次 /min;血压正常;呼吸室内空气时 SaO$_2$>90%;两次呼吸间说话成句。

表 8-5-1　自发性气胸的分型

分型	破口特点	临床表现	胸腔压力测定
闭合性(单纯性)	破口较小,且迅速闭合,故空气进入较少	一般的胸闷或轻度气短,无明显呼吸困难,抽气后迅速缓解	一般在 –1~ –2cmH$_2$O,但有时为正压,在一次或数次抽气后不再上升为正压
交通性(开放性)	破口较大,不易关闭,空气自由进出	呼吸困难比较明显,抽气后好转,但不久又出现呼吸困难	压力在 –2~4cmH$_2$O 左右,由于空气自由进出,抽气后仍不能维持负压,症状改善不著
张力性(高压性)	破裂的肺组织和脏层胸膜形成单向活瓣,吸气时空气可进入胸膜腔,呼气时破口关闭,气体不能排出,故胸膜腔内压力迅速增高	严重呼吸困难、发绀、休克等危重症状,甚至昏迷	压力为明显的正压,因空气只能进入,不能排出,故抽气后不久压力又再升高,症状改善短暂

4. 鉴别诊断　依据典型症状和体征,一般诊断并不困难,局限性少量气胸或原有肺气肿者,须借助 X 线检查等来帮助确诊。主要应注意鉴别的疾病有 AMI、支气管哮喘、COPD、肺栓塞、肺大疱,其他如消化性溃疡穿孔、膈疝、胸膜炎和肺癌等。

【治疗要点】

SP 的治疗目的是促进患侧肺复张、消除病因及减少复发。具体措施有保守治疗、胸腔减压、经胸腔镜手术或开胸手术等。应根据气胸的类型与病因、发生频次、肺压缩程度、病情状态及有无并发症等适当选择。持续性气胸(系指 SP 经肋间切开水封瓶引流或加用持续负压吸引,仍然漏气超过14 天者)或复发性气胸(指单侧气胸发作超过 2 次或双侧性气胸发作 3 次以上者)(这两种气胸通称为顽固性气胸)均提示肺内有不可逆的病理改变,应积极治疗,预防复发是十分重要的。

1. 保守治疗　主要适用于稳定型小量气胸、首次发生的症状较轻的闭合性气胸。应严格卧床休息,高浓度吸氧(10L/min)治疗可加快胸腔内气体的吸收。剧烈咳嗽者口服喷托维林 25mg,每日 3 次,或可待因 0.03g,每日 3 次。支气管痉挛者给予氨茶碱 0.5g 加入葡萄糖液 500ml 静脉缓慢滴注,或沙丁胺醇气雾剂吸入。保持大便通畅。保守治疗需密切监测病情改变,尤其在气胸发生后 24~48 小时内。同时重视肺基础疾病的治疗。若患者年龄偏大,并有肺基础疾病如 COPD,其胸膜破裂口愈合慢,呼吸困难等症状严重,即使气胸量较小,原则上不主张采取保守治疗。此外,气胸患者应常规使用抗生素治疗直至胸膜腔愈合为止,可选用青霉素、氨苄西林、氨基糖苷类、氟喹诺酮类、头孢菌素类等。

也可用超短波治疗肺压缩面积25%以下的自发性气胸。剂量为温热量,每次 25 分钟,每日 1 次,6 次为 1 个疗程。可使肺复张时间明显缩短,每日气体吸收率明显提高。

2. 排气疗法

(1)胸膜腔穿刺抽气法:适用于小量气胸(20% 以下),呼吸困难较轻,心肺功能尚好的闭合性气胸患者。抽气可加速肺复张,迅速缓解症状。通常选择患侧胸部锁骨中线第 2 肋间为穿刺点,局限性气胸则要选择相应的穿刺部位。皮肤消毒后用气胸针或细导管直接穿刺入胸膜腔,随后连接于 50ml 或 100ml 注射器或人工气胸机抽气并测压,直到患者呼吸困难缓解为止。一般一次抽气量不宜超过 1 000ml 或使胸膜腔压力降至"0"上下,每日或隔日抽气一次。对危及生命的张力性气胸的紧急处理,在没有条件的医疗单位或现场救治中,可用粗针头迅速刺入胸膜腔,以达到暂时减压的目的。亦可采用粗注射针头,将针柄接扎上橡皮指套,指套末端剪一小口,针插进胸膜腔后,高压气体迅速自小口排出,到达负压时,指套囊即瘪塌,小口闭合,外界空气不能进入。此为临时性急救措施,此后仍应行胸腔水封瓶闭式引流。

(2)胸腔闭式引流术:适用于不稳定型气胸,呼吸困难明显,肺压缩程度较重,交通性和张力性气胸,反复发生气胸的患者。无论其气胸容量多少,均应尽早行胸腔闭式引流。对经胸膜腔穿刺抽气效果不佳者也应插管引流。插管部位多取锁骨中线外侧第 2 肋间,或腋前线第 4~5 肋间。如为局限性气胸或需引流胸腔积液,则应根据 X 线检查选择适当部位。上述部位局部消毒、麻醉后,沿肋骨上缘平行作 1.5~2.0cm 皮肤切口,用套管针穿刺进入胸膜腔,拔去针芯,通过套管将灭菌胶管插入胸腔;或经钝性分离肋间组织达胸膜,再穿破胸膜将导管直接送入胸膜腔。目前多用带有针芯的硅胶管经切口直接插入胸腔,使用方便。16~22F 导管适用于大多数患者,如有支气管胸膜瘘或机械通气的患者,应选择 24~28F 的大导管。导管固定后,另一端可连接 Heimlich 单向活瓣,或置于水封瓶的水面下 1~2cm,使胸腔内压力保持在 1~2cmH$_2$O 以下,插管成功则导管持续溢出气泡,呼吸困难迅速缓解,压缩的肺可在数小时至数天内复张。对肺压缩严重、时间较长的患者,插管后应夹住引流管分次引流,避免胸腔内压力骤降产生肺复张后肺水肿。水封瓶应消毒应用,瓶内液体可用消毒清水或生理盐水,一般隔日更换一次消毒水封瓶。水封瓶一般放在病床边的地面上,并应避免将其提高到接近胸腔的水平。若未见气泡溢出,且患侧肺呼吸音已恢复,可认为肺已复张;如经 X 线检查确认肺复张,则用止血钳夹住导管,观察 24~48 小时,复查如再无气胸的存在,则可拔管。有时虽未见气泡溢出,但患者症状缓解不明显,应考虑为导管不通畅或部分滑出胸膜腔,需及时更换导管或做其他处理。

单纯水封瓶闭式引流系正压排气引流,胸膜腔内须达一定正压,气体才能排出(引流玻管没水不宜太深,一般在 1~2cm)。此法简便易行,但排气有时不彻底,肺复张稍慢。有时为补救肺复张较慢的不足,于引流数天后,估计瘘孔已经闭合,可令患者轻轻咳嗽,使胸膜腔产生短暂正压,以利气体排出。若胸膜腔内气体迅速减少,说明瘘孔确已闭合;如虽有不少气体排出,但胸膜腔内气体不见减少,则提示瘘孔并未闭合,不宜令患者咳嗽排气,可继续行单纯水封瓶闭式引流。若应用胸腔水封瓶闭式引流 2~3 周左右仍溢出气泡者则考虑行药物粘连(见下述)。注药后由于瘘孔部位产生渗出、粘连、闭合,95% 以上患者均在 1~2 天将残留胸腔气体从水封瓶排出而肺全复张。对极少数患者肺复张较慢,在确定瘘孔已闭合和气道通畅后,则可行低的负压吸引,促使肺复张。

负压吸引水封瓶闭式引流是在水封瓶排气管中,安装一个压力调节瓶调节负压,压力调节管下端离水面 8~12cm,即抽吸负压为 8~12cmH$_2$O,最深不宜超过 14cm。如有胸腔积液,可在水封瓶前加一个液体收集瓶,以便观察排液情况。如肺已完全复张,可试停负压吸引,夹住引流管让患者活动,观察 48~72 小时经透视或胸片证实气胸未再复发后,可拔除导管,伤口以蝶形胶布拉拢,纱布覆盖。

PSP 经导管引流后,即可使肺完全复张;SSP 常因气胸分隔,单导管引流效果不佳,有时需在患侧胸腔插入多根导管。双侧同时发生 SP 者,可在双侧胸腔插管引流。

3. 化学性胸膜固定术 将无菌的刺激性物质(硬化剂)注入胸膜腔,诱发化学性胸膜炎,使脏层、壁层胸膜粘连,瘘孔闭合,消失胸膜腔间隙,使空气无处积存,从而治疗和避免气胸复发,该方法谓之化学性胸膜固定术

(pleurodesis)。适用于不宜手术或拒绝手术的下列患者:①持续性或复发性SP;②双侧气胸;③合并肺大疱;④ 肺功能低下,不能耐受胸科手术者。常用的硬化剂有多西环素、米诺环素、滑石粉等,由于滑石粉胸膜固定术 SP 复发率 7%~15%,仅次于手术(0.6%~2%),故以滑石粉为首选。滑石粉 5g 用生理盐水 60~100ml 稀释后经胸腔导管注入胸膜腔,夹管 1~2 小时后引流;或经胸腔镜直视下喷洒粉剂。胸腔注入硬化剂前,尽可能使肺完全复张。注入药物后,嘱患者多方向转动体位,以使注入物质均匀涂布在胸膜表面。为避免药物引起的局部剧痛,可先注入适量(200mg)利多卡因,让患者转动体位,充分麻醉胸膜,15~20 分钟后再注入药物。若一次无效,可重复注药。观察 1~3 天,经 X 线透视或照片证实气胸已吸收,可拔除引流管。此法成功率高。故有人主张在对 SP 患者胸腔闭式引流后,肺全复张的拔管前均行滑石粉注入胸腔(转动体位后引流出),以减少或防止 SP 复发。主要不良反应为胸痛、发热,滑石粉可引起 ARDS,应用时应予注意。

4. 支气管内封堵术 采用微球囊或栓子堵塞支气管,导致远端肺不张,以达到肺大疱气漏处裂口闭合之目的。均应在肋间插管引流下进行。

5. 手术治疗 经内科治疗无效的气胸可为手术的适应证,主要适用于长期气胸、血气胸、双侧气胸、复发性气胸、张力性气胸引流失败者、胸膜增厚致肺膨胀不全或影像学有多发性肺大疱者。手术治疗成功率高,远期效果最好,复发率最低。包括胸腔镜下手术和开胸手术。

(徐 玢 郭 伟 张文武)

第 6 节 肺 炎

肺炎(pneumonia)是指终末气道、肺泡和肺间质的炎症,可由病原微生物、理化因素、免疫损伤、过敏及药物所致。依病因分类细菌性肺炎是最常见的肺炎。由于细菌学检查阳性率低,培养结果滞后,病因分类在临床上应用较为困难,目前多按肺炎的患病环境分为两类:①社区获得性肺炎(community acquired pneumonia,CAP):是指在医院外罹患的感染性肺实质炎症,包括具有明确潜伏期的病原体感染而在入院后平均潜伏期内发病的肺炎。②医院获得性肺炎(hospital acquired pneumonia,HAP):是指患者入院 48 小时后在医院(包括老年护理院、康复院等)内发生的肺炎。此种分类有利于指导经验治疗。

【诊断要点】

CAP 的诊治思路分为以下 6 个步骤:①判断诊断是否成立;②评估病情严重程度并选择治疗场所;③推测可能的病原体及耐药风险;④合理安排

病原学检查,及时启动经验性抗感染治疗;⑤动态评估经验性抗感染效果;⑥治疗后随访。

(一)确定肺炎诊断 首先必须把肺炎与呼吸道感染区别开来。呼吸道感染虽然有咳嗽、咳痰和发热等症状,但各有其特点,上、下呼吸道感染无肺实质浸润,胸部X线检查可鉴别。其次,必须把肺炎与其他类似肺炎的疾病区别开来。

1. 肺炎临床表现特点 肺炎的临床表现可轻可重,决定于病原体和宿主的状态。常见症状为咳嗽、咳痰,或原有呼吸道症状加重,并出现脓性痰或血痰,伴或不伴胸痛。病变范围大者可有呼吸困难、呼吸窘迫。大多数患者有发热。早期肺部体征无明显异常,重症患者可有呼吸频率增快,鼻翼扇动、发绀。肺实变时有典型的体征,如叩诊浊音、触觉语颤增强和支气管呼吸音等,也可闻及湿性啰音。并发胸腔积液者患侧胸部叩诊浊音,触觉语颤减弱,呼吸音减弱。外周血白细胞总数和中性粒细胞比例通常升高。但在老年、重症患者、免疫抑制等患者可不出现血白细胞总数升高、甚至下降。急性C反应蛋白、降钙素原和血沉可升高。X线影像学可表现为边缘模糊的片状或斑片状浸润影。

2. 肺炎的鉴别诊断 肺炎常需与肺结核、肺癌、急性肺脓肿、肺栓塞、非感染性肺部浸润如肺间质纤维化、肺水肿、肺不张、肺嗜酸性粒细胞浸润症和肺血管炎等疾病鉴别。

3. 肺炎临床诊断标准

(1)CAP临床诊断标准

1)社区发病。

2)肺炎相关临床表现:①新近出现的咳嗽、咳痰或原有呼吸道疾病症状加重,伴或不伴脓痰、胸痛、呼吸困难及咯血;②发热;③肺实变体征和/或闻及湿性啰音;④外周血白细胞 $>10 \times 10^9/L$ 或 $<4 \times 10^9/L$,伴或不伴细胞核左移。

3)胸部影像学检查显示新出现的斑片状浸润影、叶或段实变影、磨玻璃影或间质性改变,伴或不伴胸腔积液。符合1)、3)及2)中任何1项,并除外肺结核、肺部肿瘤、非感染性肺间质性疾病、肺水肿、肺不张、肺栓塞、肺嗜酸性粒细胞浸润症及肺血管炎等后,可作出诊断。

CAP常见病原体为肺炎链球菌、支原体、衣原体、流感嗜血杆菌和呼吸道病毒(甲、乙型流感病毒、腺病毒、呼吸道合胞病毒和副流感病毒)等。

(2)HAP临床诊断标准:HAP亦称医院内肺炎(nosocomial pneumonia),指患者住院期间没有接受有创机械通气、未处于病原感染的潜伏期,且入院 ≥ 48 小时后在医院内新发生的肺炎。呼吸机相关性肺炎(ventilator associated pneumonia，VAP）是指气管插管或气管切开患者，接受机械通气48小时后发生的肺炎及机械通气撤机、拔管后48小时内出现的肺炎。胸部 X 线或 CT 显示新出现或进展性的浸润影、实变影、磨玻璃影，加上下列三个临床症候中的两个或以上可以诊断为肺炎：①发热超过38℃。②血白细胞增多或减少。③脓性气道分泌物。但 HAP 的临床表现、实验室和影像学检查特异性低，应注意与肺不张、心力衰竭和肺水肿、基础疾病肺侵犯、药物性肺损伤、肺栓塞和 ARDS 等相鉴别。无感染高危因素患者常见病原体依次为肺炎链球菌、流感嗜血杆菌、金黄色葡萄球菌、大肠埃希菌、肺炎克雷伯菌等；有感染高危因素患者的常见病原体为金黄色葡萄球菌、铜绿假单胞菌、肠杆菌属、肺炎克雷伯菌等。目前多耐药（multidrug-resistant，MDR）病原体所致的 HAP 有增加趋势，如耐甲氧西林金黄色葡萄球菌（MRSA）、铜绿假单胞菌和鲍曼不动杆菌等。早期诊断有赖于对 HAP 的高度警惕性，高危人群如昏迷、免疫功能低下、胸腹部手术、长期 ICU 住院、人工气道和机械通气者、长期糖皮质激素和免疫抑制剂治疗者，出现原因不明发热或热型改变；咳嗽咳痰或症状加重、痰量增加或脓性痰；氧疗患者所需吸氧浓度增加或机械通气者所需每分钟通气量增加，均应怀疑 HAP 可能，及时进行 X 线检查。

（二）评估肺炎严重程度 若肺炎的诊断成立，评估病情的严重程度对于决定在门诊或入院治疗甚或 ICU 治疗至关重要。中国成人社区获得性肺炎诊断和治疗指南（2016 年版，下简称新指南）建议使用 CURB-5 评分作为判断 CAP 患者是否需要住院治疗的标准，CURB-65 评分共 5 项指标，满足 1 项得 1 分：①意识障碍；②尿素氮 >7mmoL/L；③呼吸频率 ≥ 30 次 /min钟；④收缩压 <90mmHg 或舒张压 ≤ 60mmHg；⑤年龄 ≥ 65 岁。评分 0~1 分：原则上门诊治疗即可；2 分：建议住院或在严格随访下的院外治疗；3~5 分：应住院治疗。

肺炎严重性决定于三个主要因素：局部炎症程度、肺部炎症的播散和全身炎症反应程度。如果肺炎患者需要通气支持（急性呼吸衰竭、气体交换严重障碍伴高碳酸血症或持续低氧血症）、循环支持（血流动力学障碍、外周低灌注）和需要加强监护与治疗（肺炎引起的脓毒症或基础疾病所致的其他器官功能障碍）可认为是重症肺炎。新指南的重症 CAP 诊断标准如下：主要标准：①需要气管插管行机械通气治疗；②脓毒症休克经积极液体复苏后仍需要血管活性药物治疗。次要标准：①呼吸频率 ≥ 30 次 /min；②氧合指数 ≤ 250mmHg（1mmHg=0.133kPa）；③多肺叶浸润；④意识障碍和 / 或定向障碍；⑤血尿素氮 ≥ 7.14mmol/L；⑥收缩压 <90mmHg 需要积极的液体复苏。凡符合 1 项主要标准或 ≥ 3 项次要标准可诊断为重症 CAP，需密切观察，

积极救治,有条件时应收入 ICU 治疗。

(三) **病原学诊断**　门诊接受治疗的轻症 CAP 患者不必常规进行病原学检查,对于门诊治疗失败、聚集性发病以及住院(和住 ICU)的患者,应尽量在使用或更换使用抗感染药物前采集病原学检测标本,争取尽早目标性抗感染治疗。

常用方法有:①痰培养。②经纤维支气管镜或人工气道吸引物细菌培养。③防污染标本毛刷(PSB)所取标本细菌培养。④支气管肺泡灌洗(BAL)灌洗液细菌培养。⑤血和胸腔积液培养:是简单易行的肺炎病原学诊断方法。肺炎患者血和痰培养分离到相同细菌,可确定为肺炎的病原菌。如仅血培养阳性,但不能用其他原因如腹腔感染、静脉导管相关性感染等解释,血培养的细菌也可认为是肺炎的病原菌。胸腔积液培养的细菌可认为是肺炎的致病菌,但需排除操作过程中皮肤细菌的污染。⑥尿抗原试验:包括军团菌和肺炎链球菌尿抗原。⑦血清学检查:测定特异性 IgM 抗体滴度,如急性期和恢复期之间抗体滴度有 4 倍增高可诊断,如支原体、衣原体、嗜肺军团菌和病毒感染等,多为回顾性诊断。

【治疗要点】

(一) **治疗原则**　抗感染治疗是肺炎治疗的最主要环节。细菌性肺炎的抗菌治疗包括经验性治疗和目标性治疗。前者主要根据本地区和单位的肺炎病原体流行病学资料,选择可能覆盖病原体的抗生素;后者是依据病原学的培养结果或肺组织标本培养或病理结果以及药物敏感试验结果,选择体外试验敏感的抗生素。此外,还要根据患者年龄、基础疾病、临床特点、实验室及影像学检查、疾病严重程度、肝肾功能、既往用药和药物敏感性情况选择抗生素和给药途径。

1. 对于门诊轻症 CAP 患者,尽量使用生物利用度好的口服抗感染药物治疗。建议口服阿莫西林或阿莫西林 / 克拉维酸治疗;青年无基础疾病患者或考虑支原体、衣原体感染患者可口服多西环素或米诺环素;我国肺炎链球菌及肺炎支原体对大环内酯类药物耐药率高,在耐药率较低地区可用于经验性抗感染治疗;呼吸喹诺酮类可用于上述药物耐药率较高地区或药物过敏或不耐受患者的替代治疗。

2. 对于需要住院的 CAP 患者,推荐单用 β- 内酰胺类或联合多西环素、米诺环素、大环内酯类或单用呼吸喹诺酮类。对于需要入住 ICU 的无基础疾病青壮年罹患重症 CAP 的患者,推荐青霉素类 / 酶抑制剂复合物、三代头孢菌素、厄他培南联合大环内酯类或单用呼吸喹诺酮类静脉治疗,而老年人或有基础病患者推荐联合用药。

3. 重症肺炎的治疗首先应选择广谱的强力抗菌药物,足量、联合用药。

重症 CAP 常用 β- 内酰胺类联合大环内酯类或氟喹诺酮类;青霉素过敏者用氟喹诺酮类和氨曲南。HAP 可用氟喹诺酮类或氨基糖苷类联合抗假单胞菌的 β- 内酰胺类、广谱青霉素 /β- 内酰胺酶抑制剂、碳青霉烯类的任何一种,必要时可联合万古霉素、替考拉宁、利奈唑胺或替加环素。

4. 对有误吸风险的 CAP 患者应优先选择氨苄西林 / 舒巴坦、阿莫西林 / 克拉维酸、莫西沙星、碳青霉烯类等有抗厌氧菌活性的药物,或联合应用甲硝唑、克林霉素等。

5. 流感流行季节注意流感病毒感染,常规进行流感病毒抗原或核酸检查,并应积极应用神经氨酸酶抑制剂(奥司他韦)抗病毒治疗,不必等待流感病原检查结果,即使发病时间超过 48 小时也推荐应用,并注意流感继发金黄色葡萄球菌感染,必要时联合治疗 MRSA 肺炎的药物。

6. 抗菌药物治疗应尽早进行,一旦怀疑为肺炎即应马上给予首剂抗菌药物,越早治疗预后越好。病情稳定后可从静脉途径转为口服治疗。抗感染治疗一般可于热退 2~3 天且主要呼吸道症状明显改善后停药,但疗程应视病情严重程度、缓解速度、并发症以及不同病原体而异,不必以肺部阴影吸收程度作为停用抗菌药物的指征。通常轻、中度 CAP 患者疗程 5~7 天,重症患者需要 7~10 天或更长疗程。金黄色葡萄球菌、铜绿假单胞菌、克雷伯菌属或厌氧菌等容易导致肺组织坏死,抗菌药物疗程可延长至 14~21 天。

7. 抗菌药物初始治疗后 72 小时应对病情进行评价(见后述)。

(二) 不同人群 CAP 患者初始经验性抗感染治疗 2016 年新指南中对不同人群 CAP 患者初始经验性抗感染治疗的建议如下:

1. 门诊治疗(推荐口服给药)

(1)无基础疾病青壮年患者:常见病原体为肺炎链球菌、肺炎支原体、流感嗜血杆菌、肺炎衣原体、流感病毒、腺病毒、卡他莫拉菌。推荐方案:①氨基青霉素、青霉素类(青霉素、阿莫西林等)/酶抑制剂复合物(不包括有抗假单胞菌活性的青霉素类如哌拉西林、替卡西林);②一代、二代头孢菌素;③多西环素(强力霉素)或米诺环素;④呼吸喹诺酮类(左氧氟沙星、莫西沙星等);⑤大环内酯类:(阿奇霉素、克拉霉素)。

(2)有基础疾病或老年人患者:常见病原体为肺炎链球菌、流感嗜血杆菌、肺炎克雷伯菌等肠杆菌科菌、肺炎衣原体、流感病毒、RSV 病毒、卡他莫拉菌。推荐方案:①青霉素类 / 酶抑制剂复合物;②二代、三代头孢菌素(口服);③呼吸喹诺酮类;④青霉素类 / 酶抑制剂复合物、二代头孢菌素、三代头孢菌素联合多西环素、米诺环素或大环内酯类。

2. 需入院治疗,但不必收住 ICU 的患者(可选择静脉或口服给药)

(1)无基础疾病青壮年:常见病原体为肺炎链球菌、流感嗜血杆菌、卡他莫拉菌、金黄色葡萄球菌、肺炎支原体、肺炎衣原体、流感病毒、腺病毒、其他呼吸道病毒。推荐方案:①青霉素 G、氨基青霉素、青霉素类 / 酶抑制剂复合物;②二代、三代头孢菌素、头霉素类、氧头孢烯类;③上述药物联合多西环素、米诺环素或大环内酯类;④呼吸喹诺酮类;⑤大环内酯类。

(2)有基础疾病或老年人(≥ 65 岁):常见病原体为肺炎链球菌、流感嗜血杆菌、肺炎克雷伯菌等肠杆菌科菌、流感病毒、RSV 病毒、卡他莫拉菌、厌氧菌、军团菌。推荐方案:①青霉素类 / 酶抑制剂复合物;②三代头孢菌素或其酶抑制剂复合物、头霉素类、氧头孢烯类、厄他培南等碳青霉烯类;③上述药物单用或联合大环内酯类;④呼吸喹诺酮类。

3. 需入住 ICU 的重症患者(推荐静脉给药)

(1)无基础疾病青壮年:常见病原体为肺炎链球菌、金黄色葡萄球菌、流感病毒、腺病毒、军团菌。推荐方案:①青霉素类 / 酶抑制剂复合物、三代头孢菌素、头霉素类、氧头孢烯类、厄他培南联合大环内酯类;②呼吸喹诺酮类。

(2)有基础疾病或老年人:常见病原体为肺炎链球菌、军团菌、肺炎克雷伯菌等肠杆菌科菌、金黄色葡萄球菌、厌氧菌、流感病毒、RSV 病毒。推荐方案:①青霉素类 / 酶抑制剂复合物、三代头孢菌素或其酶抑制剂的复合物、厄他培南等碳青霉烯类联合大环内酯类;②青霉素类 / 酶抑制剂复合物、三代头孢菌素或其酶抑制剂复合物、厄他培南等碳青霉烯类联合呼吸喹诺酮类。

4. 有铜绿假单胞菌感染危险因素的 CAP,需住院或入住 ICU(推荐静脉给药) 常见病原体为铜绿假单胞菌,合并肺炎链球菌、军团菌、肺炎克雷伯菌等肠杆菌科菌、金黄色葡萄球菌、厌氧菌、流感病毒、RSV 病毒。推荐方案:①具有抗假单胞菌活性的 β- 内酰胺类抗生素(如头孢他啶、头孢吡肟、哌拉西林 / 他唑巴坦、头孢哌酮 / 舒巴坦、亚胺培南、美罗培南等);②有抗假单胞菌活性的喹诺酮类;③具有抗假单胞菌活性的 β- 内酰胺类联合有抗假单胞菌活性的喹诺酮类或氨基糖苷类;④具有抗假单胞菌活性的 β- 内酰胺类、氨基糖苷类、喹诺酮类三药联合。

(三)重症肺炎的对症支持治疗 重症肺炎治疗除了针对病原体的抗感染治疗外,维持水电解质酸碱平衡、纠正低蛋白血症、营养支持非常有必要;同时可辅助雾化、体位引流、胸部物理治疗;对于存在低氧血症的患者应给予氧疗,维持血氧饱和度在 90% 以上,需呼吸支持的患者应及时进行机械通气,使患者恢复有效通气并改善氧合。

(四)肺炎治疗后的评价、处理和出院标准 大多数 CAP 患者在初始治疗后 72 小时临床症状改善,但影像学改善滞后于临床症状。应在初始治疗后 72 小时对病情进行评价,部分患者对治疗的反应相对较慢,只要临床表现无恶化,可以继续观察,不必急于更换抗感染药物。

1. 初始治疗后评价的内容　初始治疗后评价应包括以下 5 个方面：①临床表现：包括呼吸道及全身症状、体征；②生命体征：一般情况、意识、体温、呼吸频率、心率和血压等；③一般实验室检查：包括血常规、血生化、血气分析、C 反应蛋白、降钙素原等指标；④微生物学指标：可重复进行常规微生物学检查，必要时采用分子生物学和血清学等方法，积极获取病原学证据；⑤胸部影像学：临床症状明显改善的患者不推荐常规复查胸部影像；症状或体征持续存在或恶化时，应复查 X 线胸片或胸部 CT 确定肺部病灶变化。

2. 初始治疗有效的判断及处理　经治疗后达到临床稳定，可以认定为初始治疗有效。临床稳定标准需符合下列所有 5 项指标：①体温 ≤ 37.8℃；②心率 ≤ 100 次 /min；③呼吸频率 ≤ 24 次 /min；④收缩压 ≥ 90mmHg；⑤氧饱和度 ≥ 90%（或者动脉氧分压 ≥ 60mmHg，吸空气条件下）。初始治疗有效的处理：①经初始治疗后症状明显改善者可继续原有抗感染药物治疗；②对达到临床稳定且能接受口服药物治疗的患者，改用同类或抗菌谱相近、对致病菌敏感的口服制剂进行序贯治疗。

3. 初始治疗失败的判断及处理　初始治疗后患者症状无改善，需要更换抗感染药物，或初始治疗一度改善又恶化，病情进展，认为初始治疗失败。临床上主要包括两种形式：①进展性肺炎：在入院 72 小时内进展为急性呼吸衰竭需要机械通气支持或脓毒性休克需要血管活性药物治疗；②对治疗无反应：初始治疗 72 小时，患者不能达到临床稳定标准。其原因可能有：①出现局部或全身并发症，如肺炎旁积液、脓胸、肺脓肿、ARDS、静脉炎、败血症及转移性脓肿是初始治疗失败的危险因素；②治疗方案未覆盖重要病原体（如金黄色葡萄球菌、假单胞菌）或细菌耐药（耐药肺炎链球菌或在治疗中敏感菌变为耐药菌）；③特殊病原体感染（结核杆菌、真菌、卡氏肺囊虫、病毒等）；④非感染性疾病误诊为肺炎；⑤存在影响疗效的宿主因素（如免疫抑制）等，应进行相应处理。

4. 出院标准　患者诊断明确，经有效治疗后病情明显好转，体温正常超过 24 小时且满足临床稳定的其他 4 项指标，可以转为口服药物治疗，无需要进一步处理的并发症及精神障碍等情况时，可以考虑出院。

（林珮仪　张文武　田　方）

第 7 节　肺血栓栓塞症

肺栓塞（pulmonary embolism，PE）是以各种栓子阻塞肺动脉或其分支为其发病原因的一组疾病或临床综合征的总称，包括肺血栓栓塞症

（pulmonary thromboembolism，PTE）、脂肪栓塞综合征、羊水栓塞、空气栓塞等。PTE 为 PE 最常见的类型，为来自静脉系统或右心的血栓阻塞肺动脉或分支所致的以肺循环和呼吸功能障碍为主要临床和病理生理特征的疾病。引起 PTE 的血栓主要来源于深静脉血栓形成（deep venous thrombosis，DVT）。DVT 与 PTE 实质上为一种疾病过程在不同部位、不同阶段的表现，两者合称为静脉血栓栓塞症（venous thromboembolism，VTE）。

【诊断要点】

（一）危险因素　导致血栓形成的危险因素（包括任何可以导致静脉血液淤滞、静脉系统内皮损伤和血液高凝状态的因素，即 virchow 三要素）均为 PTE 的病因。这些危险因素包括原发性及获得性危险因素，原发性危险因素一般指的是血液中一些抗凝物质及纤溶物质先天性缺损，如蛋白 C 缺乏、蛋白 S 缺乏、抗凝血酶Ⅲ（AT Ⅲ）缺乏等，常以反复静脉血栓形成和栓塞为主要临床表现。获得性危险因素临床常见有：高龄、长期卧床、长时间旅行、动脉疾病（含颈动脉及冠状动脉病变）、近期手术史、创伤或活动受限如卒中、肥胖、真性红细胞增多症、管状石膏固定患肢、VTE 病史、急性感染、抗磷脂抗体综合征、恶性肿瘤、妊娠、口服避孕药或激素替代治疗等。心血管有创诊疗技术的广泛开展，也增加了 PTE 的发生。重视上述危险因素将有助于对 PTE 的早期识别。

（二）临床表现特点　PTE 症状多样，缺乏特异性，可从无症状，到血流动力学不稳定，甚或猝死。常见症状有：①不明原因的呼吸困难及气促，尤以活动后明显，为 PTE 最常见症状；②胸痛，包括胸膜炎性胸痛及心绞痛样胸痛；③晕厥，可为 PTE 首发或唯一的临床症状；④咯血，常为少量咯血，大咯血少见；⑤烦躁不安、惊恐甚至濒死感；⑥咳嗽、心悸等。各病例可出现以上症状的不同组合。临床上有时出现所谓"三联征"，即同时出现呼吸困难、胸痛及咯血，但仅见于 20% 的患者。

常见体征有：①呼吸系统：呼吸急促最常见；发绀；肺部有时可闻及哮鸣音和/或细湿啰音；合并肺不张和胸腔积液时出现相应的体征。②循环系统：心动过速，主要表现为窦性心动过速，也可发生房性心动过速（简称房速）、房颤／心房扑动（简称房扑）或室性心律失常；多数患者血压可无明显变化，大面积 PTE 可有血压下降，甚至休克；颈静脉充盈、怒张，或搏动增强；肺动脉瓣区第二心音亢进或分裂，三尖瓣可闻及收缩期杂音。③其他：可伴发热，多为低热。

DVT 的症状与体征：下肢 DVT 的主要表现为患肢肿胀、周径增粗、疼痛或压痛、皮肤色素沉着，行走后患肢易疲劳或肿胀加重。但半数以上的下肢 DVT 患者无自觉症状和明显体征。应测量双侧下肢的周径来评价其差别,进行大、小腿周径的测量点分别为髌骨上缘以上 15cm 处,髌骨下缘以下 10cm 处。双侧相差 >1cm 即考虑有临床意义。

(三) 辅助检查

1. 疑诊相关检查

(1) 血浆 D- 二聚体(D- dimer):敏感性高而特异性差。急性 PTE 时常 >500μg/L,若 <500μg/L 有重要的排除诊断价值。

(2) 动脉血气分析:常表现为低氧血症、低碳酸血症,肺泡 - 动脉血氧分压差 $P(A-a)O_2$ 增加(>15mmHg)。

(3) 血浆肌钙蛋白:包括肌钙蛋白 I(cTNI)及肌钙蛋白 T(cTNT),是评价心肌损伤的指标。cTNI 升高(>0.4ng/ml)或 cTNT 升高(>0.1ng/ml)提示急性 PTE 患者预后不良。

(4) 脑钠肽(BNP)或 N 末端脑钠肽前体(NT-proBNP):无明确心脏基础疾病者若 BNP 升高(>90pg/ml)或 NT-proBNP 升高(>500pg/ml),需考虑 PTE 可能,同时该指标也可用于评估急性 PTE 的预后。

(5) 心电图:常见的 ECG 改变是电轴右偏;肺型 P 波;$S_IQ_{III}T_{III}$(Ⅰ 导联 S 波变深,S 波 >1.5mm,Ⅲ 导联有 Q 波和 T 波倒置);右心前导联及 Ⅱ、Ⅲ、aVF 导联 T 波倒置;RBBB 等。

(6) X 线胸片:可显示:①肺动脉阻塞征:区域性肺血管纹理纤细、稀疏或消失,肺野透亮度增加;②肺动脉高压征及右心扩大征:右下肺动脉干增宽或伴截断征,肺动脉段膨隆以及右心室扩大;③肺组织继发改变:肺野局部片状阴影,尖端指向肺门的楔形阴影,肺不张或膨胀不全,肺不张侧可见膈肌抬高,有时合并胸腔积液。

(7) 超声心动图:对提示 PTE 和除外其他心血管疾患以及进行急性 PTE 危险度分层有重要价值。对于严重的 PTE 病例,如发现右心室功能障碍(right ventricular dysfunction,RVD)的一些表现,可提示或高度怀疑 PTE。若在右房或右室发现血栓,同时患者临床表现符合 PTE,可作出诊断。偶可因发现肺动脉近端的血栓而直接确诊。超声心动图检查符合下述 2 项指标即可诊断 RVD:①右心室扩张;②右心室壁运动幅度降低;③下腔静脉扩张,吸气时不萎陷;④三尖瓣反流压差 >30mmHg。

2. 确诊相关影像学检查 PTE 的确诊检查包括 CT 肺动脉造影(CTPA)、核素肺通气 / 血流灌注(V/Q)显像、磁共振肺动脉造影(MRAP)、肺动脉造影等;DVT 确诊影像学检查包括加压静脉超声(CUS)、CT 静脉造影(CTV)、核素静脉显像、静脉造影等。

(1) CT 肺动脉造影(CTPA):是目前最常用的 PTE 确诊手段,能够准确发现段以上肺动脉内的血栓。①直接征象:肺动脉内的低密度充盈缺损,部分或完全包围在不透光的血流之间(轨道征),或者呈完全充盈缺损,远端血管不显影;②间接征象:肺野楔形密度增高影,条带状高密度区或盘状肺不张,中心肺动脉扩张及远端血管分支减少或消失。

(2)磁共振显像(MRI):MRI 肺动脉造影(MRPA)可以直接显示肺动脉内的栓子及 PTE 所致的低灌注区,可确诊 PTE,但对肺段以下水平的 PTE 诊断价值有限。可用于肾功能严重受损、对碘造影剂过敏或妊娠患者。

(3)核素肺通气 / 血流灌注(V/Q)显像:典型征象是呈肺段分布的肺血流灌注缺损,并与通气显像不匹配。高度可能的征象为至少 2 个或更多肺段的局部灌注缺损,而该部位通气良好或 X 线胸片无异常。V/Q 显像对于远端 PTE 诊断价值更高,且可用于肾功能不全和碘造影剂过敏患者。

(4)肺动脉造影:为诊断 PTE 的"金标准"。属有创性检查,不作为 PTE 诊断的常规检查方法。其影像特点为:血管腔内充盈缺损,肺动脉截断,栓塞区域血流减少及肺动脉分支充盈及排空延迟。

3. DVT 相关影像学检查 对某一病例只要疑诊 PTE,无论其是否有 DVT 症状,均应进行体检,并行下肢深静脉检查(包括下肢深静脉血管超声多普勒检查、放射性核素下肢深静脉造影、CT 静脉造影、MRI 静脉造影、肢体阻抗容积图等),以帮助明确是否存在 DVT 及栓子的来源。下肢深静脉超声检查为诊断 DVT 最简便的方法。

4. 求因相关检查 对确诊的 PTE 患者应进行求因相关检查,尤其是某些可逆的危险因素(如手术、创伤、骨折、急性内科疾病等)。不存在可逆诱因的患者,注意探寻潜在疾病如恶性肿瘤、抗磷脂综合征、炎性肠病、肾病综合征等。对疑似遗传缺陷患者,应先做病史和家族史的初筛,主要评估指标包括(但不限于):血栓发生年龄 <50 岁、少见的栓塞部位、特发性 VTE、妊娠相关的 VTE、口服避孕药相关 VTE 和华法林治疗相关的血栓栓塞等;家族史包括(但不限于)≥ 2 个父系或母系的家族成员发生有(无)诱因的 VTE。

(四)急性 PTE 的危险分层 PTE 危险分层主要基于患者血流动力学状态、心肌损伤标记物及右心室功能等指标进行综合评估,从而采取更加个体化的治疗方案。血流动力学不稳定的 PTE 为高危;血流动力学稳定的 PTE,可根据是否合并右心功能不全(RVD)和心肌损伤标记物异常将患者分为中危和低危。

1. 高危 PTE 定义为存在血流动力学障碍或伴有低血压状态。临床上以休克和低血压为主要表现,即收缩压 <90mmHg,或较基础值下降幅度 ≥ 40mmHg,持续 15 分钟以上或需要血管活性药物维持。须除外新发生

的心律失常、低血容量或感染中毒症等其他原因所致的血压下降。此型患者病情变化快,预后差,临床病死率 >15%。

2. 中危 PTE　定义为血流动力学稳定,但存在 RVD 和 / 或心肌损伤。RVD 的诊断标准:临床上出现右心功能不全的表现,超声心动图检查提示存在 RVD,或脑钠肽(BNP)升高(>90pg/ml)或 N 末端脑钠肽前体(NT-proBNP)升高(>500pg/ml)。心肌损伤:心电图 ST 段升高或压低,或 T 波倒置;肌钙蛋白 I(cTNI)升高(>0.4ng/ml)或肌钙蛋白 T(cTNT)升高(>0.1ng/ml)。此型患者可能出现病情恶化,临床病死率 3%~15%,需密切监测病情变化。

3. 低危 PTE　定义为血流动力学稳定,无右心功能不全和心肌损伤。临床病死率 <1%。

(五) 诊断注意事项　由于 PTE 的症状和体征均缺乏特异性,还可同时见于其他多种疾病,因此检出 PTE 的关键是提高诊断意识。目前急性 PTE 的诊疗路径主要基于疑诊、确诊、求因、危险分层的策略。根据临床情况进行临床可能性评估可以提高疑诊 PTE 的准确性。常用的临床评估标准有加拿大 Wells 评分和修正的 Geneva 评分(表 8-7-1、表 8-7-2),二者简单易懂,所需临床资料易获得,适合基层医院。

表 8-7-1　急性 PTE 临床可能性评估的 Wells 评分标准

项目	原始版分值	简化版分值
既往肺栓塞或 DVT 病史	1.5	1
心率 ≥ 100 次 /min	1.5	1
过去 4 周内有手术史或制动史	1.5	1
咯血	1	1
肿瘤活动期	1	1
DVT 临床表现	3	1
其他鉴别诊断的可能性低于肺栓塞	3	1

注:临床可能性根据各项得分总和推算。三分类法(简化版不推荐三分类法)中总分 0~1 分为低度可能,2~6 分为中度可能,≥ 7 分为高度可能。二分类法中,对于原始版评分标准而言 0~4 分为可能性小,≥ 5 分为可能;对于简化版评分标准而言 0~1 分为可能性小,≥ 2 分为可能。

表 8-7-2 急性 PTE 临床可能性评估的 Geneva 评分标准

项目	原始版分值	简化版分值
既往肺栓塞或 DVT 病史	3	1
心率		
75~94 次 /min	3	1
≥ 95 次 /min	5	2
过去 1 月内手术史或骨折史	2	1
咯血	2	1
肿瘤活动期	2	1
单侧下肢痛	3	1
下肢深静脉触痛和单侧肿胀	4	1
年龄 >65 岁	1	1

注:临床可能性根据各项得分总和推算。三分类法中,对于原始版评分标准而言总分 0~3 分为低度可能,4~10 分为中度可能,≥ 11 分为高度可能;对于简化版评分标准而言 0~1 分为低度可能,2~4 分为中度可能,≥ 5 分为高度可能。二分类法中,对于原始版评分标准而言总分 0~5 分为可能性小,≥ 16 分为可能;对于简化版评分标准而言 0~2 分为可能性小,≥ 3 分为可能。

推荐临床评估联合 D- 二聚体检测进一步筛查急性 PTE;临床评估低度可能的患者,如 D- 二聚体检测阴性,可基本除外急性 PTE,如 D- 二聚体检测阳性,建议行确诊检查;临床评估高度可能的患者,建议直接行确诊检查。

疑诊 PTE 的患者,若血流动力学不稳定,如条件允许,建议完善 CTPA 检查以明确诊断或排除 PTE;如无条件或不适合行 CTPA 检查,建议行床旁超声心动图检查,如发现右心室负荷增加和 / 或发现肺动脉或右心腔内血栓证据,在排除其他疾病可能性后,建议按照 PTE 进行治疗;建议行肢体 CUS,如发现 DVT 的证据,则 VTE 诊断成立,并应启动治疗;在临床情况稳定后行相关检查明确诊断。对血流动力学稳定的 PTE 疑诊患者,将 CTPA 作为首选的确诊检查,如存在 CTPA 检查相对禁忌(如造影剂过敏、肾功能不全、妊娠等),则选择其他确诊检查如 MRPA 等。

PTE 应与下述常见疾病进行鉴别:冠心病、急性冠脉综合征、心肌炎、肺炎、胸膜炎、主动脉夹层、支气管哮喘、肺不张、慢性阻塞性肺气肿、原发性肺动脉高压及急性呼吸窘迫综合征(ARDS)等。在临床实践过程中,如熟知

PTE 的临床表现特点,并将 PTE 作为鉴别诊断的主要考虑内容,就会大大减少 PTE 的误诊率及漏诊率。

【治疗要点】

(一)**一般处理与呼吸循环支持治疗**　包括:①密切监测呼吸、血压、心率、心电图及血气等变化;②卧床休息,保持大便通畅,避免用力,以免深静脉血栓脱落。对于近端 DVT 与高危 PTE,考虑其血栓脱落及再次加重风险,应在充分抗凝治疗之后尽早下床活动;对于远端 DVT 与低危 PTE,建议尽早下床活动。③对症治疗:如胸痛、烦躁给予吗啡;缺氧予以吸氧;休克应用多巴胺、多巴酚丁胺、去甲肾上腺素等;心衰按心衰治疗等。

(二)**溶栓治疗**　溶栓治疗是高危 PTE 患者的一线治疗方案。溶栓治疗可迅速溶解部分或全部血栓,恢复肺组织再灌注,减少肺动脉阻力,降低肺动脉压,改善右心室功能,减少严重 VTE 患者病死率和复发率。对于高危 PTE 患者,只要不存在溶栓治疗绝对禁忌证,均应给予静脉溶栓治疗;对于部分中危 PTE 患者,若无禁忌证可考虑溶栓,但其溶栓适应证仍有待确定;对于低危 PTE 患者,不建议行溶栓治疗。溶栓的时间窗为 PTE 症状发生后 14 天内,但若近期有新发 PTE 征象可适当延长。溶栓治疗主要并发症为出血。最严重的是颅内出血,发生率 1%~2%,近半数死亡。用药前应充分评估出血的危险性,必要时应配血,做好输血准备。溶栓前宜留置外周静脉套管针,以方便溶栓中取血监测,避免反复穿刺血管。

1. 溶栓禁忌证　①绝对禁忌证有活动性内出血和近期(14 天内)自发性颅内出血。②相对禁忌证有:10 天内胃肠道出血;15 天内严重创伤;1 个月内神经外科或眼科手术;未控制的高血压≥ 180/110mmHg;创伤性心肺复苏;感染性心内膜炎(SBE);心包炎或心包积液;严重肝、肾功能不全;妊娠、分娩期;出血性疾病,血小板计数 <100×10^9/L;抗凝过程中(如正在用华法林);糖尿病出血性视网膜病变;3 个月内的缺血性脑卒中;高龄(>75 岁)等。对于致命性高危 PTE,上述绝对禁忌证亦应被视为相对禁忌证。

2. 国内常用溶栓药物及治疗方案如下:

(1)重组组织型纤溶酶原激活剂(rt-PA):首选药物。用法:rt-PA50mg(国外常用 100mg)加入注射用水 100ml,持续静脉滴注 2 小时。

(2)尿激酶:①尿激酶 2 小时方案:2 万 IU/kg 加入生理盐水 100ml 中持续静脉滴注 2 小时。②尿激酶 12 小时方案:负荷量 4 400IU/kg,加生理盐水 20ml,静脉注射 10 分钟,随后 2 200IU/(kg·h),加入生理盐水 250~500ml 持续静脉滴注 12 小时。

(三)**抗凝治疗**　抗凝疗法为 PTE 和 DVT 的基本治疗方法,可有效防止血栓再形成和复发,同时可使自身纤溶机制溶解已存在的血栓,有效阻止静脉血栓的进展。当临床疑诊 PTE 时，若无禁忌证，即应开始抗凝治疗。常用的抗凝药物有普通肝素（UFII）、低分子肝素（LMWH）、磺达肝癸钠、华法林及新型口服抗凝药物包括直接凝血酶抑制剂阿加曲班（argatroban）、达比加群酯（dabigatran）以及直接 Xa 因子抑制剂利伐沙班（rivaroxaban）、阿哌沙班（apixaban）等。在治疗初期先用普通肝素或低分子肝素，然后以华法林维持治疗。

使用尿激酶溶栓期间不同时使用肝素治疗；但以 rt-PA 溶栓时，在 rt-PA 注射结束后即可使用肝素治疗。溶栓治疗结束后，应每 2~4 小时测定一次活化部分凝血活酶时间（APTT），当其水平降至正常值的 2 倍时，即应开始规范的肝素治疗。考虑到溶栓相关的出血风险，溶栓治疗结束后，应先应用 UFH 抗凝，然后再切换到 LMWH、磺达肝癸钠或利伐沙班等，更为安全。

抗凝治疗前应测定基础 APTT、凝血酶原时间（PT）及血常规（含血小板计数、血红蛋白），评估是否存在抗凝的禁忌证，如活动性出血、凝血功能障碍、未予控制的严重高血压等。对于确诊的 PTE 病例，大部分禁忌证属相对禁忌证。

1. 普通肝素（UFH）　首剂负荷量 2 000~5 000U 或 80U/kg 静脉注射，随以 18U/(kg·h) 持续静脉滴注。在开始治疗后的最初 24 小时内每 4~6 小时测定 APTT，依 APTT 来调整肝素的用量，尽快使 APTT 达到并维持于正常值的 1.5~2.5 倍，达到稳定治疗水平后改为每日测定 APTT 一次。肝素亦可用皮下注射方式给药，一般先予静脉注射负荷量 2 000~5 000U，然后按 250U/kg 剂量每 12 小时皮下注射 1 次。调节注射剂量，使注射后 6~8 小时的 APTT 达到治疗水平。肝素一般用 7~10 天。因可能会引起肝素诱导的血小板减少症（HIT），在使用 UFH 时，第 1 周每 1~2 天、第 2 周起每 3~4 天必须复查血小板计数一次，以防出现肝素诱导的血小板减少症（HIT）。如出现血小板迅速或持续降低达 50% 以上，和/或出现动静脉血栓的征象，应停用 UFH，并改用非肝素类抗凝药物如阿加曲班和比伐卢定。合并肾功能不全的患者，建议应用阿加曲班。病情稳定后（如血小板计数恢复至 150×10^9/L 以上），可转为华法林或利伐沙班。在应用肝素过程中如发生大出血，可用全量鱼精蛋白对抗，即 1mg 鱼精蛋白对抗 100U 肝素。

2. 低分子肝素（LMWH）　必须根据体质量给药。不同种类的 LMWH 的剂量不同，每日 1~2 次皮下注射。大多数病例按体质量给药是有效的，但对过度肥胖者或孕妇宜监测血浆抗 Xa 因子活性并据之调整剂量。抗 Xa 因子活性在注射 LMWH 后 4 小时达高峰，在下次注射之前降至最低。每日 2 次应用的控制目标范围为 0.6~1.0U/ml。应用 LMWH 的疗程 >7 天时，应注意监测血小板计数。LMWH 具有生物利用度好、无需检测 APTT 和调整剂量、HIT 发生率低、安全等优点。国内常用的 LMWH 有：达肝素（法安明，100U/kg，单日总量不超过 18 000U）、依诺肝素（克赛，100U/kg 或 1mg/kg，单日总量不超过 180mg）和那曲肝素（速避凝，0.01ml/kg 或 86U/kg，单日总量不超过 17 100U），均为 12 小时皮下注射 1 次，每日 2 次。由于 LMWH 由肾脏清除，对于肾功能不全，尤为肌酐清除率 <30ml/min 者慎用，应选用 UFH 治疗。

3. 磺达肝癸钠　通过与抗凝血酶特异结合，介导对 Xa 因子的抑制作用，无 HIT 作用。可用于 VTE 的初始治疗，也可替代肝素用于出现 HIT 患者的治疗。用法：5mg（体重 <50kg）、7.5mg（体重 50~100kg）、10mg（体重 >100kg）皮下注射，每日 1 次。

4. 华法林　在肝素 / 磺达肝癸钠开始应用后的第 1 天即可加用口服抗凝剂华法林，初始剂量为 3.0~5.0mg/d。由于华法林需要数天才能发挥全部作用，因此与肝素（或 LMWH）需至少重叠应用 5 天，当国际标准化比值（INR）达到 2.5（2.0~3.0）时，或 PT 延长至正常值的 1.5~2.5 倍时，持续至少 24 小时，方可停用肝素，单用华法林抗凝治疗。华法林抗凝目标 INR 范围在 2.0~3.0 之间。初始服用华法林因 INR 未达标，故需每日监测 INR，达标后头 2 周监测 2~3 次，以后如 INR 趋于稳定，则每周测 1 次，以后半月查 1 次 INR，如 INR 均趋于稳定可 4 周查 1 次 INR。妊娠期禁用华法林，可用 UFH 或 LMWH 治疗。产后和哺乳期妇女可用华法林。华法林的主要并发症是出血，可用维生素 K 拮抗。

抗凝治疗的持续时间因人而异，一般口服华法林的疗程至少为 3 个月。部分病例的危险因素短期可以消除，如服雌激素或临时制动，疗程可能为 3 个月即可；对于栓子来源不明的首发病例，需至少 6 个月；对复发性 VTE，或危险因素长期存在者，如合并恶性肿瘤或复发性静脉血栓栓塞症，并发肺心病或肺动脉高压者需长期（1 年以上）或终生抗凝治疗。

（四）其他治疗方法

1. 肺动脉导管碎解和抽吸血栓　对于肺动脉主干或主要分支的高危 PTE，存在以下情况：①溶栓治疗禁忌；②经溶栓或积极的内科治疗无效；③或在溶栓起效前（在数小时内）很可能会发生致死性休克。若有条件，可采用导管辅助去除血栓（导管碎解和抽吸肺动脉内巨大血栓），一般局部小剂量溶栓和机械碎栓联合应用。

2. 肺动脉血栓摘除术　仅适用于经积极的内科治疗或导管介入治疗无效的紧急情况，如致命性肺动脉主干或主要分支堵塞的高危 PTE，有溶栓治疗禁忌证，或在溶栓起效前（在数小时内）很可能会发生致死性休克。但手术风险大，需较高的技术条件。

3. 放置腔静脉滤器　下腔深静脉血栓形成为 PTE 重要的血栓来源，为防止血栓脱落及 PTE 再发,可考虑放置下腔静脉滤器。对于上肢 DVT 病例,还可应用上腔静脉滤器。置入滤器后如无禁忌证(出血风险去除),建议常规抗凝治疗,定期复查有无滤器上血栓形成。因滤器只能预防 PTE 复发,并不能治疗深静脉血栓形成,因此需严格掌握适应证。

(五) 慢性血栓栓塞性肺动脉高压(CTEPH)的治疗 CTEPH 是以肺动脉血栓机化、肺血管重构致血管狭窄或闭塞,肺动脉压力进行性升高,最终导致右心功能衰竭为特征的一类疾病,是急性 PTE 的一种远期并发症,属于肺动脉高压的第 4 大类,也是可能治愈的一类肺动脉高压。最常见的症状是活动后呼吸困难,呈进行性加重,运动耐量下降,其他症状包括咯血、晕厥等。随病情进展,可出现肺动脉高压和右心衰竭征象,如口唇发绀、颈静脉怒张、P2 亢进、下肢水肿,甚至出现胸腔和腹腔积液等。对于急性肺栓塞抗凝治疗 3 个月后仍合并呼吸困难、体力减退或右心衰竭的患者,均应评估是否存在 CTEPH。CTEPH 的诊断需满足以下条件:①肺动脉平均压 ≥ 25mmHg,肺小动脉楔压 ≤ 15mmHg;②肺灌注扫描至少一个肺段灌注缺损,肺动脉 CT 成像或肺动脉造影发现肺动脉闭塞。核素肺通气 / 血流灌注(V/Q)扫描是诊断 CTEPH 的首选影像学检查,敏感度和特异度分别为 96%~97% 和 90%~95%。内科以口服华法林长期抗凝治疗为主。若阻塞部位处于手术可及的肺动脉近端,首选肺动脉血栓内膜剥脱术治疗;无法手术治疗的远端病变患者,可考虑介入方法行球囊肺动脉成形术,或应用肺动脉高压治疗药物缓解症状;反复下肢深静脉血栓脱落者,可放置下腔静脉滤器。

(朱继红 余剑波 张文武)

第 8 节 肺性脑病

肺性脑病(pulmonary encephalopathy)是由慢性胸肺疾患伴有呼吸衰竭,出现缺氧与二氧化碳(CO_2)潴留而引起以精神及神经系统症候群为主要表现的一种综合征。突出表现为严重呼吸性酸中毒、自主呼吸减弱及中枢神经系统功能障碍的精神神经症状。

肺性脑病是我国独特应用的疾病诊断名词,相当于国际文献所称的"二氧化碳麻醉(carbon dioxide narcosis)",主要病因是由于严重的 CO_2 潴留。其发病机制尚未完全阐明,但目前认为低氧血症、CO_2 潴留和酸中毒三个因素共同损伤脑血管和脑细胞是最根本的发病机制。

【诊断要点】

1. 病因与诱因 慢性肺心病为肺性脑病的主要基础病因。常见诱因有:①急性呼吸道与肺部感染,严重支气管痉挛,气道内痰液阻塞,使原已受损的肺通气功能进一步下降致体内 CO_2 潴留。②医源性因素,如镇静剂应用不当,高浓度氧,导致呼吸抑制而加重 CO_2 麻醉状态;不适当应用脱水剂及利尿剂,致痰液黏稠而加重气道阻塞。③慢性阻塞性肺病伴有右心衰竭时,由于脑血流量减少,加重脑缺氧及脑代谢功能紊乱。

2. 临床表现特点 ①基础疾病的表现:有慢性胸肺疾患伴有呼吸衰竭的表现。② CO_2 潴留的神经系统表现:症状与 $PaCO_2$ 上升的速度及 pH 值下降程度密切相关。早期轻症患者有头痛、头胀、烦躁、恶心呕吐,视力、记忆力和判断力减退;睡眠规律改变(白天嗜睡不醒,夜间失眠、惊醒);继之有神志恍惚、谵语、幻觉、精神错乱、抓空摸床、无意识动作和抽搐、扑翼样震颤;逐渐出现昏迷,眼底视神经乳头水肿,眼球突出,球结合膜充血水肿,出现锥体束征,对各种刺激无反应,脑疝形成等。③缺氧的神经系统表现:与缺氧发生的速度和程度有关。当 PaO_2 降至 60mmHg 时,可出现注意力不集中、智力和视力轻度减退;当 PaO_2 迅速降至 40~50mmHg 或以下时,会引起一系列神经精神症状,如头痛、不安、定向力与记忆力障碍、精神错乱、嗜睡;低于 30mmHg 时出现昏迷。急性严重缺氧可导致室颤或心脏骤停。④血气分析: PCO_2>70mmHg,pH 常小于 7.25。

3. 临床分型与分级

(1)临床分型:根据其神经精神症状,可将肺性脑病分为三型。①抑制型:以神志淡漠、嗜睡、昏迷等中枢神经抑制状态为主;②兴奋型:以烦躁不安、谵妄、多语等神经兴奋症状为主;③不定型:抑制与兴奋症状交替出现。

(2)临床分级:①轻型:神志恍惚、淡漠、嗜睡、精神异常或兴奋、多语而无神经系统异常体征者。②中型:浅昏迷、谵妄、躁动,肌肉轻度抽动或语无伦次,对各种刺激反应迟钝、瞳孔对光反应迟钝而无上消化道出血或 DIC 等并发症。③重型:昏迷或出现癫痫样抽搐,对各种刺激无反应、反射消失或出现病理性神经体征;可合并上消化道出血、DIC 或休克。

4. 诊断注意事项 对慢性胸肺疾病,临床病程中出现神经精神症状时,首先应考虑肺性脑病。但出现精神障碍的神经症状者并不全是肺性脑病,临床极易混淆,故应注意与感染中毒性脑病、严重电解质紊乱、脑出血、DIC、脑动脉硬化、单纯性碱中毒等相鉴别。一律或盲目按肺性脑病处理,必然会造成严重后果。

【治疗要点】

1. 正确氧疗 氧疗目标是使 SaO_2 上升至 90% 以上或 PaO_2>60mmHg,同时不使 $PaCO_2$ 上升超过 10mmHg 或 pH<7.25。若氧疗方法和给氧浓度掌握不当,会导致病情加重,甚至危及生命。肺性脑病因呼吸性酸中毒,有

严重高碳酸血症，呼吸中枢对 CO_2 刺激不敏感，此时靠低氧刺激颈动脉窦及主动脉弓的化学感受器以兴奋呼吸。若突然吸入高浓度氧，则可使上述化学感受器不敏感，反而致使呼吸抑制，通气量减少，CO_2 潴留更多，加重呼吸衰竭和肺性脑病病情。因此，对未行机械通气的患者给氧原则仍以持续性、低浓度、低流量为准。一般吸氧浓度为 28%~30%，氧流量为 1~2L/min。

2. 保持呼吸道通畅、增加通气量、改善 CO_2 潴留　积极改善通气，纠正缺 O_2 和 CO_2 潴留是抢救肺性脑病的关键性措施。

(1) 清除痰液：①痰液黏稠者：可用祛痰剂如溴己新（必嗽平）8mg，每日 3 次；氨溴索 30mg，每日 3 次；鲜竹沥液 10~20ml，每日 3 次；10% 氯化铵 10ml，每日 3 次；棕色合剂 10ml，每日 3 次。氨溴索静脉、肌内及皮下注射，成人每次 15mg，每日 2 次；亦可加入液体中静脉滴注。②无效或积痰干结者：可用药物雾化吸入或超声热蒸汽雾化吸入治疗。③咳痰无力者：可采用翻身、拍背、体位引流等措施帮助排痰。必要时可在给氧情况下，通过纤支镜吸引气管、支气管内的分泌物。

(2) 解除支气管痉挛：以茶碱类、皮质激素和 β_2 受体兴奋剂最常用。①氨茶碱：0.1~0.2g 每日 3 次口服；或用 0.125~0.25g 加入 25% 葡萄糖液 20ml 中缓慢静脉注射。注射速度 ≤ 0.25mg/(kg·min)，静脉滴注维持量为 0.6~0.8mg/(kg·h)，日注射量一般 ≤ 1.0g。②皮质激素可用甲泼尼龙 80~160mg 或氢化可的松 300~500mg 加入液体中静脉滴注。③ β_2 受体兴奋剂：常用的有沙丁胺醇（舒喘灵）、特布他林（喘康速）、福莫特罗等，可酌情选用。

(3) 呼吸兴奋剂的应用：呼吸兴奋剂可刺激呼吸中枢或主动脉弓、颈动脉窦化学感受器，在气道通畅的前提下提高通气量，从而纠正缺氧和促进 CO_2 的排出，减轻 CO_2 潴留，尚能使患者暂时清醒，有利于咳痰、排痰。其应用原则是：①必须保持气道通畅，否则会促发呼吸肌疲劳，加重 CO_2 潴留；②脑缺氧或脑水肿未纠正而出现频繁抽搐者慎用；③患者的呼吸肌功能基本正常；④若停用呼吸兴奋剂最好逐渐减量或延长给药间隔，使患者呼吸中枢兴奋性逐步恢复，不可突然停药；⑤应严格掌握呼吸兴奋剂的适应证：它常用于慢性阻塞性肺病伴有呼吸中枢敏感性降低，或应用镇静催眠药、氧疗使低氧刺激消失后引起的呼吸抑制，或肺性脑病氧疗过程中以及机械呼吸撤离前后配合应用；对以肺换气功能障碍为主所导致的呼衰患者不宜使用。既往常用尼可刹米、洛贝林，用量过大可引起不良反应，现已基本不用。取而代之的有多沙普仑（doxapram），常用 20~50mg 加入液体中静脉滴注，该药对镇静催眠药过量引起的呼吸抑制和 COPD 并发急性呼衰有显著的呼吸兴奋效果。

纳洛酮是阿片受体阻断剂，有兴奋呼吸中枢作用，可行肌内或静脉注射,每次 0.4~0.8mg,静脉滴注 1.2~2.8mg 加入 5% 葡萄糖液 250ml 中静脉滴注。

(4)机械通气:见本章第 9 节"呼吸衰竭"。

3. 控制感染　控制感染是缓解肺性脑病病情发展和降低病死率的重要环节。抗感染治疗抗生素的选择参见本章第 4 节"慢性阻塞性肺疾病急性加重"。

4. 其他治疗

(1)脑水肿的治疗:对重症者可以采取轻度或中度脱水,并以缓慢的或中等速度利尿为宜,再辅以冰帽、降温等物理措施。常用制剂为 20% 甘露醇 1~2g/kg,快速静脉滴注,每日 1~2 次。也可使用 β- 七叶皂苷钠 5~10mg 静注,每日 1~2 次,或 20mg/d 加入液体中静脉滴注。肾上腺皮质激素对缺氧所致的脑水肿也有良好的作用。

(2)镇静剂的应用:对肺性脑病患者的谵妄、狂躁不安和精神症状,在排除代谢性碱中毒后,应着重改善肺泡通气,避免用能加重呼吸抑制的镇静剂,如吗啡、哌替啶、巴比妥类药物、氯丙嗪等。必要时可用东莨菪碱 0.3~0.6mg 肌内注射,或地西泮 10mg 肌内注射。亦可用中成药醒脑静注射液(安宫牛黄注射液)2~4ml 肌内注射。

(3)脑细胞代谢与保护剂的应用:如胞磷胆碱、纳洛酮等。

(4)防治并发症:包括酸碱平衡失调与电解质紊乱、心力衰竭、休克、上消化道出血、DIC 等,详见有关章节。

(李　娜　张文武)

第9节　呼吸衰竭

呼吸衰竭(respiratory failure)是指各种原因引起的肺通气(肺泡气与外界气体交换)和 / 或肺换气(肺泡气与血液之间气体交换)功能严重障碍,以致在静息状态下亦不能维持足够的气体交换,导致低氧血症伴(或不伴)高碳酸血症,进而引起一系列病理生理改变和相应临床表现的综合征。其诊断依赖于动脉血气分析:在海平面、静息状态、呼吸空气的条件下,动脉血氧分压(PaO_2)<60mmHg,伴或不伴有动脉血二氧化碳分压($PaCO_2$)>50mmHg,并排除心内解剖分流和原发于心排血量降低等心源性因素。

根据起病缓急,呼吸衰竭可分为:①急性呼吸衰竭:由于某些突发的致病因素,如严重肺疾患、创伤、休克、电击、溺水、急性气道阻塞等,使肺通气和 / 或换气功能迅速出现严重障碍,在短时间内发生呼吸衰竭,超过机体代偿能力,若不及时抢救,可继心搏骤停等。②慢性呼吸衰竭:多继发于慢性阻塞性肺疾病（COPD）、肺结核、间质性肺疾病、神经肌肉病变等,造成呼吸功能衰退且失代偿,经过较长时间发展为呼吸衰竭。早期虽有低氧血症或伴高碳酸血症,但机体通过代偿适应,生理功能障碍和代谢紊乱较轻,pH在正常范围;晚期可伴随右心衰竭或活动耐量降低。③慢性呼吸衰竭急性加重:在慢性呼吸衰竭的基础上,因合并呼吸系统感染、气道痉挛或并发气胸等情况,病情急性加重,在短时间内出现 PaO_2 显著下降和 $PaCO_2$ 显著增高,称为慢性呼吸衰竭急性加重,其病理生理改变和临床情况兼有急性呼吸衰竭的特点。

按照动脉血气分析,呼吸衰竭可分为:①Ⅰ型呼吸衰竭:即低氧性呼吸衰竭。$PaO_2<60mmHg$,$PaCO_2$ 正常或低于正常。主要见于肺换气功能障碍(通气/血流比例失调、弥散功能损害、肺动-静脉分流等),如严重肺部感染性疾病、间质性肺疾病、急性肺栓塞等。②Ⅱ型呼吸衰竭:即高碳酸性呼吸衰竭。$PaO_2<60mmHg$,$PaCO_2>50mmHg$。主要见于肺通气功能障碍(气道痉挛、弥漫性肺气肿、肺通气驱动系统障碍等),如哮喘、慢性阻塞性肺疾病、脊髓灰质炎(小儿麻痹)、阻塞性睡眠呼吸暂停低通气综合征等。

按照发病机制也分为泵衰竭(pump failure)和肺衰竭(lung failure):①泵衰竭:驱动或调控呼吸运动的中枢神经系统、外周神经系统、神经肌肉组织(包括神经-肌肉接头和呼吸肌)以及胸廓统称为呼吸泵,这些部位的功能障碍引起的呼吸衰竭称为泵衰竭。通常泵衰竭主要引起通气功能障碍,表现为Ⅱ型呼吸衰竭。②肺衰竭:气道阻塞、肺组织和肺血管疾患引起的呼吸衰竭称为肺衰竭。肺实质和肺血管疾患常引起换气功能障碍,表现为Ⅰ型呼吸衰竭。严重的气道阻塞性疾病如COPD影响通气功能,造成Ⅱ型呼吸衰竭。

【诊断要点】

呼吸衰竭的确诊主要靠动脉血气分析。受原发病影响,临床表现可很大差异,但均以缺氧和/或 CO_2 潴留为基本表现,伴随系列的症状和体征。

(一) 临床表现特点

1. 呼吸困难 可最早出现。患者自诉"呼吸困难",客观表现为呼吸费力,伴有呼吸频率(>30次/min)、深度与节律的改变。典型为深大呼吸、浅快呼吸、点头或提肩呼吸、鼻翼扇动、端坐呼吸等。吸气性呼吸困难常见于上呼吸道疾患,可有三凹征或喉鸣音。呼气性呼吸困难多见于支气管或细支气管痉挛或不全阻塞如支气管哮喘等。混合性呼吸困难也可见于胸廓疾患、重症肺炎等。终末期,由于呼吸肌疲劳,也出现腹式反常呼吸,即吸气时腹壁内陷。但镇静药物或颅内病变等作用下呼吸困难可不典型,如呼吸匀缓、表情淡漠或昏睡。

2. 发绀　是缺氧的典型体征,表现为耳垂、口唇、口腔黏膜、指甲呈现青紫色的现象。但应注意:因发绀是由血液中还原血红蛋白的绝对值增多引起,故重度贫血患者即使有缺氧也并不一定有发绀;而红细胞增多者发绀更明显。

3. 神经精神症状　急性呼吸衰竭的神经精神症状较慢性明显。急性缺氧可出现谵妄、抽搐、昏迷。慢性者则可有注意力不集中、智力或定向功能障碍,较为隐匿。CO_2 潴留可诱发头痛、肌肉不自主的抽动或扑翼样震颤,以及中枢抑制之前的兴奋症状如失眠、睡眠习惯的改变、烦躁等,后者常是慢性呼吸衰竭的早期表现。

4. 循环系统症状　缺氧和 CO_2 潴留均可导致心率增快、血压升高。缺氧严重时可出现心律失常甚至心脏骤停。CO_2 潴留可引起表浅毛细血管和静脉扩张,表现为多汗、球结膜充血和水肿、颈静脉充盈等。慢性呼吸衰竭可因长期缺氧引起肺动脉高压、慢性肺心病、右心衰竭及相应体征。

5. 其他脏器的功能障碍　严重缺氧和 CO_2 潴留可导致肝肾肠功能障碍。临床出现黄疸、肝损伤、肠胀气、上消化道出血;血尿素氮、肌酐增高,尿中出现蛋白、管型等。

6. 酸碱失衡和水、电解质紊乱　因缺氧代偿诱发过度通气可继发呼吸性碱中毒。CO_2 潴留则表现为呼吸性酸中毒。严重缺氧多伴有代谢性酸中毒及电解质紊乱。

(二) 辅助检查

1. 血气分析　包括 $PaO_2<60mmHg$,和 / 或 $PaCO_2>50mmHg$。

2. 影像学　X 光、CT 等辅助手段可协助诊断,床边超声则可快速判断病因及心肺功能评估。

【治疗要点】

呼吸衰竭总的治疗原则是:解除原发病、加强呼吸支持和其他重要脏器功能的监测与支持,其中呼吸支持包括保持呼吸道通畅、纠正缺氧和改善通气等。

(一) 急性呼吸衰竭的治疗

1. 保持呼吸道通畅　对任何类型的呼吸衰竭,保持呼吸道通畅是接诊医师的首要任务,方法主要有:①清除气道内的分泌物或异物,保持端坐体位;②若患者昏迷应采用仰颌抬颏开放气道;③必要时需及时建立人工气道。可选择简便人工气道、气管插管、环甲膜穿刺和气管切开。简便人工气道主要有口咽通气道、鼻咽通气道和喉罩,是气管内导管的临时替代方式。气管插管、环甲膜穿刺和气管切开是重建呼吸道最为可靠的方法。若患者有支气管痉挛,应积极使用支气管扩张药及激素治疗(见本章第 3 节 "支气管哮喘"部分)。

2. 氧疗 合适氧疗能快速逆转缺氧。给氧方法有:①鼻导管或鼻塞给氧:最为简易常用。其中鼻塞管经鼻孔缓慢插入至软腭水平(离鼻孔8~10cm)。鼻塞一端与输氧管连结,另端塞入鼻前庭约1cm即可。吸入氧浓度(FiO_2)的计算可参照经验公式:$FiO_2(\%)=21+4\times$ 氧流量(L/min)。主要缺点是FiO_2不稳定,高流量时对局部黏膜有刺激,氧流量不能大于7L/min。②面罩给氧:适用于PaO_2明显降低,对氧流量需求较大的患者。③高流量氧疗(high flow nasal cannula,HFNC):近年来出现的一种新型的呼吸支持技术。该系统主要由高流量产生装置、加温湿化装置和高流量鼻塞三部分组成。采用涡轮增压原理,将氧气流速升至15~60L/min 但氧浓度维持在21%~100%,产生持续气道正压,减少死腔通气。④无创正压给氧:适用于以上措施均无改善仍缺氧患者。通过呼吸机给予间歇正压通气(IPPV)、呼气末正压通气(PEEP)或持续气道正压通气(CPAP)等压力支持,不仅提高吸入氧浓度,而且改善肺换气和肺泡通气量。

3. 增加通气量、改善CO_2潴留

(1)呼吸兴奋剂的应用:参见本章第8节"肺性脑病"。

(2)机械通气:当机体出现严重的通气和/或换气功能障碍时,予人工辅助通气装置(有创或无创呼吸机)来改善通气和/或换气功能,称为机械通气。应用机械通气能维持必要的肺泡通气量,降低$PaCO_2$;改善肺的气体交换效能;有利于呼吸肌休息恢复功能。

1)无创通气:若患者具备以下基本条件可行无创正压通气:①清醒能够合作;②血流动力学稳定;③不需要气管插管保护(即患者无误吸、严重消化道出血、气道分泌物过多且排痰不畅等情况);④无影响使用鼻/面罩的面部创伤;⑤能够耐受鼻/面罩。

2)有创通气:启动时机包括经上述氧疗无效,患者昏迷逐渐加深,呼吸不规则或暂停,呼吸道分泌物增多,咳嗽和吞咽反射明显减弱或消失等,应立即气管插管使用机械通气。机械通气过程中应根据血气分析和临床资料调整呼吸机参数。主要并发症有:通气过度,造成呼碱;通气不足,加重原有的呼酸和低氧血症;血压下降、CO下降、脉搏增快等循环功能障碍;气道压力过高或潮气量过大导致气压伤如气胸、纵隔气肿或间质性肺气肿等。

4. 体外膜肺氧合(ECMO) 是体外生命支持技术中的一种。通过将患者静脉血引出体外后经氧合器进行充分的气体交换,然后再输入患者体内。ECMO是严重呼吸衰竭的终极呼吸支持方式,主要目的是部分或全部替代心肺功能,让其充分休息,减少呼吸机相关性肺损伤的发生,为原发病的治疗争取更多的时间。

5. 病因治疗　针对不同病因,采取相应的措施是治疗急性呼吸衰竭的根本所在。上述各种治疗的目的也在于为原发病的治疗争取时间和创造条件。

6. 一般支持治疗　包括应用抗生素防治感染、维持水电解质酸碱平衡、营养支持等。

7. 其他重要脏器功能的监测与支持　参见有关章节。

(二)慢性呼吸衰竭的治疗　慢性呼吸衰竭的治疗原则是改善和纠正缺氧、CO_2 潴留以及代谢功能紊乱,提高生活质量;营养支持及早期床边康复;尽早脱机或减轻并发症的发生;积极治疗基础疾病中的可逆性病变成分;肺心病管理与家庭氧疗指导。参见本章第8节"肺性脑病"部分。

（尤青海　林锦乐　孙耕耘）

第10节　急性呼吸窘迫综合征

急性呼吸窘迫综合征(acute respiratorry distress syndrome,ARDS)是指由各种肺内外致病因素诱发炎症反应损伤肺泡上皮细胞造成弥漫性肺间质及肺泡水肿进而发展的急性呼吸衰竭。病理特征是炎症导致的肺微血管通透性增高,肺泡腔渗出富含蛋白质的液体,进而导致肺水肿及透明膜形成,常伴肺泡出血。病理生理改变是肺容积减少、肺顺应性降低和严重通气/血流比例失衡。临床表现为呼吸窘迫、顽固性低氧血症和呼吸衰竭,肺部影像学表现为双肺渗出性病变。其诊断标准自1967年Ashbaugh提出后成人急性呼吸窘迫综合征,先后有Murray肺损伤评分、AECC标准、Delphi标准及柏林标准,其中1994年的美欧ARDS共识会议(AECC标准)提出的急性肺损伤(acute lung injury,ALI)/ARDS的概念得到广泛认可。ALI和ARDS为同一疾病过程的两个阶段,ALI代表早期和病情相对较轻的阶段,而ARDS代表后期病情较严重的阶段,55%的ALI会在3天内进展为ARDS。鉴于用不同名称区分严重程度可能给临床和研究带来困惑,2012年在JAMA发表的ARDS柏林诊断标准取消了ALI命名,将本病统一称为ARDS,原ALI基本相当于现在的轻度ARDS。

【诊断要点】

1. 病因与诱因　引起ARDS的原因或危险因素很多,可分为肺内因素(直接因素)和肺外因素(间接因素)。①直接肺损伤因素:严重肺感染、胃内容物吸入、肺挫伤、吸入有毒气体、淹溺、氧中毒等;②间接肺损伤因素:脓毒症、严重的非胸部创伤、重症胰腺炎、大量输血、体外循环、弥散性血管内凝血(DIC)等。

2. 临床表现特点 ARDS大多于原发病起病3天内发生,几乎不超过7天。除原发病的症状与体征外,最早出现的症状是呼吸加快,并呈进行性加重的呼吸困难、发绀,常伴有烦躁、焦虑、出汗等。其呼吸困难的特点是呼吸深快、费力,患者常感到胸廓紧束、严重憋气,即呼吸窘迫,不能用通常的吸氧疗法改善,亦不能用其他原发心肺疾病(如气胸、肺气肿、肺不张、肺炎、心力衰竭等)解释。早期体征可无异常,或仅在双肺闻及少量细湿啰音;后期多可闻及水泡音,可有管状呼吸音。

3. ARDS柏林诊断标准 满足以下4项条件方可诊断ARDS。

(1)明确诱因下1周内出现的急性或进展性呼吸困难。

(2)胸部X线/CT检查:示两肺浸润阴影,不能完全用胸腔积液、肺叶/全肺不张和结节影解释。

(3)呼吸衰竭不能完全用心力衰竭和液体负荷过重解释。若临床无危险因素,则需用客观检查(如超声心动图等)来评价心源性肺水肿。

(4)低氧血症:根据氧合指数(PaO_2/FiO_2)确立ARDS诊断,并按其严重程度分为轻度、中度和重度ARDS。应注意的是上述氧合指数中PaO_2的监测均是在机械通气参数PEEP/CPAP不低于$5cmH_2O$的条件下测得;所在地海拔超过1 000m时,需对PaO_2/FiO_2进行校正,校正后的PaO_2/FiO_2=(PaO_2/FiO_2)×(所在地大气压值/760)。PaO_2/FiO_2正常值为400~500mmHg,≤300mmHg是诊断ARDS的必要条件。轻度ARDS:200mmHg<PaO_2/FiO_2≤300mmHg。中度ARDS:100mmHg<PaO_2/FiO_2≤200mmHg。重度ARDS:PaO_2/FiO_2≤100mmHg。

4. 诊断注意事项 目前ARDS的诊断标准仍缺乏特异性,诊断确诊前时必须排除大片肺不张、心源性肺水肿、高原肺水肿、弥漫性肺泡出血、急性PTE等。

【治疗要点】

治疗原则与一般急性呼吸衰竭相同。主要治疗措施包括:积极治疗原发病、氧疗、机械通气以及调节液体平衡等。

1. 原发病治疗与控制感染 是治疗首要原则,应积极寻找原发病灶并予以彻底治疗。感染是导致ARDS的常见原因和首位高危因素,所有ARDS均应首先考虑感染可能,可分局部感染与全身感染,局部感染应以解除梗阻,尽早充分引流;全身感染应积极寻找感染病灶与类型,必要时尽早采用广谱抗生。

2. 纠正缺氧 根据氧合指数进行病情分层后,采用针对的氧疗方式,起始多采用高浓度面罩给氧或高流量氧疗。氧疗目标是使PaO_2≥60mmHg或SaO_2≥90%。轻症者可使用面罩给氧,但多数患者需使用机械通气,氧疗后应 1~6 小时复查动脉血气分析,评估是否调整无创或有创通气。

3. **机械通气与呼吸监护** 一旦诊断为 ARDS,应做好随时行机械通气准备。轻度 ARDS 患者可试用无创正压通气,无效或病情加重时尽快气管插管或切开行有创机械通气。ARDS 机械通气的关键在于:复张萎陷的肺泡并使其保持在开放状态,以增加肺容积和改善氧合,同时避免肺泡随呼吸周期反复开闭所造成的损伤。推荐采用肺保护性通气策略,主要措施包括给予合适水平的呼气末正压(PEEP)和小潮气量。

(1)PEEP 的调节:①从低水平开始,先用 5cmH_2O,逐渐增加至合适的水平,争取维持 PaO_2>60mmHg 而吸入氧浓度(FiO_2) <0.6。一般 PEEP 水平为 8~18cmH_2O。②对血容量不足的患者,应补充足够的血容量以代偿回心血量的不足,同时不能过量,以免加重肺水肿。

(2)小潮气量:即 6~8ml/kg,旨在将吸气平台压控制在 30~35cmH_2O 以下,防止肺泡过度扩张。为保证小潮气量,可允许一定程度的 CO_2 潴留和呼吸性酸中毒(pH 7.25~7.30)。合并代谢性酸中毒时需适当补碱。

(3)通气模式:对 ARDS 患者,压力控制通气可以保证气道吸气压不超过预设水平,避免呼吸机相关肺损伤,因而较容量控制通气更常用。其他可选的通气模式包括双相气道正压通气、反比通气、压力释放通气等,并可联合肺复张法、俯卧位通气等以进一步改善氧合。

4. **液体管理** 应合理限制液体入量,在血压稳定和保证组织器官灌注前提下,液体出入量宜轻度负平衡,可使用利尿药促进水肿消退。每天摄取液体量应限制在 1 400~1 600ml。人工胶体应禁用,白蛋白则可视生化结果和抗休克等临床需要,可适量应用;也可采用 CRRT 辅助管理出入量及清除毒素。

5. **营养支持** 肺源性 ARDS 患者无肠道并发症,则需尽早全胃肠营养,不仅可避免静脉营养的不足,减少液体入量,而且能够保护胃肠黏膜,防止肠道菌群异位。

6. **药物治疗**

(1)肾上腺皮质激素:对脂肪栓塞或急性胰腺炎并发 ARDS 患者,有一定疗效。但必须早期、大剂量和短疗程使用。其他原因引起的 ARDS 患者,由于激素治疗价值尚不确定,应列为慎用,但使用前应权衡幸存的获益与消化道出血、股骨头坏死等风险的平衡。

(2)其他药物:肌松药物已被证实在重度 ARDS 应用有获益,与其减少呼吸性肺损伤密切相关;但其余药物,包括非皮质醇类抗炎药物(布洛芬、吲哚美辛)、氧自由基清除剂、血管扩张剂(山莨菪碱、吸入 NO、己酮可可碱、PGE_1)、肺表面活性物质、抗 TNFα 单克隆抗体、白介素 -1 受体阻断剂

（IL-1ra）、LPS 抗体等均无肯定效果。

7. 体外膜肺（ECMO）治疗　ECMO 是利用大动脉或静脉管路间建立体外循环，进行体外氧合弥散，在重度 ARDS 被证实有所获益，多采用 VV 模式，若成功在 3~7 天内顺利脱机，即可增加幸存可能，也可减少治疗带来并发症。但启动与脱机指征和运转的管理，需医疗团队协作完成。

（李　琦　林锦乐　张文武）

第9章

心血管系统疾病急诊

第1节 心脏骤停与心肺复苏

概 述

心脏骤停（cardiac arrest，CA）是指心脏机械活动（泵血功能）的突然停止，造成全身循环中断、呼吸停止和意识丧失。引起心脏骤停的常见的心律失常包括室颤（VF）、无脉型室速（VT）、心室停顿（asystole）以及无脉性电活动（pulseless electrical activity，PEA），或称为电 - 机械分离（electromechanical dissociation，EMD）。心脏骤停发生后，由于脑血流的突然中断，10 秒左右患者即可出现意识丧失，如在 4~6 分钟黄金时段及时救治可获存活，否则将发生生物学死亡，罕见自发逆转者。心脏骤停常是心脏性猝死的直接原因。

猝死（sudden death）是指外表健康或非预期死亡的人在外因或无外因的作用下，突然和意外地发生非暴力性死亡。心脏性猝死（sudden cardiac death，SCD）是指急性症状发作后 1 小时内发生的以意识骤然丧失为特征的、由心脏原因引起的自然死亡。无论是否有心脏病，死亡的时间和形式未能预料。SCD 患者大多数有心脏结构异常，包括冠心病、肥厚型心肌病、心脏瓣膜病、心肌炎、非粥样硬化型冠状动脉异常、浸润性病变和心内结构异常。一些暂时的功能因素，如心电不稳定、血小板聚集、冠状动脉痉挛、心肌缺血等可促使原先稳定的心脏结构异常变为不稳定，导致 SCD 发生。此外，自主神经系统不稳定、电解质紊乱、过度劳累、情绪激动、某些抗心律失常药物以及电击或雷击等也可导致 SCD。

心肺复苏（cardiopulmonary resuscitation，CPR）是心肺复苏技术的简称，是针对心搏、呼吸停止所采取的抢救措施，即用心脏按压或其他方法形成暂时的人工循环并恢复心脏自主搏动和血液循环,用人工呼吸代替自主呼吸并恢复自主呼吸,达到恢复苏醒和挽救生命的目的。现代心肺复苏包括初级心肺复苏即基础生命支持(basic life support,BLS)、高级心肺复苏即高级生命支持(advance life support,ALS)和完整的心脏骤停后治疗即持续生命支持(persistent life support,PLS)或复苏后处理三部分。心血管急救五早生存链是其具体形式。生存链五个链环是:①早期识别与呼叫:即立即识别心脏骤停并启动急救系统;②早期CPR:强调胸外心脏按压,对未经培训的普通目击者,鼓励急救人员电话指导下仅做胸外按压的CPR;③早期除颤:如有指征应快速除颤;④有效的高级生命支持(ALS);⑤完整的心脏骤停后治疗。

关于何时终止心肺复苏的问题,一般认为,只有BLS和ALS均宣告失败,才是医疗抢救无效而终止CPR的标准,并没有抢救时间限定30分钟的标准。尤其是对下述患者,更应进行超长时间(>30分钟)的CPR:①非创伤性意外所引起的猝死,如触电、溺水、中暑、低温冷冻、中毒、机械性窒息、急性心肌梗死等;②儿童猝死;③医源性意外猝死,如麻醉意外、介入手术操作、药物过敏、输液反应等;④特殊身份的人或死者家属强烈要求继续抢救者。有条件时可使用自动心肺复苏机。

我国长期以来临床判断死亡采用的是"心脏死亡"定义,即心脏停止跳动、自主呼吸消失、血压为零。这也是目前我国法律规定使用的死亡定义。死亡的另一定义是"脑死亡",是指脑干或脑干以上中枢神经系统永久性地丧失功能。其临床判断指标包括:深昏迷;瞳孔扩大、固定;脑干反射消失;脑电波无起伏;呼吸停止。虽然此时心脏可能仍有跳动,但无论采取何种医疗手段最终将发展为心脏死亡。但由于我国尚未正式出台《脑死亡法》,临床上一般仍应按"心脏死亡"标准来决定终止CPR:已进行规范的BLS和ALS持续30分钟以上,同时符合下列条件之一:①仍无自主呼吸、自主心搏,心电图为直线;②虽然心电图仍有心电活动,但属于临终前心电节律(缓慢的室性蠕动波、极其缓慢的偶发的PEA)者,而且又无可逆性原因可查;③原有严重的器质性疾病,伴有多器官功能障碍者或其他慢性疾病终末期,虽然心脏在大量药物刺激下仍有跳动,但血压无法维持、无自主呼吸,家属强烈要求放弃进一步抢救者(患方应签字要求停止抢救)。

任何慢性病患者在死亡时,心脏都要停搏。这应称之为"心脏停搏",而非"骤停"。如晚期癌症患者临终消耗致死,心脏停搏是必然的结果,这类患者当然不是心肺复苏急救的对象。但为了避免"不作为"的指责,依然要行CPR。

心脏骤停的病因与诊断

1. 心脏骤停的病因　心脏骤停的病因颇多，一般将其分为两大类，即由心脏本身的病变引起的所谓心源性心脏骤停和由其他因素和病变引起的非心源性心脏骤停。

(1)心源性心脏骤停：心血管疾病是心脏骤停最常见且最重要的原因。其中以冠心病最为常见，尤其是 AMI 的早期。在西方国家 SCD 中至少80% 是由冠心病及其并发症所致；其余 20% 是由其他心血管疾病所引起，如先天性冠状动脉异常、马方综合征、心肌病、心肌炎、心脏瓣膜损害(如主动脉瓣病变及二尖瓣脱垂)、原发性电生理紊乱(如窦房结病变、预激综合征、Q-T 间期延长综合征和 Brugada 综合征)等。

(2)非心源性心脏骤停：①严重电解质紊乱：如，高血钾(血清钾 > 6.5mmol/L)、低血钾、高钙血症、高镁血症等。②其他因素：如，严重创伤、窒息、中毒、药物过量、脑卒中等致呼吸衰竭甚至呼吸停止；各种原因的休克、药物过敏反应等；手术、治疗操作和麻醉意外等；突发意外事件如雷击、触电、溺水、自缢等。

2. 心脏骤停的临床过程　可分为 4 个时期：前驱期、终末事件期、心脏骤停期和生物学死亡期。不同患者各期表现有明显的差异。

(1)前驱期：许多患者在发生心脏骤停前有数天或数周，甚至数月的前驱症状，如心绞痛、气急或心悸的加重，易于疲劳，及其他主诉。但这些症状无特异性，并非 SCD 所特有。前驱症状仅提示有发生心血管病的危险，而不能预测 SCD 的发生。部分患者可无前驱症状，瞬即发生心脏骤停。

(2)终末事件期：是指心血管状态出现急剧变化到心脏骤停发生前的一段时间，自瞬间至持续 1 小时不等。由于猝死的病因不同，终末事件期的临床表现也各异。典型的表现包括：严重胸痛、急性呼吸困难、突然心悸或眩晕等。若心脏骤停瞬间发生，事先无预兆，则绝大部分是心源性。在猝死前数小时或数分钟内常有心电活动的改变，其中以心率加快及室性异位搏动增加最常见。因 VF 猝死的患者，常先有 VT。另有少部分患者以循环衰竭发病。

(3)心脏骤停期：意识完全丧失为该期的特征。如不立即抢救，一般在数分钟内进入死亡期。罕有自发逆转者。心脏骤停的症状和体征依次出现如下：①心音消失；②脉搏扪不到，血压测不出；③意识突然丧失或伴有短阵抽搐。抽搐常为全身性，多发生于心脏停搏后 10 秒内，有时伴眼球偏斜；④呼吸断续，呈叹息样，以后即停止，多发生在心脏停搏后 20~30 秒内；⑤昏迷，多发生于心脏停搏 30 秒后；⑥瞳孔散大，多在心脏停搏后 30~60 秒出现。

但此期尚未到生物学死亡。如予及时恰当的抢救,有复苏的可能。其复苏成功率取决于:①复苏开始的迟早;②心脏骤停发生的场所;③心电活动失常的类型(VF、VT、PEA 或心室静止);④在心脏骤停前患者的临床情况。

心脏骤停时心电图表现:①可除颤心律:包括无脉性室速(VT)/心室颤动(VF)两种类型,在心脏骤停的早期最常见,约占 80%,复苏成功率最高。②非可除颤心律:包括心室静止和 PEA,一般常见于心脏骤停的中晚期,早期也常见于部分严重的心脏损伤例如心室破裂等,约占 20%(近年来随着 β受体阻滞剂和钙通道阻滞剂等药物的广泛应用,此类心律所占比例逐渐增加),复苏成功率较低。

(4)生物学死亡期:从心脏骤停至发生生物学死亡时间的长短取决于原发病的性质以及心脏骤停至复苏开始的时间。心脏骤停发生后,大部分患者将在 4~6 分钟内开始发生不可逆脑损害,随后经数分钟过渡到生物学死亡。心脏骤停发生后立即实施 CPR 和尽早电除颤,是避免发生生物学死亡的关键。心脏复苏成功后死亡的最常见的原因是中枢神经系统的损伤,其他常见原因有继发感染、低心排血量和心律失常复发等。

3. 心脏骤停的诊断　心脏骤停的诊断主要依据是临床体征,除了检查评估患者的无反应性,包括意识突然丧失、自主呼吸停止、颈动脉搏动消失、肢体活动和咳嗽反射均丧失外,还应将临终呼吸作为心脏骤停的标志之一。若患者突然出现"无反应、且无呼吸或不能正常呼吸(仅仅是喘息)"等征象,据此足以确立心脏骤停的诊断,而应立即进行 CPR。

基础生命支持

BLS 是一系列的操作程序,包括对心搏、呼吸停止的判断,基本循环和呼吸支持等干预的技术。主要复苏措施包括 C(circulation)人工循环、A(airway)开放气道、B(breathing)人工呼吸和 D(defibrillation)电除颤,被归纳为初级 ABCD。2010CPR 指南强调胸外按压最重要,将心肺复苏程序由从 ABC(开放气道、人工呼吸、胸外按压)更改为 CAB(胸外按压、开放气道、人工呼吸)。即在通气之前开始胸外按压。

1. 早期识别求救　及时识别 CA 并尽快 CPR 是抢救 CA 患者的关键。主要是判断患者的神志(有无反应)和呼吸状态,对社会公众等非专业人员不要求对循环状态进行判断。患者突然意识丧失倒地,急救人员先要确定现场有无威胁患者和急救人员安全的因素,如有应及时躲避或脱离危险,否则尽可能不移动患者。急救人员在患者身旁快速判断有无损伤和反应。通过动作或声音刺激判断患者有无意识,如拍患者肩部并大声呼叫:"您怎么了",观察患者有无语言或动作反应。伤病员无动作或应声,即判断为无反应、无意识(意识丧失,昏迷)。对有反应者使其采取自动恢复体位,无反应患者应采取平卧位,便于实施 CPR。若怀疑有颈椎受伤,翻转患者时应保持颈部和躯干在一个轴面上,避免脊髓受到损伤。患者心脏停搏后,会出现呼吸减慢、停止,甚至出现濒死叹气样呼吸(gasping)或也称为喘息,而部分 CA 的原因正是呼吸停止或窒息。因此一旦患者呼吸异常(停止、过缓或喘息),即可认定患者出现 CA,应该立即予以 CPR。检查呼吸时要暴露胸腹部皮肤,便于直接观察有无胸腹部起伏来确定患者的呼吸状况,时间 5~10 秒。对于经过培训的医务人员,建议判断呼吸的同时应该判断患者的循环征象。循环征象包括颈动脉搏动和患者任何发声、肢体活动等。检查颈动脉搏动时,患者头后仰,急救人员找到甲状软骨,沿甲状软骨外侧 0.5~1.0cm 处,气管与胸锁乳突肌间沟内即可触及颈动脉。同时判断呼吸、脉搏的时间限定在 5~10 秒。

　　如患者出现无反应、无呼吸或无正常呼吸(叹息样呼吸),即可判断为 CA,立刻呼救并开始 CPR！要大声呼喊"来人啊,救命啊,这里有人晕倒了,请赶紧拨打急救电话 120,把附近的除颤仪(自动体外除颤器 AED)取来,我现在对伤病员给予急救,现场会急救的请来帮助我"！只有一人在现场,对成人要先拨打急救电话,启动急诊医疗服务体系(EMSS),目的是求救于专业急救人员,并快速携带除颤器到现场。如果是淹溺或其他因窒息原因所致,应立即进行五组 CPR(约 2 分钟),再去打电话。2 人以上时,一人打电话,另一人马上实施 CPR。首先做 30 次单纯 CPR(无口对口人工呼吸),而后周而复始 CPR(按压 / 通气比 30：2,5 组 /2 分钟),直至自主循环恢复(ROSC)或院前急救专业人员接替或复苏无效。打电话的人要保持平静,不要慌张,准备回答下列问题:①需急救的患者所处位置(街道或路名、办公室名称、房室号);②急救患者所在地电话号码;③发生什么事件,心脏病发作或交通事故等;④所需急救的人数;⑤患者的一般情况;⑥已经给予患者何种急救措施("正在行 CPR","正使用 AED");⑦其他任何被询问的信息,确保 EMSS 急救人员无任何疑问。最好在急救医生对现场救治提出指导后,拨打电话者再挂断电话。

　　2. 胸外按压和早期除颤　胸外按压是建立人工循环的主要方法。通过胸外按压可以使胸内压升高(胸泵机制)和直接按压心脏(心泵机制)而维持一定的血液流动,配合人工呼吸可为心、脑等重要器官提供一定含氧的血流。胸外按压是 CPR 的关键和重点。

　　人工胸外按压时,患者应仰卧平躺于硬质平面,术者跪在其旁。若胸外按压在床上进行,应在患者背部垫以硬板。按压部位在胸骨下半段,按压点位于双乳头连线中点。用一只手掌根置于按压部位,另一手掌根部叠放其上,双手指紧扣进行按压。使身体稍前倾,使肩、肘、腕位于同一轴线上,与患者身体平面垂直。用上身重力按压,按压与放松时间相同。每次按压后胸廓完全回复,但放松时手掌不离开胸壁。

胸外按压时应注意:①肘关节伸直,上肢呈一直线,双肩正对双手,以保证每次按压的方向与胸骨垂直。如果按压时用力方向不垂直,有可能造成身体滚动,影响按压效果。②对正常形体的患者,按压胸壁的下陷幅度为5cm以上,婴儿和儿童的按压幅度至少为胸部前后径的1/3(婴儿大约为4cm,儿童大约为5cm)。为达到有效的按压,可根据体形大小增加或减少按压幅度,最理想的按压效果是可触及颈或股动脉搏动。但按压力量以按压幅度为准,而不仅仅依靠触及脉搏。③每次按压后,放松使胸骨恢复到按压前的位置,血液在此期间可回流到胸腔,放松时双手不要离开胸壁,一方面使双手位置保持固定,另一方面,减少直接对胸骨本身的冲击力,以免发生骨折。按压频率100~120次/min。④按压与放松间隔比为1:1时,可产生有效的脑和冠状动脉灌注压。⑤在连续30次按压周期内,保持双手位置固定,不要改变手的位置,也不要将手从胸壁上移开,每次按压后,使胸廓重新恢复到原来的位置。⑥尽可能减少胸外按压的中断,若中断也应将中断控制在10秒钟内;按压分数(即胸外按压时间占整个CPR时间的比例)应≥60%。⑦在气道建立之前,成人CPR,按压/通气比为30:2,每个周期为5组30:2的CPR,时间大约2分钟。2人以上CPR时,每隔2分钟,应交替做CPR,以免按压者疲劳使按压质量和频率降低。轮换时要求动作快,尽量减少中断按压。在人工气道建立后,按压与通气可能不同步,通气频率10次/min。

如果"第一目击者(旁观者)"未经过CPR培训或不愿意做口对口人工呼吸,则应进行单纯胸外按压的CPR,即仅为突然倒下的成人患者进行胸外按压并强调在胸部中央用力快速按压,或者按照急救调度的指示操作。施救者应继续实施单纯胸外按压CPR,直至AED到达且可供使用,或者急救人员或其他相关施救者已接管患者。所有经过培训的非专业施救者应至少为CA患者进行胸外按压。另外,如果经过培训的非专业施救者有能力进行人工呼吸,应按照30次按压对应2次呼吸的比率进行按压和人工呼吸。

单纯胸外按压CPR对于未经培训的施救者更容易实施,而且更便于调度员通过电话进行指导;在提高ROSC率、出院存活率及神经系统功能良好率方面不亚于常规CPR,且在操作实施层面上更具有优势;另外能减少因直接接触患者而传染疾病等个人顾虑,能提高院外环境下第一反应者进行CPR的比例。在不考虑患者年龄、不考虑引起CA的病因或无法分辨病因时,推荐单纯胸外按压 CPR;但若能明确分辨为非心源性因素所致的院外心脏骤停(OHCA),且在条件允许的情况下则建议行常规 CPR。

胸外按压的并发症主要有:肋骨骨折、心包积血或心脏压塞、气胸、血胸、肺挫伤、肝脾撕裂伤和脂肪栓塞等。

早期电除颤:大多数成人突发非创伤性心脏骤停的原因是 VF,电除颤是救治 VF 最为有效的方法。研究证实,对于 VF 患者每延迟 1 分钟除颤,抢救成功率降低 7%~10%,因此早期电除颤是 CA 患者复苏成功的关键之一。心律分析证实为 VF/无脉性 VT 应立即行电除颤,之后做 5 组 CPR,再检查心律,必要时再次除颤。单相波除颤器首次电击能量选择 360J,双相波除颤器首次电击能量选择应根据除颤仪的品牌或型号推荐,一般为 150J 或 200J。对心室静止(心电图呈一直线)与无脉电活动(PEA)患者不可电除颤,而应立即实施 CPR。电除颤的作用是终止室颤而非起搏心脏,因此在完成除颤后,应该马上恢复实施胸外按压直至 2 分钟后确定 ROSC 或患者有明显的循环恢复征象(例如咳嗽、讲话、肢体明显的自主运动等)。

3. 开放气道 患者无反应(无意识)时,由于舌后坠、软腭阻塞气道,检查呼吸或人工通气前需要开放气道。方法有:①仰头抬颏法:患者无明显头、颈部受伤可使用此法。术者位于患者一侧,将一只手小鱼际放在患者前额用力使头部后仰,另一只手的手指放在下颏骨处向上抬颏,使下颌尖、耳垂连线与地面垂直。应清除患者口中的异物和呕吐物,患者义齿松动应取下。气道开放后有利于患者自主呼吸,也便于 CPR 时口对口人工呼吸。②托颌法:当高度怀疑有颈椎受伤时使用此法。术者位于患者头侧,两手拇指置于患者口角旁,余四指托住患者下颌部位,在保证头部和颈部固定的前提下,用力将患者下颌向上抬起,使下齿高于上齿。避免搬动颈部。

4. 人工呼吸 开放气道后,首先行 2 次人工呼吸,无论是否有胸廓起伏,两次人工通气后应立即行胸外按压。气管内插管是建立人工通气的最好方法。当时间与条件不允许时,可采用口对口、口对鼻或口对通气防护装置呼吸。①口对口人工呼吸:术者捏住患者的鼻孔,防止漏气,急救者用口把患者的口完全罩住,呈密封状,匀速缓慢吹气。人工呼吸 2 次,每次吹气约 1 秒钟,以胸部隆起为标准,应避免过度吹气(成人每次吹气量约 500ml)。吹完第一口气后放松鼻翼并离开伤病员口唇,约 1 秒钟后再吹第二口气。②口对鼻呼吸:适于那些不能进行口对口呼吸的患者,如牙关紧闭不能开口、口唇创伤、口对口呼吸难以实施等。将一只手置于患者前额后推,另一只手抬下颏,使口唇紧闭。用嘴封罩住患者鼻孔,将气体吹入患者鼻中。按压与通气的比例为 30:2。上述通气方式只是临时性抢救措施,应争取马上气管内插管,以人工气囊挤压或呼吸机进行辅助呼吸与供氧,纠正低氧血症,应避免过度通气。

在 BLS 中,CPR 操作是否有效,可以依据以下几个方面综合考虑:①瞳孔:复苏有效时,可见瞳孔由大变小;若瞳孔由小变大、固定、角膜浑浊,则说明复苏无效。②面色:复苏有效,可见面色由发绀转为红润;若患者面色变为灰白,则说明复苏无效。③颈动脉搏动:按压有效时,每一次按压可以摸到一次搏动;如若停止按压,搏动亦消失,应继续进行心脏按压。如若停止按压后,脉搏仍然跳动,则说明患者心搏已恢复。有条件时,按压时可测到血压在 60/40mmHg 左右。④神志:复苏有效,可见患者有眼球活动,睫毛反射与对光反射出现,甚至手脚开始抽动,肌张力增加。自主呼吸出现,并不意味可以停止人工呼吸,如果自主呼吸微弱,应仍然坚持口对口呼吸或其他呼吸支持。

CPR 的有效性,除依据心电波出现、大动脉搏动和循环体征改善来判断外,较客观的监测指标有:①呼气末 CO_2(end tidal CO_2,$ETCO_2$):可作为 CPR 中反映心排血量的可靠指标,其与冠状动脉灌注压、脑灌注压变化呈正相关。在未使用血管药物的情况下,$PETCO_2<10mmHg$ 提示预后不良。本方法具有无创、简便、反应灵敏的特点。②冠状动脉灌注压(CPP):研究证明 CPP>15mmHg 是复苏成功的必需条件。由于 CPP 是有创性监测,限制了在 CPR 中的实际应用。③中心静脉血氧饱和度($ScvO_2$):$ScvO_2$ 能更直接地反映心排血量的多少。正常情况下 $ScvO_2$ 波动于 60%~80%,CPR 中 $ScvO_2<40\%$ 则自主循环恢复的机会甚微。由于其是有创性监测,也限制了在 CPR 中的广泛应用。

5. 腹部提压心肺复苏术(腹部提压 CPR) 腹部提压 CPR 是利用腹部提压装置对患者腹部实施加压和提拉进行 CPR 的一种新技术。近年来,越来越多的研究表明腹部提压 CPR 在心脏骤停抢救中有明显的复苏效果。其适应证包括:胸部创伤性心脏骤停、呼吸肌无力及呼吸抑制的全麻患者,尤其适用于存在胸廓畸形、胸部外伤、胸肋骨骨折、血气胸等胸外按压禁忌以及窒息与呼吸肌麻痹的心脏呼吸骤停患者。目前认为腹部提压心肺复苏术可能作用机制是通过胸泵、腹泵、肺泵及心泵机制产生人工循环和通气功能。进行腹部按压时,腹腔内压力增大,使膈肌受压上移,胸腔内容积减小,压力增大,负压变小,心脏受压容减小,血液流出心脏,产生前向血流,同时腹腔器官及容量血管受压,利于血液流回心脏,从而形成连续不间断的前进血流循环;进行腹部提拉时,腹腔内压力减小,膈肌下移,胸腔内容积增大,压力减小,负压加大,心脏舒张,血液回流入心,为下次按压心脏泵血做准备。

高级生命支持

高级生命支持是在 BLS 的基础上,应用辅助设备,特殊技术等建立更为有效的通气和血运循环。主要措施包括气管插管建立通气,除颤转复心律成为血流动力学稳定的心律,建立静脉通路并应用必要的药物维持已恢复的循环等。可归纳为高级 ABCD,即 A(airway)人工气道,B(breathing)机械通气,C(circulation)建立液体通道、使用血管活性药物和抗心律失常药物等,D(differential diagnosis)寻找 SCA 原因。

1. 通气与供氧　如果患者自主呼吸没有恢复应尽早行气管插管,充分通气的目的是纠正低氧血症。院外患者通常用面罩、简易球囊维持通气,医院内的患者常用呼吸机,潮气量为 6~7ml/kg,根据血气分析结果进行调整。确保 $SaO_2 > 93\%$。

2. 药物治疗

(1)用药途径的选择:首选静脉注射给药,除非气管插管成功而静脉通路又迟迟不能建立的特殊情况下,才可考虑气管内给药。周围静脉通常选用肘前静脉或颈外静脉,中心静脉可选用颈内静脉、锁骨下静脉和股静脉。肾上腺素、利多卡因和阿托品等药物可通过气管内给药,其用药量应是静脉给药的 2~2.5 倍,并用 10ml 生理盐水或蒸馏水稀释。对于需要紧急建立通道的心脏骤停,甚至严重休克、心脏骤停前患者,由于其外周灌注不良,可能很难迅速建立有效的静脉通道,可以考虑建立骨内通道(IO)。通常穿刺部位是胫骨前,也可以选择股骨远端、踝部正中,或髂前上棘,较大的儿童还可以选择桡骨和尺骨远端。

(2)常用的复苏药物:①肾上腺素:是 CPR 的首选药物,可用于电击无效的 VF/ 无脉性 VT、心脏静止或 PEA。用法是 1mg 静脉推注,每 3~5 分钟重复一次。每次从周围静脉给药后应使用 20ml 生理盐水冲管,以保证其能够到达心脏发挥作用。②胺碘酮:用法:心脏骤停患者如为 VF/ 无脉性 VT,初始剂量为 300mg 溶入 20~30ml 生理盐水或葡萄糖液内快速推注,3~5 分钟后再推注 150mg,维持剂量为 1mg/min 持续静脉滴注 6 小时。非心脏骤停患者,先静脉推注负荷量 150mg(3~5mg/kg),10 分钟内注入,后按 1~1.5mg/min 持续静脉滴注 6 小时。对反复或顽固性 VF/VT,必要时应增加剂量再快速推注 150mg。一般建议每日最大剂量不超过 2g。胺碘酮具有负性心肌收缩力和扩血管的作用,可引起低血压和心动过缓。这常与给药的量和速度有关,预防的方法就是减慢给药速度,尤其是对心功能明显障碍或心脏明显扩大者,更要注意注射速度,监测血压。③利多卡因:疗效与胺碘酮相同或相近。初始剂量为 1~1.5mg/kg 静脉推注。如 VF/VT 持续,可给予额外剂量 0.5~0.75mg/kg,5~10 分钟一次,最大剂量为 3mg/kg。④异丙肾上腺素:本品是 β 受体兴奋剂,具有正性肌力作用,加速时相效应,增加心肌耗氧,加重心肌缺血和心律失常。其适应证是心动过缓需安置起搏器者,或者尖端扭转型室速(除外先天性长 QT 间期后,可临时使用)且滴速宜慢,不能静脉推注。⑤β 受体阻滞剂:对于一些难治性多形性 VT、尖端扭转型 VT、快速单形性 VT 或室扑(频率大于 260 次 /min)及难治性 VF,可试用静脉 β 受体阻滞剂。美托洛尔每隔 5 分钟,每次 5mg 静脉注射,直至总剂量 15mg;艾司洛尔 0.5mg/kg 静脉注射(1 分钟),继以 50~300μg/min 静脉滴注维持。⑥硫酸镁:仅用于尖端扭转型 VT(Ⅱb 类推荐)和伴有低镁血症的 VF/VT 以及其他心律失常两种情况。用法:对于尖端扭转型 VT,紧急情况下可用硫酸镁 1~2g 稀释后静脉注射,5~20 分钟注射完毕;或 1~2g 加入 50~100ml 液体中静脉滴注。必须注意,硫酸镁快速给药有可能导致严重低血压和心脏骤停。⑦钙剂:在有高血钾、低血钙或钙通道阻滞剂中毒时,钙剂治疗有效,其他情况均不用钙剂治疗。如对高血钾触发的难治性 VF,可给予 10% 葡萄糖酸钙 5~20ml 静脉注射。⑧碳酸氢钠:不主张常规应用。只在特定情况下,应用碳酸氢盐才有效。如患者原有代谢性酸中毒、高钾血症或三环类或苯巴比妥类药物过量中毒。此外,对于心脏停搏时间较长的患者,应用碳酸氢盐治疗可能有益。但只有在除颤、胸外心脏按压、气管插管、机械通气和血管收缩药治疗无效时方可考虑应用该药。初始剂量 1mmol/kg,在持续 CPR 过程中每 15 分钟重复 1/2 量,最好根据血气分析结果调整补碱量,防止产生碱中毒。⑨儿茶酚胺类药物:本类药物不仅能较好地稳定心脏电活动,而且具有良好的正性肌力和外周血管作用。其中肾上腺素为首选药,升压时初始剂量 1μg/min,根据血流动力学调整,剂量范围 1~10μg/min。在严重低血压(收缩压 <70mmHg)和周围血管低阻力时应使用去甲肾上腺素,起始剂量为 0.5~1.0μg/min,逐渐调节至有效剂量。当不需要肾上腺素的变时效应时,可考虑使用多巴胺或多巴酚丁胺。多巴胺的推荐剂量:5~20μg/(kg·min),超过 10μg/(kg·min) 可以导致体循环和内脏血管的收缩。多巴酚丁胺具有很强的正性肌力作用,无明显血管收缩作用,常用于严重收缩性心功能不全的治疗,剂量范围 5~20μg/(kg·min)。

3. 起搏治疗　对心脏静止患者不推荐使用起搏治疗。而对有症状心动过缓患者则考虑起搏治疗。如果患者出现严重症状,尤其是当高度房室传导阻滞发生在希氏束以下时,则应立即施行起搏治疗。

4. 病因治疗　可治病因如低血容量、缺氧、酸中毒、低钾 / 高钾血症、低温、张力性气胸、心脏压塞、中毒、肺栓塞、急性冠脉综合征等。

心脏骤停后治疗

为提高在恢复自主循环后收入院的心脏骤停患者的存活率,应当通过统一的方式实施综合、结构化、完整、多学科的心脏骤停后治疗体系。程序化心脏骤停后治疗强调采用多学科的程序,主要包括优化血流动力、神经系统和代谢功能(包括低温治疗),可能能够提高在发生院内或院外心脏骤停后已恢复自主循环的患者的出院存活率。虽然还无法确定上述集束化多项治疗的单独疗效,但通过将这些治疗组合为一个整体系统,则可以达到提高出院存活率的目的。该变化更加强调 ROSC 后只是 CPR 复杂的临床病理过程和救治的开始。

心脏骤停后早期救治及主要目标:①维护及优化 ROSC 后患者心肺功能和重要器官的灌注;②转运至适合的医院或综合心脏骤停后救治的监护病房;③鉴别和对急性冠状动脉综合征(ACS)患者采取干预性治疗;优化体温控制治疗,有益神经功能恢复。

具体的处理原则和措施包括维持有效的循环和呼吸功能,预防再次 SCA,维持水、电解质和酸碱平衡,防治脑水肿、急性肾损伤和继发感染等,其中重点是脑复苏。

1. 维持有效循环　加强循环功能监测,仔细寻找引起 SCA 的原因,尤其是否有 AMI 发生及电解质紊乱存在,并作及时处理;输液,使用血管活性药及正性肌力药等。

2. 维持呼吸　参见有关章节。

3. 脑复苏　是 CPR 最后成功的关键。主要措施有:

(1)目标温度管理(targeted temperature management,TTM):是应用物理和化学(药物)方法把体温快速降到目标温度(32~36℃),并维持在目标温度一段时间后缓慢恢复至基础体温,并且避免体温反跳的过程。TTM 是目前唯一在临床研究中证实有效的脑保护措施。优先选择具有温度反馈调控装置的新型降温装置(鼻腔内、体表或血管内温度调节装置)开展 TTM 治疗;如不具备条件,也可选择传统全身体表降温措施(包括水循环降温毯、空气循环降温毯、冰帽、冰袋、酒精擦浴等)完成 TTM 治疗。CA 患者尽可能在 ROSC 后 8 小时内开始 TTM,TTM 诱导期尽可能缩短,通常 2~4 小时将核心温度降至目标温度。TTM 目标温度维持时间至少 24 小时。TTM 复温应尽可能缓慢并精确控制,并根据疾病种类在 6~72 小时内缓慢达到正常体温。TTM 复温期,建议心脏骤停后患者复温速率 0.25~0.50℃/h,颅脑外伤患者 0.25℃/h,难治性癫痫持续状态患者 <0.5℃/4h。TTM 复温后仍需控制体温在 37.5℃以下,至少持续 72 小时。基于无创、易操作和接近脑温的

优势,推荐首选食管温度作为核心体温监测,其次为膀胱或直肠温度。TTM时应注意防治以下并发症:①心律失常;②出血倾向;③肺部感染;④水、电解质紊乱,低温时低钾和高温时高钾;⑤低温期休克和复温时颅内压增高等。

(2)控制脑水肿、降低颅内压:具体措施参见第7章第1节"颅高压危象"治疗部分。

(3)防治抽搐:对于目标温度低于36℃的重症患者,推荐进行镇痛镇静治疗。对于维持正常体温的重症患者,是否需要使用镇痛镇静药物可视情况而定。应及时治疗寒战,对于采用血管内低温治疗的患者,推荐非药物治疗作为寒战控制的首选措施,主要包括体表保温装置。体表保温能够显著减少寒战,降低能耗和氧耗,主要措施包括体表被动保温(如手套、袜套、帽子和毛毯等)和主动保温(提高室温、加盖升温毯、辐射热及气道加温等)。血管内低温治疗时,体表保温可发挥最大作用;而体表低温治疗时,该方法受限。如果单独使用体表保温装置,寒战控制不理想,可考虑联合药物治疗,建议优先使用非镇静治疗(如对乙酰氨基酚、镁剂),然后是麻醉性镇痛药(如芬太尼、哌替啶等)和镇静催眠药(如咪达唑仑、丙泊酚、右美托咪定、丁螺环酮等)。

(4)脑保护剂的应用:某些药物能减少或抑制自由基的过氧化作用,降低脑代谢从而阻止细胞发生不可逆性改变,形成对脑组织的保护作用,称为脑保护剂。如巴比妥类、苯妥英钠、纳洛酮、神经节苷脂、氧自由基清除剂、兴奋性氨基酸受体拮抗剂、热休克蛋白、镁离子和钙拮抗剂等。但几乎所有的脑保护剂都有一个共同的结果,即动物实验有效,而临床无效或效果可疑。①纳洛酮:主张早期、足量、持续用药,2~10mg/d,静脉滴注,疗程7~10天。②钙拮抗剂:尼莫地平注射液10mg/50ml缓慢静脉滴注,每日1次,7~14天为一疗程。③神经节苷脂:神经节苷脂(施捷因)80~100mg/d静脉滴注,2~3周后改为维持量,20~40mg/d,肌内注射或静脉滴注。④依达拉奉:是一种强效的羟自由基清除剂及抗氧化剂,可抑制脂质过氧化反应,减轻脑内花生四烯酸引起的脑水肿,减少缺血半暗带的面积,抑制迟发性神经元死亡,防止血管内皮细胞损伤,发挥有益的抗缺血作用。用法:30mg静脉滴注,2次/d,7~10天为一疗程。

(5)脑代谢活化剂的应用:常用的有:①胞磷胆碱:每日0.5~1.0g加入5%~10%葡萄糖液500ml中静脉滴注,10~14天为1疗程。因ATP参与胞磷胆碱的代谢,并提供进入细胞的能量来源,合用可提高疗效。②三磷酸腺苷:用法:20mg肌内注射,或20~40mg加入5%~10%葡萄糖液500ml中静脉滴注,2~3周为1疗程。③醒脑静注射液(安宫牛黄丸注射液):每次2~4ml

(1~2g)肌内注射,或每次 4~8ml 稀释于 25%~50% 葡萄糖液 40ml 内静脉注射,每日 1~2 次。

(6)高压氧疗法:高压氧治疗在脑复苏中具有重要意义,它能提高血液、脑组织、脑脊液的氧含量和储氧量;增加血氧弥散量和有效弥散距离;改善血脑屏障,减轻脑水肿,降低颅内压;促进脑电活动、脑干生命功能和觉醒状态,促使昏迷者苏醒;减轻无氧代谢和低氧代谢,促进高能磷酸键(ATP、KP)的形成,调节生物合成和解毒反应,纠正酸中毒,维持有效循环,改善其他重要脏器的功能。通过上述高压氧的综合作用,可打断脑缺氧、脑水肿的恶性循环,促进脑功能恢复和复苏。因此,有条件有适应证者应尽早应用。

4. 防治急性肾损伤(AKI) 应注意维持有效的心脏与循环功能,避免使用对肾脏有损害的药物。若注射呋塞米后仍然无尿或少尿,则提示 AKI。此时应按 AKI 处理,参见有关章节。

5. 其他措施 包括纠正水电解质紊乱和酸碱失衡,防治感染,营养支持等。

气道异物阻塞与处理

气道异物梗阻(foreign body airway obstruction,FBAO)是一种急症,如不及时治疗,数分钟内就可导致死亡。FBAO 造成的心脏骤停并不常见,但有意识障碍或吞咽困难的老年人和儿童发生人数相对较多。FBAO 是可预防而避免发生的。

1. FBAO 的原因及预防 任何患者突然呼吸骤停都应考虑到 FBAO,尤其是年轻患者,呼吸突然停止,出现发绀,无任何原因的意识丧失。成人通常在进食时易发生,肉类食物是造成 FBAO 最常见的原因。易导致 FBAO 的诱因有:吞食大块难咽食物,饮酒后,老年人戴义齿或吞咽困难,儿童口含小颗粒状食品或物品。注意下列事项有助于预防 FBAO:①将食物切碎,细嚼慢咽,尤其是戴义齿者;②咀嚼和吞咽食物时,避免大笑或交谈;③避免酗酒;④阻止儿童口含食物行走、跑或玩耍;⑤将易误吸入的异物放在婴幼儿拿不到处;⑥不宜给小儿需要仔细咀嚼或质韧而滑的食物(如花生、坚果、玉米花、果冻等)。

2. FBAO 的识别 异物可造成呼吸道部分或完全阻塞,识别 FBAO 是抢救成功的关键。部分阻塞时,患者有通气,能用力咳嗽,但在咳嗽停止时,出现喘息声。此时救助者不宜干扰患者自行排除异物的努力,而应鼓励患者继续咳嗽和自主呼吸。但应守护在患者身旁,并监护患者的情况,如不能解除,即求救 EMSS。

FBAO 患者可能一开始就表现为通气不良;或开始通气好,但逐渐恶化,表现为乏力、无效咳嗽、吸气时高调噪音、呼吸困难加重、发绀。对待这类患者要同气道完全阻塞一样,须争分夺秒地救治。

气道完全阻塞的患者,不能讲话,不能呼吸或咳嗽,用双手抓住颈部,无法通气。对此征象必须能立即明确识别。救助者应马上询问患者是否被异物噎住,如果患者点头确认,必须立即救治。如不能迅速解除气道阻塞,患者将很快出现意识丧失,甚至死亡。如遇患者意识已丧失,猝然倒地,则应立即 CPR。

3. 解除 FBAO 的常用方法

(1)腹部冲击法(Heimlich 法,海姆立克法):腹部冲击法可使膈肌抬高,气道压力骤然升高,促使气体从肺内排出,这种压力足以产生人为咳嗽,把异物从气管内冲击出来。适用于有意识的立位或坐位患者。救助者站在患者身后,双臂环抱患者腰部,一手握拳,握拳手的拇指侧紧抵患者腹部,位于剑突下与脐上的腹中线部位,再用另一手抓紧拳头,用力快速向内、向上使拳头冲击腹部,反复(连续 5 次)冲击直到把异物从气道内排出来。如患者意识丧失,即开始 CPR。虽腹部冲击法卓有成效,但也可产生合并症,如腹部或胸腔内脏的破裂或撕裂,1 岁以下婴儿,故除非必要时,一般不随便采用此法。对已行腹部冲击法治疗的患者应仔细检查有无危及生命的合并症。

(2)自行腹部冲击法:发生 FBAO 时,患者本人可一手握拳,用拳头拇指则抵住腹部剑突下与脐上腹中线部位,另一只手抓紧拳头,用力快速向上、向内使拳头冲击腹部。如果不成功,患者应快速将上腹部抵压在一硬质的物体上,如椅背、桌缘、走廊栏杆,然后用力冲击腹部,直到把气道内异物排除。

(3)胸部冲击法:当患者是妊娠终末期或过度肥胖者时,可采用胸部冲击法代替腹部冲击法。其方法是,救助者站在患者身后,把上肢放在患者腋下,将胸部环抱住。一只拳的拇指则放在胸外按压部位(双乳头连线中点),应注意避开剑突和肋骨下缘,另一只手抓住拳头,向后冲击,直至把异物排击。

(4)对意识丧失者的急救处理:在解除 FBAO 期间发生意识丧失,也应该按照卧位的腹部冲击法或胸部冲击法继续抢救,并立即求救 EMSS(或让其他人去启动 EMSS)。若患者呼吸心搏停止,应立即进行心肺复苏,直至院前急救专业人员到来。胸部按压有助于无反应患者解除 FBAO。用舌 - 上颌上提法开放气道,并试用手指清除口咽部异物。如 FBAO 已取除,气道开通后患者仍无呼吸,需 2 次人工通气。再检查循环体征(检查脉搏及自主呼吸、咳嗽和运动),如无脉搏,即开始胸外按压。按压 / 通气比 30∶2。

(余 涛 王立祥 张文武)

第 2 节　急性心力衰竭

急性心力衰竭（acute heart failure，AHF）是由多种病因引起的急性临床综合征，又称急性心衰综合征，心力衰竭（简称心衰）症状和体征迅速发生或急性加重，伴有血浆利钠肽水平升高，常危及生命，需立即进行医疗干预，通常需要紧急入院。AHF 既可以是急性起病（先前不知有心功能不全的病史），也可以表现为慢性心力衰竭急性失代偿（acute decompensated heart failure，ADHF），其中后者更为多见，约占 80%。临床上最为常见的 AHF 是急性左心衰竭，而急性右心衰竭较少见。

急性左心衰竭是指急性发作或加重的左心功能异常所致的心肌收缩力明显降低、心脏负荷加重，造成急性心排血量骤降、肺循环压力突然升高、周围循环阻力增加，从而引起肺循环充血而出现急性肺淤血、肺水肿，以及伴组织器官灌注不足的心源性休克的一种临床综合征。急性右心衰竭是指某些原因使右心室心肌收缩力急剧下降或右心室的前后负荷突然加重，从而引起右心排血量急剧减低的临床综合征。

AHF 已成为年龄 >65 岁患者住院的主要原因，严重威胁生命，需紧急医疗干预；AHF 预后很差，住院病死率为 3%，6 个月的再住院率约 50%，5 年病死率高达 60%。

【诊断要点】

1. 病因与诱因　对于急性心衰患者，应积极查找病因和诱因。新发心衰的常见病因为急性心肌坏死和 / 或损伤（如急性冠脉综合征、重症心肌炎等）和急性血流动力学障碍（如急性瓣膜关闭不全、高血压危象、心脏压塞）。慢性心衰急性失代偿常有一个或多个诱因，如血压显著升高、急性冠脉综合征、心律失常、感染、治疗依从性差、急性肺栓塞、贫血、慢性阻塞性肺疾病（COPD）急性加重、围手术期、肾功能恶化、甲状腺功能异常、药物（如非甾体抗炎药、皮质激素、负性肌力药物）等。

2. 临床表现特点　急性心衰的临床表现是以肺淤血、体循环淤血以及组织器官低灌注为特征的各种症状及体征。

（1）病史、症状及体征：大多数患者既往有心血管疾病及心血管病危险因素。原心功能正常患者出现原因不明的疲乏或运动耐力明显减低，以及心率增加 15~20 次 /min，可能是左心功能降低的最早期征兆。呼吸困难是最主要的表现，根据病情的严重程度表现为劳力性呼吸困难、夜间阵发性呼吸困难、端坐呼吸等。查体可发现心脏增大、舒张早期或中期奔马律、P_2 亢进、肺部干湿啰音、体循环淤血体征（颈静脉充盈、肝颈静脉回流征阳性、下肢和骶部水肿、肝大、腹腔积液）。

（2）急性肺水肿：突发严重呼吸困难、端坐呼吸、烦躁不安，并有恐惧感，呼吸频率可达 30~50 次 /min，咳嗽并咯出粉红色泡沫痰，心率快，心尖部常可闻及奔马律，两肺满布湿啰音和哮鸣音。

（3）心源性休克：在血容量充足的情况下存在低血压（收缩压 < 90mmHg），伴有组织低灌注的表现：尿量 <0.5ml/（kg·h）、四肢湿冷、意识状态改变、血乳酸 >2mmol/L、代谢性酸中毒（pH 值 <7.35）。

3. 急性心衰的初始评估

（1）院前急救阶段：尽早进行无创监测，包括经皮动脉血氧饱和度（SpO_2）、血压、呼吸及连续心电监测。若 SpO_2<90%，给予常规氧疗。呼吸窘迫者可给予无创通气。根据血压和 / 或淤血程度决定应用血管扩张药和利尿剂。尽快转运至最近的大中型医院（具备心脏专科 / 心脏监护室 / 重症监护室）。

（2）急诊室阶段：到达急诊室时，应及时启动查体、检查和治疗。应尽快明确循环呼吸是否稳定，必要时进行循环和 / 或呼吸支持。在起病 60~120分钟内的立即处理阶段，应迅速识别合并的威胁生命的五个临床情况和 /或急性病因（简写为 CHAMP），并给予指南推荐的相应特异性治疗。包括：①急性冠脉综合征（acute coronary syndrome，ACS）：推荐根据 ST 段抬高型心肌梗死（STEMI）和非 ST 段抬高型 ACS（NSTE-ACS）指南进行处理。②高血压急症（hypertension emergency）：推荐采用静脉血管扩张剂和袢利尿剂。③心律失常（arrhythmia）：快速性心律失常或严重的缓慢性心律失常，立即应用药物、电转复或起搏器。电转复推荐用于血流动力学不稳定、需要转复以改善临床症状的患者。持续性室性心律失常与血流动力学不稳定形成恶性循环时，可以考虑冠脉造影和电生理检查。④急性机械并发症（acute mechanical cause）：包括急性心肌梗死并发症（游离壁破裂、室间隔穿孔、急性二尖瓣关闭不全），胸部外伤或心脏介入治疗后，继发于心内膜炎的急性瓣膜关闭不全，主动脉夹层或血栓形成，以及少见的梗阻性因素（如心脏肿瘤）。心脏超声可用于诊断，外科手术或 PCI 常需循环支持设备。⑤急性肺栓塞（acute pulmonary embolism）：明确急性肺栓塞是休克、低血压的原因后，立即根据指南推荐予以干预，包括溶栓、介入治疗及取栓。

4. 辅助检查

（1）心电图、胸片和实验室检查：所有患者均需急查心电图、胸片、利钠肽水平、肌钙蛋白、尿素氮（或尿素）、肌酐、电解质、血糖、全血细胞计数、肝功能检查、促甲状腺激素、D- 二聚体。血浆 B 型利钠肽（B-type natriuretic polypeptide，BNP）或 N- 末端利钠肽原（N-terminal pro-brain natriuretic peptide，NT-proBNP）

有助于急性心衰诊断和鉴别诊断。所有急性呼吸困难和疑诊急性心衰患者均推荐检测血浆利钠肽水平。诊断急性心衰时 NT-proBNP 水平应根据年龄和肾功能进行分层：50 岁以下的患者 NT-proBNP 水平 >450ng/L，50 岁以上 >900ng/L，75 岁以上应 >1 800ng/L，肾功能不全（肾小球滤过率 <60ml/min）时应 >1 200ng/L。心力衰竭程度越重，BNP 或 NT-proBNP 水平越高；NT-proBNP>5 000ng/L 提示心衰患者短期死亡风险较高，>1 000ng/L 提示长期死亡风险较高。相对于 BNP/NT-proBNP 水平升高有助于诊断心衰，BNP/NT-proBNP 水平不高特别有助于除外心衰，BNP<100ng/L、NT-proBNP<300ng/L 时通常可排除急性心衰。血清中心肌肌钙蛋白（cTn）水平可持续升高，为急性心衰的危险分层提供信息，有助于评估其严重程度和预后。怀疑并存感染的患者，可检测降钙素原水平指导抗生素治疗。

（2）超声心动图和肺部超声：对血流动力学不稳定的急性心衰患者，推荐立即进行超声心动图检查；对心脏结构和功能不明或临床怀疑自既往检查以来可能有变化的患者，推荐在 48 小时内进行超声心动图检查。床旁胸部超声检查可发现肺间质水肿的征象。

（3）动脉血气分析：血气分析视临床情况而定，不能通过指脉氧仪监测氧合情况、需要明确酸碱状态和 $PaCO_2$ 情况时可进行检测，尤其是伴有急性肺水肿或有 COPD 者。心源性休克患者应行动脉血气分析。

5. 监测

（1）无创监测：急性心衰患者需严密监测血压、心率、心律、呼吸频率、SpO_2，监测出入量及每日体重，每日评估心衰症状和体征变化。根据病情的严重程度及用药情况决定肝肾功能和电解质监测频率。出院前可检测利钠肽水平以评估预后。

（2）血流动力学监测：血流动力学监测分为无创性和有创性两类。有创性血流动力学监测包括动脉内血压监测、肺动脉导管、脉搏波指示连续心排血量等，主要适用于血流动力学状态不稳定，病情严重且治疗效果不理想的患者：①患者存在呼吸窘迫或低灌注，但临床上不能判断心内充盈压力情况；②急性心衰患者经治疗仍持续有症状，并伴有以下情况之一者：容量状态、灌注或肺血管阻力情况不明，持续低血压，肾功能进行性恶化，需血管活性药物维持血压，考虑机械辅助循环或心脏移植。

6. 急性心衰的分型和分级　根据是否存在淤血（分为"湿"和"干"）和外周组织低灌注情况（分为"暖"和"冷"）的临床表现，可将急性心衰患者分为 4 型："干暖""干冷""湿暖"和"湿冷"，其中"湿暖"型最常见。大多数急性心衰患者表现为收缩压正常或升高（>140mmHg，高血压性急性心衰），只有少数（5%~8%）表现为收缩压低（<90mmHg，低血压性急性心衰）。

低血压性急性心衰患者预后差,尤其是同时存在低灌注时。

Killip 分级适用于评价 AMI 时心衰的严重程度,因其与患者的近期病死率相关。Ⅰ级:无心衰的症状与体征。Ⅱ级:有心衰的症状与体征,肺部中下肺野湿性啰音,心脏奔马律,胸片见肺淤血。Ⅲ级:有严重的心衰症状与体征,严重肺水肿,满肺湿性啰音。Ⅳ级:心源性休克。

【治疗要点】

急性心衰治疗目标:稳定血流动力学状态,纠正低氧,维护脏器灌注和功能;纠正急性心衰的病因和诱因,预防血栓栓塞;改善急性心衰症状;避免急性心衰复发;改善生活质量,改善远期预后。治疗原则为减轻心脏前后负荷、改善心脏收缩和舒张功能、积极治疗诱因和病因。

1. 一般处理 包括:①调整体位:静息时呼吸困难明显者,应半卧位或端坐位,双腿下垂以减少回心血量,降低心脏前负荷。②氧疗:无低氧血症的患者不应常规吸氧。当 SpO_2<90% 或 PaO_2<60mmHg 时应给予氧疗,使患者 SpO_2>95%(伴 COPD 者 SpO_2>90%)。方式:鼻导管吸氧:低氧流量(1~2L/min)开始,若无 CO_2 潴留,可采用高流量给氧(6~8L/min);面罩吸氧:适用于伴呼吸性碱中毒的患者。③镇静:阿片类药物如吗啡可缓解焦虑和呼吸困难,急性肺水肿患者可谨慎使用。3~5mg/ 次缓慢静脉注射,必要时每 15 分钟重复 1 次,共 2~3 次。应密切观察疗效和呼吸抑制的不良反应。伴明显和持续低血压、休克、意识障碍、COPD 等患者禁忌使用。苯二氮䓬类药物(地西泮或劳拉西泮)是较为安全的抗焦虑和镇静剂。

2. 根据急性心衰临床分型确定治疗方案,同时治疗心衰病因。

(1)"干暖":最轻的状态,机体容量状态和外周组织灌注尚可,只要调整口服药物即可。

(2)"干冷":机体处于低血容量状态、出现外周组织低灌注,首先适当扩容,如低灌注仍无法纠正可给予正性肌力药物。

(3)"湿暖":分为血管型和心脏型两种,前者由液体血管内再分布引起,高血压为主要表现,首选血管扩张药,其次为利尿剂;后者由液体潴留引起,淤血为主要表现,首选利尿剂,其次为血管扩张药,如利尿剂抵抗可行超滤治疗。

(4)"湿冷":最危重的状态,提示机体容量负荷重且外周组织灌注差,如收缩压≥ 90mmHg,则给予血管扩张药、利尿剂,若治疗效果欠佳可考虑使用正性肌力药物;如收缩压 <90mmHg,则首选正性肌力药物,若无效可考虑使用血管收缩药,当低灌注纠正后再使用利尿剂。对药物治疗无反应的患者,可行机械循环支持治疗。

3. 容量管理 肺淤血、体循环淤血及水肿明显者应严格限制饮水量和静脉输液速度。无明显低血容量因素(如大出血、严重脱水、大汗淋漓等)者,每天摄入液体量一般宜在 1 500ml 以内,不要超过 2 000ml。保持每天出入量负平衡约 500ml,严重肺水肿者水负平衡为 1 000~2 000ml/d,甚至可达 3 000~5 000ml/d,以减少水钠潴留,缓解症状。3~5 天后,如肺淤血、水肿明显消退,应减少水负平衡量,逐渐过渡到出入量大体平衡。在负平衡下应注意防止发生低血容量、低钾血症和低钠血症等。同时限制钠摄入(<2g/d)。

4. 药物治疗

(1)利尿剂:本品除利尿作用外,还有静脉扩张作用,有利于肺水肿缓解。有液体潴留证据的急性心衰患者均应使用利尿剂。首选静脉袢利尿剂,如呋塞米、托拉塞米、布美他尼,应及早应用。既往没有接受过利尿剂治疗的患者,宜先静脉注射呋塞米 20~40mg,继以静脉滴注 5~40mg/h,其总剂量在起初 6 小时不超过 80mg,起初 24 小时不超过 160mg。如果平时使用袢利尿剂治疗,最初静脉剂量应等于或超过长期每日所用剂量。亦可应用布美他尼(丁尿胺)1~2mg 或托拉塞米 10~20mg 或依他尼酸 25~50mg 静脉注射。有低灌注表现的患者应在纠正后再使用利尿剂。

(2)血管扩张剂:收缩压是评估患者是否适宜应用此类药物的重要指标。收缩压 >90mmHg 的患者可使用,尤其适用于伴有高血压的急性心衰患者;收缩压 <90mmHg 或症状性低血压患者,禁忌使用。有明显二尖瓣或主动脉瓣狭窄的患者应慎用。HFpEF 患者因对容量更加敏感,使用血管扩张药应谨慎。应用过程中需密切监测血压,根据血压情况调整合适的维持剂量。常用的有:①硝酸酯类药物:适用于急性心衰合并高血压、冠心病心肌缺血、二尖瓣反流的患者。硝酸甘油一般采用微量泵输注,从 10μg/min 开始,以后每 5 分钟递增 5~10μg/min,直至急性心力衰竭的症状缓解或收缩压降至 90~100mmHg,或达到最大剂量 100μg/min 为止。病情稳定后逐步减量至停用。硝酸异山梨醇静脉滴注剂量 5~10mg/ 小时。紧急时亦可选择舌下含服硝酸甘油。硝酸酯类药物持续应用可能发生耐药。②硝普钠:适用于严重心衰、后负荷增加以及伴肺淤血或肺水肿的患者,特别是高血压危象、急性主动脉瓣反流、急性二尖瓣反流和急性室间隔穿孔合并急性心衰等需快速减轻后负荷的疾病。常使用微量泵输注,输注速度从 10μg/min 开始,以后每 5 分钟递增 5~10μg/min,直至症状缓解、血压由原水平下降 30mmHg 或血压降至 90~100mmHg 时为止,硝普钠常用的维持剂量 3μg/(kg·min),极量为 10μg/(kg·min)。有效剂量维持至病情稳定,以后逐渐减量、停药。硝普钠(使用不应超过 72 小时)停药应逐渐减量,并加用口服血管扩张药,以避免反跳现象。③重组人脑钠肽(rhBNP):奈西立肽(nesritide)是一重组人 BNP,通过扩张静脉和动脉(包括冠状动脉),降低前、后负荷;同时具有

一定的促进钠排泄、利尿及抑制肾素-血管紧张素-醛固酮系统和交感神经系统的作用。该药对于急性心衰患者安全,可明显改善患者血流动力学和呼吸困难的相关症状。给药方法:1.5~2μg/kg 负荷剂量缓慢静脉注射,继以 0.01μg/(kg·min)持续静脉滴注,也可不用负荷剂量而直接静脉滴注,给药时间在 3 天以内。④乌拉地尔:为 α 受体阻滞剂,可有效降低血管阻力,增加心排血量,可用于高血压合并急性心衰、主动脉夹层合并急性心衰的患者。通常静脉注射 25mg,如血压无明显降低可重复注射,然后予 20~50mg 于 100ml 液体中静脉滴注维持,速度为 0.4~2mg/min,根据血压调整速度。

(3)正性肌力药物:适用于低血压(收缩压 <90mmHg)和 / 或组织器官低灌注的患者。短期静脉应用正性肌力药物可增加心排血量,升高血压,缓解组织低灌注,维持重要脏器的功能。常用药物:①儿茶酚胺类:常用者为多巴胺和多巴酚丁胺,二者常以 2.5~10μg/(kg·min)静脉给予,与血管扩张剂联合使用效果更佳。正在应用 β 受体阻滞剂的患者不推荐应用多巴酚丁胺和多巴胺。②磷酸二酯酶抑制剂(PDEI):常用米力农,首剂 25~75μg/kg 静脉注射(>10 分钟),继以 0.375~0.75μg/(kg·min)静脉滴注。③左西孟旦:本品是一种钙增敏剂,通过结合于心肌细胞上的肌钙蛋白 C 促进心肌收缩,还通过介导 ATP 敏感的钾通道而发挥血管舒张作用和轻度抑制磷酸二酯酶的效应。其正性肌力作用独立于 β 肾上腺素能刺激,可用于正接受 β 受体阻滞剂治疗的患者。左西孟旦宜在血压降低伴低心排血量或低灌注时尽早使用,负荷量 12μg/kg 静脉注射(>10 分钟),继以 0.1~0.2μg/(kg·min)静脉滴注,维持用药 24 小时。左西孟旦半衰期长达 80 小时,单次 6~24 小时的静脉注射,血流动力学改善的效益可持续 7~10 天(主要是活性代谢产物延长其效)。对于收缩压 <100mmHg 的患者,不需负荷剂量,可直接用维持剂量,防止发生低血压。应用时需监测血压和心电图,避免血压过低和心律失常的发生。

急性心衰患者应用正性肌力药物注意事项:①血压降低伴低心排血量或低灌注时应尽早使用,而当器官灌注恢复和 / 或淤血减轻时则应尽快停用;②药物的剂量和静脉滴注速度应根据患者的临床反应做调整,强调个体化治疗;③常见不良反应有低血压、心动过速、心律失常等,用药期间应持续心电、血压监测;④血压正常、无器官和组织灌注不足的急性心衰患者不宜使用;⑤因低血容量或其他可纠正因素导致的低血压患者,需先去除这些因素再权衡使用。

(4)血管收缩药:对外周动脉有显著缩血管作用的药物,如去甲肾上腺素、肾上腺素等,适用于应用正性肌力药物后仍出现心源性休克或合并明显低血压状态的患者,升高血压,维持重要脏器的灌注。心源性休克时首选去甲肾上腺素维持收缩压。血管收缩药可能导致心律失常、心肌缺血和其他器官损害,用药过程中应密切监测血压、心律、心率、血流动力学和临床状态变化,当器官灌注恢复和 / 或循环淤血减轻时应尽快停用。

(5)洋地黄类制剂:可轻度增加心排血量、降低左心室充盈压和改善症状。主要适应证是房颤伴快速心室率(>110 次 /min)的急性心衰患者。近两周内未用过洋地黄的患者,可选用毛花苷丙(西地兰)0.4~0.8mg 加入25%~50% 葡萄糖液 20~40ml 中缓慢静注;必要时 2 小时后再给 0.2~0.4mg。若近期用过洋地黄,但并非洋地黄中毒所致心力衰竭,仍可应用洋地黄,但应酌情减量。急性心肌梗死后 24 小时内应尽量避免使用。

(6)抗凝治疗:抗凝治疗(如低分子肝素)建议用于深静脉血栓和肺栓塞发生风险较高且无抗凝治疗禁忌证的患者。

(7)改善预后的药物:慢性 HFrEF 患者出现失代偿和心衰恶化,如无血流动力学不稳定或禁忌证,可继续原有的优化药物治疗方案,包括 β 受体阻滞剂、ACEI/ARB/ARNI、醛固酮受体拮抗剂,可根据病情适当调整用量。但血流动力学不稳定(收缩压 <85mmHg,心率 <50 次 /min),血钾 >5.5mmol/L 或严重肾功能不全时应停用。β 受体阻滞剂在急性心衰患者中可继续使用,但并发心源性休克时应停用。对于新发心衰患者,在血流动力学稳定后,应给予改善心衰预后的药物。

5. 非药物治疗

(1)主动脉内球囊反搏(IABP):可有效改善心肌灌注,降低心肌耗氧量,增加心排血量。适应证:①急性心肌梗死或严重心肌缺血并发心源性休克,且不能由药物纠正;②伴血流动力学障碍的严重冠心病(如急性心肌梗死伴机械并发症);③心肌缺血或急性重症心肌炎伴顽固性肺水肿;④作为左心室辅助装置(1eft ventricular assist device,LVAD)或心脏移植前的过渡治疗。

(2)机械通气:①无创呼吸机辅助通气:有呼吸窘迫者(呼吸频率 >25 次 /min,SpO$_2$<90%)应尽快给予无创通气。可采用持续气道正压通气(CPAP)和双水平气道正压通气(BiPAP)两种模式。无创通气不仅可减轻症状,而且可降低气管内插管的概率。无创正压通气可使血压下降,使用时应监测血压,低血压患者需谨慎使用。②气道插管和人工机械通气:适用于呼吸衰竭导致低氧血症(PaO$_2$<60mmHg)、PaCO$_2$>50mmHg 和酸中毒(pH值 <7.35),经无创通气治疗不能改善者。

(3)肾脏替代治疗:高容量负荷如肺水肿或严重外周水肿,且存在利尿剂抵抗的患者可考虑超滤治疗。难治性容量负荷过重合并以下情况时可考虑肾脏替代治疗:液体复苏后仍然少尿;血钾 >6.5mmol/L;pH 值 <7.2;血尿

素氮 >25mmol/L, 血肌酐 >300μmol/L。肾脏替代治疗可能造成与体外循环相关的不良反应,如生物不相容、出血、凝血、血管通路相关并发症、感染、机械相关并发症等。应避免造成新的内环境紊乱。

(4)机械循环辅助装置:对于药物治疗无效的急性心衰或心源性休克患者,可短期(数天至数周)应用机械循环辅助治疗,包括经皮心室辅助装置、体外生命支持装置(ECLS)和体外膜肺氧合装置(ECMO)。其中 ECLS 或 ECMO 可作为急重症心衰或心源性休克的过渡治疗,以便进一步评估是否需要接受心脏移植或长期机械循环辅助治疗。

6. 心源性休克的监测与治疗 对心源性休克患者应迅速进行评估和治疗,治疗目标是增加心排血量和血压,改善重要脏器的灌注。具体如下:对所有疑似心源性休克的患者立即行心电图、超声心动图检查;应迅速将患者转移至有条件(有心脏监护室 / 重症监护室、可进行心导管治疗、机械循环辅助装置治疗)的医疗机构;积极寻找病因,如急性冠状动脉综合征引起,推荐行急诊冠状动脉造影,争取行冠状动脉血运重建;给予持续的心电和血压监测,推荐进行动脉内血压监测。治疗主要包括容量复苏与管理、正性肌力药物和血管收缩药。应持续监测脏器灌注和血流动力学,及时调整治疗。补液应严格掌握补液量及速度,在血流动力学监测指导下更好。如果患者无明显容量负荷过重的表现,应快速补液(生理盐水或乳酸林格液,>200ml/15~30min)。对于难治性心源性休克患者,应根据年龄、合并症及神经系统功能综合考虑是否进行短期机械循环辅助治疗。

7. 急性心衰稳定后的后续处理 患者病情稳定后仍需要监测,每天评估心衰相关症状、容量负荷、治疗的不良反应。根据心衰的病因、诱因、合并症,调整治疗方案。应注意避免再次诱发急性心衰,对各种可能的诱因要及早控制。对于伴基础心脏病变的急性心衰患者,应针对原发疾病进行积极有效的预防、治疗和康复。对于慢性心衰失代偿的患者,应恢复或启动慢性心衰的治疗方案,评估有无器械治疗的适应证,制定随访计划。

(张新超 张文武)

第3节 慢性心力衰竭

心力衰竭(heart failure,心衰)是各种心脏结构或功能性疾病导致心室充盈和 / 或射血能力受损,心排血量不能满足机体组织代谢需要,以肺循环和 / 或体循环淤血,器官、组织血液灌注不足为临床表现的一组综合征,主要表现为呼吸困难、体力活动受限和体液潴留。心衰是各种心脏疾病的严重表现或晚期阶段。心功能不全(cardiac dysfunction)或心功能障碍理论上是一个更广泛的概念,伴有临床症状的心功能不全称之为心力衰竭。

心衰根据左心室射血分数(LVEF),分为射血分数降低的心衰(heart failure with reduced ejection fraction,HFrEF)(LVEF<40%)、射血分数保留的心衰(heart failure with preserved ejection fraction,HFpEF)(LVEF40%~49%)和射血分数中间值的心衰(heart failure with mid-range ejection fraction,HFmrEF)(LVEF ≥ 50%)。

根据心衰发生的时间、速度、严重程度可分为慢性心衰和急性心衰。在原有慢性心脏疾病基础上逐渐出现心衰症状、体征的为慢性心衰(chronic heart failure,CHF)。慢性心衰症状、体征稳定 1 个月以上称为稳定性心衰。慢性稳定性心衰恶化称为失代偿性心衰,如失代偿突然发生则称为急性心衰。急性心衰的另一种形式为心脏急性病变导致的新发心衰。

根据心衰发生的部位可分为左心衰竭、右心衰竭和全心衰竭。左心衰竭临床上较为常见,指左心室代偿功能不全而发生的心衰,以心排血量降低及肺循环淤血为主要表现。多见于冠心病、高血压、心肌梗死、主动脉瓣或二尖瓣病变的患者。单纯右心衰竭临床上较少见,主要是右心室搏出功能障碍所致,以体循环淤血为主要表现。多见于肺源性心脏病、右室梗死、三尖瓣或肺动脉瓣的疾病及某些先天性心脏病,也可继发于左心衰竭以及肺栓塞。全心衰竭指左、右心功能均受损,可同时发生或相继出现。长期的左心衰竭可使右心负荷长期加重而导致右心衰竭;心肌炎、心肌病患者左、右心功能可同时受累引起全心衰竭。无论开始时为左心衰竭或是右心衰竭,晚期通常均表现为全心衰竭。

【诊断要点】

1. 病因与诱因 原发性心肌损害和异常是引起心衰最主要的病因,除心血管疾病外,非心血管疾病也可导致心衰。常见的病因有冠心病、高血压性心脏病、瓣膜病、心肌炎与心肌病、肺心病、先天性心脏病、糖尿病等。较少见的易被忽视的病因有心包疾病、甲状腺功能亢进与甲状腺功能减退、贫血、脚气病、动静脉瘘、心房黏液瘤和其他心脏肿瘤、结缔组织疾病等极少见的内分泌病。常见的诱因:①感染:呼吸道感染是最常见、最重要的诱因;②心律失常;③血容量增加:如输液过多过快等;④妊娠和分娩;⑤治疗不当:如不恰当停用利尿药或降血压药等;⑥体力活动过度和情绪刺激;⑦原有心脏病变加重或并发其他疾病:如冠心病发生 AMI、瓣膜病出现风湿活动等。

2. 临床表现特点 临床上左心衰竭较为常见,尤其是左心衰竭后继发右心衰竭而致的全心衰竭,由于严重广泛的心肌疾病同时波及左、右心而发生全心衰竭者在住院患者中更为多见。

(1)左心衰竭:以肺循环淤血及心排血量降低表现为主。①呼吸困难:为左心衰竭最常见和最重要的临床症状。其中劳力性呼吸困难是最早出现的症状。夜间阵发性呼吸困难:患者已入睡后突然因憋气而惊醒,被迫坐起伴阵咳、泡沫样痰或哮喘状态,大多于端坐休息后可自行缓解。其发生机制除睡眠平卧时血液重新分配使肺血量增加外,夜间迷走神经张力增加、小支气管收缩、横膈抬高、肺活量减少等也是促发因素。端坐呼吸:患者高枕位时因呼吸困难而惊醒,常被迫坐或半卧位方减轻。典型体位为坐于床边或椅旁,双手紧握床或椅子边缘,上身前倾,两腿下垂。晚期心排血量下降致脑组织缺血缺氧,呼吸中枢受抑而呈潮氏呼吸(陈-施呼吸)。急性肺水肿是左心衰竭呼吸困难最严重的形式,重者可有哮鸣音,称为"心源性哮喘"。②咳嗽、咳痰和咯血:系支气管黏膜和肺间质淤血所致,劳力或平卧加重,痰常呈白色泡沫样或浆液性。咯血色鲜红,量不定。急性肺水肿时咳出大量粉红泡沫样痰。③乏力、疲倦、头晕、心慌:是心排血量降低、器官、组织血液灌注不足及代偿性心率加快所致的主要症状。④体征:原有心脏病体征如心脏扩大,以左心为主,心尖搏动向左下移位伴抬举感,心率增快;心尖区有舒张期奔马律(最具诊断价值,心率增快或左侧卧位并作深呼气时更易听到),P_2亢进;左室扩大形成相对性二尖瓣关闭不全而产生心尖区收缩期吹风样杂音;可触交替脉;阵发性呼吸困难时两肺可闻及较多干湿性啰音。

(2)右心衰竭:以体循环淤血的表现为主。常继发于左心衰竭。单纯右心衰竭多由急、慢性肺心病所致。

1)症状:消化道淤血症状(呕吐,恶心,食欲不振,腹胀,腹痛等)是右心衰竭最常见的症状。肾脏淤血症状(夜尿增多、尿少量红细胞、颗粒或透明管型、血浆尿素氮升高等);中枢神经系统改变(头痛、眩晕、嗜睡、谵妄等)。

2)体征:除原有心脏病体征外,尚有:①心脏两侧扩大和/或单纯右心扩大;心尖搏动呈弥散抬举样;右心室显著扩大因相对性三尖瓣关闭不全而于三尖瓣闻及收缩期吹风样杂音,吸气时增强。②颈外静脉充盈或怒张;肝颈静脉回流征阳性;肝大(剑突下较肋缘下明显)压痛质地软而充实饱满感,边缘钝。若长期右心衰竭致心源性肝硬化,肝大质地变硬,边缘锐利,肝压痛和肝颈静脉回流征反不明显,伴皮肤黄染、腹水和慢性肾功能损害。③下垂性凹陷性皮下水肿常发于颈静脉充盈及肝大之后,也可为单纯性心衰者首发症状。体液潴留>5kg可出现下午为著的下肢水肿,活动时以脚、踝内侧和胫前较明显;卧位则为骶部水肿;严重者持续全身水肿,晨起不消失。④胸水多见于右侧胸腔。持续右心衰竭可致心包积液但少发心脏压塞。少数患者可扪及奇脉。晚期病例可出现恶病质。

(3)全心衰竭:兼有左、右侧心力衰竭的表现,但可以一侧为主。由于右室较左室壁薄,易于扩张,故全心衰竭时右心衰竭的表现常比左心衰竭明显。

3. 心力衰竭的分期与分级

(1)心力衰竭的分期:目前认为心衰是慢性、自发进展性疾病,神经内分泌系统激活导致心肌重构是引起心衰发生和发展的关键因素。心肌重构最初可以对心功能产生部分代偿,但随着心肌重构的加剧,心功能逐渐由代偿向失代偿转变,出现明显的症状和体征。故根据心衰发生发展过程,分为4个阶段:①A期,前心衰阶段(pre-heart failure):患者存在心衰高危因素,但目前尚无心脏结构或功能异常,也无心衰的症状和/或体征。包括高血压、冠心病、糖尿病、肥胖、代谢综合征等最终可累及心脏的疾病以及使用心肌毒性药物史、酗酒史、风湿热史或心肌病家族史等。②B期,前临床心衰阶段(pre-clinical heart failure):患者无心衰的症状和/或体征,但已发展为结构性心脏病,如左室肥厚、无症状瓣膜性心脏病、既往心肌梗死史等。③C期,临床心衰阶段(clinical heart failure):患者已有心脏结构改变,既往或目前有心衰症状和/或体征。④D期,难治性终末期心衰阶段(refractory end-stage heart failure):患者虽经严格优化内科治疗,但休息时仍有症状,常伴心源性恶病质,须反复长期住院。

心衰的阶段划分体现了重在预防的概念,特别是,预防患者从A期进展至B期,即防止发生结构性心脏病,以及预防从B期进展至C期,即防止出现心衰的症状和体征,尤为重要。

(2)心力衰竭的分级:心力衰竭的严重程度通常采用美国纽约心脏病学会(NYHA)的4级心功能分级法,即NYHA分级。实际上NYHA分级是对C期和D期患者症状严重程度的分级(表9-3-1)。

表9-3-1 NYHA心功能分级

分级	症状
I	活动不受限。日常体力活动不引起明显的气促、疲乏或心悸
II	活动轻度受限。休息时无症状,日常活动可引起明显的气促、疲乏或心悸
III	活动明显受限。休息时可无症状,轻于日常活动即引起显著气促、疲乏或心悸
IV	休息时也有症状,稍有体力活动症状即加重。任何体力活动均会引起不适。如无需静脉给药,可在室内或床边活动者为IVa级,不能下床并需静脉给药支持者为IVb级

(3)6分钟步行试验:是一项简单易行、安全、方便的试验,通过评定慢性心衰患者的运动耐力评价心衰严重程度和疗效。要求患者在平直走廊里尽可能快走,测定6分钟步行距离,<150m为重度心衰;150~450m和>450m分别为中度和轻度心衰。6分钟行走距离对预测慢性心衰患者的病死率和再入院率具有独立的价值。如6分钟步行距离<300m,提示预后不良,随行走距离缩短,临床预后更差。

4. 辅助检查

(1)心电图:所有心衰以及怀疑心衰患者均应行心电图检查,明确心律、心率、QRS形态、QRS宽度等。怀疑存在心律失常或无症状性心肌缺血时应行24小时动态心电图。

(2)生物标志物:①利钠肽(BNP/NT-proBNP)测定:利钠肽检测推荐用于心衰筛查、诊断和鉴别诊断、病情严重程度及预后评估。出院前的利钠肽检测有助于评估心衰患者出院后的心血管事件风险。BNP<100ng/L、NT-proBNP<300ng/L时通常可排除急性心衰。BNP<35ng/L、NT-proBNP<125ng/L时通常可排除慢性心衰,但其敏感度和特异度较急性心衰低。经住院治疗后利钠肽水平不下降的心衰患者预后差。多种心血管疾病(心衰、急性冠脉综合征、心肌病变如左心室肥厚、心脏瓣膜病、心包疾病、房颤、心肌炎、心脏手术、电复律、心肌毒性损伤等)和非心血管疾病(高龄、贫血、肾功能不全、睡眠呼吸暂停、重症肺炎、肺动脉高压、肺栓塞、严重全身性疾病、脓毒症、严重烧伤和卒中等)均会导致利钠肽水平增高,尤其是房颤、高龄和肾功能不全。脑啡肽酶抑制剂使BNP降解减少,而NT-proBNP不受影响。临床工作中应注意结合患者的病史进行分析。②心脏肌钙蛋白(cTn):推荐心衰患者入院时行cTn检测,用于急性心衰患者的病因诊断(如急性心肌梗死)和预后评估。③反映心肌纤维化、炎症、氧化应激的标志物:如可溶性ST2、半乳糖凝集素3及生长分化因子15也有助于心衰患者的危险分层和预后评估,联合使用多项生物标志物可能是未来的发展方向。

(3)X线胸片:对疑似、急性、新发的心衰患者应行胸片检查,以识别/排除肺部疾病或其他引起呼吸困难的疾病,提供肺淤血/水肿和心脏增大的信息,但X线胸片正常并不能除外心衰。

(4)经胸超声心动图:经胸超声心动图是评估心脏结构和功能的首选方法,可提供房室容量、左右心室收缩和舒张功能、室壁厚度、瓣膜功能和肺动脉高压的信息。

(5)实验室检查:血常规、血钠、血钾、血糖、尿素氮、肌酐或估算的肾小球滤过率(estimated glomerular filtration rate,eGFR)、肝酶和胆红素、血清铁、铁蛋白、总铁结合力、血脂、糖化血红蛋白、促甲状腺激素、利钠肽等为心衰患者的初始常规检查。临床怀疑某种特殊病因导致的心衰（如心肌淀粉样变、嗜铬细胞瘤等）时，应进行相应的筛查和诊断性检查。

5. 特殊检查　心衰的特殊检查用于需要进一步明确病因和病情评估的患者。

(1)心脏磁共振(cardiac magnetic resonance，CMR)：CMR 是测量左右心室容量、质量和射血分数的"金标准"，当超声心动图未能作出诊断时，CMR 是最好的替代影像检查。CMR 也是复杂性先天性心脏病的首选检查方法。对于疑似心肌炎、淀粉样变、结节病、Chagas 病、Fabry 病、致密化不全心肌病和血色病的患者，推荐采用 CMR 来显示心肌组织的特征。

(2)冠状动脉造影：适用于经药物治疗后仍有心绞痛的患者，合并有症状的室性心律失常或有心脏停搏史患者，有冠心病危险因素、无创检查提示存在心肌缺血的心衰患者。

(3)心脏 CT：对低中度可疑的冠心病或负荷试验未能明确诊断心肌缺血的心衰患者，可考虑行心脏 CT 以排除冠状动脉狭窄。

(4)负荷超声心动图：运动或药物负荷超声心动图可用于心肌缺血和 / 或存活心肌、部分瓣膜性心脏病患者的评估。对存在劳力性呼吸困难，LVEF 正常但静息舒张功能参数未能做出诊断的患者，负荷超声心动图有一定辅助作用。

(5)核素心室造影及核素心肌灌注和 / 或代谢显像：当超声心动图未能作出诊断时，可使用核素心室造影评估左心室容量和 LVEF。核素心肌灌注显像包括单光子发射计算机断层成像(SPECT)和正电子发射计算机断层成像(PET)，可用于诊断心肌缺血。代谢显像可判断心肌存活情况。对心衰合并冠心病的患者，在决定行血运重建前，可考虑用心脏影像学检查(CMR、负荷超声心动图、SPECT、PET)评估心肌缺血和心肌存活情况。

(6)心肺运动试验：适用于临床症状稳定 2 周以上的慢性心衰患者。心肺运动试验能量化运动能力，可用于心脏移植和 / 或机械循环支持的临床评估，指导运动处方的优化，原因不明呼吸困难的鉴别诊断。

(7)有创血流动力学检查：在慢性心衰患者中右心导管和肺动脉导管检查适用于：考虑心脏移植或机械循环支持的重症心衰患者的术前评估；超声心动图提示肺动脉高压的患者，在瓣膜性或结构性心脏病干预治疗前评估肺动脉高压及其可逆性；对经规范治疗后仍存在严重症状或血流动力学状态不清楚的患者，为调整治疗方案可考虑行此检查。

(8)心肌活检：仅推荐用于经规范治疗病情仍快速进展，临床怀疑心衰是由可治疗的特殊病因所致且只能通过心肌活检明确诊断的患者。

(9)基因检测：对肥厚型心肌病、特发性扩张型心肌病、致心律失常性右心室心肌病患者,推荐基因检测和遗传咨询。限制型心肌病和孤立的致密化不全心肌病亦可能具有遗传起源,也可考虑基因检测。

6. 诊断注意事项　心衰的诊断和评估依赖于病史、体格检查、实验室检查、心脏影像学检查和功能检查。首先,根据病史、体格检查、心电图、胸片判断有无心衰的可能性。详细的病史采集和体格检查可提供心衰的病因和诱因线索,明确患者存在的心血管疾病及非心血管疾病。由于心衰的代偿程度和受累心室不同,心衰患者的症状和体征有较大的个体差异,代偿良好的心衰患者可以无症状和体征。体格检查应评估患者的生命体征和判断液体潴留的严重程度,注意有无近期体重增加、颈静脉充盈、外周水肿、端坐呼吸等,颈静脉压升高和心尖搏动位置改变对诊断心衰更为特异。然后,通过利钠肽检测和超声心动图明确是否存在心衰,再进一步确定心衰的病因和诱因;最后,还需评估病情的严重程度及预后,以及是否存在并发症及合并症。全面准确的诊断是心衰患者有效治疗的前提和基础。

心衰主要应与支气管哮喘、心包积液/缩窄性心包炎、肝硬化腹腔积液伴下肢水肿等鉴别。

7. 心衰的预后评估　下列参数与心衰患者的不良预后相关:LVEF 下降、利钠肽持续升高、NYHA 心功能分级恶化、低钠血症、运动峰值耗氧量减少、血细胞比容降低、QRS 增宽、慢性低血压、静息心动过速、肾功能不全、不能耐受常规治疗、难治性容量超负荷等。

【治疗要点】

心衰的治疗目标为防止和延缓心衰的发生发展;缓解临床症状,提高生活力质量;改善长期预后,降低病死率与住院率。

1. 病因治疗

(1)基本病因的治疗:对所有有可能导致心脏功能受损的常见疾病如高血压、冠心病、糖尿病、代谢综合征等,在尚未造成心脏器质性改变前即应早期进行有效的治疗。

(2)消除诱因:如抗生素控制肺部或全身性感染;用抗心律失常药物、电学或手术方法纠治心律失常;对心脏病患者输液注意减慢速度和减少液体量,慎用、不用或停用抑制心肌的药物等。应注意排查及纠正潜在的甲状腺功能异常、贫血等。

2. 一般治疗

(1)休息和适度运动:失代偿期需卧床休息,多做被动运动以预防深部静脉血栓形成。临床情况改善后根据心功能状态进行活动,对于 LVEF 降低的非卧床心衰患者,运动是一种有益的辅助疗法,可改善患者的临床状况。

(2) 饮食和营养:限制水和钠盐的摄入,轻度心衰患者钠盐摄入应控制在 2~3g/d,中到重度心衰患者应 <2g/d。应予豆浆、米粥、米饭、面条、淡水鲜鱼、鲜肉等含食盐量低的食品。在严重低钠血症(血钠 <130mmol/L)者,液体入量应 <2L/d,并适量补钠。应低脂饮食,对营养不良患者应加强营养支持。

3. 药物治疗

(1) 利尿剂:是心衰治疗中改善症状的基石,是心衰治疗中唯一能够控制体液潴留的药物,但不能作为单一治疗。原则上在慢性心衰急性发作和明显体液潴留时应用。利尿剂的适量应用至关重要。每日体重变化是最可靠的检测利尿药效果和调整利尿药剂量的指标。体重每天减轻 0.5~1.0kg 为宜。常用的利尿剂分排钾和保钾两类。

1) 排钾利尿剂:①噻嗪类利尿剂:以氢氯噻嗪为代表,为中效利尿剂。仅适用于有轻度水钠潴留、伴有高血压而肾功能正常的轻度心衰患者。开始 25mg 每日 1 次,逐渐加量。对较重的患者用量可增至 75~100mg/d 分 2~3 次口服,同时补充钾盐。②袢利尿剂:以呋塞米为代表,为强效利尿剂。应作为首选,特别适用于有明显液体潴留或伴有肾功能损害的患者。口服 20~100mg,每日 2 次。效果不佳者可静脉注射。主要副作用是低血钾。

2) 保钾利尿剂:利尿作用弱,常与排钾利尿剂合用,可选用螺内酯(20mg,3 次 /d)或氨苯蝶啶(50~100mg,2 次 /d)口服。阿米洛利利尿作用较强而保钾作用较弱,可单独用于轻度心衰的患者,5~10mg 每日 2 次。

3) 新型利尿剂:托伐普坦(tolvaptan)是血管加压素受体拮抗剂,选择性阻断肾小管上的精氨酸血管加压素受体,具有排水不排钠的特点,能减轻容量负荷加重的患者呼吸困难和水肿,并使低钠血症患者的血钠正常化,特别适用于心力衰竭合并低钠血症的患者。推荐用于充血性心衰、常规利尿剂治疗效果不佳、有低钠血症或有肾功能损害倾向患者。建议剂量为 7.5~15.0mg/d 开始,疗效欠佳者逐渐加量至 30mg/d。其副作用主要是血钠增高。

(2) 肾素 - 血管紧张素系统(RASS)抑制剂:血管紧张素转换酶抑制剂(ACEI)是治疗心衰的基石和首选药物。常用药物有:卡托普利(起始剂量 6.25mg,3 次 /d;目标剂量 50mg,3 次 /d)、贝那普利(起始剂量 2.5mg/d;目标剂量 5~10mg,1~2 次 /d)、培哚普利(起始剂量 2mg,1 次 /d;目标剂量 4~8mg,1 次 /d)、赖诺普利(起始剂量 2.5~5mg/d;目标剂量 30~35mg/d)和依那普利(起始剂量 2.5mg,2 次 /d;目标剂量 10~20mg,2 次 /d)等。应用要点:①所有慢性收缩性心衰患者和 NYHA 分级 Ⅰ、Ⅱ、Ⅲ、Ⅳ级患者(LVEF<40%),均应长期应用 ACEI 治疗,而且需终身使用,除非有禁忌证或不能耐受。②用

药基本原则是小剂量起始,逐渐递增,直至达到目标剂量。每隔 1~2 周剂量倍增 1 次。开始用药后 1~2 周内监测肾功能与血钾,后定期复查。糖尿病、氮质血症、低血压史、低钠血症及服用保钾利尿剂者递增速度宜慢。③治疗后数周至数月可改善症状,即使症状改善不显著其仍可减少疾病进展。④ ACEI 的副作用主要有低血压、肾功能一过性恶化、高血钾、干咳和血管神经性水肿等。⑤有威胁生命的不良反应(血管神经性水肿和无尿性肾衰竭)、妊娠期妇女及对 ACEI 过敏者应禁用;低血压(SBP<90mmHg)、双侧肾动脉狭窄、SCr 明显升高(>221μmol/L)(2.5mg/dl)、高血钾(>5.0mmol/L)、左心室流出道梗阻(如主动脉瓣狭窄、梗阻性肥厚型心肌病)者慎用。NSAIDs 会阻断 ACEI 的疗效并加重其副作用,应避免使用。

血管紧张素受体阻滞剂(ARB)耐受性好,长期使用可改善血流动力学,降低心衰的死亡率和因心衰再住院率,特别是对不能耐受 ACEI 的患者。推荐用于不能耐受 ACEI 的 HFrEF 患者;对因其他适应证已服用 ARB 的患者,如随后发生 HFrEF,可继续服用 ARB。禁忌证除血管神经性水肿外,其余同 ACEI。应用方法与不良反应监测:从小剂量开始,逐渐增至推荐的目标剂量或可耐受的最大剂量。开始应用及调整剂量后 1~2 周内,应监测血压、肾功能和血钾。不良反应包括低血压、肾功能恶化和高钾血症等,极少数患者也会发生血管神经性水肿。常用药物有:坎地沙坦(起始剂量 4~8mg/d;目标剂量 32mg/d)、氯沙坦(起始剂量 25~50mg/d;目标剂量 50~100mg/d)、缬沙坦(起始剂量 20~40mg/d;目标剂量 160mg,2 次/d)、替米沙坦(起始剂量 40mg/d;目标剂量 80mg/d)、厄贝沙坦(起始剂量 150mg/d;目标剂量 300mg/d)、奥美沙坦(起始剂量 10~20mg/d;目标剂量 20~40mg/d)等。

血管紧张素受体脑啡肽酶抑制剂(angiotensin receptor neprilysin inhibitor, ARNI)有 ARB 和脑啡肽酶抑制剂的作用,后者可升高利钠肽、缓激肽和肾上腺髓质素及其他内源性血管活性肽的水平。ARNI 的代表药物是沙库巴曲缬沙坦钠。对于 NYHA 心功能 Ⅱ~Ⅲ级、有症状的 HFrEF 患者,若能够耐受 ACEI/ARB,推荐以 ARNI 替代 ACEI/ARB,以进一步减少心衰的发病率及死亡率。禁忌证:①有血管神经性水肿病史;②双侧肾动脉严重狭窄;③妊娠妇女、哺乳期妇女;④重度肝损害(Child-Pugh 分级 C 级),胆汁性肝硬化和胆汁淤积;⑤已知对 ARB 或 ARNI 过敏。以下情况者须慎用:①血肌酐 >221μmol/L(2.5mg/dl);②血钾 >5.4mmol/L;③症状性低血压(收缩压 <95mmHg)。应用方法:患者由服用 ACEI/ARB 转为 ARNI 前血压需稳定,并停用 ACEI36 小时,因为脑啡肽酶抑制剂和 ACEI 联用会增加血管神经性水肿的风险。小剂量(25~100mg,2 次/d)开始,每 2~4 周剂量加倍,逐渐滴定至目标剂量(200mg,2 次/d)。中度肝损伤(Child-Pugh 分级 B 级)或 ≥ 75

岁的患者,起始剂量要小。起始治疗和剂量调整后应监测血压、肾功能和血钾。在未使用 ACEI 或 ARB 的有症状 HFrEF 患者中,如血压能够耐受,虽然首选 ARNI 也有效,但缺乏循证医学证据支持,因此从药物安全性考虑,临床应用需审慎。不良反应:主要是低血压、肾功能恶化、高钾血症和血管神经性水肿。相关处理同 ACEI。

(3)β 受体阻滞剂:心衰患者长期应用 β 受体阻滞剂能减轻症状、改善预后、降低死亡率和住院率,且与 ACEI 联用具有叠加效应。所有病情稳定并无禁忌证的心功能不全患者一经诊断均应立即以小剂量(美托洛尔 12.5mg/d、比索洛尔 1.25mg/d、卡维地洛 6.25mg/d)起始应用 β 受体阻滞剂,每隔 2~4 周可剂量加倍,逐渐增加达最大耐受剂量并长期维持。静息心率降至 60 次 /min 左右的剂量为 β 受体阻滞剂应用的目标剂量或最大耐受剂量。临床疗效常在用药后 2~3 个月才出现。因此,应用本类药物的主要目的并不在于短时间内缓解症状,而是长期应用达到延缓病变进展减少复发和降低猝死率的目的。β 受体阻滞剂的禁忌证为心源性休克、病态窦房结综合征、二度及以上房室传导阻滞(无心脏起搏器)、心率 <50 次 /min、低血压(收缩压 <90mmHg)、支气管哮喘急性发作期。对于存在体液潴留的患者应与利尿剂同时使用。突然停用 β 受体阻滞剂可致临床症状恶化,应予避免。在慢性心衰急性失代偿期,可继续维持使用;心动过缓(50~60 次 /min)和血压偏低(收缩压 85~90mmHg)的患者减少剂量;严重心动过缓(<50 次 /min)、严重低血压(收缩压 <85mmHg)和休克患者应停用,但在出院前应再次启动 β 受体阻滞剂治疗。

不良反应:①心衰恶化:液体潴留加重,先增加利尿剂剂量,如无效或病情严重,β 受体阻滞剂应减量。出现明显乏力时,需排除睡眠呼吸暂停、过度利尿或抑郁等,若考虑与 β 受体阻滞剂应用或加量相关,则应减量。②心动过缓和房室传导阻滞:心率 <50 次 /min,或出现二度及以上房室传导阻滞时,应减量甚至停药。③低血压:一般出现于首剂或加量的 24~48 小时内,处理同 ACEI,若伴有低灌注的症状,β 受体阻滞剂应减量或停用,并重新评估患者的临床情况。

(4)醛固酮受体拮抗剂:研究证实在使用 ACEI/ARB、β 受体阻滞剂的基础上加用醛固酮受体拮抗剂,可使 NYHA 心功能 Ⅱ~ Ⅳ 级的 HFrEF 患者获益,降低全因死亡、心血管死亡、猝死和心衰住院风险。适应证:① LVEF ≤ 35%、使用 ACEI/ARB/ARNI 和 β 受体阻滞剂治疗后仍有症状的 HFrEF 患者;②急性心肌梗死后且 LVEF<40%,有心衰症状或合并糖尿病者。禁忌证:①血肌酐 >221μmol/L (2.5mg/dl);②血钾 >5.0mmol/L;③妊娠妇女。应用方法:螺内酯,初始剂量 10~20mg,1 次 /d,至少观察 2 周后再加量,目标剂量 20~40mg,1 次 /d。依普利酮(eplerenone),初始剂量 25mg,1 次 /d,目标剂量 50mg,1 次 /d。通常醛固酮受体拮抗剂应与襻利尿剂合用,避免同时补钾及食用高钾食物,除非有低钾血症。使用醛固酮受体拮抗剂治疗后 3 天和 1 周应监测血钾和肾功能,前 3 个月每月监测 1 次,以后每 3 个月 1 次。不良反应:主要是肾功能恶化和高钾血症,如血钾 >5.5mmol/L 应减量并密切观察,血钾 >6.0mmol/L 应停用。螺内酯可引起男性乳房疼痛或乳房增生症(10%),为可逆性。

(5)洋地黄类药物:可显著减轻轻中度心衰患者的临床症状,改善生活质量,提高运动耐量,减少住院率,但对生存率无明显影响。常用的有:①地高辛:应用最为广泛。常以 0.125~0.25mg 起始并维持,对 70 岁以上、肾功能减退或于重低的患者应予更小剂量(每日或隔日 0.125mg)起始。②毛花苷丙(西地兰):为静脉注射用制剂,注射后 10 分钟起效,1~2 小时达高峰,每次 0.2~0.4mg 稀释后静脉注射,24 小时总量 0.8~1.2mg,适用于急性心衰或慢性心衰加重时。③毒毛花苷 K:静注后 5 分钟起作用,0.5~1 小时达高峰,每次静脉注射 0.25mg,24 小时总量 0.5~0.75mg,用于急性心衰时。

洋地黄的临床应用:①适应证:伴有快速房颤 / 房扑的收缩性心衰是应用洋地黄的最佳指征,包括扩张型心肌病、二尖瓣关闭不全、陈旧性心肌梗死、主动脉瓣病变、高血压性心脏病及伴慢性房颤的二尖瓣狭窄所致心衰。在利尿剂、ACEI/ARB 和 β 受体阻滞剂治疗过程中仍持续有心衰症状的患者可考虑加用地高辛。但对代谢异常引起的高排血量心衰如贫血性心脏病、甲亢性心脏病以及心肌炎、心肌病等所致心衰,洋地黄治疗效果欠佳。②慎用情况:肺心病常伴低氧血症,与心肌梗死、缺血性心肌病均易发生洋地黄中毒,应慎用;应用其他可能抑制窦房结或房室结功能或可能影响地高辛血药浓度的药物(如胺碘酮或 β 受体阻滞剂)时须慎用或减量。③禁忌证:洋地黄过量或中毒;存在流出道梗阻如肥厚型梗阻性心肌病、主动脉瓣狭窄的患者;旁道前向性传导的预激综合征伴房颤或房扑发作;严重窦性心动过缓或房室传导阻滞患者在未植入起搏器前禁用。风心病单纯二尖瓣狭窄伴窦性心律的肺水肿患者因增加右心室收缩功能可能加重肺水肿程度而禁用。

洋地黄有效的临床征象:①尿量增加,水肿消退,肝脏缩小,体重减轻;②呼吸困难减轻,肺啰音减少或消失;③食欲增加,恶心、呕吐减轻或消失;④扩大的心脏缩小,心搏有力,奔马律消失,心室率减慢。心室率快的房颤患者用药后静息心室率 70~80 次 /min,活动后 80~90 次 /min;但风湿活动、心肌炎、肺栓塞、甲亢、严重贫血患者的心衰不能以心率快慢作为心衰控制的指标。

洋地黄中毒的识别:洋地黄中毒最重要的表现是各类心律失常,最常见者为室性期前收缩,多表现为二联律,非阵发性交界区心动过速,房性期前收缩,心房颤动及房室传导阻滞等。快速房性心律失常伴有传导阻滞是洋地黄中毒的特征性表现。洋地黄类药物中毒的胃肠道反应如恶心、呕吐,以及中枢神经的症状,如视力模糊、黄视、绿视、定向力障碍、倦怠等在应用地高辛时已十分少见。心肌缺血、缺氧及低血钾、低血镁、甲状腺功能减退、肾功能不全的情况下更易出现洋地黄中毒。测定血清地高辛浓度(常 >2.0ng/ml)有助于洋地黄中毒的诊断。

洋地黄中毒的处理:一旦诊断确立应立即停用洋地黄和排钾利尿剂,单发性室性期前收缩及一度房室传导阻滞等停药后多自行消失;对快速性心律失常,如血钾低则可用静脉补钾,如血钾不低可用利多卡因或苯妥英钠。电复律一般禁用,因易致室颤。有传导阻滞及缓慢性心律失常者可用阿托品 0.5~1.0mg 注射,此时异丙肾上腺素易诱发室性心律失常,不宜应用。

(6)非洋地黄类正性肌力药物:①儿茶酚胺类:常用多巴胺[2~5μg/(kg·min)]和多巴酚丁胺[2.5~10μg/(kg·min)]。该两种制剂均只能短期静脉应用,在慢性心衰加重时,起到帮助患者渡过难关的作用。连续用药超过 72 小时可出现耐药,长期使用将增加死亡率。②磷酸二酯酶抑制剂:短期应用可改善心衰症状,长期应用却增加死亡率,因此,本品仅短期(3~5 天)应用于心脏术后急性收缩性心衰、难治性心衰及心脏移植前的终末期心衰的患者。常用米力农,首剂 25~75μg/kg 静脉注射(>10 分钟),继以 0.375~0.75μg/(kg·min)滴注。

(7)伊伐布雷定(ivabradine):属选择性特异性窦房结 I_f 电流抑制剂,通过特异性抑制心脏窦房结起搏电流(I_f),减慢窦性心律,延长舒张期,改善左心室功能及生活质量,对心脏内传导、心肌收缩及心室复极化无影响,且无 β 受体阻滞剂的不良反应或反跳现象。适应证:NYHA 心功能 Ⅱ~Ⅳ级、LVEF ≤ 35% 的窦性心律患者,合并以下情况之一可加用伊伐布雷定:①已使用 ACEI/ARB/ARNI、β 受体阻滞剂、醛固酮受体拮抗剂,β 受体阻滞剂已达到目标剂量或最大耐受剂量,心率仍 ≥ 70 次 /min;②心率 ≥ 70 次 /min,对 β 受体阻滞剂禁忌或不能耐受者。禁忌证:①病态窦房结综合征、窦房传导阻滞、二度及以上房室传导阻滞、治疗前静息心率 <60 次 /min;②血压 <90/50mmHg;③急性失代偿性心衰;④重度肝功能不全;房颤 / 心房扑动;依赖心房起搏。

应用方法:起始剂量 2.5mg,2 次 /d,治疗 2 周后,根据静息心率调整剂量,每次剂量增加 2.5mg,使患者的静息心率控制在 60 次 /min 左右,最大剂量 7.5mg,2 次 /d。老年、伴有室内传导障碍的患者起始剂量要小。对合用 β 受体阻滞剂、地高辛、胺碘酮的患者应监测心率和 QT 间期,因低钾血症和心动过缓合并存在是发生严重心律失常的易感因素,特别是长 QT 综合征患者。避免与强效细胞色素 P_{450} 3A4 抑制剂(如唑类抗真菌药、大环内酯类抗生素）合用。

不良反应：最常见为光幻症和心动过缓。如发生视觉功能恶化，应考虑停药。心率 <50 次 /min 或出现相关症状时应减量或停用。

（8）其他药物：①血管扩张药：慢性心衰的治疗并不推荐用血管扩张剂，仅在伴有心绞痛或高血压的患者可考虑联合治疗。如应用小静脉扩张剂硝酸异山梨酯，用以缓解心绞痛或呼吸困难的症状。心衰患者并发高血压或心绞痛而需要用钙通道阻滞剂（CCB）时，可选择氨氯地平或非洛地平。对于那些依赖升高的左室充盈压来维持心排血量的阻塞性心瓣膜病，如二尖瓣狭窄、主动脉瓣狭窄及左心室流出道梗阻的患者禁用。对于无法使用 ACEI/ARB/ARNI 的有症状 HFrEF 患者，合用硝酸酯与肼屈嗪治疗可能有助于改善症状。②能量代谢：心肌细胞能量代谢障碍在心衰的发生和发展中发挥一定作用，有研究显示使用改善心肌能量代谢的药物，如曲美他嗪、辅酶 Q_{10}、辅酶 I、左卡尼汀、磷酸肌酸等可以改善患者症状和心脏功能，改善生活质量，但对远期预后的影响尚需进一步研究。③中医中药治疗。

4. 非药物治疗

（1）心脏再同步化治疗（cardiac resynchronization，CRT）：部分心衰患者存在房室、室间和 / 或室内收缩不同步，进一步导致心肌收缩力降低。CRT通过改善房室、室间和 / 或室内收缩同步性增加心排量，可改善心衰症状、运动耐量，降低死亡率。慢性心衰患者 CRT 的 I 类适应证包括：已接受了最佳药物治疗（OPT）仍持续存在心衰症状的窦性心律患者、NYHA 分级 Ⅱ~ Ⅳ 级、LVEF ≤ 35%、QRS 呈 CLBBB 图形、QRS 间期 >130 毫秒。对于有高度 AVB 和心室起搏指征的射血分数减低的患者，无论分级如何，均推荐使用 CRT，包括房颤患者。Ⅱa 类适应证包括：已接受了最佳药物治疗仍持续存在心衰症状的窦性心律患者、NYHA 分级 Ⅱ~ Ⅳ 级、LVEF ≤ 35%、QRS 呈非 CLBBB 图形、QRS 间期 >150 毫秒。但部分患者对治疗反应不佳，完全性 LBBB 是 CRT 有反应的最重要预测指标。

（2）植入式心脏复律除颤器（ICD）：心衰患者植入 ICD 适应证：二级预防：慢性心衰伴低 LVEF，曾有心脏停搏、心室颤动或伴血流动力学不稳定的室性心动过速（室速）。一级预防：①缺血性心脏病患者，优化药物治疗至少 3 个月，心肌梗死后至少 40 天及血运重建至少 90 天，预期生存期 >1 年：LVEF ≤ 35%，NYHA 心功能 Ⅱ 或 Ⅲ 级，推荐 ICD 植入，减少心脏性猝死和总死亡率；LVEF ≤ 30%，NYHA 心功能 I 级，推荐植入 ICD，减少心脏性猝死和总死亡率。②非缺血性心衰患者，优化药物治疗至少 3 个月，预期生存期 >1 年：LVEF ≤ 35%，NYHA 心功能 Ⅱ 或 Ⅲ 级，推荐植入 ICD，减少心脏性猝死和总死亡率;LVEF ≤ 35%,NYHA 心功能 I 级,可考虑植入 ICD。

(3)左室辅助装置(LVAD):适用于严重心脏事件后或准备行心脏移植术患者的短期过渡治疗和急性心衰的辅助治疗。

(4)心脏移植:是治疗顽固性心力衰竭的最终方法。

5. 慢性 HFrEF 的治疗流程

(1)对所有新诊断的 HFrEF 患者应尽早使用 ACEI/ARB 和 β 受体阻滞剂(除非有禁忌证或不能耐受),有淤血状和 / 或体征的心衰患者应先使用利尿剂以减轻液体潴留。先用 β 受体阻滞剂和先用 ACEI/ARB 并无区别。当患者处于淤血状态时,ACEI/ARB 耐受性更好;若患者无明显水肿而静息心率比较快时,β 受体阻滞剂耐受性会更好。部分 HFrEF 患者可同时给予小剂量 β 受体阻滞剂和 ACEI/ARB。两药合用后可交替和逐步增加剂量,分别达到各自的目标剂量或最大耐受剂量。

(2)患者接受上述治疗后应进行临床评估,根据相应的临床情况选择以下治疗:①若仍有症状,eGFR>30ml/(min·1.73m²),血钾 <5.0mmol/L,推荐加用醛固酮受体拮抗剂;②若仍有症状,血压能耐受,建议用 ARNI 代替 ACEI/ARB;③若 β 受体阻滞剂已达到目标剂量或最大耐受剂量,窦性心率 ≥ 70 次 /min,LVEF ≤ 35%,可考虑加用伊伐布雷定;④若符合心脏再同步化治疗(CRT)/ 植入式心脏复律除颤器(ICD)的适应证,应予推荐。以上治疗方法可联合使用,不分先后。

(3)若患者仍持续有症状,可考虑加用地高辛。

(4)经以上治疗后病情进展至终末期心衰的患者,根据病情选择心脏移植、姑息治疗、左心室辅助装置的治疗。优化药物过程中应根据用药指征合理选择药物及起始剂量,逐渐滴定至各自的目标剂量或最大耐受剂量,以使患者最大获益,治疗中应注意监测患者症状、体征、肾功能和电解质等。

6. 慢性 HFpEF 和 HFmrEF 的治疗　HFpEF 患者的治疗主要针对症状、心血管基础疾病和合并症、心血管疾病危险因素,采取综合性治疗手段。在诊断不明确时可进行负荷超声心动图或有创检查明确左心室充盈压是否升高。临床研究未能证实 ACEI/ARB、β 受体阻滞剂能改善 HFpEF 患者的预后和降低病死率。因基础心血管疾病(如房颤、高血压、冠心病、肺动脉高压)以及合并症(如糖尿病、慢性肾脏病等)的不同,HFpEF 患者的病理生理机制差异很大。非心血管疾病也是 HFpEF 患者死亡和住院的原因。故建议对 HFpEF 和 HFmrEF 患者进行心血管疾病和非心血管疾病合并症的筛查及评估,并给予相应的治疗,以改善症状及预后。

TOPCAT 研究亚组分析提示螺内酯可降低 HFpEF 患者因心衰住院风险,对 LVEF ≥ 45%,BNP 升高或 1 年内因心衰住院的 HFpEF 患者,可考虑使用醛固酮受体拮抗剂以降低住院风险。

HFmrEF 占心衰患者的 10%~20%。初步研究显示,HFmrEF 在病因学、临床特点、影像学表现、合并症、治疗及预后等方面介于 HFrEF 与 HFpEF 之间。HFmrEF 中缺血性心脏病的患者比例与 HFrEF 相似,明显高于 HFpEF 患者。部分 HFmrEF 可转变为 HFpEF 或 HFrEF,从 HFmrEF 进展到 HFrEF 的患者预后比那些保持在 HFmrEF 或转变为 HFpEF 的患者更差。对一些随机对照试验的回顾性分析以及荟萃分析表明,ACEI/ARB、β 受体阻滞剂、醛固酮受体拮抗剂可能改善 HFmrEF 患者的预后。

(马炳辰　张文武)

第4节　高血压急症

高血压急症(hypertensive emergencies,HE)是指原发性或继发性高血压患者,在某些诱因作用下,血压突然和显著升高(一般超过 180/120mmHg),同时伴有进行性心、脑、肾等重要靶器官功能不全的表现。高血压急症包括高血压脑病、颅内出血(脑出血和蛛网膜下腔出血)、脑梗死、急性心力衰竭、急性冠脉综合征(不稳定型心绞痛、急性非 ST 段抬高和 ST 段抬高心肌梗死)、主动脉夹层、子痫、急性肾小球肾炎、胶原血管病所致肾危象、嗜铬细胞瘤危象及围手术期严重高血压等。应注意血压水平的高低与急性靶器官损害的程度并非呈正比。一部分高血压急症并不伴有特别高的血压值,如并发于妊娠期或某些急性肾小球肾炎的患者,但如血压不及时控制在合理范围内会对脏器功能产生严重影响,甚至危及生命,处理过程中需要高度重视。并发急性肺水肿、主动脉夹层、心肌梗死或急性脑卒中者,即使血压仅为中度升高,也应视为高血压急症。

高血压亚急症(hypertensive urgencies,HU)是指血压明显升高但不伴严重临床症状及进行性靶器官损害。患者可以有血压明显升高造成的症状,如头痛、胸闷、鼻出血和烦躁不安等。相当多的患者有服药顺从性不好或治疗不足的问题。血压升高的程度不是区别高血压急症与高血压亚急症的标准,区别两者的唯一标准是有无新近发生的急性进行性靶器官损害。

广义的高血压危象(hypertensive crisis,HC)包括 HE 和 HU,狭义的高血压危象等同于 HE。国内外尚存在一些其他 HE 的相关术语如恶性高血压、急进型高血压等,均属于 HE 范畴。重症高血压的主要特征是舒张压(DBP) >120mmHg 或收缩压(SBP)>180mmHg。急进型或恶性高血压的特征是血压升高伴有脑病或者肾病,二者主要区别是急进型高血压视网膜病变为Ⅲ级(视网膜动脉硬化伴出血),而恶性高血压视网膜病变为Ⅳ级(视网膜动脉硬化、出血、渗出合并视乳头水肿);从临床角度看,恶性高血压可看作是急进型高血压的晚期阶段,二者均可出现血压显著升高,以及体重下降、头痛、视网膜病变和肾功能损害等。

【诊断要点】

1. 临床表现特点　HC的临床表现可以因临床类型不同而异,但共同的临床特征是血压急剧升高,患者 SBP ≥ 210~240mmHg,DBP ≥ 120~130mmHg,同时,出现明显的头痛、眩晕、烦躁、恶心、呕吐、心悸、气急和视力模糊等。根据靶器官急性损害的不同,还有其相应的临床表现:①心血管系统:出现急性心力衰竭或急性心肌缺血的症状和体征,如发绀、呼吸困难、肺部啰音;缺血性胸痛、心率加快、心脏扩大等。②中枢神经系统:头痛、头晕或眩晕、耳鸣、平衡失调、眼球震颤、恶心、呕吐、腹痛、尿频、视力障碍、抽搐、意识模糊、嗜睡或昏迷等。自主神经功能失调症状:如异常兴奋,发热,出汗,口干,皮肤潮红(或面色苍白),手足震颤等;卒中者可有神经系统定位体征。③肾脏:少尿、无尿、蛋白尿、管型、血肌酐和尿素氮升高。④眼底:出现三级以上眼底改变(渗出、出血、视乳头水肿)。

2. 诊断注意事项　临床上,接诊重症高血压患者后,病史询问和体格检查应简单而又有重点,目的是尽快鉴别 HE 和 HU。因 HE 和 HU 降压治疗的紧迫程度不同,前者需要迅速降低血压,采用静脉途径给药;后者需要在 24~48 小时内降低血压,可使用快速起效的口服降压药。应询问高血压病史,用药情况,有无其他心脑血管疾病和肾脏疾病史等。除测量血压外,应仔细检查心血管系统、眼底和神经系统,了解靶器官损害程度,评估有无继发性高血压。血常规、尿常规、心电图和血生化八项应列为常规检查,依病情选择 X 线、CT、磁共振(MRI)和心脏彩超等检查。

【治疗要点】

1. 治疗原则

(1)及时降低血压:HE 应住院治疗,重症患者收入 ICU 病房。酌情使用有效的镇静药以消除患者恐惧心理。在严密监测血压、尿量和生命体征的情况下,视临床情况的不同,应用短效静脉降压药物。降压过程中应严密观察靶器官功能状况,如神经系统的症状和体征,胸痛是否加重等。勤测血压(每隔 15~30 分钟),如仍然高于 180/120mmHg,应同时口服降压药物。

(2)控制性降压:降压目标不是使血压正常,而是渐进地将血压调控至不太高的水平,最大程度地防止或减轻心、脑、肾等靶器官损害。正常情况下,血压的自动调节功能可维持流向生命器官的血流(心、脑、肾等)。例如:当平均动脉压(MAP,舒张压 +1/3 脉压)低于 60mmHg 或高达 120mmHg,脑血流量可被调节在正常范围内。然而,在慢性高血压患者,自动调节的下限可上升至 MAP100~120mmHg,高限可达 150~160mmHg。这个范围称为自动调节阈。一旦血压升高突破自动调节阈高限则会导致脑血流过度灌注(hyperperfusion),出现脑水肿;若血压下降到自动调节阈下限以下,就会出现灌注不足(hypoperfusion)。老年患者和伴有脑血管疾病的患者,与慢性高血压类似,其自动调节功能也受到损害。自动调节阈的平均下限大约比休息时 MAP 低 20%~25%。因此,HE 降压治疗第一目标是在初始阶段(1 小时内)MAP 的降低幅度不应超过治疗前水平的 25%;然后放慢降压速度,在以后的 2~6 小时内将血压降至约 160/100~110mmHg(第二目标);若患者能很好耐受,且病情稳定,在以后 24~48 小时逐步把血压降至正常水平(第三目标)。若降压后发现有重要器官缺血表现,血压降低幅度应更小,在随后的 1~2 周内再将血压逐步降至正常水平。

(3)合理选择降压药:处理 HE 的降压药物,要求起效迅速,短时间内达到最大作用;作用持续时间短,停药后作用消失较快;不良反应较小。在降压过程中最好不明显影响心率、心排血量和脑血流量。

(4)避免使用的药物:应注意有些降压药不适用于 HE,甚至有害。利血平肌内注射的降压作用起始较慢,如果短时间内反复注射又导致难以预测的蓄积效应,发生严重低血压;引起明显嗜睡反应,干扰对神志状态的判断。治疗开始时也不宜使用强力的利尿药,除非有心力衰竭或明显的体液容量负荷过度,因为多数 HE 时交感神经系数和 RAAS 过度激活,外周血管阻力明显增加,患者体内循环血容量减少,强力利尿是危险的。

上述降压节奏不适用于主动脉夹层与急性脑卒中的患者(见下述)。

2. 不同类型 HE 的治疗原则

(1)高血压脑病:高血压脑病是排除性诊断,需排除出血性和缺血性脑卒中及蛛网膜下腔出血。降压目标:在 1~2 小时内将 DBP 降至 100~110mmHg,或将 DBP 降低 10~15mmHg。药物选择有拉贝洛尔、乌拉地尔、尼卡地平、非诺多泮(fenoldopam)、依那普利、硝普钠等。

(2)脑出血:急性脑出血患者,如果 SBP>200mmHg 或 MAP>150mmHg,要考虑用持续静脉滴注给药,积极降低血压,血压的监测频率为每 5 分钟 1 次。如果 SBP>180mmHg 或 MAP>130mmHg,并有疑似颅内压升高的证据者,要考虑监测颅内压,用间断或持续的静脉给药降低血压;如没有疑似颅内压升高的证据,则考虑用间断或持续的静脉给药轻度降低血压。降压目标:160/90mmHg 或 MAP 110mmHg。药物选择乌拉地尔、拉贝洛尔、非诺多泮、尼卡地平等。

(3)缺血性脑卒中:急性缺血性脑卒中溶栓前血压应控制在 <180/110mmHg。急性缺血性脑卒中发病 24 小时内血压升高的患者应谨慎处理,除非 SBP ≥

180mmHg 或 DBP ≥ 100mmHg 或伴有严重心功能不全、主动脉夹层、高血压脑病者，一般不予降压。降压的合理目标是 24 小时内血压降低约 15%。有高血压病史且正在服用降压药物者，如神经功能平稳，可于脑卒中后 24小时开始使用降压药物。药物选择有：拉贝洛尔、尼卡地平、乌拉地尔、艾司洛尔、非诺多泮等。口服药物可选用卡托普利或尼卡地平、尼莫地平等。

(4) 蛛网膜下腔出血：首期降压目标值在 25% 以内，对于平时血压正常的患者维持 SBP 在 130~160mmHg。药物选择以不影响患者意识和脑血流灌注为原则，首选尼卡地平 / 尼莫地平，尚可用乌拉地尔、拉贝洛尔等。

(5) 急性冠脉综合征：治疗紧急度 <1 小时；其治疗目标在于降低血压、减少心肌耗氧量，但不可影响到冠脉灌注压从而减少冠脉血流量。血压控制的目标是尽快将血压降至正常。不稳定型心绞痛、非 ST 段抬高和 ST 段抬高心肌梗死的高血压患者目标血压水平一般可为 <130/80mmHg，但治疗宜个体化。如患者冠状动脉严重病变或年龄大于 65 岁，DBP 尽量维持在 60mmHg 以上。对于老年高血压且伴脉压大的患者，降压治疗可导致 DBP过低（<60mmHg）。药物选择：硝酸甘油、艾司洛尔、拉贝洛尔、非诺多泮、尼卡地平等。开通病变血管也是非常重要的。

(6) 急性心力衰竭、肺水肿：治疗紧急度 <1 小时。治疗目标是减轻左心室前、后负荷，改善心肌缺血，维持足够通气，消除肺水肿。需立即降压，应在 1 小时内将血压降至正常范围，但 SBP 应保持 ≥ 90mmHg 或下降10%~15%。可选用硝普钠、乌拉地尔、硝酸甘油、奈西立肽、利尿剂等静脉用药；但药物不能增加心肌耗氧量。在应用血管扩张剂迅速降低血压的同时，配合使用强效利尿剂，尽快缓解患者的缺氧和高度呼吸困难。洋地黄仅在心脏扩大或房颤伴快速心室率时应用。

(7) 主动脉夹层：一旦疑诊主动脉夹层，必须立即使患者血压平稳地降至正常偏低水平，治疗紧急度 15~30 分钟。在选用药物治疗时必须牢记，主动脉壁所受剪切力大小取决于心室搏动的力度和速率以及每搏血流量，选择的药物必须有助于降低这三个因素的水平。β 受体阻滞剂加血管扩张剂是标准的治疗方法。目标：血压 90~110/60~70mmHg，心率 60~75 次 /min。可选用拉贝洛尔、艾司洛尔、硝普钠、尼卡地平、非诺地泮、美托洛尔、乌拉地尔等。

(8) 急性肾衰竭：血压一般以降至 140/90mmHg 为宜，第 1 小时使 MAP下降 10%，第 2 小时下降 10%~15%。在 12 小时内使 MAP 下降约 25%。降压药物选择应考虑增加或不影响肾血流量，避免应用对肾有毒性的药物。静脉用药首选非诺多泮，尚可选用乌拉地尔、拉贝洛尔、尼卡地平、强效利尿剂等。口服药物首选 ACEI/ARB。病情稳定后长期联合使用降压药，将血

压控制在 <130/80mmHg。

(9)子痫:妊娠合并高血压的患病率占孕妇的 5%~10%,其中 70% 是与妊娠有关的高血压,其余 30% 在妊娠前即存在高血压。妊娠合并高血压分为慢性高血压、妊娠期高血压和先兆子痫 3 类。慢性高血压指的是妊娠前即证实存在或在妊娠的前 20 周即出现的高血压。妊娠期高血压为妊娠 20 周以后发生的高血压,不伴有明显蛋白尿,妊娠结束后血压可以恢复正常。先兆子痫定义为发生在妊娠 20 周以后的血压升高伴临床蛋白尿(24 小时尿蛋白≥ 300mg);重度先兆子痫定义为血压≥ 160/110mmHg,有大量蛋白尿,并出现头痛、视力模糊、肺水肿、少尿和实验室检查异常(如血小板计数下降、转氨酶异常),常合并胎盘功能异常。

降压治疗的策略:非药物措施(限盐、富钾饮食、适当活动、情绪放松)是妊娠合并高血压安全和有效的治疗方法,应作为药物治疗的基础。妊娠期间的降压用药不宜过于积极,治疗的主要目的是保证母子安全和妊娠的顺利进行。治疗的策略、给药时间的长短及药物的选择取决于血压升高的程度,以及对血压升高所带来危害的评估。在接受非药物治疗措施以后,血压≥ 150/100mmHg 时应开始药物治疗,治疗目标是将血压控制在 130~140/80~90mmHg。

重度先兆子痫降压目标:降至正常或接近正常。当孕妇 SBP>170~180mmHg 或 DBP>105~110mmHg 时,静脉用降压药物,在分娩前保证 DBP>90mmHg。常用的静脉降压药物有拉贝洛尔、硫酸镁和尼卡地平,硫酸镁是治疗严重先兆子痫的首选药物。口服药物包括 β 受体阻滞剂(拉贝洛尔、美托洛尔)、阿米洛利、肼屈嗪、甲基多巴或 CCB 等;妊娠期间禁用 ACEI 或 ARB。硫酸镁的降压机制是神经肌肉阻滞剂,具有抑制钙离子内流的作用。用法:5g 稀释至 20ml,静脉缓慢推注。维持:1~2g/h。或 5g 稀释至 20ml,深部肌内注射,每 4 小时重复。总量:25~30g/d。对重度先兆子痫,静脉应用硫酸镁时,应密切观察血压、腱反射和不良反应,并确定终止妊娠的时机。

(10)儿茶酚胺危象:见于撤除可乐定后反弹性血压升高,摄入拟交感类药物并发的高血压及嗜铬细胞瘤等。治疗紧急度 <1 小时;降压目标:降至正常。药物选择:酚妥拉明、尼卡地平、维拉帕米、拉贝洛尔、非诺多泮等。若选用硝普钠,一定要在补充血容量基础上应用,防止发生低血压。应避免单独运用 β 受体阻滞剂,原因是阻断 β 受体诱发的血管扩张以后,β 受体缩血管活性会占优势,会导致进一步的血压升高。

(11)围手术期高血压:围手术期高血压是指外科手术住院期间(包括手术前、手术中和手术后,一般 3~4 天)伴发的急性血压增高(SBP、DBP 或平均动脉压超过基线 20% 以上）。手术后高血压常开始于术后 10~20 分钟，可能持续 4 小时。如果不及时治疗，患者易发生出血、脑卒中和心肌梗死。在围手术期的过程中出现短时间血压增高，并超过 180/110mmHg 时称为围手术期高血压危象，其发生率为 4%~35%。既往有高血压病史，特别是 DBP 超过 110mmHg 者易发生围手术期血压波动。易发生高血压的手术类型有：颈动脉、腹部主动脉、外周血管、腹腔和胸腔手术。严重高血压易发生在以下手术过程中：心脏、大血管（颈动脉内膜剥脱术、主动脉手术）、神经系统和头颈部的手术，此外还有肾脏移植以及大的创伤等（烧伤或头部创伤）。处理的关键是要判断产生血压高的原因并去除诱因（如疼痛、低氧血症、高碳酸血症、憋尿、血容量过多、血容量过低、持续呕吐及焦虑等），去除诱因后血压仍高者，要降压处理。降压治疗目的是保护靶器官功能。降压目标取决于手术前患者血压情况，一般应降至基线的 10%；易出血或严重心力衰竭患者可以将血压降至更低。需严密监测患者对治疗的反应并及时调整降压药物剂量。轻中度原发性高血压且不伴代谢紊乱或心血管系统异常时，不需延期手术。3 级高血压（≥ 180/110mmHg）应权衡延期手术的利弊再做决定。如在围手术期出现高血压急症，通常需要静脉给予降压药物，即刻目标是在 30~60 分钟内使 DBP 降至 110mmHg 左右，或降低 10%~15%，但不超过 25%。如果患者可以耐受，应在随后的 2~6 小时内将血压降低至 160/100mmHg。主动脉夹层患者降压速度应更快，在 24~48 小时内将血压逐渐降至基线水平。应选用那些起效迅速，作用时间短的药物如拉贝洛尔、艾司洛尔、尼卡地平、硝酸甘油、硝普钠和非诺多泮。

3. HE 常用静脉降压药物

（1）硝普钠（sodium nitroprusside）：硝普钠是一种起效快、持续时间短的强效静脉用降压药。静脉滴注数秒内起效，作用持续仅 1~2 分钟，血浆半衰期 3~4 分钟，停止注射后血压在 1~10 分钟内迅速回到治疗前水平。起始剂量 0.25μg/(kg·min)，其后每隔 5 分钟增加一定剂量，直至达到血压目标值。可用剂量 0.25~10μg/(kg·min)。是 HE 伴急性肺水肿、严重心功能衰竭、主动脉夹层的首选药物之一。但长期大剂量使用或患者存在肝、肾功能不全时，易发生氰化物中毒。硝普钠应慎用或禁用于下列情况：①高血压脑病、脑出血、蛛网膜下腔出血：因本品可通过血 - 脑脊液屏障使颅内压进一步增高，影响脑血流灌注，加剧上述病情，故有颅内压增高者一般不予应用。②急进型 / 恶性高血压、高血压伴急性肾衰竭、肾移植性高血压、HE 伴严重肝功能损害等：因本品在体内与巯基结合后分解为氰化物与一氧化氮，氰化物被肝脏代谢为硫氰酸盐，全部经肾脏排出。故肝、肾功能不全患者易发生氰化物或硫氰酸盐中毒。③甲状腺功能减退和孕妇：因硫氰酸盐可抑制甲状腺对碘的摄取,加重甲状腺功能减退,且可通过胎盘诱发胎儿硫氰酸盐中毒和酸中毒。④急性冠脉综合征:因其对心肌供血的影响可引起冠脉窃血,增加AMI早期的死亡率。

(2)硝酸甘油(nitroglycerin):为血管扩张剂,静脉滴注2~5分钟起效,停止用药作用持续时间5~10分钟,可用剂量5~100μg/min。副作用有头痛、恶心呕吐、心动过速等。由于硝酸甘油是有效的扩静脉药物,只有在大剂量时才有扩动脉作用,能引起低血压和反射性心动过速,在脑、肾灌注存在损害时,静脉使用硝酸甘油可能有害。因此,其主要用于HE合并急性冠脉综合征、急性左心衰竭。

(3)尼卡地平(nicardipine):是二氢吡啶类钙拮抗剂。静脉滴注5~10分钟起效,作用持续1~4小时(长时间使用后持续时间可超过12小时),起始剂量为5.0mg/h(可用剂量是5~15mg/h),然后渐增加至达到预期治疗效果;也可直接用2mg静脉注射,快速控制血压后改为静脉滴注。一旦血压稳定于预期水平,一般不需要进一步调整药物剂量。副作用有头痛、恶心、呕吐、面红、反射性心动过速等。尼卡地平能够减轻心脏和脑缺血,对有缺血症状的患者更为有利。尼卡地平治疗HE的特点是:降压作用起效迅速、效果显著、血压控制过程平稳、血压波动小;能有效保护靶器官;用量调节简便;副作用少且症状轻微,停药后不易出现反跳,长期用药也不会产生耐药性,安全性好。与硝普钠相比降压效果近似,而其安全性及对靶器官的保护作用明显优于硝普钠,已成为HE首选药物之一。因其可能诱发反射性心动过速,在治疗合并冠心病的HE时宜加用β受体阻滞剂。

(4)拉贝洛尔(labetalol):是联合的α和β肾上腺素能受体拮抗剂,静脉用药α和β阻滞的比例为1∶7,多数在肝脏代谢,代谢产物无活性。与纯粹的β受体阻滞剂不同的是,拉贝洛尔不降低心排血量,心率多保持不变或轻微下降,可降低外周血管阻力,脑、肾和冠状动脉血流保持不变。脂溶性差,很少通过胎盘。静脉注射2~5分钟起效,5~15分钟达高峰,作用持续2~6小时。用法:首次静脉注射20mg,接着20~80mg/10min静脉注射,或者从2mg/min开始静脉滴注,最大累积剂量24小时内300mg,达到血压目标值后改口服。副作用有恶心、乏力、支气管痉挛,心动过缓,直立性低血压等。适用于除合并心力衰竭肺水肿以外的大多数临床类型的HE。

(5)艾司洛尔(esmolol):是心脏选择性的短效β阻滞剂,经红细胞水解,不依赖于肝、肾功能。静脉注射60秒内起效,作用持续10~20分钟。用法:首次负荷量500μg/kg于1分钟内注射,接着25~50μg/(kg·min)持续静脉滴注,可以每10~20分钟增加25μg/(kg·min),直至血压满意控制,最大剂量可达300μg/(kg·min)。副作用有乏力、低血压、心动过缓、多汗等。适用于除合并心力衰竭肺水肿以外的大多数临床类型的 HE,尤其是围手术期高血压。

(6)酚妥拉明(phentolamine):是一种非选择性 α 受体阻滞剂,静脉注射后 1~2 分钟内起效,作用持续 10~30 分钟,用法:5~10mg/ 次静脉注射。适用于伴有血液中儿茶酚胺过量的 HE,如嗜铬细胞瘤危象。但因其引起反射性心动过速,容易诱发心绞痛和心肌梗死,故禁用于急性冠脉综合征患者。副作用有心动过速、直立性低血压、潮红、鼻塞、恶心呕吐等。

(7)乌拉地尔(urapidil):又名压宁定。主要通过阻断突触后膜 α_1 受体而扩张血管,还可以通过激活中枢 5- 羟色胺 -1A 受体,降低延髓心血管调节中枢交感神经冲动发放。乌拉地尔扩张静脉的作用大于动脉,并能降低肾血管阻力,对心率无明显影响。其降压平稳,效果显著,有减轻心脏负荷、降低心肌耗氧量、改善心搏出量和心排血量、降低肺动脉压和增加肾血流量等优点,且安全性好,无直立性低血压、反射性心动过速等不良反应,不增加颅内压,不干扰糖、脂肪代谢。肾功能不全可以使用。适用于大多数临床类型的 HE 患者。孕妇、哺乳期禁用。用法:12.5~25mg 稀释于 20ml 生理盐水中静脉注射,监测血压变化,降压效果通常在 5 分钟内显示;若在 10 分钟内效果不够满意,可重复静脉注射,最大剂量不超过 75mg;继以 100~400μg/min 持续静脉滴注,或者 2~8μg/(kg·min)持续泵入,用药时间一般不超过 7 天。

4. 高血压亚急症的降压药物治疗 HU 可选用口服降压药物逐渐降低血压,在 24~48 小时内将血压降至目标值,一般无须住院治疗。通常,若无导致血压升高的并发症,患者可以重新开始使用过去的降压药物,或者增加原有药物的剂量,或者加用新的降压药物。常用的口服降压药物有:

(1)利尿剂:降压作用主要通过排钠,减少细胞外容量,降低外周血管阻力。降压起效较平稳、缓慢,持续时间相对较长,作用持久,服药 2~3 周后作用达高峰。适用于轻、中度高血压,在盐敏感性高血压、合并肥胖或糖尿病、更年期女性和老年人高血压有较强降压效应。利尿剂能增强其他降压药的疗效。利尿剂的主要不良反应是低钾血症和影响血脂、血糖、血尿酸代谢,常发生在大剂量时,因此现推荐使用小剂量。痛风患者禁用。噻嗪类常用的是氢氯噻嗪(12.5~25mg/d)和吲达帕胺(1.25~2.5mg/d)。保钾利尿剂可引起高血钾,不宜与 ACEI、ARB 合用,肾功能不全时慎用。袢利尿剂主要用于合并肾功能不全的高血压患者。

(2)血管紧张素转换酶抑制剂(ACEI):降压作用主要通过抑制循环和组织的血管紧张素转换酶(ACE),使血管紧张素 Ⅱ 生成减少,同时抑制激肽酶使缓激肽降解减少。降压起效缓慢,逐渐增强,在 3~4 周时达最大作用,限制钠盐摄入或联合使用利尿剂可使起效迅速和作用增强。ACEI 具有改善胰岛素抵抗和减少尿蛋白作用,在肥胖、糖尿病和心脏、肾脏靶器官受损的高血压患者具有相对较好的疗效,特别适用于伴有心力衰竭、心肌梗死后、糖耐量减退或糖尿病肾病的高血压患者。不良反应主要是刺激性干咳和血管性水肿。高钾血症、妊娠妇女和双侧肾动脉狭窄患者禁用。血肌酐超过3mg/dl的患者使用时需谨慎,应定期监测血肌酐及血钾水平。卡托普利是其代表药物,既可口服,也可舌下含服,15分钟起效,作用持续4~6小时,常用剂量为12.5~25mg/次,每日2~3次。其他常用的ACEI口服药物有:依那普利(10~40mg/d)、福辛普利(5~40mg/d)、赖诺普利(10~20mg/d)、西拉普利(2.5~5mg/d)、培哚普利(4~8mg/d)、贝那普利(10~40mg/d)等。

(3)血管紧张素Ⅱ受体阻滞剂(ARB):降压作用主要通过阻滞组织的血管紧张素Ⅱ受体亚型AT1,更充分有效地阻断血管紧张素Ⅱ的水钠潴留、血管收缩与重构作用。降压作用起效缓慢,但持久而平稳,一般在6~8周时才达最大作用,作用持续时间能达到24小时以上。低盐饮食或与利尿剂联合使用能明显增强疗效。多数ARB随剂量增大降压作用增强,治疗剂量窗较宽。最大的特点是直接与药物有关的不良反应很少,不引起刺激性干咳,持续治疗的依从性高。适应证与禁忌证与ACEI相同。常用的有氯沙坦(50~100mg/d)、缬沙坦(80~160mg/d)、厄贝沙坦(0.15~0.3g/d)、替米沙坦(40~80mg/d)、坎地沙坦(8~16mg/d)和奥美沙坦(20~40mg/d)等。

(4)β受体阻滞剂:降压作用可能通过抑制中枢和周围的RAAS,抑制心肌收缩力和减慢心率而发挥降压作用。降压起效较迅速、强力,持续时间各种β受体阻滞剂有差异,宜使用选择性β_1受体阻滞剂或者兼有α受体拮抗作用的制剂。适用于各种不同严重程度高血压,尤其是心率较快的中、青年患者或合并心绞痛患者,对老年人高血压疗效相对较差。不良反应主要有心动过缓、乏力、四肢发冷。急性心力衰竭、支气管哮喘、病窦综合征、房室传导阻滞和外周血管病患者禁用。常用的有美托洛尔(25~50mg,每日2次)、阿替洛尔(50~100mg,每日1~2次)、卡维地洛(12.5~25mg,每日1~2次)和比索洛尔(5~20mg/d)等。

(5)钙通道阻滞剂(CCB):降压作用主要通过阻滞细胞外钙离子经电压依赖L型钙通道进入血管平滑肌细胞内,减弱兴奋-收缩偶联,降低阻力血管的收缩反应性。CCB还能减轻血管紧张素Ⅱ和α_1肾上腺素能受体的缩血管效应,减少肾小管钠重吸收。CCB降压起效迅速,降压疗效和降压幅度相对较强。除心力衰竭外CCB较少有治疗禁忌证。对血脂、血糖等代谢无明显影响,长期控制血压的能力和服药依从性较好。相对于其他种类降压药物,CCB还具有以下优势:在老年患者有较好的降压疗效;高钠摄入不影响降压疗效;非甾体抗炎药不干扰降压作用;在嗜酒的患者也有显著降压作用;可用于合并糖尿病、冠心病或外周血管病患者;长期治疗时还具有抗动脉粥样硬化作用。主要缺点是开始治疗阶段有反射性交感活性增强,引起心率增快、面部潮红、头痛、下肢水肿等,尤其使用短效制剂时。可选用的有尼卡地平(10~20mg,每日2~3次)、尼群地平(10mg,每日3次)、尼莫地平(20mg,每日2~3次)、拉西地平(4~6mg/d)、乐卡地平(10~20mg/d)和氨氯地平(5~10mg/d)等。硝苯地平是短效制剂,既往曾广泛用于HU的治疗。因其可引起急剧且不可控制的低血压效应,及反射性心动过速,增加心肌耗氧,恶化心肌缺血而可能危及生命,这种严重的副作用是不可预测的,故目前本品已不用于HU的治疗。

(6)高血压患者药物降压治疗方案:大多数无并发症或合并症患者可以单独或者联合使用上述降压药,治疗应从小剂量开始。目前认为,2级高血压(≥160/100mmHg)患者在开始治疗时就可以采用两种降压药联合治疗。联合治疗有利于血压较快达到目标值,减少不良反应。联合治疗应采用不同降压机制的药物。我国临床主要推荐应用优化联合治疗方案是:ACEI或ARB+二氢吡啶类CCB;ARB/ACEI+噻嗪类利尿剂;二氢吡啶类CCB+噻嗪类利尿剂;二氢吡啶类CCB+β受体阻滞剂。次要推荐使用的联合治疗方案是:利尿剂+β受体阻滞剂;α受体阻滞剂+β受体阻滞剂;二氢吡啶类CCB+保钾利尿剂;噻嗪类利尿剂+保钾利尿剂。三种降压药联合治疗一般必须包含利尿剂。采用合理的治疗方案和患者良好的治疗依从性,一般在治疗3~6个月内达到血压控制目标值。

对于有并发症或合并症患者,降压药和治疗方案选择应该个体化:①脑血管病:可选择ARB、长效CCB、ACEI或利尿剂。注意从单种药物小剂量开始,再缓慢递增剂量或联合治疗。②冠心病:高血压合并稳定型心绞痛的降压治疗,应选择β受体阻滞剂、ACEI和长效钙通道阻滞剂;发生过心肌梗死患者应选择ACEI和β受体阻滞剂,预防心室重构。尽可能选用长效制剂,减少血压波动,控制24小时血压,尤其清晨血压高峰。③心力衰竭:高血压合并无症状左心室功能不全的降压治疗,应选择ACEI和β受体阻滞剂;在有心力衰竭症状的患者,应采用利尿剂、ACEI或ARB和β受体阻滞剂联合治疗。④慢性肾功能衰竭:通常需要3种或3种以上降压药方能达到目标血压。ACEI或ARB在早中期能延缓肾功能恶化,但要注意在低血容量或病情晚期(血肌酐超过221μmol/L)有可能反而使肾功能恶化。⑤糖尿病:通常在改善生活行为基础上需要2种以上降压药物联合治疗。ARB或ACEI、长效CCB和小剂量利尿剂是较合理的选择。ACEI或ARB能有效减轻和延缓糖尿病肾病的进展,改善血糖控制。

(孟庆义 张文武)

第 5 节　心律失常急诊

期前收缩

期前收缩(premature beats)亦称早搏、期外收缩(extrasystole)或额外收缩,是起源于异位起搏点而与当时的基本心律中其他搏动相比在时间上过早发生的心脏搏动,故实际上是"过早异位搏动"的简称。期前收缩按其起源部位可分为室性、房性和房室交界区性,其中以室性最为多见,房性次之。房性和房室交界区性统称为室上性。期前收缩是最普通的异位心律与不整齐的心律,也是所有心律失常中最常见的一种。期前收缩常发生于窦性心律中,也发生于心房颤动或其他异位心律的基础上;可偶发或频发,可以不规则或规则地在每一个或每数个正常搏动后发生,形成二联律或联律性期前收缩。

根据期前收缩发生的频度,一般将每分钟发作 <5 次的期前收缩称为偶发期前收缩,每分钟发作 ≥ 5 次的期前收缩称为频发期前收缩。根据期前收缩的形态可分为单形性和多形性期前收缩。依据发生部位分为单源性和多源性期前收缩:单源性期前收缩是指期前收缩的形态和配对间期均相同,而多源性期前收缩的形态和配对间期均不同。期前收缩与主导心律心搏成组出现称为"联律":每个主导心律心搏后出现一个期前收缩称为二联律;每两个主导心律心搏后出现一个期前收缩称为三联律;每三个主导心律心搏后出现一个期前收缩称为四联律。两个期前收缩连续出现称为成对的期前收缩,3~5 次期前收缩连续出现称为成串或连发的期前收缩。一般将 ≥ 3 次连续出现的期前收缩称为心动过速。

【诊断要点】

1. 病因与诱因　期前收缩可发生于正常人,但心脏神经官能症与器质性心脏病患者更易发生。情绪激动、精神紧张、疲劳、消化不良、吸烟、饮酒或喝浓茶等均可引起发作;冠心病、心肌炎、晚期二尖瓣病变、甲亢性心脏病、二尖瓣脱垂等常易发生期前收缩。洋地黄、钡剂、奎尼丁、拟交感神经类药物、氯仿、环丙烷麻醉药等毒性作用,缺钾以及心脏手术或心导管检查均可引起。亦可无明显诱因。

2. 临床表现特点　期前收缩可无症状,亦可有心悸或心搏暂停感。频发的期前收缩可致乏力、头晕等症状(因心排血量减少所致),原有心脏病者可因此而诱发或加重心绞痛或心力衰竭。听诊可发现心律不规则,期前收缩后有较长的代偿间歇。期前收缩的第一心音多增强,第二心音多减弱或消失。期前收缩呈二或三联律时,可听到每两或三次心搏后有长间歇;期前收缩插入两次正规心搏间,可表现为 3 次心搏连续。脉搏触诊可发现间歇脉搏缺如。

3. 心电图特点

(1)房性期前收缩:房性期前收缩(atrial premature beats)是指起源于窦房结以外心房的任何部位的心房激动。正常成人进行 24 小时心电检测,大约 60% 有房性期前收缩发生。其 ECG 特点有:①提早出现的 P' 波,其形态与窦性 P 波略有不同(须注意辨别隐藏在 T 波中的 P' 波);② P'R 间期 >0.12 秒,若 P' 波后不继以 QRS 波群即为房早未下传(阻滞性房性期前收缩)。需与窦性心律不齐或窦性静止鉴别;在前一次心搏 ST 段或 T 波上找到畸形提早 P' 的,可确诊为阻滞性房性期前收缩;③期前收缩后的 QRS 波与正常窦性相同,或因伴差异传导而变形,需与室性期前收缩鉴别;④房性期前收缩激动常侵入窦房结,使后者提前除极,窦房结自发除极再按原周期重新开始,形成不完全性代偿间歇,偶见房性期前收缩后有完全性代偿间歇。

(2)房室交界区性期前收缩:房室交界区性期前收缩(premature atrioventricular junctional beats)简称交界性期前收缩,激动起源于房室交界区,可前向传导激动心室和逆向传导激动心房。其特点有:①提早出现的 QRS 波群形态与窦性 QRS 波相同,亦可伴差异性传导而发生畸形;②逆行 P' 波可出现在 QRS 波群之前(P'-R<0.12 秒)、之中、之后(R-P'<0.20 秒);但若交界性期前收缩兼有逆向或前向传导阻滞时,P'-R 或 R-P' 时间延长;③交界性期前收缩逆向和前向同时出现完全性传导阻滞时,心电图上无 P'-QRS-T 波群而表现为一长间歇,称为传出阻滞型交界性期前收缩。该次期前收缩可发生隐匿性传导,使其后的窦性搏动 P-R 间期延长或 P 波不能下传;④期前收缩激动侵入窦房结的形成不完全性代偿间歇,不干扰窦房结自发除极的则形成完全性代偿间期。

(3)室性期前收缩:室性期前收缩(ventricular premature beats)是由希氏束分叉以下的异位起搏点提前激动产生的期前收缩。其特点有:①提早出现的畸形 QRS 波群,其时限大多 >0.12 秒,其前后无相关的 P 波,T 波与 QRS 波主波方向相反,ST 段随 T 波方向而移位;发生束支近端处的室性期前收缩,其 QRS 波群可不增宽;②室性期前收缩后大多有完全性代偿间歇;③室性期前收缩的类型:室性期前收缩可孤立或规律出现。二联律是指每个窦性搏动后跟随一个室性期前收缩;三联律是每两个正常搏动后出现一个室性期前收缩;如此类推。连续发生两个室性期前收缩称成对室性期前收缩,连续三个或以上室性期前收缩称室性心动过速。同一导联内,室性期前收缩形态相同者,为单形性室性期前收缩;形态不同者称多形或多源性室性期前收缩。如果室性期前收缩刚好插入两个窦性搏动之间,不产生室性期前收缩后停顿,称为间位性室性期前收缩(插入性期前收缩),通常在窦性心律缓慢和期前收缩发生过早时出现;若室性期前收缩的配对间期不恒定,且室性期前收缩彼此间的间距相等或有恒定的整倍数关系,为平行收缩型室性期前收缩,常出现室性融合波。若室性期前收缩的激动逆传到心房,在室性期前收缩 QRS 波群之后出现一个逆行 P′ 波,此 P′ 波又再次传入心室产生 QRS 波,形成 QRS-P′-QRS 的组合,称为心室回头心搏。若室性期前收缩发生在前一次心搏的 T 波上,称为 RonT 型室性期前收缩(图 9-5-1);发生在舒张晚期重叠在 P 波上的室性期前收缩,称为 RonP 型室性期前收缩。

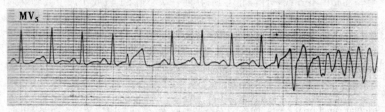

图 9-5-1　RonT 现象及多形性室性心动过速

注:监护导联第 5、10 个 QRS 波群为室性期前收缩,配对间期仅 0.24 秒,落在前一窦性搏动的 T 波上(RonT 现象)。第 2 个室性期前收缩引发多形性室性心动过速,QRS 波群宽大畸形,形态不一致,频率达 375 次 /min。

室性期前收缩的危险分层:

室性期前收缩的 Lown(1971 年)分级是室性心律失常最早的危险分层,但主要用于急性心肌梗死室性期前收缩危险分层:0 级:无室性期前收缩;I_A 偶发室性期前收缩(<30 次 /h,<1 次 /min);I_B:偶发室性期前收缩(<30 次 /h,>1 次 /min);II 级:频发室性期前收缩(>30 次 /h,>1 次 /min);III 级:多形性或多源性室性期前收缩;IV_A:室性期前收缩连发,呈二联律或三联律;IV_B:室性期前收缩连发,连续 3 次以上(短阵室速),最长不超过 7 次;V:RonT 型室性期前收缩。III 级以上称为复杂性室性期前收缩。

除 Lown 分级外,很多因素可用于室性期前收缩的危险分层:①器质性心脏病与心功能:目前很多研究已证实心肌梗死、肥厚型心肌病、致心律失常性右心室心肌病、扩张型心肌病等器质性心脏病伴发室性期前收缩显著增加主要心血管事件发生率。因此,在临床实践中,寻找有无器质性心脏病证据放在重要位置,并且评价心功能状态,以确定治疗原则。②T 波振幅电交替(T-wave amplitude variability,TAV):右心室流出道(RVOT)起源室性期前收缩患者,若 TAV>33μV 显著增加多形性室速与室颤发生率。③短联律间期:很多研究证实短联律间期室性期前收缩可触发多形性室速或室颤,导管消融去除室性期前收缩后多形性室速与室颤不再发生。④严重低钾、合并遗传性离子通道病、心功能不全、猝死家族史、晕厥史、室性期前收缩引起心律失常心肌病以及药物过量所致的室性期前收缩等均属高危室性期前收缩。

【治疗要点】

应参考有无器质性心脏病,是否影响心排血量以及发展成为严重心律失常的可能性而决定治疗原则。无器质性心脏病基础的期前收缩,大多不需特殊治疗。有症状者宜解除顾虑,由紧张过度、情绪激动或运动诱发的期前收缩可试用镇静剂或 β 受体阻滞剂。频繁发作、症状明显或有器质性心脏病者,宜尽快找出期前收缩发作的病因和诱因,给予相应的病因和诱因治疗,同时正确识别其潜在致命可能,积极治疗病因和对症处理。

1. 室上性期前收缩的治疗　一般不需要治疗,各种诱发因素如吸烟、饮酒与咖啡、焦虑、过度疲劳、情绪激动等,尽量设法避免或消除。当有明显症状或因期前收缩触发室上速时,应予以治疗。可选用以下药物治疗:①普罗帕酮 0.1~0.15g 口服,每日 2~3 次;或莫雷西嗪 0.15~0.3g 每日 3 次口服;② β 受体阻滞剂:适用于劳动、情绪激动或窦性心律增快时易发的期前收缩。常用普萘洛尔(心得安)10~20mg 口服,每日 2~3 次;或美托洛尔 25mg 口服,每日 2 次;③维拉帕米(异搏定)40~80mg 口服,每日 2~3 次;④洋地黄制剂,适用于有心功能不全时。

2. 室性期前收缩的治疗　应遵循以下原则:①无器质性心脏病者:室性期前收缩不会增加此类患者发生心脏性死亡的危险性,若无明显症状,不必使用抗心律失常药物治疗;若室性期前收缩频发引起明显症状,影响工作及生活者,治疗以消除症状为目的。对患者做好耐心解释,减轻患者焦虑与不安,避免诱发因素。药物可选用 β 受体阻滞剂(如美托洛尔)、美西律(0.15~0.2g,3~4 次/d 口服)、普罗帕酮、莫雷西嗪等。二尖瓣脱垂患者发生的室性期前收缩,首选 β 受体阻滞剂。②器质性心脏病合并心功能不全者,原则上只处理心脏本身疾病,治疗应针对改善血流动力学障碍,同时注意有无洋地黄中毒或电解质紊乱(低钾、低镁),不必应用治疗室性期前收缩的药物。若症状明显,可选用 β 受体阻滞剂(如美托洛尔)、胺碘酮、利多卡因等。③急性心肌缺血或梗死合并室性期前收缩的患者,首选再灌注治疗,不主张预防性应用抗心律失常药物。若实施再灌注治疗前已出现频发或多源性室性期前收缩,可应用 β 受体阻滞剂,避免应用 I a 类抗心律失常药物。④慢性心脏病变:心肌梗死后或心肌病患者常伴有室性期前收缩,应避免应用 I 类抗心律失常药物。β 受体阻滞剂对室性期前收缩的疗效不显著,但能降低心肌梗死后猝死发生率、再梗死率和总病死率。

(窦清理　张文武)

阵发性室上性心动过速

阵发性室上性心动过速（paroxysmal supraventricular tachycardia，PSVT）简称室上速。大多数 ECG 表现为 QRS 波形态正常、RR 间期规则的快速心律。传统的室上性心动过速（supraventricular tachycardia，SVT）定义是起源于希氏束分叉以上部位的心动过速。随着电生理的研究进展，认识到 SVT 折返途径涉及心房、房室交界区、希氏束、心室。因此广义 SVT 包含所有起源和传导途径不局限于心室内的心动过速（但不包括房内大折返所致的心房扑动），包括：①窦性快速型心律失常：生理性窦性心动过速、不恰当窦性心动过速和窦房结折返性心动过速（sinus atrial node reentrant tachycardia，SANRT）等；②房性心动过速（atrial tachycardia）；③房室结折返性心动过速（atrial-ventricular node reentrant tachycardia，AVNRT）；④利用隐匿性房室旁路逆行传导的房室折返性心动过速（atrial ventricular reentrant tachycardia，AVRT）；⑤自律性交界性心动过速和非阵发性交界性心动过速。狭义的 PSVT 特指 AVNRT 和 AVRT，以 AVNRT 最常见。

【诊断要点】

1. 临床表现特点　患者通常无器质性心脏病表现，不同性别与年龄均可发生。心动过速发作突然起始和终止，持续时间长短不一。其诱发因素多为情绪激动、体位突然改变、猛然用力或饱餐，有时并无明显诱因。症状包括心悸、胸闷、焦虑不安、头晕，少见有晕厥、心绞痛、心力衰竭与休克者。症状轻重取决于发作时心室率快速的程度以及持续时间，亦与原发病的严重程度有关。体检听诊可闻快速、规则而匀整的心律。

2. 心电图特征　①心率 150~250 次 /min，节律规则（图 9-5-2）。② QRS 波群形态与时限均正常，ST 段压低和 T 波倒置常见；但若伴有束支传导阻滞、室内差异传导或预激综合征时则 QRS 波可增宽变形。③ P 波为逆行性（Ⅱ、Ⅲ、aVF 导联倒置），常埋藏于 QRS 波群内或位于其终末部分，P 波与 QRS 波群保持固定关系。④起始突然，通常由一个房性期前收缩触发，其

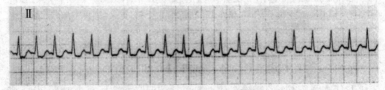

图 9-5-2　阵发性室上性心动过速

注：Ⅱ 导联示连续快速、规则的 QRS 波群，其形态和时限均正常，频率 212 次 /min。未见明确 P 波，心内电生理检查证实为房室结内折返性心动过速。

下传的 PR 间期显著延长,随之引起心动过速发作。

3. 心电生理检查　包括心内电生理与食管电生理检查,在大多数患者能证实存在房室结双径路。其适应证为:①有症状而诊断不明确者;②宽大QRS 波群,不能鉴别室性或室上性者;③原因不明的晕厥或有猝死史;④需要在较短时间内选择有效抗心律失常药物;⑤明确定位,准备手术或消融治疗;⑥检验治疗效果。

4. 注意事项　PSVT 应与其他快速心律失常鉴别,如心房扑动伴 2:1房室传导。在Ⅱ、V_1 导联寻找房扑动波(F 波)的痕迹有助于诊断。食管导联心电图可见呈 2:1 房室传导的快速心房波,对心房扑动的诊断有较大帮助。当 AVRT 表现逆向折返或室内阻滞时可表现为宽 QRS 波心动过速,易与室性心动过速混淆,参考平时窦性心律心电图可有帮助。

【治疗要点】

急性发作期应根据患者基础的心脏状况,既往发作的情况以及对心动过速的耐受程度作出适当处理。

1. 刺激迷走神经的物理方法　如患者心功能与血压正常,可先尝试。常用物理方法有:①咽反射:以压舌板刺激咽部,诱发恶心呕吐;② Valsalva动作(深吸气后屏气、再用力作呼气动作);③颈动脉窦按摩法:患者取仰卧位,在下颌骨角下相当甲状软骨上缘的水平,摸到颈动脉分叉处的搏动,用手指将颈动脉向颈椎横突方向加压并按摩,先右后左,每次约 5~10 秒,切忌同时两侧按摩。有颈动脉血管杂音或病变或颈动脉窦过敏、脑供血不足及老年人禁用。按摩颈动脉窦现已少用。④冷水面部浸浴(潜水反射):患者深吸气后屏气,将面部浸入 2~10℃冷水盆内 20~40 秒,心动过速可在 5~35秒内转复。本法可致全身血管张力升高,AMI、高血压者应避免使用;SSS与 AVB 者也不宜用。部分患者应用药物后再次实施刺激迷走神经方法可能会成功。

2. 药物复律　药物治疗是终止心动过速发作的最常用和有效的方法。

(1)腺苷:为首选药物,转复成功率高达 90%~100%,尤其适用于患者合并心力衰竭、低血压或为宽 QRS 波心动过速,尚未明确室上性心动过速的诊断时。新生儿亦可应用。常用 6~12mg 在 2 秒内直接快速静注,然后用生理盐水快速冲洗,无效者 2 分钟后可重复 1 次。起效迅速,副作用为胸部压迫感、呼吸困难、面部潮红和严重窦性心动过缓、窦性停搏、房室传导阻滞、室性心律失常等瞬间心律失常等。因其半衰期短于 6 秒,副作用即使发生亦很快消失。合并心绞痛、支气管哮喘、室性心律失常、SSS 及年龄 >60岁者应慎用或禁用。

(2)维拉帕米(异搏定):为首选药物之一(腺苷无效时改用维拉帕米)。

静脉注射后 1~2 分钟起效,10 分钟作用达高峰,持续 15 分钟以上。用法:5mg 稀释于 25% 葡萄糖液 20ml 中静脉注射,5 分钟内推完,若静脉注射中 PSVT 终止应即刻停止注射。无效者每隔 15~30 分钟后可再注射 5~10mg,一般总量不超过 15mg 为安全。不良反应有低血压、心动过缓、诱发或加重心力衰竭等。应用时注意:①严禁在短时间内与 β 阻滞剂联合用药以免造成严重 AVB;②因对窦房结的自律性有轻度抑制作用,SSS 者应慎用或禁用;③静脉注射剂量过大或速度过快时可引起 AVB、血压降低,甚至心脏骤停等严重后果,一旦发生可静脉注射阿托品、静脉滴注异丙肾上腺素以及 10% 葡萄糖酸钙 10ml 静脉注射,严重 AVB 者,可用心室临时起搏;④心动过缓、低血压、心功能不全、AVB 者禁用。

地尔硫䓬用法:15~20mg(0.25mg/kg) 稀释后静脉注射(>2 分钟),若静脉注射中 PSVT 终止应即刻停止注射。无效者 10~15 分钟后可再注射 20~25mg(0.35mg/kg)。其不良反应和应用时注意事项同维拉帕米。

(3) 普罗帕酮(心律平):用法:1~2mg/(kg·次)(常用 70mg)加入 25% 葡萄糖液 20~40ml 中静脉注射,若静脉注射中 PSVT 终止应即刻停止注射。单次最大剂量不超过 140mg。无效者 10~15 分钟后可重复 1 次,一般静脉注射总量不超过 210mg。不良反应:①室内传导障碍加重、QRS 波增宽;②诱发或加重心力衰竭;③口干、舌唇麻木;④头痛、头晕、恶心等。应用时注意:①由于普罗帕酮有负性肌力作用及抑制传导系统作用,且个体间存在较大差异,对有心功能不全者应禁用,对有中重度器质性心脏病、心肌缺血、低血压、休克、室内传导障碍、心动过缓、肝肾功能不全者等慎用或禁用。②如应用后出现窦房或房室传导高度阻滞时,可静脉应用乳酸钠、阿托品、异丙肾上腺素等解救。

(4) 毛花苷丙(西地兰):静脉注射后 5~30 分钟起效。一般复律时间需 30 分钟以上,但作用温和,尤其适用于 PSVT 合并心力衰竭者。用法:如两周内未用过洋地黄制剂可用 0.4~0.6mg 加入 10%~25% 葡萄糖液 20~40ml 中缓慢静脉注射;无效者 20~30 分钟后可再给 0.2~0.4mg,总量不超过 1.2mg。WPW 伴逆向型 AVRT 患者禁用。

(5) β 受体阻滞剂:伴有高血压或心绞痛的 PSVT 患者宜选用 β 受体阻滞剂。①艾司洛尔:负荷量 0.5mg/kg,1 分钟静脉注射,继以 50μg/(kg·min) 静脉维持。疗效不满意,间隔 4 分钟可再给 0.5mg/kg 静脉注射,继以 50~100μg/(kg·min) 静脉维持,并可逐渐递增,最大可至 300μg/(kg·min)。②美托洛尔:首剂 5mg 静脉注射(>5 分钟),如需要,间隔 5~15 分钟可重复 1 次,一般静脉注射总量不超过 10~15mg(0.2mg/kg)。③普萘洛尔:0.2~0.5mg 静脉注射,每 5 分钟 1 次,总量 ≤ 5mg)。β 受体阻滞剂不良反应有低血压、心动过缓、诱发或加重心力衰竭等。失代偿的心力衰竭、支气管哮喘、阻塞性肺部疾病、低血压休克、WPW 伴房颤 / 房扑等患者禁用。

(6) 升压药物:合并低血压者可应用升压药物如去氧肾上腺素(5~10mg/ 次)、甲氧明或间羟胺等,通过反射性兴奋迷走神经终止 PSVT。但老年患者、高血压、AMI 等禁用。

(7) 胺碘酮:在上述方法无效或伴有器质性心脏病,尤其存在心力衰竭时,或存在上述药物的禁忌时可应用胺碘酮。用法:静脉注射负荷量 150mg(3~5mg/kg),10 分钟注入,10~15 分钟后可重复,随后 1~1.5mg/min 静脉滴注 6 小时,以后根据病情逐渐减量至 0.5mg/min。

3. 食管心房调搏复律 食管心房调搏可用于所有室上性心动过速患者,特别适用于因各种原因无法用药者,如有心动过缓病史。

4. 特殊情况下 PSVT 的治疗 ①伴明显低血压和严重心功能不全者,应使用同步直流电复律终止发作(但应注意,已应用洋地黄者不应用电复律治疗)。不接受电复律者可试用食管调搏。也可选洋地黄类药物。②伴窦房结功能障碍的室上性心动过速宜首先考虑使用食管心房调搏。调搏也可与药物共同使用,终止前做好食管起搏的准备。③伴有慢性阻塞性肺部疾病患者,应避免使用影响呼吸功能的药物,非二氢吡啶类钙拮抗剂(维拉帕米或地尔硫䓬)为首选。禁用腺苷、ATP 等。④孕妇合并室上性心动过速,应用药物时需考虑孕妇及胎儿的近期和长期安全。当孕妇的风险超过胎儿时应进行治疗。首先宜用刺激迷走神经或食管心房调搏终止室上性心动过速。血流动力学不稳定时可用同步直流电复律终止发作。上述措施无效或不能应用时,可选腺苷,美托洛尔、维拉帕米也可应用。

5. 预防复发 导管消融技术已十分成熟,安全、有效且能根治心动过速,应优先应用。暂时不能行导管消融术者且又发作频繁和症状显著者,可选用下列药物治疗预防发作:地黄制剂(地高辛 0.125~0.25mg/d)、长效 CCB(缓释维拉帕米 240mg/d,长效地尔硫䓬 60~120mg 每日 2 次)或 β 受体阻滞剂(美托洛尔 50~100mg/d)可供首先选用,也可用普罗帕酮 0.1~0.2g,每日 3~4 次口服。如发作不频繁、可较好耐受、持续时间短、可自行终止或患者自行容易终止者,则不必预防用药。

(窦清理 张文武)

心房颤动

心房颤动(房颤,atrial fibrillation,AF)是指规则有序的心房电活动丧失,代之以快速无序的颤动波,是严重的心房电活动紊乱,是最常见的基本异位节律。心房无序的颤动即失去了有效的收缩与舒张,心房泵血功能恶化或丧失,加之房室结对快速心房冲动的递减传导,引起心室极不规则的反应。心室律(率)紊乱、心功能受损和心房附壁血栓形成是房颤患者的主要病理生理特点。

按房颤发作特点和对治疗的反应,可将房颤分为以下类型:①阵发性房颤(paroxysmal AF):持续时间 ≤ 7 天(常 ≤ 48 小时),能自行终止;②持续性房颤(persistent AF):持续时间超过 7 天,以及持续时间 ≥ 48 小时,但尚不足 7 天经药物或电复律转复者;③长期持续性房颤(long-standing persistent AF):持续时间超过 1 年,患者有转复愿望,采取措施尚能重建窦性心律者;④永久性(持久性)房颤(permanent AF):持续时间 >1 年,不能终止或终止后又复发;⑤首诊房颤(first diagnosed AF,primary AF):指首次确诊(首次发作或首次发现)者,可以成为前面四种类型之一。上述任何一种出现症状急性加重,称为急性 AF 或 AF 急性加重期。

【诊断要点】

1. 病因与诱因　AF 常发生于器质性心脏病的患者,多见于高血压性心脏病、冠心病、风湿性心瓣膜病、心肌病和甲状腺功能亢进,其次缩窄性心包炎、慢性肺心病、预激综合征和老龄也可引起 AF。部分 AF 原因不明,可见于正常人,可在情绪激动、手术后、运动或大量饮酒时发生。房颤发生在无心脏病变的中青年,称为孤立性 AF 或特发性 AF。老年患者中部分是心动过缓-心动过速综合征的心动过速期表现。

2. 临床表现特点　①症状:与原有心脏功能和心室率快慢有关。轻者可仅有心悸、气促、乏力、胸闷;重者可致急性肺水肿、心绞痛、心源性休克甚至昏厥,尤其 WPW 合并房颤或原有严重心脏病的患者。阵发性房颤者自觉症状常较明显。房颤伴心房内附壁血栓者,可引起栓塞症状。②体征:主要是心律完全不规则,心音强弱不等;心室率多快速。当心室率 <90 次 /min 或 >150 次 /min 时,节律不规则可不明显。排血量少的心搏不能引起桡动脉搏动,因而产生脉搏短绌(脉搏次数少于心搏次数),心率愈快则脉搏短绌愈明显。

一旦房颤患者的心室律变得规则,应考虑以下的可能性:①恢复窦性心律;②转变为房性心动过速;③转变为房扑(固定的房室传导比例);④发生房室交界区性心动过速或室性心动过速。如心室律变为慢而规则(30~60 次 /min),提示可能出现完全性 AVB。ECG 检查有助于确诊。房颤患者并发房室交界区性心动过速或室性心动过速或完全性 AVB,最常见原因为洋地黄中毒。

3. 心电图特点　其特点有:①P 波消失,代之以形态、间距及振幅均绝对不规则的心房颤动波(f 波),频率 350~600 次 /min,通常在 Ⅱ、Ⅲ、AVF 或 V_3R、$V_{1~2}$ 导联上较明显。②R-R 间期绝对不规则,心室率较快;但若并发完全性

AVB 或非阵发性房室交界区性心动过速时,R-R 可规则,此时诊断依靠 f 波的存在。③ QRS 波群呈室上性,时限正常。但若合并预激综合征、室内差异性传导和束支传导阻滞时,QRS 波增宽、畸形,此时心室率又很快时,极易误诊为室速,食管导联心电图对鉴别诊断很有帮助。④房颤未接受药物治疗、房室传导正常者,心室率通常在 100~160 次 /min 之间。

房颤合并其他心律失常时的心电图特点有:①合并单源性室早:室早波形相同,QRS 波时限 >0.12 秒;联律间期 <0.8 秒;类代偿间期较一般 f 波下传的 R-R 间期长。②合并多形性室早:室早的形态和联律间期不等。③合并多源性室早:室早呈两种以上形态,联律间期 >0.8 秒。④合并单形性室速:QRS 时限 >0.12 秒;波形相同;R-R 周期基本匀齐;室率约 160 次 /min;波形与单个或成对室早形态相同。⑤合并多源性室速:QRS-T 呈两种以上形态,波形与多源性室早相同;多见于洋地黄或奎尼丁过量、电解质紊乱等。⑥合并房室脱节:房颤与加速的交界性或室性逸搏、阵发性交界性心动过速、室速等并存,形成干扰性房室脱节。若出现交界性或室性逸搏心律,常提示合并二度或三度房室传导阻滞而致阻滞性房室脱节。

4. **注意事项** ①房颤伴快速心室率时(超过 150 次 /min),听诊或心电图表现节律偏整齐,易被误为室上速。较长时间心电图监测可发现明显心律不齐,有助诊断。②房颤伴有差异性传导时,应与室速相鉴别。若宽 QRS 波形态一致,符合室速的特点。若 QRS 波宽窄形态不一,其前有相对较长的 RR 间期,有利于差异性传导的诊断。③房颤患者常因房室交界区的隐匿性传导而出现较长 RR 间期,以休息及夜间睡眠时常见,也见于药物作用。若不伴血流动力学障碍及相应症状,24 小时总体心率不十分缓慢,心率可随活动及休息而相应变化,无连续出现的长 RR 间期,不应诊断房颤伴房室传导阻滞,可观察,不做特殊处理,也不应停止患者一直使用的药物。但如房颤总体心率缓慢,或出现规整的长 RR 间期,或出现长达 5 秒以上停搏,或伴有头晕、黑矇或晕厥等症状,在除外药物及其他因素影响后应考虑起搏治疗。

【治疗要点】
房颤治疗的的基本原则:在治疗原发病和诱因的基础上,积极预防血栓栓塞、转复并维持窦性心律及控制心室率。

1. **抗凝治疗(血栓预防)** 预防血栓栓塞是房颤治疗的首要措施。

(1)抗凝指征:对房颤合并瓣膜病的患者,需应用华法林抗凝治疗;对非瓣膜病性房颤患者,需使用 CHA_2DS_2-VASc 评分系统(表 9-5-1)(非瓣膜病性房颤血栓栓塞危险因素评分)对患者进行血栓栓塞的危险分层:评分 ≥ 2 分者,需抗凝治疗;评分为 1 分者,根据获益与风险权衡,优选抗凝治疗;评分为 0 分者，无需抗凝治疗。

表 9-5-1　CHA$_2$DS$_2$-VASc 评分

房颤栓塞的危险因素	英文	评分
充血性心力衰竭 / 左室功能不全	Congetive heart failure	1
高血压	Hypertension	1
年龄 ≥ 75 岁	Age	2
糖尿病	Diabetes mellitus	1
卒中 /TIA/ 血栓栓塞	Stroke	2
血管疾病*	Vascular disease	1
年龄 65~74 岁	Age	1
女性	Sex category	1
最高总分		9

注:*,血管疾病包括心梗、复杂的主动脉斑块、外周动脉疾病(含既往的血管再通、PAD 截肢、造影证实的 PAD 等)。

　　AF 患者抗凝治疗前需同时进行出血风险评估,临床上常用 HAS-BLED 评分系统(表 9-5-2),评分 ≥ 3 分为高出血风险。但应注意:对于高出血风险患者应积极纠正可逆的出血因素,不应将评分增高视为抗凝治疗的禁忌证。

表 9-5-2　HAS-BLED 评分

临床情况	英文	评分
高血压	Hypertension	1
肝肾功能不全	Abnormal renal and liver function	各 1
卒中	Stroke	1
出血	Bleeding	1
异常 INR 值	Labile INRs	1
年龄 ≥ 65 岁	Elderly	1
药物或饮酒	Drugs or alcohol	各 1

(2)抗凝药物选择:华法林是 AF 抗凝治疗的有效药物。口服华法林(<5mg/d),使凝血酶原时间国际标准化比值(INR)维持在 2.0~3.0 之间,能安全而有效预防脑卒中发生。若患者已口服华法林,且 INR2~3,可继续华法林治疗。华法林抗凝的 INR 目标值为 2.0~3.0,华法林初始剂量 2.5~3mg/d,2~4 日起效,5~7 日达高峰。华法林治疗开始后,每天监测 INR,直到连续 2 天 INR 在目标范围内,然后监测 2~3 次 / 周,共 1~2 周,稳定后减少至每月 1 次。若患者未使用口服抗凝药,应在急性期用普通肝素或低分子肝素抗凝。普通肝素应用方法:70U/kg 静脉注射,之后以 15U/(kg·h)开始输注,以后根据活化部分凝血活酶时间(APTT)调整肝素用量,将 APTT 延长至用药前的 1.5~2.0 倍。或应用固定剂量的方法,即普通肝素 5 000U 静注,继之 1 000U/h 静脉滴注。低分子肝素如依诺肝素钠、那曲肝素钙等的应用方法及剂量可根据不同制剂和患者体重,参见第 8 章第 7 节"肺血栓栓塞症"的治疗部分。

(3)抗凝药物应用持续时间:AF 持续时间不超过 24 小时,复律前无需作抗凝治疗,否则应在复律前接受华法林有效抗凝治疗 3 周,待成功复律后继续治疗 3~4 周;或行食管超声心动图检查除外心房血栓后再行复律,复律成功后仍需华法林有效抗凝治疗 4 周。紧急复律治疗可选用静脉注射肝素或皮下注射低分子肝素抗凝。

新型口服抗凝药(new target-specific oral anticoagulants,NOAC)目前主要包括达比加群酯、利伐沙班和阿哌沙班。指南推荐,既往脑卒中、TIA 或 CHA_2DS_2-VASc 评分 ≥ 1 分的非瓣膜性房颤患者均可应用新型口服抗凝药。这类药物不需要监测 INR 或部分凝血活酶时间(APTT),极大提高患者的依从性。且与华法林相比,与药物及食物间作用较少,颅内出血风险也低,有较大的临床应用前景。但 NOAC 价格昂贵,限制了其在临床的大量应用。常用的达比加群酯推荐剂量是每日 2 次,每次 110mg。

(4)经皮左心耳(LAA)封堵术:因为房颤患者主要在 LAA 形成附壁血栓,若能封堵或切除左心耳,则能降低临床血栓事件。对于 CHA_2DS_2-VASc 评分 ≥ 2 分的非瓣膜性 AF,且不适合长期抗凝治疗或长期规范抗凝治疗基础上仍发生卒中或栓塞事件,可考虑行经皮左心耳封堵术。

2. 转复并维持窦性心律 复律治疗可以改善患者症状,尤其对于年轻、初发、合并急性疾病等患者。没有转复的禁忌证,可予复律,复律禁忌证主要有:①心房颤动持续 1 年以上;②心脏明显扩大或有明显心力衰竭者;③心房颤动严重二尖瓣关闭不全且左心房巨大者;④病因未去除者;⑤心房颤动心室率缓慢者(非药物影响);⑥合并病态窦房结综合征的阵发性或持续性心房颤动(慢 - 快综合征)。⑦洋地黄中毒者。将 AF 转复为窦性心律的方法有药物复律、电复律和导管消融治疗等。

(1)电复律:用于血流动力学不稳定的房颤或血流动力学稳定的房颤在药物复律无效或不适用时或患者自愿选择电复律。①复律前应检测电解质,但紧急复律不需等待结果。②神志清醒者应给予静脉注射镇静剂(如地西泮、咪达唑仑等),直至意识朦胧状态后进行电复律。③电复律前合用药物可提高电复律成功率。推荐复律前给予胺碘酮,口服胺碘酮 200mg ×3 次 /d × 7 天,但若血流动力学状态不允许,应即刻复律。电复律后仍需药物来维持窦性心律,并应根据病情决定持续用药时间。常用胺碘酮口服 200mg × 2 次 /d × 7 天,再改成 200mg × 1 次 /d 维持。④电复律应采用同步方式。起始电量 100~200J(双相波),200J(单相波)。一次复律无效,应紧接进行再次复律(最多 3 次)。再次复律应增加电量,最大可用到双相波 200J,单相波 300J。

(2)药物复律:①对于血流动力学稳定但症状明显的患者可使用药物复律。②药物复律前必须评价患者有无器质性心脏病,据此确定复律的药物选择,选择时将用药安全性置于首位。药物复律应在医院内进行,应注意观察并处理所使用的药物可能出现的不良反应。需对复律后的患者进行一段时间的观察并确定稳定后才可离院。③常用胺碘酮,因其致心律失常发生率最低,尤其适用于伴有器质性心脏病的新发房颤患者。推荐静脉应用胺碘酮(5mg/kg,静脉输注 1 小时,继之 50mg/h 静脉泵入)。可以持续使用复律,一般静脉用药 24~48 小时。若短时间内未能转复,拟择期复律,可考虑加用口服胺碘酮(200mg/ 次,每日 3 次),直至累积剂量已达 10g。④对于新发无器质性心脏病心房颤动患者,推荐静脉用普罗帕酮:1.5~2.0mg/kg 静脉注射 >10 分钟,无效可在 15 分钟后重复,最大量 280mg。也可试用口服复律法:每次 150~200mg,3 次 /d;复律后改维持量每次 100mg,3 次 /d。在严密监护下,也可考虑单次口服普罗帕酮 450~600mg 转复。⑤新发心房颤动无明显器质性心脏病,不伴有低血压及明显左室肥厚(室壁厚度 >1.4cm),血电解质和 QTc 间期正常,可使用依布利特(ibutilide)。⑥不推荐使用洋地黄类药物、维拉帕米、索他洛尔、美托洛尔用于心房颤动的转复。

(3)导管消融治疗:对于症状明显、药物治疗无效的阵发性 AF,导管消融可作为一线治疗;病史较知、药物治疗无法且无明显器质性心脏病的症状性持续性 AF 和存在心衰及 / 或 LVEF 减低的症状性 AF 患者也可行导管消融治疗。此外,外科迷宫手术也可用于维持窦性心律。

3. 控制心室率　临床研究证明,持续性 AF 患者选择控制心室率加抗凝治疗,预后与经复律后维持窦性心律者并无显著差异,且更简便易行,尤其适合于老年人。房颤急性发作期心室率控制的目标为 80~100 次 /min。

部分 AF 患者心室率控制后,可能自行转复为窦性心律。控制心室率的药物包括 β 受体阻滞剂、钙通道阻滞剂、洋地黄类药物和胺碘酮等。药物选用原则:①不伴心力衰竭、低血压或预激综合征的患者,可选择 β 受体阻滞剂,包括艾司洛尔、普萘洛尔、美托洛尔等。用法:艾司洛尔 0.25~0.5mg/kg 静注(>1 分钟),续以 50μg/(kg·min) 静脉滴注维持;或普萘洛尔 1mg 于 5 分钟内静脉注射,必要时每 5 分钟可重复,最大剂量可达 5mg,维持剂量为每 4 小时 1~3mg;或美托洛尔 5mg,5 分钟内静脉注射,必要时 5 分钟可重复,最大剂量 10~15mg。口服方法是 25~100mg 每天 2 次。与地高辛联合治疗,能更快控制心室率,但要注意防止心率过慢。也可选非二氢吡啶类钙通道阻滞剂(地尔硫䓬或维拉帕米)控制心室率。用法:地尔硫䓬常采用"15 法则",即 2 分钟静脉注射 15mg,必要时 15 分钟后重复 1 次,继以 15mg/h 静脉滴注维持,调整输液速度,使心室率达到满意的控制;或维拉帕米,用法是每 10 分钟静注 5~10mg,必要时 30~60 分钟后重复 1 次。②对于合并心功能不全、低血压者应给予胺碘酮或洋地黄类药物。毛花苷丙用法:0.2~0.4mg 静注,必要时 2~6 小时可重复使用。若近期内曾口服洋地黄制剂者,可在密切观察下给毛花苷丙 0.2mg。注意检查血清电解质,以防因低血钾造成洋地黄中毒。③合并急性冠脉综合征的房颤患者,控制心室率首选静脉胺碘酮或 β 受体阻滞剂,不伴心力衰竭也可考虑非二氢吡啶类钙通道阻滞剂,伴心力衰竭可用洋地黄。④上述药物应在心电监护下静脉应用。在静脉用药控制心室率同时,可根据病情同时开始口服控制心室率的药物。一旦判断口服药物起效,可停用静脉用药。

慢性房颤长期心室率控制,旨在延缓由于慢性房颤所致的心脏一系列改变,同时减轻患者心悸、气短和乏力等症状,以提高生活质量。心室率控制目标是静息时 60~80 次/min,日常活动时 90~100 次/min 或中度活动后 90~115 次/min。常用的药物有 β 受体阻滞剂(如美托洛尔 25~50mg 口服,2 次/d;普萘洛尔 80~240mg/d,分 3~4 次口服),地尔硫䓬(120~360mg/d,分次口服),维拉帕米(120~360mg/d,分次口服)和地高辛(0.125~0.375mg/d)等。普萘洛尔、美托洛尔、维拉帕米和地尔硫䓬均能有效控制 AF 患者静息和运动时的心室率。

4. 特殊情况下房颤的药物治疗 ①预激综合征(WPW)伴房颤:控制心室率避免使用 β 受体阻滞剂、钙通道阻滞剂、洋地黄和腺苷等药物,因这些药物阻断房室结的传导、房颤通过旁路下传使心室率反而增快。对心功能正常者,可选用胺碘酮、普罗帕酮、普鲁卡因胺或依布利特等抗心律失常药物,使旁路传导减慢从而降低心室率,恢复窦律。WPW 伴 AF 心室率显著增快引起血压降低,甚至晕厥,或伴有心衰、肺水肿时应紧急处理,首选同步直流电复律,无条件时只有胺碘酮可以选择。②急性心肌梗死伴房颤:提示左心功能不全,可静注毛花苷丙或胺碘酮以减慢心室率改善心功能。如伴有严重血流动力学障碍或难治性心绞痛,应尽快同步电复律。③甲亢伴房颤:首选针对病因予积极的抗甲亢药物治疗。由于甲状腺素对 β 受体阻滞剂的刺激作用,应选用非选择性的 β 受体阻滞剂如卡维地洛等。④心脏病手术并发房颤:术前给予口服 β 受体阻滞剂可以预防术后 AF 的发生。术后伴发 AF 以 β 受体阻滞剂为首选。⑤妊娠伴发房颤:可用地高辛、β 受体阻滞剂或钙通道阻滞剂控制心室率。⑥急性肺部疾患或慢性肺部疾病后伴发房颤应纠正低氧血症和酸中毒,尽量选用钙通道阻滞剂控制心室率。AF 导致血流动力学不稳定时同步直流电复律。

(费爱华　张文武)

心房扑动

心房扑动(房扑,atrial flutter,AFL)是介于房速和心房颤动之间的快速性心律失常,是一种快速而规则的房性异位心律,它引起快而协调的心房收缩,而以不同程度的房室传导比例传入心室。健康者很少见,患者多伴有器质性心脏病。

【诊断要点】

1. 病因　常见的病因有风湿性心脏病、冠心病、高血压性心脏病、心肌病等。也见于手术后的患者和先心病 Ebstain 畸形等。其病因与房颤基本相似。

2. 临床表现特点　房扑常有不稳定倾向,可恢复窦性心律或进展为房颤,但亦可持续数月或数年。临床上随心室率的快慢及原有心脏病的轻重不同,轻者可无症状,重者可有心慌、闷气、心绞痛、休克、心力衰竭、昏厥等表现。有时由于房室传导比例改变,心室率可突然自动成倍增减。按摩颈动脉窦能突然成比例减慢房扑的心室率;停止按摩后又即恢复到原有心率水平。仔细听诊心脏有时可听到心房收缩音;观察颈静脉可能看到心房收缩引起的频数静脉搏动,超过心搏率。房扑患者也可产生心房血栓,进而引起体循环栓塞。

3. 心电图特征　①P 波消失,代之以 250~350 次 /min 波形和振幅相同、间期匀齐的锯齿样心房扑动波(F 波),其间无等电位线;在 Ⅱ、Ⅲ、aVF 和 V_1 导联最为明显。②心室率规则或不规则,取决于房室传导比例是否恒定。当心房率为 300 次 /min,未经药物治疗时,房室传导以 2:1 为最常见形式,室率规则为 150 次 /min 左右,此时 F 波常重叠于 T 波上,锯齿状特征被掩盖,易误诊为室上速,必要时压迫颈动脉窦,加重房室传导阻滞使室率减慢,

F 波显现。使用奎尼丁、普罗帕酮、莫雷西嗪等药物,心房率减慢至 200 次 /min 以下,房室传导比例可恢复为 1∶1,致使心室率显著加速。预激综合征和甲亢并发之房扑,房室传导可达 1∶1,可致极快的心室率。还可有 3∶1~6∶1 或 3∶2、4∶3、5∶4 等不同传导比例。若传导比例恒定,则心室率是规则的,反之则显著的不齐。③F-R 间期通常较窦律 P-R 间期长,F-R 间期一般固定,若 4∶1 或 6∶1 传导时则可延长,若伴二度房室传导阻滞或交界区心动过速时,F-R 间期可不规则。④ R-R 间期相等,但若隐匿性传导合并三度房室传导阻滞,可见短长心室周期交替出现。QRS 波群和时限与窦性心律时相同,但若伴束支传导阻滞、室内差异性传导,或经房室旁路下传时,QRS 波群增宽,形态异常。

【治疗要点】

房扑治疗的目的是将其转复为窦性心律,预防复发或单纯减慢心率以缓解临床症状。

1. 非药物疗法 直流电同步复律是治疗房扑最有效的方法,成功率达 90%~100%。房扑发作时有心绞痛、晕厥或其他血流动力学不稳定表现者,宜首选直流电击复律;对持续性房扑药物无效者,亦宜用电复律。推荐应用 ≤ 50J,有时可考虑首次应用 100J,100J 几乎总能一次成功,且极少造成危害。食管调搏也是转复房扑的有效方法,尤其适用于服用大量洋地黄制剂的患者。导管消融可根治房扑,因房扑的药物疗效有限,对于症状明显或引起血流动力学不稳定的房扑,应选用导管消融治疗。

2. 药物治疗 ①降低心室率:对血流动力学状态稳定的患者,应首先以降低心室率为治疗目标。降低心室率的药物包括 β 受体阻滞剂(艾司洛尔、普萘洛尔、美托洛尔等)、钙通道阻滞剂(维拉帕米、地尔硫䓬)或洋地黄制剂(毛花苷丙、地高辛)等。洋地黄制剂是房扑伴心功能不全者的首选药物。可用毛花苷丙 0.4~0.6mg 稀释后缓慢静注,必要时于 2 小时后再给 0.2~0.4mg,使心室率控制在 100 次 /min 以下后改为口服地高辛维持。房扑大多先转为房颤,于继续用或停用洋地黄过程中,可能恢复窦性心律;少数从房扑转为窦性心律。②转复房扑并预防复发的药物包括ⅠA(如奎尼丁)或ⅠC(如普罗帕酮)和Ⅲ类(依布利特、多非利特和胺碘酮)抗心律失常药物。伊布利特用于新发房扑复律治疗,禁用于严重器质性心脏病、QT 间期延长和窦房结功能障碍者;多非利特也可选择。应用ⅠA(如奎尼丁)或ⅠC(如普罗帕酮)类抗心律失常药物能有效转复房扑并预防复发,但应事先以洋地黄、钙通道阻滞剂或 β 受体阻滞剂减慢心室率,否则,由于奎尼丁减慢心房率和对抗迷走神经作用,反而使心室率加快。如房扑患者合并冠心病、心力衰竭等时,应用ⅠA 和ⅠC 类抗心律失常药物易导致严重室性心律失常;此时,应选用胺碘酮:0.2g 每日 3 次口服 1 周;减为 0.2g 每日 2 次口服 1 周;再减为 0.2g 每日 1 次口服;维持量 0.2g/d,对预防房扑复发有效。长期维持窦性心律应选用胺碘酮、多非利特或索他洛尔等药物。③对于房扑伴 1∶1 房室传导,多为旁道快速前向传导。可选用延缓旁道传导的奎尼丁、普罗帕酮(心律平)、普鲁卡因胺、胺碘酮等,禁用延缓房室结传导而旁道传导增加而加快心室率的洋地黄和维拉帕米等。

3. 抗凝治疗　原则与心房颤动相同。推荐应用华法林,使 INR 达 2~3 (参见本节"心房颤动"部分)。

4. 病因治疗。

(费爱华　张文武)

室性心动过速

室性心动过速(ventricular tachycardia,VT),简称室速,为起源于希氏束分支以下的特殊传导系统或者心室肌的连续 3 个或 3 个以上的异位心搏。

【诊断要点】

1. 病因与诱因　VT 常发生于各种器质性心脏病患者,最常见为冠心病,其次是心肌病、心力衰竭、二尖瓣脱垂、瓣膜性心脏病等,其他病因包括代谢障碍、电解质紊乱与长 QT 综合征等。VT 偶可发生在无器质性心脏病者,称为特发性室速,其多起源于右心室流出道(右室特发性室速)、左心室间隔部(左室特发性室速)和主动脉窦部。少部分室速与遗传有关,又称为离子通道病,如长 QT 间期综合征、Brugada 综合征等。VT 多由体位改变、情绪激动、突然用力或饱餐所诱发,亦可无明显诱因。

2. 临床表现特点　VT 的临床症状轻重视发作时心室率、持续时间、基础心脏病变和心功能状况不同而异。非持续性 VT(发作时间短于 30 秒,能自行终止)的患者通常无症状。持续性 VT(发作时间超过 30 秒,需药物或电复律始能终止)常伴有明显血流动力学障碍与心肌缺血,临床症状常见的有心悸、气促、心绞痛、低血压、少尿和晕厥,严重者表现为心衰和阿 - 斯综合征发作。听诊心律可轻度不规则,第一、二心音分裂,收缩期血压可随心搏变化。如发生完全性室房分离,第一心音强度经常变化,颈静脉间歇出现巨大 a 波。当心室搏动逆传并持续夺获心房,心房与心室几乎同时发生收缩,颈静脉呈现规律而巨大的 a 波。

3. 心电图特征　VT 的心电图特征有:①3 个或以上的室性期前收缩连续出现;②心室率通常为 100~250 次/min,心律规则,亦可略不规则。③ QRS 波群形态畸形,时限增宽(0.12~0.18 秒),约 2/3 的病例其 QRS ≥ 0.14 秒;约 2/3 的室速其 QRS 呈右束支阻滞图形(V₁ 呈 rsR′、qR 或单相 R 波),1/3 呈左束支阻滞图形（V_1 以负向波为主，V_6 以正向波为主）。少数病例其 QRS 形态均不符合左、右束支阻滞图形。ST-T 波方向与 QRS 波群主波方向相反。④心房独立活动与 QRS 波群无固定关系，形成室房分离；偶尔个别或所有心室激动逆传夺获心房。⑤心室夺获和室性融合波：VT 发作时少数室上性冲动可下传心室，产生心室夺获，表现为在 P 波之后，提前发生一次正常的 QRS 波群。室性融合波的 QRS 波群形态介于窦性与异位心室搏动之间，其意义为部分夺获心室。心室夺获和室性融合波的存在对确立 VT 诊断提供重要依据（图 9-5-3）。⑥发作和终止：一般而言，室速发作突然。室速的第一个搏动通常是提前的，其形态与随后的 QRS 波相似，也可略有不同。如无治疗，持续性室速或自行终止，或蜕变为室颤。自行终止前，往往有几个搏动或几秒室速的频率和形态发生改变，蜕变为室颤前，常有室速频率的加快。

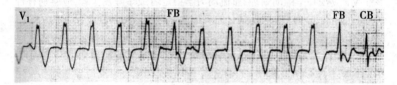

图 9-5-3　室性心动过速

注：V_1 导联图中可见一系列快速、增宽畸形的心室波群，时限为 0.12 秒，频率为 136 次 /min，RR 间期略不规则，其间有独立的窦性 P 波活动。第 13 个 QRS 波群形态和时限正常，略为提前发生，其前有窦性 P 波，PR 间期 0.22 秒，为心室夺获（CB）。第 6、12 个 QRS 波群为室性融合波（FB）。

4. 室速的分类

（1）根据室速发作持续时间的长短可分为：①持续性室速：室性搏动频率 >100 次 /min，时间持续 30 秒以上，不能自行终止；或虽持续时间 <30 秒，但已出现血流动力学障碍而需立即电复律者。还有少见的持续性室速，反复发作持续时间长，抗心律失常药物不能有效终止者，称为无休止性室速。②非持续性室速（NSVT）：室性搏动频率 >100 次 /min，30 秒内自行终止者。

（2）根据有无器质性心脏病可分为：①器质性室速：在器质性心脏病基础上发生的室速；②特发性室速：即无明确器质性心脏病的室速。

（3）根据室速发作形式的不同可分为：①阵发性室速：室速突然发生和终止，节律可整齐也可不整齐，心室率 160~250 次 /min，QRS 波形可为单形性、双向性和多形性。②非阵发性室速：又称加速性室性自主心律、室性自搏性心动过速、缓慢型室速。其起始往往缓慢而非突然，是由于心室异位节律点的兴奋性高于窦房结所致。心室率通常为 60~110 次 /min (偶有快达 140 次 /min 者),与窦性心律的频率接近,差异常在 5~10 次 /min 之内。常呈短阵发作,多以 3~20 个心动为一阵,与窦性心律交替出现,常见心室夺获及室性融合波。当窦性频率增快时,室性自主心律便被替代,反之,又出现室性自主心律。常见病因是急性下壁心肌梗死、急性心肌炎、高血钾、洋地黄中毒等,也可见于无器质性心脏病的患者。临床过程相对良好,常自动消失,罕见转为室颤,且不影响心功能。治疗以针对原发病为主,如必要,可首选阿托品以消除窦性心律不齐并加快窦性心律。通常无需抗心律失常治疗。电复律无效。

(4) 根据室速发作时 QRS 波群形态可分为:①单形性室速:室速发作时,QRS 波群形态一致,呈右束支传导阻滞或左束支传导阻滞图形。②多形性室速:室速发作时,QRS 呈两种或两种以上形态。血流动力学不稳定的多形性 VT 应按心室颤动处理;血流动力学稳定者或短阵发作者,应鉴别有否 QT 间期延长,分为 QT 间期延长的多形性 VT (尖端扭转性 VT,TdP)、QT 间期正常的多形性 VT 和短 QT 间期多形性 VT,给予相应治疗。

5. 诊断注意事项 VT 虽然是宽 QRS 心动过速的最常见原因,但后者亦见于室上性心动过速 (SVT) 伴差异传导,或在原有束支传导基础上发生的 SVT,或经旁道前向传导的房室折返型心动过速。支持 VT 诊断的 ECG 表现有:①心室融合波;②心室夺获;③室房分离;④全部心前区导联 QRS 波群主波方向呈同向性:即全部向上或向下;⑤发作时 QRS 波形态与原有束支传导阻滞的 QRS 波形态不一致。有利于 SVT 的表现包括:①心动过速反复发作而无器质性心脏病基础;②兴奋迷走神经的手法或药物使心动过速中止;③发作开始均可见提早的 P 波 (室上性早搏);④发作时 ECG 示 P 与 QRS 间有固定关系,且心室活动依赖心房活动下传 (如伴二度 I 型 AVB);⑤发作时 QRS 形态在 V_1 为 rsR' 型 (三相) 而 V_6 为 qRS 或 Rs 型,QRS 起始向量与窦律时一致。此外,心动过速在未用药物治疗前,QRS 时限超过 0.20 秒,宽窄不一,心律明显不规则,心室率超过 200 次 /min,应怀疑为预激综合征合并房颤。

【治疗要点】

VT 治疗一般遵循的原则是:有器质性心脏病或有明确诱因应首先给以针对性治疗;无器质性心脏病患者发生非持续性短暂 VT,如无症状或血流动力学影响,处理原则与室性期前收缩相同;持续性 VT 发作,无论有无器质性心脏病,应给予治疗。

1. 终止室速发作

(1) 药物治疗:血流动力学稳定的患者,一般先用药物治疗。常用的药物有:①胺碘酮:对伴有心功能不全的室速患者首选。用法:静脉注射负荷量150mg(3~5mg/kg),10分钟注入,10~15分钟后可重复,随后1~1.5mg/min静脉滴注6小时,以后根据病情逐渐减量至0.5mg/min。24小时静脉应用总量不超过2 000mg。若使用了胺碘酮数次负荷量后VT未能很快转复,应考虑电复律。②利多卡因:50~100mg静脉注射,必要时每隔5~10分钟再给50mg,直至心律转复或总量达300mg为止。有效后以1~2mg/min的速度静脉滴注,稳定后改用口服药物。老年人、心力衰竭、心源性休克和肝肾功能不全者应减少用量。禁忌证有严重房室传导阻滞与室内传导阻滞、利多卡因过敏等。③普罗帕酮:其用法及注意事项见"室上速"治疗部分。④苯妥英钠:适用于洋地黄中毒患者。可用0.125~0.25g加入注射用水20~40ml中缓慢静注(5分钟以上),必要时重复静注0.125g,一日量不超过0.5g。禁忌证有低血压、高度房室传导阻滞(洋地黄中毒例外)、严重心动过缓等。⑤β受体阻滞剂:适用于不伴有器质性心脏病的特发室速及伴有器质性心脏病但不伴有严重收缩功能不全及低血压的室速患者;儿茶酚胺敏感性室速;先天性长QT综合征;反复发作室速的电风暴状态。美托洛尔:首剂5mg,5分钟缓慢静注。如需要,间隔5~15分钟,可再给5mg,直到取得满意的效果,总剂量不超过10~15mg(0.2mg/kg)。艾司洛尔:负荷量0.5mg/kg,1分钟静脉注射,继以50μg/(kg·min)静脉维持,疗效不满意,间隔4分钟,可再给0.5mg/kg,静脉注射,静脉维持剂量可以50~100μg/(kg·min)的步距逐渐递增,最大静脉维持剂量可至300μg/(kg·min)。主要副作用有心动过缓、低血压等;禁忌证有心衰、低血压、高度房室传导阻滞、心动过缓、哮喘等。⑥维拉帕米:适用于特发性室速("维拉帕米敏感性室速")的患者;极短联律间期的多形性室速。用法:5~10mg/次稀释后缓慢静注(>5分钟)。主要副作用有低血压、过缓性心律失常、诱发心衰、便秘等。禁忌证有心衰、低血压、心源性休克、房室传导阻滞等。⑦尼非卡兰:适用于其他抗心律失常药物无效或不能用的室速。负荷量单次静脉注射,成人常规用量每次0.3mg/kg,溶入0.9%氯化钠注射液或5%葡萄糖注射液10~20ml中,在持续心电监测下,5分钟内注射完毕。其后可应用静脉维持剂量0.4mg/(kg·h)预防复发,可根据患者对药物的反应情况适当增减剂量,最大用量不得超过0.8mg/(kg·h)。禁用于QT间期延长综合征和正在使用胺碘酮注射治疗的患者。⑧VT继发于严重过缓性心律失常(如病窦综合征、完全性房室传导阻滞)者,静脉滴注异丙肾上腺素或心室起搏的疗效较心肌抑制药物治疗更好;锑剂中毒引起者,还可用大剂量阿托品治疗。

(2)电学治疗:紧急情况下,可用同步直流电复律、食管调搏、超速起搏抑制终止其发作。心脏直流电复律指征:①有血流动力学明显障碍者如低血压,心衰伴心源性休克,首选直流电复律;②用药物治疗未能迅速终止者;③ VT 持续时间长,已超过 2 小时者。同步直流电复律可迅速、可靠而安全地终止持续性 VT 发作,是终止伴严重血流动力学障碍或药物治疗无效的持续性 VT 的主要手段,即时成功率达 98% 左右。但电复律不能预防发作,不适用于能自动终止但反复发作的非持续性 VT。初次复律的电能量可用100~200J,以期 1 次电击复律成功。转复成功后尚需静脉滴注胺碘酮、利多卡因等抗心律失常药物,以预防复发。洋地黄中毒引起的 VT 不宜用电复律,应予以药物治疗。

2. 预防复发 ①病因与诱因治疗:应努力寻找和治疗诱发及使 VT 持续的可逆性病变,例如缺血、低血压及低血钾等。治疗充血性心力衰竭有助于减少 VT 发作。窦性心动过缓或 AVB 时,心室率过于缓慢时有利于 VT的发生,可给予阿托品治疗或应用人工心脏起搏。②药物预防:目前除了 β受体阻滞剂、胺碘酮外,尚未能证实其他抗心律失常药物能降低心脏性猝死的发生率。维拉帕米(240~360mg/d)可用于“维拉帕米敏感性室速”的患者,此类患者通常无器质性心脏病基础,QRS 波群呈右束支传导阻滞伴有电轴左偏。③导管消融术:对于无器质性心脏病的特发性单源性 VT 导管射频消融根除发作疗效甚佳。④植入式心脏复律除颤器(ICD):对心脏骤停后复苏存活的猝死高危患者及药物治疗无效的、有严重症状的 VT 反复发作患者,可显著降低猝死率和心血管总死亡率,但其价格昂贵,尚不能为大多数患者所接受。⑤外科手术治疗:已设计多种外科手术方法以治疗室壁瘤或右室发育不良所致 VT。手术方式包括心内膜环行心室肌切断术、心内膜切除术、冷冻外科手术等。

3. QT 间期正常的多形性 VT 诊治要点 QT 间期正常的多形性 VT 较QT间期延长的多形性 VT 多见,常见于器质性心脏病。合并缺血、心力衰竭、低氧血症及其他诱发因素的患者出现短阵多形性 VT,常是出现严重心律失常的征兆。诊治要点包括:①应积极纠正病因和诱因,如对急性冠脉综合征患者纠正缺血,有利于室性心律失常控制。②偶尔出现的短阵多形性 VT,没有严重血流动力学障碍,可观察或口服 β 受体阻滞剂治疗,一般不需静脉抗心律失常药物。③纠正病因和诱因同时,若 VT 发作频繁,可应用 β 受体阻滞剂、静脉使用胺碘酮或利多卡因。

4. 伴短联律间期的多形性 VT 诊治要点 伴短联律间期的多形性 VT少见,通常无器质性心脏病,有反复发作晕厥和猝死家族史,可自行缓解。无论单一或诱发多形性 VT 的室性期前收缩均有极短联律间期(280~300ms)。发作 VT 时心率可达 250 次 /min,可蜕变为心室颤动。血流动力学稳定者首选静脉应用维拉帕米终止发作。维拉帕米无效者,可选用静脉胺碘酮。

血流动力学不稳定或蜕变为心室颤动者即刻电复律。口服维拉帕米或普罗帕酮、β 受体阻滞剂预防复发。建议植入 ICD。

5. Brugada 综合征诊治要点　Brugada 综合征患者的窦性心律心电图表现为右束支传导阻滞图形和 V_1~V_3 导联 ST 段马鞍形抬高，QT 间期正常，有多形性 VT 或心室颤动发作，VT 呈短联律间期。心脏超声等其他检查无异常。主要表现为晕厥或猝死，多在夜间睡眠中发生。Brugada 综合征患者发生多形性 VT 伴血流动力学障碍时，首选同步直流电复律。异丙肾上腺素可选用。植入 ICD 是预防心源性猝死的唯一有效方法。抗心律失常药治疗效果不好。

6. 儿茶酚胺敏感性多形性 VT 诊治要点　儿茶酚胺敏感性多形性 VT 是指无器质性心脏病患者在应激情况下发生的多形性 VT，典型者呈双向性室性心动过速，导致发作性晕厥，可进展为心室颤动。多见于青少年，静息心电图正常。发作伴血流动力学障碍时，首选同步直流电复律。血流动力学稳定者，首选 β 受体阻滞剂。植入 ICD 是预防心源性猝死的有效方法。

7. 室性心动过速 / 心室颤动风暴诊治要点　室性心动过速 / 心室颤动风暴是指 24 小时内自发的室性心动过速 / 心室颤动 ≥ 2 次，并需紧急治疗的临床症候群。

治疗要点包括：

（1）纠正诱因、加强病因治疗。

（2）室性心动过速风暴发作时若血流动力学不稳定，尽快电复律。

（3）抗心律失常药物应用：①首选胺碘酮。快速胺碘酮负荷，可终止和预防心律失常发作。但需注意胺碘酮充分发挥抗心律失常作用需要数小时甚至数天。②抗心律失常药的基础上联合使用 β 受体阻滞剂（美托洛尔、艾司洛尔）。③胺碘酮无效或不适用时可考虑利多卡因。④抗心律失常药物联合治疗，如胺碘酮联合利多卡因。在心律失常控制后，首先减利多卡因，胺碘酮可逐渐过渡到口服治疗。

（4）对持续单形性 VT，频率 <180 次 /min 且血流动力学相对稳定者，可植入心室临时起搏电极，在发作时进行快速刺激终止 VT。

（5）应给予镇静、抗焦虑等药物，必要时行冬眠疗法。

（6）必要时予以循环辅助支持，如主动脉内球囊反搏、体外肺氧合循环辅助支持。

（7）若患者已安装 ICD，应调整 ICD 的参数，以便能更好地识别和终止心律失常发作。必要时评价射频消融的可能性。

（杨艳敏　张文武）

尖端扭转型室性心动过速

伴 QT 间期延长的多形性 VT 称为尖端扭转型 VT（torsades de pointes，TdP）或扭转型 VT。临床上常表现为反复发作的阿 - 斯综合征，重者发生心脏性猝死。心电图显示 QT 间期延长（校正的 QT 间期女性 >480ms，男性 >470ms；不论女性或男性，QTc>500ms 都属于明显的异常）。TdP 是一种特殊类型的快速性室性心律失常，通常发生在原发或继发性 QT 间期延长的基础上。伴 QT 间期延长的 TdP 常谓之为长 QT 间期综合征（long QT syndrome，LQTS）或 QT 间期延长综合征。根据病因、起病方式及治疗的不同，可分为获得性（间歇依赖性）和先天性（肾上腺素能依赖性）LQTS，获得性多见。

一、获得性（间歇依赖性）LQTS

1. 病因特征 包括药源性（Ⅰa 类或Ⅲ类抗心律失常药、三环类抗抑郁药、大环内酯类抗生素、吩噻嗪类抗组胺药、抗肿瘤药物他莫昔芬、镇痛药美沙酮、抗精神病药物、乌头碱等）、心源性（严重的窦性心动过缓或病窦综合征、完全性或高度房室传导阻滞等）、神经源性（颅内病变）以及代谢性（电解质紊乱如低血钾、低血镁、低血钙）等引起。

2. 临床表现特点 TdP 常表现为反复而短暂的发作，由于发作时心室率极快，心排血量锐减，常引起眩晕或晕厥；发作时间较长可引起抽搐及一系列脑缺氧表现，晕厥时间与心动过速发作时间相一致；而一般室速频率通常较慢，因此较易耐受，有时也可伴有晕厥，但与前者不同，晕厥常发生在心动过速的开始，以后尽管心动过速依然存在，晕厥可消失。TdP 如未能及时得到控制，可不断反复发作，最后转为 VF 而死亡。

3. 心电图特征 TdP 发作前的基础心律可为正常窦性心律，也可为缓慢性心律失常，如窦性心动过缓、交界区心律、高度或完全性 AVB 等，有时也可为心房颤动或其他异位心律。这些基础心律的心电图特征除均有明显的 QT 或 QU 间期延长（QT 间期 ≥ 0.6 秒为将发生 TdP 的高危指标，但约 1/5 TdP 发作前的 QT 间期 <0.5 秒，而胺碘酮服用者 QT 间期 >0.6 秒时发作 TdP 者 <1%）外，可有间歇依赖现象，即长 RR 间歇依赖的巨大 T 波或 U 波。RR 间期越长，其后的 T 波或 U 波改变越明显，直至激发 TdP。TdP 发作时的心电图呈现一系列形态增宽的心室波群，其频率在 160~250 次 /min，平均约为 220 次 /min，节律不甚规则，心室波群的极性及振幅呈时相性变化，每隔 5~20 个心动周期，QRS 波的尖端即逐渐或突然倒转其方向，形成了围绕基线 QRS 波上下扭转的形态（图 9-5-4）。每次心动过速发作时间

为数秒至数十秒。TdP 有反复发作和自行终止的特点,亦可蜕变为心室颤动。

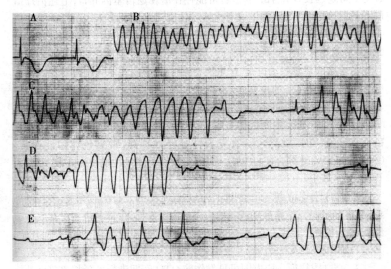

图 9-5-4　尖端扭转型室性心动过速

注:患者有低血钾(2.6mmol/L)和由于完全性房室传导阻滞引起的心动过缓。A. 基本搏动的 QT 间期延长(0.76 秒),频率为 45 次 /min;B. 室性心动过速发作时,QRS 波群的外形和振幅呈连续的和进行性改变;C.QRS 波群的波峰连续在等电基线的一侧出现,然后在另一侧,呈典型的扭转状;D. 心动过速终止伴有一段时间(4.44 秒)的心室停顿;E. 室性期前收缩发生在舒张晚期,诱发连续的室性心动过速发作。

4. 治疗要点　①积极纠正危险因素,防止 TdP 的发生。对已经发生 TdP 的患者,首要措施是寻找并停用一切可引起 QT 间期延长的药物或纠正相关因素。②硫酸镁是终止 TdP 发作的首选药物。用法:硫酸镁 1~2g 溶于 10~20ml 溶液中于 5~20 分钟内静脉注射,若 TdP 发作仍持续,必要时可再重复静注硫酸镁 1~2g。继以硫酸镁 2g 加入 100~250ml 液体中以 0.5~1g/h 静脉滴注。缓慢静脉注射用于发作频繁且不易自行转复者,静脉输注用于发作不严重者,直至 TdP 减少和 QT 间期缩短至 500ms 以内。③积极静脉及口服补钾,将血钾维持在 4.5~5.0mmol/L。④临时起搏适用于并发心动过缓或有长间歇者。常需 70~90 次 /min 或更快频率起搏,以缩短 QT 间期,抑制 TdP 的发作。临时起搏可能需要数日,待纠正其他致 QT 间期延长的因素后,可逐渐减慢起搏频率,直至停用。⑤与心动过缓相关的 TdP,未行临时起搏治疗前，异丙肾上腺素可用于提高心室率，但不宜用于先天性 QT 间期延长综合征或冠心病患者。阿托品也可用于提高心室率。⑥部分获得性 QT 间期延长合并 TdP 的患者可能存在潜在遗传基因异常，上述治疗措施无效时，临时起搏基础上可考虑 β 受体阻滞剂和利多卡因治疗。⑦禁用 Ⅰa、Ⅰc 和Ⅲ类抗心律失常药，可试用 Ⅰb 类，如利多卡因、美西律或苯妥英钠，但常无效。⑧ TdP 持续发作时，应按心脏骤停原则治疗。⑨对顽固发作且用药矛盾的严重心动过缓、严重传导障碍者，宜安装永久调搏器。

二、先天性（肾上腺素能依赖性）LQTS

1. 病因特征　主要根据有无先天性耳聋及遗传性分为：① Jervell 和 Lang-Nielsen（JNL）综合征：有先天性神经性耳聋，常染色体隐性遗传。② Romano-Ward 综合征（RWS）：无耳聋，常染色体显性遗传。③散发型：无耳聋，无家族史。

2. 临床表现特点　此型共同特点与高水平的儿茶酚胺有关，多在剧烈运动、疼痛、惊恐、情绪激动或其他应激状态下发作，少部分患者可在安静或睡眠状态下发作心律失常。临床表现为反复晕厥，也可以阿 - 斯综合征开始，乃至心脏性猝死。

3. 心电图特征　心电图可见发作前 QTU 间期进行性延长，T、U 波振幅极易发生周期性变化，但间歇依赖现象少见。TdP 发作时心电图与获得性 LQTS 相似。先天性 QT 间期延长所致的 TdP 有自限性，一般可自行终止。

4. 治疗　① TdP 发作时首选静脉注射硫酸镁。② β 受体阻滞剂可作为首选药物，急性期即可开始应用。以普萘洛尔为最常用，剂量可用 2mg/（kg·d），必要时增加剂量。应用至患者可耐受的最大剂量（静息心率维持 50~60 次 /min）。③减少或避免诱发因素，如剧烈体力活动、声响刺激、精神刺激或情绪激动等。禁用延长心室复极和儿茶酚胺类药物，纠正电解质紊乱。④经过用 β 受体阻滞剂治疗仍有晕厥发作，需进行左侧颈胸交感神经节或左星状神经节切除术。某些患者手术后仍需用 β 受体阻滞剂治疗，但剂量可减少。⑤持续发作药物治疗无效时可行电复律。⑥急性期处理后，应评价是否有 ICD 治疗指征。

（张文武　王立军）

预激综合征伴快速性心律失常

预激综合征（pre-excitation syndrome）又称 Wolff-Parkinson-White 综合征（WPW 综合征），是指患者除正常的房室传导途径外，还存在有附加的房室传导通道（旁路，accessory pathway，AP），引起心电图异常伴心动过速倾向的临床综合征,诊断主要靠心电图。WPW综合征可见于任何年龄,男性多见(约占60%~70%),且患者大多无器质性心脏病,其本身并不产生血流动力学障碍和临床症状,多在心电图常规检查中偶然发现,或因并发心动过速就诊。约有40%~80%的人易并发各种心律失常,其中大约80%为房室折返性心动过速,15%~30%为心房颤动,5%为心房扑动,偶有心室颤动。WPW综合征并发快速性心律失常为心血管病急症,在诊断与治疗上均有其特殊性,及时正确诊断和处理具有极其重要的临床意义。

【诊断要点】

1. WPW并室上性心动过速　WPW发作房室折返性心动过速,最常见的类型是通过房室结前向传导,经旁路作逆向传导,称正向房室折返性心动过速(orthodromic atrioventricular reentrant tachycardia,OAVRT)。其特点有:①呈反复发作性,频率180~260次/min,常在200次/min以上,节律规整,QRS波群形态正常(伴束支传导阻滞或室内差异性传导时QRS波群可增宽)。②可由房性或室性期前收缩诱发或终止。③诱发心动过速心搏常无P-R延长;逆传P′波位于QRS波群后(常在ST-T或T波上),R-P′<P′-R,说明室房传导比房室传导要快,但在食管导联R-P′间期>70ms(80~130ms),且房室传导为1:1,否则心动过速即终止。④心动过速发作时常伴有QRS波电交替和/或心动周期长短交替,同阵R-R间期差值>30ms;心率愈快,交替现象愈明显。此种窄QRS波心动过速伴QRS波电交替对判断OAVRT具有高度特异性。推测OAVRT的电交替发生率较高的原因可能是传导系统存在解剖或功能上的差异,由于这些差异在OAVRT的快速室率时冲动传导发生交替性功能性传导延迟而发生电交替。⑤心动过速时,或出现一过性功能性束支阻滞(BBB)。旁道同侧束支功能阻滞时R-R间距或R-P′间期比原来延长35ms以上,而旁道对侧束支功能性阻滞时,则R-R间距无变化。⑥对血流动力学的影响与心室率的快慢有关。少数OAVRT可呈不典型表现。

大约5%的患者,折近路径恰巧相反,经旁路前向传导,房室结逆向传导,产生逆向房室折返性心动过速(antidromic atrioventricular reentrant tachycardia,AAVRT)。其特点有:①心室率常>200次/min,δ波明显,且同于窦性心律时的δ波,QRS波群宽大畸形呈宽QRS波心动过速,不经电生理检查难与VT鉴别。②逆传P波位于QRS波群之后较远处(R-P′>1/2 R-R,R-P′>P′-R,P′-R间期<0.12秒),房室传导为1:1,否则心动过速即终止。③常为房性或室性期前收缩诱发,但难以为之终止。④对血流动力学的影响类同于VT。

2. WPW合并房颤/房扑　WPW合并房颤/房扑时,心房激动可沿房室交界区或 AP 前传至心室,也可同时沿上述的两条途径前传至心室,形成"室性融合波"。当心房激动沿房室交界区前传至心室时,QRS 波群形态、时间正常,与一般的房颤/房扑无法鉴别;当心房激动沿 AP 前传时,QRS 波宽大畸形,如并发于 A 型预激综合征,心前导联均出现正向的宽 QRS 波,酷似 VT。有时在同一份心电图上可见到三种波形:正常 QRS 波(房室交界区前传)、宽 QRS 波(AP 前传)与程度不同的"室性融合波"(同时沿 AP 与房室交界区前传)。WPW 并房颤/房扑的 ECG 改变有其特点,仔细观察不难与 VT 相鉴别:① R-R 间期极不规律,相差常 >0.10 秒;②宽 QRS 波起始部分可见到预激波;③心室率 >180~200 次/min,甚至 >240 次/min;④宽 QRS 波与正常 QRS 波在同一份心电图内出现时,正常 QRS 波往往延迟出现(房室结传导速度慢),而不是提早出现(室速的心室夺获多提早出现)。患者若有显性预激的窦性心律心电图,可明确诊断为预激合并房颤/房扑。

WPW 合并房颤/房扑时,若心房激动大部分或全部沿 AP 下传,由于其不应期短,会产生极快的心室率,引起严重的血流动力学改变,甚至演变为 VF 而危及生命。凡是 WPW 合并房颤/房扑必须严肃对待,以防猝死。

【治疗要点】

未曾心动过速发作或偶有发作但症状轻微的 WPW 患者是否需要治疗存在争议,但通过危险分层(主要包括无创电生理检查、药物激发、运动试验以及有创的经食管或经心腔内电生理检查)决定是否接受导管消融治疗可能是适合的。若患者从无心动过速发作,或偶有发作但症状轻微者,无需给予治疗。如心动过速发作频繁伴有明显症状,应给予治疗。治疗方法包括药物和导管消融术。

1. 药物治疗 药物选择依不同类型心动过速而异:① OAVRT:与 AVNRT 用药相同,宜选用延长房室结(AVN)不应期的药物,首选腺苷或维拉帕米静脉注射,也可选用普罗帕酮、β 受体阻滞剂等;② AAVRT:宜选用延长 AP 不应期的药物,如胺碘酮、普罗帕酮、普鲁卡因胺、奎尼丁等;③ WPW 伴房颤/房扑:宜选用延长 AP 和 AVN 不应期的药物,如胺碘酮、普罗帕酮、普鲁卡因胺等。

应注意:β 受体阻滞剂、洋地黄、非二氢吡啶类钙拮抗剂(维拉帕米等),通过延长 AVN 不应期,终止折返性心动过速,对治疗 OAVRT 是安全有效的;但对非束支传导阻滞所致的宽 QRS 心动过速(即 AAVRT)和 AP 下传为主的房颤/房扑,应禁用,因这些药物可导致经旁路前传增加,心室率进一步增快。

2. 电学治疗 ①直流电复律:是治疗 WPW 伴任何类型的快速性心律失常最有效的措施。若伴有血流动力学明显障碍(如低血压休克、心绞痛、心衰等),尤其是 WPW 伴房颤 / 房扑时,应首选直流电复律;对药物疗效不佳或缺乏有效药物时,亦用电复律治疗。一般用 100~150J 即可。②食管心房起搏:用以终止 AVRT,以超速起搏最有效。

3. 导管消融　经导管消融旁路作为根治 WPW 伴室上性心动过速发作应列为首选,其适应证是:①心动过速发作频繁者;②房颤或房扑经旁路快速前向传导,心室率极快,旁路的前向传导不应期短于 250ms 者;③药物治疗未能显著减慢心动过速时的心室率者。当尚无条件行消融治疗时,为了有效预防心动过速的复发,可选用 β 受体阻滞剂、维拉帕米、普罗帕酮或胺碘酮。

(翟光耀　米玉红　张文武)

心室扑动和心室颤动

心室扑动(室扑,ventricular flutter) 和心室颤动(室颤,ventricular fibrillation,VF) 分别为心室肌快而微弱的无效收缩或不协调的快速乱颤,二者血流动力学影响均等于心室停搏。室扑常为室颤先兆,很快即转为 VF。

各种器质性心脏病及许多心外因素均可致室扑或室颤,以冠心病、原发性心肌病、瓣膜性心脏病、高血压性心脏病为最常见。原发性 VF 则好发于急性心肌梗死、心肌梗死溶栓再灌注后、原发性心肌病、病窦综合征、心肌炎、触电、低温、麻醉、低血钾、高血钾、酸碱平衡失调、嗜铬细胞瘤和拟肾上腺素药物过量、奎尼丁、普鲁卡因胺、锑剂和洋地黄等药物中毒、QT 间期延长综合征、Brugada 综合征、预激综合征合并房颤时旁道不应期 <270ms、二尖瓣脱垂综合征等。

【诊断要点】

1. 临床表现特点　典型表现为阿 - 斯(Adams-Stokes)综合征:患者突然抽搐,神志不清,面色苍白,随几次断续的叹息状呼吸之后,呼吸逐渐停止;此时查心音、血压、脉搏均消失,瞳孔散大。如发作为间歇性,则在间歇期可听诊到不规则心搏(常为多源性室早)或快速心搏(室速),心音较弱。部分患者阿 - 斯综合征表现不明显但已猝然死亡。

2. 心电图特点　①心室扑动:室扑在心电图上表现为匀齐的连续的大波动,频率 150~300 次 /min,波形颇似房扑,但波幅粗大,QRS 波群、ST 段和 T 波混在一起无从辨识。常为暂时性,大多数转为 VF,是 VF 的前奏;但也可转为室速,极少数恢复窦性心律。室扑与室速的区别在于后者 QRS 与 T 波能分开,波间有等电位线,且 QRS 时限不如室扑时宽;其与 VF 的区别在于后者波形及节律完全不规则,且电压较小。②心室颤动:P 波及 QRS、T 波均消失,代之以形状不同、大小各异、极其不匀齐的波群,频率极快,约

250~500 次 /min,在开始时振幅尚较大,以后逐渐变小,终于消失。

【治疗要点】

1. 紧急抢救 若电除颤器就在手边,立即以 150~200J(双向波除颤器)或 360J(单向波除颤器)进行电除颤。在实施一次电除颤后,不要急于检查患者脉搏,而应马上继续 CPR,待完成按压 / 吹气 5 个 30∶2 的周期(大约 2分钟)以后,再检查患者的循环征象,评估除颤效果,标志为自主循环和窦性心律是否恢复。如 VF 波甚细,可在除颤前静脉注射肾上腺素 1mg,使颤动波变粗,有利于除颤。除颤未成功,或除颤后 VF 又反复发作者可应用胺碘酮 300mg 静脉注射和 / 或利多卡因 1.5mg/kg 静脉注射,并重复电除颤。若电除颤器不在手边,应立即行胸外心脏按压,人工呼吸;同时可试用上述药物除颤或准备电除颤。详见本章第 1 节“心脏骤停与心肺复苏”部分。

2. 病因处理 急性冠脉综合征引起 VF,有条件的医院可以紧急冠脉造影,必要时行血运重建。QT 间期延长所致者需要补钾补镁,并给予异丙肾上腺素等以缩短 QT 间期,必要时予以临时起搏。由严重缺钾引起的 VF反复发作,应静脉滴注较大量氯化钾,一般用 2~3g 氯化钾溶于 5% 葡萄糖液 500ml 内,最初 24 小时内常需给氯化钾 10g 左右;治疗持续到心电图上缺钾表现消失为止。由锑剂中毒引起反复 VF 者,可反复用阿托品 1~2mg静脉注射或肌内注射;同时也应补钾。由奎尼丁或普鲁卡因胺毒性反应引起的 VF 则不宜用利多卡因,需用阿托品或异丙肾上腺素治疗。

3. 心脏复苏后处理 包括维持呼吸、循环稳定、防治脑水肿及脏器功能不全等,参见有关章节。

4. 其他治疗措施 包括 ICD、射频消融等,有指征、有条件时可选用。

(丁邦晗 张文武)

心脏传导阻滞

冲动在心脏传导系统的任何部位的传导均可发生减慢或阻滞。如发生在窦房结与心房之间,称窦房传导阻滞;在心房与心室之间,称房室传导阻滞;位于心房内,称房内阻滞;位于心室内,称为室内阻滞。按照传导阻滞的严重程度,通常可将其分为三度:一度传导阻滞的传导时间延长,全部激动仍能传导;二度传导阻滞分为两型:莫氏(Mobitz)Ⅰ型和Ⅱ型,Ⅰ型阻滞表现为传导时间进行性延长,直至一次冲动不能传导;Ⅱ型阻滞表现为间歇出现的传导阻滞;三度又称完全性传导阻滞,此时全部冲动均不能被传导。

一、房室传导阻滞

房室传导阻滞(atrioventricular block,AVB)又称房室阻滞,是指激动从心房传到心室的过程中,任何部分发生传导延迟或受到阻滞,以致激动部分或完全不能到达心室。房室阻滞可以发生在房室结、希氏束以及束支等不同的部位。是一种最常见的心脏传导阻滞。

1. 病因特点 正常人或运动员可发生莫氏Ⅰ型 AVB,与迷走神经张力增高有关,常发生于夜间。其他导致 AVB 的常见病因为:AMI、心肌炎、心肌病、先天性心脏病、药物中毒、电解质紊乱、心脏外科手术等。Lev 病(心脏纤维支架的钙化与硬化)与 Lenegre 病(传导系统本身的原发性硬化性变性疾病)可能是成人孤立性慢性心脏传导阻滞最常见的病因。

2. 临床表现特点 一度 AVB 通常无症状,听诊时因 PR 间期延长,第一心音强度减弱。二度 AVB 可引起心搏脱漏,可有心悸症状,也可无症状;听诊时二度Ⅰ型第一心音强度逐渐减弱并有心搏脱漏,二度Ⅱ型亦有间歇性心搏脱漏,但第一心音强度恒定。三度 AVB 的症状取决于心室率的快慢与伴随病变,属先天性者其心室率较快,休息时可无症状,仅于活动时感心悸、气喘;其他原因引起者心室率较慢,患者自觉心率缓慢、心搏强而有力;心室率过慢时则有心悸、气喘、胸闷、头晕、乏力等,重者可出现阿 - 斯综合征或心力衰竭;体检心率缓慢规则,多在 30~40 次 /min(先天性者可达50~60 次 /min),运动后并不相应地增快,心尖第一心音响度强弱不等,有所谓"大炮音"(在房室同时收缩时,第一心音特别响亮),颈静脉有强弱不等搏动(因房室同时收缩造成强的搏动),且其频率较心室率显著地快。脉搏强,脉压大,血压高低不等波动大。

3. 心电图特点

(1)一度 AVB:仅表现为 PR 间期延长,成人 >0.20 秒,儿童 >0.16~0.18 秒,PR 间期一般时间为 0.21~0.40 秒。PR 间期明显延长时,P 波可隐伏在前一个心搏的 T 波内,引起 T 波增高、畸形或切迹,或延长超过 PP 间距,而形成一个 P 波越过另一个 P 波传导,后者多见于快速性房性异位心律。显著窦性心律不齐伴一度 AVB 时,PR 间期可随其前的 RP 间期的长或短而相应地缩短或延长。

(2)二度 AVB:莫氏Ⅰ型又称文氏阻滞,是最常见的二度 AVB 类型。心电图特点是:①PR 间期进行性延长,直至一个 P 波受阻不能下传心室。②相邻 RR 间期进行性缩短,直至一个 P 波不能下传心室。③包含受阻 P 波在内的 RR 间期小于正常窦性 PP 间期的 2 倍。最常见的房室传导比例为 3∶2 和5∶4。莫氏Ⅱ型为房室传导呈比例的中断,可与二度Ⅰ型 AVB 交替转换。心电图特点是:① PR 间期固定,可正常或延长,心室脱漏搏动前后的 PR 间期不改变。②QRS 波群呈周期性脱漏,房室传导比例可为 2∶1,3∶1,3∶2,4∶3,5∶4 等。③下传 QRS 波群多呈束支传导阻滞型。二度Ⅱ型 AVB 中,房室呈 3∶1 或 3∶1 以上比例的,称为高度 AVB;若绝大多数 P 波后无 QRS 波群,心室基本由房室交界区或心室自主心律控制的,称为近乎完全性 AVB。

持续 2∶1 传导的 AVB 是二度 AVB 的一种特殊类型,因它既可是二度 Ⅰ 型也可是二度 Ⅱ 型,如同时见有束支传导阻滞或有 3∶2 房室传导,则常为二度 Ⅱ 型(希氏束下阻滞);如 QRS 波正常,则常提示为二度 Ⅰ 型(房室结阻滞)。

(3)完全性 AVB(三度 AVB):此时全部心房激动均不能传导至心室。心电图特点是:全部 P 波不能下传,P 波与 QRS 波群无固定关系,形成房室脱节,二者有各自的频率,前者多在 60~100 次 /min,后者多在 30~50 次 /min。心室由低位起搏点激动控制,QRS 波群形态与频率依赖于异位起搏点的位置:心室起搏点发生在房室束分支以下,为心室自主心律,QRS 波群增宽畸形,时限 >0.12 秒,心室率多甚慢仅 30~40 次 /min;心室起搏点发生在房室束分支以上或之内为房室交接处性心律,QRS 波群形态与时限均正常,心室率不太慢在 50 次 /min 左右。

4. 治疗要点　应针对不同的病因进行治疗。一度与二度 Ⅰ 型 AVB,心室率≥ 50 次 /min,无明显症状者,一般无须特殊处理。二度 Ⅱ 型和三度 AVB 如心室率显著缓慢,伴有明显症状或血流动力学障碍,甚至阿 - 斯综合征发作者,应及时给予临时性或永久性心脏起搏治疗。用药物提高心室率仅作为临时性的应急措施:①阿托品:可解除迷走神经对心脏的抑制作用,使心率加快,适用于阻滞位于 AVB 的患者。可用阿托品 0.5~2.0mg 静脉注射。②异丙肾上腺素:适用于任何部位的 AVB。常用 0.5~1.0mg 加入 5% 葡萄糖液 500ml 中以 1~4μg/min 持续静脉滴注,控制滴速使心室率维持在 60~70 次 /min;过量不仅可明显增快心房率而使房室阻滞加重,而且还能导致严重室性异位心律。

二、室内传导阻滞

室内传导阻滞(intraventricular block)又称室内阻滞,是指希氏束分叉以下部位的传导阻滞。室内传导系统由三个部分组成:右束支、左前分支和左后分支,室内传导系统的病变可波及单支、双支或三支。以右束支阻滞(right bundle branch block,RBBB)较为常见。

1. 病因特点　RBBB 常发生于风湿性心脏病、高血压性心脏病、冠心病、心肌病和先天性心血管病等,也见于正常人。左束支阻滞(left bundle branch block,LBBB)常发生于充血性心力衰竭、AMI、急性感染、高血压性心脏病、风湿性心脏病、冠心病和梅毒性心脏病等。左前分支阻滞(left anterior fascicular block,LAFB)较常见,左后分支阻滞(left posterior fascicular block,LPFB)

少见。

2. 临床表现特点 单支、双支阻滞通常无临床症状,听诊可有第一、二心音分裂。完全性三分支阻滞的临床表现与完全性 AVB 相同。因替代起搏点在分支以下,频率更慢且不稳定,预后差。

3. 心电图特点 ① RBBB:QRS 时限 ≥ 0.12 秒。V_1~V_2 导联呈 rsR',R 波粗钝;V_5、V_6 导联呈 qRS,S 波宽阔。T 波与主波方向相反。不完全性 RBBB 的图形相似,但 QRS 时限 <0.12 秒。② LBBB:QRS 时限 ≥ 0.12 秒。V_5、V_6 导联 R 波宽大,顶部有切迹或粗钝,其前方无 q 波。V_1~V_2 导联呈宽阔的 QS 波或 rS 波形。V_5~V_6 导联 T 波与 QRS 主波方向相反。不完全性 LBBB 的图形相似,但 QRS 时限 <0.12 秒。③ LAFB:额面平均 QRS 电轴左偏达 $-45°$~$-90°$。Ⅰ、aVL 导联呈 qR 波,Ⅱ、Ⅲ、aVF 导联呈 rS 图形,$S_Ⅲ$>$S_Ⅱ$,QRS 时限 <0.12 秒。④ LPFB:额面平均 QRS 电轴右偏达 $+90°$~$+120°$(或 $+80°$~$+140°$)。Ⅰ 导联呈 rS 波,Ⅱ、Ⅲ、aVF 导联呈 qR 波,且 R Ⅲ>R Ⅱ,QRS 时限 <0.12 秒。确诊前应首先排除常见的引起电轴右偏的病变,如右心室肥厚、肺气肿、侧壁心肌梗死与正常变异等。⑤双分支阻滞与三分支阻滞(bifascicular block and trifascicular block):前者是指室内传导系统三分支中的任何两分支同时发生阻滞;后者是指三分支同时发生阻滞,其表现为完全性 AVB。由于阻滞分支的数量、程度、是否间歇发生等不同情况组合,可出现不同 ECG 表现。最常见为 RBBB 合并 LAFB,RBBB 合并 LPFB 罕见。当 RBBB 与 LBBB 两者交替出现时,便可诊断双束支阻滞。

4. 治疗要点 应针对不同的病因与表现进行处理。慢性单侧束支阻滞的患者若无症状,无需治疗。急性前壁心肌梗死发生双分支、三分支阻滞,或慢性双分支、三分支阻滞,伴有晕厥或阿 - 斯综合征发作者,应及早考虑心脏起搏器治疗。

(商德亚 张文武)

病态窦房结综合征

病态窦房结综合征(sick sinus syndrome,SSS,简称病窦综合征)是一组由多种病因引起的窦房结本身及其周围组织病变,造成起搏和传导功能失常,以致产生一系列的心律失常、血流动力学障碍和心功能受损,严重者可发生阿 - 斯综合征或猝死。老年人多见。SSS 患者常以各种类型心律失常就诊,易导致误诊误治,应予以重视。

【诊断要点】

1. 临床表现特点 患者出现与心动过缓有关的心、脑等脏器供血不足的症状。①中枢神经系统症状:表现为头晕、健忘、反应迟钝、瞬间记忆障碍,进一步发展可有黑矇、眩晕、晕厥,甚至阿 - 斯综合征。一般均由严重的窦性心动过缓或停搏所致。②心血管系统症状:主要表现为心悸。无论过缓、过速或不齐,患者均可感到心悸。过缓者由于每搏量增加,有心搏沉重感。过速者因心率加快而感到心悸。快慢不齐者,心悸更加明显。有冠心病基础者,可诱发心绞痛。慢快综合征时,一般规律显示,过速转为过缓,停搏时间长者,可发生晕厥、阿 - 斯综合征。过缓转为过速,则可出现心悸、心绞痛、心力衰竭加重。③肾脏和胃肠道症状:可表现尿量减少,胃肠道供血不足表现为食欲不振、吸收不良、胃肠道不适等。

2. 心电图特点 SSS 患者可有各种异常的心电图表现,主要包括:①持续而显著的窦性心动过缓(心室率 <50 次 /min),且并非由药物引起。尤其是心室率 <40 次 /min 伴有黑矇、晕厥者,应高度怀疑 SSS。②窦性停搏或窦性静止:表现为在较正常 PP 间期显著长的间期内无 P 波发生,或 P 波与 QRS 波群均不出现,长的 PP 间期与基本的窦性 PP 间期无倍数关系。长时间的窦性停搏后,下位的潜在起搏点,如房室交界区或心室,可发出单个逸搏或逸搏性心律控制心室。③窦房传导阻滞:以二度 II 型较为多见,表现为长 PP 间期为基本 PP 间期的整倍数。二度 I 型较少见,表现为 PP 间期进行性缩短,直至出现一次长 PP 间期,该长 PP 间期短于基本 PP 间期的两倍。常伴逸搏或逸搏心律。④窦房传导阻滞与 AVB 同时并存。⑤心房颤动 / 扑动:慢性持续性心房颤动是严重 SSS 常见的基本心律。心房扑动是晚期 SSS 的基本心律,但较心房颤动少见。房颤 / 房扑伴病理性房室传导阻滞时,心室率减慢为 30~50 次 /min。⑥心动过缓 - 心动过速综合征(bradycardia-tachycardia syndrome,慢 - 快综合征):是指心动过缓与房性快速性心律失常(心房扑动、心房颤动或房性心动过速)交替发作。心动过缓表现为窦性心动过缓、窦房传导阻滞或窦性停搏、房室交界区逸搏或室性逸搏心律等,以窦性心动过缓为最常见。

SSS 的其他 ECG 表现有:①在没有应用抗心律失常药物下,房颤的心室率缓慢,或其发作前后有窦性心动过缓和 / 或 I 度 AVB。②变时功能不全,表现为运动后心率提高不显著。③房室交界区性逸搏心律等。

根据 ECG 的典型表现,以及临床症状与 ECG 改变存在明确的相关性,便可确诊。为确定症状与 ECG 改变的关系,可做单次或多次动态心电图或事件记录器检查,如在晕厥等症状发作的同时记录到显著的心动过缓,即可提供有力佐证。

3. 诊断分型 根据 SSS 患者临床表现及心电图特点可分为以下几种类型:①单纯窦房结病变(A 型):严重而持久的窦性心动过缓,心率 ≤ 50 次 /min,尤其是 ≤ 40 次 /min,频发的窦房传导阻滞。较长的窦性静止,长间歇一般 >

2 秒。慢性房颤 / 房扑、电复律 >2 秒后方出现窦性心律,这种过缓的窦性心律不能巩固维持。②慢 - 快综合征(B 型):在上述各种过缓型心律失常的基础上,出现阵发性房颤 / 房扑、阵发性室上速或阵发性 VT 等心律失常之一。当阵发性心动过速发作终止恢复窦性心律之前,出现长间歇。慢性持久性房颤之前,有明确的窦性心动过缓史。③双结病变(C 型):房室交界区性逸搏发生在间歇 2 秒后;房室交接区心律 <35 次 /min,或窦性静止持久存在;房室交界区心律伴房室传导阻滞;心房颤动心室率 40~50 次 /min(除外药物影响);阿托品静脉注射 2mg 后,房室交界区逸搏频率 <50 次 /min。

【治疗要点】

若患者无心动过缓有关的症状,不必治疗,仅定期随诊观察。对于有症状的 SSS 患者,应安置起搏器治疗。提高心率的药物缺乏长期治疗作用,仅能作为暂时性的应急处理,为起搏治疗争取时间,可选用的药物有阿托品与异丙肾上腺素等。慢 - 快综合征患者发作心动过速,单独应用抗心律失常药物治疗,可能加重心动过缓。安置起搏器治疗后,患者仍有心动过速发作,可同时应用抗心律失常药物治疗。此外,合并房扑或房颤使血栓栓塞发生率增高,应考虑抗凝治疗。

(陈尔真 张文武)

第 6 节 感染性心内膜炎

感染性心内膜炎(infective endocarditis, IE)是指发生在心脏内膜表面的微生物感染,一般因细菌、真菌或其他微生物(如病毒、立克次体等)循血行途径直接感染心脏瓣膜、心室壁内膜或邻近大动脉内膜,伴赘生物形成。赘生物为大小不等、形状不一的血小板和纤维素团块,内含大量微生物和少量炎症细胞。感染常出现于心瓣膜,也可发生在间隔缺损处、腱索或心壁内膜。菌血症是 IE 发生的必要条件,器质性心脏病患者为 IE 的高危人群。

关于 IE 的分类,既往依病程可将 IE 分为急性或亚急性,急性 IE 特征:①中毒症状明显;②病程进展迅速,数天或数周引起瓣膜破坏;③感染迁移多见;④病原体主要为金黄色葡萄球菌。亚急性 IE 特征:①中毒症状轻;②病程数周至数月;③感染迁移少见;④病原体主要为草绿色链球菌,其次为肠球菌。此种分类方法已被摒弃,主张按以下方法分类:

按照感染部位及是否存在心内异物可将 IE 分为四类:①自身瓣膜 IE (native valve endocaritis, NVE);②人工瓣膜 IE(prothetic valve endocarditis, PVE) (瓣膜置换术后 1 年内发生者称为早期人工瓣膜 IE,1 年之后发生者称为晚期人工瓣膜 IE);③右心 IE;④器械相关性 IE(包括发生在起搏器或除颤器导线上的 IE,可伴或不伴有瓣膜受累)。

IE 也可根据感染来源分为:①社区获得性 IE;②医疗相关性 IE(院内感染和非院内感染);③经静脉吸毒者的 IE,即静脉药瘾者 IE(endocarditis in intravenous drug abusers)。

近年来,随着我国人口的老龄化,老年退行性心瓣膜病患者增加,人工心瓣膜置换术、植入器械术以及各种血管内检查操作的增加,IE 呈显著增长趋势。静脉用药等又导致右心 IE 患病率增加,且临床表现多不典型。研究显示,IE 的年发病率为 1.7/10 万 ~6.2/10 万,死亡率则在 16%~25% 左右。超声心动图和血培养是诊断 IE 的两大基石。有效的抗感染治疗是 IE 最重要的治疗方法,约半数以上的患者需要外科手术处理。

【诊断要点】

1. IE 易感因素　大多数 IE 患者存在感染相关因素,常见的有心脏瓣膜病(风湿性心脏瓣膜病、老年性退行性瓣膜病、瓣膜畸形等)、先天性心脏病(室间隔缺损、动脉导管未闭、法洛四联症、主动脉缩窄等)、心脏手术(人工心脏瓣膜置换、起搏器或除颤器植入、射频消融手术等)、各种创伤性诊疗技术(血液透析、动脉造影及支架植入、血流动力学检测等),以及静脉药物滥用(吸毒)、拔牙及口腔手术等。以上均为致病微生物进入血液,侵入心内膜、心瓣膜创造了条件。

2. 病原菌特点　近年来 IE 的病原体发生了很大的变化。目前研究显示葡萄球菌、草绿色链球菌及肠球菌引起的 IE 占到了 80% 以上。院内感染所致的 IE 与社区获得性 IE 的致病菌明显不同,后者以链球菌为主,而前者以金黄色葡萄球菌和肠球菌为主。革兰氏阴性杆菌及真菌也是 IE 重要的病原体,且易导致大的赘生物形成,致死率极高。

3. 临床表现特点　以往特征性的体征如瘀点、脾大、栓塞、杵状指等显著减少,临床表现常不典型,趋向于多样化,特点如下:

(1)发热:发热是 IE 最常见的症状。除有些老年或心、肾衰竭重症患者外,几乎均有发热。亚急性者起病隐匿,可有全身不适、乏力、纳差和体重减轻等非特异性症状。可有弛张性发热,一般 <39℃。头痛、背痛和肌肉关节痛常见。急性者有寒战、高热,突发心力衰竭者较常见。

(2)心脏表现:①心脏杂音:约 80%~85% 的 IE 患者可闻心脏杂音,受损瓣膜以主动脉瓣为主,其次为二尖瓣。急性者要比亚急性者更易出现杂音强度和性质的变化,或出现新的杂音。瓣膜损害所致的新的或增强的杂音主要为关闭不全的杂音,尤以主动脉瓣关闭不全多见。在 IE 发病初期仅1/3 的患者可闻及心脏杂音,多数于疾病中期或后期才可闻及心脏杂音。病程中出现新杂音或杂音性质发生变化仍是 IE 的特征性表现之一。②心力衰竭:IE 最常见的并发症,主要由瓣膜关闭不全所致,主动脉瓣受损者最常发生,其次为二尖瓣和三尖瓣;瓣膜穿孔或腱索断裂导致急性瓣膜关闭不全时可诱发急性左心衰竭。③心肌脓肿:部分 IE 患者由于瓣周围脓肿扩散影响心脏传导组织时,可发生不同程度的房室传导阻滞和室内传导阻滞。心肌脓肿偶可穿破导致化脓性心包炎。④急性心肌梗死:大多由冠状动脉细菌栓塞引起,以主动脉瓣感染时多见,少见原因为冠状动脉细菌性动脉瘤。

(3)周围体征:多为非特异性,且已少见。包括:①瘀点:以锁骨以上皮肤、口腔黏膜和睑结膜常见。②指和趾甲下线状出血。③ Roth 斑:为视网膜的卵圆形出血斑,其中心呈白色。多见于亚急性 IE。④ Osler 结节:为指和趾垫出现的豌豆大的红或紫色痛性结节。多见于亚急性 IE。⑤ Janeway损害:为手掌和足底处直径 1~4mm 无痛性出血红斑,主要见于急性 IE。引起这些周围体征的原因可能是微血管炎或微栓塞。

(4)动脉栓塞:赘生物引起动脉栓塞占 20%~40%。栓塞可发生于任何部位,脑、心脏、脾、肾、肠系膜和四肢为临床所见的体循环动脉栓塞部位。在有左向右分流的先天性心血管病或右心内膜炎时,肺循环栓塞常见。

(5)感染的非特异性症状:①脾大,见于 10%~40%、病程大于 6 周的患者。②贫血,多为轻、中度贫血。

由于近年来 IE 临床表现不典型,因此,凡遇到下列情况时应高度怀疑IE 的可能,应及时进行血培养和超声心动图检查,以明确诊断,见表 9-6-1。

表 9-6-1　临床上应高度怀疑感染性心内膜炎(IE)的可能的情况

1. 器质性心脏病患者不明原因发热 1 周以上
2. 突然出现的主动脉瓣和 / 或二尖瓣关闭不全的杂音
3. 心脏手术后不明原因持续发热 1 周以上
4. 不明原因的体动脉或肺动脉栓塞
5. 原有心脏杂音短期内发生变化或出现新杂音
6. 不明原因心力衰竭或进行性心功能减退

4. 实验室检查

(1)血、尿常规检查:①血白细胞计数升高,伴分类左移,尤其见于急性IE。多数患者呈正常细胞正色素性贫血,为轻度 ~ 中度贫血,并随疾病好转而恢复。血沉可呈不同程度升高,但 IE 伴心衰、肾衰时血沉可正常。②尿常规有蛋白尿或镜下血尿。如有红细胞管型及大量蛋白尿示弥漫性肾小球肾炎,此时常伴肾功能损害。如为肉眼血尿,常示合并肾梗死。

(2)血培养:血培养是诊断 IE 最重要方法。在未用抗生素治疗的患者血培养阳性率可高达 95% 以上。对于未经治疗的亚急性患者,于入院第一天在 3 小时内每隔 1 小时取不同部位静脉血做血培养 3 次,如第二天未见病原微生物生长,应重复采血 3 次后行抗生素治疗。已用过抗生素者,病情允许情况下暂停抗生素治疗 2~7 天后再采血做血培养。急性患者应在入院后 3 小时内,每隔 1 小时 1 次共取 3 个血标本后开始治疗。IE 的菌血症为持续性,无需在体温升高时采血。每次取静脉血 10~20ml 做需氧菌和厌氧菌培养,至少培养 3 周。

(3) 超声心动图:超声心动图可判断有无基础心脏病变,并直接显示赘生物特征,可判断瓣膜及瓣膜附属装置受损情况,明确有无 IE 其他并发症如瓣周脓肿、瘘管、心包积液等。另外还可了解血液动力学变化,如心功能状态、心腔大小、心腔内压力变化等。经食道超声心动图检查(TEE)诊断 IE 的敏感性和特异性明显优于经胸超声心动图检查(TTE),且特别有助于检出脓肿和准确测量赘生物的大小。因此,怀疑 IE 的患者都应选择作 TEE 检查,包括 TTE 结果已经呈阳性的患者。但超声心动图未发现赘生物时并不能除外 IE,必须密切结合临床;感染治愈后,赘生物可持续存在;除非发现原有赘生物增大或新赘生物出现,否则难以诊断复发或再感染。

5. 诊断标准(基于 Duke 的 ESC 2015 修订标准)

凡临床符合下列 2 项主要标准;或 1 项主要标准加 3 项次要标准;或 5 项次要标准,为确诊病例;满足 1 项主要标准加 1 项次要标准,或 3 项次要标准,为疑诊病例。见表 9-6-2。

表 9-6-2 感染性心内膜炎诊断标准(2015 修订标准)

一、主要标准

1. 血培养阳性:

① 2 次血培养均为一致的典型 IE 致病微生物:草绿色链球菌、牛链球菌、HACEK 型、金黄色葡萄球菌;无原发灶的获得性肠球菌。

②血培养持续阳性,均为同一致病微生物:至少 2 次血培养阳性,且间隔 12 小时以上;4 次阳性培养中 3 次为同一致病微生物(第 1 次与最后 1 次血培养至少间隔 1 小时)。

③ Q 热病原体 1 次血培养阳性或其 IgG 抗体滴度 >1:800。

2. IE 的影像学阳性标准:

① IE 的超声心动图阳性标准:赘生物、脓肿、假性动脉瘤、心脏内瘘、瓣膜穿孔或动脉瘤、新发生的瓣膜部分破裂。

②通过 ^{18}F-FDG PET/CT(仅在假体植入 >3 个月时)或放射标记的白细胞 SPECT/CT 检测出的人工瓣膜植入部位周围组织的异常活性。

③由心脏 CT 确认的瓣周病灶。

二、次要标准

1. 具有 IE 的易感因素。

2. 体温 >38℃。

3. 血管现象(包括无症状的影像学发现):主要动脉栓塞,感染性肺梗死,细菌性动脉瘤,颅内出血,结膜出血以及 Janeway 损害。

4. 自身免疫现象:肾小球肾炎、Osler 结节、Roth 斑以及类风湿因子阳性。

5. 细菌学证据:血培养阳性,但不符合上述主要标准,或与 IE 一致的活动性细菌感染的血清学证据。

【治疗要点】

1. 对症支持治疗　休息,给予高热量、易于消化的饮食,补充维生素 B 及 C,控制体温,及时纠正水、电解质酸碱平衡紊乱等,维持患者生命体征稳定。

2. 抗感染治疗　抗感染为 IE 最重要的治疗措施,用药原则是:①早期应用,在连续送 3~5 次血培养后即可开始治疗;②联合应用杀菌剂,大剂量和长疗程。疗程一般 4~6 周。PVE 需 6~8 周或更长;③静脉用药为主,保持高而稳定的血药浓度;④病原菌不明者,经验用药;病原菌明确者,宜参照药敏结果用药。

(1)经验用药:经验用药适用于病原体确定之前或无法确定时。根据感染严重程度,受累心瓣膜类型,有无少见或耐药菌感染因素等因素,分为 PVE、NVE 方案,方案应覆盖 IE 最常见的病原体。①NVE、轻症患者:阿莫西林(12g/d,分 6 次静脉滴注)或氨苄西林(12g/d,分 4 次静脉滴注)或青霉素(1 200 万 ~1 800 万 U/d,分 4 到 6 次静脉滴注)(青霉素过敏可用头孢曲松),联合庆大霉素(1mg/kg 实际体质量静脉滴注)。②NVE、严重脓毒症(无肠杆菌科细菌、铜绿假单胞菌属感染危险因素):万古霉素(15~20mg/kg,每天 2 到 3 次静脉滴注),需覆盖葡萄球菌属(包括甲氧西林耐药菌株),如万古霉素过敏,改用达托霉素 6mg/kg,每天两次静脉滴注;联合庆大霉素(1mg/kg 理想体质量,每天 2 次静脉滴注),如担心肾毒性和急性肾损伤可改庆大霉素为环丙沙星。③NVE、严重脓毒症(并有多重耐药肠杆菌科细菌、铜绿假单胞菌属感染危险因素):万古霉素 + 美罗培南(1g,每天 3 次静脉滴注),需覆盖葡萄球菌属(包括甲氧西林耐药菌株)、链球菌属、肠球菌属、HACEK、肠杆菌科细菌和铜绿假单胞菌。④PVE、等待血培养结果或血培养阴性:万古霉素 + 庆大霉素 + 利福平(300~600m 口服或静脉滴注,每天 2 次)。

(2)病原菌已明确者的治疗:①葡萄球菌心内膜炎:根据是否为甲氧西林耐药株而确定治疗方案。获知药敏前宜选用窄谱耐酶青霉素,如苯唑西林或氯唑西林等联合氨基糖苷类。病原菌属甲氧西林敏感的葡萄球菌（MSS），首选苯唑西林（2g/ 次静脉滴注或静脉注射，每 4 小时 1 次），初始治疗不需要常规联合庆大霉素。青霉素类抗生素过敏者可选用头孢唑林（2g/ 次静脉注射，每 8 小时 1 次）。β- 内酰胺类过敏者可选用万古霉素联合利福平。耐甲氧西林葡萄球菌（MRS）所致的心内膜炎宜选用万古霉素联合利福平。万古霉素治疗无效、不能耐受或耐药葡萄球菌感染者，选用达托霉素（6mg/kg，1 次 /24 小时静脉滴注）。②链球菌心内膜炎：敏感株所致者首选青霉素，1 200 万 ~1 600 万 U/ 天。相对敏感株所致 IE，需增加青霉素剂量，2 400 万 U/ 天，或头孢曲松联合庆大霉素。耐药菌株所致 IE 按肠球菌心内膜炎方案治疗，给予万古霉素或替考拉宁（每次 10mg/kg 静脉滴注，每 12 小时 1 次连用 3 次；继以 10mg/kg 静脉滴注，每日 1 次）联合庆大霉素。③肠球菌心内膜炎：青霉素或阿莫西林联合氨基糖苷类抗生素。青霉素类过敏史或高度耐药者，可选用万古霉素或替考拉宁联合庆大霉素。④需氧革兰氏阴性杆菌心内膜炎：应选用哌拉西林联合庆大霉素或妥布霉素，或头孢拉定联合氨基糖苷类。革兰氏阴性杆菌对抗菌药的敏感性在菌株间差异很大，宜根据药敏结果选择用药。⑤ HACEK 组细菌心内膜炎：此组细菌近年来出现对 β- 内酰胺酶耐药株，宜选用头孢曲松或头孢噻肟等三代头孢菌素治疗。对于非产酶株也可采用阿莫西林、氨苄西林联合氨基糖苷类抗生素。⑥ Q 热（query fever）：Q 热是由贝纳柯克斯体（Coxiella burnetti）感染所致的一种人兽共患的自然疫源性疾病，又称 Q 热柯克斯体。以急性发热、头痛、肌痛、间质性肺炎等为主要表现，少数呈慢性经过，IE 是慢性 Q 热最主要的临床表现形式。患者多存在细胞免疫缺陷或基础心瓣膜损害及人工瓣膜等。Q 热心内膜炎血培养常为阴性，可有瓣膜赘生物形成。建议选用多西环素（100mg 口服，2 次 /d）联合氯喹（200mg 口服，3 次 /d）至少应用 18 个月，能够有效杀菌并预防复发，有人推荐治疗 ≥ 3 年。或多西环素（100mg 口服，2 次 /d）和环丙沙星（200mg 口服，2 次 /d）口服至少 3 年。治疗期间检测贝纳柯克斯体抗体滴度，每 6 个月 1 次，治疗停止后每 3 个月 1 次，至少 2 年。治愈标准：贝纳柯克斯体的 1 相 IgG 抗体滴度 <1∶800 和 I 相 IgM 和 IgA 抗体滴度 <1∶50，提示治愈。⑦巴尔通体心内膜炎（Bartonella endocarditis）：巴尔通体是一种兼性细胞内 G⁻ 短小杆菌，是引起血培养阴性 IE 的另一种常见病原体。而 IE 是慢性巴尔通体感染的一种常见表现。最常见的巴尔通体心内膜炎是由 5 日热巴尔通体引起，其次是汉塞巴尔通体。前者可引起战壕热和 IE，通过体虱传播，感染的高危因素包括缺乏家庭关怀、免疫力低下、吸毒、嗜酒等；后者较少引起 IE。治疗建议：联合庆大霉素和一种 β- 内酰胺类抗生素（阿莫西林或头孢曲松）均静脉滴注治疗至少 4 周，

通常 6 周以上。若青霉素过敏,则联合庆大霉素和多西环素治疗(100mg 口服,2 次 /d)。注意监测庆大霉素浓度。⑧真菌性心内膜炎:相对少见 (1%~6%),以念珠菌属、曲霉属多见,其他真菌包括组织胞浆菌、隐球菌、芽生菌等。真菌性心内膜炎的诊断相当困难,如临床疑为 IE,但连续血培养阴性,应考虑真菌性心内膜炎可能。念珠菌心内膜炎患者血培养阳性率可高达 83%~95%,其他如隐球菌、红酵母等酵母菌血培养阳性率也较高。真菌性心内膜炎相对疗程长,预后差,易复发。念珠菌心内膜炎初始治疗选用棘白菌素类药物(卡泊芬净 70mg 或米卡芬净 50~100mg,均缓慢静脉注射约 1 小时,1 次 /d),剂量适当增加可获得更好疗效,或选用两性霉素 B 脂质体(3~5mg/kg 缓慢静脉滴注,每天 1 次),或两性霉素 B 去氧胆酸盐,还可联合氟胞嘧啶(4~6g/d,分 4 次口服),提高疗效。初始治疗疗程应 6~10 周左右,待病情稳定、血培养阴性后,敏感菌株给予氟康唑每天 400~800mg (6~12mg/kg)降阶梯治疗,并建议尽早行瓣膜置换术,术后治疗至少 6 周,有瓣周脓肿或其他并发症者,疗程更长。曲霉菌心内膜炎初始治疗首选伏立康唑:负荷剂量:第 1 天静脉注射每次 6mg/kg,12 小时 1 次;维持剂量:第 2 天起静脉注射每次 4mg/kg,每日 2 次;疗程 4 周以上。治疗中需监测血药浓度,保证达到足够血药浓度;不能耐受或伏立康唑耐药者,可选用两性霉素 B 脂质体。病情稳定后应长期口服伏立康唑(100~200mg,每 12 小时 1 次)维持治疗,疗程至少 2 年以上。瓣膜置换术对于曲霉菌心内膜炎的成功治疗至关重要。

3. 外科治疗 约半数 IE 患者需要接受手术治疗。对具有手术适应证者,不必等感染完全控制或待完成足够抗生素治疗疗程才决定手术治疗,否则可使感染发展蔓延,增加其死亡率。IE 患者早期手术的三大适应证是心力衰竭、感染不能控制、预防栓塞事件。早期手术按其实施的时间可分为急诊(24 小时内)、亚急诊(几天内)和择期手术(抗生素治疗 1~2 周后)。

左心自体瓣膜 IE 的手术指征和时机如下:

(1)心力衰竭:急诊手术指征为:①主动脉瓣或二尖瓣 IE 伴重度急性反流或瓣膜梗阻,引起顽固性肺水肿或心源性休克;②主动脉瓣或二尖瓣 IE 形成与心腔或心包交通的瘘管,引起顽固性肺水肿或休克。次急诊手术指征为:主动脉瓣或二尖瓣 IE 伴重度急性反流或瓣膜梗阻,持续心力衰竭或超声心动图有血流动力学异常征象(早期二尖瓣关闭不全或肺动脉高压)。择期手术指征为:主动脉瓣或二尖瓣 IE 伴重度反流但无心力衰竭。

(2)感染不能控制:次急诊手术指征为:①局部感染不能控制(脓肿、假性室壁瘤、瘘管形成、赘生物不断增大);②持续发热和血培养阳性 >7~10 天。而真菌或耐药微生物引起的感染,则可选择次急诊手术或择期手术。

(3) 预防栓塞：次急诊手术指征为：①主动脉瓣或二尖瓣 IE 伴大赘生物(>10mm)，经适当抗生素治疗仍发生 1 次或多次栓塞事件；②主动脉瓣或二尖瓣 IE 伴大赘生物(>10mm)，并有其他征象提示会出现并发症(心力衰竭、持续感染、脓肿)；③孤立的极大赘生物(>15mm)。

IE 手术应尽可能清除心脏感染和坏死组织，关闭瘘道、空腔，引流脓肿和修复受损组织，避免心力衰竭进行性恶化、避免不可逆性结构破坏、预防栓塞事件。

IE 的手术病死率在 5%~15%。抗生素治疗 1 周以内行手术治疗的患者，院内病死率为 15%，再发感染的发生率为 12%，术后瓣膜功能障碍发生率为 7%。病变仅局限于瓣膜结构，术中可完整清除感染组织的患者，手术病死率与常规瓣膜手术接近。二尖瓣成形术死亡率低至 2.3%，术后远期再感染率仅为 1.8%，明显优于二尖瓣置换。导致死亡的原因主要是多器官功能衰竭、心力衰竭、难治性败血症、凝血障碍、卒中。

术后急性并发症常见的有：需应用补充凝血因子治疗的凝血障碍、因出血或心包填塞导致的二次开胸、需要血液透析的急性肾衰竭、卒中、低心排综合征、肺炎、因切除主动脉根部脓肿导致房室传导阻滞需行起搏器置入。术前心电图显示左束支传导阻滞的，术后常需要置入埋藏起搏器。

4. 特殊类型 IE 的治疗

(1) PVE 的治疗：PVE 是发生在部分人工心脏瓣膜或再造成形的自体瓣膜上的一种心内微生物感染性疾病，发生率为每年 0.3%~1.2%，机械瓣和生物瓣的 IE 发生率相似。欧洲的资料显示，PVE 占所有 IE 患者的 10%~30%；我国临床研究资料显示，PVE 在确诊 IE 患者中占 2%~4%，近年达 13.9%。

早期 PVE 致病菌约 1/2 为葡萄球菌，其次为革兰氏阴性杆菌和真菌。感染常累及缝线环和瓣环连接处，形成瓣周脓肿、导致缝线开裂、假性动脉瘤和瘘管等。晚期 PVE 以链球菌最常见，其中以草绿色链球菌为主，其次为葡萄球菌，其他有革兰氏阴性杆菌和真菌。感染常位于人工瓣膜的瓣叶，形成赘生物，导致瓣尖破裂和穿孔。PVE 临床表现多不典型，赘生物检出率低。预后不良，病死率较高。本病治疗难度大，应在自体瓣膜心内膜炎用药基础上加氨基糖苷类药物，将疗程延长为 6~8 周。有手术指征者尽早手术治疗。

(2) 右心 IE 的治疗：右心 IE 占 IE 总数的 5%~10%，多见于静脉药物滥用者。主要致病菌为金黄色葡萄球菌，其他包括铜绿假单胞菌、革兰氏阴性杆菌、真菌和肠球菌。急性发病者多见，常伴有迁徙性感染灶。临床表现为持续发热、菌血症及多发性肺菌栓。右心 IE 一般避免手术，手术适应证为：①严重三尖瓣反流致右心衰竭，利尿剂效果不佳；②病原菌难以根除(如真菌)或足够抗生素治疗 7 天仍存在菌血症；③三尖瓣赘生物 >20mm 致反复肺栓塞,无论是否合并右心衰竭。

(3)心脏置入电子装置 IE:心脏置入电子装置 IE 主要感染原因有:①装置置入过程中致病菌直接污染引起;②致病菌沿电极导管逆行感染;③其他感染病灶的血性传播累及至心内膜和电极头端所致。以金黄色葡萄球菌和凝固酶阴性葡萄球菌多见,亦可见革兰氏阴性菌、多重耐药菌和真菌感染。TTE 尤其是 TEE 和血培养检查是明确诊断的基石,肺 CT 和肺核素扫描有助于发现脓毒性肺栓塞灶。除抗生素治疗外应尽可能移除整个装置。

(4)妊娠合并 IE:妊娠期 IE 的发病率约为 0.006%;伴心脏瓣膜病或者先天性心脏病孕妇中,发病率为 0.5%。患病孕妇及其胎儿的病死率均较高,分别为 33% 及 29%。最常见并发症为瓣膜关闭不全导致的心功能不全,其次为动脉栓塞。孕妇 IE 的治疗原则与非妊娠患者相同,但须考虑抗生素对胎儿的影响:除基于病原学检查的病原学药敏结果选择抗生素外,须考虑药物对胎儿的毒性。在药物治疗无法控制病情后才建议对孕妇进行外科瓣膜手术及终止妊娠。最佳手术时机为孕 13 周至 28 周之间;而对于孕 26 周以上的孕妇,拟进行体外循环下的瓣膜手术,建议在剖宫产后再施行外科手术。

【预防】

预防措施主要针对菌血症和基础心脏病两个环节。菌血症是 IE 发生的必要条件,器质性心脏病患者为 IE 高危易感人群。

1. 预防和减少菌血症发生　一般措施是强调口腔、牙齿和皮肤的卫生,防止皮肤黏膜损伤后的继发性感染。尽可能避免有创医疗检查和操作,如必须进行,要严格遵循无菌操作规范。

2. 预防性应用抗生素　对高危人群如各种心脏瓣膜病、先天性心脏病、梗阻性肥厚型心肌病,以及风湿免疫性疾病而长期服用糖皮质激素治疗者,以及注射毒品的吸毒者,在做有创医疗检查和操作时需预防性应用抗生素。

3. 适用的人群和手术　①有人工瓣膜或人工材料进行瓣膜修复的患者;②曾患过 IE 的患者;③发绀型先天性心脏病未经手术修补者或虽经手术修补但仍有残余缺损、分流或瘘管、先天性心脏病经人工修补或人工材料修补 6 个月以内者,以及经外科手术和介入方法植入材料或器械后仍有残余缺损者。

4. 适用的检查和操作　口腔科操作菌血症的发生率为 10%~100%,故操作前 30 分钟需预防性应用抗生素:①无青霉素过敏者,阿莫西林或氨苄西林胶囊 2.0g 口服或静脉滴注,儿童 50mg/kg;②青霉素过敏者,克林霉素 600mg 口服或静脉滴注,儿童 20mg/kg。其他操作时的抗生素应用参考国家卫生健康委员会相关规定。呼吸道的气管镜、喉镜、经鼻内窥镜;消化系统的胃镜、经食管心脏超声检查、结肠镜;泌尿生殖系统的膀胱镜、阴道镜等检查,目前没有相关证据表明可引起IE,不推荐预防性使用抗生素。

(谢学猛 杨光田 张文武)

第7节 急性心包炎

心包炎(pericarditis)为心包脏层和壁层的炎症性疾病。常是某种全身疾病累及心包的表现,且常被原发疾病所掩盖,但也可以单独存在。临床上按病程可分为:①急性心包炎:病程<6周,包括纤维素性心包炎和渗出性(浆液性或血性)心包炎;②亚急性心包炎:病程6周~3个月,包括渗出性-缩窄性心包炎和缩窄性心包炎;③慢性心包炎:病程>3个月。

急性心包炎(acute pericarditis)是心包脏层和壁层的急性炎症性疾病,以胸痛、心包摩擦音、心电图改变及心包渗出后心包积液为特征。引起心包炎的病因很多,临床上以非特异性、结核性、肿瘤性、尿毒症性、化脓性、伴心肌梗死性与风湿性等较为多见。国外以非特异性心包炎(推测为病毒感染所致)为主,约占80%~90%,余10%~20%为心脏损伤后综合征、结体组织病或肿瘤所致;国内则以结核性心包炎居多,其次为非特异性心包炎,但近来有资料表明肿瘤性心包炎有明显上升趋势。各种病因的心包炎均可能伴有心包积液(pericardial effusion),当心包积液迅速或积液量达到一定程度时,可造成心脏输出量明显下降而产生临床症状,即心脏压塞(cardiac tamponade),其临床特征为Beck三联征:低血压、心音低弱和颈静脉怒张。

【诊断要点】

1. 临床表现特点 临床表现因病因不同而异,轻者无症状或轻微,易被原发病的症状所掩盖。感染性者多有发热、出汗、乏力、食欲减退等全身症状。化脓性者起病急骤,常有寒战、高热、大汗、衰弱等明显中毒症状;结核性者常起病缓慢,常有午后潮热、盗汗、衰弱、消瘦等结核中毒症状,尚常有肺结核和其他器官结核的相应症状。而非感染性者全身毒性症状多较轻。心包炎本身的表现依其病理类型不同而不同。

(1) 纤维素性心包炎:①胸痛:胸骨后、心前区疼痛为急性心包炎的特征,常见于炎症变化的纤维蛋白渗出期。疼痛可放射到颈部、左肩、左臂,甚至上腹部,与呼吸运动相关,常因咳嗽、深呼吸、变换体位、吞咽、卧位尤其当抬腿或左侧卧位时加剧,坐位或前倾位时减轻。痛的性质可自轻度不适到剧烈锐痛或沉重的闷痛。右侧斜方肌嵴的疼痛系心包炎的特有症状,但不常见。病毒性或急性非特异性心包炎疼痛多较严重,有时难以忍受;反之,尿毒症、系统性红斑狼疮、结核性心包炎的胸痛较轻。②心包摩擦音:是急性心包炎最具诊断价值的体征。其是因炎症而变得粗糙的壁层与脏层心包在心脏活动时因相互摩擦产生的声音。呈抓刮样粗糙的高频声音,往往盖过心音且有较心音更贴近耳朵的感觉。位于前胸,以胸骨左缘(第三、四肋间)与胸骨下无胸膜与肺组织遮盖的部位最为显著。身体前倾坐位、深吸气或将听诊器胸件加压后可能听到摩擦音增强。典型的摩擦音可听到与心房收缩、心室收缩和心室舒张相一致的三个成分,称为三相摩擦音;但大多为与心室收缩、舒张相一致的双相性摩擦音。心包摩擦音可持续数小时、数天或数周。当渗液出现两层心包完全分开时,心包摩擦音消失,如两层心包有部分粘连,虽有大量心包积液,有时仍可闻及摩擦音。杂音性质多变,可在每次检查时都发生变化。

(2)渗出性心包炎:其临床表现主要是心脏以及邻近脏器受挤压的结果。急剧发生的心脏压塞表现为静脉压上升,动脉压下降,心率加快和心排血量减少而引起的休克等表现。渗液积聚较慢时,则可出现亚急性或慢性心脏压塞,临床表现有类似右心衰竭的症状。渗液压迫气管、肺、食管和喉返神经则分别引起气促、咳嗽、吞咽困难、声音嘶哑等。呃逆、上腹胀痛和恶心亦颇常见。患者常呈急性病容、面色苍白、出汗、烦躁不安、呼吸浅速、发绀,常自动采取前俯坐位,使心包渗液向下及向前移位,以减轻压迫症状。心脏体征有心尖搏动减弱、消失或位于心浊音界左缘的内侧。心脏叩诊心浊音界向两侧扩大,皆为绝对浊音区;心音低而遥远。胸骨下半部出现实音(Dressler 征)。渗液多时,在胸骨右缘第 3~6 肋间出现实音,称 Rotch 征。Traube 鼓音区变为实音(Auerubruger 征)。少数患者在胸骨左缘第 3~4 肋间可闻及舒张早期额外音(心包叩击音),此音位于第二心音后 0.06~0.12 秒,声音较响,呈拍击样,是由于心室舒张时受到心包积液的限制,血液突然中止,形成旋涡和冲击心室壁产生震动所致。大量心包渗液时,心脏向后移位,压迫左侧肺部,可引起左肺下叶不张,左肩胛角下常有浊音区,语颤增强,并可听到支气管呼吸音,称心包积液征(Ewart 征)。大量心包积液影响静脉回流,出现体循环淤血表现,如颈静脉怒张、肝大、肝颈静脉回流征、腹腔积液及下肢水肿等。

(3)心脏压塞:短期内出现大量心包积液可引起急性心脏压塞,表现为窦性心动过速、血压下降、脉压变小和静脉压明显升高。若心排血量显著下降,可造成急性循环衰竭和休克。若液体积聚较慢,则出现亚急性或慢性心脏压塞,产生体循环淤血征象,表现为颈静脉怒张、Kussmaul 征,即吸气时颈静脉充盈更明显。还可有奇脉(paradoxical pulse),表现为桡动脉搏动呈吸气性显著减弱或消失、呼气时恢复。若扪诊不够明确,可用测血压的方法来观察奇脉:通常在血压计气袖内充气到收缩压以下 5~10mmHg 处,再进行听诊,可以听到吸气时的脉搏声比呼气时减弱或消失,或吸气时收缩血压较吸气前下降超过10mmHg才有诊断价值。

2. 辅助检查

(1) X 线检查:当心包渗液量超过250ml时,可出现心影增大,右侧心膈角变锐,心缘的正常轮廓消失,呈水滴状或烧瓶状,心影随体位改变而移动。透视见心脏搏动减弱或消失。X 线摄片显示增大的心影伴以清晰的肺野(有助于与心力衰竭鉴别),或短期内几次 X 线片出现心影迅速扩大,常为诊断心包渗液的早期和可靠的线索。

(2) 心电图:主要表现为:①除 aVR 和 V$_1$ 导联以外的所有常规导联可能出现 ST 段呈弓背向下型抬高,T 波高尖。aVR 和 V$_1$ 导联 ST 段压低,这些改变可于数小时至数日后恢复。②一至数日后,随着 ST 段回到基线,逐渐出现 T 波减低、变平、倒置。T 波呈对称型倒置并达最大深度,无对应导联相反的改变(除 aVR 和 V$_1$ 直立外)。可持续数周、数月后恢复正常,也可长期存在。③心包渗液时有 QRS 波低电压。④电交替:P、QRS、T 波全部电交替为大量心包渗液的特征性心电图改变。心脏收缩时有呈螺旋形摆动的倾向,正常时心包对它有限制作用。当大量心包渗液时,心脏似悬浮于液体中,摆动幅度明显增大,如心脏以心率一半的频率作"逆钟向转一然后回复"的反复规律性运动时,引起心脏电轴的交替改变。⑤常有窦性心动过速。

(3) 超声心动图:可确诊有无心包积液、判断积液量、协助判断临床血流动力学改变是否由心脏压塞所致。并可行超声引导下心包穿刺、引流。

(4) 心包穿刺:心包穿刺的主要指征是心脏压塞,可用以诊断、鉴别积液的性质,确定其病因。

(5) 心脏磁共振成像(CMR):CMR 能清晰显示心包积液容量和分布情况,帮助分辨积液性质,可测量心包厚度。延迟增强扫描可见心包强化,对诊断急性心包炎较敏感。

3. 诊断注意事项 在心前区听到心包摩擦音,则心包炎的诊断即可确立。在可能并发心包炎的疾病过程中,如出现胸痛、呼吸困难、心动过速和原因不明的体循环静脉淤血或心影扩大,应考虑心包炎伴有渗液的可能,辅以超声心动图等检查可确诊。临床上,急性非特异性心包炎有剧烈胸痛时,应与急性心肌梗死、主动脉夹层和急性肺栓塞等相鉴别。心包渗液应与引起心脏扩大的心肌病和心肌炎等疾病鉴别。如急性心包炎的疼痛主要在腹部,可能被误诊为急腹症,详细的病史询问和体格检查可以避免误诊。

【治疗要点】

急性心包炎的治疗包括对原发疾病的病因治疗、解除心脏压塞和对症支持治疗。

1. 对症和支持疗法 患者应卧床休息直至胸痛消失和发热消退。有气急、呼吸困难者吸氧,取半卧位,进流质或半流质饮食。胸痛时给予镇痛剂,必要时可用可待因、哌替啶(度冷丁)或吗啡。

2. 解除心脏压塞 心包穿刺引流是解除心脏压塞最简单有效的方法,对所有血流动力学不稳定的急性心脏压塞,均应行心包穿刺或外科心包开窗引流,解除心脏压塞。对伴休克者,需扩容治疗,可增加右心房及左心室舒张末期压力。心脏压塞患者抽液 100~200ml,即可明显减轻呼吸困难和改善血流动力学变化,第一次抽液一般不宜超过 1 000ml,以免发生急性右室扩张等并发症。对血流动力学稳定的心包积液患者,应设法明确病因,针对原发病治疗。对反复心脏压塞或心包积血、心包积液者,可用带有套管的穿刺针,从胸骨剑突下进入心包腔内,然后换以多孔、软、易弯曲的不透 X 线导管,进行持续引流,还可经导管注入所需药物,可免去部分患者心包切开术。心包切开适用于穿刺失败、脓性积液、渗液反复出现或不能定位者,如外伤性心包积血、化脓性心包炎等。

3. 病因治疗

(1)急性非特异性心包炎:重点是减轻炎症反应,解除疼痛。非甾体抗炎药(NSAIDs)为首选,可选择阿司匹林(2~4g/d)或吲哚美辛(75~200mg/d)或布洛芬(600~2 400mg/d)分次口服,不同的 NSAIDs 效果相似,但现多用布洛芬,因其副作用较小。近期有心肌梗死史者首选阿司匹林,因其他 NSAIDs 使瘢痕形成减慢;冠心病患者应避免使用吲哚美辛,因其可使冠脉血流减少。NSAIDs 疗程不超过 2 周,一般与质子泵抑制剂(PPI)合用,以减少胃肠道的不良反应。

现主张 NSAIDs 应与秋水仙碱合用,以减少复发。为减少秋水仙碱的不良反应,不给予负荷量。对体重 <70kg 者,以秋水仙碱 0.5mg,每日 1 次;体重 >70kg 者,以秋水仙碱 0.5mg,每日 2 次,疗程 3 个月。尽量不使用糖皮质激素,除非症状严重,常规治疗无效或反复发作者,一般以泼尼松 60~90mg/d 开始,一周后逐渐减量。

(2)结核性心包炎:应尽早行抗结核治疗,并给予足够的剂量、连续和全程抗结核化疗,总疗程 1~2 年,但也有主张不超过 9 个月者。对于有严重结核毒性症状、心包大量积液者,在积极抗结核治疗的同时,可应用糖皮质激素,以减轻中毒症状,促进渗出液吸收并减少粘连。在随机照研究 IMPI(Investigation of the Management of Pericarditis)中,在第 1~6 周,每天分别以泼尼松 120、90、60、30、15 和 5mg 口服,可使心包缩窄的发生率减少 46%,而并未增加艾滋病(AIDS)患者的病死率。为预防心包缩窄,有指征者可行心包穿刺置管引流,并可注入尿激酶 20 万单位,夹闭引流管 1 小时后回抽之,安全有效。

(3)化脓性心包炎:在选用足量对致病菌有效的抗生素的同时,应积极行心包穿刺抽脓或经皮穿刺置管引流并向心包腔内注入抗生素,若疗效不著,即应及早考虑心包切开引流,以防止发展为缩窄性心包炎。感染控制后,应再继续使用抗生素2周,以防复发。

(4)风湿性心包炎:常是风湿性全心炎的一部分,其治疗方法与急性风湿热相同。

(5)尿毒症性心包炎:当血液透析已不足以控制尿毒症性心包炎进展时,应进一步采取强有力的措施,尤其在严重感染及大量心包积液致血流动力学发生障碍时,应及时处理。有人用单纯心包穿刺加曲安西龙(去炎松)灌注治疗获得满意效果。对于心包腔内灌注曲安西龙(triamcinolone)无效的患者,心包切除术治疗尿毒症性心包炎成功率高达90%以上,复发率极低。

(6)恶性肿瘤性心包炎:由于恶性心包积液易于复发,积液增长速度快,故可行心包腔内导管引流,并可经导管注入抗肿瘤药物以行心包腔内局部化疗。有人经导管注入四环素以控制积液生长速度获满意疗效,机制尚不清。另可行心包开窗术、部分切除术及完全心包切除术,以利长期引流。

(王立军 张文武)

第8节 急性病毒性心肌炎

心肌炎是指心肌局限性或弥漫性的急性或慢性炎症病变,可分为感染性和非感染性两大类。前者由细菌、病毒、螺旋体、立克次体、真菌、原虫、蠕虫等感染所致,后者包括过敏或变态反应性心肌炎如风湿病以及理化因素或药物所致的心肌炎等。在各种心肌炎中,以感染性心肌炎为比较多见。引起感染性心肌炎的病原微生物多种多样,其中又以病毒性心肌炎为最常见。本章重点介绍急性病毒性心肌炎。

急性病毒性心肌炎(acute viral myocarditis)是指嗜心性病毒感染引起的、以心肌及其间质非特异性炎症为主,伴有心肌细胞变性、溶解或坏死病变的心肌炎症,病变可累及心脏起搏和传导系统,亦可累及心脏膜。各种病毒均可引起心肌炎,但临床上主要是由柯萨奇病毒B组1~5型和A组1、4、9、16和23型病毒,其次是埃可病毒和腺病毒。近年来,发病率似有逐年增多的趋势,成为危害人们健康的常见病和多发病,是青年人猝死的重要病因。

【诊断要点】

1. 临床表现特点 病情轻重取决于病变部位、范围及程度,差异甚大。轻者可无症状,重者可致急性心力衰竭、严重心律失常,甚至猝死。老幼均可发病,但以年轻人较易发病。男多于女。

(1)病毒感染表现:多数病例在发病前1~3周有病毒感染前驱症状,如发热、咽痛、全身倦怠感和肌肉酸痛,或恶心、呕吐等消化道症状。部分病例上述症状轻微,常被忽略。少数患者心脏症状与病毒感染症状同时出现。

(2)心脏受累表现:患者有心悸、胸闷、心前区隐痛、呼吸困难等症状。临床上诊断的心肌炎中,90%左右以心律失常为主诉或首见症状,其中少数患者可由此而发生昏厥或阿-斯综合征。极少数患者起病后发展迅速,出现心力衰竭或心源性休克。体检可见:①心律失常:极常见,各种心律失常均可出现,以房性与室性期前收缩最常见,约50%的患者期前收缩为心肌炎的唯一体征;其次为房室传导阻滞(AVB)。②心脏扩大:轻症不明显,重症心浊音界扩大,心脏扩大显著反映心肌炎广泛而严重。③心率改变:持续性心动过速或过缓,心动过速与体温多不成比例。④心音改变:心尖区第一心音减弱,重症者可出现奔马律;并发心包炎者可闻及心包摩擦音。⑤杂音:心尖区可能有收缩期吹风样杂音或舒张期杂音,前者为发热、贫血、心腔扩大所致,后者系因左室扩大造成的相对性二尖瓣狭窄所致。杂音响度均不超过3级。病情好转后即消失。

2. 辅助检查 ①心电图检查:对心肌炎诊断的敏感性高,但特异性低,往往呈一过性。最常见的心电图变化是ST段改变和T波异常,但也常出现房性、特别是室性心律失常(如室性期前收缩)。可见房室传导阻滞(AVB),以一度AVB多见,也可见二度和三度AVB。有时伴有室内传导阻滞,多表明病变广泛。多数AVB为暂时性,经1~3周后消失,但少数病例可长期存在,需要安装永久起搏器。偶尔可见异常Q波。某些病例酷似心肌梗死心电图。此外,心室肥大、QT间期延长、低电压等改变也可出现。②心肌损伤标志物:可有CK-MB及肌钙蛋白T或I升高。③非特异性炎症指标:血沉加快、CRP升高。④超声心动图检查:可有心腔扩大或室壁活动异常等。⑤心脏磁共振(CMR):对心肌炎诊断有较大价值。典型表现为钆延迟增强扫描可见心肌片状强化。⑥病毒血清学检测:仅对病因有提示作用,不能作为诊断依据。确诊有赖于心内膜、心肌或心包组织内病毒、病毒抗原、病毒基因片段或病毒蛋白的检出。⑦心内膜心肌活检(EMB):除用于确诊本病外,还有助于病情与预后的判断。但因其有创,本检查主要用于病情急重、治疗反应差、原因不明的患者。

3. 临床分型 根据临床症状、疾病病程以及转归,病毒性心肌炎可以分为以下几型:

(1)亚临床型心肌炎:病毒感染后多无明确的自觉症状,或仅有轻度不适,患者常常不到医院就诊。心电图检查可发现ST-T改变或房性期前收缩、室性期前收缩、一度 AVB 等,而 X 线、超声心动图等各项辅助检查正常。数周或数月后,这些非特异性心电图改变自行消失。

(2)轻症自限型心肌炎:病毒感染后 1~3 周可有轻度心前区不适、心悸、胸闷,心电图可有不明原因的心动过速或出现 ST-T 改变、各种期前收缩、不同程度的传导阻滞,心肌损伤标记物如肌钙蛋白呈一过性升高,其他辅助检查也无异常。经休息和适当治疗可于 1~2 个月逐渐恢复正常。

(3)隐匿进展型心肌炎:病毒感染后的心肌损害和心电图异常往往为一过性,数年后逐渐出现心脏扩大、左室射血分数下降甚至心力衰竭,最终表现为扩张型心肌病。

(4)慢性迁延性心肌炎:有明确的病毒性心肌炎史,未得到适当治疗,病情迁延反复,呈慢性过程。部分患者病情进行性发展,心脏扩大,心力衰竭加重,数年后死亡。

(5)急性重症心肌炎:病毒感染后 1~2 周内出现胸痛、气短、心悸等症状,以及心动过速、房性和室性奔马律、心力衰竭、心脏扩大等体征,甚至出现心源性休克。心电图可表现为 T 波深倒置,房性或室性心动过速,高度 AVB。此型患者病情凶险,可在数日或数周内死于心力衰竭或严重心律失常。部分患者发病与急性冠脉综合征极其相似。

(6)猝死型心肌炎:该型临床少见,在儿童及青少年中发生率相对较高。患者可无明显前驱症状,在正常活动或活动量增加时突然发生心脏骤停,经尸检证实为急性病毒性心肌炎。其死亡原因推测可能与病毒侵害心脏传导系统或心肌大面积急性坏死造成的严重房室传导阻滞或心室颤动有关。

4. 诊断注意事项 病毒性心肌炎的临床诊断尤其是早期诊断并不容易,其诊断的确立必须建立在有心肌炎的证据和病毒感染的证据基础上。胸闷、心悸常可提示心脏波及,心脏扩大、心律失常或心力衰竭为心脏明显受损的表现,心电图 ST-T 改变与异位心律或传导障碍反映心肌病变的存在。病毒感染的证据是:①有前驱上呼吸道或肠道感染的症状及病史;②有病毒分离的阳性结果或血清中和抗体滴度升高 4 倍以上。同时要排除引起心肌损害的其他病变:如风湿性心肌炎、中毒性心肌炎、结缔组织和代谢性疾病所致的心肌损害,以及原发扩张型心肌病等。

【治疗要点】

病毒性心肌炎的治疗目标是提高治愈率、减少心肌炎后遗症、降低扩张型心肌病的发生率。目前对病毒性心肌炎尚无特效疗法,大多数治疗是经验性的。主要是根据病情采取综合治疗措施,包括以下几个方面:

1. 一般治疗 急性期应尽早卧床休息,有严重心律失常、心力衰竭的患者,休息 3 个月以上(卧床休息 1 个月),6 个月内不参加体力劳动。无心脏形态功能改变者,休息半月,3 个月内不参加重体力活动。对于是运动员的患者,应在 6 个月的恢复期内禁止各项运动,直到心脏大小和功能恢复正常。进易消化和富含维生素和蛋白质的食物。

2. 抗病毒治疗　在病程早期,如确定有病毒感染,可考虑抗病毒治疗。可用利巴韦林,或干扰素等。

3. 抗菌治疗　因为细菌感染往往是诱发病毒感染的条件因子,而病毒感染后又常继发细菌感染,所以在治疗初期多主张常规应用抗生素如青霉素防治细菌感染。

4. 促进心肌营养和代谢　①大剂量维生素 C(5~15g/d)静脉滴注,具有抗病毒、促进心肌代谢、加速心肌修复的有益作用。连用 2~4 周。②极化液(GIK)疗法:氯化钾 1~1.5g、普通胰岛素 8~12U 加入 10% 葡萄糖液 500ml 内静脉滴注,每日 1 次,10~14 天为 1 疗程。可加用 25% 硫酸镁 5~10ml 静脉滴注,或用门冬氨酸钾镁替代氯化钾,组成"强化极化液",疗效可能更佳。③其他药物:黄芪 20~40ml 加入 10% 葡萄糖注射液 500ml 中静脉滴注,每日 1 次。牛磺酸 2g,每日 3 次。其他药物有能量合剂、维生素 B 及 B_{12}、细胞色素 C、辅酶 Q_{10}、肌苷、丹参等,均可选用。

5. 肾上腺皮质激素及其他免疫抑制剂　目前不主张作为急性病毒性心肌炎的常规疗法。若心肌组织无病原学证据,而免疫组化提示由免疫介导者,可采用免疫抑制疗法;由自身免疫性疾病(如硬皮病、系统性红斑性狼疮、多肌炎)引起的心肌炎采用本疗法有效。对急性暴发性心肌炎出现心源性休克、多器官功能障碍等严重并发症者可以短期应用糖皮质激素。对某些慢性炎症性心肌病患者其免疫系统持续活化,临床症状进行性加重,对目前的标准治疗无效者,可试用免疫抑制剂治疗。

6. 对症治疗　心力衰竭时可按常规使用利尿剂、血管扩张剂、血管紧张素转换酶抑制剂等,而洋地黄的用量要偏小,可酌情选用快速型制剂如毛花苷丙。对顽固性心衰患者可选用多巴酚丁胺、米力农等非洋地黄类正性肌力药物。心律失常时根据情况选择抗心律失常药物。对于室性期前收缩、心房颤动等快速型心律失常可选用 β- 受体阻滞剂、胺碘酮等。持续性室性心动过速、心室扑动、心室颤动时,首选直流电复律或除颤。对于高度房室传导阻滞,尤其是有脑供血不足甚或有阿 - 斯综合征发作者,应及时安装临时起搏器。

7. 免疫球蛋白　心肌炎和急性心肌病干预研究显示,免疫球蛋白未能改善 LVEF、降低病死率。但对儿童患者,经静脉给予大剂量免疫球蛋白可使左室功能更快得到改善以及提高存活率。

8. 免疫吸附治疗　病毒性心肌炎以自身免疫为主时,血液中存在多种抗心肌抗体,如抗 β 受体抗体、抗线粒体抗体、抗肌凝蛋白抗体等,这些抗体会加重心肌损害。免疫吸附治疗可选择性去除患者血液中的炎症因子、抗心肌抗体等,对急性重症心肌炎可能有益。

9. 机械辅助治疗 暴发性心肌炎可在极短时间内出现泵衰竭,对药物反应差,病死率高,如早期进行机械辅助循环可帮助这部分患者渡过危重阶段,促进心功能的恢复,甚至可避免心脏移植。目前常用的机械辅助装置主要包括主动脉内气囊反搏(IABP)、体外膜肺氧合(ECMO)及心室辅助装置(VAD)等。ECMO 常采用静脉 - 动脉模式(简称 V-A ECMO)。ECMO 具有经皮穿刺置管操作简单、血流充足的优点,可以快速纠正低灌注和全身缺氧,防止 MODS 的发生,从而改善预后。随着设备和操作技术的进步,经 ECMO 治疗暴发性心肌炎并心源性休克患者的总存活率已达 55%~78%。

(王立军　张文武)

第9节　稳定型心绞痛

稳定型心绞痛(stable angina pectoris)也称劳力性心绞痛,是在冠状动脉固定性严重狭窄基础上,由于心肌负荷的增加引起心肌急剧的、暂时性缺血缺氧的以胸痛为主要特征的临床综合征。其特点为阵发性的前胸压榨性疼痛或憋闷感觉,主要位于胸骨后部,可放射至心前区和左上肢尺侧,常发生于劳力负荷增加时,持续数分钟,休息或用硝酸酯制剂后疼痛消失。疼痛发作的程度、频度、持续时间、性质及诱发因素在数月内无明显变化。

【诊断要点】

1. 临床表现特点 心绞痛以发作性胸痛为主要临床表现,疼痛的特点为:

(1)部位:主要在胸骨体之后,可波及心前区,有手掌大小范围,甚至横贯前胸,界限不很清楚。常放射至左肩、左臂内侧达无名指和小指,也可累及颈、后背、咽喉部、下颌、上腹等。每次发作部位往往是相似的。

(2)诱因:发作常由体力活动或情绪激动(如愤怒、焦急、过度兴奋等)所诱发,饱食、寒冷、吸烟、心动过速、休克等亦可诱发。疼痛多发生于劳力或激动的当时,而不是在劳累之后。典型的心绞痛常在相似的条件下重复发生。

(3)性质:胸痛常呈压迫感、紧缩感、憋闷、窒息感、堵塞感、沉重感或烧灼感。有的患者只述为胸部不适,有的表现为乏力、气短,很少表现为尖锐痛。发作时,患者往往被迫停止正在进行的活动,直至症状缓解。

(4)持续时间:疼痛出现后常逐步加重,达到一定程度后持续一段时间,然后逐渐消失,心绞痛一般持续数分钟至十余分钟,多为 3~5 分钟,很少超过半小时。也不会转瞬即逝或持续数小时。可数天或数周发作一次,亦可一日内多次发作。

(5)缓解方式:一般在停止原来诱发症状的活动后即可缓解;舌下含服硝酸甘油等硝酸酯类药物也能在几分钟内使之缓解。

部分患者尤其是老年人的心肌缺血症状不典型,可无胸部不适症状,而表现为恶心、呕吐、上腹的不适、出汗、乏力、或仅有颈、肩、下颌、牙齿、上肢不适。应重视与劳力密切相关、休息或含硝酸甘油缓解的呼吸困难、乏力等症状,称为心绞痛等同症状(angina equivalent symptom)。

稳定型心绞痛体检常无明显异常,心绞痛发作时可有出汗、血压升高、心率增快、表情焦虑,甚至出现一过性 S_3、S_4、S_2 逆分裂、二尖瓣收缩期杂音等。

2. 心电图检查

(1)静息心电图:心绞痛发作时约半数患者的心电图正常,部分患者出现 ST 段水平或下斜型下移 ≥ 0.1mV 或 ST 段抬高 ≥ 0.1mV,其他的变化包括 T 波改变、异常 Q 波、束支传导阻滞、各种房室传导阻滞及各种心律失常。部分患者静息心电图即存在 ST 段、T 波改变,静息时即存在心电图异常比心电图正常者更具风险。部分患者原有 T 波倒置,心绞痛发作时 T 波变为直立(伪改善),这种现象可能由于严重缺血引起室壁运动障碍所致。ST 段下移及 T 波改变提示心内膜下心肌缺血,ST 段抬高提示存在透壁心肌缺血。左前分支阻滞、右束支阻滞、左束支阻滞的存在提示冠状动脉多支病变,但缺乏特异性。

(2)心电图运动负荷试验:目的在于筛选症状不典型或静息状态心电图正常的患者有无心肌缺血,或对患者进行危险分层以决定进一步治疗方法。采用 Bruce 方案,运动中出现典型心绞痛,心电图改变主要以 ST 段水平型或下斜型压低 ≥ 0.1mV(J 点后 60~80ms)持续 2 分钟为运动试验阳性标准。运动中出现心绞痛、步态不稳,出现室速或血压下降时,应立即停止运动。AMI 急性期、不稳定型心绞痛、明显心力衰竭、严重心律失常或急性疾病者禁做运动试验。单纯运动 ECG 阳性或阴性结果不能作为诊断或排除冠心病的依据。

(3)动态心电图(Holter):12 导联动态心电图有助于持续监测心肌缺血发作的频度、持续时间,并有助于发现无症状心肌缺血、检出心肌缺血相关的各种心律失常。

3. 实验室检查 血糖、血脂测定可了解冠心病危险因素。胸痛明显者须急查心肌损伤标志物包括肌钙蛋白 T 或 I、CK-MB,以与 ACS 鉴别。查血常规注意有无贫血。必要时查甲状腺功能。

4. 超声心动图 有助于提高冠心病检出率并除外其他心脏病,心肌缺血时可出现节段性室壁运动障碍、左室顺应性降低及左室舒张末压升高。

5. 药物负荷试验 对不能接受运动负荷试验患者,如年老体弱、活动受限、患有关节炎、肺部疾患、周围血管疾病等,可行药物负荷试验。常用潘生丁、腺苷和多巴酚丁胺等药物。

6. CT冠状动脉成像(CTA) 为显示冠状动脉病变及形态的无创检查方法。有较高阴性预测价值,若冠脉CT造影未见狭窄病变,一般可不进行有创检查。

7. 冠状动脉造影 冠状动脉造影可准确了解冠脉病变部位、狭窄程度、病变形态及侧支循环情况,并决定治疗策略及预后。冠脉狭窄根据直径变窄百分率分为四级:①Ⅰ级:25%~49%;②Ⅱ级:50%~74%;③Ⅲ级:75%~99%(严重狭窄);④Ⅳ级:100%(完全闭塞)。一般认为,管腔直径减少70%~75%以上会严重影响血供,部分50%~70%者也有缺血意义。

对造影显示的狭窄病变,可经冠脉内注射硝酸甘油排除冠脉痉挛。对部分临界病变(50%~70%)的治疗策略应结合临床特点、病变形态及稳定性综合考虑,必要时需在冠脉内超声、冠脉内超声多普勒导丝测压指导下决定是否需进行介入治疗。一般认为冠脉病变超过管腔直径的50%或横断面积的70%可发生心肌缺血,引起心绞痛症状。对超过70%的冠脉病变考虑进行血管重建治疗。

8. 心绞痛严重度的分级 根据加拿大心血管病学会(CCS)分级分为以下四级:

Ⅰ级:一般体力活动(如行走和上楼)不受限,仅在强、快速或持续用力时引起心绞痛发作。

Ⅱ级:一般体力活动轻度限制,快步、饭后、寒冷或刮风中、精神应激或醒后数小时内发作心绞痛。一般情况下平地步行200m以上或上楼一层以上受限。

Ⅲ级:一般体力活动明显受限,一般情况下平地步行200m内,或上楼一层引起心绞痛发作。

Ⅳ级:轻微活动或休息时即可发生心绞痛。

CCS心绞痛分级有助于病情评价及预后判断。Ⅲ、Ⅳ级心绞痛如药物治疗无效即应行冠状动脉造影来决定进一步治疗方法。心绞痛分级Ⅲ、Ⅳ级、高龄、有心肌梗死史、高血压、糖尿病、外周血管病变、休息时心电图有ST段下移、心脏扩大、EF值低于45%、心功能不全者为高危险组,无上述危险因素的为低危险组。

【治疗要点】
稳定型心绞痛的治疗原则是改善冠脉血供和降低心肌氧耗以改善患者

症状,提高生活质量,同时治疗冠脉粥样硬化,预防心肌梗死和死亡,以延长生存期。

1. 发作时的治疗

(1)休息:发作时立刻休息,一般患者在停止活动后症状即逐渐消失。

(2)药物治疗:较重的心绞痛发作,可使用作用较快的硝酸酯类药物。常用的有:①硝酸甘油:舌下含服硝酸甘油起效迅速(1~2 分钟内),约 0.5 小时作用消失。一般可含服 0.3~0.6mg。硝酸甘油也可预防性应用,在可引起心绞痛而不能避免的活动前如骑车、上楼、排便等,可事先含服硝酸甘油,预防心绞痛发作。②硝酸异山梨酯(消心痛):可用 5~10mg 舌下含化,2~5 分钟起效,作用持续 2~3 小时。

2. 缓解期的治疗　除了调整生活方式、积极处理危险因素外,缓解期的治疗主要是药物治疗。药物治疗的主要目的是:预防心肌梗死和猝死,改善生存;减轻症状和缺血发作,改善生活质量。改善预后药物包括抗血小板药物、调脂治疗、血管紧张素转换酶抑制剂或受体拮抗剂;抗缺血药物(改善缺血、减轻症状的药物)包括硝酸酯类药物、β 受体阻滞剂、钙拮抗剂(CCB)等,此类药物应与改善预后的药物联合使用。

改善缺血、减轻症状的药物:

(1)硝酸酯类药物:为非内皮依赖性血管扩张剂,能减少心肌需氧和改善心肌灌注,从而减轻心绞痛发作的频率和程度,增加运动耐量。本类药物会反射性增加交感神经张力使心率加快,常需与 β 受体阻滞剂和 CCB 合用。缓解期常用的硝酸酯类药物包括硝酸甘油、二硝酸异山梨酯(消心痛)(普通片 5~20mg,每日 3~4 次口服;缓释片 20~40mg,每日 1~2 次口服)和单硝酸异山梨酯(普通片 20mg,每日 2 次口服;缓释片 40~60mg,每日 1 次口服)等。每天用药时应注意给予足够的无药间期,以减少耐药性的发生。

(2)β 受体阻滞剂:只要无禁忌证,β 受体阻滞剂应作为稳定型心绞痛的初始治疗药物。可减少心绞痛发作和增加运动耐量。在一定范围内,β 受体阻滞剂的疗效呈剂量依赖性,对每一患者的剂量必须个体化,宜从小剂量开始、逐渐增量至靶剂量,用药后要求静息心率降至 55~60 次/min,严重心绞痛患者如无心动过缓症状,可降至 50 次/min。推荐使用无内在拟交感活性的选择性 $β_1$ 受体阻滞剂,如美托洛尔(25~100mg,每日 2 次口服)或美托洛尔缓释片 50~200mg 每日 1 次口服)、阿替洛尔(25~50mg,每日 2 次口服)和比索洛尔(5~10mg 每日 1 次口服)等。有严重心动过缓和高度房室传导阻滞、病窦综合征、有明显的支气管痉挛或支气管哮喘的患者,禁用 β 受体阻滞剂。外周血管疾病及严重抑郁是应用 β 受体阻滞剂的相对禁忌证。慢性肺心病的患者可小心使用高度选择性 $β_1$ 受体阻滞剂。没有固定狭窄的冠状动脉痉挛造成的缺血,如变异性心绞痛,不宜使用 β 受体阻滞剂,此时钙拮抗剂是首选药物。

(3)钙通道阻滞剂(CCB):CCB 通过改善冠状动脉血流和减少心肌耗氧起缓解心绞痛作用。地尔硫䓬(30~60mg 口服,3 次 /d;其缓释剂 90~180mg 口服,1 次 /d)和维拉帕米(40~80mg 口服,3 次 /d;其缓释剂 120~240mg 口服,1 次 /d)能减慢房室传导,常用于伴有心房颤动或心房扑动的患者,不能用于已有严重心动过缓、高度 AVB 和 SSS 的患者。当稳定型心绞痛合并心力衰竭必须应用长效 CCB 时,可选用氨氯地平(5~10mg 口服,1 次 /d)或非洛地平(5~10mg 口服,1 次 /d)。CCB 尤宜用于治疗合并高血压的劳力心绞痛。对于变异性心绞痛、合并哮喘、COPD、外周血管疾病的患者,CCB 有其独特优势。氨氯地平、硝苯地平缓释制剂(20~40mg 口服,2 次 /d)、尼卡地平(40mg 口服,2 次 /d)、非洛地平还可用于 AVB、SSS 的患者。外周水肿、便秘、心悸、面部潮红是所有 CCB 常见的副作用,低血压也时有发生,其他不良反应还包括头痛、头晕、虚弱无力等。停用本类药物时也宜逐渐减量然后停服,以免发生冠状动脉痉挛。

(4)其他药物:主要用于 β 受体阻滞剂、CCB 有禁忌或不耐受,或者不能控制症状的情况下:①代谢性药物:曲美他嗪(trimetazidine)通过抑制脂肪酸氧化和增加葡萄糖代谢,改善心肌氧的供需平衡而治疗心肌缺血。常用 20~60mg 饭后服,3 次 /d。②尼可地尔(nicorandil):是一种钾通道开放剂,与硝酸酯类药物具有相似药理特性,常用 2mg 口服,3 次 /d。③伊伐布雷定:窦房结抑制剂,通过阻断窦房结 If 通道、减慢心率而抗心绞痛。2.5~7.5mg/ 次,每日 2 次口服。④雷诺嗪:抑制心肌细胞晚期钠电流,从而防止钙超载负荷和改善心肌代谢活性,可用于改善心绞痛症状。其他有中医中药治疗等。

预防心肌梗死、改善预后的药物:

(1)抗血小板药物:①阿司匹林:所有患者只要无用药禁忌证都应服用。最佳剂量为 75~150mg/d。其主要不良反应为胃肠道出血或对阿司匹林过敏。不能耐受阿司匹林者,可改用氯吡格雷作为替代治疗。②氯吡格雷:血小板上 P_2Y_{12} 受体拮抗剂,抑制 ADP 介导的血小板激活和血小板聚集,防止血小板血栓形成。主要用于支架植入以后及阿司匹林有禁忌证的患者。该药起效快,顿服 300mg 后 2 小时即能达到有效血药浓度。常用维持剂量为 75mg/d,1 次口服。③替格瑞洛:新型 P_2Y_{12} 受体拮抗剂。维持剂量 90mg/ 次或 60mg/ 次,1 日 2 次口服。

(2)调脂治疗:他汀类药物除能有效降低 TC 和 LDL-C 外,还有延缓斑块进展,使斑块稳定和抗炎等调脂以外的作用。所有冠心病患者,不论血脂水平如何,均应使用他汀类药物,并将 LDL-C 降至 1.8mmol/L(70mg/dl)从下水平。常用他汀类药物有辛伐他汀 20~40mg/d，氟伐他汀 40~80mg/d，普伐他汀 20~40mg/d，瑞舒伐他汀 5~20mg/d，阿托伐他汀 10~80mg/d 等，均为每晚 1 次口服。应加强监测，及时发现药物可能引起的肝脏损害和肌病。

其他降低 LDL-C 的药物包括胆固醇吸收抑制剂依折麦布和前蛋白转化酶枯草溶菌素 9（PCSK9）抑制剂。依折麦布通过选择性抑制小肠胆固醇转运蛋白，有效减少肠道内胆固醇吸收，降低血浆胆固醇水平和肝脏胆固醇储量。对于单独应用他汀类药物胆固醇水平不能达标或不能耐受较大剂量他汀治疗的患者，可联用依折麦布 10mg/d。可加用胆固醇吸收抑制剂依扎麦布 10mg/d。PCSK9 抑制剂增加 LDL 受体的再循环，增加 LDL 清除，从而降低 LDL-C 水平。

（3）血管紧张素转换酶抑制剂（ACEI）及受体拮抗剂（ARB）：是治疗冠状动脉疾患、心绞痛的基本药物，特别是伴高血压、糖尿病、LVEF ≤ 40% 或慢性肾病的患者。ACEI 改善内皮功能、增加冠脉血流，改善心肌氧供需平衡并抑制交感神经活性，减少左室肥厚、血管增厚，抑制动脉粥样硬化斑块进展，防止斑块破裂及血栓形成，减少心肌梗死发生及心绞痛发作。常用的 ACEI 类药物包括培哚普利 4~8mg，1 次 /d；雷米普利 5~10mg，1 次 /d；贝那普利 10~20mg、1 次 /d；福辛普利 10~20mg，1 次 /d；卡托普利 12.5~50mg，3 次 /d 等。对不能耐受 ACEI 的患者可考虑换用 ARB，如缬沙坦、氯沙坦、坎地沙坦、伊贝沙坦、替米沙坦等。

（4）β 受体阻滞剂：对于心肌梗死后的稳定型心绞痛患者，β 受体阻滞剂可减少心血管事件发生。

3. 血管重建治疗　主要包括经皮冠状动脉介入治疗（PCI）和冠状动脉旁路移植术（CABG）等。现有的指南推荐，对于稳定型心绞痛患者应强调药物治疗和治疗性生活方式干预，对强化药物治疗下仍有缺血症状及存在较大范围心肌缺血证据，且判断 PCI 或 CABG 治疗的获益大于风险，可根据病变特点选择 PCI 或 CABG。对部分 PCI 高风险或再狭窄率高的病变如左主干病变，多支血管弥漫病变需根据患者的病变特点、伴随疾病、个体特点及经济状况选择 PCI 治疗或 CABG。原则上，对左主干病变、多支血管开口病变、糖尿病的多支血管病、同时需行室壁瘤修补或换瓣手术、反复支架内再狭窄的患者仍应首选 CABG。

（冯雪茹　刘梅林　张文武）

第 10 节　急性冠脉综合征

冠状动脉粥样硬化性心脏病（coronary atherosclerotic heart disease）指

冠状动脉粥样硬化使血管腔狭窄或阻塞,或/和因冠状动脉功能性改变 (痉挛)导致心肌缺血缺氧或坏死而引起的心脏病,统称冠状动脉性心脏 病(coronary heart disease),简称冠心病,亦称缺血性心脏病(ischemic heart disease)。

由于病理解剖和病理生理变化的不同,冠心病有不同的临床表型。 1979年世界卫生组织(WHO)将其分为5型:①隐匿型或无症状性冠心病; ②心绞痛;③心肌梗死;④缺血性心肌病;⑤猝死(原发性心脏骤停)。此标 准以后未再修订。

近年来,临床上根据发病特点和治疗原则的不同分为两大类:①慢性心 肌缺血综合征(chronic ischemic syndrome,CIS),或称慢性冠脉病(chronic coronary artery disease,CAD):包括隐匿型冠心病、稳定型心绞痛和缺血性心 肌病等。②急性冠脉综合征(acute coronary syndrome,ACS):指冠心病中急 性发病的临床类型,又分为非ST段抬高型ACS(NSTE-ACS)和ST段抬高 型ACS两大类,前者包括不稳定型心绞痛(unstable angina,UA)、非ST段抬 高型心肌梗死(non-ST-segment elevation myocardial infarction,NSTEMI),约 占3/4;后者主要是ST段抬高型心肌梗死(ST-segment elevation myocardial infarction,STEMI),约占1/4(包括小部分变异型心绞痛),也有将冠心病猝死 包括在内。动脉粥样硬化不稳定斑块破裂或糜烂导致冠状动脉内急性血栓 形成,是大多数ACS发病的主要病理基础。

不稳定型心绞痛和非ST段抬高型心肌梗死

NSTE-ACS的病理生理机制主要为冠脉严重狭窄和/或易损斑块破裂 或糜烂所致的急性血栓形成,伴或不伴血管收缩、微血管栓塞,引起冠脉血 流减低和心肌缺血。UA/NSTEMI的病因和临床表现相似但程度不同,主 要不同表现在缺血严重程度以及是否导致心肌损害。因此对非ST段抬高 型ACS必须检测心肌损伤标记物并确定未超过正常范围时方能诊断UA。

UA与慢性稳定型心绞痛的差别主要在于冠脉内不稳定的粥样斑块继 发病理改变,使局部心肌血流量明显下降,如斑块内出血、斑块纤维帽出现 裂隙、表面上有血小板聚集及/或刺激冠状动脉痉挛,导致缺血加重。虽然 也可因劳力负荷诱发但劳力负荷中止后胸痛并不能缓解。UA包括初发型 心绞痛、恶化型心绞痛及静息型心绞痛等。约有10%~15%的UA患者,其 发作有明显的诱因:①增加心肌氧耗:如高血压、感染、发热、甲状腺功能亢 进、心律失常(快速房颤、缓慢心律失常)等;②减少冠状动脉血流:低血压; ③血液携氧能力下降:贫血和低氧血症。以上情况称之为继发性UA。应 控制这些相关因素。变异型心绞痛(variant angina pectoris)特征为静息心绞痛,表现为一过性 ST 段动态改变(抬高),是 UA 的一种特殊类型,其发病机制为冠状动脉痉挛。

【诊断要点】

1. 临床表现特点　主要为心绞痛症状变化,表现为发作更频繁、程度更严重、时间也延长或休息也发作。包括:静息时心绞痛发作 20 分钟以上;初发性心绞痛(1 个月内新发心绞痛),表现为自发性心绞痛或劳力型心绞痛(CCS 分级 Ⅱ 或 Ⅲ 级);原来的稳定型心绞痛最近 1 个月内症状加重,且具有至少 CCS Ⅲ 级心绞痛的特点(恶化性心绞痛);心肌梗死后 1 个月内发作心绞痛。有些患者可以没有胸痛,仅表现为颌、耳、颈、臂或上胸部疼痛不适,如果这些症状与情绪激动或劳力关系明确,而且含服硝酸甘油后迅速缓解,则可以诊断为心绞痛。但少数不稳定型心绞痛患者无胸部不适。孤立性或不能解释的新发或恶化的劳力性呼吸困难,可能为心绞痛伴心功能不全的症状,尤其常见于老年人。其他的相关表现或伴随表现还有恶心、呕吐、出汗和不能解释的疲乏症状。

NSTEMI 的临床表现与 UA 相似,但是比 UA 更严重,持续时间更长。UA 可发展为 NSTEMI 或 STEMI。

体检一般无特异性体征。心肌缺血发作时可发现反常的左室心尖搏动,听诊可闻及第 3 心音、第 4 心音或二尖瓣反流的杂音。当心绞痛发作时间较长,或心肌缺血较严重时,可发现心功能不全的表现,如肺部啰音或伴低血压。有时在心绞痛发作时也可出现心律失常和心脏传导阻滞。

体检对胸痛患者的确诊至关重要,注意有无非心源性胸痛,尤其是不及时准确诊断即可能严重危及生命的疾病。例如胸痛、背痛、主动脉瓣关闭不全的杂音,提示主动脉夹层;心包摩擦音提示急性心包炎;奇脉提示心脏压塞;气胸表现为气管移位、急性呼吸困难、胸膜疼痛和呼吸音改变。

2. 心电图特点　ST-T 动态变化是 UA/NSTEMI 最可靠的 ECG 表现。UA 时静息 ECG 可出现两个或更多的相邻导联 ST 段下移 ≥ 0.1mV。静息状态下症状发作时记录到一过性 ST 段改变,症状缓解后 ST 段缺血改变改善,或者发作时倒置 T 波呈伪性改善,发作后恢复原倒置状态更具有诊断价值,提示急性心肌缺血,并高度提示可能是严重冠心病。发作时 ECG 显示胸前导联对称的 T 波深倒置并呈动态改变,多提示左前降支严重狭窄。变异性心绞痛 ST 段常呈一过性抬高。NSTEMI 的 ECG ST 段压低和 T 波倒置比 UA 更明显和持久,并有系列演变过程(例如 T 波倒置逐渐加深,再逐渐变浅,部分还出现异常 Q 波)(见本节"急性 ST 段抬高型心肌梗死"),但两者鉴别主要是 NSTEMI 伴有心肌损伤标记物升高。约 25%NSTEMI 可演变为 Q 波心肌梗死,其余 75% 则为非 Q 波心肌梗死。

ST 段和 T 波异常还有其他的病因,例如心肌病、心包炎、心肌炎、早期复极综合征、预激综合征、束支传导阻滞、心室肥厚等也可引起 ST 段、T 波改变,三环抗抑郁药等也可引起 T 波明显倒置。

3. 心肌损伤标记物测定　心肌损伤标记物包括 cTnT 与 cTnI、肌红蛋白和 CK-MB 等,详见本节"急性 ST 段抬高型心肌梗死"。

4. 冠脉 CT(CTA)　可无创诊断冠状动脉病变。CTA 能够清晰显示冠脉主干及其分支狭窄、钙化、开口起源异常及桥血管病变。另外,CTA 也可作为冠脉支架术后随访手段。

5. 冠状动脉造影和其他侵入性检查　冠脉造影能提供详细的血管相关信息,可明确诊断、指导治疗并评价预后。在长期稳定型心绞痛的基础上出现的不稳定型心绞痛常为多支冠脉病变,而新发的静息心绞痛可能为单支冠脉病变。冠脉造影结果正常的原因可能是冠脉痉挛、冠脉内血栓自发性溶解、微循环灌注障碍等原因引起,或冠脉造影病变漏诊,必要时可结合冠脉内超声显像(IVUS)、光学相干断层显像(OCT)明确病变情况。IVUS 和 OCT 可准确提供斑块分布、性质、大小和有否斑块破裂及血栓形成等腔内影像信息。

6. 不稳定型心绞痛严重程度分级(Braunwald 分级)　Braunwald 根据心绞痛的特点和基础病因,对 UA 提出以下分级:Ⅰ级:严重的初发型心绞痛或恶化型心绞痛,无静息疼痛。一年内死亡或心肌梗死发生率 7.3%。Ⅱ级:亚急性静息型心绞痛(1 个月内发生过,但 48 小时内无发作)。一年内死亡或心梗发生率 10.3%。Ⅲ级:急性静息型心绞痛(在 48 小时内有发作)。一年内死亡或心梗发生率 10.8%。临床环境:①继发性心绞痛,在冠状动脉狭窄基础上,存在加剧心肌缺血的冠状动脉以外的疾病。一年内死亡或心肌梗死发生率 14.1%。②原发性心绞痛,无加剧心肌缺血的冠状动脉以外的疾病。一年内死亡或心肌梗死发生率 8.5%。③心肌梗死后心绞痛,心肌梗死后两周内发生的 UA。一年内死亡或心肌梗死发生率 18.5%。

7. UA 的危险分层　根据病史、疼痛特点、临床表现、ECG 和心肌损伤标记物测定等,对 UA 患者进行危险分层,评估 UA 患者近期发生死亡或非致死性心肌梗死的可能。

(1)高危患者:具备下述条件一项以上者:①病史:48 小时内心肌缺血症状,并逐渐加重。②心绞痛特点:为休息心绞痛发作,且持续时间超过 20 分钟。③体检:肺水肿,S3,新出现的二尖瓣反流杂音,低血压,心动过缓、过速;④年龄:>75 岁。⑤心电图:休息心绞痛发作时 ST 改变 0.05mV,新出现的束支传导阻滞,持续性室速;⑥心肌损伤标记物:明显升高(cTnT 或 cTnI>0.1ng/ml)。此类患者应先收入 ICU 或 CCU 诊治。

（2）中危患者：具备下述条件一项以上者：①病史：既往有心肌梗死病史，外周动脉或脑血管病，或 CABG、服用阿司匹林史。②心绞痛特点：冠状动脉疾病所致的休息心绞痛发作 >20 分钟，但最近 48 小时无发作。或心绞痛 <20 分钟，休息含或含硝酸甘油心绞痛可以缓解。③年龄：>70 岁。④心电图：T 波倒置 >0.2mV，病理性 Q 波。⑤心肌损伤标记物：轻度升高（cTnT>0.01 但 <0.1ng/ml）。应先给予心电监护并复查心肌损伤标志物。

（3）低危患者：① 2 周前的初发或加重的 CCS Ⅰ～Ⅱ级劳力心绞痛，无休息心绞痛。②心绞痛发作时心电图正常或无变化。③心肌损伤记物 TNT、TNI 正常（至少是 2 次结果）。

此外，还应考虑其他影响危险分层的因素如 EF<40%，有陈旧性心梗史，脑卒中史，周围动脉病史，糖尿病，肺功能不全，肾功能不全，高血压左心室肥厚。宜对高危及中危组患者尽早行血运重建（PTCA 或 CABG）术，低危组可先选择药物治疗，以后择期做血运重建手术，以减少 MI 的发生和延长生命。

【治疗要点】

UA/NSTEMI 是严重、具有潜在危险的疾病，其治疗主要目的有二：即刻缓解缺血和预防严重后果（即死亡或心肌梗死或再梗死）。其治疗包括药物治疗和依据危险分层进行有创治疗。

1. 一般治疗　UA 患者需住院观察治疗。UA 急性期卧床休息 1~3 天，持续心电监护。有呼吸困难、发绀者给予吸氧，维持血氧饱和度达到 90% 以上。烦躁不安、剧烈疼痛者可注射吗啡。同时积极处理可能引起心肌耗量增加的疾病，如感染、发热、甲亢、贫血、低血压、心力衰竭、低氧血症、快速型心律失常和严重的缓慢型心律失常（减少心肌灌注）。低危患者住院观察期间未再发生心绞痛，ECG 也无缺血改变，无左心衰竭的临床证据，未发现 CK-MB 升高，肌钙蛋白正常，24~48 小时后出院。对于中危或高危患者，特别是肌钙蛋白升高者，住院时间相对延长，内科治疗也应强化。UA/NSTEMI 标准的强化治疗包括抗缺血治疗、抗血小板和抗凝治疗，同时应尽早使用他汀类药物。

2. 药物治疗

（1）抗心肌缺血药物治疗：主要目的是减少心肌耗氧量（减慢心率或减弱左心室收缩力）或扩张冠脉，缓解心绞痛发作。UA/NSTEMI 抗缺血治疗建议：①舌下含化或口喷硝酸甘油后静脉滴注，以迅速缓解缺血及相关症状。②硝酸甘油不能即刻缓解症状或出现急性肺充血时，静脉注射硫酸吗啡 3~5mg，必要时 5~15 分钟重复 1 次。③若有进行性胸痛，且无禁忌证时，口服 β 受体阻滞剂，必要时静脉注射（常用美托洛尔 5mg 缓慢静脉注射，

5分钟1次,共3次;或用艾司洛尔)。常口服美托洛尔(25~100mg,2次/d),或比索洛尔(5~10mg,1次/d)。④频发性心肌缺血并且β受体阻滞剂为禁忌时,在没有严重左心室功能受损或其他禁忌证时,可口服CCB如维拉帕米或地尔硫䓬。CCB为血管痉挛性心绞痛的首选药物。⑤ACEI/ARB用于左心室收缩功能障碍或心力衰竭、高血压患者,以及合并糖尿病的ACS患者。

(2)抗栓治疗:鉴于血栓在NSTE-ACS发病机制中的关键作用,抗血小板和抗凝药物应早期应用。对于NSTE-ACS患者不推荐使用静脉溶栓治疗。

抗血小板治疗:抗血小板药物包括环氧化酶抑制剂(阿司匹林)、P_2Y_{12}受体拮抗剂(替格瑞洛、氯吡格雷等)、血小板膜糖蛋白(GP)Ⅱb/Ⅲa受体拮抗剂(阿昔单抗、替罗非班等)等。所有无阿司匹林禁忌证的患者均立即服用阿司匹林(负荷量300mg,继以75~100mg/d长期维持)。在阿司匹林基础上,联合应用一种P_2Y_{12}受体拮抗剂至少12个月,除非有极高出血风险等禁忌证。P_2Y_{12}受体拮抗剂首选替格瑞洛(180mg负荷量,以后90mg/次,每日2次);既往服用氯吡格雷的患者,在入院早期可换用替格瑞洛(剂量同上),除非存在替格瑞洛禁忌证。不能使用替格瑞洛的患者,应用氯吡格雷(300~600mg负荷量,以后75mg/次,每日1次)。氯吡格雷属第一代P_2Y_{12}受体拮抗剂,替格瑞洛(ticagrelor)是新一代P_2Y_{12}受体拮抗剂,可逆性抑制P_2Y_{12}受体,起效更快,作用更强,可用于所有UA/NSTEMI的治疗。血小板GPⅡb/Ⅲa受体拮抗剂(GPI),是血小板聚集形成血小板血栓的最后共同通道的阻滞剂,是最强有力的抗血小板聚集药。包括阿昔单抗、依替巴肽、替罗非班和拉米非班等,主要用于计划接受PCI治疗的UA/NSTEMI患者。

抗凝治疗:NSTE-ACS患者应在抗血小板治疗的基础上的常规应用抗凝药物。常用的抗凝药物包括普通肝素、低分子肝素(LMWH)、磺达肝癸钠和比伐卢定。普通肝素用法:初始负荷剂量60IU/kg(最大4 000IU),然后以12IU/(kg·h)静脉滴注(最大1 000IU/h),将APTT时间控制在对照值的1.5~2.5倍(50~70秒)。静脉应用普通肝素2~5天为宜,后可改为皮下注射5 000~7 500IU,每日2次,再治疗1~2天。LMWH出血并发症低于肝素,半衰期长(3~5小时),其抗Xa的作用长,只需每天皮下注射1~2次。由于LMWH疗效稳定,不需监测APTT或ACT,出血、血小板减少等合并症少等优点应用更广泛。常用的几种LMWH如:①依诺肝素(enoxaparin,克赛):剂量1mg/kg,皮下注射,每12小时一次;②那屈肝素(nadroparin,速碧林:0.3~0.6ml,皮下注射,每12小时一次;③达肝素(dalteparin,法安明):每千克体重120IU,最大剂量10 000IU,皮下注射,每12小时一次。

磺达肝癸钠是Ⅹa因子抑制剂,与LMWH疗效相当,出血并发症更少,安全性较好,每日 2.5mg,皮下注射。比伐卢定是直接凝血酶抑制剂,与血小板 GP Ⅱ b/ Ⅲa 受体拮抗剂联合应用于拟行紧急或早期 PCI 的患者,用量 0.75mg/kg 静脉注射,术后 4 小时内剂量为 1.75mg/(kg·h)。

(3)调脂治疗:无论基线血脂水平,UA/NSTEMI 患者均应尽早(24 小时内)开始用他汀类药物。LDL-C 的目标值为 <1.8mmol/L(70mg/dl)。

(4)ACEI 或 ARB:除非有禁忌证,对所有 UA/NSTEMI 患者均应在 24 小时内给予口服 ACEI 或 ARB。

3. 血运重建治疗(PCI 或 CABG) 临床证据表明,仅高危患者可从早期冠状动脉造影及必要的 PCI 中明显获益。对于极高危患者,包括:①血流动力学不稳定或心源性休克;②顽固性心绞痛;③危及生命的心律失常或心脏停搏;④心肌梗死机械性并发症;⑤急性心力衰竭伴难治性心绞痛和 ST 段改变;⑥再发心电图 ST-T 动态演变,尤其是伴有间歇性 ST 段抬高,建议进行紧急侵入治疗策略(<2 小时)。对于高危患者,包括:①肌钙蛋白升高;②心电图 ST 段或 T 波动态演变(有或无症状);③ GRACE 评分 >140 分,建议进行早期侵入治疗策略(<24 小时);对于出现以下任意一条中危标准的患者推荐侵入治疗策略(<72 小时),包括糖尿病、肾功能不全、LVEF<40% 或充血性心力衰竭、早期心肌梗死后心绞痛、PCI 史、CABG 史、GRACE 评分 >109 但是 <140 等,根据病变情况决定患者血运重建方式。对药物治疗有效的不稳定心绞痛低危患者,可待病情稳定后行心脏负荷试验,评价冠脉病变严重程度,必要时择期行冠脉造影,决定进一步治疗方案。不稳定心绞痛 PCI 的成功率与稳定心绞痛相似,在 95% 以上,可迅速缓解症状,稳定血液动力学,使心功能明显改善,有效提高患者无事件率和生存率。

4. 出院后的治疗 UA/NSTEMI 的急性期通常为 2 个月,在此期间演变为 AMI 或再次发生 AMI 或死亡的危险性最高。出院后要坚持长期药物治疗,包括服用双联抗血小板药物至少 12 个月,其他药物包括他汀类、β 受体阻滞剂和 ACEI/ARB 等,严格控制危险因素等。所谓 ABCDE 方案对于指导二级预防有帮助(A,阿司匹林,ACEI/ARB 和抗心绞痛;B,β 受体阻滞剂和控制好血压;C,控制血脂水平和戒烟;D,控制饮食和治疗糖尿病;E,健康教育和适当运动)。

(冯雪茹 刘梅林 张文武)

急性 ST 段抬高型心肌梗死

STEMI 是指急性心肌缺血性坏死,大多是在冠脉病变的基础上,发生冠脉血供急剧减少或中断,使相应的心肌严重而持久地急性缺血所致。其基本病因是冠脉粥样硬化(偶为冠脉栓塞、炎症、先天性畸形、痉挛和冠状动脉口阻塞所致),造成一支或多支管腔狭窄和心肌供血不足,而侧支循环未充分建立。在此基础上,一旦血供急剧减少或中断(通常原因为在冠脉不稳定斑块破裂、糜烂基础上继发血栓形成导致冠脉血管持续、完全闭塞),使心肌严重而持久地急性缺血达 20~30 分钟以上,即可发生急性心肌梗死(acute myocardial infarction,AMI)。临床表现有持久的胸骨后剧烈疼痛、发热、白细胞计数和血清心肌损伤标记物增高以及特征性心电图演变;可发生心律失常、心力衰竭或休克。

STEMI 发生后数小时所作的冠状动脉造影显示,90% 以上的心肌梗死(MI)相关动脉发生完全闭塞。左冠状动脉前降支闭塞最多见,可引起左心室前壁、心尖部、下侧壁、前间隔和前内乳头肌梗死;左冠状动脉回旋支闭塞可引起左心室高侧壁、膈面及左心房梗死,并可累及房室结;右冠状动脉闭塞可引起左心室膈面(下壁)、后间隔及右心室梗死,并可累及窦房结和房室结。右心室及左、右心房梗死较少见。左冠状动脉主干闭塞则引起左心室广泛梗死。

少数 STEMI 患者行冠脉造影未见明显阻塞,被称之为冠状动脉非阻塞性心肌梗死(myocardial infarction with non-obstructive coronary arteries,MINOCA),原因包括血管腔内血栓的自溶、血小板一过性聚集造成闭塞、严重的冠状动脉痉挛发作、自发性冠状动脉夹层、Takotsubo 心肌病(应激性心肌病)以及其他类型的 2 型 AMI(包括贫血、心动过速、呼吸衰竭、低血压、休克、伴或不伴左室肥厚的重度高血压、严重主动脉瓣疾病、心衰、心肌病以及药物毒素损伤等),此部分患者治疗策略与阻塞性冠脉疾病不同,应尽早发现并依不同病因予以个体化治疗。不在本节讨论之列。

【诊断要点】

(一)临床表现特点　按临床过程和心电图的表现,本病可分为急性期、演变期和慢性期三期,但临床症状主要出现在急性期,随梗死的大小、部位、发展速度和原来心脏的功能情况等而轻重不同。部分患者还有一些先兆表现。

1. 诱发因素　本病在春、冬季发病较多,与气候寒冷、气温变化大有关,常在安静或睡眠时发病,以清晨 6 时至午间 12 时发病最多。剧烈运动、过重的体力劳动、创伤、情绪激动、精神紧张或饱餐、急性失血、休克、发热、心动过速等引起的心肌耗氧增加、血供减少都可能是 MI 的诱因。在变异型心绞痛患者中,反复发作的冠状动脉痉挛也可发展为 MI。

2. 先兆　半数以上患者在发病前数日有乏力、胸部不适,活动时心悸、气急、烦躁、心绞痛等前驱症状,其中以新发生心绞痛或原有心绞痛加重为最突出。同时心电图示 ST 段一过性明显抬高(变异型心绞痛)或压低,T 波倒置或增高("假性正常化"),应警惕近期内发生 MI 的可能。发现先兆,及时积极治疗,有可能使部分患者避免发生 MI。

3. 症状 多数患者以急性缺血所引起的疼痛为主要症状,少数出现休克或急性左心衰竭的症状,亦有以胃肠道症状或心律失常、栓塞以及其他并发症为主要症状表现。

(1)疼痛:是最先出现的症状,疼痛部位和性质与心绞痛相同,但常发生于安静或睡眠时,疼痛程度较重,范围较广,持续时间可长达数小时或数天,休息或含用硝酸甘油片多不能缓解,患者常烦躁不安、出汗、恐惧,有濒死之感。部分患者疼痛的性质及部位不典型,如位于上腹部,常被误认为胃溃疡穿孔或急性胰腺炎等急腹症;位于下颌或颈部,常被误认为牙病或骨关节病。部分患者无疼痛,多为糖尿病患者或老年人,一开始即表现为休克或急性心力衰竭;少数患者在整个病程中都无疼痛或其他症状,而事后才发现患过 MI。

(2)全身症状:主要是发热,伴有心动过速、白细胞增高和红细胞沉降率增快等,由坏死物质吸收所引起。一般在疼痛发生后 24~48 小时出现,程度与梗死范围常呈正相关,体温一般在 38℃上下,很少超过 39℃,持续 1 周左右。

(3)胃肠道症状:约 1/3 有疼痛的患者,在发病早期伴有恶心、呕吐和上腹胀痛,与迷走神经受坏死心肌刺激和心排血量降低组织灌注不足等有关;肠胀气也不少见;重症者可发生呃逆(以下壁心肌梗死多见)。

(4)心律失常:见于 75%~95% 的患者,多发在起病 1~2 天,而以 24 小时内最多见。各种心律失常中以室性心律失常最多,尤其是室性期前收缩,如频发(每分钟 5 次以上)或成对出现或呈短阵室性心动过速,多源性或 R 波在 T 波上(谓之 RonT 现象),常为心室颤动的先兆。VF 是 AMI 早期,特别是入院前主要的死因。房室传导阻滞和束支传导阻滞也较常见,室上性心律失常则较少,多发生在心力衰竭者。前壁心肌梗死如发生房室传导阻滞表明梗死范围广泛,病情严重。

(5)低血压和休克:疼痛期血压下降常见,可持续数周后再上升,但未必是休克。如疼痛缓解而收缩压低于 80mmHg,患者烦躁不安、面色苍白、皮肤湿冷、脉细而快、大汗淋漓、尿量减少(<20ml/h)、神志迟钝甚至昏厥者,则为休克的表现。休克多在起病后数小时~1 周内发生,见于 20% 的患者,主要是心源性,为心肌广泛(40% 以上)坏死、心排血量急剧下降所致,神经反射引起的周围血管扩张为次要的因素,但需注意除外其他原因导致的低血压,如低血容量、药物导致的低血压、心律失常、心脏压塞、机械并发症或右心室梗死。右心室梗死患者常有低血压、右心衰竭的表现。

(6)心力衰竭:主要是急性左心衰竭,可在起病最初数日内发生或在疼痛、休克好转阶段出现,为梗死后心脏舒缩力显著减弱或不协调所致,发生率约为 20%~48%。患者出现呼吸困难、咳嗽、发绀、烦躁等,严重者可发生肺水肿或进而发生右心衰竭的表现,出现颈静脉怒张、肝大和水肿等。右心室心肌梗死者,一开始即可出现右心衰竭的表现。

发生于 AMI 时的心力衰竭称为泵衰竭,根据临床上有无心力衰竭及其程度,常按 Killip 分级法分级,第 Ⅰ 级为左心衰竭代偿阶段,无心力衰竭征象,肺部无啰音,但肺楔嵌压可升高;第 Ⅱ 级为轻至中度左心衰竭,肺啰音的范围小于肺野的 50%,可出现第三心音奔马律、持续性窦性心动过速、有肺淤血的 X 线表现;第 Ⅲ 级为重度心力衰竭,急性肺水肿,肺啰音的范围大于两肺野的 50%;第 Ⅳ 级为心源性休克,血压 <90mmHg,少尿,皮肤湿冷、发绀、呼吸加速、脉搏快。

AMI 时,重度左心室衰竭或肺水肿与心源性休克同样是左心室排血功能障碍所引起。在血流动力学上,肺水肿是以左心室舒张末期压及左房压与肺楔嵌压的增高为主,而在休克则心排血量和动脉压的降低更为突出,心排血指数比左心室衰竭时更低。因此,心源性休克较左心室衰竭更严重。此两者可以不同程度合并存在,是泵衰竭的最严重阶段。

4. 体征 AMI 时心脏体征可在正常范围内,体征异常者大多数无特征性,心脏可有轻至中度增大;心率增快或减慢;心尖区第一心音减弱,可出现第三或第四心音奔马律。约 10%~20% 患者在发病后 2~3 天出现心包摩擦音,多在 1~2 天内消失,少数持续 1 周以上。发生二尖瓣乳头肌功能失调者,心尖区可出现粗糙的收缩期杂音;发生心室间隔穿孔者,胸骨左下缘出现响亮的收缩期杂音,常伴震颤。右室梗死较重者可出现颈静脉怒张,深吸气时更为明显。除发病极早期可出现一过性血压增高外,之后部分患者因伴有右室梗死、容量不足和心源性休克而出现一过性或持续低血压。

5. 并发症 AMI 的并发症可分为机械性、缺血性、栓塞性和炎症性。

(1)机械性并发症:①心室游离壁破裂:3% 的 AMI 患者可发生心室游离壁破裂,是心脏破裂最常见的一种,占 MI 患者死亡的 10%。心室游离壁破裂常在发病一周内出现。心脏破裂多发生在第一次 MI、前壁梗死、老年和女性患者中。其他危险因素包括 MI 急性期的高血压、既往无心绞痛和心肌梗死、缺乏侧支循环、心电图上有 Q 波、应用糖皮质激素或非甾体抗炎药、MI 症状出现后 14 小时以后的溶栓治疗。心室游离壁破裂的典型表现包括持续性心前区疼痛、心电图 ST-T 改变,迅速进展的血流动力学衰竭、急性心脏压塞和电机械分离。心室游离壁破裂也可为亚急性,即心肌梗死区不完全或逐渐破裂,形成包裹性心包积液或假性室壁瘤,患者能存活数月。②室间隔穿孔:比心室游离壁破裂少见,约有 0.5%~2% 的 MI 患者会发生室间隔穿孔,常发生于 AMI 后 3~7 天。AMI 后,胸骨左缘突然出现粗糙的全收缩期杂音或可触及收缩期震颤,或伴有心源性休克和心力衰竭,应高度怀疑室间隔穿孔,此时超声心动图检查可定位室间隔穿孔和评估左向右分流的严重程度。③乳头肌功能失调或断裂:乳头肌功能失调总发生率可高达50%,二尖瓣乳头肌因缺血、坏死等使收缩功能发生障碍,造成不同程度的二尖瓣脱垂或关闭不全,心尖区出现收缩中晚期喀喇音和吹风样收缩期杂音,第一心音可不减弱,可引起心力衰竭。轻症者可以恢复,其杂音可以消失。乳头肌断裂极少见,多发生在二尖瓣后内乳头肌,故在下壁 MI 中较为常见。少数完全断裂者则发生急性二尖瓣大量反流,造成严重的急性肺水肿,约 1/3 的患者迅速死亡。④室壁膨胀瘤(cardiac aneurysm):或称室壁瘤。多累及左心室心尖部,发生率 5%~20%。见于 MI 范围较大的患者,常于起病数周后才被发现。发生较小室壁瘤的患者可无症状与体征,但发生较大室壁瘤患者,可出现顽固性充血性心力衰竭以及复发性、难治的致命性心律失常。体检可发现心浊音界扩大,心脏搏动范围较广泛或心尖抬举样搏动,可有收缩期杂音。心电图上除了有 MI 的异常 Q 波外,约 2/3 患者同时伴有持续性 ST 段弓背向上抬高。X 线透视和摄片、超声心动图、放射性核素心脏血池显像、磁共振成像以及左心室选择性造影可见局部心缘突出,搏动减弱或有反常搏动。室壁瘤按病程可分为急性和慢性室壁瘤。急性室壁瘤在 MI 后数日内形成,易发生心脏破裂和形成血栓。慢性室壁瘤多见于 MI愈合期,由于其瘤壁为致密的纤维瘢痕所替代,所以一般不会引起破裂。

(2)缺血性并发症:①梗死延展(extension):指同一梗死相关冠状动脉供血部位的 MI 范围的扩大,可表现为心内膜下 MI 转变为透壁性 MI 或 MI范围扩大到邻近心肌,多有梗死后心绞痛和缺血范围的扩大。梗死延展多发生在 AMI 后的 2~3 周内,多数原梗死区相应导联的心电图有新的梗死性改变且 CK 或肌钙蛋白升高时间延长。②再梗死:指 AMI4 周后再次发生的 MI,既可发生在原来梗死的部位,也可发生在任何其他心肌部位。如果再梗死发生在 AMI 后 4 周内,则其心肌坏死区一定受另一支有病变的冠状动脉所支配。通常再梗死发生在与原梗死区不同的部位,诊断多无困难;若再梗死发生在与原梗死区相同的部位,常无明显的或特征性的心电图改变,可使诊断发生困难,此时迅速上升且又迅速下降的酶学指标如 CK-MB 比肌钙蛋白更有价值。CK-MB 恢复正常后又升高或超过原先水平的 50% 对再梗死具有重要的诊断价值。

(3)栓塞性并发症:MI 并发血栓栓塞主要是指心室附壁血栓或下肢静脉血栓破碎脱落所致的体循环栓塞或肺动脉栓塞。左心室附壁血栓形成在AMI 患者中较多见,尤其在急性大面积前壁 MI 累及心尖部时,其发生率可高达 60% 左右,而体循环栓塞并不常见,国外一般发生率在 10% 左右,我国一般在 2% 以下。

(4)炎症性并发症:①早期心包炎:发生于心肌梗死后 1~4 天内,发生率约为 10%。早期心包炎的发生系梗死区域心肌表面心包并发纤维素性炎症所致。临床上可出现一过性的心包摩擦音,伴有进行性加重胸痛,疼痛随体位而改变。②后期心包炎(心肌梗死后综合征或 Dressler 综合征):发病率为 1%~3%,于 MI 后数周至数月内出现,并可反复发生。其发病机制迄今尚不明确,推测为自身免疫反应所致;而 Dressler 认为它是一种过敏反应,是机体对心肌坏死物质所形成的自身抗原的过敏反应。临床上可表现为突然起病,发热,胸膜性胸痛,白细胞计数升高和血沉增快,心包或胸膜摩擦音可持续 2 周以上,超声心动图常可发现心包积液,少数患者可伴有少量胸腔积液或肺部浸润。

(二) 辅助检查

1. 一般实验室检查 起病 1~2 天后白细胞可增高至 $(10~20)×10^9/L$,中性粒细胞增多,嗜酸性粒细胞减少或消失。红细胞沉降率增快,可持续 1~3 周,能较准确地反映坏死组织被吸收的过程。血清游离脂肪酸、C 反应蛋白在 AMI 后均增高。血清游离脂肪酸显著增高者易发生严重室性心律失常。此外,AMI 时,由于应激反应,血糖可升高,糖耐量可暂降低,约 2~3 周后恢复正常。STEMI 患者在发病 24~48 小时内血胆固醇保持或接近基线水平,但以后会急剧下降。因此所有 STEMI 患者应在发病 24~48 小时内测定血脂谱,超过 24~48 小时者,要在 AMI 发病 8 周后才能获得更准确的血脂结果。

同时查验 D- 二聚体及凝血、肾功能等有助于临床诊断和评价病情。

2. 心脏标记物测定

(1)心肌损伤标记物测定:包括心肌肌钙蛋白(cTn)和肌红蛋白,cTn 是诊断心肌坏死最特异和敏感的首选标记物。cTn 共有 cTnT、cTnI、cTnC 三个亚单位。cTnT 在健康人血清中的浓度一般小于 0.03ng/ml,通常 AMI 后 3~4 小时开始升高,2~5 天达到峰值,持续 10~14 天;肌钙蛋白超过正常上限结合心肌缺血证据即可诊断 AMI。因此,cTnT 对早期和晚期 AMI 以及 UA 患者的灶性心肌坏死均具有很高的诊断价值。高敏感方法检测的 cTn 称为高敏肌钙蛋白(hs-cTn)。有条件者,首选 hs-cTn 检测,如果结果未见增高(阴性),应间隔 1~3 小时再次采血检测,并与首次结果比较。若增高超过 20%,应考虑急性心肌损伤的诊断;若初始两次检测结果仍不能明确诊断而临床提示 ACS 可能,则在 3~12 小时后重复检查。cTnI 也是一种对心肌损伤和坏死确具高度特异性的血清学指标,在 AMI 后 4~6 小时或更早即可升高,24 小时后达到峰值,约 1 周后降至正常。

肌红蛋白在 AMI 发病后 2~3 小时内即已升高,12 小时内多达峰值,24~48 小时内恢复正常,由于其出现时间均较 cTn 和肌酸激酶同工酶(CK-MB)早,故有助于早期诊断,但特异性较差。肌红蛋白既存在于心肌中,同时也存在于骨骼肌中,使肌红蛋白诊断 AMI 的价值受到其增高持续时间短(<24 小时)和缺乏心脏特异性的限制,如慢性肾功能不全、骨骼肌损伤时,肌红蛋白水平均会增高,因此胸痛发作 4~8 小时内只有肌红蛋白增高而 ECG 不具有诊断性时,不能诊断为 AMI,需要有心脏特异的标记物如 cTnT、cTnI 和 CK-MB 的支持。但由于其敏感性高,所以症状发作后 4~8 小时测定肌红蛋白阴性结果有助于排除 AMI。

(2)血清酶学检查:CK-MB 判断心肌坏死的临床特异性和敏感性较高,在起病后 4 小时内增高,16~24 小时达高峰,3~4 日恢复正常。AMI 时其测值超过正常上限并有动态变化。由于首次 STEMI 后肌钙蛋白将持续升高一段时间(7~14 天),CK-MB 适于诊断再发心肌梗死。连续测定 CK-MB 还可判定溶栓治疗后梗死相关动脉开通,此时 CK-MB 峰值前移(14 小时以内)。

以往沿用多年的 AMI 心肌酶测定,包括肌酸激酶(CK)、天门冬酸氨基转移酶(AST,曾称谷草转氨酶 GOT)和乳酸脱氢酶(LDH),其特异性及敏感性均远不如上述心肌损伤标记物,已不再用于诊断 AMI。

(3) AMI 早期测定 B 型钠尿肽(BNP)或 NT-proBNP:对评价左心室重构、心功能状态和预后具有一定临床价值。

3. 心电图检查　ECG 对 AMI 的诊断、定位、定范围、估计病情演变和预后都有帮助。对疑似 STEMI 的胸痛患者,应在首次医疗接触(FMC)后 10 分钟内记录 12 导联心电图(下壁和 / 或正后壁心肌梗死时需加做 V_{3R}~V_{5R} 和 V_7~V_9 导联)。首次心电图不能明确诊断时,需在 10~30 分钟后复查。与既往心电图进行比较有助于诊断。建议尽早开始心电监测,以发现恶性心律失常。

(1)特征性改变:

1)STEMI 者其 ECG 表现特点为:①宽而深的 Q 波(病理性 Q 波),在面向透壁心肌坏死区的导联上出现;②ST 段抬高呈弓背向上型,在面向坏死区周围心肌损伤区的导联上出现;③T 波倒置,往往宽而深,两支对称。在面向损伤区周围心肌缺血区的导联上出现。在背向心肌梗死区的导联上则出现相反的改变,即 R 波增高,ST 段压低和 T 波直立并增高。

2)NSTEMI 者 ECG 有两种类型:①无病理性 Q 波,有普遍性 ST 段压低 ≥ 0.1mV,但 aVR 导联(有时还有 V_1 导联)ST 段抬高,或有对称性 T 波倒置为心内膜下 MI 所致。②无病理性 Q 波,也无 ST 段变化,仅有 T 波倒置改变。

(2)动态性改变:

1)STEMI 者其 ECG 表现特点为:①起病数小时内,可尚无异常,或出现异常高大、两肢不对称的 T 波,为超急性期改变。②数小时后,ST 段明显抬高,弓背向上,与直立的 T 波连接,形成单向曲线,数小时到 2 天内出现病理性 Q 波,同时 R 波减低,为急性期改变。Q 波在 3~4 天内稳定不变,以后 70%~80% 永久存在。③在早期如不进行治疗干预,ST 段抬高持续数日至 2 周左右,逐渐回到基础水平,T 波则变为平坦或倒置,为亚急性期改变。④数周至数月以后,T 波呈 V 形倒置,两肢对称,波谷尖锐,为慢性期改变。T 波倒置可永久存在,也可在数月到数年内逐渐恢复,合并束支阻滞尤其左束支阻滞时,或在原来部位再次发生 AMI 时,心电图表现多不典型,不一定能反映 AMI 表现。

2)NSTEMI 者 ECG:上述的类型①先是 ST 段普遍压低(除 aVR、有时 V_1 导联外),继而 T 波倒置加深呈对称性。ST 段和 T 波的改变持续数日或数周后恢复。类型② T 波改变在 1~6 个月内恢复。

3)ECG 对 STEMI 的诊断标准:①至少两个相邻导联 J 点后新出现 ST 段弓背向上抬高[V_2–V_3 导联 ≥ 0.25mV(<40 岁男性)、≥ 0.2mV(≥ 40 岁男性)或 ≥ 0.15mV(女性),其他相邻胸导或肢体导联 ≥ 0.1mV]伴或不伴病理性 Q 波、R 波减低;②新出现的完全左束支阻滞;③超急性期 T 波改变。当原有左束支阻滞患者发生心肌梗死时,心电图诊断困难,需结合临床情况仔细判断。

单次 ECG 对 NSTE-ACS 诊断价值有限,宜连续、动态记录。

(3)定位和定范围:STEMI 的定位和定范围可根据出现特征性改变的导联数来判断(表 9-10-1)。

表 9-10-1 心肌梗死的定位诊断

导联部位	I	II	III	aVR	aVL	aVF	V_1	V_2	V_3	V_4	V_5	V_6	V_7	V_8	V_9	V_3R	V_4R	V_5R
前间隔				+	+	+												
局限前壁	–			–		–	+	+	+									
广泛前壁	–	–			–		+	+	+	+	+							

续表

导联部位	I	II	III	aVR	aVL	aVF	V$_1$	V$_2$	V$_3$	V$_4$	V$_5$	V$_6$	V$_7$	V$_8$	V$_9$	V$_3$R	V$_4$R	V$_5$R
前侧壁	-	-				-				+	+	+						
高侧壁	+	-			+													
正后壁							-	-					+	+	+			
下壁	-	+	+			+												
右室																+	+	+

注:"+"为梗死部位正面改变 "-"为梗死部位反面改变。

(4)若干不常见或易漏诊部位的心电图表现

1)正后壁梗死:冠脉解剖上正后壁血供来源与下壁相同,均来自右冠状动脉或后降支动脉,因此,正后壁梗死与下壁梗死常并存。若出现 V$_1$、V$_2$ 导联 R 波时限和电压的变化,如时限达 0.04 秒,R 波增高,R/S>1,均有助于正后壁梗死的诊断,应加做 V$_{7-9}$ 导联,动态观察其 Q 波及 ST-T 波的演变。

2)右室梗死:由于右室受左右两侧冠状动脉灌注,右室做功较少,心肌内压力较低,侧支循环发育较好,因此右室梗死的发生率较低。心电图上 V$_3$R、V$_4$R、V$_5$R 除了有 Q 波外,可见 ST 段抬高,继后出现 ST-T 呈 AMI 演变。

3)下壁梗死合并左前分支阻滞(LAH):以下表现均提示下壁梗死合并 LAH:①II、III、aVF 呈 rS 型,起始 r 波细小,小于 0.1mV,且Ⅲr>aVFr> II r 或 II 导联呈 QS 型;②II、III、aVF 呈 rS 型,r 波有切迹、粗钝,呈 qrs、rsr′ 型(尤其 II 导联);③ aVR 有终末正向波。

4)下壁梗死合并左后分支阻滞(LPH):LPH 时,起始向量向左向上,在 II、III、aVF 形成宽的 Q 波,终末向量向下,形成迟晚的 R 波。

5)乳头肌梗死:心电图特征常被左室透壁性梗死所掩盖。单纯乳头肌梗死或其他部位梗死轻微时,其特征性改变为 J 点显著下移伴内膜下梗死的 ST-T 改变。

6)心肌梗死伴预激综合征:预激综合征可产生酷似心肌梗死的图形,并常掩盖心肌梗死波形,使诊断困难,出现下列情况心肌梗死合并预激综合征的诊断应予考虑:①以 R 波为主的导联出现 ST 段抬高;②以 S 波为主的导联出现深尖的 T 波;③深吸气、立位或使用阿托品、奎尼丁等药物以消除预激的波形,从而可显示心肌梗死的波形。

7)心房梗死:大多合并左心室梗死,单独累及者极少,并以右心房梗死居多。下列心电图表现提示有心房梗死:①具有典型临床及心电图的心肌梗死表现;②P波有明显的动态变化和/或P-R段呈有意义的变化;③部分患者有房性或其他心律失常。

8)STEMI合并右束支传导阻滞(RBBB):RBBB时,主要影响QRS波终末向量,初始向量不变,故合并心肌梗死时,除后壁心肌梗死外,通常诊断并不困难。RBBB一般不影响梗死Q波的形成,相反,室间隔心肌梗死可使RBBB在V_1的r波消失而呈qR型。

9)STEMI合并左束支传导阻滞(LBBB):LBBB时,心室激动主要由三个向量构成,依次为右室间隔、左室间隔和游离左室壁向量。该三向量均由右向左,使V_5、V_6、I、aVL导联Q波消失,并呈R波钝挫。同时伴有继发性ST-T变化,从而使心肌梗死的图形改变不典型,使诊断困难。在心肌梗死急性期,系列心电图的动态演变有助于提高诊断的正确率。

4. 超声心动图检查　超声心动图检查有助于对急性胸痛患者的鉴别诊断和危险分层。在评价有胸痛而无特征性心电图变化时,超声心动图有助于除外主动脉夹层。对MI患者,床旁超声心动图对发现机械性并发症很有价值,如评估心脏整体和局部功能、乳头肌功能不全、室壁瘤和室间隔穿孔等。多巴酚丁胺负荷超声心动图检查还可用于评价心肌存活性。

5. 血流动力学监测与分型　AMI血流动力学紊乱的临床表现主要包括低血压状态、肺淤血、急性左心衰竭、心源性休克等状况。Forrester等根据血流动力学指标肺毛细血管楔压(PCWP)和心脏指数(CI)评估有无肺淤血和周围灌注不足的表现,从而将AMI分为4个血流动力学亚型。

Ⅰ型:既无肺淤血又无周围组织灌注不足,心功能处于代偿状态。CI>2.2L/(min·m²),PCWP≤18mmHg(2.4kPa),病死率约为3%。

Ⅱ型:有肺淤血,无周围组织灌注不足,为常见临床类型。CI>2.2L/(min·m²),PCWP>18mmHg(2.4kPa),病死率约为9%。

Ⅲ型:有周围组织灌注不足,无肺淤血,多见于右心室梗死或血容量不足者。CI≤2.2L/(min·m²),PCWP≤18mmHg(2.4kPa),病死率约为23%。

Ⅳ型:兼有周围组织灌注不足与肺淤血,为最严重类型。CI≤2.2L/(min·m²),PCWP>18mmHg(2.4kPa),病死率约为51%。

6. 选择性冠状动脉造影　需施行各种介入性治疗时,可先行选择性冠状动脉造影,明确病变情况,制定治疗方案。

(三)诊断注意事项　依据典型的临床表现、特征性的ECG改变、血清心肌坏死标记物水平动态改变,STEMI的确诊一般并不困难。无症状的患者,诊断较困难。凡年老患者突然发生休克、严重心律失常、心力衰竭、上腹胀痛或呕吐等表现而原因未明者,或原有高血压而血压突然降低且无原因可寻者,都应想到 AMI 的可能。此外,有较重而持续较久的胸闷或胸痛者,即使 ECG 无特征性改变,也应考虑本病的可能,都宜先按 AMI 处理,并在短期内反复进行 ECG 观察和 cTn 或 CK-MB 等测定,以确定诊断。当存在左束支传导阻滞图形时,MI 的 ECG 诊断困难,此时,与 QRS 波同向的 ST 段抬高和至少 2 个胸导联 ST 段抬高 >5mm,强烈提示 MI。一般来说,有疑似症状并新出现的左束支传导阻滞应按 STEMI 来治疗,此时 cTn 和 CK-MB 测定的诊断价值更大。

STEMI 的患者具有以下任何一项者可被确定为高危患者:①年龄 >70 岁;②前壁 MI;③多部位 MI(指两个部位以上);④伴有血流动力学不稳定如低血压、窦性心动过速、严重室性心律失常、快速心房颤动、肺水肿或心源性休克等;⑤左、右束支传导阻滞源于 AMI;⑥既往有 MI 病史;⑦合并糖尿病和未控制的高血压。

AMI 应与下列疾病鉴别:急性主动脉夹层、肺栓塞、急性心包炎、急腹症(急性胰腺炎、消化性溃疡穿孔、急性胆囊炎、胆石症)、急性胸膜炎、自发性气胸、带状疱疹、食管痉挛、膈疝等。

【治疗要点】

对 STEMI,强调及早发现、及早住院,并加强住院前的就地处理。治疗原则是尽快恢复心肌的血液灌注(到达医院后 30 分钟内开始溶栓或 90 分钟内开始介入治疗)以挽救濒死的心肌,防止梗死面积的扩大,缩小心肌缺血范围,保护和维持心脏功能,及时处理严重心律失常、泵衰竭和各种并发症,防止猝死,使患者不但能度过急性期,且康复后还能保持尽可能多的有功能的心肌。

(一)监护和一般治疗

1. 休息与护理 急性期 12 小时卧床休息,保持环境安静,减少探视,防止不良刺激,解除焦虑。若无并发症,24 小时内应鼓励患者在床上行肢体活动,若无低血压,第 3 天就可在病房内走动;梗死后第 4~5 天,逐步增加活动直至每日 3 次步行 100~150m。

2. 吸氧 对有呼吸困难和血氧饱和度降低者,最初几日通过鼻管面罩吸氧。

3. 监测 患者宜在 ICU/CCU 进行心电图、血压、氧饱和度和呼吸监测,必要时需作血流动力学监测。

4. 饮食和通便 发病后最初 3~5 天宜少量多次给低热量饮食,以免加重心脏负担。大便时不宜过度用力,可给予轻泻剂,避免便闭。

5. 建立静脉通道 保持给药途径畅通。

(二)解除疼痛 心肌再灌注疗法开通梗死相关血管、恢复缺血心肌的供血是解除疼痛最有效的方法。在再灌注治疗前可选用下列药物尽快解除疼痛。

1. **吗啡或哌替啶** 吗啡 2~4mg 静脉注射，必要时 5~10 分钟后可重复，或用哌替啶（度冷丁）50~100mg 肌内注射，必要时 1~2 小时后再注射 1 次。可减轻患者交感神经过度兴奋和濒死感。注意低血压和呼吸抑制的副作用。吗啡并具有兴奋迷走神经的作用，可引起心动过缓和传导阻滞，因此对原有心动过缓或传导阻滞者，给吗啡前可先静脉注射阿托品。

2. **硝酸酯类药物** 大多数 AMI 患者有应用硝酸酯类药物指征。硝酸甘油为短效硝酸酯类，对有持续性胸部不适、高血压、急性左心衰竭的患者，在最初 24~48 小时的治疗中，静脉内应用有利于控制心肌缺血发作。先给予舌下含服 0.3~0.6mg，继以静脉点滴，开始 5~10μg/min，每 5~10 分钟增加 5~10μg，直至症状缓解或平均压降低 10% 但收缩压不低于 90mmHg。目前推荐静脉应用硝酸甘油的患者症状消失 24 小时后，就改用口服制剂。药物耐受现象可能在持续静脉应用硝酸甘油 24~48 小时内出现。有下壁 STEMI、可疑右室梗死或明显低血压的患者（收缩压 <90mmHg），尤其合并明显心动过缓或心动过速时，硝酸酯类药物能降低心室充盈压，引起血压降低和反射性心动过速，应慎用或不用。无并发症的心肌梗死低危患者不必常规给予硝酸甘油。

3. **β 受体阻滞剂** 能减少心肌耗氧量和改善缺血区的氧供需平衡，缩小心肌梗死面积，减少复发性心肌缺血、再梗死、VF 及其他恶性心律失常，对降低急性期病死率有肯定的疗效。在无心力衰竭、低输出量状态、心源性休克风险（年龄 >70 岁、收缩压 <120mmHg、窦性心动过速 >110 次 /min 或心率 <60 次 /min，以及距发生 STEMI 的时间增加）或其他禁忌证（PR 间期 >0.24 秒的一度、二度或三度房室传导阻滞但未安装起搏器、哮喘发作期或反应性气道疾病等）的情况下，应在发病 24 小时内尽早常规口服 β 受体阻滞剂。一般首选心脏选择性的药物，如阿替洛尔、美托洛尔和比索洛尔。口服从小剂量开始（相当于目标剂量的 1/4），逐渐递增，使静息心率降至 55~60 次 /min。患者有剧烈的缺血性胸痛或伴血压显著升高且其他处理未能缓解时，也可静脉应用，静脉用药多选择美托洛尔，使用方案如下：①首先排除心力衰竭、低血压（收缩压 <90mmHg）、心动过缓（心率 <60 次 /min）或有房室传导阻滞（PR 间期 >0.24 秒）患者；②美托洛尔每次 5mg 静脉推注，可共静脉推注 3 次；③每次推注后观察 2~5 分钟，如果心率 <60 次 /min 或收缩压 <100mmHg，则停止给药，静脉注射美托洛尔的总量可达 15mg；④如血流动力学稳定，末次静脉注射后 15 分钟，开始改为口服给药，每 6 小时 50mg，持续 2 天，以后渐增为 100mg，2 次 /d。作用极短的 β 受体阻滞剂艾

司洛尔静脉注射 50~250μg/(kg·min),安全而有效,甚至可用于左心功能减退的患者,药物作用在停药后 20 分钟内消失,用于有 β 受体阻滞剂相对禁忌证,而又希望减慢心率的患者。

(三)**抗栓治疗** 抗栓治疗可预防冠状动脉内进一步血栓形成、促进内源性纤溶活性溶解血栓和减少冠状动脉狭窄程度,从而可减少事件进展的风险和预防冠状动脉完全阻塞的进程。

1. 抗血小板治疗 各种类型的 ACS 均需联合应用包括环氧化酶抑制剂(阿司匹林)和 P_2Y_{12} 受体拮抗剂(替格瑞洛、氯吡格雷等)在内的口服抗血小板药物,负荷剂量后给予维持剂量。血小板 GP Ⅱ b/ Ⅲ a 受体拮抗剂(阿昔单抗、替罗非班等)主要用于接受直接 PCI 的患者术中使用。STEMI 患者抗血小板药物选择和用法与 NSTEMI 相同,见本节的 UA/NSTEMI 部分。

2. 抗凝治疗 除非有禁忌证,所有 STEMI 患者无论是否采用溶栓治疗,都应在抗血小板治疗的基础上常规接受抗凝治疗。抗凝治疗能建立和维持梗死相关动脉的通畅,并能预防深静脉血栓形成、肺动脉栓塞以及心室内血栓形成。常用的抗凝药包括普通肝素、低分子肝素、磺达肝癸钠和比伐卢定等。对于接受溶栓或未行再灌注治疗的患者,磺达肝癸钠有利于降低死亡和再梗死,而不增加出血并发症,使用最长 8 天。因此 STEMI 患者整个住院期间或直至行 PCI 时,抗凝治疗优先推荐使用磺达肝癸钠(2.5mg/d,皮下注射);如应用磺达肝癸钠的患者接受 PCI 治疗,则需额外给予抗 Ⅱ a 因子活性的抗凝药[如普通肝素 85IU/kg(同时使用 GP Ⅱ b/ Ⅲ a 受体拮抗药则剂量调整为 60IU/kg)或比伐卢定],因存在导管内血栓形成的风险。当没有磺达肝癸钠时,推荐给予依诺肝素;如果没有磺达肝癸钠或依诺肝素,则推荐给予普通肝素[活化部分凝血活酶时间(APTT)为 50~70 秒]或其他特定推荐剂量的低分子肝素(LWMH)。直接 PCI 尤其出血风险高时,比伐卢定可以降低介入治疗围手术期急性冠状动脉血栓事件的风险且出血并发症少,因此此类患者可用比伐卢定替代普通肝素联合 GP Ⅱ b/ Ⅲ a 受体拮抗药作为 PCI 术中抗凝用药。比伐卢定的用法:先静脉推注负荷剂量 0.75mg/kg,再静脉滴注 1.75mg/(kg·h),不需监测 ACT,操作结束后继续静脉滴注 3~4 小时有利于减少支架内血栓的形成。

CHA_2DS_2-VASc 评分 ≥ 2 分的房颤患者、心脏机械瓣膜置换术后、合并无症状左心室附壁血栓或静脉血栓栓塞患者应给予口服抗凝药治疗,但需注意出血的风险,服用华法林者需严密监测 INR,缩短监测间隔。DES 后接受双联抗血小板治疗的患者如加用华法林时应控制 INR 在 2.0~2.5。出血风险大的患者可应用华法林加氯吡格雷治疗。HAS-BLED 评分可用于评估者的出血风险,出血风险小的患者(HAS-BLED 评分 <2 分),三联抗栓

可使用 6 个月,6 个月后改为口服抗凝药加单抗血小板药,12 个月后单服抗凝药。对出血风险大(HAS-BLED 评分 ≥ 3 分)的患者,三联抗栓治疗的时间要缩短(1 个月)或使用口服抗凝药联合氯吡格雷的二联抗栓方案。

(四)再灌注治疗 及早再通闭塞的冠状动脉,使心肌得到再灌注,挽救濒死的心肌或缩小心肌梗死的范围,是一种关键的治疗措施。它还可极有效地解除疼痛。

1. 溶栓治疗 虽然近年来 STEMI 急性期行直接 PCI 已成为首选方法,但溶栓治疗具有快速、简便、经济的特点,若预计直接 PCI 时间大于 120 分钟,则首选溶栓策略,力争 10 分钟内给予患者溶栓药物。溶栓获益大小主要取决于治疗时间和达到的 TIMI 血流。在发病 3 小时内行溶栓治疗,梗死相关血管的开通率增高,病死率明显降低,其临床疗效与直接 PCI 相当。发病 3~12 小时内行溶栓治疗,其疗效不如直接 PCI,但仍能获益。发病 12~24 小时内,如果仍有持续或间断的缺血症状和持续 ST 段抬高,溶栓治疗仍然有效。LBBB、大面积梗死(前壁 MI、下壁 MI 合并右心室梗死)患者,溶栓获益最大。而对于 NSTE-ACS,溶栓治疗不仅无益反而有增加 AMI 的倾向,因此标准溶栓治疗目前仅用于 STEMI 患者。

(1)溶栓治疗的适应证:①发病 12 小时内,预期首次医疗接触(FMC)至 PCI 时间延迟大于 120 分钟,无溶栓禁忌证者;②发病 12~24 小时仍有进行性缺血性疼痛和至少 2 个胸导联或肢体导联 ST 段抬高 >0.1mV,或血流动力学不稳定,无直接 PCI 条件者;③发病 12 小时后若症状已缓解,不应采取溶栓治疗。④计划进行直接 PCI 前不推荐溶栓治疗;⑤ST 段压低的患者(除正后壁心肌梗死或合并 aVR 导联 ST 段抬高)不应采取溶栓治疗。

(2)溶栓治疗的禁忌证:①近期(14 天内)有活动性出血(胃肠道溃疡出血、咯血、痔疮出血等),做过外科手术或活体组织检查,心肺复苏术后(体外心脏按压、心内注射、气管插管),不能实施压迫的血管穿刺,以及外伤史者;②高血压患者血压 >180/110mmHg,或不能排除主动脉夹层分离者;③有出血性脑血管意外史,或半年内有缺血性脑血管外(包括 TIA)史者;④对扩容和升压药无反应的休克;⑤妊娠、感染性心内膜炎、二尖瓣病变合并心房颤动且高度怀疑左心房内有血栓者;⑥糖尿病合并视网膜病变者;⑦出血性疾病或有出血倾向者,严重的肝肾功能障碍及进展性疾病(如恶性肿瘤)者。由于中国人群的出血性卒中发病率高,因此,年龄 ≥ 75 岁患者应首选 PCI,选择溶栓治疗时应慎重,酌情减少溶栓药物剂量。

(3)溶栓药物:临床应用的主要溶栓药物包括:特异性纤溶酶原激活剂阿替普酶(alteplase)、瑞替普酶(reteplase)、兰替普酶(lanetoplase)和替奈普酶(tenecteplase,TNK-PA)和重组人尿激酶原(Pro-UK),和非特异性纤溶酶原激活剂(尿激酶、尿激酶原等)两大类,前者的溶栓再通率高,更适合溶栓治疗使用,重组组织型纤溶酶原激活剂(rtPA)阿替普酶是目前最常用的溶栓剂;后者再通率较低,出血风险高,现已渐少用。

(4)给药方案:①阿替普酶:首先静脉推注 15mg,随后 0.75mg/kg 在 30分钟内持续静脉滴注(最大剂量不超过 50mg),继之 0.5mg/kg 于 60 分钟持续静脉滴注(最大剂量不超过 35mg)。②瑞替普酶:10 单位溶于 5~10ml注射用水,2 分钟以上静脉推注,30 分钟后重复上述剂量。③替奈普酶:30~50mg 溶于 10ml 生理盐水静脉推注,根据体重调整剂量:如体重 <60kg,剂量为 30mg;体重每增加 10kg,剂量增加 5mg,最大剂量为 50mg。④尿激酶:150 万 U 溶于 100ml 生理盐水,30 分钟内静脉滴入。⑤重组人尿激酶原:20mg 溶于 10ml 生理盐水,3 分钟内静脉推注,继以 30mg 溶于 90ml 生理盐水,30 分钟内静脉滴完。

(5)溶栓治疗期间的辅助抗凝治疗:尿激酶和尿激酶原为非选择性的溶栓剂,故在溶栓治疗后短时间内(12 小时内)不存在再次血栓形成的可能,对于溶栓有效的患者,溶栓结束后 12 小时皮下注射普通肝素 7 500U 或低分子肝素,共 3~5 天。对于溶栓治疗失败者,辅助抗凝治疗则无明显临床益处。对于阿替普酶、瑞替普酶和替奈普酶等特异性纤溶酶原激活剂,溶栓使血管再通后仍有再次血栓形成的可能,因此在溶栓治疗前后均应给予充分的肝素治疗。溶栓前先给普通肝素冲击量 60U/kg(最大量 4 000U)静脉注射,然后以 12U/(kg·h)的速度(最大量 1 000U/h)持续静脉滴注 24~48 小时,监测 APTT,控制在对照值的 1.5~2.0 倍,其后可改为低分子肝素皮下注射,每 12 小时一次,连用 3~5 天。亦可选择低分子量肝素替代普通肝素治疗,其临床疗效相同,如依诺肝素,首先静脉推注 30mg,然后以 1mg/kg 的剂量皮下注射,每 12 小时 1 次,用 3~5 天为宜。

(6)溶栓再通的判断指标

1)直接指征:冠状动脉造影所示血流情况通常采用 TIMI(thrombolysis in myocardial infarction)分级:根据 TIMI 分级达到 2、3 级者表明血管再通,但 2 级者通而不畅,TIMI3 级为完全性再通,溶栓失败则梗死相关血管持续闭塞(TIMI 0~1 级)。

2)间接指征:① 60~90 分钟内抬高的 ST 段至少回落 50%;② cTnT 峰值提前至发病 12 小时内,CK-MB 酶峰提前到 14 小时内出现;③ 2 小时内胸痛症状明显缓解;④治疗后的 2~3 小时内出现再灌注心律失常,如加速性室性自主心律、房室传导阻滞或束支传导阻滞突然改善或消失,或下壁 MI患者出现一过性窦性心动过缓、窦房传导阻滞伴或不伴低血压。上述 4 项中,心电图变化和心肌损伤标记物峰值前移最重要。

溶栓治疗的主要并发症是出血,尤其应警惕颅内出血(0.9%~1.0%)及消化道出血,予以相应处理。

2. 介入治疗(PCI)

(1)直接 PCI(primary PCI):是指 AMI 患者未经溶栓治疗直接进行冠状动脉血管成形术。目前直接 PCI 已被公认为首选的最安全有效的恢复心肌再灌注的治疗手段,梗死相关血管的开通率高于药物溶栓治疗,尤其对来院时发病时间已超过 3 小时或对溶栓治疗有禁忌证的患者。直接 PCI 的指征还包括:①能及时进行(就诊至球囊扩张时间 <90 分钟),症状发病 <12 小时(包括正后壁心肌梗死)或伴有新出现或可能新出现 LBBB 者;②发病 36 小时内出现休克,病变适合血管重建,并能在休克发生 18 小时内完成者;③症状发作 <12 小时,伴有严重心功能不全和 / 或肺水肿(Killip Ⅲ级)者;④发病 12~24 小时内具备以下 1 个或多个条件时:a. 严重心力衰竭;b. 血流动力学或心电不稳定;c. 持续缺血的证据。发病 >24 小时、无症状、血流动力学和心电稳定的患者不宜行直接 PCI 治疗。

急诊 PCI 应当由有经验的医师(每年至少独立完成 50 例 PCI),并在具备条件的导管室(每年至少完成 100 例 PCI)进行,建议常规支架植入(首选第二代药物洗脱支架),经桡动脉路径可为首选,血栓抽吸可用于血栓负荷大的病变。

若 STEMI 患者首诊于无直接 PCI 条件的医院,当预计 FMC 至 PCI 的时间延迟 <120 分钟时,应尽可能地将患者转运至有直接 PCI 条件的医院;如预计 FMC 至 PCI 的时间延迟 >120 分钟,则应于 30 分钟内溶栓治疗。结合我国情况,也可将有 PCI 资质的医生转运到有 PCI 硬件的医院进行直接 PCI。溶栓治疗成功的患者建议送至有条件行 PCI 的医院,在溶栓后 3~24 小时的时间窗内进行冠状动脉造影,对残余高度狭窄的病变进行血运重建,可以减少再梗死和心肌缺血的发生。

(2)溶栓后 PCI 为保证溶栓治疗的疗效确切以及进一步评价病变血管情况:所有经静脉溶栓的患者溶栓后应尽早送至 PCI 中心,即使溶栓成功也应在溶栓治疗 2 小时后、24 小时内行冠状动脉造影并对梗死相关血管进行血运重建:①经静脉溶栓治疗的患者溶栓后应尽早(24 小时内)送至 PCI 中心;②即使临床溶栓成功,也建议溶栓后 2~24 小时内行冠状动脉造影并对梗死相关血管行血运重建;③溶栓后出现心源性休克或严重急性心力衰竭时,行急诊冠状动脉造影并对相关血管行血运重建;④对溶栓治疗失败患者行急诊补救 PCI(rescue PCI);⑤溶栓成功后,如果出现再发缺血、血流动力学不稳定、以及危及生命的室性心律失常或有再次闭塞证据时,行急诊 PCI。

3. 冠状动脉旁路移植手术(CABG) 对少数合并心源性休克、严重心力衰竭,而冠状动脉病变不适宜 PCI 者,或出现心肌梗死机械并发症需外科手术修复时可选择急诊 CABG。

(五) 抗心肌缺血治疗

1. β 受体阻滞剂 AMI 患者若无禁忌证,应尽早应用 β 受体阻滞剂,尤其是前壁 MI 伴有交感神经功能亢进者。主要禁忌证为明显的低血压、心动过缓、支气管痉挛和泵衰竭。常用药物有美托洛尔 25~50mg,每日 2 次;阿替洛尔 50~100mg,每日 1 次;卡维地络 12.5~25mg,每日 1~2 次。若无禁忌证宜长期应用,使用剂量必须个体化,应从小剂量开始。

2. ACEI/ARB ACEI 主要通过影响心肌重构、减轻心室过度扩张而减少充血性心力衰竭的发生,降低病死率。对于合并 LVEF ≤ 40% 或肺淤血,以及高血压、糖尿病和慢性肾病的 STEMI 患者,如无禁忌证,应该尽早并长期应用。给药时应从小剂量开始,逐渐增加至目标剂量。如患者不能耐受 ACEI,可考虑给予 ARB,不推荐常规联合应用 ACEI 和 ARB;对能耐受 ACEI 的患者,不推荐常规用 ARB 替代 ACEI。

3. 调脂治疗 患者应在入院 24 小时之内评估空腹血脂谱。如无禁忌证,无论血基线 LDL-C 水平和饮食控制情况如何,均建议早期和持续应用(3~6 个月)高强度的他汀类药物,使 LDL-C 水平降至 <70mg/dl 或自基线降低 50%,并长期使用他汀类药物。目前推荐的高强度的他汀类药物主要包括阿托伐他汀 20~80mg/d 或瑞舒伐他汀 10~20mg/d,剂量因人而异,要考虑患者的体重、肝功能、肾功能等情况。使用最大耐受剂量他汀后仍不能达标或不能耐受他汀者可使用其他降脂药物如胆固醇吸收抑制剂依折麦布(口服 10mg/ 日)或 PCSK9 抑制剂。甘油三酯显著升高者可加用贝特类药物。

4. 醛固酮受体拮抗剂 通常在 ACEI 治疗的基础上使用。对 STEMI 后 LVEF ≤ 40%、有心功能不全或糖尿病,无明显肾功能不全、血钾 ≤ 5.0mmol/L 的患者,应给予醛固酮受体拮抗剂。

5. 钙通道阻滞剂 非二氢吡啶类 CCB 维拉帕米或地尔硫䓬用于急性期,除了能控制室上性心律失常,对减少梗死范围或心血管事件并无益处。因此,不建议对 STEMI 患者常规应用非二氢吡啶类 CCB。但非二氢吡啶类 CCB 可用于硝酸酯和 β 受体阻滞剂之后仍有持续性心肌缺血或房颤房扑伴心室率过快的患者。STEMI 合并难以控制的高血压患者,可在 ACEI 或 ARB 和 β 受体阻滞剂的基础上应用长效二氢吡啶类 CCB。血流动力学表现在 Killip II 级以上的 STEMI 患者应避免应用非二氢吡啶类 CCB。不推荐使用短效二氢吡啶类 CCB。

(六) 抗心律失常治疗

1. 室性心律失常 应寻找和纠正导致室性心律失常可纠治的原因。

急性期持续性和/或伴血流动力学不稳定的室性心律失常需要及时处理。室颤或持续多形性室速应立即行非同步直流电除颤。单形性室速伴血流动力学不稳定或药物疗效不满意时，也应尽早采用同步直流电复律。有效的再灌注治疗、早期应用β受体阻滞剂、纠正电解质紊乱，可降低STEMI患者48小时内室颤发生率。对于室速经电复律后仍反复发作的患者建议静脉应用胺碘酮联合β受体阻滞剂治疗。对无症状室性期前收缩、非持续性室速(持续时间<30秒)和加速性室性自主心律，通常不需要预防性使用抗心律失常药物，但长期口服β受体阻滞剂将提高STEMI患者远期生存率。室性逸搏心律除非心率过于缓慢一般不需要特殊处理。不支持在STEMI患者中常规补充镁剂，除非是尖端扭转型室性心动过速。急性期过后(40天后)，仍有复杂性室性心律失常或非持续性室速尤其是伴有显著左心室收缩功能不全者，死亡危险增加，应考虑安装植入式心脏复律除颤器(ICD)，以预防猝死。

2. 缓慢的窦性心律失常　除非存在低血压或心率<50次/min，一般不需要治疗。对于伴有低血压的心动过缓(可能减少心肌灌注)，可静脉注射硫酸阿托品0.5~1mg，如疗效不明显，几分钟后可重复注射。最好是多次小剂量注射，因大剂量阿托品会诱发心动过速。虽然静脉滴注异丙肾上腺素也有效，但由于它会增加心肌的氧需量和心律失常的危险，因此不推荐使用。药物无效或发生明显副作用时也可考虑应用人工心脏起搏器。

3. 房室传导阻滞　二度Ⅰ型和Ⅱ型房室传导阻滞以及并发于下壁心肌梗死的三度房室传导阻滞心率>50次/min且QRS波不宽者，无需处理，但应严密监护。下列情况是安置临时起搏器的指征：①二度Ⅱ型或Ⅲ度房室传导阻滞QRS波增宽者；②二度或三度房室传导阻滞出现过心室停搏；③三度房室传导阻滞心率<50次/min，伴有明显低血压或心力衰竭，经药物治疗效果差；④二度或Ⅲ度房室传导阻滞合并频发室性心律失常。STEMI后2~3周进展为三度房室传导阻滞或阻滞部位在希氏束以下者应安置永久起搏器。

4. 室上性快速心律失常　STEMI时，房颤发生率为10%~20%，处理包括控制心室率和转复窦性心律。禁用ⅠC类抗心律失常药物，可选用β受体阻滞剂、洋地黄类、维拉帕米、胺碘酮等药物治疗，治疗无效时可考虑应用同步直流电复律。房颤的转复和心室率控制过程中应充分重视抗凝治疗。

5. 心脏停搏　立即作胸外心脏按压和人工呼吸，注射肾上腺素、异丙肾上腺素、乳酸钠和阿托品等，并施行其他心肺复苏处理。

(七)防治低血压和心源性休克　根据休克纯属心源性，亦或尚有周围血管舒缩障碍，或血容量不足等因素存在，而分别处理。此类患者宜尽早行冠脉造影，以期对冠脉行血运重建。无临床征象提示容量负荷增多的情况下，可先在15~30分钟内给予生理盐水或平衡盐溶液200ml。对于有心排血量严重降低导致组织器官低灌注的患者宜静脉使用正性肌力药物，有助于稳定患者的血流动力学。存在持续组织低灌注，需要使用血管收缩药物维持收缩压者，首选去甲肾上腺素，最好监测动脉内血压。对于严重或难治性心源性休克且无禁忌证的患者，可考虑使用短期机械循环支持，包括主动脉内球囊反搏（IABP）和左心室辅助装置。

IABP以增高舒张期动脉压而不增加左心室收缩期负荷，并有助于增加冠状动脉灌流，为STEMI合并心源性休克患者接受冠状动脉造影和机械性再灌注治疗（PCI或CABG）提供重要的时间过渡和机会，是此类患者的Ⅰ类推荐。对大面积STEMI或高危患者（年龄>75岁、以往有心力衰竭史、左主干或三支血管病变、持续低血压、Killip Ⅲ~Ⅳ级、收缩压<120mmHg且持续性心动过速、顽固性室速伴血流动力学不稳定等）应考虑预防性应用IABP，出现机械性并发症如室间隔穿孔、乳头肌断裂等时，应尽可能早期使用IABP。

经皮左心室辅助装置通过辅助泵将左心房或左心室的氧合血液引流至泵内，然后再注入主动脉系统，部分或完全替代心脏的泵血功能，从而减轻左心室负担，保证全身组织、器官的血液供应，可用于IABP无效的严重患者。

（八）心力衰竭治疗　主要是治疗左心室衰竭。治疗取决于病情的严重性。病情较轻者，给予袢利尿剂（如：静脉注射呋塞米20~40mg，必要时1~4小时重复1次），一般即可见效。病情严重者如无低血压，可应用血管扩张剂（如静脉用硝酸酯类药物）。如无低血压、低血容量或明显的肾功能衰竭，则应在24小时内开始应用ACEI，不能耐受者则改用ARB。严重心力衰竭（Killip Ⅲ级）或急性肺水肿患者，除适量应用利尿药和静脉用硝酸酯类外，应尽早使用机械辅助通气治疗。肺水肿合并高血压是静脉滴注硝普钠的最佳适应证，常从小剂量（10μg/min）开始，并根据血压逐渐增加至合适剂量。当血压明显降低时，可静脉滴注多巴胺[5~15μg/(kg·min)]和/或多巴酚丁胺。存在肾灌注不良时，可使用小剂量多巴胺[<3μg/(kg·min)]。应考虑早期血运重建治疗。

（九）右心室心肌梗死的处理　治疗措施与左心室MI略有不同，右室MI多伴有下壁MI伴休克或低血压而无左心衰竭的表现，其血流动力学检查常显示中心静脉压、右心房和右心室充盈压增高，而肺楔嵌压、左心室充盈压正常甚至下降。治疗原则是维持有效的右心室前负荷，避免使用利尿剂和血管扩张剂（如硝酸酯类、ACEI/ARB和阿片类）。经积极静脉扩容治疗,并最好进行血流动力学监测,肺毛细血管楔压如达 15mmHg,即应停止补液。若补液 1 000~2 000ml 血压仍不回升,应静脉滴注正性肌力药(如多巴酚丁胺或多巴胺)。合并高度房室传导阻滞时,可予以临时起搏。

(十) AMI 并发症的处理　室壁膨胀瘤形成伴左心室衰竭或心律失常时可行外科切除术。并发心室间隔穿孔,如无心源性休克,血管扩张剂(例如静脉滴注硝酸甘油)可产生一定的改善作用,但 IABP 辅助循环最有效。紧急外科手术对合并室间隔穿孔伴心源性休克患者可提供生存的机会,对某些选择性患者也可行经皮导管室间隔缺损封堵术。乳头肌断裂致急性二尖瓣反流宜在血管扩张剂联合 IABP 辅助循环下尽早外科手术治疗。急性的心室游离壁破裂外科手术的成功率极低,几乎都是致命的。假性室壁瘤是左心室游离壁的不完全破裂,可通过外科手术修补。但 STEMI 急性期时因坏死组织脆软,使心外科早期手术难度增大,因此最佳手术时机尚未达成共识。心肌梗死后综合征严重病例必须用 NSAIDs 或皮质类固醇短程冲击治疗,但应用不宜超过数天,因其可能干扰 STEMI 后心室肌的早期愈合。

(十一) 康复和出院后治疗　出院后最初 3~6 周体力活动应逐渐增加。鼓励患者恢复中等量的体力活动(步行、体操、太极拳等)。如 STEMI 后6 周仍能保持较好的心功能,则绝大多数患者都能恢复其所有正常的活动。与生活方式、年龄和心脏状况相适应的有规律的运动计划可降低缺血事件发生的风险,增强总体健康状况。对患者的生活方式提出建议、进一步控制危险因素,可改善患者的预后。

(李　清　陈灏珠　张文武)

第 11 节　主动脉夹层

主动脉夹层(aortic dissection, AD)又称主动脉夹层动脉瘤(aortic dissection aneurysm),是指在内因和 / 或外力作用下造成主动脉内膜破裂,主动脉腔内的血液从内膜撕裂口进入动脉壁中层形成夹层血肿,并沿血管长轴方向扩展,形成动脉真、假腔病理改变的严重主动脉疾病。AD 与主动脉血管壁内血肿(intramural haematoma, IMH)以及穿透性主动脉粥样硬化性溃疡(penetrating atherosclerotic ulcer, PAU)均以动脉中层破坏为特征,统称为急性主动脉综合征(acute aortic syndrome, AAS),其中,以 AD 最常见。临床特点为急性起病,突发剧烈疼痛、休克和血肿压迫相应的主动脉分支血管时出现的脏器缺血症状。CT 血管造影与 MRI 是其确诊的主要方法。高血压、动脉粥样硬化和增龄为 AD 的重要易患因素,先天性因素包括 Marfan 综合征、Ehlers-Danlos 综合征、家族性胸主动脉瘤、主动脉瓣二瓣畸形及先天性主动脉缩窄等。医源性损伤如主动脉内球囊反搏泵植入、主动脉内造影剂注射误伤内膜、心脏瓣膜及大动脉手术等也可导致本病的发生。多见于中老年男性,发病高峰年龄在 50~70 岁之间,在此年龄段男性是女性的 2~3 倍,而在低于 40 岁发病者中,男女比例接近 1∶1。若不能及时救治,早期死亡率约为每小时 1%,约 60%~90% 死于发病后 1 周内。主要致死原因为主动脉夹层动脉瘤破裂至胸、腹腔或者心包腔,进行性纵隔、腹膜后出血,以及急性心力衰竭或者肾衰竭等。近年来由于诊断和治疗技术的进步,死亡率已大幅度下降。根据发病的急缓,主动脉夹层可分为急性夹层(发病在 2 周内)和慢性夹层(无急性病史或发病超过 2 周以上)。

【诊断要点】

1. AD 分型　最常用的为 De Bakey 分型,根据夹层的起源及受累的部位分为三型:De Ⅰ型:夹层起源于升主动脉,向远端发展累及主动脉弓和降主动脉,甚至腹主动脉,此型最常见;Ⅱ型:夹层起源并局限于升主动脉;Ⅲ型:病变起源于降主动脉左锁骨下动脉开口远端,并向远端扩展,可直至腹主动脉(Ⅲa,仅累及胸降主动脉;Ⅲb,累及胸、腹主动脉)。另外,Stanford 分型法也较常用:仅根据升主动脉是否受累,不考虑原始内膜撕裂的部位和夹层的程度,将 AD 分为 A、B 两型,累及升主动脉者为 A 型(包括 De Bakey Ⅰ型、Ⅱ型),占 2/3,不累及升主动脉者为 B 型(即 De Bakey Ⅲ型),占 1/3。Stanford 分型法有利于治疗方法的选择。

2. 临床表现特点　AD 临床表现取决于夹层累及的部位、范围和程度、主动脉分支受累情况、有无主动脉瓣关闭不全以及向外破溃等并发症。AD 的临床表现多种多样。

(1)疼痛:为本病突出而有特征性的症状,约 90% 患者以突发前胸或胸背部持续性、撕裂样或刀割样剧痛引起。疼痛可放射到肩背部、先其可沿肩胛间区向胸、腹部以及下肢等处放射。伴有烦躁不安、焦虑、恐惧和濒死感,镇痛药物难以缓解。当夹层分离沿主动脉伸展时,疼痛具有沿着夹层分离的走向逐步向其他部位转移的趋势,这样的转移性疼痛可在 20% 的病例中见到。此外,疼痛部位有时可提示撕裂口的部位:如疼痛在前胸部,则 90% 以上累及升主动脉;若疼痛在肩胛之间,则 90% 以上累及降主动脉;颈、喉、颌、面的疼痛强烈提示病变累及升主动脉;而背部、腹部或下肢的疼痛则强烈提示夹层累及降主动脉;如病变累及腹主动脉及其大的分支,患者可出现腹痛尤其上腹痛,甚至类似急腹症表现,常同时伴有恶心、呕吐等,若血液渗入腹膜腔,还可表现腹膜刺激症状。

有学者遇到仅表现为阵发后背部皮肤刺痛的急性主动脉夹层患者,可能也属于本症的一种特殊表现,其机制尚不明确。

(2)休克、虚脱与血压变化:主动脉夹层急性期有近1/3的患者出现面色苍白、大汗淋漓、四肢皮肤湿冷、脉搏细速等休克现象,但血压常不低,此可能与肾缺血、主动脉腔不完全阻塞、剧痛反应,或主动脉减压神经受损等有关。严重的休克仅见于夹层瘤破入胸膜腔大量内出血时。低血压多数是心脏压塞或急性重度主动脉瓣关闭不全所致。双侧肢体血压及脉搏明显不对称,常高度提示AD。

(3)其他系统症状:夹层分离累及主动脉大的分支时所引起相应脏器的供血不足表现,夹层血肿压迫周围组织所出现相应的压迫症状,以及夹层血肿向外膜破裂穿孔所具有的相应征象。

1)心血管系统:常见的是:①由于升主动脉夹层使瓣环扩大,主动脉瓣环移位而致急性主动脉瓣关闭不全和心力衰竭。②少数近端主动脉夹层分离会累及冠状动脉开口,引起心肌梗死。由于夹层分离对右冠状动脉的影响大于左冠状动脉,临床上多见下壁梗死。该情况下严禁溶栓和抗凝治疗。③主动脉夹层破入心包时可迅速发生心脏压塞,导致猝死。④四肢缺血症状:累及腹主动脉或髂动脉可表现为急性下肢缺血,体检常发现脉搏减弱、消失,肢体发凉等。

2)神经系统症状:夹层累及主动脉弓部头臂动脉,可引起脑供血不足,甚至于昏迷、偏瘫等。夹层压迫颈交感神经节常出现Horner综合征,压迫左侧喉返神经出现声音嘶哑。降主动脉的夹层向下延伸至第2腰椎水平,可累及脊髓前动脉,出现截瘫、大小便失禁等。无神经定位体征的晕厥虽只占主动脉夹层分离的4%~5%,但可能是一种不良预后的征兆,因其常与近端主动脉夹层破入心包腔引起心脏压塞有关,也可能与降主动脉夹层破入胸腔有关。

3)其他系统症状:夹层血肿压迫气管或支气管,可引起呼吸困难、咳嗽;主动脉夹层破裂到胸腔引起胸腔积血,一般多见于左侧,可出现胸痛、呼吸困难和咳嗽,并同时伴有出血性休克。夹层分离累及腹腔脏器分支则可引起肝供血不足、肝功受损、类急腹症表现或消化道出血、肾功损害和肾性高血压等。

3. 辅助检查　确诊AD的主要辅助检查手段是CT血管造影(CTA)、磁共振血管造影(MRA)以及DSA。

经胸超声心动图(TTE)和经食管超声心动图(TEE)也有较高价值,该检查操作快捷,整个过程都能在床旁完成,尤其对于诊断孕期主动脉夹层可能是最为有效、安全的检查方法。

X线胸片与心电图检查一般均无特异性诊断价值。胸片可有主动脉增宽,约占AD病例的80%~90%;少见的为上纵隔增宽,虽无诊断价值但可提示进一步做确诊检查。心电图除在很少数急性心包积血时可有急性心包炎改变，或累及冠状动脉时可出现下壁心梗的心电图改变外，一般无特异性 ST-T 改变，故在急性胸痛患者常作为与 AMI 鉴别的手段。

实验室检查多数患者血、尿常规正常。部分患者发病急性期可出现白细胞升高，中性粒细胞增加，如血液从主动脉漏出，常有轻度贫血。部分病例尿常规检查尿蛋白阳性，也可出现管型及红细胞。D- 二聚体（D-dimer）对于 AD 的筛查有十分重要的意义。急性胸痛患者的 D- 二聚体 <500ng/ml，对于除外 AD 有很高的敏感性和阴性预测值。

一般情况下，如果 TEE、CT、MRI 和主动脉造影技术同时具备，可根据患者的临床表现首先考虑 CTA 检查，因其准确、安全、快速、方便；如 CTA 发现了 A 型主动脉夹层，可立即将患者转运至手术室，在手术室进行 TEE 检查，以全面评价主动脉解剖和主动脉瓣膜功能。当怀疑主动脉瓣病变或是不稳定的疑似主动脉夹层病例，TEE 可作为首选检查。虽然 MRI 对几乎所有类型的主动脉夹层诊断的敏感性和特异性都很高，但其检查耗时长、不能实时监护，故不适用于血流动力学不稳定的急诊患者。

4. 诊断注意事项　根据急起胸背部撕裂样剧痛、伴有虚脱表现但血压下降不明显甚至升高、脉搏速弱甚至消失或双侧肢体动脉血压明显不等，或突然出现主动脉瓣关闭不全或心脏压塞的体征、急腹症或神经系统障碍、肾功能急剧减退等同时伴有血管阻塞现象，均提示 AD 的可能，结合辅助检查可明确诊断。

临床上之所以漏诊、误诊较多，主要是面对许多非典型病例时没有想到 AD 的可能，因此，在急诊一线工作的医生，一定要提高对 AD 的警惕性，只要想到了，在 CT、MRI、TTE 等非创伤性检查方法中选择任何一种检查即可明确诊断。

本症需和 AMI、急性肺栓塞、其他原因所致的主动脉瓣关闭不全等病症相鉴别。

【治疗要点】
对于急性主动脉夹层，一经诊断，应立即进行监护治疗，绝对卧床休息。在严密监测下采取有效干预措施如降血压或纠正休克，使生命指征包括血压、心率及心律等稳定，并监测中心静脉压及尿量，根据需要可测量肺毛细血管楔压和心排血量。病情一旦稳定，要不失时机做进一步检查，明确病变的类型与范围，为随后的治疗提供必要的信息。随后的治疗决策应按以下原则：①急性期（发病 2 周内）患者无论是否采取介入或手术治疗均应首先给予强化的内科药物治疗。②升主动脉夹层特别是波及主动脉瓣或心包内有渗液者宜急诊外科手术。③降主动脉夹层急性期病情进展迅速，病变局部血管直径≥5cm或有血管并发症者应争取介入治疗植入支架(动脉腔内隔绝术)。夹层范围不大无特殊血管并发症时,可试行内科药物保守治疗,若一周不缓解或发生特殊并发症:如血压控制不佳、疼痛顽固、夹层扩展或破裂,出现神经系统损害或证明有膈下大动脉分支受累等,应立即行介入或手术治疗。

1. 内科药物治疗　主要包括镇痛和降压,以降低动脉压和减慢左室收缩速率(dp/dt),控制内膜剥离。血压下降和疼痛缓解是主动脉夹层分离停止发展和治疗有效的重要指征。

(1)镇痛:疼痛本身可以加重高血压和心动过速,一般对剧痛者可静脉使用较大剂量的吗啡(≥5mg)或哌替啶(≥100mg),但应注意两药的降低血压和抑制呼吸等副作用。

(2)控制血压及左室收缩速率:通常联合应用硝普钠和β受体阻滞剂。硝普钠对紧急降低动脉血压十分有效,但单纯使用可使心率增快,并可能增加dp/dt,而同时使用β受体阻滞剂则可对抗硝普钠的这种不良作用。硝普钠静脉滴注,血压控制的目标是收缩压<100~120mmHg,平均动脉压60~70mmHg,并尽力保持血压的稳定。待血压稳定后可改口服药维持。也可用尼卡地平,详见本章第4节"高血压急症"。

不论患者是否有收缩期高血压,都应首先静脉应用β受体阻滞剂来降低dp/dt。可选用:①普萘洛尔:普萘洛尔(心得安)是第一代β受体阻滞剂,已被广泛用于AD的治疗。用法:先静脉注射0.5mg,随之以每3~5分钟1~2mg,直至脉搏减慢到60~70次/min或30~60分钟内总剂量0.15mg/kg,以后每2~4小时重复静注相同剂量以维持β受体阻滞作用。②拉贝洛尔:同时具有α受体和β受体阻滞作用,可以同时有效降低dp/dt和动脉压,对AD的治疗特别有效。首剂两分钟静脉注射10mg,然后每10~15分钟追加20~60mg(直至总剂量达300mg)到心率和血压控制为止。静脉持续滴注拉贝洛尔,从2mg/kg起直至5~20mg/kg,可以达到维持量。③超短效β受体阻滞剂艾司洛尔(esmolol)对动脉血压不稳的患者,特别是要进行手术的患者十分有用,因为如果需要,可以随时停用。一般静脉滴注每分钟50~200μg/kg。

当存在使用β受体阻滞剂的禁忌证时,可考虑使用钙拮抗剂地尔硫䓬和维拉帕米,因二者都同时具有血管扩张和负性肌力作用。

当分离的内膜片损害一侧或双侧肾动脉,导致肾素大量释放,从而引起顽固性高血压。此种情况下最有效的降压药物可能是静脉内注射的依那普利,通常首先每4~6小时给0.625~1.25mg,然后根据需要加大剂量,最大量每6小时5mg。

关于妊娠期主动脉夹层的治疗：由于硝普钠的胎儿毒性，一般只用于产后或孕期对其他药物无效的患者，除此而外，可选用肼屈嗪替代。为避免主动脉夹层孕妇阴道分娩中的血压升高，建议在硬膜外麻醉下行剖宫产。

急性主动脉夹层是忌用抗凝和溶栓治疗的。溶栓治疗可促使主动脉夹层患者的主动脉破裂出血；抗凝治疗不利于夹层假腔内血栓形成，而后者对阻止血肿扩大、防治主动脉破裂有重要意义。

(3)纠正休克：纠正休克若患者处于休克状态，血压明显降低，提示可能存在心脏压塞或主动脉破裂，需快速扩容。必须仔细排除假性低血压（是由于测量了夹层累及的肢体动脉的血压引起的）的可能性。若迫切需要用升压药时，最好选用去甲肾上腺素，而不用多巴胺，因多巴胺可增加 dp/dt。

(4)心脏压塞的处理：急性近端主动脉夹层常可伴有心包填塞，这是此类患者死亡的最常见原因之一。当患者出现心脏压塞而病情相对稳定时，心包穿刺的危险性可能超过获益，应尽快送手术室直接修补主动脉并进行术中心包引流。然而当患者表现电 - 机械分离或显著低血压时，行心包穿刺以抢救生命是合理的，但谨慎的作法是只抽出少量心包液体，使血压回升至能保证组织器官血液供给的最低水平即可。

2. 介入治疗　腔内隔绝术以导管介入方式在主动脉内植入带膜支架，压闭撕裂口、扩大真腔，治疗 AD，取得了显著的效果。已成为 AD 治疗的优选方案。近年来，开窗主动脉覆膜支架和基于 3D 打印技术的定制支架等新型植入器械已应用于临床。

3. 外科手术治疗　开胸外科手术是升主动脉夹层治疗的基石。术中修补撕裂口、排空假腔并重建主动脉。病变累及冠状动脉或主动脉瓣膜时，应相应行 CABG 及主动脉瓣膜修补术或置换术。

(李　刚　张国强　张文武)

第10章

消化系统疾病急诊

第1节 急性胃炎

急性胃炎（acute gastritis）是由各种病因引起的胃黏膜急性炎症，临床上常急性起病，有明显上腹部症状，恶心、呕吐、腹痛、嗳气等；内镜检查可见胃黏膜充血、水肿、出血、糜烂（可伴有浅表溃疡）等一过性病变。它可以不仅局限于胃，同时伴随食管炎症者称食管炎，伴随肠道炎症者称胃肠炎。根据其病因不同，临床上分为以下几种类型：①急性糜烂出血性胃炎：又称急性胃黏膜病变（AGML），其特点是胃黏膜急性多发性糜烂和出血，或伴有浅表性溃疡，诱因有严重感染、颅脑损伤、严重烧伤、休克等。②急性腐蚀性胃炎：系由于吞服强酸、强碱或其他腐蚀剂所造成的胃黏膜损伤。③急性单纯性胃炎：又称急性非特异性胃炎、急性浅表性胃炎，是由各种化学因素（如药物、酒精、浓茶、咖啡和香料等）、物理因素（如进食过冷过热、粗糙食物等）、微生物感染或细菌毒素等外源性刺激因子以及精神神经功能障碍、应激、变态反应等内源性刺激因子，引起的胃黏膜急性炎症。最常见，本节以其为代表。

【诊断要点】

1. 病史 有进食化学药品、某些药物、酒类、饮食不当、暴饮暴食或进食有细菌污染之食物等病史。

2. 临床表现特点 急性胃炎的临床表现常因病因不同而异：由于酗酒、刺激性食物和药物引起者，多有上腹部不适、疼痛、纳差、恶心、呕吐等，一般不很严重。食物中毒所致的急性胃肠炎的症状轻重不一，一般在食后数小时至24小时内发病，大多有中上腹部不适、疼痛，甚至剧烈腹绞痛、纳差、恶心、呕吐等，伴有急性水样腹泻，严重者可有发热、失水、酸中毒、休克等中毒症状。体检可有中上腹部及脐周轻压痛，肠鸣音亢进。一般病程短暂,1~2 天后即好转自愈。由解热镇痛药如阿司匹林、吲哚美辛、肾上腺皮质激素和应激状态等引起的急性胃炎常以上消化道出血为主要表现。患者多有呕血与黑便,出血也呈间歇发作,大量出血者可发生休克。半数以上患者有上腹部不适、疼痛、纳差、头昏、软弱等症状。病因去除后,短期内可以痊愈。

3. 诊断注意事项　以上腹痛为主要症状的急性胃炎应与消化性溃疡、急性胰腺炎、急性胆囊炎和急性阑尾炎等急腹症相鉴别。急性心肌梗死患者可因神经反射表现为上腹痛和呕吐,酷似急性胃炎,故对可疑者应及时作心电图检查。

【治疗要点】

1. 一般治疗　去除病因,卧床休息,停止一切对胃有刺激性的饮食或药物,进清淡流质饮食,必要时禁食 1~2 餐。

2. 对症治疗　上腹痛较剧烈者肌内注射阿托品(0.5mg/ 次)或山莨菪碱(10mg/ 次);或口服颠茄片(8mg,每天 3 次),或丙胺太林(普鲁本辛)(15mg,每天 3 次)。伴有呕吐者,可口服甲氧氯普胺(灭吐灵)(10mg,每天 3 次)或多潘立酮(10mg,每天 3 次)或西沙必利(5~10mg,每天 2~3 次)。亦可针刺足三里和内关,有止痛或止吐效果。伴有腹泻者,可口服双八面体蒙脱石(3g,每天 3 次),或复方地芬诺酯(复方苯乙哌啶片)(1~2 片,每天 2~4 次)等止泻药物。并发上消化道出血时应予静脉输液,应用 H_2 受体拮抗剂(如雷尼替丁、法莫替丁)或质子泵抑制剂(如奥美拉唑)等药物(详见本章第 7 节“消化道出血”)。

3. 抗生素的应用　由细菌感染引起者,可口服诺氟沙星(氟哌酸)(0.2g,3 次 /d),或黄连素(0.3g,3 次 /d)等药物,伴腹泻的严重病例可加用庆大霉素或妥布霉素 8 万 U 肌内注射,2 次 /d;或 20 万 ~24 万 U/d 加入液体中静脉滴注。

4. 维持水电解质平衡　因呕吐、腹泻导致失水及电解质失衡,可静脉补液,用生理盐水或平衡盐液与 5% 葡萄糖液按 2∶1 或 3∶1 的比例配合静脉滴注。排尿后适当补钾。酸中毒者可滴注 5% 碳酸氢钠。

(窦清理　张文武)

第 2 节　消化性溃疡

消化性溃疡(peptic ulcer,PU)指胃肠道黏膜被胃酸和胃蛋白酶消化而发生的溃疡,好发于胃和十二指肠,也可发生在食管下段、小肠、胃肠吻合口,以及异位的胃黏膜,如位于肠道的 Meckel 憩室。胃溃疡(gastric ulcer,

GU)和十二指肠溃疡(duodenal ulcer,DU)是最常见的 PU。溃疡的黏膜缺损超过黏膜肌层,不同于糜烂。溃疡一般为单个,胃或十二指肠同时有两个或两个以上溃疡称多发性溃疡;胃和十二指肠均有溃疡称复合性溃疡;溃疡直径大于 2.0cm 者称巨大溃疡;溃疡深达浆膜层与周围组织粘连,或穿入邻近组织形成包裹性穿孔者称穿透性溃疡。本病多见于男性,发病年龄 DU 平均为 30 岁,GU 平均为 40 岁。临床主要表现为慢性、周期性发作的节律性上腹疼痛,可并发出血、穿孔或幽门梗阻,约 1% 的 GU 发生癌变。

【诊断要点】

1. 病因与诱因 ①幽门螺杆菌(Hp)感染是 PU 的主要病因。②药物:非甾体抗炎药(NSAID)是导致胃黏膜损伤最常用的药物,约有 10%~25% 的患者可发生溃疡。③遗传易感性。④胃排空障碍。⑤应激、吸烟、长期精神紧张、进食无规律等是 PU 发生的常见诱因。在发病机制上 GU 以黏膜屏障功能降低为主要机制,DC 则以高胃酸分泌起主导作用。

2. 临床表现特点 上腹痛是 PU 的主要症状,性质多为灼痛,亦可为钝痛、胀痛、剧痛或饥饿样不适感。多位于中上腹,可偏左或偏右。一般为轻至中度持续性痛。部分患者可无症状或症状较轻以致不为患者所注意,而以出血、穿孔等并发症为首发症状。典型的 PU 有如下临床特点:①慢性过程,病史可达数年至数十年。②周期性发作,发作与自发缓解相交替,发作期可为数周或数月,缓解期亦长短不一,短者数周、长者数年;发作常有季节性,多在秋冬或冬春之交发病。③发作时上腹痛呈节律性,表现为空腹痛即餐后 2~4 小时或 / 及午夜痛,腹痛多为进食或服用抗酸药所缓解,典型节律性表现在 DU 多见。部分患者无上述典型表现的疼痛,而仅表现为无规律性的上腹隐痛或不适。具或不具典型疼痛者均可伴有反酸、嗳气、上腹胀等症状。溃疡活动时上腹部可有局限性轻压痛,缓解期无明显体征。

难治性溃疡是指经正规抗溃疡治疗而溃疡仍未愈合者。因素可能有:①病因尚未去除,如仍有 Hp 感染,继续服用 NSAIDs 等致溃疡药物等;②穿透性溃疡、有幽门梗阻等并发症;③特殊病因,如克罗恩病、促胃泌素瘤;④某些疾病或药物影响抗溃疡药物吸收或效价降低;⑤误诊,如胃或十二指肠恶性肿瘤;⑥不良诱因存在,包括吸烟、酗酒及精神应激等。

3. 辅助检查 ①胃镜检查:是 PU 诊断的首选方法和金标准。② Hp 检测:是 PU 的常规检查项目。③ CT 检查:对于穿透性溃疡或穿孔,CT 很有价值;对幽门梗阻也有鉴别诊断意义。④ X 线钡餐检查:适用于对胃镜检查有禁忌或不愿接受胃镜检查者。

【治疗要点】

PU 治疗目标为:去除病因,控制症状,促进溃疡愈合、防止复发和避免并发症。

1. 一般治疗 生活要有规律,避免过度劳累和精神紧张。停服不必要的 NSAIDs,如确有必要服用 NSAIDs,可同时加用抑酸和保护胃黏膜药物。注意饮食规律,避免刺激性食物,但无需少量多餐,每日正餐即可。戒烟、酒。

2. 药物治疗 自 20 世纪 70 年代以来,PU 药物治疗经历了 H_2 受体拮抗剂(H_2RA)、质子泵抑制剂(PPI)和根除 Hp 三次里程碑式的进展,使 PU 愈合率达到 95% 左右。

(1)抑制胃酸分泌药物:① H_2 受体拮抗剂(H_2RA):是治疗 PU 的主要药物之一,疗效好、用药方便、价格适中,长期使用不良反应少。治疗 GU 和 DU 的 6 周愈合率分别为 80%~95% 和 90%~95%。常用药物及其治疗剂量为法莫替丁 20mg,每日 2 次;尼扎替丁 150mg,每日 2 次;雷尼替丁 150mg,每日 2 次。②质子泵抑制剂(PPI):是治疗 PU 的首选药物。PPI 多在 2~3 天内控制症状,对难治性 PU 的疗效优于 H_2RA。治疗 GU 和 DU 的 4 周愈合率分别为 80%~96% 和 90%~100%。PPI 还可增强抗 Hp 抗生素的杀菌作用。常用药物及其治疗剂量为埃索美拉唑 40mg,每日 1 次;兰索拉唑 30mg,每日 1 次;奥美拉唑 20mg,每日 2 次;潘托拉唑 40mg,每日 1 次;雷贝拉唑 20mg,每日 1 次。

(2)根除幽门螺杆菌治疗:凡有 Hp 感染的 PU,无论初发或复发、活动或静止、有无合并症,均应予以根除 Hp 治疗。根除 Hp 可显著降低溃疡的复发率。已证明在体内具有杀灭 Hp 作用的抗生素有克拉霉素、阿莫西林、甲硝唑(或替硝唑)、四环素、呋喃唑酮(痢特灵)、某些喹诺酮类如左氧氟沙星等。PPI 及铋剂(枸橼酸铋钾、果胶铋等)体内能抑制 Hp,与上述抗生素有协同杀菌作用。目前尚无单一药物可有效根除 Hp,必须联合用药。上述抗生素在酸性环境下不能正常发挥其抗菌作用,需要联合 PPI 抑制胃酸后,才能使其发挥作用。目前倡导的联合方案为含有铋剂的四联方案,即 1 种 PPI 十 2 种抗生素和 1 种铋剂,疗程 10~14 天。

根除 Hp 治疗结束后的抗溃疡治疗:在根除 Hp 疗程结束后,继续给予一个常规疗程的抗溃疡治疗(如 DU 患者予 PPI 常规剂量,总疗程 2~4 周;或 H_2RA 常规剂量,疗程 4~6 周。GU 患者 PPI 常规剂量,总疗程 4~6 周;或 H_2RA 常规剂量,疗程 6~8 周)是最理想的。但对无并发症且根除治疗结束时症状已得到完全缓解者,也可停药以节省药物费用。

根除 Hp 治疗结束后复查:治疗后应常规复查 Hp 是否已被根除。复查应在根除 Hp 治疗结束至少 4 周后进行,且在检查前停用 PPI 或铋剂 2 周,否则会出现假阴性。对未排除胃恶性溃疡或有并发症的消化性溃疡应常规进行胃镜复查。

(3)保护胃黏膜药物:①铋剂:本类药物分子量较大,在酸性溶液中呈胶体状,与溃疡基底面的蛋白形成蛋白 - 铋复合物,覆于溃疡表面,阻断胃酸、胃蛋白酶对黏膜的自身消化。铋剂还可通过包裹 Hp 菌体,干扰 Hp 代谢,发挥杀菌作用。因肾为铋的主要排泄器官,肾衰竭时禁用。常用枸橼酸铋钾(胶体次枸橼酸铋,120mg,4 次 /d)。②弱碱性抗酸剂:常用铝碳酸镁、磷酸铝、硫糖铝(1.0g,4 次 /d)氢氧化铝凝胶等。此类药物很难治愈溃疡,已不作为治疗 PU 的主要或单独药物。这些药物中和胃酸,短暂缓解疼痛症状。由于其能促进前列腺素合成,增加黏膜血流量,刺激胃十二指肠黏膜分泌黏液及碳酸氢盐,目前更多把其视为黏膜保护剂。

3. 治疗 PU 的疗程　抑酸药物的疗程通常为 4~6 周,部分患者需要 8 周。根除 Hp 所需要的 1~2 周疗程可重叠在 4~8 周的抑酸药物疗程内,也可在抑酸疗程结束后进行。

4. 维持治疗　PU 愈合后,大多数患者可以停药。但对反复溃疡复发、Hp 阴性及已去除其他危险因素的患者可给予较长时间服用维持剂量的 H_2RA(法莫替丁 20mg,或尼扎替丁 150mg,或雷尼替丁 150mg,均为每晚 1 次)或 PPI(埃索美拉唑 20mg,或兰索拉唑 30mg,或奥美拉唑 20mg,或潘托拉唑 20mg,或雷贝拉唑 10mg,均为每日 1 次),疗程因人而异,短者 3~6 个月,长者 1~2 年或更长。

5. 内镜治疗　根据溃疡出血病灶的内镜下特点选择治疗策略。PU 出血的内镜下治疗包括溃疡表面喷洒蛋白胶、出血部位注射 1/10 000 肾上腺素、出血点钳夹和热凝固术等。对 PU 合并幽门变形或狭窄引起梗阻,可首选内镜下可变气囊扩张术。

6. 外科手术治疗　在下列情况下,要考虑手术治疗:①大出血经药物、内镜及血管介入治疗无效时;②急性穿孔、慢性穿透溃疡;③瘢痕性幽门梗阻,内镜治疗无效;④胃溃疡癌变。

(林锦乐　张文武)

第 3 节　急性胆囊炎

急性胆囊炎(acute cholecystitis)系由于胆囊管梗阻、化学性刺激和细菌感染引起的胆囊急性炎症性病变,约 95% 以上的患者有胆囊结石,称结石性胆囊炎(calculous cholecystitis);5% 的患者无胆囊结石,称非结石性胆囊炎(acalculous cholecystitis)。其临床表现可有发热、右上腹疼痛和压痛,恶心、呕吐、轻度黄疸和血白细胞增多等。是仅次于急性阑尾炎的常见急腹症。多见于中年以上女性,男女之比约为 1:2。

【诊断要点】

1. 临床表现特点

(1)症状:常见的症状有:①腹痛:2/3 以上患者腹痛发生于右上腹,也有发生于中上腹者。如系结石或寄生虫嵌顿胆囊管引起的急性梗阻性胆囊炎,疼痛一般是突然发作,通常剧烈可呈绞痛样,多于饱餐,尤其是进食高脂肪食物后发生,也可在夜间或深夜突然发作。如短期内梗阻不能解除,则绞痛可呈刀割样,可随体位改变或呼吸运动而加剧。疼痛可放射至右肩部、右肩胛下部。当引起梗阻的结石一旦松动或滑脱,则疼痛可立即缓解或消失。急性非梗阻性胆囊炎早期,右上腹疼痛一般常不剧烈,并多局限于胆囊区,随着病情的发展,当胆囊化脓或坏疽时则疼痛剧烈,可有尖锐刺痛感,疼痛范围扩大,提示炎症加重,且有胆囊周围炎,甚至腹膜炎的可能。老年人因对疼痛敏感性降低,有时可无剧烈腹痛,甚至无腹痛症状。②恶心、呕吐:60%~70% 的患者可有反射性恶心、呕吐,呕吐物量不多,可含胆汁,呕吐后疼痛无明显减轻。胆囊管或胆总管因结石或蛔虫梗阻者呕吐更频繁。③寒战、发热:热度与炎症范围和严重程度有关。发病初期常为化学性刺激引起的炎症,因而不发热或有低热,随着细菌在淤滞胆汁中繁殖,造成细菌性感染,炎症逐渐加重,体温随之升高。当发生化脓性或坏疽性炎症时,可出现高热。

(2)体征:患者多呈急性病容,严重呕吐者可有失水和虚脱征象。约20% 的患者有轻度黄疸,严重黄疸是胆总管结石性梗阻的重要征象。腹部检查可见右上腹部稍膨胀,腹式呼吸受限,右肋下胆囊区有腹肌紧张、压痛、反跳痛、墨菲(Murphy)征阳性。有 1/4~1/3 的患者在右上腹可扪及肿大的胆囊和炎性包块(胆囊炎症累及网膜及附近肠管而形成的包块)。若胆囊化脓或坏疽而致局限性腹膜炎时,则肌紧张、压痛及反跳痛更显著,呈腹肌强直表现;当腹痛、压痛、反跳痛及腹肌强直扩延至腹部其他区域或全腹时,则提示胆囊穿孔,或有急性腹膜炎、重症急性胰腺炎等并发症存在。少数患者有腹部气胀,严重者可出现肠麻痹。

急性胆囊炎的炎症可累及邻近器官,甚至穿破至十二指肠、结肠等形成胆囊胃肠道内瘘,可因内瘘减压反而使急性炎症迅速消退。

急性胆囊炎经过积极治疗,或嵌顿于胆囊管中的结石发生松动,患者的症状一般于 12~24 小时后可得到改善和缓解,经 3~7 天后症状消退。如有胆囊积脓,则症状持续数周。如急性胆囊炎反复迁延发作,则可转为慢性胆囊炎。

急性非结石性胆囊炎的病因仍不清楚,通常在严重创伤、烧伤、腹部非胆道手术如腹主动脉瘤手术、脓毒症等危重患者中发生。其病理变化与急性结石性胆囊炎相似,但病情发展更迅速。致病因素主要是胆汁淤滞和缺血,导致细菌的繁殖且供血减少,更易出现胆囊坏疽、穿孔。本病多见于男性、老年患者。临床表现与急性胆囊炎相似,腹痛症状常因患者伴有其他严重疾病而被掩盖。因此,临床上对危重的、严重创伤及长期应用肠外营养支持的患者,出现右上腹痛并伴有发热时应警惕本病的发生。若右上腹压痛及腹膜刺激征,或触及肿大的胆囊、Murphy 征阳性时,应及时做进一步检查以明确诊断。

2. 辅助检查

(1)白细胞计数及分类:一般均增高。如白细胞计数 >20×10⁹/ L ,且有显著核左移,应考虑并发胆囊穿孔或坏死的可能。

(2)B超检查:可测定胆囊和胆道大小、囊壁厚度、结石、积气和胆囊周围积液等征象,对急性胆囊炎的诊断准确率为85%~95%。

(3)CT 和 MRI 检查:对诊断胆囊肿大、囊壁增厚、胆管梗阻、周围淋巴结肿大和胆囊周围积液等征象有一定帮助,尤其对并发穿孔和囊壁内脓肿形成价值最大。

3. 诊断注意事项 右上腹急性疼痛伴发热、恶心、呕吐,体检右上腹有肌卫和压痛,Murphy 征阳性,白细胞计数增高,B超检查有胆囊结石、胆囊壁水肿,即可诊断为本病,如过去有胆绞痛病史,则诊断更可肯定。但应注意与急性胰腺炎、溃疡病穿孔、冠心病(心绞痛和急性心肌梗死)、急性病毒性肝炎、高位阑尾炎、右下肺炎或胸膜炎、右侧带状疱疹等疾病鉴别。

【治疗要点】

急性结石性胆囊炎最终需手术治疗,原则上应争取择期手术。急性非结石性胆囊炎易坏疽穿孔,一经诊断,应及早手术治疗。

1. 非手术治疗

(1)一般处理:卧床休息,轻者可给予清淡流质饮食或暂禁食,严重病例禁食饮,并下胃管进行持续胃肠减压。应静脉补充营养、水及电解质。

(2)解痉止痛:①药物:可选用阿托品 0.5mg 或山莨菪碱 10mg 肌内注射,或硝酸甘油 0.3~0.6mg 舌下含化;疼痛剧烈者可加用哌替啶(度冷丁)50~100mg 肌内注射。②针灸:针刺足三里、阳陵泉、胆囊穴、中脘、合谷、曲池,采用泻法,留针 20~30 分钟。

(3)利胆药物:口服 50% 硫酸镁 5~10ml,3 次 /d;去氢胆酸片 0.25g 或胆酸片 0.2g,3 次 /d;消炎利胆片或利胆片亦可服用。

(4)抗生素:应选用对革兰氏阴性细菌及厌氧菌有效的抗生素。

2. 手术治疗 行胆囊切除术是急性胆囊炎的根本治疗。急诊手术指征:①发病在 48~72 小时内者;②经非手术治疗无效或病情恶化者;③有胆囊穿孔、弥漫性腹膜炎、并发急性化脓性胆管炎、急性重症胰腺炎等并发症者。手术方法有胆囊切除术、部分胆囊切除术、胆囊造口术、超声引导下经皮经肝胆囊穿刺引流术(percutaneous transhepatic gallbladder drainage, PTGD)等。

(李 娜 张文武)

第4节 急性重症胆管炎

急性重症胆管炎(acute severe cholangitis, ASCT)即急性梗阻性化脓性胆管炎(AOSC),是一种严重的胆管疾病。本病的发病基础是胆道梗阻及细菌感染。国内最常见的原因是肝内外胆管结石,其次为胆道寄生虫和胆管狭窄;国外以恶性肿瘤、胆道良性病变引起狭窄、先天性胆道解剖异常、原发性硬化性胆管炎等较常见。近年随着手术及介入治疗的增加,由胆肠吻合口狭窄、PTC、ERCP 置放内支架等引起者逐渐增多。临床上以右上腹痛、寒战、发热、黄疸和休克为特征。

【诊断要点】

1. 病史　患者多有胆系疾病史而以胆石症多见,往往反复发作;和/或胆道手术史。

2. 临床表现特点　发病急骤,病情进展快,最典型的表现是夏科(Charcot)三联征:即92%左右的患者有剑突下或右上腹部绞痛、高热及黄疸。多数人血压低或偏低,病情进一步发展时尚可出现休克及精神症状(烦躁不安、神志淡漠、意识障碍、昏迷等),则合称为雷诺尔德(Reynold)五联征。查体见右上腹部或剑突下局限性压痛明显,伴发胆囊炎时则有胆囊肿大及压痛。有时出现右上腹肌紧张、肝大及触痛,Murphy 征阳性。

3. 辅助检查　①实验室检查:白细胞计数明显升高,常达$(15\sim40)\times10^9$/L,中性粒细胞明显增多。CRP 升高。血培养细菌阳性率约85%,胆汁培养阳性率可达70%。血清胆红素升高。②B 型超声:可显示肝内外胆管扩张及由胆石形成的光团。③CT 扫描:可显示肝内、外胆管扩张。④经内镜逆行胰胆管造影术(ERCP)和经皮肝穿刺胆管造影术(PTC):对诊断胆总管结石的准确率高达90%以上,可在 B 超检查不能确定胆管结石时进行。ERCP因其同时可行治疗,目前作为首选检查。⑤MRCP:无创伤,能准确显示胆总管梗阻部位,可诊断出90%以上的胆总管结石。⑥超声内镜:可显示肝外胆管扩张,对于较小的胆管结石有较高的检出率。

4. 急性胆管炎的诊断标准

A. 临床表现:①胆道疾病病史;②发热和/或寒战;③黄疸;④腹痛(右

上腹或上腹)。

B. 实验室检查:①炎性反应(WBC 升高,CRP 升高,等);②肝功能异常。

C. 影像学检查:胆管扩张或病因学依据(狭窄、结石、支架等)。

可疑诊断:A 中两项或两项以上。

确诊:Charcot 三联征(A 中②+③+④);或 A 中两项或两项以上 +B 和 C 中两项。

5. 严重程度判断 见表 10-4-1。

表 10-4-1 急性胆管炎的严重程度判断

重度(Grade Ⅲ)急性胆管炎
急性胆管炎伴有以下任何一项器官 / 系统功能障碍:
1. 心血管系统:低血压,需要用 $>5\mu g/(kg \cdot min)$ 的多巴胺或任何剂量的去甲肾上腺素进行维持血压
2. 神经系统:神志异常
3. 呼吸系统:$PaO_2/FiO_2<300$
4. 肾功能:少尿,血肌酐 $>2.0mg/dl$
5. 肝功能:PT-INR>1.5
6. 血液系统:血小板 $<100 \times 10^9/L$
中度急性胆管炎(Grade Ⅱ)
急性胆管炎伴有以下任何两项就可诊断为中度:
1. 白细胞计数异常($>12 \times 10^9/L$,$<4 \times 10^9/L$)
2. 高热 $\geqslant 39℃$
3. 年龄 $\geqslant 75$ 岁
4. 高胆红素血症 $\geqslant 5mg/dl$
5. 低蛋白血症(<0.7 倍正常值下限)
轻度急性胆管炎(Grade Ⅰ):不符合中度及重度的急性胆管炎即为轻度

【治疗要点】

本病的治疗原则是立即去除胆管梗阻并引流,控制胆道感染和纠正并发症。

1. 解除胆管梗阻和降低胆管内压 急诊减压引流是治疗的关键。本病的根本性问题是胆管梗阻加感染,使胆管内压增高,进而通过胆 - 静脉反流产生脓毒症。故应强调尽快对梗阻以上胆管进行减压引流。常用减压引流方式有:外科手术胆总管切开减压、置"T"形管外引流、PTCD、ERCP、经内镜鼻胆管引流(ENBD)、内镜下胆管内引流等。

2. 控制感染　抗菌治疗宜选择以抗革兰氏阴性杆菌为主兼顾抗球菌及厌氧菌,并且在血液及胆汁中呈高浓度的药物。在未获得病原学依据之前,抗生素应力求广谱、高效及肝肾低毒性,同时加抗厌氧菌药物。

轻度急性胆管炎多为单一肠道致病菌所致,抗生素治疗应使用单一药物。首选第一代或二代头孢菌素(如头孢替安等)或氟喹诺酮类药物(如莫西沙星等)。由于目前肠道细菌普遍产生 β- 内酰胺酶,对青霉素类和头孢唑林耐药,推荐使用 β- 内酰胺类/β- 内酰胺酶抑制剂复合制剂,如哌拉西林/他唑巴坦、头孢哌酮/舒巴坦、氨苄西彬舒巴坦等。抗菌药物治疗 2~3 天后可停药。

中度、重度急性胆管炎常为多重耐药菌感染,首选含 β- 内酰胺酶抑制剂的复合制剂、第三代和四代头孢菌素、单环类药物(表 10-4-2)。如果首选药物无效,可改用碳青霉烯类药物,如美罗培南 1.0~3.0g/d、亚胺培南/西司他丁 1.5~3.0g/d。如果怀疑铜绿假单胞菌感染,推荐使用头孢哌酮/舒巴坦、哌拉西林/他唑巴坦。中度、重度急性胆管炎抗菌治疗应至少持续 5~7 天,之后根据症状、体征以及体温、白细胞、C 反应蛋白来确定停药时间。

表 10-4-2　中重度急性胆管炎首选抗菌药物

抗菌药物种类	抗菌药物名称及用量
含 β- 内酰胺酶抑制剂的复合制剂	头孢哌酮/舒巴坦 2.0~8.0g/d(1∶1)或 3.0~12.0g/d(2∶1)
	氨苄西林/舒巴坦 6.0~12.0g/d
	哌拉西林/他唑巴坦 13.5~18.0g/d
第三代、四代头孢菌素 *	头孢哌酮 2.0~4.0g/d
	头孢曲松 1.0~2.0g/d
	头孢他定 4.0~6.0g/d
	头孢吡肟 2.0~6.0g/d
单环类药物	氨曲南 2.0~8.0g/d

注:* 怀疑厌氧菌感染时,需合用甲硝唑 1.0~2.0g/d。

3. 并发症的防治　积极防治休克和多脏器衰竭,是 ASCT 治疗成功的重要环节,治疗要点包括:①补液,纠正水、电解质和酸碱失衡;②心肺监护,强心利尿;③早期发现 DIC,及时合理地应用肝素;④短期应用大剂量糖皮质激素对休克及内毒素血症有一定作用。

(张朋彬　徐采朴　张文武)

第 5 节　急性出血性坏死性肠炎

急性出血性坏死性肠炎（acute hemorrhagic necrotizing enteritis, AHNE）是以小肠的广泛出血、坏死为特征的肠道急性蜂窝织炎，病变主要累及空肠和回肠，偶尔也可侵犯十二指肠和结肠，甚至累及全消化道。临床上以腹痛、腹泻、便血、腹胀、呕吐和发热为主要表现，严重者可有休克、肠麻痹等中毒症状和肠穿孔等并发症，是一种危及生命的暴发性疾病。本病的发病与产生 β 毒素的 Welchii 杆菌（C 型产气荚膜杆菌）感染有关。任何年龄均可发病，但以学龄前儿童和青少年多见，男性多于女性。四季均可发病，但高发于夏秋季节。

【诊断要点】

1. 病史　起病急，发病前多有不洁饮食（如摄入变质肉类、腐烂水果、生甘薯等）或暴饮暴食史。受冷、劳累、肠道蛔虫感染及营养不良为诱因。

2. 临床表现特点

（1）腹痛：系首发的主要症状。病初常表现为逐渐加剧的脐周或左中上腹阵发性绞痛，其后逐渐转为全腹或右下腹持续性痛并阵发性加剧。常伴有恶心呕吐，呕吐常为黄水，严重者呈咖啡样或血水样。腹痛在便血控制后 3~5 天仍可每天发作数次，可为最后消失的症状。

（2）腹泻与便血：腹痛发生后即可有腹泻，每日数次至十数次不等。粪便初为糊状而带粪质，其后渐为黄水样，继之即呈血水状或呈赤豆汤和果酱样，甚至可呈鲜血状或暗红色血块，粪质少而具难闻的腥臭味。无里急后重。出血量多少不定，轻者可仅粪便潜血阳性无便血；严重者一天出血量可达数百毫升。腹泻和便血时间短者仅 1~2 天，长者可达一个月余，且可呈间歇发作，或反复多次发作。严重病例后期因中毒症状严重，发生麻痹性肠梗阻时便次减少，甚至停止，但肛门指检多能发现血便为本病的特征之一。

（3）全身中毒症状：起病后不久即出现发热，一般在 38~39℃左右，少数可达 40℃以上，持续 4~7 天后渐退，偶有长达 2~3 周者。中毒症状严重者可出现抽搐、昏迷，也可出现四肢厥冷、皮肤暗紫花纹、血压下降、中毒性休克。腹泻、便血严重时，可出现贫血、脱水和酸中毒。

（4）腹部体征：胃肠道症状虽重，但腹部体征却相对较少。腹部饱满，有时可见肠型。触诊腹软或有轻度压痛，但也可有明显压痛、腹肌紧张和反跳痛，提示急性腹膜炎。移动性浊音可阳性，也可抽出血性腹水。肠鸣音早期亢进，有肠梗阻时可闻及气过水声或金属音。腹膜炎明显时，肠鸣音减弱或消失。

3. 辅助检查 ①血象：白细胞增多，一般为 $(12\sim20)\times10^9/L$，以中性粒细胞增多为主。肠坏死或腹膜炎时可出现类白血病反应，核左移明显，部分出现中毒性颗粒。②粪便检查：粪便呈血性，或潜血试验强阳性，镜检可见大量红细胞、白细胞及脱落的上皮细胞。粪便培养部分病例可有 Welchii 杆菌等生长。③尿常规：可有蛋白尿、红细胞、白细胞及管型。④X 线检查：腹部透视或平片可见中腹或上腹部肠管充气、扩张，黏膜皱襞模糊、粗糙，肠壁水肿增厚，肠间隙增宽。立位片中有大小不等的液平面。肠穿孔者可有气腹。在急性期禁做胃肠钡餐或钡灌肠检查，以免诱发肠穿孔。⑤结肠镜检查：可见全结肠腔内有大量新鲜血液，但未见出血病灶，并可见回盲瓣口有血液涌出。

4. 临床分型 依其最突出的表现，可将本病分为以下几种类型：①急性胃肠炎型：当病变仅累及黏膜和黏膜下层时，临床表现以腹泻为主，伴有恶心、呕吐，便血不明显。腹部 X 线平片示小肠充气、扩张，肠曲间隙增宽。②肠出血型：病变黏膜广泛坏死脱落时，则以便血为主，量多少不等，呈血水样或暗红色，有明显贫血或急性大出血体征。③肠梗阻型：病变以浆肌层为主时，因肠管肌层严重受损而浸润肿胀，肠管变僵直，丧失蠕动能力，临床表现为肠梗阻，如腹痛、腹胀、频繁呕吐，肠鸣音亢进或减弱、消失。可有肠型，腹部 X 线检查见多个液平面。④腹膜炎型：随着浆肌层病变加重，肠内细菌毒素外渗或局部出现全层坏死，则发展成腹膜炎。表现为腹部压痛、反跳痛、腹肌紧张、肠鸣音消失。⑤中毒休克型：全身中毒症状为主，高热、谵妄、血压下降乃至休克。

5. 诊断注意事项 本病的诊断主要依据临床表现：有不洁饮食、暴饮暴食史，突然腹痛、腹泻、便血和呕吐，伴有中度发热，或突然腹痛后出现休克症状或出现麻痹性肠梗阻，应考虑本病的可能，特别是呈腥臭味的洗肉水样便而无明显里急后重者。需与中毒性菌痢、绞窄性肠梗阻、急性克罗恩病、腹型过敏性紫癜、急性阑尾炎、肠套叠、阿米巴痢疾、细菌性食物中毒等疾病鉴别。

【治疗要点】

1. 休息和禁食 患者在发热、腹痛、腹胀、呕吐及便血期间应卧床休息与禁食，腹胀者应早做胃肠减压。禁食是一项重要治疗措施，疑诊时即应禁食，待腹胀消失和腹痛减轻，腹部体征基本消失，无便血或大便隐血转阴，临床一般情况明显好转，方可给予易消化、无刺激性流质饮食，逐渐过渡到半流质、软食乃至正常饮食。过早恢复正常饮食可使症状再发，过晚恢复正常饮食又可影响营养状态，延迟康复。

2. 支持疗法　在禁食期间应予静脉输入高营养液,如 10%~25% 葡萄糖液、复方氨基酸液、水解蛋白,以及维生素 B、C 及钙剂。儿童补液量约每日 80~100ml/kg,成人每日 2 000~3 000ml。防治低血钾和酸中毒。对重症患者及严重贫血、营养不良者,可施以全胃肠外营养(TPN)。

3. 防治中毒性休克　迅速补充有效循环血容量是治疗休克的关键。除补充晶体溶液外,应适当输血浆、新鲜全血或人体血清白蛋白等胶体液。酌情应用血管活性药物以保持正常的血压,如多巴胺、间羟胺、山莨菪碱(654-2)等。

4. 肾上腺皮质激素的应用　在高热、中毒休克时可以使用,原则是短期、大量、静脉给药。儿童每日用氢化可的松 4~8mg/kg,或地塞米松 1~2.5mg;成人每日用氢化可的松 200~300mg,或地塞米松 5~20mg。一般用 3~5 天即停药。

5. 抗生素的应用　由于本病与细菌感染有关,选用适当的抗生素控制肠道内细菌感染,有利于减轻肠道损害。常用第三代头孢菌素如头孢呋辛、头孢曲松和第三代喹诺酮类药物如环丙沙星等,抗厌氧菌感染宜用甲硝唑或替硝唑。一般选两种联合应用。给药途径以静脉滴注为宜,疗程至少 1 周以上。

6. 抗毒血清　采用 Welchii 杆菌抗毒血清 42 000~85 000U 静脉滴注治疗本病,有较好疗效,但临床上未广泛使用。

7. 其他药物治疗　①微生态制剂调节肠道菌群,可选用双歧杆菌活菌 1 亿活菌口服。②吸附肠道内毒素可用蒙脱石散(6~9g/d)口服或胃管内注入。③补充胰蛋白酶可水解 β 毒素,减少其吸收,并可清除肠道坏死组织。常用胰蛋白酶 0.6~0.9g 口服,每日 3 次,对重症者可肌内注射 1 000~2 000U,每日 1~2 次。④驱虫治疗:疑为或诊断为肠蛔虫感染者在出血停止、全身情况改善后应施以驱虫治疗,可用左旋咪唑 150mg 口服,日 2 次,连用 2 天。

8. 对症处理　高热时物理降温,或加用解热药;吸氧;腹痛较剧者可用阿托品、罗通定(rotundine,颅通定)肌内注射,必要时用哌替啶 50~100mg 肌内注射;严重腹胀和频繁呕吐者,应行胃肠减压。

9. 手术疗法　临床上遇到下列情况应考虑手术治疗:①诊断不明,不能排除其他急需手术治疗的急腹症者;②有明显腹膜炎表现,疑有肠坏死、肠穿孔者;③腹腔诊断性穿刺证明有脓性或血性液体者;④腹胀严重,胃肠减压无效,有肠穿孔危险者;⑤肠出血严重,经反复输血及其他保守疗法无效而有休克趋势者。手术方法:①肠管尚无坏死或穿孔者,可予普鲁卡因肠系膜封闭,以改善病变肠段的血循环;②病变严重而局限者可做肠段切除并吻合;③肠坏死或肠穿孔者,可做肠段切除、穿孔修补及腹腔引流术。

(林锦乐 张文武)

第6节 急性胰腺炎

急性胰腺炎(acute pancreatitis,AP)是指多种病因引起的胰酶激活、导致胰腺组织自身消化所致的胰腺水肿、出血及坏死等炎症性损伤。临床以急性上腹痛及血淀粉酶或脂肪酶升高为特点。大多数患者的病程呈自限性,20%~30% 的患者临床经过凶险。总体病死率约为 5%。

【诊断要点】

1. 病因与诱因 在确诊 AP 基础上,应尽可能明确其病因,并努力去除病因,以防复发。

(1)常见病因:胆石症(包括胆道微结石)、高甘油三酯血症、乙醇。胆源性胰腺炎仍是我国 AP 的主要病因。高甘油三酯血症 AP 的发病率呈上升态势。当甘油三酯 ≥ 11.30mmol/L,临床极易发生 AP;而当甘油三酯 < 5.65mmol/L 时,发生 AP 的危险性减少。高甘油三酯血症可能因脂球微栓影响胰腺微循环及胰酶分解甘油三酯致毒性脂肪酸损伤细胞而引发或加重 AP。Ⅰ型高脂蛋白血症多见于小儿或非肥胖、非糖尿病青年,因严重高甘油三酯血症而反复发生 AP,此为原发性高甘油三酯血症 AP。肥胖患者发生 AP 后,因严重应激、炎症反应,血甘油三酯水平迅速升高,外周血样本可呈明显脂血状态,常作为继发的病因加重、加速 AP 的发展。目前由单纯过度进食作为病因的 AP 已显著减少。

(2)其他病因:壶腹乳头括约肌功能不良(SOD)、药物(噻嗪类利尿剂、硫唑嘌呤、糖皮质激素等)和毒物、外伤性、高钙血症、血管炎、先天性(胰腺分裂、环形胰腺、十二指肠乳头旁憩室等)、肿瘤性(壶腹周围癌、胰腺癌)、感染性(柯萨奇病毒、腮腺炎病毒、获得性免疫缺陷病毒、蛔虫症)、自身免疫性(系统性红斑狼疮、干燥综合征)、α_1- 抗胰蛋白酶缺乏症等。近年来,内镜逆行胰胆管造影(ERCP)后、腹部手术后等医源性因素诱发的 AP 的发病率也呈上升趋势。

(3)经临床与影像、生物化学等检查,不能确定病因者称为特发性。

2. 临床表现特点

(1)腹痛:为 AP 的主要表现和首发症状,突然起病,程度轻重不一,可为钝痛、刀割样痛、钻痛或绞痛,呈持续性,可伴有阵发性腹痛加剧,不能为一般胃肠解痉药缓解,进食可加剧。疼痛部位多在中上腹,可向腰背部呈带状放射,取弯腰抱膝位可减轻疼痛。少数无腹痛。

(2)恶心、呕吐及腹胀:多在起病后出现,有时颇频繁,吐出食物和胆汁,呕吐后腹痛并不减轻,伴腹胀。极少数年老体弱患者可无或轻微腹痛,而仅表现为明显腹胀。

(3)发热:发热常源于全身炎性反应综合征(SIRS),多数患者有中度以上发热,持续3~5天。持续发热一周以上不退或逐日升高,应怀疑有继发感染,如胰腺脓肿或胆道感染等。

(4)临床体征方面,轻症者仅表现为轻压痛,往往与主诉腹痛程度不十分相符,可有腹胀和肠鸣音减少,无肌紧张和反跳痛。重症者可出现腹膜刺激征、腹水、Grey-Turner征、Cullen征(因胰酶、坏死组织及出血沿腹膜间隙与肌层渗入腹壁下,致两侧胁腹部皮肤呈暗灰蓝色,称Grey-Turner征;可致脐周围皮肤青紫,称Cullen征)。腹部因液体积聚或假性囊肿形成可触及肿块。其他可有相应并发症所具有的体征。

(5)局部并发症:包括:①急性胰周液体积聚(acute peripancreatic fluid collection,APFC):发生于病程早期,表现为胰腺内、胰周或胰腺远隔间隙液体积聚。并缺乏完整包膜,可单发或多发。约半数患者在病程中自行吸收。②胰瘘(pancreatic fistula):胰腺炎症致胰管破裂,胰液从胰管漏出,即为胰瘘。胰内瘘是难以吸收的胰腺假性囊肿及胰性胸腹腔积液的原因。胰外瘘是指胰液经腹腔引流管或切口流出体表。③胰腺假性囊肿(pancreatic pseudocyst):含有胰内瘘的渗出液积聚难以吸收,纤维组织增生形成囊壁,包裹而形成胰腺假性囊肿。形态多样,大小不一。多发生于AP起病4周后。大量胰腺炎性渗出伴胰内瘘可致胰性胸、腹腔积液。④胰腺坏死:单纯胰腺实质坏死、胰周脂肪坏死及胰腺实质伴胰周脂肪坏死发生的概率分别为5%、20%和75%。早期急性坏死物积聚(acute necrotic collection,ANC):发生于病程早期,表现为液体内容物,包含混合的液体和坏死组织,坏死物包括胰腺实质或胰周组织的坏死。通常边界不清。1个月左右,随着病变周围网膜包裹、纤维组织增生,这些实性及液性坏死物被包裹、局限,称为包裹之坏死物(walled-off necrosis,WON)。⑤胰腺脓肿(pancreatic abscess):胰周积液、胰腺假性囊肿或胰腺坏死感染,发展为脓肿。⑥左侧门静脉高压(left-side portal hypertension,LSPH):严重胰腺坏死、大量渗出、假性囊肿压迫和炎症迁延不愈,导致脾静脉血栓形成,继而脾大、胃底静脉曲张。LSPH可在SAP早期发生,随胰腺、胰周炎症消退而呈一过性。当胰腺、胰周炎症迁延,伴有假性囊肿、脓肿等并发症时,LSPH将难以逆转。患者因胃底静脉曲张破裂而发生大出血。

胰腺假性囊肿 <5cm时,6周内约50%可自行吸收;囊肿大时,可有明

显腹胀及上、中消化道梗阻等表现。从 ANC 到 WON 可以是无菌的，也可能是感染性的。胰腺实质坏死 >30% 时，感染概率增加。胰腺感染通常发生在 AP 发生 2 周后，少部分胰腺坏死患者可在起病后 1 周既发生感染，表现为：①体温 >38.5℃，WBC 计数 >16 × 10⁹/L。②腹膜刺激征范围超过腹部两个象限；若腹膜后间隙有感染，可表现为腰部明显压痛，甚至出现腰部丰满、红肿或凹陷性水肿。③ CT 发现 ANC 或 WON 内有气泡征。④胰腺脓肿患者因病程长，除发热、腹痛外，常有消瘦及营养不良表现。高度怀疑胰腺感染而临床证据不足时，可在 CT、超声引导下行胰腺或胰周穿刺，抽取物涂片查细菌或培养。

(6)全身并发症：主要包括器官功能障碍 / 衰竭、脓毒症、腹腔内高压(intra-abdominal hypertension，IAH)或腹腔间隔室综合征(abdominal compartment syndrome，ACS)、胰性脑病(pancreatic encephalopathy，PE)、毛细血管渗漏综合征(capillary leak syndrome，CLS)等。①器官功能衰竭：AP 的严重程度主要取决于器官功能衰竭的出现及持续时间(是否超过 48 小时)。呼吸衰竭主要包括 ARDS，循环衰竭主要包括心动过速、低血压或休克，肾功能衰竭主要包括少尿、无尿和血清肌酐升高。②脓毒症：重症急性胰腺炎(SAP)患者若合并脓毒症，病死率升高，为 50%~80%。主要以革兰氏阴性杆菌感染为主，也可有真菌感染。③ IAH 和 ACS：SAP 时 IAH 和 ACS 的发生率分别约为 40% 和 10%，IAH 已作为判定 SAP 预后的重要指标之一，容易导致 MODS。膀胱压(UBP)测定是诊断 ACS 的重要指标，膀胱压 ≥ 20mmHg，伴有少尿、无尿、呼吸困难、吸气压增高、血压降低时应考虑出现 ACS。④胰性脑病：是 AP 的严重并发症之一，发生率为 5.9%~11.9%。可表现为耳鸣、复视、谵妄、语言障碍及肢体僵硬、昏迷等，多发生于 AP 早期，常为一过性，可完全恢复，也可留有精神异常。其发生与 PLA2 损害脑细胞，引起脑灰白质广泛脱髓鞘改变有关。⑤毛细血管渗漏综合征：是 SAP 合并 SIRS/MODS 进程中的重要阶段。一旦发生 CLS，血管内大分子物质外漏，使得组织间隙胶体渗透压升高，一方面迅速出现低蛋白血症，另一方面血管内水和电解质随之迅速进入间质，导致间质水肿。在大量的液体复苏过程中，迅速出现低蛋白血症、进行性全身水肿和低容量性低血压等表现，是 CLS 的典型表现。CLS 相关的临床表现还可出现体液潴留、体重增加、血液浓缩和间质水肿。受 CLS 影响最显著的器官为肺、脑和肠道，常可发生间质性肺水肿、脑水肿、肠功能障碍和 ACS。CLS 也可发生在全身感染期和残余感染期。

3. 辅助检查

(1)血清酶学检查：①强调血清淀粉酶测定的临床意义，尿淀粉酶变化仅作参考。血清淀粉酶在起病后 6~12 小时开始升高,48 小时开始下降,持续 3~5 天。血清淀粉酶超过正常值 3 倍可确诊为本病。但血清淀粉酶活性高低与病情严重程度不呈相关性。血清淀粉酶持续增高要注意病情反复、并发假性囊肿或脓肿、疑有结石或肿瘤、肾功能不全、高淀粉酶血症等。要注意鉴别其他急腹症(如消化性溃疡穿孔、胆石症、胆囊炎、肠梗阻等)引起的血清淀粉酶增高,但一般不超过正常值 2 倍。由于唾液腺也可产生淀粉酶,当患者无急腹症而有血清淀粉酶升高时,应考虑其来源于唾液腺。②血清脂肪酶活性测定:血清脂肪酶常在起病后 24~72 小时开始升高,持续 7~10 天。血清脂肪酶活性测定与血清淀粉酶测定有互补作用,其敏感性和特异性均略优于血清淀粉酶。同样,血清脂肪酶活性与疾病严重程度不呈正相关。部分患者此两种酶可不升高。

(2)血清标志物:①C 反应蛋白(CRP):CRP 是组织损伤和炎症的非特异性标志物,有助于评估与监测 AP 的严重性。发病 72 小时后 CRP > 150mg/L 提示胰腺组织坏死。②动态测定血清白细胞介素 -6 水平增高提示预后不良。

(3)生化检查:①暂时性血糖升高常见,可能与胰岛素释放减少和胰高血糖素释放增加有关。持久的空腹血糖 >10mmol/L 反映胰腺坏死,提示预后不良。②暂时性低钙血症(<2mmol/L)常见于 SAP,低血钙程度与临床严重程度平行,若血钙 <1.5mmol/L 提示预后不良。

(4)影像学诊断:在发病初期 24~48 小时行腹部超声检查,是 AP 的常规初筛影像学检查,可以初步判断胰腺组织形态学变化,同时有助于判断有无胆道疾病,但受 AP 时胃肠道积气的影响,对 AP 不能做出准确判断。推荐 CT 扫描作为诊断 AP 的标准影像学方法,且发病 1 周左右的增强 CT 诊断价值更高,可有效区分液体积聚和坏死的范围。在 SAP 的病程中,应强调密切随访 CT 检查,建议按病情需要,平均每周 1 次。此外,MRI 也可以辅助诊断 AP。

ERCP 和超声内镜(EUS)对 AP 的诊治均有重要作用。EUS 主要用于诊断,尤其对于鉴别诊断恶性肿瘤和癌前病变(如壶腹部腺瘤、微小结石等)有重要意义。

胸、腹部 X 线平片检查对发现有无胸水、肠梗阻等有帮助。

4. 疾病严重程度的判定

(1)Ranson 标准(1974 年提出,共 11 条):入院时:年龄 >55 岁;血糖 > 11.2mmol/L;白细胞 >16 × 10^9/L;ALT >250U/L;LDH >350U/L。入院后 48 小时内:Hct 下降 >10%;血钙 <2.0mmol/L;碱缺失 >4mmol;BUN 上升 >1.79mmol/L;估计失液量 >6L;PaO_2<60mmHg。每项计 1 分。

(2)急性生理功能和慢性健康状况评分系统(APACHE)Ⅱ评分:计分≥8 分者,预后不良。

(3)AP 严重程度床边指数(bedside index for severity in AP,BISAP):BISAP 评分系统可用于住院 48 小时内的任何时候,其对预后评估的准确性似与 Ranson 标准相似。5 个指标为:BUN>8.93mmol/L;精神障碍;存在 SIRS;胸腔积液;年龄 >60 岁。每项 1 分。

(4)改良 CT 严重指数(modified CT severity index,MCTSI):胰腺炎性反应分级为,正常胰腺(0 分),胰腺和 / 或胰周炎性改变(2 分),单发或多个积液区或胰周脂肪坏死(4 分);胰腺坏死分级为:无胰腺坏死(0 分),坏死范围≤ 30%(2 分),坏死范围 >30%(4 分);胰腺外并发症,包括胸腔积液、腹水、血管或胃肠道等(2 分)。评分≥ 4 分可诊断为 MSAP 或 SAP。

5. AP 的诊断标准　临床上符合以下 3 项特征中的 2 项,即可诊断为 AP。①与 AP 符合的腹痛(急性、突发、持续、剧烈的上腹部疼痛,常向背部放射);②血清淀粉酶和 / 或脂肪酶活性至少 >3 倍正常上限值;③增强 CT/MRl 或腹部超声呈 AP 影像学改变。一般应在患者就诊后 48 小时内明确诊断。

当 AP 有:① B 超检查见胆总管内结石或胆总管扩大 >4mm(胆囊切除者胆总管扩张 >8mm);②血清胆红素 >40μmol/L;③胆囊结石伴 AKP 和 / 或 ALT 高于正常上限的 3 倍,即可诊断为胆源性 AP。

高脂血症性胰腺炎(HTG-induced pancreatitis,HTGP)是一种与血清甘油三酯水平显著升高密切相关的胰腺炎。它的诊断标准除满足 AP 的临床特征外,血甘油三酯水平还应 >11.3mmol/L;若血甘油三酯在 5.65~11.3mmol/L,但血清呈乳糜状者,在排除其他胰腺炎常见病因后,亦可诊断。

6. AP 的分级诊断标准　①轻症 AP(mild AP,MAP):为符合 AP 诊断标准,满足以下情况之一:无脏器衰竭,无局部或全身并发症,Ranson 评分 <3 分,APACHE Ⅱ评分 <8 分,AP 严重程度床边指数(BISAP)评分 <3 分,MCTSI 评分 <4 分。通常在 1~2 周内恢复,病死率极低。②中度重症 AP(moderately severe AP,MSAP):符合 AP 诊断标准,急性期满足下列情况之一:Ranson 评分≥ 3 分,APACHE Ⅱ评分≥ 8 分,BISAP 评分≥ 3 分,MCTSI 评分≥ 4 分,可有一过性(<48 小时)的器官功能障碍,恢复期出现需要干预的假性囊肿、胰瘘或胰周脓肿等。③重症 AP(severe AP,SAP):符合 AP 诊断标准,伴有持续性(>48 小时)器官功能障碍(单器官或多器官),改良 Marshall 评分≥ 2 分(表 10-6-1)。④危重 AP(critical AP,CAP):符合 SAP 诊断标准,同时存在胰腺感染。

表 10-6-1　判断 SAP 伴有器官功能衰竭的改良 Marshall 评分系统

项目	评分				
	0	1	2	3	4
呼吸（PaO_2/FiO_2）	>400	301~400	201~300	101~200	<101
循环（收缩压，mmHg）	>90	<90,补液后可纠正	<90,补液不能纠正	<90,pH<7.3	<90,pH<7.2
肾脏（肌酐，μmol/L）	<134	134~169	170~310	311~439	>439

注:PaO_2 为动脉血氧分压;FiO_2:为吸入氧浓度,按照空气(21%)、纯氧 2L/min (25%)、纯氧 4L/min(30%)、纯氧 6~8L/min(40%)、纯氧 9~10L/min(50%)换算;1mmHg= 0.133kPa。

诊断建议:①临床上完整的 AP 诊断应包括疾病诊断、病因诊断、分级诊断、并发症诊断,例如 AP(胆源性、重度、ARDS)。②临床上应注意一部分 AP 患者有从 MAP 转化为 SAP 的可能,因此,必须对病情作动态观察。除 Ranson 评分、APACHE Ⅱ 评分外,其他有价值的判别指标如体质指数(BMI)>28kg/m², 胸膜渗出(尤其是双侧胸腔积液),72 小时后 CRP>150mg/L, 并持续增高等,均为临床上有价值的严重度评估指标。

7. SAP 的临床分期　①急性期:自发病至 2 周左右。主要病理生理变化为胰酶的异常激活导致的全身细胞因子瀑布样级联反应,此期以 SIRS 和器官功能衰竭为主要表现。本期构成第一个死亡高峰,治疗的重点是稳定内环境及器官功能保护治疗。②演进期:发病 2~4 周,以胰周液体积聚或坏死后液体积聚为主要表现。本期坏死灶多为无菌性,也可能合并感染。此期治疗的重点是感染的综合防治。③感染期:发病 4 周后,可发生胰腺及胰周坏死组织合并感染、全身细菌感染、深部真菌感染等,继而可引起感染性出血、消化道瘘等并发症。此期是第二个死亡高峰,治疗重点是控制并发症的微创外科处理。

【治疗要点】

AP 治疗的主要目标:①寻找并去除病因;②控制炎症;③防治器官功能障碍/衰竭。

1. 动态观测与评估(监护)　AP 从炎症反应到器官功能障碍/衰竭,可经历时间不等的发展过程,病情变化大,应予动态观测与评估。重点监测血管内容量状态至关重要,因血管内容量不足是 SAP 最突出的病理生理变化,并严重影响生命体征和器官功能。观察内容包括血、尿、凝血常规测定,粪便隐血、肾功能、肝功能测定,血糖、血钙测定,心电监护,血压监测,血气分析,血清电解质测定,PiCCO 等。动态观察腹部体征、肠鸣音改变及排便情况。记录 24 小时尿量及出入量变化。上述指标可根据患者具体病情做相应选择,根据 APACHE II 评分、Ranson 评分、BISAP 评分等指标判断 AP 的严重程度及预后。高龄、肥胖、妊娠等患者是 SAP 的高危人群。SAP/CAP 患者应入 EICU/ICU 治疗。

2. 防治脏器功能障碍 / 衰竭(器官支持) AP 的严重程度主要取决于器官功能衰竭的出现及持续时间(是否超过 48 小时),因此积极维护脏器功能贯穿于 AP 整个诊疗中。主要措施包括:

(1)液体复苏:AP 初始治疗应以充分的液体复苏为基石,旨在迅速纠正组织缺氧,也是维持血容量及水、电解质平衡的重要措施。起病后若有循环功能障碍,24 小时内是液体复苏的黄金时间。SAP 时胰腺周围及腹膜后大量渗出,早期可合并 SIRS,毛细血管渗漏增加,体液从血管渗出至腹腔及腹膜后,是造成有效血容量丢失和血液浓缩的主要原因。因此 SAP 发病后一经诊断应立即进行液体复苏,在 24 小时内血流动力学得到改善时,额外的液体补充又会加重患者死亡,应采用"控制性液体复苏"策略。复苏主要分为快速扩容和调整体内液体分布两个阶段:①快速扩容:速度多控制在 300~500ml/h。大多数 SAP 患者第一天需要静脉输液 3 000~8 000ml,其中头 6 小时内应补需要量的 1/3~1/2;对到达医院已有休克的患者需补充 3 600~9 600ml/24h(60~160ml/kg),头 6 小时内应补 1 200~4 800ml;如已行 CT 检查,输液量也可根据胰周渗出状况估算,炎性渗出达肾前间隙者,第一天约需输液 4 000ml,达肠系膜根部约需 6 000ml,达腹膜后间隙者约需 8 000ml。补液时晶体早期用生理盐水和乳酸林格平衡液,胶体液包括白蛋白、血浆等。MSAP 患者在无大量失血情况下,补液量宜控制在 3 500~4 000ml/d。缺氧致组织中乳酸堆积,代谢性酸中毒较常见,应积极补充碳酸氢钠。SAP 患者胰腺大量渗液,蛋白丢失,应注意补充白蛋白,才能有效维持脏器功能。在早期 12~24 小时内给予足量的液体复苏获益最大,超过此时间窗后获益减少。补液过程中每隔 6 小时要重新评估患者所需补液量。②调控液体的体内分布:目的是排除第三间隙潴留的液体,同时治疗由于快速扩容时液体外渗导致的并发症。补液量原则上要小于前一日的总出量。输注胶体后可给予小剂量呋塞米治疗。液体复苏临床观察指标有心率、呼吸、血压、血气分析和 pH、血肌酐、BUN、Hct、SvO_2 等。积极液体复苏的目标之一是应能迅速恢复血流动力学参数,消除氧债,使心率 <90 次 /min、MAP>65mmHg、尿量 >50ml/h、SvO_2>65%,并使动脉血乳酸恢复至正常范围;目标之二是迅速解除血液浓缩(反映血容量丢失的状态),使血细胞比容(Hct)恢复(35%~44%)。文献报道,Hct ≥ 47% 或入院 24 小时内不能下降是胰腺组织发生坏死的独立高危因素,Hct 在入院 24 小时内明显降低可显著改善预后。

(2)呼吸功能:轻症 AP 患者可予以鼻导管、面罩给氧,使 SaO$_2$>95%。当出现 ARDS 时,应予以正压机械通气,并根据尿量、血压、动脉血 pH 等参数调整补液量,总液量宜 <2 000ml,可适当用利尿剂。可大剂量、短程应用糖皮质激素,有条件时行气管镜下肺泡灌洗术。

(3)连续性肾脏替代治疗(CRRT):SAP/CAP 早期使用,有助于清除部分炎症介质,有利于患者肺、肾、脑等重要器官功能改善和恢复,避免疾病进一步恶化。CRRT 的指征是伴急性肾衰竭,或尿量≤ 0.5ml/(kg·h);早期伴 2 个或 2 个以上器官功能障碍;SIRS 伴心动过速、呼吸急促,经一般处理效果不明显;伴严重水电解质紊乱;伴胰性脑病等。

高脂血症性 AP 或 SAP 继发高脂血症均应尽快将血清甘油三酯(TG)降至安全范围(TG<5.65mmol/L)。可用血浆置换或血脂分离技术,也可采用 CRRT,在治疗过程中多次更换血滤器,利用血滤器的吸附作用清除 TG。

(4)肠功能维护:胃肠减压有助于减轻腹胀。导泻可减少肠腔内细菌过生长,促进肠蠕动,有助于维护肠黏膜屏障。可用芒硝(硫酸钠)40g+ 开水 600ml 分次饮入;大便排出后,可给予乳果糖,保持大便每 1~2 日 1 次。导泻及口服抗生素有助于减轻肠腔内细菌、毒素在肠屏障功能受损时的细菌移位及减轻肠道炎症反应。口服抗生素可选用左氧氟沙星 0.5g 每日 1 次,联用甲硝唑每次 0.2g,每日 3 次,疗程 4 天。

(5)其他脏器功能的支持:出现肝功能异常时可予保肝药物,弥散性血管内凝血时可使用肝素,上消化道出血可使用质子泵抑制剂。

3. 减少胰液分泌

(1)禁食:病初 48 小时内禁食,有助于缓解腹胀和腹痛。对有严重腹胀、麻痹性肠梗阻者应采取胃肠减压等相关措施。食物是胰液分泌的天然刺激物,起病后短期禁食,降低胰液分泌,减少胰酶对胰腺的自身消化。但 AP 时腺泡细胞处于广泛凋亡甚至是坏死状态,胰腺外分泌功能严重受损,通过禁食抑制胰液分泌对胰腺炎的治疗效果有限。在患者腹痛减轻或消失、腹胀减轻或消失、肠道动力恢复或部分恢复时可以考虑开放饮食,开始以糖类为主,如米汤或冲服藕粉等,逐步过渡到低脂饮食,避免饱餐和油腻食品。不以血清淀粉酶活性高低作为开放饮食的必要条件。

(2)生长抑素及类似物:具有多种内分泌活性:抑制胃酸分泌;抑制胰腺的外分泌,使胰液量、消化酶分泌减少;抑制生长激素、胰高血糖素、胆囊收缩素等多种激素的释放;降低门脉压和脾血流等。在 AP 早期应用,能迅速控制病情,缓解临床症状,减少并发症,缩短住院时间,提高治愈率。奥曲肽

0.1mg 皮下注射,6~8 小时 1 次;或奥曲肽 25~50μg/h 持续静脉滴注;或生长抑素首剂 250μg 缓慢静脉注射后按每小时 250μg 的剂量持续静脉滴注。疗程均 3~7 天。这不仅有助于预防 SAP/CAP 的发生,也可部分缓解 SAP/CAP。

(3)H_2 受体拮抗剂或质子泵抑制剂:可通过抑制胃酸分泌而间接抑制胰腺分泌,还可以预防应激性溃疡的发生。可选用法莫替丁 20~40mg,或泮托拉唑 40~80mg 加入液体中静脉滴注,或静脉注射,1~2 次／天。

(4)蛋白酶抑制剂应用:蛋白酶抑制剂(乌司他丁、加贝酯、抑肽酶)能够广泛抑制与 AP 发展有关胰蛋白酶、弹性蛋白酶、磷脂酶 A 等的释放和活性,还可稳定溶酶体膜,改善胰腺微循环,减少 AP 并发症,主张早期足量应用。①乌司他丁(ulinastatin):10 万 U 加入补液 500ml 内静脉滴注,1~2 小时内滴完,1~3 次 /d。②加贝酯(FOY,gabexate):仅供静脉滴注。每次 100mg 加入 250ml 补液内,治疗开始头 3 天每 8 小时 1 次,症状减轻后改为每日 1 次,疗程 7~10 天。滴速为 1mg/(kg·h),不宜 >2.5mg/(kg·h)。需注意有对多种药物过敏者、孕妇及儿童禁用,给药中,一旦发生过敏现象应及时停药并对症治疗。③抑肽酶(aprotinin):每日用量 10 万 ~20 万 U,分 2 次溶入葡萄糖液静脉滴注,疗程 1~2 周。

4. 控制炎症

(1)液体复苏:成功的液体复苏是早期控制 AP 引起全身炎症反应的关键措施之一。

(2)早期肠内营养:肠道是全身炎症反应的策源地,早期肠内营养有助于控制全身炎症反应。早期肠内营养旨在改善胃肠黏膜屏障,减轻炎症反应,防治细菌移位及胰腺感染。一般 AP 起病后获得及时、有效治疗,MAP 及部分 MSAP 患者可在病后 48~72 小时开始经口肠内营养。如患者腹胀症状明显,难以实施肠内营养时,可在呕吐缓解,肠道通畅时再恢复经口肠内营养。

(3)生长抑素:是机体重要的抗炎多肽。AP 时循环及肠黏膜生长抑素水平显著降低,胰腺及全身炎症反应可因此加重。外源性补充生长抑素或其类似物不仅可抑制胰液的分泌,更重要的是有助于控制胰腺及全身炎症反应。

5. 镇痛治疗　多数患者在应用生长抑素及其类似物后,腹痛可得到明显缓解。疼痛剧烈时考虑镇痛治疗。在严密观察病情下,可肌内注射盐酸哌替啶(度冷丁)25~100mg。不推荐应用吗啡或胆碱能受体拮抗剂,如阿托品、654-2 等,因前者会收缩奥狄括约肌,后者则会诱发或加重肠麻痹。

6. 去除病因治疗

(1)急诊内镜治疗去除病因:对胆总管结石性梗阻、急性化脓性胆管炎等胆源性 AP 应尽早行内镜下十二指肠乳头括约肌切开术(EST)、取石术、放置鼻胆管引流等,既有助于降低胰管内高压,又可迅速控制胰腺炎症及感染。胆源性 SAP 发病的 48~72 小时内为行内镜逆行胰胆管造影(ERCP)最佳时机,而胆源性 MAP 于住院期间均可行 ERCP 治疗。此种微创对因治疗,疗效肯定,创伤小,可迅速缓解症状、改善预后、缩短病程、节省费用,避免 AP 复发。

(2)择期内镜、腹腔镜或手术去除病因:在 AP 早期阶段,除因严重的 ACS,均不建议外科手术治疗。胆总管结石、胰腺分裂、胰管先天性狭窄、胆囊结石、壶腹周围癌、胰腺癌等多在 AP 恢复后择期手术,尽可能选用微创方式。

7. 预防和抗感染 AP 本是化学性炎症,但在病程中极易感染,其感染源多来自肠道。预防胰腺感染可采取:①导泻及口服抗生素;②尽早恢复肠内营养;③当胰腺坏死 >30% 时,胰腺感染风险增大,可预防性静脉用亚胺培南或美罗培南 7~10 天,有助于减少坏死胰腺继发感染。

胰腺感染的致病菌主要为革兰氏阴性菌和厌氧菌等肠道常驻菌。疑诊或确定胰腺感染时,应选择抗菌谱为针对革兰氏阴性菌和厌氧菌为主、脂溶性强、有效通过血胰屏障的药物。抗生素的应用应遵循"降阶梯"策略,推荐方案:碳青霉烯类;青霉素 +β- 内酰胺酶抑制剂;第三代头孢菌素 + 抗厌氧菌;喹诺酮 + 抗厌氧菌。疗程为 7~14 天,特殊情况下可延长应用时间。要注意真菌感染的诊断,临床上无法用细菌感染来解释发热等表现时,应考虑到真菌感染的可能,可经验性应用抗真菌药,同时进行血液或体液真菌培养。

8. 营养支持 MAP 患者只需短期禁食,故不需肠内或肠外营养。MSAP 或 SAP/CAP 患者常实施行肠外营养(PTN),待患者胃肠动力能够耐受,及早(发病 48 小时内)实施肠内营养(EN)。肠内营养的最常用途径是内镜引导或 X 线引导下放置鼻空肠管。输注能量密度为 4.187J/ml 的要素营养物质,如能量不足,可辅以肠外营养,并观察患者的反应,如能耐受,则逐渐加大剂量。应注意补充谷氨酰胺制剂。对于高脂血症患者,应减少脂肪类物质的补充。进行肠内营养时,应注意患者的腹痛、肠麻痹、腹部压痛等胰腺炎症状和体征是否加重,并定期复查电解质、血脂、血糖、总胆红素、血清白蛋白水平、血常规及肾功能等,以评价机体代谢状况,调整肠内营养的剂量。可先采用短肽类制剂,再逐渐过渡到整蛋白类制剂,要根据患者血脂、血糖的情况进行肠内营养剂型的选择。

9. 并发症的处理

(1)局部并发症的处理:大多数 APFC 和 ANC 可在发病后数周内自行消失,无需干预,仅在合并感染时才有穿刺引流的指征。无菌的假性囊肿及 WON 大多数可自行吸收,少数直径 >6cm 且有压迫现象等临床表现,或持续观察见直径增大,或出现感染症状时可予微创引流治疗。胰周脓肿和 /

或感染首选穿刺引流,引流效果差则进一步行外科手术,外科手术为相对适应证。有条件的单位应行内镜下穿刺引流术或内镜下坏死组织清除术。

(2)全身并发症的处理:发生 SIRS 时应早期应用乌司他丁或糖皮质激素。CRRT 能很好地清除血液中的炎性介质,同时调节体液、电解质平衡,因而推荐早期用于 AP 并发的 SIRS,并有逐渐取代腹腔灌洗治疗的趋势。菌血症或脓毒症者应根据药物敏感试验结果调整抗生素,要由广谱抗生素过渡至使用窄谱抗生素,要足量足疗程使用。SAP 合并 ACS 者应采取积极的救治措施,除合理的液体治疗、抗炎药物的使用之外,还可使用血液滤过、微创减压及开腹减压术等。

10. 中医中药 单味中药(如生大黄、芒硝),复方制剂(如清胰汤、柴芍承气汤等)被临床实践证明有效。中药制剂通过降低血管通透性、抑制巨噬细胞和中性粒细胞活化、清除内毒素达到治疗功效。

11. 高脂血症性胰腺炎(HTGP)的治疗 HTGP 的治疗原则是常规的 AP 治疗以及积极控制高甘油三酯血症,而快速降脂治疗是 HTGP 治疗的关键所在,其治疗目标是使血甘油三酯水平迅速下降至 5.65mmol/L 以下。对于重症 HTGP 患者,应使用血液净化(血浆置换/连续性静脉静脉血液滤过、PE/CVVH)来迅速降低血淀粉酶和血甘油三酯的水平,去除炎症介质,从而避免胰腺的进一步损伤,改善各器官的功能,缩短住院时间。

最近的研究认为,持续静脉输注肝素和胰岛素可以产生和 PE 等效的快速降低严重高甘油三脂血症的作用。胰岛素可以激活脂蛋白酶,促进甘油三酯和乳糜微粒分解,从而减轻胰腺的炎症反应;肝素可以增加脂肪酶含量,从而加速脂肪水解,降低血脂水平。另外,肝素也可以在一定程度上改善胰腺微循环,有助于胰腺炎的恢复。入院 24 小时内开始急性降 TG 策略,以 10~15U/(kg·h) 的速率静脉输注普通肝素(UFH)(12 500U/2ml),随后调整至保持 APTT 在 46~70 秒之间的输注速度;胰岛素(400U/10ml)以 0.1U/(kg·h) 的速率持续静脉输注,同时给予 5% 的葡萄糖溶液预防低血糖。APTT 和血糖每 4 小时测定一次。在 HTGP 确诊之后,应在患者能耐受的情况下尽早实施规范化降脂药物方案。非诺贝特、二甲苯氧庚酸、烟酸、co-3 脂肪酸等是常用的降脂药物,以贝特类药物作为首选。

(张文武)

第 7 节 消化道出血

消化道出血(gastrointestinal bleeding,GIB)是指从食管到肛门之间消化道的出血。其中,屈氏韧带以近的消化道出血称上消化道出血(upper gastrointestinal bleeding, UGIB);屈氏韧带至回盲部出血为中消化道出血 (mid-gastrointestinal bleeding, MGIB);回盲部以远的消化道出血称下消化道 出血(lower gastrointestinal bleeding, LGIB)。GIB 临床表现多为呕血、黑粪 或血便等,伴有贫血及血容量减少,甚至休克。是消化系统常见的急症。

为便于诊治和评判预后,临床上常依病因不同将 UGIB 分为以下两大 类:①非静脉曲张性上消化道出血(nonvariceal upper gastrointestinal bleeding, NVUGIB):是指屈氏韧带以上的消化道的非静脉曲张性疾患引起的出血, 包括胰管或胆管的出血和胃空肠吻合术后吻合口附近疾患引起的出血。 ②食管胃静脉曲张出血(esophageal and gastric variceal bleeding, EGVB):是 指由于肝硬化等病变引起的门静脉高压,致使食管和 / 或胃壁静脉曲张,在 压力升高或静脉壁发生损伤时,曲张静脉发生破裂出血。临床上主要表现 为呕血、黑便、便血和周围循环衰竭征象。其特征是起病突然,出血量大且 易反复,病情凶险,病死率高。

【诊断要点】

(一) 消化道出血的病因　GIB 病因很多,大多是上消化道本身病变(溃 疡、炎症、肿瘤)所致,少数是全身疾病的局部表现(如各类紫癜、白血病、再 生障碍性贫血等)。

1. 上消化道出血的病因　UGIB 最常见的病因为消化性溃疡、食管胃底 静脉曲张破裂、急性糜烂出血性胃炎和胃癌,这些病因占 UGIB 的 80%~90%。 其他病因有:①食管疾病:如食管贲门黏膜撕裂综合征、食管癌、食管损伤 (器械检查、异物或放射性损伤,强酸、强碱等化学剂所致损伤)、食管炎、食 管裂孔疝、主动脉瘤破入食管等。②胃十二指肠疾病:如十二指肠球炎、息 肉、恒径动脉破裂(Dieulafoy 病变)、胃间质瘤、门静脉高压性胃病、胃黏膜脱 垂、血管瘤、吻合口溃疡、异物或放射性损伤、十二指肠憩室、促胃泌素瘤等。 ③胆道出血:如胆管或胆囊结石、胆道蛔虫病、胆道术后损伤、肝癌、肝脓肿 或肝血管瘤破入胆道等。④胰腺疾病累及十二指肠,如胰腺癌或急性胰腺 炎并发脓肿溃破等。

2. 中消化道出血的病因　肠血管畸形、克罗恩病、肠憩室、钩虫感染、 各种良恶性肿瘤(小肠间质瘤、淋巴瘤、腺瘤、神经内分泌肿瘤)、缺血性肠病、 肠系膜动脉栓塞、肠套叠及放射性肠炎等。

3. 下消化道出血的病因　最常见的是肛管疾病(痔、肛裂、肛瘘)。其他 常见的病因有肠息肉、结肠癌、静脉曲张、神经内分泌肿瘤、炎症性病变(溃 疡性结肠炎、缺血性肠炎、感染性肠炎等)、肠道憩室、血管病变、肠套叠等。

4. 全身性疾病　不具特异性地累及部分消化道,也可弥散于全消化 道。常见的有:①血管性疾病:如过敏性紫癜、动脉粥样硬化、结节性多动脉炎、系统性红斑狼疮等。②血液病：如血友病、原发性血小板减少性紫癜、白血病、DIC及其他凝血机制障碍性疾病。③其他：如尿毒症、流行性出血热或钩端螺旋体病等。

(二)临床表现特点 GIB的临床表现主要取决于出血量、出血速度、出血部位及性质，同时与患者在出血当时的全身情况(包括年龄、有无贫血、心肾功能状况等)有关。

1. **呕血与黑粪** 是UGIB的特征性表现。UGIB后均有黑粪，但不一定有呕血。一般而言，幽门以下出血时常以黑粪为主，而幽门以上出血则引起呕血并伴有黑粪，幽门以上出血量少者可无呕血。十二指肠出血量多时，部分血液反流至胃内，亦可引起呕血。呕血和黑粪的性状，主要决定于出血的部位、出血量及在胃或肠道内停留的时间。若在胃停留的时间长，血液经胃酸作用后变成酸性血红素而呈咖啡色或赤豆色；若出血量大，在胃内停留的时间短，未经胃酸充分混合即呕吐，则为鲜红或暗红色或伴有血块。若在肠道内停留时间长，血中的血红蛋白的铁与肠内硫化物结合生成为硫化铁而呈柏油样黑色；相反，出血量大，速度快而急，刺激肠蠕动加快则便呈鲜红色或暗红色血便，易误诊为中或下消化道出血。有时低位小肠或回盲部出血量少，在肠道停留时间较长，粪便亦可呈黑色，但一般不呈柏油状，勿误以为UGIB。

2. **血便和暗红色大便** 多为中或下GIB的临床表现，一般不伴呕血。

3. **失血性周围循环衰竭** 少量出血或缓慢中量出血，可无明显症状或仅有头昏。急性大量出血时，有效循环血量下降，出现头晕、心悸、恶心、乏力、口渴、晕厥、四肢湿冷、皮肤苍白、烦躁，甚至意识模糊。老年患者因有脑动脉硬化，虽出血量不太大，也可出现神志淡漠或意识不清。

4. **发热** 大量出血后，多数患者在24小时内常出现低热，一般不超过38.5℃，可持续3~5天，随后自行恢复正常。发热的原因尚不明，可能系由于血容量减少、贫血、周围循环衰竭、血分解蛋白的吸收等因素导致体温调节中枢的功能障碍所致。

5. **氮质血症** 依发生机制，可分为以下三种：①肠原性氮质血症：是在大量出血后，血液蛋白的分解产物在肠道被吸收，以致血中氮质升高。一般在出血数小时后，BUN就开始上升，24~48小时可达高峰，多数不超过14.3mmol/L(40mg/dl)，若无继续出血，1~2天即可降至正常。②肾前性氮质血症：是由于失血性周围循环衰竭造成肾血流暂时性减少，肾小球滤过率和肾排泄功能降低，以致氮质潴留。在纠正低血压、休克后，BUN可迅速降至正常。③肾性氮质血症：是由于严重而持久的休克造成肾小管坏死(急性肾衰)，或失血更加重了原有肾病的肾脏损害所致。在出血停止的情况下，氮质血症常持续 4 天以上,经过补足血容量,纠正休克而 BUN 不能降至正常者,应考虑肾性氮质血症的存在。

6. 贫血和血象变化 ①大量出血后均有急性失血性贫血,但在出血早期(10 小时内)由于血管及脾脏代偿性收缩,血细胞比容(Hct)与血红蛋白(Hb)可无明显改变。此后,组织液渗入血管内,使血液稀释,一般需经 3~4 小时以上才出现贫血,出血后 24~72 小时血液稀释到最大限度。贫血程度除取决于失血量外,还和出血前有无贫血基础、出血后液体平衡状况等因素有关。在出血后骨髓有明显代偿性增生,24 小时内网织红细胞即见增高,至出血后 4~7 天可高达 5%~15%,以后逐渐降至正常。②因失血后的应激性反应,白细胞可迅速增多,2~5 小时后可达 $(10~20) \times 10^9/L$(1 万 /mm³~2 万 /mm³),血止后 2~3 天恢复正常。

(三)确定消化道出血 根据呕血、黑粪、血便和失血性周围循环衰竭的临床表现,呕吐物或黑粪隐血试验呈强阳性、Hb、红细胞(RBC)计数与 Hct 下降的实验室证据,可作出 GIB 的诊断。但必须排除消化道以外的出血因素,如:①呕血与黑粪首先应与鼻、咽、喉、口腔等部位出血(如鼻衄、拔牙、扁桃体切除术等)吞下血液或进食禽畜血液所致者区别;口服骨炭、铁或铋剂、某些中药等出现黑色粪便,应与黑粪区别。注意病史询问和局部检查即可鉴别。②呕血须与咯血鉴别。此外,少数 GIB 患者首发症状为晕倒、出冷汗、心慌、四肢发冷等休克或休克前期的表现,此时尚未出现呕血或血便,易被误诊和漏诊。因此,凡患者有急性周围循环衰竭,除排除中毒性休克、过敏性休克、心源性休克或重症急性胰腺炎,以及子宫异位妊娠破裂、自发性或创伤性肝、脾破裂、动脉瘤破裂、胸腔出血等疾病外,还要考虑急性消化道大出血的可能。体检有肠鸣音过度活跃常提示有消化道出血,直肠指检有助于早期诊断。

(四)出血程度的评估和周围循环状态的判断

1. 失血量的判断与临床分级 成人每日 GIB>5ml,粪便隐血试验即出现阳性;每日出血量 >50ml 可出现黑粪;胃内积血量 >250ml 可引起呕血。一次出血量 <400ml 时,多不引起全身症状;出血量 >400ml 时,可出现头昏、心悸、乏力等症状;短时间内出血量 >1 000ml,可出现休克表现。因呕血与黑便混有胃内容物与粪便,而部分血液潴留在胃肠道内未排出,故难以根据呕血或黑便量精确判断出血量。常根据临床综合指标判断失血量的多寡,对出血量判断通常分为:大量出血(急性循环衰竭,需输血纠正者)、一般出血量在 1 000ml 以上或血容量减少 20% 以上)、显性出血(呕血或黑便,不伴循环衰竭)和隐性出血(粪隐血试验阳性)。临床可以根据血容量减少导致周围循环的改变(伴随症状、脉搏和血压、化验检查)来判断失血量,并根据患者年龄、有无伴发病、失血量等指标将上消化道出血严重程度分为轻、中、重度三级（表 10-7-1）。

表 10-7-1　上消化道出血病情严重程度分级

分级	年龄/岁	伴发病	失血/ml	血压/mmHg	脉搏/(次·min⁻¹)	血红蛋白/(g·L⁻¹)	症状
轻度	<60	无	<500	基本正常	正常	无变化	头昏
中度	<60	无	500~1 000	下降	>100	70~100	晕厥、口渴、少尿
重度	>60	有	>1 000	收缩压 80	>120	<70	肢冷、少尿、意识障碍

2. 体位倾斜试验　方法为先测平卧位时的血压（V_0）、脉搏（P_0），改为半卧位 3 分钟后，再测血压（V_1）、脉搏（P_1），符合下列条件之一者,提示失血量在 1 000ml 以上。① V_0-V_1>10mmHg；② P_1-P_0>20 次/min；③改半卧位后出现头晕、晕厥。必须在输液通路建立后才能进行,休克者禁做此试验。

3. 休克指数　为脉搏（次/min）与收缩压（mmHg）的比值（P/SBP）,可用于失血量粗略评估及休克程度分级,正常值为 0.5~0.8。休克指数增大的程度与失血量呈正相关性:指数为 1.0,大约失血 800~1 200ml（占血容量 20%~30%）；指数大于 1.0,失血量 1 200~2 000ml（占血容量 30%~50%）。

4. Hb、RBC 和 Hct 的测定　在连续测定中,三者迅速下降,表示继续出血,经输血纠正血容量后,与出血前比较,Hb 每下降 10g/L 提示失血容量约 400ml。

应指出的是,急性大出血严重程度的估计最有价值的指标是血容量减少所导致周围循环衰竭的临床表现,而周围循环衰竭又是急性大出血导致死亡的直接原因。因此,对急性消化道大出血患者,应将对周围循环状态的有关检查放在首位,并据此作出相应的紧急处理。血压和心率是关键指标,需进行动态观察,综合其他相关指标加以判断。如患者体位倾斜试验阳性,则提示早期循环血容量不足。如收缩压 <90mmHg,心率 >120 次/min,伴有面色苍白,四肢湿冷,烦躁不安或神志不清,则表明有严重大出血导致的休克,需积极抢救。

（五）出血是否停止的判断　判断出血是否停止对决定治疗措施极有帮助。若患者症状好转、心率及血压稳定、尿量足（>30ml/h）,提示出血停止。由于留置胃管常给患者带来明显不适,且不能帮助临床医生准确判断患者是否需要内镜止血治疗,也无法有效改善内镜检查视野,对改善患者预后无明确价值,因此不建议常规留置胃管。临床上,下述症候与实验室检查结果均提示有活动性出血或再出血:①呕血或黑便次数增多,呕吐物呈鲜红色或排出暗红血便,或伴有肠鸣音活跃;②经快速输液输血,周围循环衰竭的表现未见明显改善,或虽暂时好转而后又恶化,中心静脉压仍有波动,稍稳定又再下降;③ Hb、RBC 和 Hct 持续下降,网织红细胞计数持续增高;④补液和尿量足够的情况下,血尿素氮持续或再次增高;⑤胃管抽出物有较多新鲜血。此外,内镜检查时如发现溃疡出血,可根据溃疡基底特征判断患者发生再出血的风险,凡基底有血凝块、血管显露者易于再出血。

肝硬化门静脉高压食管胃静脉曲张出血的防治指南(2015,北京)关于 EGVB 继续出血或再出血的评估:①提示 EGVB 出血未控制的征象:药物或内镜治疗 2 小时后出现呕吐新鲜血液或鼻胃管引流出超过 100ml 新鲜血液;发生失血性休克;未输血情况下,任意 24 小时期间血红蛋白下降 30g/L (血细胞比容降低约 9%)。②提示 EGVB 再出血的征象:出现以下表现之一者为再出血:出血控制后再次有活动性出血的表现(呕血或便血;收缩压降低 20mmHg 以上或心率增加 >20 次 /min;在没有输血的情况下,Hb 含量下降 30g/L 以上)。早期再出血:出血控制后 72 小时 ~6 周内出现活动性出血。迟发性再出血:出血控制 6 周后出现活动性出血。

(六) 出血部位及病因的诊断 对消化道大出血的患者,应首先纠正休克,然后尽快查找出血的部位与病因,以决定进一步的治疗措施和判断预后。一般通过询问病史、体检和必要的辅助检查,可明确出血的部位和病因。

1. 病史与体检 详询病史和系统体检,仍是出血病因与部位诊断的基础。约 50% 的患者可据此作出病因诊断。慢性、周期性、节律性上腹痛多提示出血来自消化性溃疡,特别是在出血前疼痛加剧,出血后减轻或缓解,更有助于消化性溃疡的诊断。有服用非甾体抗炎药等损伤胃黏膜的药物或应激状态者,可能为急性糜烂出血性胃炎。对中年以上的患者近期出现上腹痛,伴有厌食、消瘦者,应警惕胃癌的可能性。既往有病毒性肝炎、血吸虫病或酗酒病史,并有肝病与门静脉高压的临床表现,可能是食管胃底静脉曲张破裂出血。尚应注意既往有无类似出血史、诊治情况等。

2. 内镜检查 胃镜和结肠镜是诊断上、下消化道出血病因、部位和出血情况的首选检查方法,它不仅能直视病变、取活检,对于出血病灶可进行及时准确的止血治疗。多主张在出血后 24~48 小时内进行检查,称急诊胃镜和结肠镜检查。这可大大提高出血病因诊断的准确性,因为有些病变如急性糜烂出血性胃炎可在短短几天内愈合而不留痕迹;有些病变如血管异常在活动性出血或近期出血期间才易于发现;对同时存在 2 个或多个病变者可确定其出血所在。在急诊内镜检查前须先纠正休克、补充血容量,改善贫血及使用止血药物。如有大量活动性 UGIB,可先插胃管抽吸胃内积血,并用生理盐水灌洗,以免积血影响观察。有内镜检查禁忌证者不宜作此检查:如心率>120 次 /min,收缩压 <90mmHg 或较基础收缩压降低 >30mmHg、血红蛋白 <50g/L 等,应先迅速纠正循环衰竭,血红蛋白上升至 70g/L 后再行检查。危重患者内镜检查时应进行血氧饱和度和心电、血压监护。

(1)NVUGIB 的内镜检查:①内镜检查能发现上消化道黏膜的病变,应尽早在出血后 24 小时内进行,并备好止血药物和器械。②内镜检查无食管胃底静脉曲张并在上消化道发现有出血病灶,NVUGIB 诊断可确立。③内镜检查时根据溃疡基底特征,可用来判断病变是否稳定,凡基底有血凝块、血管显露等易于再出血。内镜检查时对出血灶病变应作 Forrest 分级。内镜下诊断活动性出血是指病灶有喷血或渗血(Forrest Ⅰ型);近期出血是指病灶成黑褐色基层、粘连血块、血痂或见隆起的小血管(Forrest Ⅱ型);仅见到病灶,但无上述表现,如能排除其他出血原因,也考虑为原出血灶(Forrest Ⅲ型)。④应仔细检查贲门、胃底部、胃体垂直部、胃角小弯、十二指肠球部后壁及球后处,这些部位是易遗漏病变的区域。对检查至十二指肠球部未能发现出血病变者,应深插内镜至乳头部检查。若发现有 2 个以上的病变,应判断哪个是出血性病灶。

(2)EGVB 的内镜检查:①内镜检查见有食管或胃曲张静脉出血,EGVB 诊断即可成立;内镜检查时发现粗大曲张静脉和胃内血液而无其他可以识别的出血原因,EGVB 诊断也可成立。②按食管静脉曲张形态及出血危险程度可将食管静脉曲张分轻、中、重 3 级。轻度(G_1):食管静脉曲张呈直线形或略有迂曲,无红色征(曲张静脉表面红斑、红色条纹和血泡)。中度(G_2):食管静脉曲张呈直线形或略有迂曲,有红色征或食管静脉曲张呈蛇形迂曲隆起但无红色征。重度(G_3):食管静脉曲张呈蛇形迂曲隆起且有红色征或食管静脉曲张呈串珠状、结节状或瘤状(不论是否有红色征)。

(3)胶囊内镜及小肠镜检查:十二指肠降段以远的小肠病变所致的 MGIB 因胃肠镜难以到达,是常规内镜诊断的盲区。不明原因消化道出血(obscure gastrointestinal bleeding,OGIB)既往是指常规内镜检查(胃镜和结肠镜)不能确定出血来源的持续或反复消化道出血,多为小肠出血(如小肠的肿瘤、Meckel 憩室和血管病变等),是 MGIB 诊断的难点。胶囊内镜的运用,使很多小肠病变得以诊断,是目前小肠出血的一线检查方法。该检查在出血活动期或静止期均可进行,对小肠病变诊断阳性率在 60%~70% 左右,在此基础上发现的病变,可用推进式小肠镜从口侧或肛侧进入小肠,进行活检或进行内镜治疗。目前 OGIB 的新定义为:全胃肠镜检查(胃镜、结肠镜,胶囊内镜)不能明确病因的持续或反复发作的消化道出血。

3. 影像学检查　X 线钡餐检查有助于发现肠道憩室和较大的隆起或凹陷样肿瘤,但在急性消化道出血期间不宜行此项检查,主要原因是会影响之后可能需要做的内镜、血管造影和手术治疗,一般宜在出血完全停止 3 天后谨慎进行。腹部 CT 对于有腹部包块、肠梗阻征象的患者有一定的诊断价值。当内镜未能发现病灶、估计有消化道动脉性出血时,可行选择性血管造影,若见造影剂外溢,则是消化道出血最可靠的征象,可立即行经导管栓塞止血。超声、CT/MRI 有助于了解肝胆胰病变,是诊断胆道出血的方法。

4. 手术探查　各种检查不能明确出血灶、持续大出血危及患者生命,必须手术探查。

(七) 预后评估与危险性分级　如何早期识别再出血及死亡危险性高的患者,并给予加强监护和积极治疗,此为急性消化道出血处理的重点。提示预后不良、危险性增高的主要因素有:①高龄患者(>65 岁);②有严重伴随病(心、肺、肝、肾功能不全,脑中风等);无肝肾疾病患者的血尿素氮、肌酐或血清转氨酶升高时,病死率增高;③本次出血量大或短期内反复出血;④特殊病因和部位的出血(如食管胃底静脉曲张破裂出血伴肝衰竭);⑤消化性溃疡伴有内镜下活动性出血,或近期出血征象。

Rockall 评分系统(表 10-7-2)依据患者年龄、休克状况、伴发病、内镜诊断和内镜下出血征象 5 项指标,将 UGIB 患者分为高危、中危或低危三级,积分 ≥ 5 为高危,3~4 分为中危,0~2 分为低危。在 Rockall 评分系统中,若仅根据年龄、休克表现及伴发病三个指标评判疾病危险度,谓之为临床 Rockall 评分系统,可适用于无条件获取急诊内镜资料的基层医院;若同时有急诊内镜资料参与评估,谓之为完全 Rockall 评分系统。如出血患者,61 岁,收缩压为 105mmHg,心率为 110 次 /min,胃镜下可见一巨大溃疡,活检示胃腺癌,附血凝块,无伴发病。则该患者 Rockall 积分 = 年龄(1)＋心动过速(1)＋无伴发病(0)＋胃癌(2)＋近期出血征象(2)=6 分,为高危患者。

表 10-7-2　急性 UGIB 患者的 Rockall 再出血和死亡危险性评分系统

变量	评分			
	0	1	2	3
年龄 / 岁	<60	60~79	≥ 80	
休克	无休克※	心动过速△	低血压▲	
伴发病	无		心力衰竭、缺血性心脏病和其他重要伴发病	肝衰竭、肾衰竭和肿瘤播散

续表

变量	评分			
	0	1	2	3
内镜下出血征象	无或有黑斑		上消化道血液潴留,黏附血凝块,血管显露或喷血	
内镜诊断	Mallory-Weiss综合征,无病变	溃疡等其他病变	上消化道恶性疾病	

注:※ 收缩压 >100mmHg,心率 ≤ 100 次 /min;△ 收缩压 ≥ 100mmHg,心率 >100 次 /min;▲收缩压 <100mmHg,心率 >100 次 /min。

Blatchford 评分系统(表 10-7-3)用于在内镜检查前预判哪些患者需要接受输血、内镜检查或手术等后续干预措施,该评分系统包含了 BUN、Hb 等实验室检查信息,其取值范围为 0~23 分。近期研究认为 Blatchford 评分在预测上消化道出血患者病死率方面与 Rockall 评分准确性相当,而在预测输血率、手术率等方面则优于 Rockall 评分。

表 10-7-3 急性上消化道出血患者的 Blatchford 评分

项目		检测结果	评分
收缩压(mmHg)		100~109	1
		90~99	2
		<90	3
血尿素氮(mmol/L)		6.5~7.9	2
		8.0~9.9	3
		10.0~24.9	4
		≥ 25.0	6
血红蛋白(g/L)	男性	120~129	1
		100~119	3
		<100	6
	女性	100~119	1
		<100	6

续表

项目	检测结果	评分
其他表现	脉搏 ≥ 100 次 /min	1
	黑便	1
	晕厥	2
	肝脏疾病	2
	心力衰竭	2

注:积分 ≥ 6 分为中高危,<6 分为低危;1mmHg=0.133kPa。

上述评分体系尽管在临床研究中有所应用,但在临床实践中的使用较为有限,其原因之一就在于计算较为复杂。因此 2011 年提出 AIMS65 评分系统,该系统相对较为简便,包括以下几项指标(危险因素):白蛋白(albumin)<30g/L,国际标准化比值(INR)>1.5,神志改变(altered Mental status),收缩压(systolic blood pressure)<90mmHg,年龄 > 65 岁。随着危险因素的增加,其预测消化道出血患者病死率的准确性也逐渐增高。目前虽有数项研究比较了 AIMS65 评分系统与 Rockall 评分系统、Blatchford 评分系统对 ANVUGIB 患者预后的预测价值,但结论并不一致,因此其临床有效性尚待更多研究证实。

【治疗要点】

及早补充血容量、防治继续出血和再出血及病因治疗。其中,抗休克、迅速补充血容量应放在一切医疗措施的首位。

收入 ICU 或抢救室指征:符合以下任何一条情况者,建议收入 ICU 或抢救室进行治疗:意识障碍;脉搏增快,超过 100 次 /min,脉搏细弱或不能触及;收缩压 <90mmHg(或在未使用药物降压的情况下收缩压较平时水平下降 >30mmHg);四肢湿冷,皮肤花纹,黏膜苍白或发绀;尿量小于 30ml/h 或无尿,以及持续的呕血或便血。

(一)一般急救措施　患者应取平卧位休息,保持呼吸道通畅,避免呕血时引起窒息。应立即建立快速静脉通道,保持静脉通道通畅,并选择较粗静脉以备输血,最好能留置中心静脉导管。必要时吸氧。烦躁不安者可给予镇静剂,如地西泮(安定)10mg 肌内注射,对肝病患者忌用巴比妥类药物。呕血者宜暂禁食,但少量出血者宜进流质(因为胃内空虚产生饥饿的不正常的胃收缩不利于止血),活动性出血停止后可逐渐改变饮食的质与量。意识障碍和排尿困难者需留置尿管。推荐对活动性出血或大出血患者放置胃管。

老年患者常需心电、血氧饱和度、呼吸监护。

（二）积极补充血容量　迅速补充血容量是处理消化道大出血的首要措施。立即查血型和配血，尽快建立有效的静脉输液通道，尽快补充血容量。在配血过程中，可先输平衡液或葡萄糖盐水。失血量较大（如减少 20% 血容量以上）时，可输入血浆等胶体扩容剂。改善急性失血性周围循环衰竭的关键是要输血，一般输浓缩红细胞，严重活动性大出血考虑输全血。下列情况为紧急输血指征：①收缩压 <90mmHg（EGVB 时 <80mmHg），或较基础收缩压降低幅度 >30mmHg；② Hb<70g/L（EGVB 时 Hb<50g/L），Hct<25%；③心率增快（>120 次 /min）。输血量以使 Hb>70~90g/L 为宜。对于合并有缺血性心脏病等严重疾患者，输血治疗的血红蛋白目标值可适当提高。输血注意事项：①输血开始时，速度应加快，以尽快把收缩压升高至 80~90mmHg 水平，待血压稳定、病情改善后则减慢输血、输液速度，避免依赖升压药来维持血压。②避免输血、输液过多、过快，招致急性肺水肿，尤其是对有心、肺、肾疾患及老年患者。③防止枸橼酸中毒，一般每输血 600~900ml 可从静脉注入 10% 葡萄糖酸钙 10ml，以防低钙。④大量输注库存血时易引起高钾血症，应注意给予高渗葡萄糖，必要时加用适量胰岛素。⑤对肝硬化门脉高压静脉曲张破裂出血时，应输新鲜全血，除恢复血容量外，尚因其含有多种凝血因子和血小板成分，对止血有益；还可避免血库存血（含氨多）过多诱发肝性脑病。另外，输入的血约为失血量的 2/3 或 3/4，以避免门静脉压力增高致再出血的危险。对于 EGVB，以维持血流动力学稳定并使 Hb 维持在 70g/L 以上；过度输血或输液可能导致继续或重新出血；避免仅用氯化钠溶液补足液体，以免加重或加速腹水或其他血管外液体的蓄积；必要时应及时补充凝血因子、凝血酶原复合物等；血小板 <50 × 10^9/L 者，可输注血小板。对于急性大量出血者，应尽可能施行中心静脉导管置管和中心静脉压监测，以指导液体复苏。在补足液体的前提下，如血压仍不稳定，可以适当地选用血管活性药物（如多巴胺）以改善重要脏器的血液灌注。对于血流动力学不稳的患者，液体复苏要优先于内镜止血治疗。为防止出现肺水肿、稀释性凝血功能障碍、血管外液体的蓄积等，在液体复苏达到终点指标，血流动力学稳定后应尽早采用限制性液体复苏。下述征象对血容量补充有很好的指导作用：意识恢复；四肢末端由湿冷、青紫转为温暖、红润，肛温与皮温差减小（<1℃）；脉搏由快弱转为正常有力，收缩压接近正常，脉压大于 30mmHg；尿量多于 0.5ml/（kg·h）；中心静脉压改善。

（三）止血措施

1. 非静脉曲张性上消化道出血（NVUGIH）的止血措施　NVUGIH 是指除食管胃底静脉曲张破裂出血以外的其他病因引起的上消化道出血。包

括消化性溃疡、急性糜烂出血性胃炎、胃泌素瘤、食管裂孔疝等所致的出血。止血措施主要有:

(1)内镜下止血:起效迅速、疗效确切。推荐对 Forrest 分级 I a~ II b 的出血病变行内镜下止血治疗。在内镜下止血前,对严重大出血或急性活动性出血患者必要时可使用红霉素(250mg 静脉输注),可显著减少胃内积血量、改善内镜视野,且不良事件无明显增加。常用的内镜止血方法包括药物局部注射、热凝止血和机械止血 3 种。药物注射可选用 1 : 10 000 去甲肾上腺素盐水、高渗钠 - 肾上腺素溶液(HSE)等,其优点为简便易行;热凝止血包括高频电凝、氩离子凝固术(APC)、热探头、微波等方法,止血效果可靠,但需要一定的设备与技术经验;机械止血主要采用各种止血夹,尤其适用于活动性出血,但对某些部位的病灶难以操作。在药物注射治疗的基础上,联合一种热凝或机械止血方法,可以进一步提高局部病灶的止血效果。对部分初始止血后再出血风险高的患者,例如血流动力学状态不稳、严重贫血(Hb<80g/L)、活动性出血(Forrest I a/ I b)、巨大溃疡(>2cm)、呕血和 Forrest II a 类溃疡等,在进行止血并使用 PPIs 后可考虑复查内镜。对于常规止血方法难以控制出血者,Over-The-Scope-Clip(OTSC)系统是有效的补救手段。

(2)抑制胃酸分泌:血小板聚集及血浆凝血功能所诱导的止血作用需在 pH>6.0 时才能有效发挥,而且新形成的凝血块在 pH<5.0 的胃液中会迅速被消化。因此,抑制胃酸分泌,提高胃内 pH 值具有止血作用。常用药物有:

1)质子泵抑制剂(PPI):可抑制胃壁细胞的 H^+-K^+-ATP 酶,从而抑制胃酸的分泌。其抑制胃酸作用远强于 H_2RA,几乎完全抑制酸分泌,持续用药无耐受性,且作用持久、递增,3~5 天达稳态,胃内 pH 维持平稳。临床资料表明:PPI 的止血效果显著优于 H_2 受体拮抗剂(H_2RA),它起效快并可显著降低再出血的发生率;尽可能早期应用 PPI,内镜检查前应用 PPI 可以改善出血病灶的内镜下表现,从而减少内镜下止血的需要;内镜治疗后,应用大剂量 PPI 可以降低高危患者再出血的发生率,并降低病死率,且总费用降低,是治疗 NVUGIB 的首选止血药物。PPI 常用制剂有:埃索美拉唑(esomeprazole)、奥美拉唑(omeprazole)、泮托拉唑(pantoprazole)、兰索拉唑(lansoprazole)和雷贝拉唑(rabeprazole)等。PPI 给药方法及剂量:对于低危患者,可采用常规剂量 PPI 治疗,如埃索美拉唑 40mg 静脉输注,每天 2 次,实用性强,适于基层医院开展。建议对内镜止血治疗后的高危患者,如 Forrest 分级 I a- II b 的溃疡、内镜止血困难或内镜止血效果不确定者、合并服用抗血小板药物或 NSAIDs 者,给予静脉大剂量 PPI 如埃索美拉唑(80mg 静脉推注 +8mg/h 速度持续输注 72 小时),并可适当延长大剂量 PPI 疗程,然后改为标准剂量 PPI 静脉输注,每日 2 次,3~5 天,此后口服标准剂量 PPI 至溃疡愈合。对于内镜黏膜下剥离术/内镜下黏膜切除术(ESD/EMR)术后形成的人工溃疡,应按照消化性溃疡的标准给予抑酸治疗,PPI 是胃 ESD 术后预防出血和促进人工溃疡愈合的首选药物。目前研究大多建议从手术当天起静脉应用标准剂量 PPI,每天 2 次,2~3 天后改为口服标准剂量 PPI,每日 1 次,疗程 4~8 周。

2) H₂ 受体拮抗剂(H_2RA):可用雷尼替丁 50mg 缓慢静脉注射,每 6~12 小时 1 次,或用 150~300mg 加入液体中持续静脉滴注;法莫替丁 20mg 溶入生理盐水或葡萄糖液 20ml 中,缓慢静脉注射,每日 2 次。

3)中和胃酸药:将胃内容物抽尽,用氢氧化铝凝胶 60ml 经胃管注入,15 分钟后测胃液 pH 值,若 <6,再注入 60ml,以后每小时测 pH 值 1 次,使其值维持在 >6。

(3)奥曲肽:是人工合成的生长抑素类似品。能抑制胃酸、胃蛋白酶和胃泌素分泌,促进胃黏膜生长,能选择性引起内脏循环血流量减少和门脉压下降。用法:100μg 皮下注射,每日 2~4 次。

(4)立止血(reptilase):是酸性止血剂,含有如凝血激酶和凝血酶样物质,可直接作用于内、外源性凝血系统形成凝血活酶,促进凝血酶的形成而起到凝血作用。用法:首次静脉注射与肌内注射各 1KU,继而每日肌内注射 1KU。无明显毒副作用。

(5)其他止血药物:以下止血药物对 NVUGIB 的确切效果未能证实,不作为一线药物使用。对有凝血功能障碍者,可静脉注射维生素 K₁;为防止继发性纤溶,可使用止血芳酸等抗纤溶药;云南白药等中药也有一定疗效。对插入胃管者可灌注硫糖铝混悬液或冰冻去甲肾上腺素溶液(去甲肾上腺素 8mg,加入冰生理盐水 100~200ml),应避免滥用止血药。

(6)介入治疗:选择性胃左动脉、胃十二指肠动脉、脾动脉或胰十二指肠动脉血管造影,针对造影剂外溢或病变部位经血管导管滴注血管升压素或去甲肾上腺素,导致小动脉和毛细血管收缩,使出血停止。无效者可用明胶海绵栓塞。

(7)手术治疗:药物、内镜和介入治疗仍不能止血、持续出血将危及患者生命时,须不失时机进行手术。

2. 食管胃底静脉曲张出血(EGVB)的止血措施　肝硬化门脉高压症患者发生上消化道出血,并不全是由食管胃底静脉曲张破裂所致,而是多种因素共同作用的结果。因此,它的治疗仍应以上述治疗措施为基础。EGVB 活动性出血的止血措施主要有内镜治疗、血管活性药物、经颈静脉肝内门体分流术(transjugular intrahepatic portosystemic shunt,TIPS)、外科手术和双气囊堵塞压迫等。

(1)药物治疗:在活动性 EGVB 时,应首选药物治疗或药物联合内镜下治疗。目前认为有效的止血药物主要有生长抑素及其类似物和血管加压素及其类似物。

1)生长抑素及其类似物:能选择性地直接作用于内脏血管平滑肌,使内脏循环血流量降低,从而减少门脉及其侧支循环血流量,降低门静脉压。该类药物止血效果肯定,因不伴全身血流动力学改变,故短期使用几乎没有严重不良反应,已成为治疗 EGVB 最常用药物。常用的品种有:①14 肽天然生长抑素(somatostatin,思他宁):用法为首剂 250μg 静脉缓注,继以250μg/h 持续静脉滴注,维持 3~5 天;如仍有出血,可增加剂量至 500μg/h维持。本品半衰期极短,注射后 2 分钟作用消失,应注意滴注过程中不能中断,若中断超过 5 分钟,应重新注射首剂。②奥曲肽(octreotide,善得定):是 8 肽的生长抑素类似物,半衰期较天然生长抑素长 30 倍,常用量为首剂 50~100μg 静脉缓注,继以 25~50μg/h 持续静脉滴注,首次控制出血率为 85%~90%,无明显不良反应,持续应用 3~5 天或更长时间。③伐普肽(vapreotide):是新近人工合成的生长抑素类似物,用法为起始剂量 50μg 静脉缓注,继以 50μg/h 持续静脉滴注。生长抑素及其类似物与内镜治疗联合应用,效果优于单一药物或内镜治疗。

2)血管加压素及其类似物:也是治疗食管静脉曲张破裂出血的常用药物,通过收缩全身及肠系膜动脉、肝动脉等内脏血管,减少门脉血流量,降低曲张静脉压力,达到止血的目的。①垂体后叶素:含血管加压素(vasopressin,VP)和催产素(oxytocin)。推荐用法是 0.2U/min 静脉持续滴注,视治疗反应,可逐渐增加剂量至 0.4U/min(目前国内所用垂体后叶素含等量加压素与缩宫素)。垂体后叶素虽能减少门静脉血流量、门体侧支循环血流量和曲张静脉压力,止血有效率达 60%~80%,但病死率未获降低,且不良反应较多(如腹痛、血压升高、心律失常、心绞痛,严重者可致心肌梗死)。加用硝酸甘油可增强血管加压素的降门脉压力作用,减少其心血管副作用,提高止血有效率和耐受性,对存活率无影响,但联用硝酸甘油后的不良反应仍高于特利加压素、生长抑素及其类似物。为减少不良反应,静脉持续使用最高剂量血管加压素的时间应≤24 小时,并联用硝酸甘油(其剂量为每 15~30 分钟舌下含 0.4~0.6mg,或以 10~50μg/min 静脉滴注)。冠心病、高血压、孕妇、肾功能不全者禁用。②三甘氨酰赖氨酸加压素(又名特利加压素,terlipressin):是血管加压素的合成类似物,可持久有效地降低 HVPG、减少门静脉血流量,且对全身血流动力学影响较小。止血效果肯定,不良反应少。其止血效果优于血管加压素,与生长抑素、血管加压素联用硝酸甘油,气囊压迫和内镜治疗相当。特利加压素的推荐起始剂量为每 4 小时静脉注射 2mg,出血停止后可改为每日 2 次,每次 1mg,一般维持 5 天,以预防早期再出血。

(2)内镜治疗:目的是控制急性食管静脉曲张出血,并尽可能使静脉曲张消失或减轻以防止其再出血。一般经药物治疗(必要时加气囊压迫)大出血基本控制,患者基本情况稳定,在进行急诊内镜检查(出血后 12~24 小时内)同时进行治疗。方法有内镜下硬化剂注射治疗(endoscopic injection sclerotherapy,EIS)、内镜下曲张静脉套扎治疗(endoscopic variceal ligation,EVL)和内镜下组织黏合剂注射治疗,均是治疗 EGVB 的一线疗法,各医院可根据具体情况选用。

(3)抗生素的应用:活动性出血时常存在胃黏膜和食管黏膜炎性水肿,预防性使用抗生素有助于止血,并可减少早期再出血及预防感染。荟萃分析表明,抗生素可通过减少再出血及感染提高存活率。因此,使用抗生素预防和/或治疗细菌感染,是治疗 EGVB 的一个不可缺少的部分,应及时给予,持续 5~7 天。静脉途径或口服给药效果无差别,常开始静脉用药随后予以口服维持。首选三代头孢类抗生素,对头孢类抗生素过敏者可选用喹诺酮类抗生素。内镜检查前 8 小时预防性抗生素使用能降低患者菌血症和自发性细菌性腹膜炎的发生。

(4)气囊压迫止血:将三腔双囊管或四腔双囊管插入上消化道内,将胃气囊和/或食管气囊充气以压迫曲张静脉达到止血目的,是一种行之有效的急救方法,其疗效确切,对控制急性出血成功率高。但患者痛苦大、并发症多(如吸入性肺炎、窒息、食管炎、食管黏膜坏死、心律失常等),气囊放气后再出血率高。目前已不推荐气囊压迫作为首选止血措施,其应用宜限于药物不能控制出血时作为暂时止血用,以赢得时间去准备其他更有效的治疗措施。进行气囊压迫止血时,应根据病情 8~24 小时放气 1 次,拔管时机应在血止后 24 小时,一般先放气观察 24 小时若仍无出血即可拔管。此外,在三腔二囊管压迫止血时特别要注意保护好呼吸道。

(5)经颈静脉肝内门体分流术(TIPS):TIPS 可有效地控制出血,适用于对药物和内镜治疗难以控制的曲张静脉出血和等待肝移植的患者。

(6)外科手术:外科分流手术只能应用于全身状态较好的患者。急性静脉曲张出血的患者多处于病情危急、基础情况较差、凝血功能处于低平衡状态,往往不能耐受外科手术带来的创伤和出血,因此逐渐被 TIPS 手术取代,也无证据支持其作为 TIPS 失败的补救治疗。

3. 中下消化道出血的止血治疗

(1)炎症及免疫性病变　如重型溃疡性结肠炎、克罗恩病、过敏性紫癜等,应通过抗炎达到止血目的。①肾上腺皮质激素:大出血时,氢化可的松

300~400mg/d 或甲泼尼龙 40~80mg/d 静脉滴注。病情缓解后可改口服泼尼松 20~60mg/d。②生长抑素及其类似物:大出血时用法同前述。少量慢性出血可用奥曲肽 100μg 皮下注射,1~3 次/d。③5- 氨基水杨酸 (5-ASA) 类:5-ASA 几乎不被吸收,可抑制肠黏膜的前列腺素合成和炎症介质白三烯的形成,对肠道炎症有显著的抗炎作用。适用于炎症性肠病伴少量慢性出血。常用柳氮磺吡啶(SASP)、奥沙拉嗪或美沙拉嗪,剂量为 4g/d,分 4 次口服。

(2)肠血管发育不良:小肠、结肠黏膜下静脉和黏膜毛细血管发育不良等血管畸形病变出血,可行内镜下高频电凝或氩离子凝固器烧灼治疗,疗效确切。凝血酶保留灌肠有时对左半结肠出血有效。

(3)各种病因的动脉性出血:急诊结肠镜检查若发现出血病灶,可在内镜下止血。对内镜不能止血的病灶,可行肠系膜上、下动脉血管介入栓塞治疗。对于弥漫出血、血管造影检查无明显异常征象者或无法超选择性插管的消化道出血患者,可经导管动脉内注入止血药物,使小动脉收缩,达到止血目的。

(4)不明原因反复大量出血:经内科保守治疗仍出血不止,危及患者生命,无论出血病变是否确诊,均是急诊手术的指征。此外,对下列情况可行手术治疗:①对 Meckel 憩室、肠重复畸形、恶性肿瘤、先天性动静脉畸形(包括结肠血管扩张)等皆可手术切除。②息肉病、家族性息肉病或有高度癌变倾向的息肉可手术切除。但一般息肉可经纤维结肠镜电凝切除。③溃疡性结肠炎引起的大出血是次全或全结肠切除的手术指征;Crohn 病时如病变局限也可作局限性肠切除。

(5)肠息肉及痔疮:前者常在内镜下切除,后者可通过局部药物治疗、注射硬化剂及结扎疗法止血。

(张文武)

第8节 肝性脑病

肝性脑病(hepatic encephalopathy,HE)是由严重肝病引起的、以代谢紊乱为基础、中枢神经系统功能失调的综合征。临床表现轻者可仅有轻微的智力减退,严重者出现意识障碍、行为失常和昏迷。

【诊断要点】

1. 病因与诱因 大部分 HE 由肝硬化引起,其他病因包括重症肝炎、急性肝衰竭、肝癌、严重胆道感染及妊娠期急性脂肪肝等。许多因素可促发或加剧肝性脑病,此种情况在慢性肝病时尤为明显。常见诱因有消化道出血、大量排钾利尿、放腹水、高蛋白饮食、应用镇静安眠药(巴比妥类、氯丙嗪等)

和麻醉药、感染、电解质紊乱与酸碱平衡失调、肾衰竭、手术创伤、便秘或腹泻等。

2. 临床表现特点　HE 临床上主要表现为高级神经中枢的功能紊乱（如性格改变、智力下降、行为失常、意识障碍等）以及运动和反射异常（如扑翼样震颤、肌阵挛、反射亢进和病理反射等）。其临床过程现分为 5 期：① 0 期（潜伏期）：又称轻微 HE，无行为、性别的异常，无神经系统病理征、脑电图（EEG）正常，只在心理测试或智力测试时有轻微异常。② 1 期（前驱期）：轻度性格改变和精神异常，如焦虑、欣快激动、淡漠、睡眠倒错、健忘等，可有扑翼样震颤，EEG 多数正常。此期临床表现不明显，易被忽略。③ 2 期（昏迷前期）：嗜睡、行为异常（如衣冠不整或随地大小便）、言语不清、书写障碍及定向力障碍。有腱反射亢进、肌张力增高、踝阵挛及 Babinski 征阳性等神经体征，有扑翼样震颤，EEG 有特征性异常。④ 3 期（昏睡期）：昏睡，但可唤醒，醒时尚能应答，常有神志不清或幻觉，各种神经体征持续或加重，有扑翼样震颤，腱反射亢进，肌张力高，锥体束征常阳性，EEG 有异常波形。⑤ 4 期（昏迷期）：昏迷，不能唤醒。患者不能合作而无法引出扑翼样震颤。浅昏迷时，腱反射和肌张力仍亢进；深昏迷时，各种反射消失，肌张力降低。EEG 明显异常。

最具有特征性的神经系体征为"扑翼样震颤"，具有早期诊断意义。扑翼样震颤须在一定的体位时才能显露或引出。嘱患者将上肢伸直，手指分开，或腕部过度伸展而前臂固定不动时可出现掌 - 指及腕关节呈快速的屈曲及伸展运动，每秒钟常达 5~9 次，且常伴有手指的侧位动作。HE 时还可出现一种特征性的气味——肝臭，这种气味很难用语言、文字来形容，有人把其描述为鱼腥味、烂苹果味、变质鸡蛋或大蒜样味等。

3. 肝性脑病的分型　HE 根据病理生理的不同，分为 3 种类型：① A 型多发生于急性肝衰竭 2 周内，亚急性肝衰竭时，HE 出现于 2~12 周。② B 型主要与门 - 体分流有关，肝组织可以正常。③ C 型发生于慢性肝病、肝硬化基础上，常有肝功能不全及门静脉高压和 / 或门 - 体分流，是 HE 中最常见类型。

4. 诊断注意事项　目前尚无 HE 诊断的金标准，主要依赖于排他性诊断。在诊断 HE 时需从以下几方面考虑：①有引起 HE 的基础疾病，但不同类型的 HE，其肝脏基础疾病有所差异。A 型者无慢性肝病病史，但存在急性 / 亚急性肝衰竭；B 型者有门体分流的存在，但无肝脏疾病基础；C 型常有严重肝病和 / 或广泛门 - 体分流的病史如肝硬化、肝癌、门 - 体静脉分流术后等。②有神经精神症状及体征，如情绪和性格改变、意识错乱及行为失常、定向障碍、嗜睡和兴奋交替、肌张力增高、扑翼样震颤、踝阵挛及病理反射阳性等,严重者可为昏睡、神志错乱甚至昏迷。③虽无神经精神症状及体征,但学习、理解、注意力、应急和操作能力有缺陷。神经心理智能测试至少有2项异常。临界闪烁频率异常可做为重要参考。④有引起HE(C型、B型)的诱因,如上消化道出血、放腹水、大量利尿、高蛋白饮食、服用药物如镇静剂、感染等诱发HE发生的因素。曾发生过HE对诊断有重要的帮助。A型者常无诱因。⑤排除其他代谢性脑病如酮症酸中毒、低血糖、尿毒症等所致的脑病、中毒性脑病、神经系统疾病如颅内出血、颅内感染、精神疾病及镇静剂过量等情况。

以上5项中具备①、②、④、⑤项者可诊断为有临床症状的HE;如具备①、③、④、⑤项,则可诊断为轻微型HE。

HE应与下列疾病鉴别:①出现精神症状时应与精神病鉴别:肝病患者常先表现精神症状,极易误诊为精神病,尤多见于暴发性肝炎时。因此,凡有精神症状等应注意检查有无肝病体征(如黄疸、腹水)和做肝功能检测,以免漏误诊。②中毒性脑病,包括酒精性脑病或酒精戒断综合征、急性中毒、重金属(汞、锰等)脑病等。可通过追寻相应病史和/或相应毒理学检测进行鉴别诊断。③其他代谢性脑病,包括酮症酸中毒、低血糖症、低钠血症、肾性脑病、肺性脑病和韦尼克脑病等。可通过相应的原发疾病及其血液生物化学特点分析,做出鉴别诊断。④颅内病变,包括蛛网膜下腔、硬膜外或脑内出血,脑梗死,脑肿瘤,颅内感染,癫痫等。通过检查神经系统定位体征,结合影像学、脑电图等检查做出相应诊断。

【治疗要点】

积极治疗原发肝病,去除引发HE的诱因、维护肝功能、促进氨代谢清除和调节神经递质是治疗HE的主要措施。

1. 及早识别及消除HE诱因

(1)慎用或禁用镇静药和损伤肝功能的药物:禁用麻醉剂、巴比妥类、氯丙嗪及大剂量地西泮等。有躁狂、抽搐时,宜首选东莨菪碱(每次0.3~0.6mg肌内注射),其次为抗组织胺药(如异丙嗪12.5~25mg/次肌内注射,或苯海拉明10~20mg肌内注射),或小剂量地西泮(5~10mg/次)。

(2)止血和清除肠道积血:止血措施参见本章第7节"消化道出血"。清洁肠道可口服轻泻剂,以每日排出软便2~3次为宜,乳果糖、乳梨醇、大黄等均可酌情使用,剂量因人耐受性而异。对于胃肠道积血须立即排出者,可从胃管抽吸或清洁灌肠。灌肠液可用生理盐水500~700ml加适量的食醋,禁用碱性溶液(如肥皂水)灌肠。亦可口服或鼻饲25%硫酸镁30~60ml导泻。

(3)纠正电解质及酸碱平衡紊乱:低钾性碱中毒是诱发或加重HE常见原因。慎用利尿剂或剂量不宜过大,大量排放腹水时应静脉输入足量的白蛋白以维持有效血容量和防止电解质紊乱。缺钾者补充氯化钾。若每日尿量超过 500ml,即使无低钾血症,在输注高渗葡萄糖液或应用大量排钾性利尿剂时,也应于静脉输液中常规补钾,每日氯化钾补充 3~6g。如出现明显低钾血症,应每日分次补充氯化钾共 6~9g。稀释性低钠血症,以限制入水量为主,酌情静脉滴注 28.75% 谷氨酸钠 40ml(相当于生理盐水 450ml)以补充钠盐,或酌情应用渗透性利尿剂如 20% 甘露醇 250ml,使排水多于排钠。长期营养不良、吸收不良、低蛋白血症和利尿剂应用可造成低镁血症,临床上可致肌肉兴奋性升高、手足徐动、谵妄和昏迷。如出现这些症状而给予钙剂(如 10% 葡萄糖酸钙等)后无改善或反而加重,应考虑低镁血症。可用 25% 硫酸镁 5~10ml 加入液体中静脉滴注,或 3~5ml/ 次深部肌内注射,每日 1~2 次。若有门冬氨酸钾镁针剂宜首选,常用 20~40ml 加入液体中静脉滴注。若患者有代谢性碱中毒,除补充氯化钾外,还可补盐酸精氨酸。

(4)控制感染:应选用对肝损害小的广谱抗生素静脉给药。

2. 营养支持治疗 营养支持的目的在于促进机体的合成代谢,抑制分解代谢,以维持正氮平衡。急性起病数日内禁食蛋白质(1~2 期 HE 可限制在 20g/d 以内),神志清楚后从蛋白质 20g/d 开始逐渐增加至 1.0g/(kg·d)。慢性 HE 患者无禁食必要。以植物蛋白为首选,因其含支链氨基酸较多,且所含非吸收性纤维被肠菌酵解产酸有利氨的排出。动物蛋白质以乳制品如牛乳或乳酪为佳,如病情稳定可适量摄入。肉类蛋白质应尽量少摄入。少食多餐和睡前加餐可改善机体氮平衡。同时应尽量保证热能供应和各种维生素的补充,可鼻饲或静脉注射 25% 的葡萄糖溶液。酌情输注血浆或白蛋白。

3. 减少肠内氮源性毒物的生成与吸收

(1)清洁肠道:特别适用于上消化道出血或便秘患者,方法如前述。

(2)改变肠道 pH 值:常用乳果糖(lactulose)。它是人工合成的含酮双糖,口肠后在小肠内不被双糖酶水解,到达结肠后,主要在右侧结肠内被乳酸杆菌、厌氧杆菌、大肠埃希菌等分解形成乳酸、乙酸而降低肠道的 pH 值。乳果糖有糖浆剂(60%)和粉剂,可口服或鼻饲,日剂量 30~100ml,分 3 次服用。从小剂量开始,视病情增减,以调整至每日排 2~3 次软便或糊状便,或使新鲜粪便的 pH 值降至 6.0 以下。一般在用药后 1~7 天开始起作用。对不能口服或鼻饲者可予乳果糖灌肠。本品无毒性,很安全,主要的副作用是腹泻、腹胀、纳差,少数可有呕吐、腹部痉挛性疼痛,可减量或停药后消失。尚有部分患者对其不耐受,因过甜而不喜欢服用。乳梨醇(lactitol)是另一种双糖(β- 半乳糖 - 山梨醇),经结肠的细菌分解为乙酸、丙酸而酸化肠道,其作用和疗效与乳果糖类同。价格较乳果糖便宜,甜味也较轻,易于入口,可溶入果汁或水内饮服,易为患者接受。其剂量为每日 30~40g,分 3 次口服。乳果糖或者乳梨醇可显著改善患者 HE 症状,提高患者生活质量。

(3)口服抗生素:可抑制肠道产尿素酶的细菌,减少氨的生成。常用利福昔明(1.2g/d,分 3 次)、甲硝唑(0.8g/d)等。其中,利福昔明是一种口服后肠道吸收极少的广谱抗生素(利福平的衍生物),具有起效快、疗效好、耐受性好等优点。抗生素使用期不宜超过 1 个月,其中急性 HE 以 1~2 周为宜,以免引起二重感染等副作用。

(4)益生菌制剂:含有双歧杆菌、乳酸杆菌的微生态制剂,可起到维持肠道正常菌群,减少毒素吸收的作用。用法:双歧三联活菌制剂,2~3 粒 / 次,3 次 /d;地衣芽孢杆菌 2 粒 / 次,3 次 / 日。

4. 促进体内氨的代谢 ①L- 鸟氨酸 -L- 门冬氨酸(OA):为一种鸟氨酸和门冬氨酸的混合制剂,能促进体内的尿素循环(鸟氨酸循环)而显著降低 HE 患者血氨。鸟氨酸能增加氨基甲酰磷酸合成酶和鸟氨酸甲酰转移酶活性,其本身也是鸟氨酸循环的重要物质,促进尿素合成。门冬氨酸可促进谷氨酰胺合成酶的活性,促进脑、肝肾的利用和消耗氨以合成谷氨酸和谷氨酰胺而降低血氨,减轻脑水肿。用法:每次口服 5g,2~3 次 /d;静脉滴注 10~20g/d,最多不超过 80g/d,用量过大易致消化道反应。严重肾功能衰竭者禁用。②鸟氨酸 -α- 酮戊二酸:其疗效不如 OA。③谷氨酸钠(钾):临床上常用 28.75% 谷氨酸钠(每支 5.75g/20ml,含钠 34mmol)40~100ml 和 / 或 31.5% 谷氨酸钾(每支 6.3g/20ml,含钾 34mmol)20~40ml 加入 5%~10% 葡萄糖液中静脉滴注。谷氨酸钠与钾二者合用比例一般为 2~3∶1,低钾时为 1∶1。④盐酸精氨酸:此药偏酸性,有碱血症时可选用。常用量为 25% 盐酸精氨酸 40~80ml 加入液体中静脉滴注。应注意:谷氨酸钠(钾)、精氨酸等药物理论上有降血氨作用,但至今尚无证据肯定其疗效。⑤L- 卡尼汀(L-carnitine):是广泛存在于机体内的一种特殊氨基酸,是人体长链脂肪酸代谢产生能量必需的一种物质。临床试验证实本品有降低血氨和改善 HE 的作用。

5. 调节神经递质 ①氟马西尼(flumazenil):为 GABA/Bz 复合受体拮抗剂,对部分Ⅲ~Ⅳ期 HE 患者有促醒作用。用法为:0.5mg 加入 0.9% 氯化钠注射液 10ml 于 5 分钟内静脉推注完毕,续以 1.0mg 加入 250ml 0.9% 氯化钠注射液 250ml 中静脉滴注(约 30 分钟)。②支链氨基酸(BCAA):BCAA 制剂是一种以亮氨酸、异亮氨酸、缬氨酸等 BCAA 为主的复合氨基酸。其机制为竞争性抑制芳香族氨基酸进入大脑,减少假神经递质的形成,其疗效尚有争议。但对于不能耐受蛋白食物或限制蛋白摄入的患者,为了维持正氮平衡,BCAA 的应用不仅有指征,也是安全的(BCAA 比一般食用蛋白质的致昏迷作用小)。

6. 阿片受体拮抗剂　纳洛酮能使 HE 患者提前清醒,总有效率达 90%,可减少长期昏迷所导致的并发症,并且不良反应少,是治疗 HE 的有效药物。

7. 病因治疗　对 A 型 HE 患者,采取综合治疗措施(如抗病毒治疗、促进肝细胞再生等)治疗急性肝衰竭;对 B 型 HE 患者或 C 型某些与门体分流相关的自发型 HE 患者,临床上可用介入治疗技术或手术阻断门 - 体侧支循环,以降低 HE 的复发率;C 型 HE 患者,病因治疗的重点是肝移植,包括原位肝移植和肝细胞移植。

8. 其他治疗　包括人工肝支持治疗、驱锰治疗、肝移植、放射介入或直接手术的方法阻断门 - 体侧支循环、积极防治并发症等。

(张文武)

第 9 节　肝功能衰竭

肝功能衰竭(liver failure,简称肝衰竭)是多种因素引起的严重肝脏损害,导致其合成、解毒、排泄和生物转化等功能发生严重障碍或失代偿,出现以凝血功能障碍、黄疸、肝性脑病、脱水等为主要表现的一组临床症候群。

根据病理组织学特征和病情发展速度,肝衰竭可分为四类:①急性肝衰竭(acute liver failure,ALF):急性起病,无基础肝病史,发病 2 周内出现以 2 期以上肝性脑病为特征的肝衰竭临床表现。②亚急性肝衰竭(subacute liver failure,SALF):起病较急,无基础肝病史,发病 2~26 周出现肝衰竭临床表现。③慢加急性(亚急性)肝衰竭(acute-on chronic liver failure,ACLF):在慢性肝病基础上,出现急性(通常在 4 周内)肝功能失代偿的临床表现。④慢性肝衰竭(chronic liver failure,CLF):在肝硬化基础上,出现肝功能进行性减退引起的以腹水或肝性脑病等为主要表现的慢性肝功能失代偿的临床表现。

【诊断要点】

1. 病因　国内最常见的是肝炎病毒,其次是药物及肝毒性物质如抗结核药物、对乙酰氨基酚、抗代谢药物、毒蕈等。在欧美国家,药物是引起急性、亚急性肝衰竭的主要原因,以对乙酰氨基酚最常见;酒精性肝损害常导致慢性或慢加急性肝衰竭。儿童肝衰竭还可见于遗传代谢性疾病。

2. 临床表现特点　肝衰竭的临床诊断需要依据病史、临床表现和辅助检查等综合分析而确定:

(1)急性肝衰竭:急性起病,2 周内出现 2 期及以上肝性脑病并有以下表现者:①极度乏力,有明显厌食、腹胀、恶心、呕吐等严重消化道症状;②短期内黄疸进行性加深,血清总胆红素(TBil) ≥ 171μmol/L,出现酶胆分离现象; ③出血倾向明显,血浆凝血酶原活动度(PTA) ≤ 40%(INR ≥ 1.5),且排除其他原因;④肝脏进行性缩小。

(2)亚急性肝衰竭:起病较急,2~26 周出现以下表现者:①极度乏力,有明显的消化道症状;②黄疸迅速加深,TBil 大于正常值上限 10 倍或每日上升 ≥ 17.1μmol/L;③伴或不伴有肝性脑病;④出血倾向明显,PTA ≤ 40%(或INR ≥ 1.5)并排除其他原因者。

(3)慢加急性(亚急性)肝衰竭:在慢性肝病基础上,短期内发生急性或亚急性肝功能失代偿的临床症候群,表现为:①极度乏力,有明显的消化道症状;②黄疸迅速加深,血清 TBil 大于正常值上限 10 倍或每日上升 ≥ 17.1μmol/L;③出血倾向,PTA ≤ 40%(或 INR ≥ 1.5),并排除其他原因者;④失代偿性腹水;⑤伴或不伴有肝性脑病。

(4)慢性肝衰竭:在肝硬化基础上,肝功能进行性减退和失代偿:① TBil明显升高;②白蛋白明显降低;③出血倾向明显,PTA ≤ 40%(或 INR ≥ 1.5),并排除其他原因者;④有腹水或门静脉高压等表现;⑤肝性脑病。

3. 肝衰竭分期 根据临床表现的严重程度,SALF 和 ACLF 可分为早期、中期和晚期。

(1)早期:①极度乏力,并有明显厌食、呕吐和腹胀等严重消化道症状。②黄疸进行性加深(TBil ≥ 171μmol/L 或每日上升 ≥ 17.1μmol/L)。③有出血倾向,30%<PTA ≤ 40%,(或 1.5<INR ≤ 1.9)。④未出现肝性脑病或其他并发症。

(2)中期:在肝衰竭早期表现基础上,病情进一步发展,出现以下两条之一者:①出现 2 期以下肝性脑病和 / 或明显腹水、感染。②出血倾向明显(出血点或瘀斑),且 20%< PTA ≤ 30%,(或 1.9 < INR ≤ 2.6)。

(3)晚期:在肝衰竭中期表现基础上,病情进一步加重,有严重出血倾向(注射部位瘀斑等),PTA ≤ 20%,(或 INR ≥ 2.6),并出现以下 4 项之一者:肝肾综合征、上消化道大出血、严重感染、2 期以上肝性脑病。

考虑到一旦发生肝衰竭治疗极其困难,病死率高,故对于出现以下肝衰竭前期临床特征的患者,须引起高度的重视,进行积极处理:①极度乏力,并有明显厌食、呕吐和腹胀等严重消化道症状;②黄疸升高(TBil ≥ 51μmol/L,但 ≤ 171μmol/L),且每日上升 ≥ 17.1μmol/L;③有出血倾向,40%< PTA ≤ 50%(或 1.5<INR ≤ 1.6)。

【治疗要点】

目前肝衰竭的内科治疗尚缺乏特效药物和手段。原则上强调早期诊断、早期治疗,针对不同病因采取相应的病因治疗措施和综合治疗措施,并积极防治各种并发症。

1. 内科综合治疗

(1)基础支持治疗:包括:①卧床休息,减轻肝脏负担;②加强病情监测处理;③推荐肠道内营养,包括高碳水化合物、低脂、适量蛋白饮食,提供每公斤体质量 35~40kcal 总热量,肝性脑病患者需限制经肠道蛋白摄入,进食不足者,每日静脉补给足够的热量、液体和维生素;④积极纠正低蛋白血症,补充白蛋白或新鲜血浆,并酌情补充凝血因子;⑤纠正水电解质及酸碱平衡紊乱,特别要注意纠正低钠、低氯、低镁、低钾血症;⑥注意消毒隔离,加强口腔护理及肠道管理,预防医院感染发生。

(2)病因治疗:在明确病因的情况下,正确地对因治疗是取得理想临床效果的关键。①病毒性肝炎:对病毒性肝炎肝衰竭的病因学治疗,目前主要针对 HBV 感染所致的患者。对 HBV DNA 阳性的肝衰竭患者,不论其检测出的 HBV DNA 滴度高低,建议立即使用核苷(酸)类药物抗病毒治疗,应注意晚期肝衰竭患者因残存肝细胞过少、再生能力严重受损,抗病毒治疗似难以改善肝衰竭的结局。在我国上市的核苷(酸)类药物中,拉米夫定、恩替卡韦、替比夫定、阿德福韦酯等均可有效降低 HBV DNA 水平,降低肝衰竭患者的病死率。考虑到慢性 HBV 相关肝衰竭常为终生用药,应坚持足够的疗程,避免病情好转后过早停药导致复发;应注意后续治疗中抗病毒耐药变异,并作出及时处理。对免疫抑制剂所致 HBV 再激活者应以预防为主,放宽核苷(酸)类药物的适应证(HBV 血清学标志物阳性即可)。甲型、戊型病毒性肝炎引起的急性肝衰竭,目前尚未证明病毒特异性治疗有效。对确定或疑似疱疹病毒或水痘-带状疱疹病毒感染引发的急性肝衰竭患者,可使用阿昔洛韦(5~10mg/kg,每 8 小时静脉滴注)治疗,并应考虑进行肝移植。②对乙酰氨基酚中毒所致的 ALF:应立即给予 N-乙酰半胱氨酸(NAC)。NAC用法参见本书第 4 章第 1 节"急性药物中毒"中的"对乙酰氨基酚中毒"部分。③药物性肝损伤所致急性肝衰竭:应停用所有可疑的药物,追溯过去6 个月服用的处方药、中草药、非处方药、膳食补充剂的详细信息(包括服用数量和最后一次服用的时间)。尽可能确定非处方药的成分。已有研究证明,NAC 对药物性肝损伤所致急性肝衰竭有益。异烟肼中毒采用维生素 B_6 对抗。酒精中毒补充足量的 B 族维生素。④确诊或疑似毒蕈中毒的急性肝衰竭患者,可考虑应用青霉素 G(按每日 30 万~100 万 U/kg 剂量)和水飞蓟素。⑤妊娠急性脂肪肝/HELLP 综合征所导致的肝衰竭建议立即终止妊娠,如果终止妊娠后病情仍继续进展,须考虑人工肝和肝移植治疗。

(3)抗感染治疗:①推荐常规进行血液和其他体液的病原学检测;②除了慢性肝衰竭时可酌情口服喹诺酮类作为肠道感染的预防以外,一般不推荐常规预防性使用抗菌药物;③一旦出现感染,应首先根据经验选择抗菌药物,并及时根据培养及药敏试验结果调整用药;④使用强效或联合抗菌药物、激素等治疗时,应同时注意防治真菌二重感染。

(4)其他治疗:①肾上腺皮质激素:对于激素在肝衰竭治疗中的应用尚存在不同意见。非病毒感染性肝衰竭,如自身免疫性肝炎是其适应证,可考虑使用泼尼松(40~60mg/d)。其他原因所致肝衰竭前期或早期,若病情发展迅速且无严重感染、出血等并发症者,也可酌情使用。②促肝细胞生长治疗:为减少肝细胞坏死,促进肝细胞再生,可酌情使用促肝细胞生长素和前列腺素 E_1(PEG$_1$)脂质体等药物,但疗效尚需进一步确定。③微生态调节治疗:可改善肝衰竭患者预后。可应用肠道微生态调节剂、乳果糖或拉克替醇,以减少肠道细菌易位或降低内毒素血症及肝性脑病的发生。

(5)防治并发症:包括防治肝性脑病、脑水肿、肝肾综合征、消化道出血等,参见有关章节。

2. 人工肝支持治疗　人工肝支持系统是治疗肝衰竭有效的方法之一,其治疗机制是基于肝细胞的强大再生能力,通过一个体外的机械、理化和生物装置,清除各种有害物质,补充必需物质,改善内环境,暂时替代衰竭肝脏的部分功能,为肝细胞再生及肝功能恢复创造条件或等待机会进行肝移植。

人工肝支持系统分为非生物型、生物型和混合型三种。非生物型人工肝已在临床广泛应用并被证明确有一定疗效。根据病情不同进行不同组合治疗的李氏非生物型人工肝(Li-ALS)系统,系统地应用和发展了血浆置换(PE)/选择性血浆置换(FPE)、血浆(血液)灌流(PP/HP)/特异性胆红素吸附、血液滤过(HF)、血液透析(HD)等经典方法。组合式人工肝常用模式包括血浆透析滤过(PDF)、血浆置换联合血液滤过(PERT)、配对血浆置换吸附滤过(CPEFA)、双重血浆分子吸附系统(DPMAS),其他还有分子吸附再循环系统(MARS)、连续白蛋白净化治疗(CAPS)、成分血浆分离吸附(FPSA)等。推荐人工肝治疗肝衰竭方案采用联合治疗方法为宜,选择个体化治疗,注意操作的规范化。

(1)适应证:①各种原因引起的肝衰竭前、早、中期,PTA 介于 20%~40% 的患者为宜;晚期肝衰竭患者也可进行治疗,但并发症多见,治疗风险大,临床医生应权衡利弊,慎重进行治疗,同时积极寻求肝移植机会。②晚期肝衰竭肝移植术前等待供体、肝移植术后排异反应、移植肝无功能期的患者。③严重胆汁淤积性肝病,经内科治疗效果欠佳者;各种原因引起的严重高胆红素血症者。

(2)相对禁忌证:①严重活动性出血或并发 DIC 者。②对治疗过程中所用血制品或药品如血浆、肝素和鱼精蛋白等高度过敏者。③循环功能衰竭者。④心脑梗死非稳定期者。⑤妊娠晚期。

（3）并发症：人工肝支持系统治疗的并发症有出血、凝血、低血压、继发感染、过敏反应、低血钙、失衡综合征等。

3. 肝移植　肝移植是治疗中晚期肝衰竭最有效的挽救性治疗手段。

（郭树彬　张文武）

第 10 节　急性肠系膜缺血

缺血性肠病（ischemic bowel diseases）是一组因小肠、结肠血液供应不足导致的不同程度的肠壁局部组织坏死并引起一系列临床表现的异质性疾病。缺血性肠病可分为急性肠系膜缺血（acute mesenteric ischemia，AMI）、慢性肠系膜缺血（chronic mesenteric ischemia，CMI）及缺血性结肠炎（ischemic colitis，IC），其中 AMI 约占 45%，CMI 约占 5%，IC 约占 50%。年龄 >65 岁、女性、存在心血管基础疾病、习惯性便秘及近期手术史等为发病的危险因素。缺血性肠病的临床表现差异很大，疾病早期或轻症患者症状及体征无特异性，诊断困难，误诊率高达 63.4%；而部分病例尤其是急性肠系膜栓塞患者很快发展成肠道坏疽、腹膜炎、广泛中毒性结肠炎，甚至导致多器官功能衰竭，死亡率可高达 93%。随着人口老龄化和心血管疾病发病率的增加，该病的发病率有逐年增高趋势。因此，应提高对缺血性肠病的警惕性并予以及时诊治。本节主要介绍急性肠系膜缺血（AMI）。

【诊断要点】

1. 临床表现特点　急性肠系膜缺血（AMI）中以肠系膜上动脉栓塞（superior mesenteric artery embolus，SMAE）最常见，占 40%~50%；其他依次为非阻塞性肠系膜缺血（non-occlusive mesenteric ischemia，NOMI）（占25%）、肠系膜上动脉血栓形成（superior mesenteric artery thrombosis，SMAT）（占 10%）、肠系膜静脉血栓形成（mesenteric venous thrombosis，MVT）（占10%）、局灶性节段性小肠缺血（focus segmental ischemia，FSI）（占 5% 左右）。

（1）SMAE：SMAE 栓子常来自心脏的附壁血栓，多见于风心病、冠心病、感染性心内膜炎及近期心梗患者。栓子也可源自动脉粥样硬化斑块及偶见的细菌栓子。SMA 主干口径较大，与腹主动脉呈倾斜夹角，栓子易于进入。大约 15% 栓子位于 SMA 开口处，50% 在结肠中动脉开口处（SMA 最大的分支）。1/3 的患者既往有栓塞史。SMAE 起病急，早期有脐周或上腹部突然发作的剧痛，但腹软，甚至无压痛，即"症征不符"是其典型的临床表现；6~12 小时后，肠肌麻痹，持续性腹痛，肠鸣音减弱，肠黏膜可发生溃疡或坏死，导致呕咖啡样物或便血，此时若解除血块阻塞，肠缺血尚可恢复；12

小时后如出现腹膜刺激征或腹部肿块、肠鸣音消失、发热、脉速等,提示病变已不可逆。如栓塞发生在分支,侧支循环较好,急性发病后可自行缓解。SMAE 一旦缺血改善,其症状消失快,病变恢复快,即"二快"。

(2) SMAT:SMAT 主要的病变基础为动脉硬化,其他尚有主动脉瘤、血栓闭塞性脉管炎、结节性动脉周围炎与风湿性血管炎等。低血容量或心排血量突然降低、心律失常、应用血管收缩药为常见的诱因。血栓形成最常见于 SMA 开口处附近。因发病前 SMA 常已有病变,进展较慢,有不同程度侧支循环形成,临床上可分为急性、亚急性和慢性三种类型。急性型临床表现可与 SMAE 相似,但腹痛程度不如 SMAE 剧烈,近 1/3 患者在急性发作前有慢性肠系膜缺血的症状与病史。慢性者表现为餐后腹痛,体重下降。如果 SMA 或重要的侧支血管阻塞,则缺血或梗死的部位较广,病变范围可从十二指肠至横结肠。

(3) NOMI:起病多见于低血容量性休克、充血性心衰、严重心律失常致收缩压降低或血管痉挛引起小肠动脉血流不足。肠系膜血管血流量下降,血管床呈收缩状态。若时间较长,即使原有因素已被解除,但肠系膜血管仍呈持续收缩。临床表现有腹痛、胃肠道排空症状。少数患者虽无腹痛,但有明显腹胀。若出现严重腹痛,呕咖啡样物或便血,尤其有腹膜刺激征时,常提示病变已进入肠梗死阶段,甚至已有穿孔或腹膜炎。

(4) MVT:MVT 有原发性与继发性两种,以后者多见。常伴有高凝状态(如真性红细胞增多症和恶性肿瘤等)、肠系膜上静脉损伤(外伤、手术、门-腔静脉分流术后)、腹腔感染和长期用避孕药等。近 1/2 患者有周围静脉血栓性炎症的病史。起病有急性、亚急性和慢性之分。急性 MVT 发病与 SMAT 相似,但症状持续时间更长。亚急性 MVT 常有数天腹部不适、厌食、大便习惯改变等前驱症状,最常见的表现为发热、腹胀、大便隐血试验阳性。随病情进展腹痛加剧(下腹部最常见)、呕吐、呕咖啡样物、便血、腹膜刺激征甚至循环衰竭。腹腔穿刺若抽到血性腹水,提示肠管已有坏死。慢性 MVT 多数无症状,如门静脉被累及,则可见门脉高压征象。

(5) FSI:一般由粥样硬化性栓子、绞窄疝、血管炎、腹部钝性外伤、放射及口服避孕药等引起。FSI 临床表现多样,因有丰富的侧支循环,不会引起全层坏死,无致命性并发症。主要表现为:①急性小肠炎:酷似阑尾炎。②慢性小肠炎:酷似克罗恩病。③肠梗阻。

2. 辅助检查

(1) 超声检查:为无创性影像学检查,操作简便、迅速而有效。B 型超声能显示腹腔动脉、肠系膜上动脉、肠系膜下动脉和肠系膜上静脉的狭窄和闭塞;脉冲多普勒超声能测定血流速度,对血管狭窄有较高的诊断价值。超声检查其他征象有：肠壁增厚、腹水、膈下积气、门静脉 - 肠系膜静脉内积气。但其敏感性受以下因素限制：①仅能显示主要内脏血管的近端；②若患者无任何症状，即使 2 支或 3 支主要内脏血管狭窄或阻塞，甚至完全阻塞，也不能据此作出肠缺血的诊断；③无法诊断 NOMI。

（2）数字减影血管造影（DSA）：为诊断本病的金标准，也可为手术治疗提供参考依据，可以鉴别栓塞与血栓形成，进行血管内药物灌注治疗和介入治疗，并且是 NOMI 唯一的诊断方法。DSA 的阳性征象包括动脉血管的弥漫性或其分支节段性痉挛，并可见肠系膜血管的栓子或血栓形成等。DSA 诊断肠系膜上动脉痉挛的价值优于 CT 血管造影（CTA）。NOMI 造影显示动脉本身无阻塞，但其主干或其分支有普遍或节段性痉挛，肠壁内血管充盈不佳为其特征性表现。但对于选择性血管造影正常者，不能除外 NOMI。

（3）CT/CT 血管成像和 MR/MR 血管成像：① CT/CT 血管成像：最有助于肠系膜静脉血栓形成的诊断，CT 检查可见受累肠段管壁增厚，肠腔扩张、积液、积气，肠系膜动脉狭窄或阻塞，门静脉及分支内积气等改变。螺旋 CT 血管造影诊断 AMI 的敏感性和特异性分别为 96% 和 94%。多层螺旋 CT（multi-slice helical CT，MSCT）可以更清楚地显示小肠及肠系膜血管的病变情况，对肠系膜上静脉血栓的诊断价值优于 DSA。CT 血管造影（CTA）可发现 3 支主要分支中的栓子或血栓，并有可能取代 DSA 作为诊断 AMI 首选的方法。② MR/MR 血管成像：磁共振成像（MRI）主要显示动脉主干的病变。磁共振血管成像（MRA）与 CTA 或 DSA 相比较，其主要优点是无肾毒性，缺点是对于 NOMI 的敏感性及特异性较差。

（4）结肠镜检查：是缺血性结肠炎（IC）主要诊断方法。对 AMI 的诊断价值有限，但可排除其他疾病；AMI 如累及结肠，内镜改变与 IC 大致相同。

（5）腹部平片：对 AMI 的诊断价值有限，主要目的是除外其他腹痛原因。

【治疗要点】

1. 一般治疗原则　对怀疑肠系膜缺血的患者应立即禁食，必要时胃肠减压、静脉营养支持。应密切监测血压、脉搏、每小时尿量，必要时测中心静脉压或肺毛细血管楔压。积极治疗原发病，纠正水、电解质平衡紊乱。早期使用广谱抗生素预防菌血症。

2. 药物治疗

（1）初期处理：包括减轻急性充血性心力衰竭，纠正低血压、低血容量和心律失常。

（2）早期应用广谱抗生素：AMI 患者血培养阳性的比例高，应用抗生素以防肠缺血症状加重、诱发或加速肠管坏死；慎用肾上腺糖皮质激素，以免坏死毒素扩散,抗菌谱应该覆盖需氧及厌氧菌,尤其抗革兰氏阴性菌抗生素,常用喹诺酮类和甲硝唑,严重感染者可用三代头孢菌素。

(3)应用血管扩张剂:AMI 一经诊断应立即经导管罂粟碱灌注,以 60mg 作为起始剂量,随后 30~60mg/h 持续输注 12~48 小时,以扩张肠系膜血管,改善血流,可避免肠切除或减少切除范围。同时尽可能避免使用血管收缩剂、洋地黄类药物以防肠穿孔。

(4)抗栓治疗:急性期抗血小板治疗,可用阿司匹林 200~300mg/d 或氯吡格雷 150~300mg/d,应密切观察,防治出血。

(5)溶栓及抗凝治疗:主要适用于肠系膜静脉血栓形成,确诊后尽早使用尿激酶 50 万 U,静脉滴注,1 次 /d,溶栓治疗;并给予肝素 20mg 静脉滴注,6 小时 1 次,抗凝治疗,疗程 2 周;抗凝治疗不能溶解已形成的血栓,但能抑制血栓蔓延,配合机体自身的纤溶系统溶解血栓。对于急性肠系膜动脉血栓,一旦诊断,对有适应证者应尽早进行介入治疗。

3. AMI 的介入治疗

(1)适应证:①肠系膜上动脉主干阻塞、无明确肠管坏死证据、血管造影能够找见肠系膜上动脉开口者,可考虑首先采用介入技术开通阻塞,如果治疗技术成功(完全或大部分清除栓塞)、临床症状缓解,可继续保留导管溶栓、严密观察,不必急于手术,如果经介入治疗后症状无缓解,即使开通了肠系膜上动脉阻塞,亦应考虑手术治疗。②存在外科治疗的高风险因素(如心脏病、慢性阻塞性肺气肿、动脉夹层等),确诊时无肠坏死证据,可以选择介入治疗。③外科治疗后再发血栓、无再次手术机会者,有进一步治疗价值者。

(2)禁忌证:①就诊时已有肠坏死的临床表现;②导管不能找见肠系膜上动脉开口者;③存在不利血管解剖因素,如严重动脉迂曲、合并腹主动脉瘤 - 肠系膜上动脉瘤,预期操作难度大、风险高、技术成功率低;④存在肾功能不全,不是绝对禁忌证,但介入治疗后预后较差。

(3)方法:①溶栓治疗:可经导管选择性注入尿激酶 20 万 U、罂粟碱 30~120mg,同时配合全身抗凝及扩张血管药物的应用;②机械性清除栓子:可用导管抽吸栓子和血栓,或者用器械清除栓子和血栓;③其他:术中给予解痉剂、用血管内保护器、植入支架等。

4. AMI 的手术治疗

(1)手术适应证:①急性肠系膜动脉栓塞;②急性肠系膜动脉血栓形成;③慢性肠系膜动脉闭塞性疾病,内科保守治疗无效;④任何形式的肠系膜动脉缺血性疾病,并出现剧烈腹痛、压痛、腹肌紧张、腹腔抽出血性液体者均应急诊手术;⑤具有典型的症状和动脉造影确定肠系膜上动脉或腹腔干显著狭窄或闭塞者;⑥主动脉造影明确肾动脉和肠系膜上动脉狭窄同时存在,而施行肾动脉重建时,为预防肠梗死的发生,可考虑预防性主动脉-肠系膜上动脉旁路术。

(2)手术禁忌证:①年老体弱合并严重的心脑肺血管疾病及重要脏器的功能障碍不能耐受手术、同时未发现肠坏死迹象者;②动脉造影显示主动脉、肠系膜上动脉和腹腔干动脉病变广泛,预计手术效果差者。

(3)手术方法:肠系膜上动脉切开取栓术;肠系膜上动脉远端与右髂总动脉侧侧吻合术;动脉移位手术;血管移植动脉搭桥手术;肠切除手术等。

（张文武）

第11章

血液系统疾病急诊

第1节　白细胞减少和粒细胞缺乏症

白细胞减少（leukopenia）指外周血白细胞绝对计数持续低于 4.0×10^9/L。中性粒细胞减少（neutropenia）指外周血中性粒细胞绝对计数在成人低于 2.0×10^9/L，在儿童 $\geqslant$ 10 岁低于 1.8×10^9/L 或 <10 岁低于 1.5×10^9/L。粒细胞缺乏症（agranulocytosis）指中性粒细胞低于 0.5×10^9/L，多数病例因合并严重感染，可危及患者生命。

【诊断要点】

1. 病因　常见病因有急性放射损伤、药物（抗肿瘤、抗甲亢、抗癫痫、抗组胺、抗疟药、抗生素、解热镇痛药等）、某些血液病（急性再障、急性白血病、骨髓增生异常综合征）、某些病毒感染等。

2. 临床表现特点　根据中性粒细胞减少的程度可分为轻度 $\geqslant 1.0 \times 10^9$/L、中度 $(0.5 \sim 1.0) \times 10^9$/L 和重度 $<0.5 \times 10^9$/L。轻度患者多表现为原发病症状。中度和重度减少者易发生感染和出现疲乏、无力、头晕、纳差等非特异性症状。常见的感染部位是呼吸道、消化道及泌尿生殖道，可出现高热、黏膜坏死性溃疡及严重的脓毒血症、感染性休克等，可危及生命。

3. 实验室检查　即刻查血细胞计数及微生物培养。病因不明者考虑行骨髓检查。

【治疗要点】

1. 病因治疗　对可疑的药物或其他致病因素，应立即停止接触。有原发病者应积极治疗原发病。急性白血病、自身免疫性疾病、感染等经过治疗，病情缓解或控制后，中性粒细胞可恢复正常。

2. 防治感染　粒细胞缺乏症患者应立即收住院，有条件者应入层流室隔离，防止交叉感染。体温超过 38.3℃者，应按粒细胞缺乏合并感染处理。

(1) 尽可能地明确感染的类型和部位。应行血、尿、痰及感染病灶分泌物的细菌培养,必要时行胸部 CT、B 超等检查。

(2) 经验性应用广谱抗生素。应在发热 6 小时内使用广谱抗生素。首先判断是否应该使用万古霉素(例如广泛黏膜损伤),然后根据本科院内感染流行病学的特点,选用三代头孢菌素或碳青霉烯类抗生素,并加用氨基糖苷类抗生素。若体温超过 48 小时仍不能控制,应及时调整抗生素。若 3~5 天后仍无效,可加用抗真菌药。若致病菌培养结果出来,则按药敏试验调整抗生素。病毒感染可加用抗病毒药物。静脉用免疫球蛋白有助于重症感染的治疗。

(3) 浓缩粒细胞输注不良反应多,应严格掌握适应证。只有当粒细胞严重缺乏,有明显感染病灶,多种强有力抗生素治疗后无效,才考虑使用。

3. 促进粒细胞生成　非格司亭(filgrastim,重组人粒细胞集落刺激因子,rhG-CSF,惠尔血)和沙格司亭(sargramostim,重组人粒细胞 - 巨噬细胞集落刺激因子,rhGM-CSF,生白能)疗效确切,可缩短粒细胞缺乏的病程,促进中性粒细胞增生和释放,并增强其吞噬、杀菌及趋化功能。rhG-CSF 较rhGM-CSF 作用强而快,常用剂量为 2~5μg/(kg·d) 皮下或静脉注射,常见的副作用有发热、肌肉骨骼酸痛、皮疹等。

中性粒细胞轻度减少者可应用维生素 B_4(10~20mg, 每日 3 次口服;或20~30mg 肌内注射)、维生素 B_6、鲨肝醇(25~50mg, 每日 3 次口服)、利血生(20mg, 每日 3 次口服)等药物,疗效不确切。

4. 免疫抑制剂　自身免疫性粒细胞减少可用糖皮质激素等免疫抑制剂治疗。

(涂传清　张文武)

第 2 节　原发免疫性血小板减少症

原发免疫性血小板减少症(immune thrombocytopenia, ITP),既往称为特发性血小板减少性紫癜(idiopathic thrombocytopenic purpura, ITP),是一种复杂的多种机制共同参与的获得性自身免疫性疾病。ITP 的发生是由于患者对自身血小板抗原的免疫失耐受,产生体液免疫和细胞免疫介导的血小板过度破坏和血小板生成受抑,出现血小板减少,伴或不伴皮肤黏膜出血的临床表现。ITP 的发病率为 5/10 万人口 ~10/10 万人口,是常见的出血性疾病之一。临床上分急性与慢性两型。前者好发于儿童,后者多见于成人。男女发病率相近,育龄期女性发病率高于同年龄段男性。

【诊断要点】

1. 临床表现特点　①急性型:多数患者发病前 1~3 周有上呼吸道等感

染史,特别是病毒感染史。起病急骤,部分患者有畏寒、发热。最常见的临床表现为皮肤瘀点、紫癜、黏膜出血,如鼻衄、齿龈出血、口腔黏膜出血、月经过多等;当血小板 <20×10⁹/L 时,可出现内脏出血,如消化道出血、泌尿道出血、咯血及颅内出血等。颅内出血(含蛛网膜下腔出血)可致剧烈头痛、意识障碍、瘫痪、抽搐等,是致死的主要原因。②慢性型:主要见于成人。起病隐匿,多在常规查血时偶然发现。出血倾向较轻且局限,但易反复发生。可表现为皮肤、黏膜出血,如瘀点、紫癜、瘀斑及外伤后止血不易等,鼻衄、齿龈出血很常见。严重内脏出血较少见,月经过多较常见,在部分患者可为唯一的临床症状。患者病情可因感染等而骤然加重,出现广泛、严重的皮肤黏膜及内脏出血。

2. 辅助检查 ①血小板计数(PLT):多次及定期的血小板检查,可发现血小板减少的程度及变化情况。当血小板数低于 50×10⁹/L 时,易表现出血症状;低于 30×10⁹/L 时出血常较重;低于 10×10⁹/L 时,自发性出血严重,甚至可大量内脏出血及脑出血而危及生命。血小板除数量减少外,可有血小板功能障碍。②骨髓检查:ITP 患者骨髓巨核细胞数正常或增多,有成熟障碍现象(可见产板型巨核细胞减少)。骨髓检查有助于排除其他引起血小板减少的血液病如再障、白血病等。③HIV 和丙型肝炎病毒(HCV)检测:对疑诊为 ITP 的成人患者均应进行 HIV 和 HCV 检查,因其引起的血小板减少在临床上很难与 ITP 鉴别。④免疫球蛋白定量:应常规检测血清 IgG、IgA、IgM 水平。低水平的免疫球蛋白常提示常见变异型免疫缺陷病(CVID)或选择性 IgA 缺陷症。应用免疫抑制剂治疗的 ITP 易与 CVID 混淆。⑤血小板自身抗体检测:本项检查属于诊断 ITP 的特殊实验室检查。主要应用于下述情况:骨髓衰竭合并免疫性血小板减少;一线及二线治疗无效的 ITP 患者;药物性血小板减少;单克隆丙种球蛋白血症和获得性自身抗体介导的血小板无力症等罕见的复杂疾病。但该试验不能鉴别原发性 ITP 与继发性 ITP。⑥血小板生成素(TPO)检测:可以鉴别血小板生成减少(TPO 水平升高)和血小板破坏增加(TPO 水平正常),有助于鉴别 ITP 与不典型再生障碍性贫血或低增生性骨髓增生异常综合征。本项目不作为 ITP 的常规检测。

3. ITP 的诊断标准 2016 年我国专家共识认为 ITP 仍以排他性诊断为主。

(1)诊断要点:ITP 诊断要点为:①至少 2 次血常规检查示血小板计数减少,血细胞形态无异常;②脾脏一般不增大;③骨髓检查:巨核细胞数增多或正常,有成熟障碍;④排除其他继发性血小板减少症:如自身免疫性疾病、甲状腺疾病、淋巴系统增殖性疾病、骨髓增生异常[再生障碍性贫血(AA)和骨髓增生异常综合征(MDS)]、恶性血液病、慢性肝病脾功能亢进、常见变异性免疫缺陷病(CVID)以及感染等所致的继发性血小板减少,血小板消耗性减少,药物诱导的血小板减少,同种免疫性血小板减少,妊娠血小板减少,假性血小板减少以及先天性血小板减少等。

(2)ITP 的分期:按疾病发生的时间及其治疗情况分期:①新诊断的ITP:指确诊后 3 个月以内的 ITP 患者。②持续性 ITP:指确诊后 3~12 个月血小板持续减少的 ITP 患者。包括没有自发缓解的患者和停止治疗后不能维持完全缓解的患者。③慢性 ITP:指血小板减少持续超过 12 个月的 ITP患者。④重症 ITP:指 $PLT<10 \times 10^9/L$,且就诊时存在需要治疗的出血症状或常规治疗中发生新的出血而需要加用其他升血小板药物治疗或增加现有治疗药物剂量。⑤难治性 ITP:指满足以下所有条件的患者:a. 进行诊断再评估仍确诊为 ITP;b. 脾切除无效或术后复发。

【治疗要点】

1. 治疗原则　2016 年 ITP 诊治的国内专家共识提出的治疗原则如下:

(1)$PLT>30 \times 10^9/L$、无出血表现且不从事增加出血危险工作(或活动)的成人 ITP 患者发生出血的危险性比较小,可予观察和随访(证据等级 2c)。

(2)以下因素增加出血风险:①出血风险随患者年龄增长和患病时间延长而增高;②血小板功能缺陷;③凝血因子缺陷;④未被控制的高血压;⑤外科手术或外伤;⑥感染;⑦服用阿司匹林、非甾体抗炎药、华法林等抗凝药物。

(3)若患者有出血症状,无论血小板减少程度如何,都应积极治疗。在下列临床过程中,血小板计数的参考值分别为:口腔科检查:$\geq 20 \times 10^9/L$;拔牙或补牙:$\geq 30 \times 10^9/L$;小手术:$\geq 50 \times 10^9/L$;大手术:$\geq 80 \times 10^9/L$;自然分娩:$\geq 50 \times 10^9/L$;剖宫产:$\geq 80 \times 10^9/L$。

2. 紧急治疗　重症 ITP 患者($PLT<10 \times 10^9/L$),伴胃肠道、泌尿生殖系统、中枢神经系统或其他部位的活动性出血或需要急诊手术时,应迅速提高患者 PLT($>50 \times 10^9/L$)。对于病情十分危急,须立即提升血小板计数的患者应给予随机供者的血小板输注,还可选用静脉输注丙种球蛋白〔IVIg,1.0g/(kg·d),×1~2 天〕和 / 或甲泼尼龙(1.0g/d,×3 天)和 / 或促血小板生成药物。其他治疗措施包括停用抑制血小板功能药物、控制高血压、局部加压止血、口服避孕药控制月经过多,以及应用纤溶抑制剂(如止血环酸、6- 氨基己酸)等;如上述治疗仍不能控制出血,可以考虑使用重组人活化因子Ⅶ(rhFⅦa)。

3. 新诊断 ITP 一线治疗

(1)糖皮质激素:①大剂量地塞米松(HD-DXM):剂量 40mg/d,×4 天,建议口服用药,无效患者可在半个月后重复 1 次。应用时,注意监测血压、血糖的变化,预防感染,保护胃黏膜。②泼尼松:剂量从 1mg/(kg·d)开始,分次或顿服,病情稳定后快速减至最小维持量(<15 mg/d),如不能维持应考虑二线治疗,治疗 4 周仍无反应,说明泼尼松治疗无效,应迅速减量至停用(证据等级 1b)。

(2)大剂量静脉用丙种球蛋白(IVIg):大剂量 IVIg 在 ITP 患者中发挥作用的机制有两点:①抑制 Fc-R 介导的血小板的破坏;②促进抗血小板抗体的清除。输后 1~2 天血小板上升,血小板计数升高只能维持 2~3 个星期。IVIg 治疗主要用于:① ITP 的紧急治疗;②不能耐受肾上腺糖皮质激素的患者;③脾切除术前准备;④妊娠或分娩前;⑤部分慢作用药物(如达那唑或硫唑嘌呤)发挥疗效之前。常用剂量 400mg/(kg·d)× 5 天或 1g/(kg·d)× 1 天(严重者每天 1 次、连用 2 天)。必要时可以重复。IVIg 慎用于 IgA 缺乏、糖尿病和肾功能不全的患者。

4. 成人 ITP 二线治疗

(1)促血小板生成药物:包括重组人血小板生成素(rhTPO)、艾曲波帕(eltrombopag)和罗米司亭(romiplostim),此类药物起效快(1~2 周),但停药后疗效一般不能维持,需要进行个体化的维持治疗。①重组人血小板生成素(rhTPO):剂量 1.0μg/(kg·d)× 14 天,PLT ≥ 100 × 10^9/L 时停药。应用 14 天血小板计数不升者视为无效,应停药(证据等级 1b)。②艾曲波帕:25 mg/d(顿服),根据血小板计数调整剂量,维持 PLT ≥ 50 × 10^9/L,PLT ≥ 100 × 10^9/L 时减量,PLT ≥ 200 × 10^9/L 时停药,最大剂量 75mg/d。用药过程中需要监测肝功能。③罗米司亭:血小板生成素拟肽(Nplate,AMG531),首次应用从 1μg/kg 每周 1 次皮下注射开始,若 PLT<50 × 10^9/L 则每周增加 1μg/kg,最大剂量 10μg/kg。若持续 2 周 PLT ≥ 100 × 10^9/L,开始每周减量 1μg/kg。PLT ≥ 200 × 10^9/L 时停药。最大剂量应用 4 周血小板计数不升者视为无效,应停药。

(2)抗 CD20 单克隆抗体(rituximab,利妥昔单抗):有前瞻性多中心随机对照的临床研究数据支持。推荐剂量:375mg/m^2 每周 1 次静脉滴注,共 4 次。一般在首次注射 4~8 周内起效。小剂量利妥昔单抗(100mg 每周 1 次,共 4 次)同样有效,但起效时间略长。

(3)脾切除:在脾切除前,必须对 ITP 的诊断作出重新评价,建议检测血小板抗体(MAIPA 法或流式微球法)和 TPO 水平。脾切除指征:①糖皮质激素正规治疗无效,病程迁延 6 个月以上;②泼尼松治疗有效,但维持量大于 30mg/d;③有使用糖皮质激素的禁忌证。对于切脾治疗无效或最初有效随后复发的患者应进一步检查是否存在副脾。

(4)其他二线药物治疗:由于缺乏足够的循证医学证据,以下药物需个体化选择治疗:①硫唑嘌呤:常用剂量为 100~150mg/d(分 2~3 次口服),根据患者白细胞计数调整剂量。②环孢素 A:常用剂量为 5mg/(kg·d)(分 2 次口服),根据血药浓度调整剂量。用药期间应监测肝、肾功能。③达那唑:常用剂量为 400~800mg/d(分 2~3 次口服),起效慢,需持续使用 3~6 个月。④长春碱类:长春新碱 1.4mg/m^2(最大剂量为 2 mg/m^2)或长春地辛 4mg,每周 1 次,共 4 次,缓慢静脉滴注。

5. 一、二线治疗失败 ITP 患者的治疗 糖皮质激素、IVIg 和脾切除等一、二线治疗无效(包括不适合或不接受脾切除的患者),仍需治疗以维持安全的血小板水平的患者,其治疗宜个体化。可以选择环磷酰胺、联合化疗、吗替麦考酚酯及干细胞移植、血浆置换等治疗。

6. 疗效判断 ①完全反应(CR):治疗后 PLT ≥ 100 × 10^9/L 且没有出血。②有效(R):治疗后 PLT ≥ 30 × 10^9/L 并且至少比基础血小板计数增加 2 倍且没有出血。③无效(NR):治疗后 PLT<30 × 10^9/L 或者血小板计数增加不到基础值的 2 倍或者有出血。④复发:治疗有效后,血小板计数降至 30 × 10^9/L 以下或者不到基础值的 2 倍或者出现出血症状。

在定义 CR 或 R 时,应至少检测 2 次血小板计数,其间至少间隔 7 天。定义复发时至少检测 2 次,其间至少间隔 1 天。

(龚凡杰 张文武)

第 3 节 血栓性血小板减少性紫癜

血栓性血小板减少性紫癜(thrombotic thrombocytopenic purpura,TTP)是一种较少见的微血管性溶血、血小板减少性紫癜、神经系统异常,伴有不同程度的肾脏损害和发热典型五联征为主要临床表现的严重的弥散性微血管血栓 - 出血综合征。

TTP 的发生至少有广泛的微血管内皮细胞损伤和血管性血友病因子裂解酶(ADAMTS13)缺乏或活性降低这两个必需条件:血管内皮损伤可在短期内释放大量 vWF 大分子多聚体(UL-vWF),而 ADAMTS13 活性降低或缺乏,可使此种超大分子的 vWF 不被降解。聚集的 UL-vWF 促进血小板黏附与聚集,在微血管内形成血小板血栓,血小板消耗性减少,继发出血,微血管管腔狭窄,红细胞破坏,受累组织器官损伤或功能障碍,从而导致 TTP 的发生。

TTP 根据病因可分为遗传性 TTP 和获得性 TTP。遗传性 TTP 是由 ADAMTS13 基因突变或缺失,导致酶活性降低或缺乏所致,常在感染、应激或妊娠等诱因作用下发病。根据诱发因素是否明确,获得性

TTP又分为原发性(特发性)TTP和继发性TTP:原发性TTP患者存在抗ADAMTS13自身抗体,或存在抗CD36自身抗体,刺激内皮细胞释放过多UL-vWF;继发性可继发于感染、药物、自身免疫性疾病、肿瘤、骨髓移植及妊娠等疾病。

根据起病急缓和病程分为急性和慢性TTP。

【诊断要点】

1. 临床表现特点　TTP可发生于任何年龄,多为15~50岁,女性多见。起病急骤,进展迅速,病情凶险。出血和神经精神症状为TTP最常见的表现。主要表现有:①血小板消耗性减少引起的出血:表现为皮肤的瘀点、瘀斑或紫癜及鼻出血、视网膜出血、血尿和胃肠道出血,严重者可有脑出血。②红细胞受机械性损伤而破碎引起的微血管性溶血性贫血:约有40%~50%的患者出现黄疸,尿色深,脾大。③神经精神症状:如头痛、意识障碍、嗜睡、昏迷、举止异常、一过性脑缺血发作、癫痫、半身感觉改变、精神变化、抽搐、视力障碍、失语、说话不清等,呈间歇性或波动性。以上表现通常称为TTP三联征。④肾脏损害:表现为蛋白尿、镜下血尿和管型尿,少数可发生急性肾衰竭。⑤发热:多为中、低度。三联征加上肾脏损害、发热称为TTP五联征。⑥其他:恶心、呕吐、腹痛、腹泻、便秘、软弱无力等。少数患者出现呼吸困难、胸痛、咳嗽等症。心脏受累也比较常见,在接受有效治疗之前,患者极易发生心脏骤停而死亡,血清cTnI作为常用的检测指标。如未能给予及时有效的治疗,MODS接踵而至。

2. 实验室检查　血象血小板明显降低,常在$(10~50) \times 10^9/L$,中至重度贫血,网织红细胞升高,血片中可见巨大血小板、有核红细胞及红细胞碎片。骨髓红系增生,巨核细胞数正常或增多,呈成熟障碍。凝血检查基本正常。组织病理活检可见小动脉、毛细血管中有均一性"透明样"血小板血栓。尿常规可见血尿、蛋白尿或管型。血清LDH增高,并与临床病程严重程度相平行。肝功能检查可有转氨酶升高,部分患者可有轻度氮质血症。血浆中vWF水平增加,UL-vWF含量增多。血浆ADAMTS13活性<5%对诊断TTP有较高特异性。

3. 诊断注意事项　临床主要根据特征性的五联征表现作为诊断依据。血小板减少伴神经精神症状时应高度怀疑TTP。血涂片发现破碎红细胞(>2%)、vWF多聚体分析发现UL-vWF、ADAMTS13活性降低均有助于诊断。鉴别诊断方面主要应与溶血尿毒症综合征(hemolytic uremic syndrome, HUS)、DIC、HELLP综合征、Evans综合征(自身免疫性溶血性贫血合并免疫性血小板减少性紫癜)、系统性红斑狼疮(SLE)、阵发性睡眠性血红蛋白尿(PNH)、妊娠高血压综合征等鉴别。

【治疗要点】

包括病因治疗和对症治疗,由于部分 TTP 为继发性 TTP,因此治疗病因至关重要,如妊娠相关 TTP 适时终止妊娠,感染相关 TTP 应用抗生素,肿瘤相关 TTP 给予化疗等。但无论对于何种 TTP,在最初的 72 小时内都有生命危险,需紧急救治。治疗原则:在诊断明确或高度怀疑本病时,不论轻型或重型都应尽快开始积极治疗。首选血浆置换治疗,其次可选用新鲜(冰冻)血浆输注和药物治疗。对高度疑似和确诊病例,输注血小板应十分谨慎,仅在出现危及生命的严重出血时才考虑使用。

1. 血浆置换 是 TTP 最有效的治疗方法,治疗有效率达 81%~96%,有效减少了永久性器官损害,TTP 总死亡率由 85%~90% 降至 10%~20%。由于 TTP 病情极为凶险,因此在临床工作中一旦拟诊 TTP 就应迅速进行血浆置换,以免延误病情,导致患者死亡。

血浆置换是为去除患者血浆中异常增大的 vWF 多聚体、ADAMTS 13 抗体。有研究中心推荐使用 1.5 倍循环量(或 40~60ml/kg)的血浆连续置换 3 天,以后每天以 1 倍循环量的血浆置换直至疾病得以控制(症状缓解、PLT 及 LDH 恢复正常),后逐渐延长置换间期,3 天、7 天、半月甚至一月一次方可停止。对于个别难治性 TTP,血浆置换可增加至每天 2 次,每次置换一个循环血量的血浆,后逐渐减少置换次数。有人提出血小板正常 2 天后可停止血浆置换,采用泼尼松维持治疗,剂量为每日 1mg/kg。

对无条件进行血浆置换的临床机构,或由于患者自身病情不能耐受血浆置换时,可以给予输注新鲜血浆,20~40ml/(kg·d)。事实上输注新鲜冰冻血浆、24 小时内新鲜血浆及去除冷沉淀的血浆疗效相当,均能补充 ADAMTS 13,治疗有效率约 31%~46%,远低于进行血浆置换。因此 TTP 患者尽量进行血浆置换,如不能立即进行血浆置换,可将输注血浆作为有效的支持治疗,为血浆置换赢得时间。

血浆置换疗效判定:通常神经系统症状好转是治疗有效的最早期表现,随后 LDH 下降,血小板数量恢复,贫血纠正,肾功能恢复通常较慢。

2. 免疫抑制治疗 部分获得性 TTP 存在高滴度针对 ADAMTS 13 的自身抗体,单用血浆置换仅能作为“保命”治疗,维持疗效还需联合免疫抑制治疗。以下药物均作为血浆置换协同药物,需与血浆置换同时应用。包括糖皮质激素、大剂量静脉免疫球蛋白、利妥昔单抗(抗 CD20 抗体)、硼替佐米、环磷酰胺、环孢素、长春新碱等。最后可选择脾切除治疗。

3. 替代治疗 主要应用于家族性 TTP 患者,多为儿童。输注新鲜冰冻血浆或输注去除冷沉淀血浆或者经有机溶剂和洗涤剂处理后的血浆,均能起治疗和预防作用。一般 ADAMTS 13 在血浆中的半衰期为 2 天,结合到内皮细胞表面后,半衰期可能延长至3周。输注血浆10~15ml/kg每2~3周一次,可将ADAMTS 13活性增至5%~10%,防止疾病复发。重组ADAMTS 13替代治疗,能够补充有活性的ADAMTS 13,恢复对vWF的降解作用,该药已进入临床前期使用阶段。

(王 婷 王化泉 张文武)

第4节 过敏性紫癜

过敏性紫癜(allergic purpura)又称许兰(Schonlein)亨诺(Henoch)综合征,为一种常见的血管变态反应性疾病,因机体对某些致敏物质产生变态反应,导致毛细血管脆性及通透性增加,血液外渗,产生紫癜、黏膜及某些器官出血。可同时伴发血管神经性水肿、荨麻疹等其他过敏表现。本病多见于青少年,春、秋季发病较多。

【诊断要点】

1. 致敏因素 ①感染:细菌感染主要为β溶血性链球菌,以呼吸道感染为最多见;病毒感染多见于发疹性病毒感染,如麻疹、水痘、风疹等;寄生虫感染。②食物:是人体对异体蛋白过敏所致,如鱼、虾、蟹、蛋、鸡、牛奶等。③药物:包括青霉素及头孢菌素类抗生素,水杨酸类、吲哚美辛等解热镇痛药,磺胺类、异烟肼及噻嗪类利尿药等。④其他:花粉、尘埃、菌苗或疫苗接种、虫咬、受凉及寒冷刺激等。

2. 临床表现特点 多数患者起病前1~3周有全身不适、低热、乏力及上呼吸道感染等前驱症状,儿童患者更为常见。随之出现典型临床表现。

(1)单纯型(紫癜型):为最常见的类型。主要表现为皮肤紫癜,局限于四肢,尤其是下肢及臀部,躯干极少累及。紫癜常成批反复发生、对称分布,可同时伴发皮肤水肿、荨麻疹。紫癜常大小不一,皮损可单发,也可成簇甚至融合;皮损初始为荨麻疹,开始消退时,逐渐变成粉红色,继而红色,最后呈棕红色的斑丘疹样疱疹;也可表现出瘀点样损害。皮损一般于数日内消退,历经2~3周后可出现一批新的皮疹。

(2)关节型(Schonlein型):除皮肤紫癜外,因关节部位血管受累出现关节肿胀、疼痛、压痛及功能障碍等表现。好发于膝、腕、肘、踝等大关节,呈游走性、反复性发作,经数日而愈,不遗留关节畸形。

(3)腹型(Henoch型):除皮肤紫癜外,因消化道黏膜及腹膜脏层毛细血管受累而产生一系列消化道症状及体征,如恶心、呕吐、腹泻及黏液便、便血等。其中腹痛最为常见,常为阵发性绞痛,腹痛部位以脐周或下腹部为主。发作时可因腹肌紧张及明显压痛、肠鸣音亢进而误诊为外科急腹症。在幼儿可因肠壁水肿、蠕动增强等而致肠套叠。腹部症状、体征多与皮肤紫癜同时出现,偶可发生于紫癜之前。

(4)肾型:过敏性紫癜肾炎的病情最为严重,发生率 12%~40%。在皮肤紫癜的基础上,因肾小球毛细血管襻炎症反应而出现血尿、蛋白尿及管型尿,偶见水肿、高血压及短暂性肾衰竭,如氮质血症和少尿。肾损害多发生于紫癜出现后 2~4 周,多在 3~4 周内恢复,少数病例因反复发作而演变为慢性肾炎或肾病综合征。

(5)混合型:皮肤紫癜合并上述两种以上临床表现。

(6)其他:少数患者可因病变累及眼部、脑及脑膜血管而出现视神经萎缩、虹膜炎、视网膜出血及水肿,及中枢神经系统相关症状体征。

3. 出、凝血机制检查　30%~50% 病例毛细血管脆性试验阳性;出血时间、凝血时间及血块退缩时间均正常;血小板黏附、聚集功能正常;血浆凝血因子活性正常。

4. 诊断注意事项　诊断过敏性紫癜在于医生提高警惕。一般而言,根据紫癜的分布特点及可能伴随的关节或胃肠道、肾脏受累的症状,结合实验室检查,过敏性紫癜诊断不难作出。鉴别诊断方面需与药疹及血小板减少性紫癜进行鉴别;药疹具有用药史,停药后皮疹消退为其特点;血小板减少性紫癜应该有血小板计数减少,出血时间延长等实验室特点;腹型过敏性紫癜需与某些类型的急腹症鉴别;肾型紫癜需与急性肾小球肾炎、狼疮性肾炎作出鉴别。

【治疗要点】

1. 去除致敏因素　如控制感染;避免和慎食易致过敏的药物(如磺胺类、解热镇痛类药物)和食物(如鱼、虾、蛋奶类);避免蚊叮虫咬、寒冷、精神紧张等因素。

2. 抗过敏治疗　可选用异丙嗪(非那根)25mg/ 次,2~3 次 /d,口服;或氯苯那敏(扑尔敏)4mg/ 次,2~3 次 /d,口服;西咪替丁 0.1~0.2g/ 次,2~3 次 /d,口服;赛庚啶 2~4mg 口服,每晚 1 次;苯噻啶,0.5mg/ 次,口服,每日 2 次;也可选用 10% 葡萄糖酸钙 10ml 加 25% 葡萄糖液 20~40ml,静注,每日 1~2 次。维生素 C 以大剂量(5~10g/d)静脉注射疗效较好,持续用药 5~7 天。

3. 糖皮质激素　是治疗过敏性紫癜的主要药物。在过敏性紫癜急性期对于控制水肿、缓解关节和腹部症状有明显效果。一般用泼尼松 30mg/d,顿服或分次口服。重症者可用甲泼尼龙 1~2mg/(kg·d),或地塞米松 10~15mg/d 静脉滴注,症状减轻后改口服。糖皮质激素疗程一般不超过 30 天,肾型者可酌情延长。

4. 对症治疗　腹痛较重者可用山莨菪碱或阿托品口服或肌内注射;关

节痛可酌情用止痛药;伴呕血、便血者,可用奥美拉唑等治疗。

5. 其他 如上述治疗效果不佳或近期内反复发作者,可酌情使用:①免疫抑制剂:如硫唑嘌呤、环孢素、环磷酰胺等;②抗凝治疗:适用于肾型患者。初以肝素 100~200U/(kg·d)静脉滴注或低分子肝素皮下注射,4 周后改用华法林 4~15mg/d,2 周后改用维持量 2~5mg/d,疗程 2~3 个月;③中医中药:适用于慢性反复发作或肾型患者。以凉血解毒治则为主,代表方剂为犀角地黄汤加减:水牛角 30g;生地 30g;丹皮 9g;玄黄 12g;银花 30g;丹参 9g;阿胶 9g 等加减,风热可加防风,夹湿加陈皮、半夏等。

(张文武)

第 5 节 重型再生障碍性贫血

再生障碍性贫血(aplastic anemia,AA)简称再障,是一种可能由不同病因和机制引起的骨髓造血功能衰竭症。主要表现为骨髓造血功能低下、全血细胞减少和贫血、出血、感染综合征,免疫抑制治疗有效。

根据患者的病情、血象、骨髓象及预后,通常将 AA 分为重型 AA(SAA)和非重型 AA(NSAA)。SAA 的诊断标准(Camitta 标准)为:①骨髓细胞增生程度 < 正常的 25%;如 ≥ 正常的 25% 但 <50%,则残存的造血细胞应 <30%。②血象须具备以下 3 项中的 2 项:中性粒细胞绝对值 <0.5 × 10^9/L;血小板数 <20 × 10^9/L;网织红细胞绝对值 <20 × 10^9/L。其中中性粒细胞绝对值 <0.2 × 10^9/L 者称极重型再障(VSAA)。1987 年第四届全国再障学术会议上将急性再障称重型再障 Ⅰ 型,慢性再障后期发生恶化者称重型再障 Ⅱ 型。重型再障病情凶险,病死率高,如不积极治疗,许多患者很快死于严重感染或出血。

从病因上 AA 可分为先天性(遗传性)和后天性(获得性)。获得性 AA 根据是否有明确的诱因分为继发性和原发性,原发性 AA 即无明确诱因者。AA 可发生于各年龄段,老年人发病率较高,男、女无明显差异。

【诊断要点】

(一)病因 AA 病因不明确,可能为:①病毒感染:特别是肝炎病毒、微小病毒 B$_{19}$ 等。②化学因素:特别是氯霉素类抗生素、磺胺类药物、抗肿瘤化疗药物及苯等。③长期接触 X 射线、镭及放射性核素等。近年多数学者认为 T 细胞功能异常亢进,通过细胞毒性 T 细胞直接杀伤或 / 和淋巴因子介导的造血干细胞过度凋亡引起的骨髓衰竭是获得性 AA 的主要发病机制。

(二)临床表现特点 AA 主要临床症状为乏力、出血和感染,为相应血细胞减少所致。SAA 起病急骤或在慢性病程基础上病情进一步加重恶化。贫血在病之早期较轻,但呈进行性加剧,并有严重的难以控制的感染,以口腔、咽喉及肛周多见,肺炎症亦不少见,重者可因脓毒症而死亡。出血症状多见且严重,且常为本病的首发症状,各部位均可出血,以皮肤瘀点、瘀斑、鼻出血及牙龈出血最为多见,其次为消化道、泌尿道及眼底出血,颅内出血亦不少见,可致死亡。体格检查主要发现为皮肤苍白,可见出血点及瘀斑,肝脾及淋巴结一般无肿大。

(三) 诊断标准

1. **AA 诊断标准**　①全血细胞减少,网织红细胞百分数 <0.01,淋巴细胞相对增多;②一般无肝、脾肿大;③骨髓多部位增生减低(< 正常 50%)或重度减低(< 正常 25%),造血细胞减少,非造血细胞比例增高,骨髓小粒空虚(有条件者做骨髓活检可见造血组织均匀减少);④能除外引起全血细胞减少的其他疾病,如 PNH、Fanconi 贫血、Evans 综合征、免疫相关性全血细胞减少等。

2. **AA 分型诊断**　根据上述标准诊断为 AA 后,再进一步分析是急性 AA(AAA)还是慢性 AA(CAA)。

(1)急性 AA(亦称 SAA- Ⅰ型)的诊断标准

1)临床表现:发病急,贫血呈进行性加剧,常伴有严重感染和 / 或出血。

2)血象:除血红蛋白下降较快外,须具备以下 3 项中之 2 项:①网织红细胞绝对值 $<15 \times 10^9/L$;②中性粒细胞绝对值 $<0.5 \times 10^9/L$;③血小板 $<20 \times 10^9/L$。

3)骨髓象:①多部位增生减低,三系造血细胞明显减少,非造血细胞增多;如增生活跃须有淋巴细胞增多;②骨髓小粒中非造血细胞及脂肪细胞增多。

(2)慢性 AA 的诊断标准

1)临床表现:发病较急性再障缓慢,贫血、感染、出血相对较轻。

2)血象:血红蛋白下降速度较慢,网织红细胞、中性粒细胞及血小板减低,但达不到急性再障的程度。

3)骨髓象:①三系或两系减少,至少一个部位增生不良,如增生活跃,则淋巴细胞相对增多,巨核细胞明显减少;②骨髓小粒中非造血细胞(如脂肪细胞等)增加。

4)病程中如病情恶化,临床、血象及骨髓象与急性 AA 相同,称 SAA- Ⅱ型。

(四) 诊断注意事项　凡有严重贫血,特别是伴有出血及感染症状的患者,血液表现为全血细胞减少,而脾脏无肿大,均应考虑为本病的可能。骨髓检查是诊断本病的主要依据,最好做骨髓活检。临床上本病应与有全血细胞减少的其他疾病,尤其是阵发性睡眠性血红蛋白尿(PNH)及骨髓增生异常综合征(MDS)相鉴别,亦应注意与急性造血功能停滞、骨髓纤维化、急性白血病及恶性组织细胞病等相鉴别。

【治疗要点】

(一)支持治疗

1. 保护措施 ①杜绝接触各类危险因素(包括对骨髓有损伤作用和抑制血小板功能的药物);②预防感染(注意饮食及环境卫生,SAA保护性隔离);③避免出血(防止外伤及剧烈活动);④必要的心理护理;⑤酌情预防性给予抗真菌治疗。

2. 对症治疗 ①纠正贫血:输血要掌握指征,准备做骨髓移植者,移植前输血会直接影响其成功率,尤其不能输家族成员的血。血红蛋白小于60g/L者可输血,一般以输入浓缩红细胞为妥。反复输血者宜应用去铁胺排铁治疗。②控制出血:用促凝血药(止血药),如酚磺乙胺等。女性子宫出血可肌内注射丙酸睾酮50~100mg/d。严重出血者或血小板小于20×10^9/L宜输入浓缩血小板,采用单采或HLA相合的血小板输注可提高疗效,减少血小板输注无效的发生率。③控制感染:积极预防感染,有感染者尽早应用有效的抗生素。④护肝治疗:AA常合并肝损害,应酌情选用护肝药物。

(二)针对发病机制的治疗

1. 异基因骨髓移植 是治疗重型再障的最佳方法,且能达到根治的目的。移植后长期无病存活率可达75%~90%,但移植需尽早进行。

2. 免疫抑制治疗 适用于年龄大于40岁或无合适供髓者的重型再障。最常用的是抗胸腺细胞球蛋白(ATG)和抗淋巴细胞球蛋白(ALG),其次为环孢素A(CsA)、大剂量免疫球蛋白。采用联合免疫抑制治疗,即ALG和CsA联合治疗,可使70%~80%达到血液学完全缓解。由于异基因骨髓移植需要有一定条件,对骨髓移植条件不够的患者免疫抑制治疗具有极其重要地位,这是近年来对SAA药物治疗最重要的进展。

(1)ATG/ALG:ALG/ATG剂量因来源不同而异,马ALG 10~15mg/(kg·d)连用5天;兔ATG 3~5mg/(kg·d)连用5天;猪ALG(国产)15~20mg/(kg·d)连用5天。可与环孢素A(CsA)组成强化免疫抑制方案。

(2)环孢素A(CsA):适用于全部AA。剂量一般为3~5mg/(kg·d),但应个体化。出现疗效也需1~2月以上,临床上常以3个月作为判断是否以有效的时间。疗程一般1年以上。

(3) 其他药物:CD3 单克隆抗体、吗替麦考酚酯(MMF)、环磷酰胺、甲泼尼龙、大剂量免疫球蛋白(HD-IVIG)等。HD-IVIG 特别适用于:①重型再障伴严重血小板减少,反复输注血小板产生同种抗体,使血小板输注无效时,HD-IVIG 有迅速提高血小板水平,帮助渡过危险期的功效;②病毒相关性重型再障,特别是病毒性肝炎相关性重型再障,该时肝功能尚未恢复,尚无条件应用免疫抑制剂,应用 HD-IVIG 最合适。HD-IVIG 剂量 0.4g/(kg·d),共 5 天,或 1.0g/(kg·d),共 2 天,为维持疗效,需间歇反复使用。HD-IVIG 治疗 SAA 的疗效不及 ATG/ALG 和 CsA,所以不宜作为首选药物。

3. 促造血治疗

(1) 雄激素:适用于全部 AA。常用四种:司坦唑醇(康力龙)6~12mg/d 分 3 次口服;十一酸睾酮(安雄)120~160mg/d 分 3 次口服;达那唑 0.2g 每日 3 次口服;丙酸睾酮 50~100mg/d 肌内注射。

(2) 造血生长因子:适用于全部 AA,尤其是 SAA。常用非格司亭(惠尔血)和沙格司亭(生白能),剂量为 5μg/(kg·d);红细胞生成素(EPO)常用 50~100U/(kg·d)。一般在免疫抑制治疗 SAA 后使用,剂量可酌减,维持 3 个月以上为宜。艾曲波帕是血小板受体激动剂,应用于 SAA 免疫抑制剂治疗未完全痊愈患者的治疗,50mg 每日 1 次口服。

(三) AA 的疗效标准

1. 基本治愈　贫血与出血症状消失,Hb 男性达 120g/L、女性达 110g/L,中性粒细胞达 $1.5×10^9$/L,血小板达 $100×10^9$/L,随访 1 年以上未复发。

2. 缓解　贫血与出血症状消失,Hb 男性达 110g/L、女性达 100g/L,白细胞达 $3.5×10^9$/L 左右,血小板有一定程度升高,随访 3 个月病情稳定或继续进步。

3. 明显进步　贫血与出血症状明显好转,不输血,Hb 较治疗前 1 个月内常见值增长 30g/L 以上,并能维持 3 个月。

判定以上三项疗效标准,均应 3 个月内不输血。

4. 无效　经充分治疗后,症状、血常规未达明显进步。

(郑以州　张文武)

第 6 节　急性溶血、溶血危象和再生障碍危象

急性溶血性贫血、溶血危象和再生障碍危象是临床常见的溶血急重症。

急性溶血性贫血是指红细胞在短时间内大量破坏而引起的一类贫血。临床上以红细胞葡萄糖 -6- 磷酸脱氢酶(G-6-PD)缺乏所致溶血、同种免疫

性溶血(新生儿溶血病、溶血性输血反应)、自身免疫性溶血性贫血等较为多见。

溶血危象是指在慢性溶血性贫血病程中,因急性或亚急性感染、劳累、受冷等因素诱发的红细胞大量破坏,超出了骨髓造血代偿能力,而引起严重贫血。临床上多见于遗传性球形红细胞增多症、地中海贫血等慢性遗传性溶血性贫血病程中。

再生障碍危象是指在慢性溶血性贫血病程中,突然发生暂时性的骨髓红系造血抑制所引起的一过性严重贫血。再障危象多由人类微小病毒B_{19}感染所诱发。该病毒作用于红系前体细胞,抑制其进一步复制和成熟,导致骨髓红系造血抑制而产生暂时性的造血危象。

【诊断要点】

1. 临床表现特点

(1) 急性溶血性贫血的临床表现:急性起病,全身不适,高热、寒战、头痛、腰酸背痛、腹痛,贫血,黄疸,尿呈酱油色或红葡萄酒色。严重者可有下列表现:①呼吸急促,心率增快,烦躁不安;②急性心功能不全或休克;③急性肾衰竭;④中枢神经系统损害,如昏迷、核黄疸等。

(2) 溶血危象的临床表现:在慢性溶血性贫血病程中,出现贫血和黄疸加重,伴发热、腹痛、疲倦等症状,可有脾大。一般持续7~14天可自然缓解。

(3) 再生障碍危象的临床表现:在慢性溶血性贫血病程中,出现发热、腹痛、恶心、呕吐、软弱、贫血迅速加重,而黄疸不加重或较原来减轻。再障危象为一过性,一般经6~12天可自然缓解。

2. 实验室检查 急性溶血、溶血危象实验室检查特点有:

(1) 红细胞破坏增多:①血常规红细胞计数和血红蛋白浓度迅速降低。②胆红素代谢产物增加:血清间接胆红素增高;尿胆原和粪胆原增加。③血浆游离血红蛋白含量增高。④血清结合珠蛋白降低或消失。⑤血红蛋白尿及含铁血黄素尿。

(2) 红细胞代偿性增生:①网织红细胞明显增加;②血涂片中出现幼红细胞;③骨髓幼红细胞显著增生。

(3) 血生化检查:可出现高钾血症、代谢性酸中毒、低钙血症;溶血危象时易发生急性肾衰竭。部分患者有肝功能异常;血清乳酸脱氢酶增高。

(4) 用于病因诊断的特殊检查:①红细胞形态检查:如小球形红细胞增多(>10%)提示遗传性球形红细胞增多症;椭圆形红细胞增多(>15%)提示椭圆形红细胞增多症;靶形红细胞增多见于地中海贫血、HbC、HbS、HbE等。破碎红细胞、盔形红细胞增多(>2%)提示微血管病性溶血贫血。②红细胞渗透脆性实验：脆性增加见于遗传性球形红细胞增多症、自身免疫性溶血性贫血；脆性减低见于地中海贫血。③抗人球蛋白试验（Coombs 试验）：是检测温抗体型自身免疫性溶血性贫血的经典方法。④血红蛋白异常的检查：血红蛋白电泳和抗碱血红蛋白试验是诊断地中海贫血和异常血红蛋白病的简易可靠方法；异丙醇试验和热不稳定试验对不稳定血红蛋白病的诊断有价值；变性珠蛋白小体见于 G-6-PD 缺乏和不稳定血红蛋白病；血红蛋白肽链基因分析有助于地中海贫血的分型。⑤红细胞酶检查：如 G-6-PD 活性测定。⑥酸溶血试验（ham 实验）、糖水溶血实验和血细胞 CD55、CD59 测定有助于诊断阵发性睡眠性血红蛋白尿。

再生障碍危象实验室检查特点有：红细胞计数及血红蛋白浓度明显降低、网织红细胞比例及其绝对值降低，而中性粒细胞及血小板计数一般正常，偶有粒细胞及血小板同时减低。骨髓象有两种表现：①增生减低，类似再生障碍性贫血；②类似纯红再障，仅红系减少或缺乏，粒系和巨核系正常。人类微小病毒 B_{19} 抗体检测和病毒 DNA 检测有助于诊断。

3. 诊断注意事项　在慢性溶血性贫血的基础上出现贫血和黄疸突然加重，伴有寒战、发热、呕吐、腹痛、脾肿大等，或突然出现乏力、面色苍白加重，结合外周血象改变和网织红细胞计数诊断溶血危象或增生障碍危象一般难度不大。但应尽快确定溶血危象的原因。同时，应注意与急性再生障碍性贫血、黄疸型肝炎、微血管病性溶血性贫血等疾病鉴别。

【治疗要点】

1. 一般治疗　凡出现急性溶血、溶血危象或再障危象的患者均应及时收住院治疗。患者宜卧床休息，烦躁不安者给予小剂量镇静，吸氧，输液，出现溶血危象者应注意纠酸，碱化尿液。

2. 去除病因及诱因　应尽量去除已知的病因及各种诱因，如停止血型不合的输血，停用可疑引起溶血的药物、食物，控制感染等。

3. 肾上腺皮质激素的应用　为温抗体型自身免疫溶血性贫血的首选药物。对冷抗体型无效。对其他非免疫性溶血性贫血疗效不确定，不推荐使用。有适应证者可静脉快速滴注地塞米松 20~40mg/d 或氢化可的松 300~1 200mg/d，至少应用 3~5 天，待急性溶血控制或病情稳定后改用口服。常用泼尼松 40~60mg/d 口服，当 Hb 升至 100g/L 左右时，每周将泼尼松减少 5~10mg，减至 10~15mg/d 时以此量维持 1~2 个月，最后以 5~10mg/d 再维持 3 个月。若在减量过程中，溶贫又加重，应将剂量恢复至最后一次减量前的水平。但大剂量或长期激素治疗常合并高血压、糖尿病、感染，甚至可出现精神异常，必须引起注意。

4. 输注红细胞 主要用于急性溶血危象及严重贫血或体质虚弱的患者,目的在于渡过危急难关,暂时改善严重贫血状态。但输血补给了补体有时反而加重溶血,因此,输血时应注意下列各点:①若因大量溶血发生休克、少尿、无尿、急性肾衰竭,应先解决少尿、无尿,输入低分子右旋糖酐改善微循环,纠正水、电解质失衡,待尿量增加、肾功能改善后,再进行输血。常需建立两条静脉通道,分别输液和缓慢输浓缩红细胞。②阵发性睡眠性血红蛋白尿接受输入的血浆可激活补体,诱发或加重溶血;严重贫血必须输血时,可谨慎输入经生理盐水洗涤的红细胞。③自体免疫性溶血性贫血患者体内抗体对正常供血者的红细胞易引起凝集现象,使输入的红细胞易于破坏,同时输血还提供了大量的补体,可使溶血加速,故应尽量避免输血。病情必须输血时,应先用配血试验凝集反应最小的供血者血液或经洗涤后红细胞悬液。若病情危急,又急需输血,又无分离或洗涤红细胞的条件,只有在输血的同时应用大量肾上腺皮质激素。输血速度应十分缓慢,密切观察,如有反应,应立即停止输血。④伯氨喹型药物性溶血性贫血及蚕豆病需输血时,献血员应作 G-6-PD 过筛试验。

5. 丙种球蛋白 静脉滴注丙种球蛋白 0.2~0.4g/(kg·d)对自身免疫性溶血性贫血有短期疗效。

6. 免疫抑制剂 多用于自身免疫性溶血性贫血对激素无效或需较大剂量维持者,常用环磷酰胺、环孢素和长春新碱等。

7. CD20 单克隆抗体 对肾上腺皮质激素和脾切除无效的难治性自身免疫溶血性贫血及冷凝集素介导的冷凝集素综合征,CD20 单克隆抗体 375mg/(m^2·周),连续 4 周,治疗有效。

8. 血浆置换疗法 适用于冷抗体型自身免疫性溶血性贫血危象发作时。

9. 脾切除 对内科治疗无效者可考虑脾切除。

(涂传清)

第7节 弥散性血管内凝血

弥散性血管内凝血(disseminated intravascular coagulation,DIC)是在许多疾病基础上,以微血管体系损伤为病理基础,凝血及纤溶系统被激活,导致全身微血管血栓形成,凝血因子大量消耗并继发性纤维蛋白溶解亢进,引起全身出血及微循环衰竭的临床综合征。临床主要表现为出血、栓塞、微循环障碍及溶血等。

DIC 不是一个独立的疾病,而是众多疾病复杂病理过程中的中间环节。根据起病急缓和严重程度,DIC 在临床上可分为急性型(又称暴发型)和慢性型。急性型进展快、病情急,如不及时诊断、恰当处理,极易危及生命。慢性型较急性型缓和,一般无危及生命的出血,但个别病例会转化为急性型。

【诊断要点】

1. 病因特点 诱发 DIC 的基础疾病很多,遍及临床各科,其中以感染性疾病(包括细菌感染、病毒感染、立克次体感染、原虫感染、真菌感染等)、恶性肿瘤(急性早幼粒细胞性白血病、淋巴瘤、前列腺癌、胰腺癌及其他实体瘤等)、病理产科(羊水栓塞、感染性流产、死胎滞留、重症妊娠高血压综合征、子宫破裂、胎盘早剥、前置胎盘等)、手术与创伤(富含组织因子的器官如脑、前列腺、胰腺、子宫及胎盘等,可因手术及创伤等释放组织因子,诱发 DIC;大面积烧伤、器官移植、严重挤压伤、骨折及蛇咬伤也易致 DIC)、医源性疾病(主要与药物、手术及其他医疗操作、肿瘤手术、放疗、化疗及不正常的医疗过程有关)以及全身各系统疾病(各种原因所致的休克、恶性高血压、严重缺氧与窒息、重症肝病与急性胰腺炎、急性呼吸窘迫综合征、溶血性贫血、糖尿病酮症酸中毒、系统性红斑狼疮等)较为常见。

2. 临床表现特点 DIC 除原发病的表现外,常见有四大临床特征,即出血、休克 / 微循环障碍、微血管栓塞和微血管病性溶血。

(1)出血倾向:自发性、广泛性、多部位出血是 DIC 最突出的表现。发生率为 84%~95%。其特点是:①早期表现为穿刺部位瘀斑或出血不止或试管血不凝固;②最常见的为皮肤自发性出血,表现为瘀点、瘀斑,甚至大片广泛紫癜伴中心皮肤、黏膜栓塞性坏死;③不能用原发病解释的多部位(一般至少 2 个部位)、多脏器自发性出血,如涉及肺脏、消化道和泌尿生殖系统,表现为咯血、呕血与便血、血尿等;④严重者可致颅内出血,且常为 DIC 的致死原因;⑤适当采用抗凝辅以补充凝血因子和血小板治疗,可取得较好效果。临床上遇有不易用原发病解释的、突然发生的多部位出血,要考虑 DIC 的可能。

(2)低血压、休克 / 微循环障碍:发生率为 30%~80%。特点是:①起病突然,早期找不到明确病因;②常伴有全身多发性出血倾向,但休克程度与出血症状不相符;③早期出现重要脏器功能障碍;④休克多甚顽固,常规抗休克治疗效果不佳。临床上遇有难以用原发病解释的难治性休克患者,要警惕 DIC 的可能性。

(3)微血管栓塞:约见于 40%~70% 患者,其症状与栓塞部位、持续时间及纤溶的情况有关。发生于皮肤黏膜的浅层栓塞,表现为皮肤发绀,进而发生坏死、脱落,多见于眼睑、四肢、胸背及会阴部;黏膜损伤易发生于口腔、消化道、肛门等部位,呈灶性或斑块状坏死或溃疡形成。发生于肾、肝、肺、心脏和脑等的深部栓塞,可引起相应器官的功能障碍和有关的症状与体征:肾脏微血管栓塞引起血尿、腰痛、蛋白尿、少尿或无尿、氮质血症或急性肾损伤;肝脏微血管栓塞可出现肝功能损害、出血倾向、黄疸、肝脾肿大,严重者导致急性肝衰竭;肺微血管栓塞可出现突发的呼吸困难、发绀、胸闷、咯血,甚至 ARDS;心脏微血管栓塞可引起心率加快,甚至心功能不全或 AMI;脑栓塞时出现嗜睡、昏迷、脑神经麻痹与肢体瘫痪等一系列神经系统改变。广泛的微血管栓塞也是引起 MODS/MOF 的重要因素。

(4)微血管病性溶血:约见于 25% 的患者。患者可出现不明原因的与出血程度不成比例的贫血症状,可并发寒战、高热、黄疸、血红蛋白尿等,外周血出现较多的红细胞碎片(>2%)和 / 或畸形红细胞。

需要强调的是,DIC 形成的血栓位于微血管(包括细动脉、毛细血管和细静脉),与动静脉栓塞的临床表现不同,多由于重要脏器的微血管栓塞而表现为顽固性的休克、意识障碍、急性呼吸窘迫综合征 / 呼吸衰竭、肾功能衰竭和颅内高压等,严重者甚至导致多器官功能衰竭。微血管栓塞也可发生于浅层的皮肤消化道黏膜,但较少出现溃疡和局部坏死。慢性 DIC 临床表现各异,一般以轻、中度出血为主要表现,可无循环障碍和器官功能衰竭,多属代偿型或超代偿型。

3. DIC 临床分期

(1)临床前期:又称前 DIC(Pre-DIC),指在基础病因下体内凝血纤溶系统发生一系列变化,但尚未出现典型 DIC 的症状与体征,或尚未达到 DIC 确诊标准的一种亚临床状态。本期特点为血液呈高凝状态,血小板活化,凝血过程已经开始但尚无广泛的微血栓形成,纤溶过程尚未或刚刚启动,血小板、凝血因子的消耗均不明显。若能及早识别此期,对 DIC 的防治有重要意义。

(2)早期 DIC:属于病理过程中的初发性高凝期(高凝状态)。

(3)中期 DIC:属于病理过程中的消耗性低凝期(低凝状态)。出血倾向,PT 显著延长,血小板及多种凝血因子低下。此期持续时间较长,常构成 DIC 的主要临床特点与实验检测异常。

(4)晚期 DIC:属于病理过程中的继发性纤溶亢进期。继发性纤溶亢进状态绝大多数出现在 DIC 晚期,但亦可在凝血激活的同时,甚至成为某些 DIC 的主要病理过程。

4. DIC 临床分型　DIC 的临床表现很不一致,根据起病急缓与病情可分为以下三型:

(1)急性型:在数小时至 3 天内发病,病情急剧凶险,进展迅速。出血症状较严重,常伴短暂或持久的血压下降。多见于严重感染、外科大手术后、严重创伤、羊水栓塞、胎盘早剥等。

(2)亚急性型:在数天至数周内发生,病情发展稍缓,多以栓塞症状为主。多见于死胎滞留、急性白血病、恶性肿瘤转移等。

(3)慢性型:于数月内逐渐发展为 DIC,起病缓慢,病程较长,出血不严重,可仅见瘀点和瘀斑,高凝血期较长而明显。多见于系统性红斑狼疮、巨大血管瘤、慢性肝病以及肿瘤等慢性疾病。

5. 实验室检查 DIC 的实验室检查主要针对其病理过程中的血管壁(血管内皮细胞为主)、血小板数量及质量、凝血和抗凝系统及纤溶的变化进行检测。由于 DIC 的表现缺乏特异性,常与基础疾病的表现重叠,多数 DIC 的判断需有实验指标的支持;DIC 的多种检查项目不具备高度特异性,检查结果需密切结合临床分析,动态观察十分重要。对化验要求简单实用,先易后难,超过 90% 的患者可通过血小板计数、活化部分凝血活酶时间(APTT)和凝血酶原时间(PT)、纤维蛋白原(FIB)定量、3P 试验和 D- 二聚体确诊。

6. 诊断标准 DIC 诊断与治疗中国专家共识(2012 年版)提出的诊断标准如下:

(1)存在易致 DIC 的基础疾病:如感染、恶性肿瘤、病理产科、手术及创伤等。

(2)至少有下列一项以上临床表现:①多发性出血倾向;②不易用原发病解释的微循环衰竭或休克;③多发性微血管栓塞的症状、体征,如广泛性皮肤、黏膜栓塞,灶性缺血性坏死、脱落及溃疡形成,或不明原因的肺、肾、脑等脏器功能衰竭。

(3)实验室检查指标同时有下列三项以上异常:①血小板计数 $<100 \times 10^9/L$ 或呈进行性下降(肝病、白血病患者血小板 $<50 \times 10^9/L$);②血浆纤维蛋白原含量 $<1.5g/L$(肝病 $<1.0g/L$,白血病 $<1.8g/L$),并呈进行性下降,或 $>4.0g/L$;③ 3P 试验阳性,或血浆 FDP$>20mg/L$(肝病、白血病时 $>60mg/L$)或血浆 D- 二聚体水平增高(阳性);④ PT 延长或缩短 3 秒以上(肝病、白血病患者延长 5 秒以上),或 APTT 缩短或延长 10 秒以上。

中华医学会血液学分会血栓与止血学组于 2014 年颁布了中国 DIC 诊断积分系统(CDSS)(表 11-7-1),突出了基础疾病和临床表现的重要性,强化动态监测原则,简单易行,易于推广。

7. 鉴别诊断 DIC 主要应与重症肝病、原发性纤维蛋白溶亢进、血栓性血小板减少性紫癜(TTP)等鉴别。

表 11-7-1　中国 DIC 诊断积分系统（CDSS）

项目	检测结果（积分项）	评分
存在导致 DIC 的原发病		2
临床表现		1
不能用原发病解释的严重或多发性出血倾向		
不能用原发病解释的微循环障碍或休克		1
广泛性皮肤、黏膜栓塞,灶性缺血性坏死、脱落及溃疡形成,或不明原因的肺、肾、脑等脏器功能衰竭		1
实验室指标		
血小板计数		
非恶性血液病	>100×10⁹/L	0
	(80~100)×10⁹/L	1
	<80×10⁹/L	2
	24 小时内下降≥50%	1
恶性血液病	<50×10⁹/L	1
	24 小时内下降≥50%	1
D- 二聚体	<5mg/L	1
	5~9mg/L	2
	≥9mg/L	3
PT 及 APTT 延长	PT 延长 <3s 且 APTT 延长 <10s	0
	PT 延长≥3s 且 APTT 延长≥10s	1
	PT 延长≥6s	2
纤维蛋白原	≥1.0g/L	0
	<1.0g/L	1

　　注:非恶性血液病:每日计分 1 次,≥7 分时可诊断 DIC;恶性血液病:临床表现第一项不参与评分,每日计分 1 次,≥6 分时可诊断 DIC。

【治疗要点】

1. 治疗原发病和消除诱因　原发病的治疗是终止 DIC 病理过程的关

键。如积极控制感染,抗生素应足量早期联合应用,选择敏感的杀菌药物;及时清除病理产科的子宫内容物等。积极消除诱因,如防治休克、纠正酸中毒、改善缺氧、保护和恢复单核 - 巨噬细胞系统功能等,可以预防或阻止DIC 的发生、发展,为人体正常凝血 - 抗凝、凝血 - 纤溶平衡的恢复创造条件。

2. 抗凝治疗　抗凝治疗是阻断 DIC 病理过程,减轻器官损伤,重建凝血 - 抗凝平衡的重要措施。一般认为,DIC 的抗凝治疗应在处理基础疾病的前提下,与凝血因子补充同步进行。临床上常用的抗凝药物为肝素,主要包括普通肝素和低分子量肝素两种。

(1)适应证和禁忌证:肝素治疗 DIC 的适应证是:① DIC 早期,血液处于高凝血阶段,采血极易凝固;PT、APTT 缩短;②血小板和凝血因子呈进行性下降,微血管栓塞表现(如器官功能衰竭)明显之患者;③消耗性低凝血期但病因短期内不能祛除者,在补充凝血因子情况下使用。下列情况应慎用或禁用肝素:①既往有严重遗传性或获得性出血病,如血友病等;②手术后24 小时以内,或大面积创伤开放性创口未经良好止血;③严重肝病,多种凝血因子合成障碍,如纤维蛋白原 <0.5g/L;④近期有咯血的活动性肺结核,有呕血或便血的活动性溃疡病,或已疑有颅内出血者;⑤ DIC 后期,患者有多种凝血因子缺乏及明显纤溶亢进;⑥蛇(虫)咬伤所致的 DIC 患者,因蛇毒的促凝作用,一般不能被标准肝素所拮抗。

(2)使用方法:普通肝素:急性 DIC 每日 10 000~30 000U,一般 12 500U/d,每 6 小时用量不超过 5 000U,静脉滴注,依病情可连续使用 3~5 天。低分子量肝素(LMWH):常用剂量为 75~150IU A X a(抗活化因子 X 国际单位)/(kg·d),一次或分 2 次皮下注射,连用 3~5 天。

(3)血液学监测:普通肝素使用的血液学监测最常用者为 APTT,以使其较正常对照值延长 1.5~2.0 倍为合适剂量。肝素过量的处理主要是静脉注射或滴注鱼精蛋白,1mg 鱼精蛋白可中和 100U(1mg)肝素。临床上用药剂量可等于或稍多于最后一次肝素的剂量。一般用量为 25~50mg,一次不超过 50mg,于 5~10 分钟内缓慢静脉注射。LMWH 常规剂量下无需严格血液学监测。

3. 替代治疗　替代治疗以控制出血风险和临床活动性出血为目的。适用于有明显血小板或凝血因子减少证据,已进行病因及抗凝治疗,DIC 未能得到良好控制,有明显出血表现者。

(1)新鲜冷冻血浆等血液制品:每次 10~15ml/kg,也可使用冷沉淀。

(2)血小板悬液:未出血的患者血小板计数 $<20 \times 10^9$/L,或者存在活动性出血且血小板计数 $<50 \times 10^9$/L 的 DIC 患者,需紧急输入血小板悬液。

(3)纤维蛋白原制剂:适用于急性 DIC 有明显低纤维蛋白血症或出血极为严重者。首剂 2~4g 静脉滴注,24 小时内给予 8.0~12.0g,以使血浆 FIB 含量达到 1.0g/L 以上为度。由于 FIB 半减期较长,一般每 3 天用药 1 次。

(4)其他凝血因子制剂:在 DIC 的中晚期治疗中,可酌情用下列凝血因子制剂:①凝血酶原复合物(PCC):剂量为 20~40U/kg,加入 5% 葡萄糖液 50~100ml 中,30 分钟内静脉滴注完毕,每日 1~2 次;②因子Ⅷ:C 浓缩剂:剂量为每次 20~40U/kg,20 分钟内静脉输注完毕,每日一次。

4. 抗纤溶治疗　临床上一般不使用,仅适用于 DIC 的基础病因及诱发因素已经去除或控制,并有明显纤溶亢进的临床及实验证据,继发性纤溶亢进已成为迟发性出血主要或唯一原因的患者。常用的抗纤溶药物有:6- 氨基己酸、氨甲苯酸和止血环酸等。

5. 溶栓治疗　由于 DIC 主要形成微血管血栓,并多伴有纤溶亢进,因此原则上不使用溶栓药物。

6. 其他治疗

(1)肾上腺皮质激素:下列情况可考虑应用:①引起 DIC 之原发病的治疗需用皮质激素,如感染性休克、变态反应性疾病等;②并发肾上腺皮质功能不全者;③感染 - 中毒休克并 DIC 已经有效抗感染治疗者。一般用氢化可的松 100~300mg/d 或地塞米松 10~20mg/d 静脉滴注。应避免长期使用。

(2)山莨菪碱:有助于解除微血管痉挛、改善微循环、纠正休克,可用于 DIC 早、中期。每次 10~20mg 静脉注射或静脉滴注,每日 2~3 次,亦可用东莨菪碱。

(张文武)

第8节　急性白血病

白血病(leukemia)是造血干 / 祖细胞因分化阻滞、凋亡障碍和恶性增殖而引起的一组异质性的造血系统恶性肿瘤。白血病的分化阻滞可出现在造血干 / 祖细胞发育的不同阶段,如果阻滞发生在较早阶段就称为急性白血病(acute leukemia,AL)。根据白血病细胞的系列表型特征,可分为急性髓系白血病(acute myelogenous leukemia,AML)和急性淋巴细胞白血病(acute lymphocytic leukemia,ALL)。

AL 的临床表现是由于骨髓正常造血衰竭和白血病细胞髓外浸润所致。AML 与 ALL 临床表现大同小异,但各有特点。起病方式可急或较缓慢,起病较缓慢的一旦症状明显,病情常急转直下。贫血常较早出现并逐渐加重,表现为苍白、疲劳、乏力、头晕、心悸和劳累时呼吸困难等。约半数病例出现出血,程度不一,常见皮肤出血点、瘀斑、鼻出血、牙龈出血、结膜出血、月经增多,严重时血尿、消化道出血、视网膜出血,若发生颅内出血常危及生命。急性早幼粒细胞白血病(APL)因易并发 DIC 和纤维蛋白溶解,出血表现比其他亚型更严重。由于中性粒细胞减少和免疫功能缺陷,病初和化疗期间易并发各种感染(细菌、病毒和真菌),因此,发热也是常见的表现。感染可发生在身体任何部位,其中口腔、呼吸道及肺部感染、肛周炎、肛旁脓肿和胃肠炎较常见。严重者可发生脓毒血症而危及生命。多数粒细胞缺乏伴发热的患者找不到感染灶,但不能排除感染。髓外浸润常表现为肝、脾、淋巴结肿大,骨关节疼痛,牙龈增生,皮肤浸润,原始细胞肉瘤或中枢神经系统白血病等,少数情况下可累及肺、心、胸膜、胃肠、性腺、乳腺、腮腺等,可出现或不出现临床症状。在 AML 中急性单核细胞白血病和急性粒单核细胞白血病髓外浸润较多见。与 AML 相比较,ALL 骨关节疼痛更常见,肝脾淋巴结肿大发生率较高,肿大程度也更明显。T-ALL 常有纵膈淋巴结肿大,中枢神经系统白血病和睾丸白血病的发生率更高。

急性髓系白血病

2016 年 WHO 造血和淋巴组织肿瘤分类方案将 AML 分类如下,见表 11-8-1。

表 11-8-1　WHO 的 AML 分类

AML 伴有重现性遗传学异常
AML 伴有 t(8 ;21)(q22 ;q22);RUNX1-RUNX1T1
AML 伴 inv(16)(p13 ;q22)或 t(16 ;16)(p13 ;q22),CBFB-MYH11
APL 伴 PML-RARA
AML 伴 t(9 ;11)(p21.3 ;q23.3);MLLT3-KMT2A
AML 伴 t(6 ;9)(p23 ;q34.1);DEK-NUP214
AML 伴 inv(3)(q21.3q26.2)或 t(3 ;3)(q21.3 ;q26.2);GATA2-MECOM
AML(原始巨核细胞性)伴 t(1 ;22)(p13.3 ;q13.3);RBM15-ABL
AML 伴 NPM1 突变
AML 伴 CEBPA 双等位基因突变
AML 伴 RUNX1
AML 伴骨髓增生异常相关改变
治疗相关的髓系肿瘤
非特殊类型 AML
AML 微分化型
AML 未分化型

续表

　　AML 部分分化型

　　急性粒单核细胞白血病

　　急性单核细胞白血病

　　纯红白血病

　　急性巨核细胞白血病

　　急性嗜碱性粒细胞白血病

　　急性全髓白血病伴骨髓纤维化

髓系肉瘤

唐氏综合征相关性骨髓增殖

【诊断要点】

　　根据临床症状、体征、血象和骨髓象,AML 一般不难做出初步诊断。形态学和细胞化学是本病诊断的基础。免疫分型、细胞遗传学和基因型检查对提高分型准确性、区分不同危险等级患者以选择适宜的治疗方法和判断预后是必不可少的。

　　1. 形态学标准　①外周血或骨髓原始细胞 ≥ 20%,原始细胞包括原始粒细胞,原始单核细胞和幼稚单核细胞,原始巨核细胞,异常早幼粒细胞;细胞化学骨髓原始细胞过氧化物酶(MPO)阳性率 ≥ 3%。②纯红白血病的诊断标准为骨髓红系前体细胞 ≥ 80%,且红系细胞显示明显的不成熟和病态造血,原粒细胞基本缺如或极少。

　　2. 免疫表型特征　详见表 11-8-2。

表 11-8-2　AML 分类的主要免疫标志

造血祖细胞	CD34,HLA-DR,TdT,CD45
髓细胞系	CD13,CD33,CD15,MPO,CD117
红细胞系	抗血型糖蛋白 A,抗血红蛋白 A
巨核细胞系	CD41,CD42,CD61

　　3. 细胞遗传学和分子生物学特征　①伴有重现性遗传学异常 AML:若证实存在 t(8 ;21)(q22 ;q22)、inv(16)(p13 ;q22) 或 t(16 ;16)(p13 ;q22)、t(15 ;17)(q22 ;q12)等重现性细胞遗传学异常,即使原始细胞 <20%,也应诊断为 AML。②可用于预后判断。见表 11-8-3。

表 11-8-3 AML 患者的预后危险度

预后等级	细胞遗传学	分子生物学
预后良好	inv(16)(p13；q22)或 t(16；16)(p13；q22)	NPM1 突变但不伴有
	t(8；21)(q22；q22)	FLT3-ITD 突变
	t(15；17)(q22；q12)	CEBPA 双等位基因突变
		PML-RARA
预后中等	正常核型	inv(16)(p13；q22)或 t
	t(9；11)(p21.3；q23.3)	(16；16)(p13；q22)伴
	其他异常	C-kit 突变
		t(8；21)(q22；q22)伴
		C-kit 突变
预后不良	单体核型	TP53 突变
	复杂核型(≥3 种),不伴有 inv(16)(p13；	RUNX1(AML1)突变
	q22)或 t(16；16)(p13；q22)或 t(8；21)(q22；	ASXL1 突变
	q22)或 t(15；17)(q22；q12)	FLT3-ITD 突变
	−5、−7、5q−、−17 或 abn(17p)	
	11q23 染色体易位,除外 t(9；11)	
	inv(3)(q21.3q26.2)或 t(3；3)(q21.3；q26.2)	
	t(6；9)(p23；q34.1)	
	t(9；22)(q34.1；q11.2)	

【治疗要点】

AL 的治疗分为诱导缓解和缓解后治疗两个阶段。诱导缓解的目的是迅速、大量降低体内白血病细胞负荷,使之达到缓解,恢复正常造血;缓解后治疗的目的是清除体内残存的白血病细胞,减少复发,延长生存,乃至治愈。治疗措施包括支持治疗、化疗、诱导分化治疗、髓外白血病防治和造血干细胞移植等。

1. 支持治疗 ①高白细胞血症的处理:外周血白细胞显著增高(WBC>100×10⁹/L)时,可产生白细胞瘀滞,表现为呼吸困难、反应迟钝、言语不清、颅内出血。除 APL 外均可采用白细胞分离术清除过高的白细胞,同时给予羟基脲 1~3g/(m²·d)降低白细胞。②成分输血:Hb≤60g/L 或贫血症状明显时应输注红细胞;PLT<10×10⁹/L 或有明显出血时应输注单采血小板,合并发热感染时应维持血小板计数>20×10⁹/L。合并凝血障碍时,应输注适量的新鲜冰冻血浆或冷沉淀。③感染的防治:白血病患者常伴有粒细胞减少,应注意口腔、鼻腔及肛周护理。粒细胞缺乏者可住层流病房。可使用粒细胞集落刺激因子(G-CSF)促进粒细胞恢复。发热应进行细菌培养和药敏试验,并及时予经验性抗生素治疗。④尿酸性肾病的防治:由于白血病细胞大量破坏,血清和尿中尿酸浓度增高,积聚在肾小管,引起阻塞而发生尿酸性肾病。应适量输液并增加饮水,碱化尿液,别嘌醇可抑制尿酸形成。

2. 化疗

(1) AML(非 APL)的诱导缓解治疗:初治非 APL 的 AML 诱导治疗方案常用去甲氧柔红霉素(IDA)或柔红霉素(DNR)联合阿糖胞苷(Ara-C)组成 IA/DA(3+7) 方案,具体剂量需要根据患者的病情决定。目前国内 2017年 AML 治疗指南推荐年龄 <60 岁 AML 患者诱导缓解治疗方案包括标准剂量 Ara-C100~200mg/(m²·d)× 7 天联合 IDA12mg/(m²·d)× 3 天或 DNR60~90mg/(m²·d)× 3 天;含中大剂量 Ara-C 的诱导治疗方案:蒽环类药物联合中大剂量 Ara-C [Ara-C 用为 1.0~2.0g/(m²·q.12h.)× 3~5 天];含中剂量 Ara-C的 HAD 方案:高三尖杉酯碱(HHT)2mg/(m²·d)× 7 天,DNR40mg/(m²·d)× 3天,Ara-C 前 4 天为 100mg/(m²·d),第 5~7 天为 1~1.5g/(m²·q.12h.);HA+ 蒽环类药物组成的方案,如 HAA(HA+ 阿克拉素)、HAD(HA+DNR)等。

(2) AML(非 APL)缓解后治疗:①高危组,首选异基因造血干细胞移植(allo-HSCT):②低危组,首选大剂量 Ara-C 为主的巩固化疗[Ara-C 3g/(m²·q.12h.)]共 6 个剂量,3~4 个疗程。也可以使用中剂量阿糖胞苷或者标准剂量阿糖胞苷的方案进行巩固治疗。③中危组,HSCT 和化疗均可采用。自体 HSCT(auto-HSCT)适用于部分中低危组患者。④初诊时白血病细胞高,伴髓外病变,存在 t(8 :21)或 inv(16),或有颅内出血者,应在 CR后鞘内预防性注射甲氨蝶呤(MTX)、阿糖胞苷及地塞米松。通过多色流式细胞术、定量 PCR 等技术监测患者体内微小残留病灶(MRD)水平是预警白血病复发的重要方法。巩固治疗后 MRD 持续高水平或先下降后上升,往往提示复发高风险。对这些患者应考虑造血干细胞移植治疗。

(3) 老年 AML 的治疗:老年患者,年龄小于 75 岁、一般情况好、不具有不良预后因素(不良染色体核型、前期血液病病史、治疗相关性 AML),可用标准 3+7 方案诱导治疗。标准剂量 Ara-C 联合 IDA8~12mg/(m²·d)或 DNR30~60mg/(m²·d)或米托蒽醌 6~8mg/(m²·d)。年龄 ≥ 75 岁、一般情况差或具有不良预后因素的患者多采用支持治疗或低强度治疗。地西他滨 20mg/(m²·d)× 5 天方案;小剂量化疗(如小剂量 Ara-C 为基础的方案 CAG、CHG、CMG 等)± G-CSF;地西他滨联合小剂量化疗等。缓解后可以使用标准剂量的化疗巩固治疗,对于预后良好的患者也可以使用中剂量阿糖胞苷巩固治疗。一般情况可,且有相合供者的患者在缓解后可行降低强度预处理的造血干细胞移植。

(4) APL 的治疗:APL 根据初诊时的白细胞和血小板计数进行预后分

组,低危组 WBC<10×10^9/L 且 PLT>40×10^9/L;中危组 WBC<10×10^9/L 且
PLT<40×10^9/L;高危组 WBC>10×10^9/L。低危组和中危组治疗策略相同。
由于 APL 的出血倾向,易导致早期死亡。因此,对于疑诊 APL 的患者,应
先按 APL 治疗(如口服 ATRA 治疗),待明确诊断后再调整诊疗方案。①中
低危组 APL 的治疗:维 A 酸 + 砷剂的方案:诱导方案:全反式维 A 酸(ATRA)
25mg/(m^2·d)联合三氧化二砷 0.16mg/(kg·d)或复方黄黛片 60mg/(kg·d)
直到 CR。巩固方案:ATRA 25mg/(m^2·d)×2 周,间歇 2 周,为 1 个疗程,共
7 个疗程。亚砷酸 0.16mg/(kg·d)或者复方黄黛片 60mg/(kg·d)×4 周,间
歇 4 周,为 1 个疗程,共 4 个疗程。总计约 7 个月。维持治疗可用,也可不
用。维 A 酸 + 砷剂 + 化疗的治疗方案:诱导方案同前,巩固方案可选 HA
方案或 MA 方案或 DA 方案或 IA 方案。若第 3 次巩固化疗后未达到分
子学转阴,可加用 IDA 8mg/(m^2·d),第 1~3 天和 Ara-C 1.0g/(m^2·q.12h.)第
1~3 天。必须达到分子学转阴后方可开始维持治疗。维持方案:每 3 个月
为 1 个周期,第 1 个月:ATRA 25mg/(m^2·d)×14 天,间隔 14 天;第 2 个月和
第 3 个月:亚砷酸 0.16mg/(kg·d)或复方黄黛片 60mg/(kg·d)×14 天,间歇
14 天。维持治疗 8 个周期,总计约 2 年。②高危组 APL 的治疗:维 A 酸 +
砷剂 + 化疗诱导治疗继之巩固、维持治疗。诱导方案:中低危组诱导方案
基础上可加用 DNR 45mg/(m^2·d)或 IDA 8mg/(m^2·d)第 1~3 天。巩固方案
(3 个疗程)与中低危组相同。分子学转阴后方可开始维持治疗,方案同前。
建议采用定量 PCR 2~3 个月进行 1 次 PML-RAR 转录本水平监测,持续
2 年。

急性淋巴细胞白血病

2016 年 WHO 造血和淋巴组织肿瘤分类方案将急性淋巴系统白血病
(ALL)分为三类:B 淋巴母细胞白血病 / 淋巴瘤,T 淋巴母细胞白血病 / 淋
巴瘤,自然杀伤(NK)细胞 / 淋巴母细胞白血病。

【诊断要点】
形态学和免疫表型检测是 ALL 诊断的基础,而遗传学特征则是 ALL
重要的预后因素。

1. 形态学标准 当患者表现为实体瘤而没有或仅有轻微血液和骨髓
受累,即骨髓原始、幼稚淋巴细胞 ≤ 20% 时,则诊断为淋巴瘤;反之,有广泛
的骨髓和血液受累,即骨髓原始、幼稚淋巴细胞 >20% 时,则诊断为 ALL。
细胞化学:原始细胞过氧化物酶(MPO)和苏丹黑 B(SBB)阳性率 <3%。

2. 免疫表型特征 详见表 11-8-4。髓过氧化物酶(MPO)是 AML 的
特异标志,可与 ALL 相区别。

表11-8-4 B-ALL 和 T-ALL 的免疫表型特征

	表达抗原
B-ALL	CD19,CD20,CD22*,CD79a*
T-ALL[#]	CD2,CD3*,CD5,CD7

注:*胞质表达;*B-ALL 通常 TdT+,HLA-DR+,多数病例 CD10+;#T-ALL 通常 TdT+,CD4+,CD8+,CDla+。

3. 2016 版 WHO 淋巴母细胞白血病 / 淋巴瘤细胞遗传学和分子生物学特征 详见表 11-8-5。

表11-8-5 WHO 淋巴母细胞白血病 / 淋巴瘤细胞遗传学和分子生物学特征

ALL
B 淋巴母细胞白血病 / 淋巴瘤
ALL,非特指型
ALL 伴重现性遗传学异常
ALL 伴(9 :22)(q34.1 :q11.2);BCR-ABL1
ALL 伴 t(V :11q23.3);KMT2A
ALL 伴 t(12 :21)(p13.2 :q2.1);ETV6-RUNX1
ALL 伴超二倍体核型
ALL 伴亚二倍体核型
ALL 伴 t(5 :14)(q31.1 :q32.3);IL3-IGH
ALL 伴 t(1 :19)(q23 :p13.3);TCF3-PBX1
暂定分型:BCR-ABLI 样 ALL
暂定分型:伴 21 号染色体内部扩增的 B-ALL
T 淋巴母细胞白血病 / 淋巴瘤
暂定分型:早期前 T 细胞淋巴细胞白血病
暂定分型:自然杀伤(NK)细胞 / 淋巴母细胞白血病

【治疗要点】

患者一经确诊后应尽快开始治疗,治疗应根据疾病分型采用合适的治疗方案和策略。以下患者给予预治疗,以防肿瘤溶解综合征的发生:ALL 若 WBC>50×10⁹/L,或肝、脾、淋巴结肿大明显,或有发生肿瘤溶解特征的患者。预治疗方案:糖皮质激素(如泼尼松、地塞米松等)口服或静脉用,连续 3~5 天。可以和环磷酰胺联合应用(200mg/m²·d,静脉滴注,连续 3~5 天)。

1. Ph 阴性 -ALL(Ph⁻-ALL) 的治疗

(1)诱导治疗:年龄 <40 岁的患者:①临床试验;或②多药联合化疗。年龄 >40 岁的患者:① <60 岁的患者,可以入组临床试验,或采用多药联合化疗;② >60 岁者,可以入组临床试验或采用多药化疗(不强调门冬酰胺酶的应用),或糖皮质激素诱导。具体治疗方案,一般以 4 周方案为基础。至少应予长春新碱(VCR)或长春地辛、蒽环 / 蒽醌类药物(如 DNR、IDA、多柔比星、米托蒽醌等)、糖皮质激素为基础的方案(VDP)诱导治疗。推荐采用 VDP 联合 CTX 和门冬酰胺醇(L-Asp)组成的 VDCLP 方案,鼓励开展临床研究。也可以采用 Hyper-CVAD 方案。诱导治疗中①蒽环 / 蒽醌类药物:可以连续应用(连续 2~3 天,第 1,3 周,或仅第 1 周用药);也可以每周用药 1 次。用药参考剂量:DNR 30~45mg/(m²·d)× 2~3 天,IDA 6~10mg/(m²·d)× 2~3 天,米托蒽醌 6~10mg/(m²·d)× 2~3 天。②单次应用 CTX 剂量较大时(超过 1g)可予美司钠解救。③诱导治疗第 14 天复查骨髓,根据骨髓情况调整第 3 周的治疗。诱导治疗第 28(± 7)天判断疗效,未能达 CR 的患者进入挽救治疗。④尽早开始腰穿、鞘内注射,预防中枢神经系统白血病。

(2) CR 后的治疗:为减少复发、提高生存率,诱导治疗结束后应尽快开始缓解后的巩固强化治疗。应根据患者的危险度分组情况判断是否需要行 allo-HSCT。治疗原则:年龄 <40 岁的患者:①继续多药联合化疗(尤其是微小残留病灶 MRD 阴性者);② allo-HSCT(尤其是 MRD 阳性,高白细胞计数患者,伴预后不良细胞遗传学异常的 B-ALL、T-ALL)。年龄 >40 岁的患者:① <60 岁的患者,继续多药联合化疗(尤其是 MRD 阴性者);或考虑 allo-HSCT(尤其是 MRD 阳性,高白细胞计数患者,伴预后不良细胞遗传学异常的 B-ALL、T-ALL)。②≥ 60 岁的患者或不适合强烈治疗者(高龄、体能状态较差、严重脏器并发症等)可考虑继续化疗。具体注意事项:缓解后强烈的巩固治疗可清除残存的白血病细胞、提高疗效,但是巩固治疗方案在不同的研究组、不同的人群并不相同。一般应给予多疗程的治疗,药物组合包括诱导治疗使用的药物(如长春碱类药物、蒽环类药物、糖皮质激素等),大剂量甲氨蝶呤(HD-MTX)、阿糖胞苷(Ara-C)、6- 巯嘌呤(6-MP)、门冬酰胺酶等。因此,缓解后治疗可以有 1~2 个疗程再诱导方案,2~4 个疗程 HD-MTX、Ara-C、L-Asp 的方案。在整个治疗过程中应强调非骨髓抑制性药物(包括糖皮质激素、长春碱类、L-Asp 的应用)。HD-MTX 方案:MTX 1.0~3.0g/m²(T-ALL 可以用到 5g/m²)。应用 HD-MTX 时应进行血清 MTX 浓度监测,注意甲酰四氢叶酸钙的解救,至血清 MTX 浓度 0.1μmol/L(或低于 0.25μmol/L)并结合临床情况停止解救。含 Ara-C 为基础的方案:Ara-C 可以为标准剂量分段应用(如 CTX、Ara-C、6- 巯嘌呤为基础的方案),或中大剂量 Ara-C 为基

础的方案。也可以继续应用含 L-Asp 或培门冬酶的方案。缓解后 6 个月左右参考诱导治疗方案予再诱导强化一次。考虑 allo-HSCT 的患者应在一定的巩固强化治疗后尽快移植。无合适供者的高危组患者(尤其是 MRD 持续阴性者)、标危组患者(MRD 阴性者)可以考虑在充分的巩固强化治疗后进行 auto-HSCT。auto-HSCT 后的患者应继续予一定的维持治疗。无移植条件的患者、持续属于低危组的患者按计划巩固强化治疗。

(3) 维持治疗:ALL 患者强调维持治疗,维持治疗的基本方案:6-MP 60~75mg/m^2 每日 1 次,MTX 15~20mg/m^2 每周 1 次。注意:① 6-MP 晚上用药效果较好。可以用硫鸟嘌呤(6-TG)替代 6-MP。维持治疗期间应注意监测血常规和肝功能,调整用药剂量。② ALL 的维持治疗既可以在完成巩固强化治之后单独连续使用,也可与强化巩固方案交替序贯进行。③自取得 CR 后总的治疗周期至少 2 年。维持治疗期间应尽量保证每 3~6 个月复查 1 次 MRD。

2. Ph 阳性 -ALL(Ph$^+$-ALL)的治疗

(1)非老年(年龄 <60 岁的患者)Ph$^+$-ALL 的治疗

1)诱导缓解治疗:①临床试验。②多药化疗 + 酪氨酸激酶抑制剂(TKI)治疗。诱导治疗和一般 Ph$^-$-ALL 一样,建议予 VCR 或长春地辛、蒽环 / 蒽醌类药物、糖皮质激素为基础的方案(VDP)诱导治疗,但可以不再应用 L-Asp。自确诊之日起即可以加用(或酌情于第 8 或 15 天开始)TKI,推荐用药剂量:伊马替尼 400~600mg/d、达沙替尼 100~140mg/d;优先推荐 TKI 持续应用,若粒细胞缺乏(尤其是中性粒细胞绝对值 <0.2 × 10^9/L)持续时间较长(超过 1 周)、出现感染发热等并发症时,可以临时停用 TKI,以减少患者的风险。

诱导治疗第 14 天复查骨髓,根据骨髓情况调整第 3 周的治疗。诱导治疗第 28(±7)天判断疗效,同时复查骨髓和细胞遗传学、BCR-ABL 融合基因,判断疗效。有造血干细胞移植条件者,行 HLA 配型,寻找供者。尽早开始腰椎穿刺、鞘内注射,预防 CNSL(可选择在血细胞计数安全水平时进行)。

2)CR 后的治疗:Ph$^+$-ALL 缓解后治疗原则上参考 Ph$^-$-ALL,但可以不使用 L-Asp。TKI 优先推荐持续应用,至维持治疗结束。①有合适供者的患者可以选择 allo-HSCT,移植后可以用 TKI 维持。②无合适供者的患者,按计划继续多药化疗 +TKI。③无合适供者、BCR-ABL 融合基因转阴性者(尤其是 3~6 个月内转阴性者),可以考虑 auto-HSCT,移植后予 TKI 维持。④定期监测 BCR-ABL 融合基因表达。

3)维持治疗:①可以应用 TKI 治疗者,用 TKI 为基础的维持治疗(可以联合 VCR、糖皮质激素,或 6-MP 和 MTX;或联合干扰素),至 CR 后至少 2 年。②不能坚持 TKI 治疗者,采用干扰素维持治疗,300 万 U/ 次,隔日 1 次,可以联合 VCR、糖皮质激素和 / 或 6-MP、MTX,缓解后至少治疗 2 年。维持治疗期间应尽量保证每 3~6 个月复查 1 次 MRD。

(2)老年 Ph^+-ALL(年龄 ≥ 60 岁)的治疗:治疗原则参考一般老年 Ph^--ALL,同时联合 TKI。TKI 优先推荐持续应用,至维持治疗结束。

1)诱导治疗:①临床试验;② TKI+ 糖皮质激素;③ TKI+ 多药化疗。

2)CR 后的治疗:继续 TKI+ 糖皮质激素,或 TKI+ 化疗巩固。之后参考非老年患者的维持治疗方案进行维持治疗。

(涂传清)

第9节 输血与输血反应

一、全血与成分输血

1. 全血 全血包含血液的全部成分。全血输注在以往的临床输血实践中发挥了巨大的作用。然而,随着血液生理学、血液成分分离技术的发展以及全血输注副作用认识水平的提高,全血适应证已经大大减少。目前尚无证据表明全血输注的疗效比成分输血更好。在成分输血普及后,全血只是一种用于制备各种血液成分的原料。急性大量失血和换血可认为是输注全血的适应证。

2. 红细胞制品

(1)浓缩红细胞:每单位含 200ml 全血中的血细胞,总量为 110~120ml,血细胞比容(Hct)0.70~0.80。保存期较短(24 小时),须及时使用。适应证:①各种贫血;②心、肾、肝功能不全需要输血者;③小儿和老年人需要输血者;④妊娠后期并发贫血需要输血者;⑤急性出血或手术失血低于 1 500ml 的患者可在应用胶体及晶体液补足血容量的基础上输注浓缩红细胞。

(2)红细胞悬液:每单位含 200ml 全血中的血细胞和约 30ml 的血细胞添加剂,总量约 130ml,有浓缩红细胞的优点且保存期较长(35 天),血黏度低。适应证同浓缩红细胞。

(3)洗涤红细胞:用生理盐水反复洗涤浓缩红细胞,除去补体、抗体和血浆。每单位含 200ml 全血中的血细胞和约 50ml 的生理盐水,总量约 120ml。本制品已去除 80% 以上的白细胞和 99% 的血浆,仅留下至少 80% 的红细胞。在洗涤中同时去除了钾、氯、乳酸、抗凝剂和微小凝块等,血小板亦随血浆被移除去,可显著降低输血不良反应。4℃保存 24 小时。适应证:①有免疫因素溶血性贫血,如自身免疫性溶血性贫血和阵发性睡眠性血红蛋白尿需输血者;②新生儿溶血性贫血;③输入全血或血浆后发生过敏反应或发热者;④高钾血症及肝、肾功能障碍需要输血者;⑤由于反复输血或妊娠对白细胞、血小板产生抗体需要输血者。依病情决定用量,估计成人患者每输注 3 个单位洗涤红细胞可提高 Hb10g/L 或 Hct 增加 0.03。

(4) 冰冻红细胞：由 200ml 全血制备,在 -85~-70℃ 条件下可冰冻保存 10 年以上。不含白细胞、血小板和血浆。适应证为：①对稀有血型的人储存红细胞;②对具有多种红细胞同种抗体的人进行自家输血;③对准备器官和骨髓移植的患者,降低组织相容性抗原的同种免疫作用。

(5) 辐照红细胞：经 20~30Gy 的 γ 射线照射,可灭活血液中的有核细胞,预防输血相关移植物抗宿主病的发生。供免疫缺陷患者、骨髓或器官移植后输血用。

3. 血小板制品 目前临床上使用的血小板制品有单采血小板和含有较多血浆成分的浓缩血小板,但以前者为主。

(1) 单采血小板：采自单个供者,每个治疗量含血小板数为 $(2.0~2.5) \times 10^{11}$ (约为浓缩血小板 12U),白细胞和红细胞的污染率很低。其特点为纯度高、浓度高,所以能有效地减少因输、注血小板而产生的同种免疫反应。单采血小板的保存以在 (22 ± 2) ℃中不断轻轻振荡为佳,保存期在 3~5 天。

(2) 浓缩血小板：1U 浓缩血小板的总量为 20~30ml,通常由 200ml 全血制得,含血小板约 2.0×10^{10} 个,还含有相当数量白细胞和极少量的红细胞。在 22℃保存 24 小时。

特制的血小板制剂尚有：①少白细胞血小板(leukocyte-reduced platelets),用于有 HLA 抗体者;②辐照血小板,用于有严重免疫损害的患者,以预防 GVHD。

4. 血浆制品

(1) 新鲜冰冻血浆(FFP)：FFP 是采集后 6 小时内在 -30℃ 以下冰冻保存的新鲜血浆。FFP 可制成每袋 200ml、100ml、50ml 不同规格。除血小板外制品内含有全部凝血因子,其浓度与新鲜全血相似。一般 1 袋 200ml 的 FFP 含有血浆蛋白 60~80g/L、纤维蛋白原 2~4g/L,及其他凝血因子,保存期为 1 年。本制品是临床上使用最多的一种血浆,安全而有效。适应证：凝血因子缺乏引起出血的患者,补充血容量或血浆蛋白的患者。

(2) 血浆冷沉淀物：每单位由 200ml 新鲜冰冻血浆制备,总量为 15~20ml。-20℃ 保存期为 1 年。内含有因子Ⅷ 80~100U,纤维蛋白原 250~300mg,另含有纤维结合蛋白及纤维蛋白稳定因子。适应证：①获得性(DIC、大量输血等引起)或先天性因子Ⅷ缺乏(甲型血友病)患者;②先天性或获得性纤维蛋白原缺乏患者;③ Von Willebrand 病及严重创伤、肝脏疾病等。剂量与用法：①用于甲型血友病按每袋冷沉淀物中含因子Ⅷ 100U 计算,轻度出血者给 10~15U/kg,中度出血者给 20~30U/kg,重度出血者给 40~50U/kg。短者用 3 天,最长可达 14 天,维持用药的剂量可减半。②血管性假血友病的剂量为每 10kg 体重输 1 袋,每日 1 次,维持 3~4 天,当手术患者发生迟发性出血时,应维持治疗 7~10 天。纤维蛋白原的正常血浆浓度为 2.0~4.0g/L,最低止血浓度为 0.5~1.0g/L,一般成人的常用剂量为每次输 8 袋,使血中纤维蛋白原水平维持在 0.5~1.0g/L 为适度;③因子ⅩⅢ缺乏症患者有出血倾向时,可以每 10kg 体重输 1 袋冷沉淀物,每 2~3 周输 1 次即达止血目的。冷沉淀物融化后必须在 4 小时内输注,可以 1 袋接 1 袋由静脉推注,快速输入。冷沉淀物虽然在袋上标明献血者的 ABO 血型,但通常不做血型配合试验,也不要求 ABO 同型输注;冷沉淀物融化时的温度不宜超过 37℃,以免引起因子Ⅷ活性丧失。

(3)因子Ⅷ浓缩剂:1U 相当于 1ml 新鲜血浆的Ⅷ因子含量,用于甲型血友病患者出血的防治。因不含 vWF,不宜用于血管性假血友病患者。通常轻度出血给 10~15U/kg,中度出血给 20~30U/kg,重度出血者给 40~50U/kg。需要做手术者,一般小手术的术前给 32U/kg,大手术给 50U/kg,出血维持用药 3~14 天,手术维持 7~21 天或创口愈合后停药。

(4)凝血酶原复合物:由健康人新鲜血浆中提取精制而成,内含凝血酶原、因子Ⅶ、Ⅸ、Ⅹ。一单位凝血酶原复合物相当于 1ml 新鲜血浆中所含的上述各种凝血因子量,可用于上述任何一种有关因子缺乏所致的出血性疾病。

(5)健康人血清蛋白(白蛋白):自健康人血浆中提纯而得的一种血浆蛋白制剂,有三种规格,分别含 5%、20% 和 25% 的蛋白,其中白蛋白占 95% 以上。本品已被加热灭活肝炎病毒,无传染肝炎的危险。本品主要用于低蛋白血症、脑水肿、烧伤、休克等,并能使肾小球滤过量增加,促进利尿。

(6)纤维蛋白原:用于治疗罕见的遗传性或获得性纤维蛋白原缺乏症以及 DIC。用纤维蛋白原制剂 1g 可提高血浆中纤维蛋白原 0.25g/L,可以此作为补充剂量的大致估计。

(7)免疫球蛋白(丙种球蛋白):①肌内注射的免疫球蛋白主要含 IgG,也含有不定量的 IgA、少量的 IgM,同时还含有较多的免疫复合物及少量的 IgG 碎片。主要用于接触某些传染病(如麻疹、病毒性肝炎)以提供被动抗体保护。②静脉注射免疫球蛋白(IVIg):是血浆免疫球蛋白纯化处理后制成的。含有 95%~98% 的 IgG 和 1%~2% 的 IgA 和 IgM。由于该制品已去除了 IgG 免疫复合物,故可供静脉输注,4℃保存 3 年。其应用范围日益广泛,按输注剂量可分为小剂量和大剂量两种:小剂量通常用作低丙种球蛋白血症和替代疗法以及用来预防病毒和细菌的感染,剂量为每次 100~200mg/kg,2~4 周 1 次,大剂量用于免疫性血小板减少性紫癜、免疫性白细胞减少症、中性粒细胞减少的骨髓移植后严重感染、输血后紫癜等以及预防习惯性流产。剂量为 0.4g/(kg·d),连用 5 天,以后每 2~4 周再用单剂量 1 次。

(8)特异性免疫球蛋白:含大量特异性抗体,由有关疾病恢复期患者血浆制备而成。如抗乙型肝炎的人血清免疫球蛋白可预防乙型肝炎,抗 Rh(D)免疫球蛋白能预防新生儿溶血病等。

(9)其他血浆蛋白制品:抗凝血酶Ⅲ、$α_2$ 巨球蛋白、蛋白 C 制剂等已在临床应用。

二、输血反应

输血反应(transfusion reaction)是指不能用原发病解释的、在输血过程中或输血后受血者发生的不良反应或后果。输血反应按发生的时间,可分为在输血当时和输血 24 小时内发生的即发反应和在输血后几天甚至几个月发生的迟发反应。按发生的机制可分为两大类:①输血引起的免疫性反应:包括发热、过敏反应、溶血反应、输血相关急性肺损伤、输血后紫癜、移植物抗宿主病等;②输血引起的非免疫性反应:包括非免疫性溶血、细菌污染、输血传播疾病、循环负荷过重、出血倾向、低体温、肺微血管栓塞等。输血前使用抗过敏药和糖皮质激素不能降低免疫性输血反应的发生,不宜常规使用。

1. 溶血性输血反应 输血中或输血后,输入的红细胞或受血者本身的红细胞被过量破坏,即发生输血相关性溶血反应。

(1)急性溶血性输血反应(acute hemolytic transfusion reaction, AHTR):指在输血中或输血后数分钟至数小时内发生的溶血性输血反应。引起 AHTR 的原因有:①供、受血者血型不合(ABO 血型或其亚型不合、Rh 血型不合);②血液保存、运输或处理不当;③受血者患溶血性疾病等。引起 AHTR 的抗体大多为 IgM,少数为补体结合性 IgG。IgM 类抗体诱发的血管内溶血是临床上最危险的输血反应,大多于输血后立即发生。抗体和红细胞膜上血型抗原结合,激活补体,形成攻膜复合物 C5~C9,使细胞膜上形成小孔,细胞外的水分进入细胞,使细胞溶解。轻者有发热、一过性的血红蛋白尿或轻度黄疸。有时仅观察到输血效果不佳,贫血趋严重。溶血反应重者在输血早期即出现显著寒战、高热,随即有腰部疼痛、胸闷、呼吸急促、大汗淋漓、心率增快以及血压下降、烦躁不安等休克症状,称为溶血性休克期。在全身麻醉状态下,上述症状可被遮盖,手术时可见创面持续渗血,无其他原因可解释的脉率加快、血压下降等。约 1/3~1/2 患者有凝血障碍。休克期后即出现血红蛋白尿及黄疸,也称休克后期,随后可有急性肾损伤(AKI)。

一旦疑有 AHTR,应立即停止输血。治疗必须迅速,除终止输血外,抢救重点在于抗休克、维持循环功能、保护肾脏。应用大剂量糖皮质激素、碱化尿液、利尿、补充血容量和维持水电解质平衡,纠正低血压,防治 AKI 和 DIC,必要时行透析、血浆置换或换血疗法等。

(2) 迟发性溶血性输血反应(delayed hemolytic transfusion reaction,DHTR):一般发生于输血后 24 小时至 1 周,以血管外溶血为主。多见于稀有血型不合、首次输血后致敏产生同种抗体、再次输该供者红细胞后发生同种免疫性溶血。多由 Rh、Kidd、Duffy、Kell 等系统抗体引起,抗体性质多为IgG,不需要结合补体。DHTR 是回忆性抗体反应,机体第一次接触红细胞抗原时,初次抗体形成较迟,此时大多数输入的红细胞已不存在,一般不会发生溶血;再次输血后,机体对先前致敏的抗原产生回忆反应,在几天内产生大量抗体,使供者红细胞溶解。最常见的临床表现为输血后 Hb 下降,并由此而诊断。其他表现有发热、黄疸,但比 AHTR 轻,偶见 Hb 尿、AKI、DIC。

DHTR 大多无需特殊治疗,但因 DHTR 表现不典型,医生想不到该诊断而再次输入不相合的血液,则能引起 AHTR。为预防 DHTR,不能使用配血时有弱凝或有冷凝集发生的血制品;DHTR 患者如需输血要用抗原阴性的红细胞或输血前用血浆置换去除同种抗体。

(3) 非免疫性溶血:其原因有:机械瓣膜、体外循环、用小孔径输液针头快速输血、血袋中误加非等渗溶液、不适当加温、冷冻等可能引起输入的红细胞破坏。输入大量 G-6-PD 缺乏的红细胞亦可发生急性溶血。患者自身红细胞缺陷,如 PNH 患者的红细胞对补体非常敏感,输入不相容的血浆或白细胞时可能激活补体,导致自身红细胞破坏。发生非免疫性溶血时会出现高钾血症、血红蛋白尿及一过性肾损害,但很少出现 AHTR 的其他表现。

2. 非溶血性发热性输血反应 发热是最常见的输血反应,发生率约0.5%~1.0%。引起发热的原因有:①血液或血制品中有致热原;②受血者多次受血后产生同种白细胞或血小板抗体;③输血后循环动力改善,可使受血者对原有病灶的毒素吸收加速,也可致发热反应。发热反应多发生在开始输血后 1~3 小时内,如输血速度过快,可在输血过程或结束后即刻发生。初有畏寒、寒战,约持续 15~30 分钟,继而体温突然增高达 38~41℃之间,伴头痛、出汗、烦躁、恶心呕吐及皮肤发红,血压多无改变。个别可因高热而发生抽搐,甚至昏迷。症状持续 1~2 小时后逐渐缓解,体温多在 7~8 小时后恢复正常,少数可持续 12 小时以上。全身麻醉时发热反应常不明显。

一旦出现症状,应即减慢输注速度或立即停止输血。畏寒时保暖,口服或肌内注射解热镇痛药,如患者烦躁不安可肌内注射异丙嗪(非那根)25mg。若发热疑为免疫因素所致者,可静脉滴注氢化可的松 100~200mg 或静注地塞米松 5mg。对有抗白细胞或血小板抗体的受血者应输给无白细胞及血小板的洗涤红细胞悬液。

3. 过敏性输血反应(allergic transfusion reaction) 多数发生在有过敏史的受血者。由于受血者血循环内有抗 IgA 抗体,与输入血内的 IgA 发生抗原抗体反应。抗IgA抗体有两种：一种发生在曾经反复输血或多次妊娠的患者，特异性较窄，仅与某些IgA的基团型发生反应，临床表现较轻，大多仅为荨麻疹发作；另一类可与所有IgA基团型相互作用，尤发生在IgA缺陷的患者，临床表现较重。此两类抗体均属IgG，与相应免疫球蛋白抗原（IgA）结合后，可激活补体，导致血管活性物质的释放。若供血者血中含有某种抗原而受血者体内有相应IgE，即可与致敏肥大细胞和嗜碱性粒细胞紧密结合，发生抗原抗体反应，释放许多活性物质而引起过敏反应。

过敏反应大多发生在输血后期或即将结束时，一般为局限性或广泛性的皮肤瘙痒或荨麻疹，可伴有发热、头痛、淋巴结肿大、关节酸痛、嗜酸性粒细胞增多，常在数小时后消退。较重者可发生平滑肌痉挛，表现为喉头水肿、哮喘，甚至血管神经性水肿；极重者发生过敏性休克。对局部皮肤表现，不须特殊处理，如发生大片荨麻疹可给抗组胺药物，反应严重者立即停止输血，并给予异丙嗪、肾上腺皮质激素；若出现哮喘、呼吸困难，应立即肌内或皮下注射肾上腺素0.5~1mg。有过敏反应史的受血者，应在输血前预防性使用抗组胺药，选用洗涤红细胞输注。为预防严重的过敏反应，有抗IgA抗体者宜用无IgA的血浆或洗涤红细胞。

4. 输血相关性急性肺损伤（transfusion-related acute lung injury，TRALI） 指输血中或输血后6小时内新出现的急性肺损伤，是目前输血相关疾病发病和死亡的首要原因。通常认为由抗体介导，提出两次打击（two hits）模型。第一次打击是患者原有的基础疾病，如严重感染、手术、创伤或大量输血等，使中性粒细胞大量黏附到肺血管内皮上。第二次打击是供者的白细胞抗体使黏附的中性粒细胞活化，释放氧化酶和蛋白酶，造成内皮损伤，引起毛细血管渗漏和急性肺损伤。TRALI的临床表现类似ADRS，表现为输血后突然发生呼吸困难，泡沫痰，严重肺水肿，心慌，可伴发热。治疗除立即停止输血外，其他措施与ARDS类同。肾上腺皮质激素可能有效。如能及时诊断与有效治疗，24~96小时内临床症状和病理生理学改变都将明显改善，肺功能完全恢复。

5. 输血后紫癜（post-transfusion purpura，PTP） 是指输血或输血小板后一周出现全身紫癜和严重血小板减少。女性多见。系同种异基因血小板抗体所引起。泼尼松疗效较差，血浆置换或大剂量IVIg疗效好。输血小板前如能进行血小板抗原和HLA配型，可避免输血后紫癜。

6. 输血相关性移植物抗宿主病（transfusion-associated graft versus host disease，TA-GVHD） 发生率约0.1%（美国），好发于接受近亲新鲜血者和免疫功能低下患者接受放化疗、移植过程中、免疫缺陷患者接受输血后。输血后3~30天出现临床症状（发热、皮疹、黄疸、腹泻及肝功能异常），死亡率达90%。供者免疫活性淋巴细胞输入后未被宿主排斥，在受者体内植活并扩增即可引起 GVHD。治疗可选用肾上腺皮质激素、ALG 或其他免疫抑制剂。避免近亲输血、免疫低下人群用经 γ 射线照射(25~30Gy)的成分血可以预防 TA-GVHD 的发生。

7. 细菌污染的输血反应　在采血、运输、贮血或输血过程任何一环节的灭菌不严密均可使细菌污染血液。血液多被嗜冷的革兰氏阴性杆菌污染，后者在 4℃下生长较快并产生大量内毒素。引起死亡的原因多为内毒素休克，并可导致 DIC。

机体反应的轻重随细菌种类、毒性及输入量不同而异。若为革兰氏阴性细菌(如含内毒素的产气菌、大肠埃希菌或铜绿假单胞菌)，即使输入少量，也可引起严重反应。受血者立即发生虚脱、剧烈寒战、高热、大汗和烦躁不安，继之有内毒素性休克症状，如肠痉挛性腹痛、恶心呕吐、呕血或便血。患者可有呼吸困难、四肢疼痛、皮肤潮红及眼结合膜充血。脉细弱而速，1 小时内血压急骤下降，随之可发生急性肾衰竭。后期可并发肝或肺脓肿。若为革兰氏阳性细菌如含外毒素的葡萄球菌，输入后反应不甚严重，患者有发热、头痛、畏寒、四肢酸痛、全身不适及消化不良症状，一般不出现休克征象。为明确诊断，应立即将瓶内剩血离心取底层做直接涂片染色和血培养，分别在 4℃、20℃及 37℃三种条件下进行。同时做尿或骨髓培养。

治疗上应立刻停止输血，同时行抗感染和抗休克为主的抢救。尽早使用广谱抗生素，以大剂量静脉滴注为宜。在细菌种类未明确前，以针对革兰氏阴性杆菌为主。抗休克综合措施有补充血容量、应用血管活性药物与肾上腺皮质激素等，注意水电解质平衡。

8. 输血后疾病传播　供血者的某些疾患可通过输血传播给受血者，主要是病毒性肝炎、疟疾，其他的病原体与疾病有 EB 病毒、巨细胞病毒、艾滋病病毒、梅毒螺旋体及细菌、黑热病、丝虫病等。预防措施是严格筛选供血者。

9. 大量输血反应　一般认为成人 24 小时内输血量超过 2 500ml，称为大量输血。大量输血的不良反应有：

(1)出血倾向：可能原因是：①血小板减少：由于库血的血小板存活指数降低，库存 3 小时后，血小板存活指数仅为正常的 60%，24 小时及 48 小时后，则分别降为 12% 和 2%，故大量输入无活性血小板的血液后，导致稀释性血小板减少症，并且输入的血小板功能也不正常。②凝血因子减少：库血中各种凝血因子，尤其以因子 V、Ⅷ更易缺乏。③输血后有溶血反应者，大量红细胞破坏可释放促凝物质，引起 DIC 而致出血。④大量枸橼酸随输血进入体内导致 Ca^{2+} 缺乏。预防措施是每输入 600~1 000ml 贮存血，应及时补充新鲜血浆或凝血因子及浓缩血小板；每输 1 000ml 血制品应补充葡萄糖酸钙 1g，防止因枸橼酸盐同血钙螯合所引起的低钙血症。当发生出血倾向时，应针对上述因素,给予相应处理。

(2)输血后循环负荷过重:多在快速大量输血时发生,对原有心脏或肺部疾患、严重贫血、血浆蛋白过低或年老体弱者,即使少量输血也易发生左心衰竭和肺水肿。较多见的临床表现是急性肺水肿,常在输血中或输血后 1 小时内突然发生;较少见是缓慢起病的心力衰竭,伴有进行性气急及肺底部啰音,持续 12~24 小时。治疗措施为应立即停止输血,按肺水肿和充血性心力衰竭紧急处理。预防在于掌握输血适应证,控制输入速度及血量,常规输血速度是每小时 2~4ml/kg,对有心肺疾患及老幼患者应减至每小时 1ml/kg,输血量 1次不宜超过 300ml。严重贫血者输注红细胞悬液可预防循环负荷过重。

(3)输血后心肺功能不全:由于库存抗凝血中血小板、白细胞、纤维蛋白等都倾向发生微聚集物(microaggregates)。库存血 5~10 天输注后,微聚集物形成明显,可形成直径 50μm 或更大的碎屑,从而在肺部血管发生阻塞病变,表现为肺功能不全、肺栓塞及 ARDS 等。预防方法为:库存 1 天内新鲜枸橼酸 - 枸橼酸钠 - 葡萄糖液(ACD)血,其所含的微聚集物量相对为少,可以安全输用。采用微孔滤器过滤输血要比标准过滤器更为安全。

(4)枸橼酸中毒:通常输血时,作为血液抗凝剂的枸橼酸在体内被肝脏和肌肉代谢破坏,不致发生中毒。当大量枸橼酸随血液迅速输注后,使血浆枸橼酸浓度提高 100 倍而产生毒性反应。枸橼酸在人体血浆中的含量约为 10~25mg/L,中毒量为 15g 左右,相当于 4 000~5 000ml 枸橼酸钠抗凝血。库存血过冷、酸性及含钾过多可增加枸橼酸毒性。由于枸橼酸与游离钙结合,致血浆 Ca^{2+} 浓度降低。中毒症状有手足搐搦、出血倾向、血压下降、心室颤动甚至停搏。预防措施是每输 600~1 000ml 枸橼酸抗凝血,应静脉注射 10% 葡萄糖酸钙或氯化钙 10ml;对已发生中毒者,应立即进行钙补充及相应措施。氯化钙注射后,几乎全部游离,而葡萄糖酸钙须经代谢分解才释放 Ca^{2+},故前者作用较后者为可靠。

(5)高血钾:血液库存在 ACD 中,红细胞内钾离子每日流出约 1mmol/L,故库存 1 周后细胞外钾浓度可超过正常好几倍,2 周后每单位输血可达 4~7mmol/L。少尿及肾功能不全患者输给大量库存血时极易发生高血钾,应设法避免。

10. 长期输血反应 450ml 红细胞含铁 200~250mg,输 50U 红细胞即可引起含铁血黄素沉着症。患者可因铁超负荷形成铁负荷过多,患者出现皮肤色素沉着、糖尿病、肝大和肝硬化、心脏扩大和心律失常等。所以要严格控制输血量。需长期输血者如再生障碍性贫血、骨髓增生异常综合征等,应在输血早期使用去铁胺排除体内超负荷的铁。

(涂传清 张文武)

第12章

泌尿系统疾病急诊

第1节　急性肾小球肾炎

急性肾小球肾炎(acute glomerulonephritis,AGN)简称急性肾炎,是以急性肾炎综合征为主要临床表现的一组疾病。其特点为急性起病,患者出现血尿、蛋白尿、水肿、高血压和短暂肾功能损害等。多见于链球菌感染后(称为链球菌感染后肾小球肾炎),而其他细菌、病毒、原虫等感染亦可引起,故本病又称急性感染后肾小球肾炎。任何年龄均可发病,但以学龄儿童多见,约占90%。成人及老年人较少见。

【诊断要点】

1. 临床表现特点　AGN起病较急,通常于前驱感染(如上呼吸道感染、猩红热、皮肤感染等)后1~3周发病。病情轻重不一,轻者呈亚临床型(仅有尿常规及血清C3异常);典型者呈急性肾炎综合征表现,重症者可发生急性肾损伤(AKI)。大多预后良好,常可在数月内临床自愈,但部分患者也可遗留慢性肾脏病。典型表现有:①尿异常:几乎均有肾小球源性血尿,约30%患者可有肉眼血尿,常为首发症状和就诊原因。可伴有轻、中度蛋白尿,少数患者(<20%)可呈肾病综合征范围的大量蛋白尿。尿沉渣除红细胞外,早期尚可见白细胞和上皮细胞稍增多,可有红细胞管型等。②水肿:80%以上患者出现水肿,轻者为晨起眼睑水肿,严重时波及全身,多为不可凹性水肿,指压无凹痕,但若患者蛋白尿严重,也可出现低蛋白水肿,即为可凹性水肿。③高血压:约80%患者出现一过性轻、中度高血压,利尿后血压可逐渐恢复正常。少数患者可出现严重高血压,甚至高血压脑病。④肾功能异常:大部分患者起病时尿量减少(常在400~700ml/d),少数甚至少尿(<400ml/d)。肾功能可一过性受损,表现为血肌酐(SCr)轻度升高。多于1~2周后尿量渐增,肾功能于利尿后数日可逐渐恢复正常。仅少数患者可表现为AKI,易与急

进性肾炎混淆。⑤急性心力衰竭:老年患者发生率较高(可达40%),儿童患者少见(<5%),但在儿童急性左心衰竭可成为AGN的首发症状,如不及时识别,可迅速致死。⑥其他表现:儿童患者常有疲乏、厌食、恶心、呕吐、头痛、腰部钝痛等全身非特异性症状,若感染未控制,患者可表现发热。成人全身症状相对较少。

2. 免疫学检查 起病初期血中总补体及C3都明显降低,8周内渐恢复正常,对诊断本病意义很大。如血清补体持续降低,可作为病情仍在进展的指标。50%~80%患者抗"O"增高,表明近期内曾有链球菌感染,但滴度高低与肾炎的严重程度及预后无关。部分患者起病早期循环免疫复合物(CIC)及血清冷球蛋白可呈阳性。

3. 诊断注意事项 于链球菌感染后1~3周发生血尿、蛋白尿、水肿、高血压,甚至少尿和AKI等急性肾炎综合征表现,伴血清C3下降,病情在发病8周内逐渐减轻到完全恢复正常者,即可临床诊断为AGN。当临床诊断困难时应考虑进行肾活检以明确诊断,指导治疗。肾活检的指征为:①少尿一周以上或进行性尿量减少伴肾功能恶化者;②病程超过两个月而无好转趋势者;③急性肾炎综合征伴肾病综合征者。

【治疗要点】

本病治疗以休息和对症治疗为主。AGN为自限性疾病,不宜用糖皮质激素和细胞毒药物治疗。

1. 一般治疗 急性期应卧床休息,直至肉眼血尿消失、水肿消退及血压恢复正常后逐步增加活动量。一般需要卧床休息2周;其后继续限制活动1~2个月,3个月内避免体力劳动,学生则需要休学。急性期应予低盐(<3g/d)饮食。肾功能正常者不需限制蛋白质入量,但肾功能不全时可考虑限制蛋白质摄入,并以优质动物蛋白(牛奶、鸡蛋、瘦肉等)为主。明显少尿者应控制液体入量。

2. 治疗感染灶 病初常规注射青霉素10~14天(过敏者可用大环内酯类抗生素)的必要性现有争议,因急性肾炎发作时感染灶多数已得到控制,如无现症感染证据,不需要使用抗生素。反复发作的慢性扁桃体炎,待病情稳定后(尿蛋白少于+,尿沉渣红细胞少于10个/HP)可考虑做扁桃体摘除,术前、术后2周需注射青霉素以防止因细菌活跃而导致肾炎复发。

3. 对症治疗 包括利尿消肿、降血压,预防心脑合并症的发生。①利尿消肿是对症治疗的重点措施。轻、中度水肿者,卧床休息、限制钠盐及水的摄入即可。高度水肿应使用利尿剂。常用噻嗪类利尿剂如氢氯噻嗪,剂量0.5~1.0mg/(kg·次),1~2次/d,口服;无效时用袢利尿剂如呋塞米(速尿)。②降压:经休息、控制水盐、利尿等措施而血压仍高者,应给予降压药。首选 ACEI 或 ARB 类降压药,如卡托普利 12.5~25mg/ 次口服,3 次 /d;氯沙坦 25~50mg/d 口服。

4. 透析治疗 少数发生 AKI 者有透析指征时应及时予以透析治疗以帮助患者渡过急性期。

(黄庆元 张文武)

第 2 节 急进性肾小球肾炎

急进性肾小球肾炎(rapidly progressive glomerulonephritis,RPGN),简称急进性肾炎,是以急性肾炎综合征、肾功能急剧恶化、多在早期出现少尿性 AKI 为临床特征,病理特征为新月体性肾小球肾炎的一组疾病。

本病有多种病因,一般将有明确病因的称为继发性 RPGN,病因不明者称为原发性(或特发性)RPGN。按病因及发病机制的不同,可将原发性 RPGN 分为三型:① I 型又称抗肾小球基底膜(GBM)型:此型肾功能损害发展快而重,少尿或无尿的发生率高,预后最差,约占原发性 RPGN 的 20%。此型患者如伴有肺出血,则称为 Goodpasture 综合征,属继发性 RPGN。② II 型又称免疫复合物型:占原发性 RPGN 30%~50%,预后严重,但较 I 型好。③ III 型为少免疫复合物型:III 型患者血清抗肾小球基底膜抗体及免疫复合物均阴性,而血清抗中性粒细胞胞质抗体(ANCA)常呈阳性,但 I 型及 II 型则 ANCA 很少阳性,故 III 型又称为 ANCA 相关性原发性新月体肾炎。现已证实 50%~80% 该型患者为原发性小血管炎肾损害,肾脏可为首发,甚至唯一受累器官或与其他系统损害并存。此型约占原发性 RPGN 的 40%,预后较 I、II 型好。

【诊断要点】

1. 病史与诱因 RPGN 患者约半数以上有上呼吸道感染的前驱病史,其中少数为典型的链球菌感染,其他多为病毒感染。接触某些有机化学溶剂、碳氢化合物如汽油,与 RPGN I 型发病有较密切的关系。丙硫氧嘧啶(PTU)和肼屈嗪等可引起 RPGN III 型。RPGN 的诱因包括吸烟、吸毒、接触碳氢化合物等。

2. 临床表现特点 除 I 型好发于青、中年外,II 型及 III 型均以中、老年患者为主。起病较急,病情进展迅速。以急性肾炎综合征(起病急、血尿、蛋白尿、尿少、水肿、高血压),多在早期出现少尿或无尿,进行性肾功能恶化并发展成尿毒症,为其临床特征。患者常伴有中度贫血。恶心、呕吐是常见的消化道症状。II 型患者约半数可伴肾病综合征。III 型患者常有不明原因的发热、乏力、关节痛或咯血等系统性血管炎的表现。

3. 辅助检查　①免疫学检查异常主要有抗 GBM 抗体阳性（Ⅰ型）、ANCA 阳性（Ⅲ型）。Ⅱ型患者的血循环免疫复合物及冷球蛋白可呈阳性，并伴有血清 C3 降低。②B 超等影像学检查常显示双肾明显增大，有助于区别慢性肾功能不全。③肾活检：本病确诊需靠肾活检。

4. 诊断注意事项　凡急性肾炎综合征伴肾功能急剧恶化，无论是否已达到少尿性 AKI，应疑及本病并及时进行肾活检。若病理证实为新月体性肾小球肾炎，根据临床和实验室检查能除外系统性疾病，诊断可成立。原发性急进性肾炎需与以下疾病鉴别：

(1) 引起少尿性 AKI 的非肾小球病：①急性肾小管坏死：常有明显的肾缺血（如休克、脱水）或肾毒性药物或肾小管堵塞（如血管内溶血）等诱因，临床上以肾小管损害为主（尿钠增加、低比重尿及低渗透压尿），一般无急性肾炎综合征表现。②急性过敏性间质性肾炎：常有明确的用药史及部分患者有药物过敏反应（低热、皮疹等）、血和尿嗜酸性粒细胞增加等，必要时依靠肾活检确诊。③梗阻性肾病：患者常突发或急骤出现无尿，但无急性肾炎综合征表现，B 超、膀胱镜检查或逆行尿路造影可证实尿路梗阻的存在。

(2) 肺出血 - 肾炎综合征（Goodpasture 综合征）：本病多见于青年人，临床特点是咯血、呼吸困难、血尿及蛋白尿，有时可出现水肿及高血压，迅速出现肾功能衰竭，部分患者在发病前有汽油接触史。多数患者在 6 个月内死于大咯血所致的窒息或尿毒症。胸部 X 线摄片可见散在性斑片状或粟粒状阴影。肺及肾组织活检免疫荧光检查均可证实基底膜上有线条状沉积物。

(3) 继发于全身性疾病的急进性肾炎：如系统性红斑狼疮、过敏性紫癜、结节性多动脉炎、韦格纳肉芽肿、进行性系统性硬化症等均可引起继发性急进性肾炎，出现少尿、无尿及肾功能衰竭，如以肾脏起病者，全身症状可不明显或被掩盖，易被误诊。鉴别主要在于提高对原发病的认识，注意全身症状，及早进行有关化验检查以明确诊断。

(4) 慢性肾炎急性发作：慢性肾炎由于某些诱因导致肾功能迅速恶化，由于既往病史不明确，直至感染、劳累、水电解质平衡紊乱等诱因导致肾功能迅速恶化，有时很难与急进性肾炎区别。应用 X 线平片及 B 超检查发现双肾已缩小，有利于慢性肾炎的诊断。

【治疗要点】

包括针对急性免疫介导性炎症病变的强化治疗以及针对肾脏病变后果（如钠水潴留、高血压、尿毒症及感染等）的对症治疗两方面。强调在早期作出病因诊断和免疫病理分型的基础上尽早行强化免疫抑制治疗。

1. 强化疗法

(1) 血浆置换疗法:主要适用于Ⅰ型和Ⅲ型。对于 Goodpasture 综合征和原发性小血管炎所致急进性肾炎(Ⅲ型)伴有威胁生命的肺出血作用较为肯定、迅速,应首选。通常每日或隔日1次,以后可延至每周3次,每次置换血浆 50ml/kg 或 2~4L,直到血清抗体(如抗 GBM 抗体、ANCA)或免疫复合物转阴、病情显著改善为止,一般需置换 10 次左右。血浆置换前后必须配合应用糖皮质激素和细胞毒药物,因为致病的蛋白质(如补体、抗体、凝血因子等)被血浆清除后,机体将代偿性增加其合成,故必须用药物抑制。一般常用泼尼松 1mg/(kg·d)(2~3 个月后渐减)和环磷酰胺 2~3mg/(kg·d)(累积量≤ 8.0g)口服。

(2) 甲泼尼龙冲击联合环磷酰胺治疗:主要适用于急进性肾炎Ⅱ、Ⅲ型,对Ⅰ型疗效欠佳。具体用法是甲泼尼龙 0.5~1g/ 次或 10~15mg/(kg·次)加入 5% 葡萄糖液中缓慢静脉滴注,每日或隔日1次,3次为1疗程。必要时间隔 3~5 天后重复1疗程,一般不超过3个疗程。冲击期间或冲击结束立即辅以泼尼松和环磷酰胺常规口服治疗,方法同上述。甲泼尼龙"冲击"治疗可能出现水钠潴留、诱发感染等副作用,当急进性肾炎已出现少尿、无尿、用呋塞米无效时,应配合透析进行脱水,有感染存在时必须先控制感染。

2. 替代治疗 凡 AKI 已达透析指征者应及时透析。对强化治疗无效的晚期病例或肾功能已无法逆转者,则有赖于长期维持透析。肾移植应在病情静止半年(Ⅰ型、Ⅲ型患者血中抗 GBM 抗体、ANCA 需转阴)后进行。

3. 对症治疗 对钠水潴留、高血压及感染等需采取相应的治疗措施,参见本章第3节"肾病综合征"治疗部分。

(黄庆元 张文武)

第3节 肾病综合征

肾病综合征(nephrotic syndrome,NS)是以大量蛋白尿(>3.5g/d)、低白蛋白血症(血浆白蛋白 <30g/L)、水肿和高脂血症为典型表现的临床综合征,其中大量蛋白尿和低蛋白血症为诊断必需。NS 是由多种病因和多种病理类型引起的肾小球疾病中的一组临床综合征,其中,约 75% 为原发性肾小球疾病引起,约 25% 由继发性肾小球疾病引起。

【诊断要点】

肾病综合征(nephrotic syndrome,NS)的诊断包括三个方面:①明确是否为 NS;②确认病因:必须首先除外继发性病因和遗传性疾病,才能诊断为原发性 NS。最好行肾活检,作出病理诊断。③判定有无并发症。

1. 诊断标准　①尿蛋白大于3.5g/d;②血浆白蛋白低于30g/L;③水肿;④血脂升高。其中①、②两项为诊断所必需。

2. 确认病因　NS可分为原发性及继发性两大类,可由多种不同病理类型的肾小球病所引起。引起原发性NS的肾小球病主要病理类型及其临床特征有:

(1)微小病变型肾病:约占儿童原发性NS的80%~90%,成人原发性NS的5%~10%。男性多见。典型的临床表现为NS,仅15%左右患者伴有镜下血尿,一般无持续性高血压及肾功能减退。约30%~40%病例可能在发病后数月内自发缓解,90%病例对激素治疗敏感,治疗2周左右开始利尿,尿蛋白可在数周内迅速减少至阴性,血清白蛋白逐渐恢复正常水平,最终可达临床完全缓解。但本病复发率高达60%。若反复发作或长期大量蛋白尿未得到控制,本病可能转变为系膜增生性肾小球肾炎,进而转变为局灶性节段性肾小球硬化。

(2)系膜增生性肾小球肾炎:免疫病理检查可将本组疾病分为IgA肾病及非IgA系膜增生性肾小球肾炎。本病在原发性NS中约占30%,好发于青少年,男性多见。约50%患者有前驱感染,可于上呼吸道感染后急性起病,甚至表现为急性肾炎综合征。部分为隐匿起病。本病中,非IgA系膜增生性肾小球肾炎约50%患者表现为NS,约70%伴有血尿,而IgA肾病者几乎均有血尿,约15%出现NS。

多数患者对激素和细胞毒药物有良好的反应,50%以上的患者经激素治疗后可获完全缓解。

(3)系膜毛细血管性肾小球肾炎:约占原发性NS的10%~20%,好发于青少年。约1/4~1/3患者常在上呼吸道感染后,表现为急性肾炎综合征。约50%~60%患者表现为NS,几乎所有患者均伴有血尿,其中少数为发作性肉眼血尿;其余少数患者表现为无症状血尿和蛋白尿。肾功能损害、高血压及贫血出现早,病情多持续进展。50%~70%病例的血清C3持续降低,对提示本病有重要意义。药物治疗效较差,发病10年后约有50%的病例将进展至慢性肾衰竭。

(4)膜性肾病:约占原发性NS的20%,好发于中老年人。通常起病隐匿,约70%~80%表现为NS,约30%伴有镜下血尿,一般无肉眼血尿。约有20%~35%患者的临床表现可自发缓解。60%~70%的早期膜性肾病患者经激素和细胞毒药物治疗后可达临床缓解。但随疾病逐渐进展,病理改变加重,疗效则较差。常在发病5~10年后逐渐出现肾功能损害。本病极易发生血栓栓塞并发症,肾静脉血栓发生率可高达40%~50%。因此,本病患者如有突发性腰痛或胁腹痛,伴血尿、蛋白尿加重,肾功能损害,应怀疑肾静脉血栓形成。若有突发胸痛、呼吸困难,应怀疑肺栓塞。

(5)局灶节段性肾小球硬化:约占原发性 NS 的 20%~25%,好发于青少年男性。多为隐匿起病,部分病例可由微小病变型肾病转变而来。大量蛋白尿及 NS 为其主要临床特点。约 3/4 患者伴有血尿,部分可见肉眼血尿。约 50% 患者有高血压和约 30% 有肾功能减退。

继发性 NS 的常见病因有过敏性紫癜肾炎(儿童多见)、系统性红斑狼疮肾炎(青少年多见)、糖尿病肾病(中老年人多见)、乙型肝炎病毒相关性肾炎、肾淀粉样变性、骨髓瘤性肾病等。

3. 判定有无并发症　①感染:是 NS 的常见并发症。常见感染部位顺序为呼吸道、泌尿道和皮肤。感染仍是导致 NS 复发和疗效不佳的主要原因之一。②血栓、栓塞并发症:以肾静脉血栓最为常见(发生率约 10%~50%,其中 3/4 病例因慢性血栓形成,临床并无症状),肺血管血栓、下肢静脉、下腔静脉、冠状血管血栓和脑血管血栓也不少见。③急性肾损伤(AKI):以微小病变型肾病者居多。④蛋白质及脂肪代谢紊乱。

【治疗要点】

1. 一般治疗　凡有严重水肿、低蛋白血症者需卧床休息。水肿消失、一般情况好转后,可起床活动。给予正常量 0.8~1.0g/(kg·d)的优质蛋白(富含必需氨基酸的动物蛋白)饮食。由于高蛋白饮食增加肾小球高滤过,可加重蛋白尿并促进肾脏病变进展,故目前一般不再主张应用。水肿时应低盐(<3g/d)饮食。为减轻高脂血症,应少进富含饱和脂肪酸(动物油脂)的饮食,而多吃富含多聚不饱和脂肪酸(如植物油、鱼油)及富含可溶性纤维(如燕麦、米糠及豆类)的饮食。

2. 对症治疗

(1)利尿消肿:对 NS 患者利尿治疗的原则是不宜过快过猛,以免造成血容量不足、加重血液高黏倾向,诱发血栓、栓塞并发症。①噻嗪类利尿剂:常用氢氯噻嗪 25mg,每日 3 次口服。长期服用应防止低钾、低钠血症。②潴钾利尿剂:适用于低钾血症的患者。可与噻嗪类利尿剂合用。常用氨苯蝶啶 50mg,每日 3 次,或醛固酮拮抗剂螺内酯 20mg,每日 3 次。③袢利尿剂。常用呋塞米(速尿)20~120mg/d,或布美他尼(丁尿胺)1~5mg/d,分次口服或静脉注射。在渗透性利尿剂应用后随即给药效果更好。④渗透性利尿剂。常用不含钠的右旋糖酐 40(低分子右旋糖酐)或淀粉代血浆(706 代血浆)250~500ml 静脉滴注,隔日 1 次。随后加用袢利尿剂可增强利尿效果。但对少尿(尿量 <400ml/d)患者应慎用此类药物,因其易与肾小管分泌的 Tamm-Horsfall 蛋白和肾小球滤过的白蛋白一起形成管型,阻塞肾小管,并由于其高渗作用导致肾小管上皮细胞变性、坏死,诱发“渗透性肾病”,导

致 AKI。⑤提高血浆胶体渗透压：血浆或白蛋白等静脉输注均可提高血浆胶体渗透压，促进组织中水分回吸收并利尿，如继而用呋塞米 60~120mg 加于葡萄糖溶液中缓慢静脉滴注，有时能获得良好的利尿效果。但不适当输注大量白蛋白，轻者可延迟疾病缓解，重者可损害肾功能。故仅对严重低蛋白血症、高度水肿而又少尿（尿量 <400ml/d）的 NS 患者，在必需利尿的情况下方可考虑使用。

(2) 减少尿蛋白：持续性大量蛋白尿本身可导致肾小球高滤过、加重肾小管 - 间质损伤、促进肾小球硬化。减少尿蛋白可有效延缓肾功能的恶化。血管紧张素转化酶抑制剂（ACEI）或血管紧张素 II 受体拮抗剂（ARB），除有效控制高血压外，均可通过降低肾小球内压和直接影响肾小球基底膜对大分子的通透性，有不依赖于降低全身血压的减少尿蛋白作用。常用 ACEI 如贝那普利 10~20mg/ 次，每日 1 次；或 ARB 如氯沙坦 50~100mg/ 次，每日 1 次。用 ACEI 或 ARB 降尿蛋白时，所用剂量一般应比常规降压剂量大，才能获得良好疗效。

3. 抑制免疫与炎症反应

(1) 糖皮质激素（简称激素）：通过抑制免疫炎症反应，抑制醛固酮和抗利尿激素分泌，影响肾小球基底膜通透性等综合作用而发挥其利尿、消除尿蛋白的疗效。使用原则和方案一般是：①起始足量：常用药物为泼尼松 1mg/（kg·d），口服 8 周，必要时可延长至 12 周；②缓慢减药：足量治疗后每 2~3 周减原用量的 10%，当减至 20mg/d 左右时症状易反复，应更加缓慢减量；③长期维持：最后以最小有效剂量（10mg/d）再维持半年左右。激素可采用全日量顿服或在维持用药期间两日量隔日一次顿服，以减轻激素的副作用。水肿严重、有肝功能损害或泼尼松疗效不佳时，可更换为甲泼尼龙（等剂量）口服或静脉滴注。根据患者对激素的治疗反应，可将其分为"激素敏感型"（用药 8~12 周内 NS 缓解）、"激素依赖型"（激素减药到一定程度即复发）和"激素抵抗型"（激素治疗无效）三类，其各自的进一步治疗有所区别。应加强监测激素长期使用的副作用，并及时处理。

(2) 细胞毒药物：这类药物可用于"激素依赖型"或"激素抵抗型"的患者，协同激素治疗。若无激素禁忌，一般不作为首选或单独治疗用药。环磷酰胺最常用，2mg/（kg·d）分 1~2 次口服；或 200mg 隔日静脉注射。累积量达 6~8g 后停药。主要副作用为骨髓抑制及中毒性肝损害，并可出现性腺抑制、脱发、胃肠道反应及出血性膀胱炎。

(3) 环孢素 A（cyclosporin A，CsA）：作为二线药物用于治疗激素和细胞毒药物无效的难治性 NS。常用量为 3~5mg/（kg·d），分 2 次口服。2~3 个月后缓慢减量，疗程至少一年。副作用有肝肾毒性、高血压、高尿酸血症、多毛及牙龈增生等。停药后易复发,使其广泛运用受限。他克莫司(tacrolimus,FK506)同 CsA 一样属钙调磷酸酶抑制剂,但肾毒性副作用小于 CsA。成人起始剂量为 0.05mg/(kg·d),疗程半年至一年。

(4)吗替麦考酚酯(mycophenolatemofetil,MMF):作为二线用药,对部分难治性 NS 有效。常用量为 1.5~2g/d,分 2 次口服,共用 3~6 个月,减量维持半年。

4. 中医药治疗

5. 防治并发症 ①感染:不主张用抗生素预防感染。一旦发现感染,应及时选用对致病菌敏感强效且无肾毒性的抗生素积极治疗,有明确感染灶者应尽快去除。②血栓及栓塞并发症:当血浆白蛋白低于 20g/L 时,提示存在高凝状态,即应开始预防性抗凝治疗。可用普通肝素或低分子肝素,或口服华法林。对已发生血栓、栓塞者应尽早用尿激酶或 rtPA 溶栓治疗。具体用法参见有关章节。③ AKI:参见本章第 6 节"急性肾损伤"。④防治蛋白质与脂肪代谢紊乱:ACEI 及 ARB 类药物均可减少尿蛋白;中药黄芪(30~60g/d 煎服)可促进肝脏白蛋白合成,并可能兼有减轻高脂血症的作用;降脂药物可用洛伐他汀等他汀类药物。NS 缓解后高脂血症可自然缓解,则无需再继续药物治疗。

(张文武)

第 4 节 急性间质性肾炎

急性间质性肾炎(acute interstitial nephritis, AIN)又称急性肾小管间质性肾炎(acute tubulointerstitial nephritis, ATIN),是由多种病因引起,急骤发病,以肾间质水肿和炎症细胞浸润为主要病理表现,肾小球及肾血管多无受累或病变较轻,以肾小管功能障碍,可伴或不伴肾小球滤过功能下降为主要临床特点的一组临床病理综合征。依病因可分为药物过敏性 AIN、感染相关性 AIN 及病因不明的特发性 AIN。

【诊断要点】

1. 近期用药史 能引起 AIN 的药物很多,以抗生素、磺胺、非甾体抗炎药(NSAID)和抗惊厥药等最常见。由 NSAID 引起者,还能同时导致肾小球微小病变病。

2. 全身过敏表现 常见药疹、药物热及外周血嗜酸性粒细胞增多,还可有关节痛或淋巴结肿大。由 NSAID 引起者全身过敏表现常不明显。

3. 尿异常 常出现无菌性白细胞尿、血尿及蛋白尿。蛋白尿多为轻度,但由 NSAID 引起肾小球微小病变时却可出现大量蛋白尿(>3.5g/d),乃至肾病综合征。

4. **肾功能损害** 常出现 AKI，肾小管功能损害出现肾性糖尿、低比重及低渗透压尿。

有上述表现中前两条，再加上后两条中任何一条，即可临床诊断本病。确诊则依靠肾活检。

【治疗要点】

1. **停用致敏药物** 多数轻症病例即可自行缓解。合理应用抗生素治疗感染性 AIN。

2. **免疫抑制治疗** 对于非感染性 AIN，口服泼尼松 30~40mg/d，肾功能多在用药后 1~2 周内改善，建议使用 4~6 周后再缓慢减量。

3. **透析治疗** AKI 病例应及时行透析治疗。

（张文武）

第5节 急性尿路感染

尿路感染（urinary tract infection，UTI）亦简称尿感，是指各种病原微生物在尿路（包括肾脏、肾盂、输尿管、膀胱、尿道及前列腺）中生长、繁殖而引起的尿路感染性疾病。多见于育龄期妇女、老年人、免疫力低下及尿路畸形者。UTI 是最常见的感染性疾病，发病率为 1%~2%，特别是女性，约 1/3 的女性在 65 岁前至少有过一次泌尿系统感染。

引起尿路感染的病原体主要为细菌，也可为真菌、病毒、支原体和寄生虫等。因此，根据引起尿路感染的病原体种类可分为细菌性 UTI、真菌性 UTI 及病毒性 UTI 等，本节主要叙述由细菌感染所引起的 UTI。

根据感染部位可分为上尿路感染和下尿路感染。上尿路感染主要指肾盂肾炎（pyelonephritis）、肾脓肿及肾周脓肿；下尿路感染主要指膀胱炎、尿道炎及前列腺炎。急性肾盂肾炎（acute pyelonephritis，APN）是指致病菌侵犯肾盂及肾实质，引起急性间质性肾炎及肾小管细胞坏死。当存在尿路结构或功能异常时，反复的尿路感染常可导致肾脏萎缩及肾小盏变形，发展为慢性肾盂肾炎（chronic pyelonephritis，CPN）。肾脓肿及肾周脓肿是严重的急性泌尿系统感染，常发生于：①尿路梗阻；②免疫缺陷；③糖尿病；④败血症，尤其是金黄色葡萄球菌败血症。膀胱炎（cystitis）指感染局限于膀胱的浅表黏膜。

根据临床有无症状可分为有症状 UTI 和无症状 UTI 等。还可分为复杂性 UTI 和非复杂性 UTI，这对于 UTI 的诊断和治疗十分重要，因为两者的治疗和预后有明显的不同。复杂性 UTI 是在下列情况下出现的 UTI：①存在尿路结构异常(如梗阻、多囊肾、结石及保留尿管等);②存在尿路功能异常(如脊髓损伤、糖尿病或多发性硬化引起的神经性膀胱);③肾实质性损害;④系统性疾病导致患者免疫力低下(如糖尿病、艾滋病等)。而非复杂性UTI 则无上述情况。

根据发作频次,UTI 分为初发(initial infection)或孤立发作感染和反复发作性尿感(recurent infection),反复发作性 UTI 指一年发作至少 3 次以上或 6 个月发作 2 次以上。反复发作可为复发(relapse)或再感染(reinfection),复发指病原体一致,多发生于停药 2 周内;再感染指病原体不同,多发生在停药 2 周以后。

菌尿(bacteriuria)指尿中有细菌生长。真性菌尿(significant bacteriuria)指清洁中段尿培养菌落计数 $\geqslant 10^5$,表明为尿路感染而不是采集标本时造成的污染。急性尿道综合征(acute urethral syndrome)指有尿频、尿急、尿痛但无真性菌尿。急性尿道综合征中有 70% 是尿路感染,常伴有脓尿,一般为沙眼衣原体(多见于生育期女性)、真菌、结核菌等感染,也可能是尿路周围邻近组织的感染;其余 30% 无明确的致病微生物,常不伴有脓尿,可能与局部刺激有关。

急性 UTI 可以是复杂性 UTI,也可以是非复杂性 UTI;可以是初发感染,也可以是反复感染。某些慢性 UTI 在其病程的某一阶段也可以急性发作。急性 UTI 病原体以细菌最常见。

【诊断要点】

1. 病原学特点 UTI 最常见的致病菌是革兰氏阴性杆菌,其中以大肠埃希菌最常见,约占全部 UTI 的 85%,其次为克雷伯菌、变形杆菌、柠檬酸杆菌属等。近 5%~15% 的 UTI 由革兰氏阳性菌引起,主要为肠球菌和凝固酶阴性的葡萄球菌。大肠埃希菌最常见于无症状性菌尿、非复杂性 UTI 和初发 UTI。医院内感染、复杂性或复发性 UTI、尿路器械检查后发生的UTI,则多为肠球菌、变形杆菌、克雷伯菌和铜绿假单胞菌属所致。其中变形杆菌常见于伴有尿路结石者,铜绿假单胞菌多见于尿路器械检查后,金黄色葡萄球菌则常见于血源性 UTI。真菌感染(主要为念珠菌属)多发生于留置尿管、糖尿病、使用广谱抗生素或免疫抑制剂的患者。多种病原体混合感染仅见于长期放置导尿管、尿道异物(结石或肿瘤)、尿潴留伴反复器械检查,以及尿道 - 阴道(肠道)瘘等患者。

2. 临床表现特点 典型的急性下尿路感染的症状为尿频、尿急、尿痛及排尿不适,可有耻骨上方疼痛或压痛,部分患者出现排尿困难。尿镜检可以发现白细胞增多,血尿可以是镜下血尿,也可以是肉眼血尿。一般无发热及肾区疼痛。

典型的急性上尿路感染(主要为急性肾盂肾炎)的症状为寒战、高热、腰痛,可以伴尿频、尿急、尿痛及排尿不适等下尿路感染的症状。肾区叩击痛明显,血白细胞计数增高,有血尿及脓尿,尿中可以发现白细胞管型。急性肾盂肾炎起病急,除上述表现外,常有恶心、呕吐,部分患者可有夜尿增多。在复杂性急性肾盂肾炎时常可发生脓毒症,如糖尿病患者可以出现急性肾乳头坏死,脱落的肾乳头阻塞输尿管,常导致严重脓毒症。

但是临床中遇到许多患者症状不典型,很难区分上、下尿路感染。急性肾盂肾炎可以没有发热及肾区疼痛,而下尿路感染可以没有尿频、尿痛及排尿不适等尿路刺激症状。在有下尿路刺激症状并有真性菌尿的患者中只有50%~70% 感染局限于膀胱,其余 30%~50% 存在隐匿性的上尿路感染。因此在急诊工作中对于单纯表现为下尿路感染的患者也应警惕隐匿性上尿路感染的存在。有时,UTI 不表现出任何尿路感染的症状,只有乏力、发热、全身不适等状,易误诊和漏诊。

3. 实验室检查

(1)尿常规检查:白细胞增多,常伴有红细胞;如发现白细胞管型,有助于肾盂肾炎的诊断。尿蛋白常为阴性或微量。

(2)尿细菌学检查:UTI 诊断的确立,主要依靠尿细菌学检查。①尿沉渣镜检细菌:清洁中段尿的没有染色的沉渣用高倍镜找细菌,检出率达80%~90%,可初步确定是杆菌或球菌、是革兰氏阴性还是革兰氏阳性细菌,对及时选择有效抗生素有重要参考价值。②尿细菌定量培养:可采用清洁中段尿、导尿及膀胱穿刺尿做细菌培养,其中膀胱穿刺尿培养结果最可靠。中段尿细菌定量培养菌落计数 $\geq 10^5/ml$,如临床上无尿感症状,则要求做两次中段尿培养,细菌数均 $\geq 10^5/ml$,且为同一菌种,称为真性菌尿,可确诊尿感;10^4~$10^5/ml$ 为可疑阳性,需复查;如 $<10^4/ml$,可能为污染。耻骨上膀胱穿刺采集标本培养有菌落生长,即为真性菌尿。

(3)血常规检查:急性肾盂肾炎时血白细胞常升高,中性粒细胞增多,核左移。

(4)B 型超声检查:可以发现尿路的结构异常,如梗阻、肾盂积水、多囊肾等,应作为儿童和成人 UTI 的常规检查。

(5)影像学检查:X 线尿路检查包括尿路平片、静脉肾盂造影(IVP)、逆行尿路造影、排尿时的膀胱输尿管造影等,其目的为了解尿路情况,及时发现有无尿路结石、梗阻、反流、畸形等导致 UTI 反复发作的因素。UTI 急性期不宜做 IVP。对于反复发作的 UTI 或急性 UTI 治疗 7~10 天无效的女性应行 IVP。男性患者无论首发还是复发,在排除前列腺炎和前列腺肥大之后均应行尿路 X 线检查以排除尿路解剖和功能上的异常。对于较复杂的病倒可以考虑进一步做核素显像、CT 或 MRI 检查。

4. 诊断注意事项 典型的 UTI 有尿路刺激征、感染中毒症状、腰部不适等,结合尿液改变和尿液细菌学检查,容易诊断。凡是有真性细菌尿者,均可诊断为 UTI。

无症状性细菌尿是指患者有真性菌尿,而无尿路感染的症状。可由症状性尿感演变而来或无急性尿感病史。20~40 岁女性无症状性细菌尿的发生率低于 5%,而老年女性及男性发生率为 40%~50%。致病菌多为大肠埃希菌,患者可长期无症状,尿常规可无明显异常或白细胞增加,但尿培养有真性菌尿。无症状性细菌尿的诊断主要依靠尿液细菌学检查,要求两次细菌培养均为同一菌种的真性菌尿。

对于留置导尿管的患者出现典型的 UTI 症状、体征,且无其他原因可以解释,尿标本细菌培养菌落计数 ≥ 10^3/ml 时,应考虑导管相关性 UTI 的诊断。

【治疗要点】

1. 一般治疗 急性期休息,多饮水,勤排尿。膀胱刺激征和血尿明显者,可口服碳酸氢钠片 1g,每日 3 次,以碱化尿液、缓解症状、抑制细菌生长、避免形成血凝块,对应用磺胺类药物者还可增强药物的抗菌活性并避免结晶形成。尿感反复发作者应积极寻找病因,及时祛除诱因。

2. 抗感染治疗 抗感染治疗的用药原则是:①选用致病菌敏感的抗生素。在无药敏结果时,应选用对革兰氏阳性杆菌有效的抗菌药物,尤其是首发尿路感染。治疗 3 天症状无改善,应按药敏结果调整用药。②抗生素在尿和肾内的浓度要高。③选用肾毒性小,副作用少的抗生素。④应根据 UTI 的部位和类型分别给予不同的治疗。⑤单一药物治疗失败、严重感染、混合感染、耐药菌株出现时应联合用药。

(1)急性膀胱炎:对女性非复杂性膀胱炎,复方磺胺甲噁唑(SMZ-TMP,复方新诺明,2 片,2 次 /d;疗程 3 天)、呋喃妥因(每 8 小时 1 次,疗程 5~7 天)、磷霉素(3g 单剂)被推荐为一线用药。其他药物,如喹诺酮类(如氧氟沙星 0.2g,2 次 /d,或环丙沙星 0.25g,2 次 /d)、半合成青霉素类(如阿莫西林 0.5g,3 次 /d)或头孢类(如头孢呋辛 0.25g,2 次 /d)可选用,疗程一般 3~7 天。约 90%UTI 可治愈。用药前可不作尿细菌培养,但为了明确菌尿是否被清除,应嘱患者于疗程结束后 1 周复查尿细菌定量培养,如结果阴性表示急性细菌性膀胱炎已治愈,如仍为真性菌尿,应继续给予 2 周抗生素治疗。对于孕妇、老年患者、糖尿病患者、男性患者、机体免疫力低下和其他复杂性 UTI,均不宜用单剂量及短程疗法,应采用较长疗程。

(2)急性肾盂肾炎:首次发生的急性肾盂肾炎的致病菌 80% 为大肠埃

希菌,在留取尿细菌检查标本后应立即开始治疗,首选对革兰氏阴性杆菌有效的抗生素。72小时显效者无需换药,否则应按药敏结果更换抗生素。①病情较轻者:可在门诊口服药物治疗,疗程10~14天。常用药物有喹诺酮类、半合成青霉素类、头孢菌素类等(见上述)。治疗14天后,通常90%可治愈。如尿菌仍阳性,应参考药敏试验选用有效抗生素继续治疗4~6周。②严重感染全身中毒症状明显者:需住院治疗,静脉用药。常用药物有:氨苄西林1.0~2.0g,4小时1次;头孢噻肟钠2.0g,8小时1次;头孢曲松钠1.0~2.0g,12小时1次;左氧氟沙星0.2g,12小时1次。必要时联合用药。经过上述治疗若好转,可于热退后继续用药3天再改为口服抗生素,完成2周(14天)疗程。治疗72小时无好转,应按药敏结果更换抗生素,疗程不少于2周。经此治疗仍有持续发热者,应注意肾盂肾炎并发症如肾盂积脓、肾周脓肿、感染中毒症等。慢性肾盂肾炎治疗的关键是积极寻找并去除易感因素,其急性发作时治疗同急性肾盂肾炎。

(3)再发性(反复性)UTI的处理:再发性(反复性)UTI包括重新感染和复发。①重新感染:治疗方法与首次发作相同。对半年内发生2次以上者,可用长疗程低剂量抑菌疗法,即在每晚临睡前排尿后服用小剂量抗生素1次,如SMZ-TMP1~2片或氧氟沙星0.2g或呋喃妥因50~100mg,每7~10天更换药物一次,连用半年。②复发:复发且为肾盂肾炎者,尤其是复杂性肾盂肾炎,在去除诱因(如结石、梗阻、尿路异常等)的基础上,应按药敏选用有效的强力的杀菌剂,疗程不少于6周。反复发作者,给予长程低剂量抑菌疗法。

(4)孕期的急性UTI:宜选用毒性较小的抗菌药物,如阿莫西林、呋喃妥因或头孢菌素类等。孕期的急性膀胱炎,可用阿莫西林0.25g,8小时1次;或头孢拉定0.25g,6小时1次,共口服3~7天。治疗后要复查以确证治愈。以后每个月作尿细菌培养,直至分娩。孕期的急性肾盂肾炎应静脉应用半合成广谱青霉素或第三代头孢菌素,疗程2周。孕期反复发生UTI者,可用呋喃妥因做长疗程低剂量抑菌疗法。

(5)男性急性UTI:年龄<50岁的男性很少发生UTI,但有尿路结构或功能异常者、同性恋、艾滋病患者(CD4[+]淋巴细胞<0.2×10^9/L时)则UTI较为常见。50岁以后,由于前列腺增生,易发生UTI。男性UTI不适合3天疗法,一般采用喹诺酮类或SMZ-TMP治疗2周(14天)。对于常规治疗后反复感染的病例,应高度警惕前列腺炎。对于急性前列腺炎多先静脉使用抗生素,1~2周症状缓解后,可改为口服治疗4~6周,部分病例则需治疗12周以上。慢性细菌性前列腺炎常需口服治疗12~18周以上。治疗后仍有不少患者会再发,再发者给予上述同样的治疗;常再发者可用长疗程低剂

量抑菌疗法。

(6)复杂性 UTI:除了抗生素治疗外,关键在于外科手术解除梗阻,或去除异物。治疗前一定要做尿细菌培养和药敏。在结果出来前使用广谱抗生素静脉滴注,待培养结果出来后依药敏调整抗生素,急性期过后改为口服治疗 2 周,若同时行手术治疗疗程则延长至 4~6 周。对于反复发作的 UTI 可考虑长期口服小剂量抗生素预防性治疗。

(7)无症状性菌尿:是否治疗目前有争议,一般认为不需治疗,但有下述情况者应予治疗:①妊娠期无症状性菌尿;②学龄前儿童;③曾出现有症状感染者;④肾移植、尿路梗阻及其他尿路有复杂情况者。依药敏选择有效抗生素,主张短疗程用药,如治疗后复发,可选长疗程低剂量抑菌疗法。

(陶伍元　张文武)

第 6 节　急性肾损伤

急性肾损伤(acute kidney injury, AKI)以往称为急性肾衰竭(acute renal failure, ARF),是指由多种病因引起的肾功能快速下降而出现的临床综合征,表现为肾小球滤过率(GFR)下降,伴有氮质产物如肌酐(SCr)、尿素氮(BUN)等潴留,水、电解质和酸碱平衡紊乱,重者出现多系统并发症。AKI 是常见急危重症,涉及临床各科,发病率在综合性医院为 3%~10%,危重 AKI 患者死亡率高达 30%~80%,存活患者约 50% 遗留永久性肾功能减退,部分需终身透析。AKI 可发生在原来无肾脏病的患者,也可发生在原来慢性肾脏病(chronic kidney disease, CKD)的基础上。

AKI 患者临床常见少尿(尿量 <400ml/d),偶见无尿(尿量 <50ml/d),亦可见非少尿(尿量 >400ml/d,甚至可超过 1 000ml/d)者。依据尿量多少分别称之为少尿型和非少尿型 AKI。少数 AKI 患者可无症状,仅在常规生化检查中才发现 SCr 和 BUN 升高,非少尿型病例早期易漏诊。

AKI 病因多样,根据病因发生的解剖部位不同可分为肾前性、肾性和肾后性三大类。肾前性 AKI 最常见(约占 55%),其常见病因包括血容量减少(如各种原因的液体丢失和出血)、有效动脉血容量减少和肾内血流动力学改变等。肾后性 AKI(约占 5%)的特征是急性尿路梗阻,梗阻可发生在尿路从肾盂到尿道的任一水平,若及时解除梗阻,则肾功能便有可能很快恢复。肾性 AKI(约占 40%)有肾实质损伤,包括肾小管、肾间质、肾血管和肾小球性疾病(如急进性肾小球肾炎、急性肾小球肾炎等)导致的损伤。肾小管性 AKI 的常见原因是肾缺血或肾毒性物质(包括外源性毒素,如生物毒素、化学毒素、抗菌药物、造影剂等和内源性毒素,如血红蛋白、肌红蛋白等)

损伤肾小管上皮细胞,可引起急性肾小管坏死(acute tubular necrosis,ATN)。ATN是本节讨论的重点。

从肾前性AKI进展至缺血性ATN一般经历4个阶段:起始期(持续数小时至数周)、进展期(持续数天至数周)、持续期(常持续1~2周)和恢复期(持续数天至数个月)。

【诊断要点】

1. 病因的存在 应积极寻找并确立引起ATN的病因及/或原发病。

2. 临床表现特点

起始期:起始期患者受到缺血和中毒损伤,肾实质损害正在发展,但尚未发生明显肾实质损伤,在此阶段若能及时采取有效措施,AKI常可逆转。随着肾小管上皮损伤加重,GFR逐渐下降,进入进展期。临床表现以原发病的表现为主,也可开始出现容量过多、电解质和酸碱平衡紊乱及尿毒症的症状和体征。

进展期和持续期:此期肾实质损伤已形成,GFR进行性下降并维持在低水平。一般持续1~2周(短者2天,长至4~6周)。在少尿型AKI,此期又称少尿期。若少尿持续6周以上应重新考虑ATN的诊断,有可能存在肾皮质坏死、原有肾疾患或肾乳头坏死等。但不论尿量是否减少,随着肾功能减退,临床上出现一系列尿毒症表现,主要是尿毒症毒素潴留和水、电解质及酸碱平衡紊乱所致。

(1)AKI的全身症状:①消化系统症状:纳差、恶心、呕吐、腹胀、腹泻等,严重者可有消化道出血。②呼吸系统症状:除感染外,主要是因容量负荷过多导致的急性肺水肿,表现为咳嗽、憋气、呼吸困难等。③循环系统症状:出现高血压、心力衰竭肺水肿表现,可有各种心律失常。④神经系统症状:出现意识障碍、躁动、谵妄、抽搐、昏迷等尿毒症脑病症状。⑤血液系统症状:可有出血倾向及轻度贫血。⑥并发感染:感染是AKI最常见的并发症,常见部位是呼吸道、泌尿道或伤口的感染,常导致脓毒症而死亡。

(2)水平衡失调:①水肿:主要是排尿减少而摄入水量过多所致,产生稀释性低钠血症和高血容量,重者致水中毒,可因心力衰竭、肺水肿、脑水肿等而死亡。②高血压和心力衰竭。

(3)电解质紊乱:常见的有:①高钾血症:是AKI最严重的并发症,是起病第一周最常见的死亡原因。少尿数日后,即可出现高钾血症。②高镁血症:因镁的排泄障碍所致。③低钠血症:主要是稀释性低钠血症。其特点为体重增加,皮肤不皱缩,血压正常,血液稀释,重者可发生惊厥和昏迷。④高磷血症与低钙血症。

(4)代谢性酸中毒:一般第3~4天便可出现代谢性酸中毒。患者发生疲倦,嗜睡,深而快的呼吸,食欲不振,恶心、呕吐、腹痛,甚至昏迷。

(5) 进行性氮质血症:SCr 每日上升 44~88μmol/L(0.5~1.0mg/dl),BUN 每日升高 3.6~7.1mmol/L(10~20mg/dl),因此患者少尿 3~5 天便可出现尿毒症。而在高分解代谢的患者,如严重感染、脓毒症、严重创伤或烧伤和横纹肌溶解症时,其 SCr 和 BUN 升高更快,分别可高达每日 176.8μmol/L(2mg/dl) 和 10.7mmol/L(30mg/dl)。

(6) 尿的变化:①尿色深而混浊,尿蛋白 +~++,可有数量不等的红细胞、白细胞、上皮细胞和颗粒管型。严重挤压伤或大量肌肉损伤者可有肌红蛋白尿及肌红蛋白管型。②尿比重低且较固定,多在 1.015 以下。③尿钠增高。正常尿钠 <30mmol/L(多数在 10~20mmol/L),ATN 时尿钠 >30mmol/L(多数为 40~60mmol/L 或更高)。④尿中尿素氮和肌酐浓度降低(正常尿尿素氮 >15g/L,ATN 时常 <10g/L;正常尿尿肌酐 >1g/L);尿素氮 / 血尿素氮比值 <10~15;尿肌酐 / 血肌酐比值常降至 10 左右(其他原因少尿比值均 >20)。⑤尿渗透压降低常 <350mmol/L,尿渗透压 / 血渗透压 <1.1。⑥肾衰指数(RFI)= 尿钠 ÷(尿肌酐 ÷ 血肌酐)>1(其他原因的少尿,RFI<1)。⑦滤过钠排泄分数(FE_{Na})>1%。FE_{Na} 计算公式为:FE_{Na}=(尿钠 / 血钠)/(尿肌酐 / 血肌酐)× 100%。应注意尿液指标检查须在输液、使用利尿药、高渗药物前进行,否则会影响结果。

恢复期:恢复期是患者通过肾组织的修复和再生达到肾功能恢复的阶段。GFR 逐渐升高,并恢复正常或接近正常。一旦临床上出现尿量增加,少尿或无尿患者尿量 >500ml/d,即进入临床上的恢复期。部分患者有多尿表现,尤其是少尿型患者,在尿量达到 500ml/d 后,尿量增加的速度更快,经 5~7 天左右达到多尿高峰,甚至每日尿量可达 3 000~5 000ml。通常持续 1~3 周,继而再恢复正常。恢复期的显著特点是随尿量增加(非少尿型者可无明显尿量改变),患者血肌酐及尿素排出增加,内生肌酐清除率逐渐恢复至正常水平。与 GFR 相比,肾小管上皮细胞功能的恢复相对延迟。GFR 功能多在 3~6 个月内恢复正常,部分患者肾小管功能不全可持续 1 年以上。极少数患者遗留不同程度的肾功能损害,呈慢性肾衰的临床过程。

3. AKI 诊断标准与分期标准

(1)诊断标准:符合以下情况之一者即可临床诊断 AKI:①肾功能在 48 小时内突然减退,SCr 绝对值升高 ≥ 26.5μmol/L(0.3mg/d);②确认或推测 7 天内较基础值升高 > 50%(增至 1.5 倍);③尿量 <0.5ml/(kg·h)超过 6 小时。

(2)根据 SCr 和尿量 AKI 进一步分为三期:① 1 期:SCr 增至基础值 1.5~1.9 倍,或升高 ≥ 26.5μmol/L(0.3mg/d);或尿量 <0.5ml/(kg·h)持续 ≥ 6 小时,但 <12 小时。② 2 期:SCr 增至基础值 2.0~2.9 倍;或尿

量 <0.5ml/(kg·h)持续 ≥ 12 小时,但 <24 小时。③ 3 期:SCr 增至基础值 3 倍,或升高 ≥ 353.6μmol/L(4.0mg/d),或开始肾脏替代治疗,或 <18 岁患者 eGFR<35ml/(min·1.73m²);或尿量<0.3ml/(kg·h)持续≥24 小时,或无尿≥12 小时。

4. 诊断注意事项 AKI 诊断与鉴别诊断的步骤包括:①判断患者是否存在肾损伤及其严重程度;②是否存在需要紧急处理的严重并发症;③评估肾损伤发生时间,是否为急性发生及有无基础 CKD;④明确 AKI 病因,应仔细甄别每一种可能的 A 病因。

在鉴别诊断方面,首先应除外肾前性和肾后性原因。发病前有容量不足、体液丢失等病史,体检发现皮肤和黏膜干燥、低血压、颈静脉充盈不明显者,应首先考虑肾前性少尿,可进行被动抬腿试验(passive leg raising,PLR)或补液试验,即输注 5% 葡萄糖液 200~250ml,并注射呋塞米 40~100mg,以观察输液后循环系统负荷情况。若补足血容量后血压恢复正常,尿量增加,则支持肾前性少尿的诊断。低血压时间过长,尤其是老年人伴心功能不全时,补液后尿量不增多应怀疑肾前性氮质血症已发展为 ATN。PLR 模拟内源性快速补液,改良半卧位 PLR 患者基础体位为 45 度半卧位,上身放平后,双下肢被动抬高 45 度持续 1 分钟(利用自动床调整体位),患者回心血量增加 250~450ml,PLR 后每搏输出量增加 >10% 定义对容量有反应性。既往有泌尿系统结石、盆腔脏器肿瘤或手术史患者,突然无尿、间歇性无尿或伴肾绞痛,应警惕肾后性 AKI,膀胱导尿兼有诊断与治疗意义,超声和 X 线等影像学检查有助于判断是否为肾后性原因。还应排除 CKD 基础上的 AKI,CKD 可从存在双侧肾缩小、贫血、尿毒症面容、肾性骨病和神经病变等得到提示。在确定为肾性 AKI 后,尚应鉴别是肾小球、肾血管、还是肾间质病变引起。通常根据各种疾病所具有的特殊病史临床表现化验异常及对药物治疗的反应可作出鉴别,肾活检是 AKI 鉴别诊断的重要手段,在排除了肾前性及肾后性病因后,拟诊肾性 AKI 但不能明确病因时,均有肾活检指征。

【治疗要点】
AKI 治疗原则是:尽早识别并纠正可逆病因、及时采取干预措施避免肾脏受到进一步损伤、维持内环境稳定、营养支持、防治并发症及适时肾脏替代治疗等。

1. 早期病因干预治疗 早期干预治疗 AKI 首要原则是纠正和治疗致 ATN 的可逆病因和原发病。对于各种引起 ATN 的原发病(如严重外伤、严重感染等),应进行积极妥善的治疗,尤其是要处理好血容量不足、休克和清除坏死组织等。同时应停用影响肾灌注或肾毒性的药物。

2. 起始期的处理 若能在起始期内给予恰当的处理,则 ATN 可逆转,或使病情减轻(如使少尿型转为非少尿型),从而改善预后。肾前性氮质血症向 ATN 的发展过程中,临床上可由下述指标推测其是否仍在起始期:①尿渗透压 / 血渗透压之比为 1.1~1.4 ;②尿钠在 20~40mmol/L 之间;③蛋白尿较轻,只有少量管型。为简便起见,少尿型 AKI 在少尿出现后 24 小时内可认为是 ATN 的起始期。如果尿渗透压 / 血渗透压 <1.1,则认为 ATN 诊断确立,应按进展期和持续期治疗,而不宜按起始期治疗。

(1) 及时纠正血容量:补足血容量,改善微循环。①快速补液试验后1~2 小时内有尿量排出,而比重在 1.025 以上或尿渗透压在 500mmol/L 以上,应继续补液,直至尿量达到 40ml/h 以上,尿比重降至 1.015~1.020 之间。②经补液后测定 CVP,如仍在 6cmH₂O 以下,提示血容量不足,应继续补液。CVP 增高至 8~10cmH₂O 后,减慢补液速度,如 CVP 不再下降,说明补液已足,应停止补液,以免导致心力衰竭与肺水肿。

(2) 祥利尿剂:应用祥利尿剂可能会增加尿量,从而有助于清除体内过多的液体。在判断无血容量不足的因素后,用呋塞米 40~100mg 静脉注射或快速静脉滴注,若 1~2 小时后尿量无明显增加,可再用呋塞米 80~200mg;若 1~2 小时后仍不增加尿量,则说明已进入 ATN 的进展期和持续期,不应再用。再用呋塞米可引起蓄积中毒而致耳聋和引起间质性肾炎而加重肾损害。

3. 进展期和持续期的处理　主要是调整体液平衡,防治尿毒症综合征(如高钾血症、代谢性酸中毒等),治疗感染等。

(1)控制入液量、维持体液平衡:每日入液量 = 前一日液体出量(包括尿量、大便量、呕吐物、伤口渗出液等)+500ml [500ml 约等于从皮肤、呼吸排出的不显性失液量(800ml)减去代谢内生水量(约 300ml) 的大约数]。若有发热,体温每升高 1℃,应增加入液量 80~100ml/d。判断入液量是否恰当的参考指标为:①体重每日下降 0.2~0.5kg。若体重不减轻或增加,示入液量过多,有水、钠潴留;若每天体重下降超过 1kg,则示入液量不足或处于高分解代谢状态。②血钠保持在 130~145mmol/L。若血钠 <130mmol/L 而又无特殊失钠原因,则为稀释性低钠血症,示入液量过多;若血钠 >145mmol/L,示补液量不足。③没有水过多的表现如水肿、心力衰竭、血压升高等。④CVP不高。轻度的水过多,仅需要严格限制水的摄入。如有明显的水过多,上述措施无效,应即进行透析治疗。

(2)饮食和营养:AKI 任何阶段总能量摄入为 20~30kcal/(kg·d),能量供给包括糖类 3~5g(最高 7g)/(kg·d)、脂肪 0.8~1.0g/(kg·d)、蛋白质或氨基酸摄入量 0.8~1.0g/(kg·d),高分解代谢、接受肾脏替代疗法患者蛋白质或氨基酸摄入量酌情增加。静脉补充脂肪乳剂以中、长链混合液为宜,氨基酸补充包括必需氨基酸（EAA）和非必需氨基酸。应选用优质动物蛋白如鸡蛋、牛奶、鱼肉或瘦肉等，因其含有较丰富的 EAA。若静脉补充 EAA，可适当减少蛋白质的摄入。在 EAA 及足量热量供应的情况下，机体能利用体内潴留的尿素氮合成非 EAA，后者再与治疗时输入的 EAA 一起合成体内蛋白质，从而改善患者的营养状态，减轻氮质血症，改善尿毒症症状，减少并发症和降低病死率。能进食者应尽可能从胃肠道营养，给予清淡流质或半流质，以不出现腹胀和腹泻为原则。食物中的成分应尽可能地减少钠、钾含量，每日摄入两者均不宜超过 20mmol。饮食中应含有较丰富的维生素，尤其是水溶性维生素如复合维生素 B 和 C。

（3）纠正代谢性酸中毒：当 $CO_2CP<15mmol/L$ 或 pH<7.2，可适当补充碱性药物。在紧急情况下，可先输入 5% 碳酸氢钠液按 3~5ml/kg 计算（约 125~250ml），以后酌情补之。对严重酸中毒者，应立即开始透析。

（4）防治高钾血症：一般应将血钾控制在 6mmol/L 以下。预防措施有：①积极控制感染和酸中毒，彻底清创，防止消化道出血；②供给足够的热量；③限制钾入量（食物、药物），不输库存血；④防治血管内溶血。若血钾 >6.0mmol/L 或心电图有高钾表现或有神经、肌肉症状时，应紧急处理：① 10% 葡萄糖酸钙液 10~20ml 静脉注射（高钾心脏毒性时首选），可快速对抗高钾血症的心肌毒性作用，但维持疗效时间短。对用过洋地黄制剂的患者不宜用钙剂。② 5% 碳酸氢钠液 100ml 静脉注射（5 分钟内），或 5% 碳酸氢钠液 300ml 或 11.2% 乳酸钠液 60~100ml 静脉滴注，以提高血 pH 值，使钾离子向细胞内移动，从而降低血钾，其作用可维持数小时，对心力衰竭者慎用。③ 50% 葡萄糖液 50~100ml 加普通胰岛素 6~12U 缓慢静脉注射；或 25% 葡萄糖液 300ml+ 普通胰岛素 15U 静脉滴注，能在促进糖原生成的过程中将钾离子转入细胞内。注射后 30 分钟左右即可降低血钾 1~2mmol/L，维持数小时。④聚磺苯乙烯（降钾树脂）：每次口服 10~30g，每日 1~4 次，连用 2~3 天。可增加肠道钾排出，降低血钾。上述措施仅为临时性的应急措施，疗效仅维持 2~6 小时，必要时可重复应用。最有效、最彻底的措施是尽早作血液透析。

（5）防治并发症：①急性左心衰竭与肺水肿：最好治疗措施是尽早进行透析治疗，危急时用毛花苷丙（西地兰）0.4mg 静注或酚妥拉明 5mg 静注，继以酚妥拉明 10~30mg 加入 5% 葡萄糖液中静脉滴注。②感染：ATN 并发感染时，常不发热，白细胞也可不升高，但末梢血白细胞可出现中毒颗粒。当临床上遇到不能解释的心动过速、低血压和呼吸困难时要警惕发生感染的可能，尤应注意肺部、压疮、静脉导管和停留尿管等部位的感染。一旦发生感染，尽可能选用对肾脏无毒性或毒性较小的抗生素治疗，其剂量应根据肾功能损害的程度而定,但应足量。③消化道出血、高血压、抽搐等处理参见有关章节。

(6)肾脏替代疗法(renal replacement therapy,RRT):AKI 时 RRT 目的包括"肾脏替代"和"肾脏支持"。前者是干预因肾功能严重减退而出现可能危及生命的严重内环境紊乱,主要是纠正严重水、电解质、酸碱失衡和氮质血症。其中紧急透析指征包括:严重高钾血症(>6.5mmol/L)或出现严重心律失常、严重代谢性酸中毒(pH<7.15)、积极利尿治疗无效的严重肺水肿以及严重尿毒症症状如脑病、心包炎、癫痫发作等。后者是支持肾脏维持机体内环境稳定,既对重症患者主张早期预防性透析治疗,即在 AKI 出现并发症之前即开始透析,其优点是:①对容量负荷过重者可清除体内过多的水分,以避免发生急性肺水肿或脑水肿;②清除尿毒症毒素,使毒素所致的各种病理生理变化、组织细胞损伤减轻,有利于肾损伤细胞的修复和再生;③纠正高钾血症和代谢性酸中毒,以稳定机体内环境;④有助于液体、热量、蛋白质及其他营养物质的补充;⑤在并发症出现之前作早期预防性透析,可以使治疗简单化。RRT 治疗模式的选择以安全、有效、简便、实用为原则。血流动力学严重不稳定或合并急性脑损伤者,CRRT 更具优势。提倡实行目标导向的精准肾脏替代治疗。

4. 恢复期的处理 最初 3~5 天,SCr、BUN 可继续升高,仍按持续期治疗处理。以后须注意失水及低钾血症等的发生。液体的补入量一般为尿量的 1/3~2/3 即可,其中半量补充生理盐水,半量用 5%~10% 葡萄糖液。尿量超过 1 500~2 000ml/d 时应补充钾盐。应加强营养,给予高糖、高维生素、高热量饮食,并给予优质蛋白,必需氨基酸制剂等,一切营养尽可能从口摄入。同时应防治感染。

进入恢复期 2~4 周后,应适当锻炼,增强体质,促进机体早日恢复,定期随访肾功能,避免使用损害肾脏的药物与一切对肾脏有损害的因素(如手术、创伤)。一般需 3~6 个月即可恢复到原来的健康水平。但少数患者,由于肾脏形成不可逆损害,转为慢性肾衰竭。

(张文武)

第 7 节 慢性肾衰竭

慢性肾衰竭(chronic renal failure,CRF)为各种慢性肾脏病(chronic kidney disease,CKD)持续进展至后期的共同结局。它是以代谢产物潴留、水、电解质及酸碱代谢失衡和全身各系统症状为表现的一种临床综合征。

各种原因引起的肾脏结构和功能障碍 ≥ 3 个月,包括出现肾脏损伤标志(白蛋白尿、尿沉渣异常、肾小管相关病变、组织学检查异常及影像学检查异常)或有肾移植病史,伴或不伴 GFR 下降;或不明原因的 GFR 下降(GFR<60ml/min)超过 3 个月,称为慢性肾脏病。

目前国际公认的 CKD 分期依据美国肾脏病基金会制定的指南分为 1~5 期,见表 12-7-1。CKD 的分期目的在于指导一体化治疗模式的进行,即针对 CKD 的不同阶段而采取不同的治疗策略。该分期方法将 GFR 正常($\geq$ 90ml/min)的 CKD 称为 CKD1 期,其目的是为了早期识别和防治 CKD;同时将终末期肾脏病(end stage renal disease,ESRD)的诊断放宽到 GFR<15ml/min,有助于晚期 CRF 的及时诊治。单纯 GFR 轻度下降(60~89ml/min)而无肾损害其他表现者,不能认为存在 CKD;只有当 GFR<60ml/min 时,才可按 CKD3 期对待。CKD 根据 GFR 分为五期,其后四期与国内 CRF 的分期相似,CKD 的分期目的在于指导一体化治疗模式的进行,即针对 CKD 的不同阶段而采取不同的治疗策略:① CKD1 期:GFR $\geq$ 90ml/(min·1.73m^2),应侧重病因、并发症的诊断、治疗,努力延缓疾病进展,减少心血管疾病危险因素;② CKD2 期:GFR 为 60~89ml/(min·1.73m^2),此时应估计疾病是否会进展以及进展的速度;③ CKD3 期:GFR 为 30~59ml/(min·1.73m^2),此期应着重对并发症进行评估和治疗;④ CKD4 期:GFR 为 15~29ml/(min·1.73m^2),开始为肾替代治疗做准备;⑤ CKD5 期:GFR<15ml/(min·1.73m^2)或透析,此时应进行肾替代治疗。

表 12-7-1　美国肾脏病基金会 CKD 分期及建议

分期	特征	GFR [ml/(min·1.73m^2)]	防治目标和措施
1	GFR 正常或升高	$\geq$ 90	CKD 诊治;缓解症状;保护肾功能
2	GFR 轻度降低	60~89	评估、减慢 CKD 的进展,降低心血管病风险
3a	GFR 轻到中度降低	45~59	
3b	GFR 中到重度降低	30~44	减慢 CKD 的进展,评估、治疗并发症
4	GFR 重度降低	15~29	综合治疗;透析前准备
5	ESRD	<15 或透析	如出现尿毒症,需及时替代治疗

CKD 囊括了疾病的整个过程,部分 CKD 在疾病进展过程中 GFR 可逐渐下降,进展至 CRF;CRF 则代表 CKD 中 GFR 下降至失代偿期的那一部分群体,主要为 CKD4~5 期。

CRF 有时可发生急性加重或伴发 AKI。如 CRF 本身已相对较重，或其病程加重过程未能反映 AKI 的演变特点，则称之为"CRF 急性加重"（acute progression of CRF）。如果 CRF 较轻，而 AKI 相对突出，且其病程发展符合 AKI 演变过程，则可称为"CRF 基础上 AKI"（acute on chronic renal failure），其处理原则基本上与 AKI 相同。

【诊断要点】

1. 病因与危险因素　CKD 与 CRF 的病因主要有糖尿病肾病、高血压肾小动脉硬化、原发性与继发性肾小球肾炎、肾小管间质疾病（慢性间质性肾炎、慢性肾盂肾炎、尿酸性肾病、梗阻性肾病等）、肾血管疾病、遗传性疾病（多囊肾病、遗传性肾炎）等。在发达国家，糖尿病肾病、高血压肾小动脉硬化是主要病因；包括中国在内的发展中国家，这两种疾病在 CRF 各种病因中仍位居原发性肾小球肾炎之后。CRF 病程渐进性发展的危险因素，包括高血糖控制不满意、高血压、蛋白尿、低蛋白血症、吸烟等。CRF 病程中急性加重的危险因素主要有：①累及肾脏的疾病（如原发性或继发性肾小球肾炎、高血压、糖尿病、缺血性肾病等）复发或加重；②有效血容量不足（低血压、脱水、大出血或休克等）；③肾脏局部血供急剧减少（如肾动脉狭窄患者应用 ACEI、ARB 等药物）；④严重高血压未控制；⑤肾毒性药物；⑥泌尿道梗阻；⑦其他：严重感染、高钙血症、肝衰竭、心力衰竭等。其中，因有效血容量不足或肾脏局部血供急剧减少致残余肾单位低灌注、低滤过状态，是导致肾功能急剧恶化的主要原因之一；肾毒性药物尤其是非甾体抗炎药、氨基糖苷类抗生素、造影剂、含有马兜铃酸的中草药等的不当使用，也是导致肾功能恶化的常见原因。

2. 临床表现特点　在 CKD 和 CRF 的不同阶段，其临床表现各异。CKD1~3 期患者可无任何症状，或仅有乏力、腰酸、夜尿增多等轻度不适；少数患者可有纳差、代酸及轻度贫血。进入 CKD3b 期以后，上述表现更趋明显。到 CKD5 期时，可出现急性左心衰竭、严重高钾血症、消化道出血、中枢神经系统障碍等，甚至危及生命。

（1）水、电解质代谢紊乱和酸碱平衡失调：以代谢性酸中毒和水钠平衡紊乱最常见。①代谢性酸中毒：在部分轻中度 CRF（GFR>25ml/min，或 SCr<350μmol/L）患者中，由于肾小管泌氢功能受损或近端肾小管重吸收碳酸氢盐的能力下降，因而发生正常阴离子间隙的高氯血症性代谢性酸中毒，即肾小管性酸中毒；当 GFR<25ml/min（或 SCr>350μmol/L）时，代谢产物如磷酸、硫酸等酸性物质因肾脏的排泄障碍而潴留，可发生高氯血症性（或正氯血症性）高阴离子间隙性代谢性酸中毒，即"尿毒症性酸中毒"。②水钠代谢紊乱：主要表现为水钠潴留，有时也可表现为低血容量和低钠血症。

③钾代谢紊乱:随着 CRF 的进展,当 GFR 降至 20~25ml/min 或更低时,肾脏排钾能力下降,此时即使钾的摄入正常,患者仍易出现高钾血症。有时由于钾摄入不足、胃肠道丢失过多、应用排钾利尿剂等因素,也可出现低钾血症。④钙磷代谢紊乱:主要表现为低钙血症与高磷血症。在 CRF 中、晚期(GFR<20ml/min)时才会出现低钙血症与高磷血症。低钙血症、高磷血症、活性维生素 D 缺乏等可引起继发性甲旁亢和肾性骨营养不良。转移性钙化累及心脏传导系统时可导致猝死。⑤镁代谢紊乱:当 GFR<20ml/min 时,因肾脏排镁减少,常有轻度高镁血症。低镁血症偶可出现,与镁摄入不足或过多应用利尿剂有关。

(2)蛋白质、糖类、脂肪和维生素的代谢紊乱:①蛋白质代谢紊乱一般表现为蛋白质代谢产物蓄积(氮质血症),也可有血清白蛋白降低、血浆与组织必需氨基酸水平下降等。②糖代谢紊乱主要表现为糖耐量降低和低血糖症,以前者多见。③高脂血症常见。④维生素代谢紊乱很常见,如血清维生素 A 水平增高、维生素 B_6 及叶酸缺乏等。

(3)心血管系统表现:心血管病变是 CKD 患者的常见并发症和最常见的死因。尤其进入 ESRD 后,CRF 患者心血管不良事件及动脉粥样硬化性心血管病比普通人群约高 15~20 倍,死亡率进一步增高(占尿毒症死因的45%~60%)。CRF 患者心血管系统异常主要表现为动脉粥样硬化、高血压、心力衰竭(是尿毒症患者最常见死亡原因)、尿毒症性心肌病、尿毒症性心包炎、左心室肥厚、冠状动脉疾病等。

(4)消化系统表现:消化道症状是 CRF 患者最早和最突出的表现,常为 CRF 的诊断线索。食欲减退是最早出现的临床症状,随着病情的加重而渐出现恶心、呕吐、腹泻,口腔有尿味。消化道出血也较常见。

(5)呼吸系统表现:CRF 患者最早出现肺活量减低,限制性通气功能障碍和弥散能力的下降。进入终末期,可以出现尿毒症肺水肿、尿毒症性胸膜炎及肺钙化。

(6)血液系统表现:主要表现为肾性贫血、出血倾向和血栓形成倾向。贫血多为低增生性的,正常细胞正色素性贫血。网织红细胞计数减少。轻度出血表现为皮下瘀斑、紫癜、鼻出血、牙龈出血或结膜内出血。严重时可出现出血性心包炎、消化道及颅内出血,危及患者生命。

(7)神经肌肉系统症状:①尿毒症脑病:临床表现为非特异性,早期表现为淡漠、乏力、记忆力减退、失眠、易激惹等。随着病情的加重,可出现定向力、计算力障碍,情绪低落,甚至精神错乱。晚期可有扑翼样震颤、多灶性肌痉挛、手足抽搐,甚至癫痫、昏迷。②尿毒症性周围神经病变:早期主要侵犯感觉神经,表现为下肢远端感觉异常,如肢体麻木,有时有蚁走感、烧灼感等,常称为"不安腿"或"灼足"综合征,多发生在晚上,活动后可缓解。晚期有膝反射和跟腱反射的丧失。颅神经症状也可见,如瞳孔不对称、面瘫、外展神经麻痹、听力障碍等。③尿毒症肌病:尿毒症肌肉系统的病变常表现为易疲劳、肌无力和肌肉萎缩,严重者工作和活动能力受限,体检可发现肌力减退,尤其是下肢近端肌力较上肢肌力减弱出现早且严重。

3. CRF 时急诊应进行的检查项目　①病史采集;②密切观察尿毒症症状;③生命体征监测,记录 24 小时出入量;④尿量、比重、尿常规;⑤肾功能(SCr、BUN);⑥血、尿渗透压;⑦电解质;⑧血气分析;⑨贫血与出凝血时间;⑩心电图和胸部 X 片等。

4. 诊断注意事项

(1)慢性肾衰竭诊断的主要内容:对 CRF 患者进行诊断时,其主要内容包括:① CRF 的确立与分期;②病因诊断(如慢性肾小球肾炎、糖尿病肾病、高血压性肾脏损害);③并发症的诊断(如肾性贫血、肾性骨病、感染、出血);④是否存在加重肾功能恶化的急性可逆因素。

(2)急诊针对 CRF 患者的诊治思路:急诊工作中,应在认真分析患者病史、症状、体征和实验室检查结果的基础上,按以下步骤进行诊治:①尽快明确是否存在严重高血压、心衰、严重酸中毒、严重高钾血症、严重出血等可能危及患者生命的急性并发症,并给予相应的对症处理;②在病情允许的情况下,根据是否存在长期肾功能不全的病史、B 超是否存在肾脏萎缩、是否存在贫血等指标判断是否为 CRF;③明确是否为 CRF 急性加重或合并有 AKI,找出导致肾功能急性加重的诱因并积极予以纠正;④尽可能明确 CRF 的病因诊断。

(3)慢性肾衰竭的鉴别诊断:①肾前性氮质血症:肾前性氮质血症在病程的早期常表现出血清尿素氮和肌酐的不平行上升,同时伴有尿比重的升高。在有效循环血量补足 48~72 小时后肾前性氮质血症患者的血清肌酐、尿素氮水平会恢复正常,而慢性肾衰竭患者的肾功能则很难恢复。②急性肾衰竭:根据肾衰竭病史的长短、影像学检查结构(如 B 超、CT 等)、贫血情况、指甲肌酐水平、甲状旁腺激素水平等指标可以做出正确的判断。

【治疗要点】

1. CRF 早期防治对策和基本措施　早期诊断、有效治疗原发病和去除导致肾功能恶化的因素,是 CRF 防治的基础,也是保护肾功能和延缓 CKD 进展的关键。首先要提高对 CKD 的警觉,重视询问病史、查体和肾功能的检查,即使对正常人群,也须每年筛查一次,努力做到早期诊断。同时,对已有的肾脏疾患或可能引起肾损害的疾患(如糖尿病、高血压等)进行及时有效的治疗,并须每年定期检查尿常规、肾功能等至少 2 次或以上,以早期发现 CKD。对诊断为 CKD 的患者,要采取各种措施延缓、停止或逆转 CRF 发生,防止进展至 ESRD。其基本对策是:①坚持病因治疗。②避免或消除肾功能急剧恶化的危险因素。③阻断或抑制肾单位损害渐进性发展的各种途径,保护健存肾单位。具体防治措施与目标如下:

(1)控制高血压:24 小时持续、有效地控制高血压。CKD1~4 期患者血压控制目标在 130/80mmHg 以下,CKD5 期患者血压控制目标 <140/90mmHg。常用药物有 ACEI、ARB、钙拮抗剂、β 受体阻滞剂等。

(2)发挥 ACEI 和 ARB 的独特作用:ACEI 和 ARB 除有良好的降压作用外,还有独特的减低肾小球高滤过、减轻蛋白尿的作用,主要通过扩张出球小动脉实现,同时也有抗氧化、减轻肾小球基底膜损害、减少系膜基质沉积等作用。ACEI 和 ARB 类药物还能减少心肌重塑,降低心血管事件的发生率。但应注意他们有使血钾升高及一过性血肌酐升高的作用。国际指南目前尚不推荐将 ACEI 和 ARB 联合使用。常用的 ACEI 有依那普利(10~20mg,每日 2 次)、贝那普利(10~20mg,每日 1 次)、卡托普利(12.5~50mg,每日 2~3 次)等。ARB 常用氯沙坦 50~100mg,或缬沙坦 80~160mg,或厄贝沙坦 150~300mg 口服,均为每日 1 次。双侧肾动脉狭窄、血肌酐 >256μmol/L、明显血容量不足的情况下应慎用此类药物。

(3)严格控制血糖:使糖尿病患者空腹血糖 5.0~7.2mmol/L(睡前 6.1~8.3mmol/L),糖化血红蛋白(HbA1c)<7%。可延缓 CKD 进展。在 GFR>60ml/min 时,可选用格列喹酮(糖适平,30~180mg/d)、格列本脲(优降糖,2.5~15mg/d)、格列美脲(亚莫利,1~6mg/d)和格列齐特(达美康,40~240mg/d);GFR 30~60ml/min 时,宜使用格列喹酮;GFR<30ml/min 时,宜改用胰岛素治疗。

(4)控制蛋白尿:将患者蛋白尿控制在 <0.5g/24h,或明显减轻微量白蛋白尿,均可改善其长期预后,包括延缓病程进展和提高生存率。

另两个控制目标分别是 GFR 下降速度每年 <4ml/min,SCr 升高速度每年 <50μmol/L。

2. 营养治疗 单独应用低蛋白、低磷饮食,或同时加用必需氨基酸或 α-酮酸(EAA/α-KA),可能具有减轻肾小球硬化和肾间质纤维化的作用。CKD1~2 期患者,推荐蛋白入量 0.8~1.0g/(kg·d)。从 CKD3 期起至没有进行透析治疗的患者,应开始低蛋白饮食治疗,推荐蛋白入量 0.6~0.8g/(kg·d);血液透析及腹膜透析患者推荐蛋白入量 1.0~1.2g/(kg·d)。在低蛋白饮食中,约 50% 的蛋白质应为高生物价蛋白,如蛋、瘦肉、鱼、牛奶等,以增加 EAA 的摄入比例。有条件时,可同时补充适量 EAA [0.1~0.2g/(kg·d)]或/和 α-KA。此外,须同时摄入足够热量,一般为 125.6~146.5kJ/kg [30~35kcal/

(kg·d)]。还需注意补充维生素及叶酸等营养素以及控制钾、磷等的摄入。磷摄入量一般应 <800mg/d,对严重高磷血症患者,应同时给予磷络合剂。

3. CRF 的药物治疗

(1)纠正酸中毒和水、电解质紊乱:①纠正代谢性酸中毒:轻度酸中毒,可口服碳酸氢钠片 1.5~3.0g/d,中重度酸中毒者 3.0~15g/d,必要时静脉输入。严重时,如 $CO_2CP<10mmol/L$,尤其是伴有昏迷或深大呼吸时,应静脉滴注碳酸氢钠迅速予以纠正。纠正酸中毒前,如患者已有低钙血症、低血钾,或纠正酸中毒后出现低钙或低钾,应给予 10% 葡萄糖酸钙 10~20ml 静脉注射或补充氯化钾。为防止碳酸氢钠输入过多过快,使心衰加重,可根据患者情况同时应用呋塞米 20~200mg/d,以增加尿量,防止钠潴留。②脱水和低血压状态的防治:对呕吐、腹泻、发热、过度利尿等原因引起的脱水应及时补足液量。对容量不足、降压过度等原因引起的低血压状态应及时纠正。每日入水量应补足前 1 日尿量,另外加水入量 400~500ml/d。当患者有轻度失水时可通过口服补液而纠正;重度脱水时,可给予静脉输液,补液量按公式计算:[患者血钠(mmol/L)–142]× 体重(kg)× 4 = 所需水量(ml)。补液应分次给予,一般第一个 8 小时内先补 1/2,后根据情况,再给相应的补充。③水钠潴留的防治:非透析的尿毒症患者如无水肿、高血压,不需严格限钠;如为防止水钠潴留每日氯化钠的摄入量应控制不超过 6~8g/d。有明显水肿、高血压者,氯化钠的摄入量一般为 5~7g/d。严重病例如果尿量减少,应严格限制入水量;水肿严重时,可试用呋塞米(速尿)20~200mg/ 次静脉注射,2~3 次 /d。如有严重肺水肿、心衰、稀释性低钠血症致神经精神症状时,应及时予以透析疗法。④高钾血症的防治:参见本章第 6 节"急性肾损伤"治疗部分。

(2)高血压的治疗:见前述。

(3)贫血的治疗:当 Hb<100g/L 时即可考虑开始用重组人促红细胞生存素(rHuEPO)治疗肾性贫血。开始用量为每周 80~120U/kg,分 2~3 次皮下注射(常用途径)或静脉注射(或 2 000~3 000U/ 次,每周 2~3 次)。对透析前 CRF 患者,宜用小剂量疗法(2 000~3 000U/ 次,每周 1~2 次)。Hb 上升至 110~120g/L 即达标,不建议维持 Hb>130g/L。在维持达标的前提下,每个月调整用量 1 次,适当减少 rHuEPO 用量。个别透析患者用量需增加(3 000~4 000U/ 次,每周 3 次)。应同时重视补充铁剂,口服铁剂主要有琥珀酸亚铁(速力菲,每次 0.1~0.2g,每日 3 次)、硫酸亚铁(0.3g,每日 3 次)等,经静脉途径补充铁以氢氧化铁蔗糖复合物(蔗糖铁)安全有效性较好。除非存在需要快速纠正的贫血如急性失血、急性冠脉综合征等,CRF 贫血患者通常无需输注红细胞治疗。因其不仅存在输血相关风险,而且可导致致敏状态影响肾移植疗效。

(4)低钙血症、高磷血症和肾性骨营养不良的治疗:当 GFR<30ml/min 后则易出现高磷、低钙血症,应适当限制磷的摄入量(<800mg/d),并同时应用磷络合剂口服,如碳酸钙(含钙 40%)、醋酸钙(含钙 25%)、司维拉姆、碳酸镧等。碳酸钙每次 0.5~2.0g,3 次 /d,餐时服用。当血钙高于 2.6mmol/L(12mg/dl)、明显高磷血症(血磷 >2.26mmol/L)或血清 Ca、P 乘积 >65(mg/dl)者,则应暂停应用钙剂,以防止转移性钙化的加重。此时可短期服用氢氧化铝制剂 10~30ml/ 次,每日 3 次,待血清 Ca、P 乘积 <65(mg/dl)时,再服钙剂。司维拉姆、碳酸镧为新型不含钙的磷络合剂,可有效降低血磷水平而不增加血钙水平。对明显低钙的患者,可口服骨化三醇,0.25μg/d,连服 2~4 周;如血钙和症状无改善,可将用量增至 0.5μg/d;对血钙不低者,则宜隔日口服 0.25μg。凡口服骨化三醇的患者,治疗中均需监测血钙、血磷、PTH 浓度,使维持性透析患者血全段甲状旁腺激素(iPTH)保持在 150~300pg/ml(正常参考值 10~65pg/ml),以防止生成不良性骨病。对于 iPTH 明显升高(>500pg/ml)时,如无高磷高钙,可考虑行骨化三醇冲击治疗;新型拟钙剂西那卡塞对于继发性甲旁亢有较好的治疗作用,可用于合并高磷高钙的患者;iPTH 极度升高(>1 000pg/ml)时需警惕甲状旁腺腺瘤的发生,必要时行手术切除。对已有生成不良性骨病的患者,不宜应用骨化三醇及其类似物。

(5)防治感染:感染是导致 CRF 患者死亡的第二主要病因。应选用肾毒性最小的抗生素。

(6)高脂血症的治疗:透析前 CRF 患者与一般高血脂者治疗原则相同,但对维持透析的患者,高脂血症的标准宜放宽,以血胆固醇在 6.5~7.8mmol/L、血甘油三酯在 1.7~2.3mmol/L 为好。常用他汀类降脂药,如每日 1 次口服洛伐他汀 10~80mg,或辛伐他汀 5~40mg,或普伐他汀 10~40mg 等。

(7)口服吸附疗法和导泻疗法:口服氧化淀粉(剂量为 20~40g/d)或活性炭制剂、口服大黄制剂(大黄水 500ml 口服)或甘露醇(导泻疗法)等,均是应用胃肠道途径增加尿毒症毒素的排出。主要用于透析前 CRF 患者,对减轻氮质血症有一定辅助作用。

4. 肾脏替代治疗 对于 CKD4 期以上或预计 6 个月内需要接受透析治疗的患者,建议进行肾脏替代治疗准备。当患者 GFR<10ml/min(SCr>707mmol/L)并有明显尿毒症表现,则应进行肾脏替代治疗;对糖尿病肾病可适当提前(GFR10~15ml/min)安排肾脏替代治疗。肾脏替代治疗包括血液透析、腹膜透析和肾脏移植。血液透析和腹膜透析的疗效相近,但各有其优缺点,在临床上可互为补充。肾脏移植是目前最佳的肾脏替代疗法,成功的肾移植可恢复正常的肾功能(包括内分泌和代谢功能)。

(陈继红　张文武)

第13章

内分泌代谢系统疾病急诊

第1节　垂体功能减退性危象

腺垂体功能减退症（hypopituitarism）是指各种病因损伤下丘脑、下丘脑-垂体通路、垂体而导致一种或多种腺垂体激素分泌不足所致的临床综合征。由垂体本身病变引起的，称为原发性腺垂体功能减退症；由下丘脑或其他中枢神经系统病变或垂体门脉系统障碍引起的称继发性腺垂体功能减退症。围生期女性因腺垂体缺血性坏死所致者称为席恩综合征（Sheehan syndrome）。腺垂体功能减退症依据其腺垂体激素分泌缺陷的种类，可分为全腺垂体功能减退症（全部腺垂体激素缺乏）、部分腺垂体功能减退症（多种腺垂体激素缺乏）和单一（孤应）腺垂体激素缺乏症。临床表现复杂多变，容易误诊，但补充所缺乏的激素治疗后症状可迅速缓解。成年人腺垂体功能减退症又称为西蒙病（Simmond disease）。

垂体功能减退性危象（简称垂体危象）是在全垂体功能减退症基础上，血循环中肾上腺皮质激素和甲状腺激素缺乏，对外界环境变化的适应能力下降，机体抵抗力下降，在各种应激情况下，如感染、腹泻、失水、中暑、饥饿、寒冷、急性心肌梗死、急性脑中风、手术、外伤、麻醉及使用各种镇静药、安眠药、降糖药等，导致患者病情发生急剧变化，表现为高热（>40℃）、低温（<35℃）、低血糖、循环衰竭，乃至精神失常、谵妄、甚至昏迷等严重垂危状态。

垂体卒中通常是由于垂体瘤内突然出血、瘤体突然增大，压迫正常垂体组织和邻近神经组织，表现为突发性鞍旁压迫综合征和/或脑膜刺激征及腺垂体功能减退症。

【诊断要点】

1. 病因与诱因　垂体功能减退症的原发性病因有：先天遗传性如

Kallmann 综合征等,垂体瘤包括原发性(鞍内和鞍旁肿瘤)和转移性肿瘤,垂体缺血性坏死、蝶鞍区手术、放疗和创伤,垂体感染和炎症如脑炎、脑膜炎、流行性出血热、梅毒或疟疾等,垂体卒中,垂体浸润,其他如自身免疫性垂体炎、空泡蝶鞍、海绵窦处颈内动脉瘤等;继发性病因有:垂体柄破坏如手术、创伤、肿瘤等,下丘脑病变及中枢神经系统疾患等。垂体肿瘤是获得性腺垂体功能减退症最常见的原因,其引起腺垂体功能减退的方式有:垂体肿瘤直接破坏正常垂体组织或压迫垂体组织;肿瘤压迫垂体柄导致垂体血供障碍或影响下丘脑释放激素传输至腺垂体;垂体瘤出血导致垂体卒中等。一些鞍区附近的肿瘤如颅咽管瘤、脑膜瘤、胶质瘤、错构瘤等也可压迫垂体,导致腺垂体功能减退。垂体也可成为其他恶性肿瘤的转移部位。据估计:约50%以上腺垂体组织破坏后才出现症状,75%以上破坏时才有明显的临床症状,破坏达95%以上时,临床症状严重。促性腺激素、生长激素(GH)和催乳素(PRL)缺乏为最早表现;促甲状腺激素(TSH)缺乏次之;然后可伴有促肾上腺皮质激素(ACTH)缺乏。Sheehan 综合征患者多因围生期大出血休克而致全垂体功能减退症,即所有垂体激素均缺乏,但无占位性病变表现;垂体及鞍旁肿瘤引起者则除有垂体功能减退外,还伴有占位性病变的体征。GH 缺乏在成人表现为胰岛素敏感性增强和低血糖。腺垂体功能减退主要表现为各靶腺(性腺、甲状腺、肾上腺)功能减退。各种应激如感染、败血症、失水、饥饿、寒冷、AMI、脑卒中、手术、外伤、麻醉及使用镇静药、催眠药、降血糖药等均可诱发垂体危象。

2. 临床表现特点 垂体危象可分为高热型(>40℃)、低温型(<30℃)、低血糖型、低血压循环衰竭型、水中毒型、混合型等多种亚型,各种类型可伴有相应的症状,突出表现为消化系统、循环系统和神经精神方面的症状,如高热、循环衰竭、休克、恶心、呕吐、头痛、神志不清、谵妄、抽搐、昏迷等严重垂危状态。

3. 诊断注意事项 对于既往病史不清的患者,若出现严重的循环衰竭、低血糖、淡漠、昏迷、难以纠正的低钠血症、高热以及呼吸衰竭,应当考虑垂体危象。应注意与糖尿病低血糖昏迷、黏液水肿昏迷、肾上腺皮质功能减退危象、尿崩症失水或水中毒等鉴别。

【治疗要点】
一旦诊断垂体危象,及早应用糖皮质激素是抢救成功的关键,剂量为开始足量,根据病情的缓解程度逐渐减量直至替代剂量,补充了糖皮质激素才能有效纠正低血糖、低血压、低钠低氯血症。但对水中毒、失钠、低温型患者,糖皮质激素剂量不可过大。若同时合并甲状腺功能减退,甲状腺激素的替代应在糖皮质激素替代之后,小剂量开始,逐渐增加甲状腺激素的用量,直至生理替代剂量,若在使用糖皮质激素之前使用较大剂量的甲状腺激素,可能因加快糖皮质激素代谢而加重危象。

1. 一般治疗　一般先静注 50% 葡萄糖 40~60ml,继以 10% 葡萄糖 500~1 000ml,内加氢化可的松 100~300mg 滴注,但低温型昏迷患者氢化可的松用量不宜过大。

2. 低温型者　治疗与黏液性水肿昏迷者相似,可用电热毯等将患者体温回升至 35℃ 以上,但必须注意甲状腺激素之前(至少同时)加用适量氢化可的松,此外,严禁使用氯丙嗪、巴比妥等中枢抑制剂。

3. 严重低钠血症者　需静脉补含钠液体,补钠时应缓慢,每小时血钠提高 <0.5mmol/L,但是最关键的措施仍是补充肾上腺皮质激素。

4. 水中毒性昏迷者　应立即给予小至中量的糖皮质激素,可口服泼尼松 10~25mg 或氢化可的松 40~80mg,每 6 小时 1 次。不能口服者将氢化可的松 50~200mg 加入 50% 葡萄糖液 40ml 缓慢静脉注射,并适当限水。

5. 加强诱因控制及对症支持治疗　患者宜进高热量、高蛋白及富含维生素膳食,还需提供适量钠、钾、氯,但不宜过度饮水,防止劳累及应激刺激。

激素终生替代是治疗垂体功能减退的根本,遇感染等应激时激素应加量。一旦出现表情淡漠、嗜睡、定向力障碍、昏迷、低体温、低血压、低血钠、低血糖等症状体征,即可认为有垂体危象可能,应及时抢救,争取时间,抽血查垂体激素及靶腺激素水平、血常规及血生化后,立即使用糖皮质激素。如为垂体肿瘤内急性出血压迫视神经、出现垂体卒中,应尽快手术治疗。

(张文武)

第 2 节　甲状腺危象

甲状腺毒症(thyrotoxicosis)是指血循环中甲状腺激素量过多,引起以神经、循环、消化等系统兴奋性增高和代谢亢进为主要表现的一组临床综合征。根据甲状腺的功能状态,甲状腺毒症可分为甲状腺功能亢进类型和非甲状腺功能亢进类型。甲状腺功能亢进症(hyperthyroidism)简称甲亢,是指甲状腺腺体本身产生甲状腺激素过多而引起的甲状腺毒症,其病因主要有弥漫性毒性甲状腺肿(Graves 病)、多结节性毒性甲状腺肿、甲状腺自主高功能腺瘤(Plummer 病)、碘致甲状腺功能亢进症(碘甲亢)、桥本甲状腺毒症、TSH 分泌性垂体腺瘤等,其中 80% 以上由 Graves 病引起。非甲状腺功能亢进类型包括破坏性甲状腺毒症和服用外源性甲状腺激素。由于甲状腺滤泡被炎症(如亚急性甲状腺炎、无症状性甲状腺炎、桥本甲状腺炎、产后甲状腺炎等)破坏,滤泡内储存的甲状腺激素过量进入循环引起的甲状腺毒症称为破坏性甲状腺毒症。该类型甲状腺毒症的甲状腺功能并不亢进。

甲状腺危象(thyroid crisis)也称甲亢危象,是甲状腺毒症急性加重的一个综合征,发生原因与甲状腺激素大量进入循环有关。多发生于较重甲亢未治疗或治疗不充分患者,在感染、手术、创伤或突然停药后,出现以高热、大汗、心动过速、心律失常、严重吐泻、意识障碍等为特征的临床综合征。其病死率在 20% 以上。

【诊断要点】

1. 有引起甲亢危象的诱因 常见诱因有感染(主要有上呼吸道感染、咽炎、气管炎、肺炎;其次是胃肠道和泌尿系感染)、手术(甲亢病情未被控制而行手术;术中释放甲状腺激素等)、创伤、精神刺激等。

2. 临床表现特点 典型甲亢危象的临床表现有:高热或过高热、大汗淋漓、心动过速(140 次 /min 以上)、烦躁、焦虑不安、谵妄、恶心、呕吐及腹泻,严重患者可有心衰、休克及昏迷等。

3. 诊断标准与注意事项 任何一个甲状腺毒症的患者,特别是未经正规治疗或治疗中断及有上述诱因存在时,出现原有的甲亢病情突然明显增重,应考虑有甲亢危象的可能。甲亢病史和一些特殊体征,如突眼、甲状腺肿大或其上伴血管杂音,以及胫骨前黏液性水肿、皮肤有白癜风及杵状指等表现提示存在甲亢可能,对诊断甲亢危象均有帮助。

甲亢危象尚无统一诊断标准。北京协和医院将甲亢危象大体分为两个阶段,即体温低于 39℃ 和脉率在 159 次 /min 以下,多汗,烦躁,嗜睡,食欲减退,恶心,以及大便次数增多等定为甲亢危象前期;而当患者体温超过 39℃,脉率多于 160 次 /min,大汗淋漓或躁动,谵妄,昏睡和昏迷,呕吐及腹泻显著增多等,定为甲亢危象。临床高度疑似本症及有危象前兆者,即应按危象处理。

少数患者无上述活跃型甲亢危象的典型表现,多为中老年人,起病缓慢,虚弱乏力,反应迟钝,表情淡漠。多有嗜睡、恶病质、肌肉萎缩、反射减退、体温轻度升高、皮肤干燥冰冷、心率不快或减慢等,最后陷入昏迷,谓之淡漠型甲亢危象。临床误诊率高,应高度警惕,诊断困难时,注意检查甲状腺激素谱。

【治疗要点】

不论甲亢危象前期或甲亢危象一经诊断,就应立即开始治疗,一定不要等待血清甲状腺激素的化验结果,才开始治疗。治疗的目的是纠正严重的甲状腺毒症和诱发疾病,保护脏器功能,维持生命指征。

1. 保护机体脏器、防治功能衰竭 改善危重病况,积极维持生命指征是救治的首要目标。主要措施有:①加强生命体征的监测:包括心电监测以及血压、SaO$_2$、呼吸、体温等监测;②对症与支持治疗:如给氧,大量维生素尤其是 B 族、纠正水和电解质的紊乱等;③降温:有高热者,须积极物理降温,必要时可用人工冬眠疗法(哌替啶 100mg、氯丙嗪 50mg、异丙嗪 50mg 混合后静脉维持静脉滴注);④糖皮质激素的应用:氢化可的松 200~500mg/d 静脉滴注,或地塞米松 10~20mg/d 或甲泼尼龙 80~160mg/d 分次静脉注射。⑤消除诱因:如有感染应选用抗生素控制感染等。

2. 抑制甲状腺激素的合成和释放 ①抑制甲状腺激素的合成:首选丙硫氧嘧啶(PTU)600~1 000mg 口服或经胃管注入,以后给予 250mg 每 4 小时口服 1 次,待症状缓解后减至一般治疗剂量(300~600mg/d,分次用)。PTU 还具有在外周组织抑制 T_4 转换为 T_3 的独特作用。用 PTU 1 天以后,血中的 T_3 水平可下降 50%。②抑制甲状腺激素的释放:在服用 PTU 1 小时后开始给碘剂。常用复方碘溶液(SSPI)每次 5 滴(0.25ml 或者 250mg)口服或经胃管灌入,每 6 小时 1 次。一般使用 3~7 天。亦可用碘化钠 1.0g 加入 10% 葡萄糖溶液 500~1 000ml 中静脉滴注,24 小时静脉滴入 1~3g。若对碘过敏,可改用碳酸锂 0.5~1.5g/d,分 3 次口服,连用数日。

3. 降低周围组织对甲状腺激素的反应 ① β 受体阻滞剂:常用普萘洛尔 20~40mg 口服,每 6 小时一次,或 1mg 稀释后缓慢静注。心功能不全、房室传导阻滞、支气管哮喘等患者禁用。②利血平:首次可肌内注射 2.5~5mg,以后每 4~6 小时注射 2.5mg,约 4 小时以后危象表现减轻。

4. 迅速降低循环中甲状腺激素水平 对经上述处理疗效不显著者,血清 T_3、T_4 呈显著高浓度可考虑选用腹膜透析、血液透析或血浆置换等措施,以有效清除血中过多的甲状腺激素。

(连小兰 张文武)

第 3 节 甲状腺功能减退危象

甲状腺功能减退症(简称甲减)是由各种原因导致的低甲状腺激素血症或甲状腺激素抵抗而引起的全身性低代谢综合征,其病理特征是黏多糖在组织和皮肤堆积,表现为黏液性水肿。甲状腺功能减退危象(hypothyroidism crisis,HC),又称为黏液性水肿昏迷,是甲状腺功能低下失代偿的一种严重的临床状态,病情重笃,往往威胁患者生命,临床表现复杂,病史隐匿,易误诊误治。

【诊断要点】

1. 病史 HC 多见于年老长期未获治疗者。昏迷前常有乏力、怠惰、反应迟缓、怕冷、食欲不振、便秘、体重增加、声音粗哑和听力下降,少数患者昏迷前有情绪抑郁或胡言乱语,类似精神分裂症的表现。如果患者有甲状腺疾病、甲状腺手术、放射碘治疗或其颈部放射线照射或分娩大出血与休克的病史,或其他垂体与下丘脑疾病史则有助于诊断。

2. 临床表现特点 HC见于病情严重的甲减患者,多在冬季寒冷时发病。诱因为严重的全身性疾病、甲状腺激素替代治疗中断、寒冷、手术、麻醉和使用镇静药等。临床表现为嗜睡、低体温(<35℃)、呼吸徐缓、心动过缓、血压下降、四肢肌肉松弛、反射减弱或消失,甚至昏迷、休克、肾损伤危及生命。

本病常有典型的甲减面容,如水肿、呆滞、唇厚、鼻宽、舌大、面色蜡黄、粗糙。全身皮肤发凉、水肿、弹性差,头发稀、干、缺少光泽,眉毛少。多数患者甲状腺不大。约1/3患者有心界扩大或心包积液,心音低钝而缓慢。胸腔积液或腹水也不少见。常有肝大。四肢肌张力低,腱反射低或消失。

3. 实验室检查 血清促甲状腺激素(TSH)升高、TT_4、FT_4降低为原发性甲减(由于甲状腺腺体本身病变引起的甲减),且TSH增高以及TT_4、FT_4降低的水平与病情程度相关。血清TT_3和FT_3早期正常,晚期降低。亚临床甲减仅有TSH升高,血清TT_4或FT_4正常。若TSH降低或正常,TT_4、FT_4降低,考虑中枢性甲减(由下丘脑和垂体病变引起的甲减);做促甲状腺激素释放激素(TRH)刺激试验有助鉴别:静脉注射TRH后,血清TSH不增高者提示为垂体性甲减,延迟增高者为下丘脑性甲减,在增高的基值上进一步增高者提示原发性甲减。

【治疗要点】

1. 补充甲状腺激素 ①$L-T_4$首次300~500μg,以后每日50~100μg,至患者清醒后改为口服。如无注射剂可予片剂研细加水鼻饲。②如果患者在24小时无改善,可给予$L-T_3$静脉注射10μg,每4小时1次,或25μg,每8小时1次。

2. 对症支持治疗 ①保暖;②保持呼吸道通畅,供氧,必要时行气管插管或切开,机械通气;③静脉滴注氢化可的松200~300mg/d,患者清醒后逐渐减量;④纠正水电解质紊乱,但入水量不宜过多,以避免水中毒、低钠血症及心力衰竭的发生或加重;⑤控制感染;⑥积极治疗原发疾病。

甲减患者,一般不能治愈,需要终身用甲状腺激素替代治疗。治疗的目标是将血清TSH和甲状腺激素水平恢复到正常范围内。治疗的剂量取决于患者的病情、年龄、体重和个体差异。首选左甲状腺素($L-T_4$),其半衰期为7天,吸收缓慢,每天晨间服药一次即可维持较稳定的血药浓度。长期替代治疗维持量成年患者约50~200μg/d(1.6~1.8μg/kg)。儿童需要较高的剂量,大约2.0μg/(kg·d);老年患者则需要较低的剂量,大约1.0μg/(kg·d);妊娠时的替代剂量需要增加30%~50%;甲状腺癌术后的患者需要剂量大约2.20μg/(kg·d)。一般初始剂量为25~50μg/d,每1~2周增加12.5~25μg/d,直至达到治疗目标。在老年和缺血性心脏病患者,初始剂量为12.5~25μg/d,

每 2~4 周增加 12.5~25μg/d，以避免诱发或加重冠心病。补充甲状腺激素，重新建立下丘脑 - 垂体 - 甲状腺轴的平衡一般需要 4~6 周，所以治疗初期，每 4~6 周测定激素指标。然后依据检查结果调整 L-T$_4$ 剂量，直到达到治疗目标。治疗达标后，需要每 6~12 个月复查一次激素指标。对亚临床甲减，在下述情况需要给予 L-T$_4$ 治疗：高胆固醇血症、血清 TSH>10mU/L。

（张文武）

第 4 节　肾上腺危象

肾上腺危象（adrenal crisis）亦称急性肾上腺皮质功能减退症（acute adrenocortical insufficiency）或艾迪生危象（Addisonian crisis），是指肾上腺皮质功能急性衰竭所致的危重症候群。病因多由于肾上腺皮质严重破坏致肾上腺皮质激素绝对不足，或慢性肾上腺皮质功能减低，患者在某种应激情况下肾上腺皮质激素相对不足所致。主要临床表现为高热、胃肠功能紊乱、循环虚脱、神志淡漠、萎靡或躁动不安、谵妄甚至昏迷，诊治稍失时机将耽误患者生命。

【诊断要点】

1. 病因与诱因　肾上腺危象的常见的病因与诱因有：

（1）急性肾上腺皮质出血、坏死：①最常见的病因是感染。严重感染脓毒症合并全身和双侧肾上腺出血，如流行性脑脊髓膜炎合并的 Waterhause-Friderichsen 综合征、流行性出血热合并肾上腺出血等；②全身性出血性疾病合并肾上腺出血，如血小板减少性紫癜、DIC、白血病等；③癌瘤的肾上腺转移破坏；④外伤引起肾上腺出血或双侧肾上腺静脉血栓形成，以及抗凝药物治疗引起的肾上腺出血等。

（2）肾上腺双侧全部切除，或一侧全切、另侧 90% 以上次全切除后，或单侧肿瘤切除而对侧已萎缩者，如术前准备不周、术后治疗不当或激素补给不足、停药过早等均可发生本症。

（3）原发和继发性慢性肾上腺皮质功能减退症患者，在下列情况下可发生肾上腺危象：① Addison 患者和肾上腺次全切除术后患者，在感染、劳累、外伤、手术、分娩、呕吐、腹泻和饥饿等应激情况下可致肾上腺危象；②长期激素替代治疗患者突然减停激素；③垂体功能减低患者如 Sheehan 征在未补充激素情况下给予甲状腺素或胰岛素时也可能诱发肾上腺危象。

（4）长期大剂量肾上腺皮质激素治疗过程中，由于患者垂体、肾上腺皮质已受重度抑制而呈萎缩，如骤然停药或减量过速，可引起本症。

2. 临床表现特点　肾上腺危象的发病可呈急性型，即可因皮质激素缺乏或严重应激而骤然发病；也可以呈亚急性型，主要是由于部分皮质激素分泌不足或轻型应激所造成,临床上发病相对缓慢,但疾病晚期也可以表现为严重的急性型。典型的肾上腺危象的表现有:①循环系统:心率快,可达160次/min以上,心律失常,脉搏细弱,全身皮肤湿冷、四肢末梢发绀,血压下降,虚脱,休克。②消化系统:食欲不振甚至厌食,恶心、呕吐,腹痛、腹泻、腹胀。部分病例的消化道症状特别明显,出现严重腹痛、腹肌紧张、反跳痛,酷似外科急腹症。③神经系统:极度屡厣,萎靡不振,烦躁不安、谵妄,逐渐出现淡漠、嗜睡、神志模糊,严重者乃至昏迷。有低血糖者常有出汗、震颤、视力模糊、复视,严重者精神失常、抽搐。④泌尿系统:因循环衰竭、血压下降,导致肾功能减退,血中尿素氮增高,出现少尿、无尿等。⑤全身症状:极度乏力,严重脱水。绝大多数有高热,亦可有体温低于正常者。最具特征性者为全身皮肤色素沉着加深,尤以暴露处、摩擦处、掌纹、乳晕、瘢痕等处为明显,黏膜色素沉着见于齿龈、舌部、颊黏膜等处,系垂体ACTH、黑素细胞刺激素分泌增加所致。

3. 实验室检查 实验室检查特点是三低(低血糖、低血钠、低皮质醇)、两高(高血钾、高尿素氮)和外周血嗜酸性粒细胞增高(通常达$0.3 \times 10^9/L$)。最具诊断价值者为ACTH兴奋试验,肾上腺皮质功能减退症患者示储备功能低下,而非本症患者,经ACTH兴奋后血、尿皮质类固醇明显上升。

4. 诊断注意事项 肾上腺危象的诊断不难,关键在于能否想到本症的可能性和是否对本症有足够的认识。在临床急诊工作中,若患者有导致肾上腺危象的上述原因与诱因,又出现下列情况之一时应考虑到危象的可能:①不能解释的频繁呕吐、腹泻或腹痛;②发热、白细胞增高但用抗生素治疗无效;③顽固性休克;④顽固性低血钠(血钠/血钾<30);⑤反复低血糖发作;⑥不能解释的神经精神症状;⑦精神萎靡、明显乏力、虚脱或衰弱与病情不成比例,且出现迅速加深的皮肤色素沉着。体检时发现色素沉着、白斑病、体毛稀少、生殖器发育差。简言之,凡有慢性肾上腺皮质功能减退、皮质醇合成不足的患者,一旦遇有感染、外伤或手术等应激情况时,出现明显的消化道症状、神志改变和循环衰竭即可诊断为危象。

【治疗要点】

1. 补充皮质激素 即刻静脉注射氢化可的松注射液或注射用氢化可的松琥珀酸钠100mg,使血皮质醇浓度达到正常人在发生严重应激时的水平。继以氢化可的松100~200mg溶入5%葡萄糖氯化钠注射液500ml中静脉滴注2~4小时,此后依病情每4~8小时继续静脉滴注100mg,因氢化可的松在血浆中半衰期为90分钟,故应持续静脉滴注。头24小时内氢化可的松用量可达300~500mg。若静脉滴注地塞米松或甲泼尼龙,应同时肌内注射去氧皮质酮2mg。危象控制后可逐渐减少,第2天用第1天的2/3量,第3天用第1

天的 1/2 量。为了避免静脉滴注液中断后激素不能及时补充,可在静脉滴注的同时,肌内注射醋酸可的松(需在体内转化为氢化可的松才起作用)100mg,以后每 12 小时 1 次,病情好转后,应迅速减量,约每日减量 50%。当病情稳定能进食时,糖皮质激素改为口服,每 6 小时口服氢化可的松 200mg 或醋酸可的松 25mg,约半月减至维持量。一般情况下,醋酸可的松 25~75mg/d 或泼尼松 5~10mg/d 即可。上午用全量的 2/3,下午用 1/3。如仍有低钠血症或收缩压不能回升至 100mmHg,可考虑加用盐皮质激素如 9α-氟氢可的松 0.05~0.2mg/d 口服,或肌内注射醋酸去氧皮质酮 1~3mg,每日 1~2 次。

2. 纠正水和电解质紊乱 典型的危象患者液化损失量约达细胞外液的 1/5。根据尿量、尿比重、血压、血细胞比容、心肺功能状况补充血容量,一般头 24 小时补液量在 2 500~3 000ml 以上,以 5% 葡萄糖盐水为主,有显著低血糖时另加 10%~50% 葡萄糖液。若治疗前有高钾血症,当脱水和休克纠正,尿量增多,补充理糖激素和葡萄糖后,一般都能降至正常,在输入第 3 升液体时,可酌情补钾 20~40mmol。

3. 抗休克 如血压在 80mmHg 以下伴休克症状者经补液及激素治疗仍不能纠正循环衰竭时,应及早给予血管活性药物。

4. 去除诱因与病因治疗 包括原发病与抗感染治疗等。

5. 对症治疗 包括给氧、使用各种镇静、止惊剂,但禁用吗啡、巴比妥类药物。

(张文武)

第5节 嗜铬细胞瘤和副神经节瘤危象

嗜铬细胞瘤和副神经节瘤(pheochromocytoma and paraganglioma,PPGL)是分别起源于肾上腺髓质或肾上腺外交感神经链的肿瘤,主要合成和分泌大量儿茶酚胺(CA),如去甲肾上腺素(NE)、肾上腺素(E)及多巴胺(DA)。肿瘤位于肾上腺称为嗜铬细胞瘤(pheochromocytoma,PCC),位于肾上腺外则称为副神经节瘤(paraganglioma,PGL)。PGL 可起源于胸、腹部和盆腔的脊椎旁交感神经链,也可来源于沿颈部和颅底分布的舌咽、迷走神经的副交感神经节,后者常不产生 CA。PGL 主要位于腹部,多在腹主动脉旁(约占 10%~15%),其他少见部位为肾门、肾上极、肝门区、肝及下腔静脉之间、近胰头部位、髂窝或近骶窝血管处如卵巢内、膀胱内、直肠后等;腹外者甚少见,可位于胸内(主要在后纵隔或脊柱旁,也可在心脏内)、颈部、颅内。PCC 占 80%~85%,PGL 占 15%~20%,二者合称为 PPGL。这种瘤持续或间断地释放大量儿茶酚胺,引起持续性或阵发性高血压和多个器官功能及代谢紊乱。约10%为恶性肿瘤。本病以20~50岁最多见。

在一些诱因包括情绪激动、运动、挤压肿瘤部位、创伤、麻醉、插管、手术、分娩、滥用某些药物(如拟交感神经药、单胺氧化酶抑制剂、吗啡、箭毒类、组织胺释放剂、β受体阻滞剂、骤停可乐定等)、吸烟以及作诊断性激发试验等情况下,患者可出现嗜铬细胞瘤和副神经节瘤危象(pheochromocytoma and paraganglioma crisis),是指肿瘤短期分泌较多的肾上腺素和去甲肾上腺素造成急性高儿茶酚胺血症。PPGL危象的典型临床表现有:①高血压危象;②高血压与低血压交替发作危象;③发作性低血压或休克;④急性左心衰和肺水肿;⑤心绞痛、心肌梗死、心律失常;⑥腹痛、恶心、呕吐等消化系统症状。

【诊断要点】

1. 临床表现特点 PPGL的主要临床表现为高CA分泌所致的高血压及其并发症,由于肿瘤持续性或阵发性分泌释放不同比例的E和NE,故患者的临床表现不同。可表现为阵发性、持续性或在持续性高血压的基础上阵发性加重:阵发性高血压为25%~40%;持续性高血压约占50%,其中半数患者有阵发性加重;约70%的患者合并直立性低血压;另有少数患者血压正常。由于肾上腺素能受体广泛分布于全身多种组织和细胞,故患者除高血压外,还有其他的特征性临床表现(表13-5-1),如头痛、心悸、多汗是PPGL高血压发作时最常见的三联征,对诊断具有重要意义。可见,本病变化多端,但以心血管症状为主,兼有其他系统的表现。

表13-5-1 PPGL临床表现

症状和体征	频率(%)	症状和体征	频率(%)
心悸	62%~74%	腹痛/胸痛	20%~50%
多汗	61%~72%	恶心/呕吐	23%~43%
头痛	61%~69%	疲乏	15%~40%
头痛/心悸/多汗	40%~48%	紧张焦虑	20%~40%
面色苍白/面红	35%~70%	肢端发凉	23%~40%
体重下降	23%~70%	胸闷	11%~39%
头晕	42%~66%	震颤	13%~38%
高血糖	42%~58%	发热	13%~28%
便秘	18%~50%	视物模糊	11%~22%

注:PPGL,嗜铬细胞瘤和副神经节瘤。

PPGL危象发作则是肿瘤在某种诱因刺激下,呈暴发性地大量释放儿茶酚胺入血所致。此外,PPGL可产生多种肽类激素,其中一部分可能引起PPGL中一些不典型的症状,如面部潮红(舒血管肠肽、P物质)、便秘(鸦片肽、生长抑素)、腹泻(血管活性肠肽、血清素、胃动素)、面色苍白、血管收缩(神经肽Y)及低血压或休克(舒血管肠肽、肾上腺髓质素)等。

PPGL危象发生率约为10%,临床表现可为严重高血压或高、低血压反复交替发作;出现心、脑、肾等多器官系统功能障碍,如心肌梗死、心律失常、心肌病、心源性休克;肺水肿、急性呼吸窘迫综合征(ARDS)脑血管意外、脑病、癫痫、麻痹性肠梗阻、肠缺血;肝、肾功能衰竭等;严重者导致休克,最终致呼吸、循环衰竭死亡。

PPGL危象典型临床表现可有以下类型:

(1)高血压危象:持续性或阵发性高血压可以出现在90%~100%的患者中,是最常见的临床症状。常表现为突发血压升高,可达到200~300/130~180mmHg,其发作可由情绪激动、体位改变、创伤、灌肠、大小便、腹部触诊、某些药物等促发。头痛常较剧烈,为突然发作的双侧搏动性头痛。心悸常伴有胸闷、憋气、胸部压榨感或濒死感。多汗常呈大汗淋漓,伴有面色苍白,四肢发凉。症状严重者,可因此出现高血压脑病和/或脑血管病症候群,如脑出血、蛛网膜下腔出血等,此时可出现剧烈头痛、躁动、抽搐、呕吐、颈强直、意识丧失,甚至死亡。发作终止后,患者可出现迷走神经兴奋的症状,如潮红、发热、流涎、瞳孔缩小,尿量增多等。

(2)高血压与低血压交替发作危象:高低血压交替发作可能是由于肿瘤组织分泌大量儿茶酚胺致血压骤升,同时导致小静脉及毛细血管前小动脉强烈收缩,使组织缺血缺氧,血管通透性增加,血浆外渗,血容量减少;加上强烈收缩的小动脉对儿茶酚胺敏感性下降,使血压降低。血压下降又反射性地引起儿茶酚胺释放增加,导致血压再度升高,如此反复,临床上即表现为高血压和低血压交替出现,血压在短时间内有大幅度而频繁的波动,同时心动过速和心动过缓交替出现,伴有大汗淋漓、面色苍白、四肢厥冷等循环衰竭表现。这种严重的血流动力学改变易引起脑血管意外、急性心衰、心肌梗死、休克等严重并发症,如不及时处理可导致死亡。

(3)发作性低血压或休克:发病机制有如下几点:①大量的儿茶酚胺导致心律失常或心衰,心排血量锐减;②大量儿茶酚胺使血管强烈收缩,组织缺氧、微血管通透性增加,血容量减少,致血压下降,严重者发生休克;③由于肿瘤内发生出血、坏死,使儿茶酚胺分泌骤然减少或停止,突然失去儿茶酚胺作用后,血管床突然扩张,有效循环血容量不足;④应用α受体阻滞剂如酚妥拉明后血管床突然扩张,血容量相对不足,以低血压或休克为突出表现,易发生直立性低血压危象。

(4)急性左心衰、肺水肿:大量儿茶酚胺所致的儿茶酚胺心脏病,包括扩张型心肌病或肥厚型心肌病,心肌发生退行性变、坏死、炎症细胞灶、弥漫性心肌水肿及心肌纤维变性等,心电图常有心肌损伤、缺血、ST段及T波变化、房室传导阻滞、期前收缩或心动过速等心律失常。危象时更易发生心力衰竭(主要是急性左心衰竭、肺水肿)。

(5)心绞痛、心肌梗死、心律失常:由于大量儿茶酚胺突然释放,使心脏突然受到刺激而使冠状动脉负荷增大,或因为发作性的低血压期冠状动脉供血不足,致心肌缺血缺氧发生心绞痛及心肌梗死。表现为胸痛或心电图改变,包括ST段抬高或压低,T波倒置,其他心电图异常可有期前收缩、阵发性心动过速,心室颤动等。

(6)腹痛、恶心、呕吐等消化系统症状:因儿茶酚胺可松弛胃肠平滑肌,使肠道张力减弱,引起便秘甚至结肠扩张;儿茶酚胺还可使胃肠小动脉痉挛、缺血,胃肠功能抑制,而导致肠出血、坏死、穿孔;另外还可抑制胆囊收缩。患者表现为剧烈腹痛、呕吐、呕血、血便,严重者出现休克。

2. 实验室检查 激素及代谢产物的测定是PPGL定性诊断的主要方法,包括测定血和尿NE、E、DA及其中间代谢产物甲氧基肾上腺素(metanephrine,MN)、甲氧基去甲肾上腺素(normetanephrine,NMN)和终末代谢产物香草扁桃酸(vanillylmandelic acid,VMA)浓度。MN及NMN(合称MNs)是E和NE的中间代谢产物,它们仅在肾上腺髓质和PPGL瘤体内代谢生成并且以高浓度水平持续存在,故是PPGL的特异性标记物。因肿瘤分泌释放NE和E可为阵发性并且可被多种酶水解为其代谢产物,故当NE和E的测定水平为正常时,而其MNs水平可升高,故检测MNs能明显提高PPGL的诊断敏感性及降低假阴性率。推荐诊断PPGL的首选生化检验为测定血游离MNs或尿MNs浓度,其次可检测血或尿NE、E、DA浓度以帮助进行诊断。

药理激发或抑制试验的敏感性和特异性差,并有潜在风险,故不推荐使用。

3. 影像学检查 应在首先确定PPGL的定性诊断后再进行肿瘤的影像学检查定位,常用方法如下。

(1)CT扫描:首选CT扫描作为肿瘤定位的影像学检查。CT对胸、腹和盆腔组织有很好的空间分辨率,并可发现肺部转移病灶,增强CT诊断PPGL的敏感性为88%~100%。

(2)磁共振成像(MRI):推荐MRI用于以下情况:①探查颅底和颈部PGL,其敏感性90%~95%;②有肿瘤转移的患者;③CT检查显示体内存留金属异物伪影；④对 CT 造影剂过敏以及如儿童、孕妇、已知种系突变和最近已有过度辐射而需要减少放射性暴露的人群。

（3）根据患者的临床、生化及基因结果可选择进行下述功能影像学检查：①间碘苄胍（metaiodobenzylguanidine，MIBG）显像：^{123}I-MIBG 显像诊断 PPGL 的敏感性高于 ^{131}I-MIBG 显像，其诊断 PCC 或 PGL 的敏感性分别为 85%~88%、56%~75%，特异性分别为 70%~100%、84%~100%。MIBG 显像对转移性、复发性 PPGL，位于颅底和颈部、胸腔、膀胱 PGL，与 SDHx（尤其是 SDHB）基因相关 PPGL 的检出敏感性较低。恶性 PPGL 患者发生转移且不能手术时，如 MIBG 显像阳性，则可应用 ^{131}I-MIBG 治疗。建议有转移或转移风险的患者用 ^{123}I-MIBG 显像结果来评价 ^{131}I-MIBG 治疗的可能性。应注意：拟交感神经药、阻断 CA 转运药物如可卡因和三环类抗抑郁药、钙通道阻滞剂、α- 及 β- 肾上腺素能受体拮抗剂等可减少 ^{123}I-MIBG 浓聚，故需停药 2 周后再行 MIBG 显像。②生长抑素受体显像：对头颈部 PGL 肿瘤定位的敏感性为 89%~100%，明显优于 MIBG（18%~50%）；对 PGL 定位的敏感性（80%~96%）高于 PCC（50%~60%），故推荐可用生长抑素受体显像来筛查恶性 PGL 的转移病灶。③ ^{18}氟 - 脱氧葡萄糖正电子发射断层扫描（^{18}F-FDG-PET/CT）：建议用于肾上腺外的交感性 PGL、多发性、恶性和 / 或 SDHB 相关的 PPGL 的首选定位诊断，其对转移性 PPGLs 的诊断敏感性为 88%。

（4）超声检查：为无创性、方便、易行、价低的检测方法，但灵敏度不如 CT 和 MRI，不易发现较小的肿瘤。可对肾上腺外，如腹腔、膀胱、盆腔处是否有肿瘤作初步的筛查，并对肿瘤的质地如囊性还是实体瘤有较大的鉴别价值。但不易识别胸腔、纵隔等部位的肿瘤。

4. 基因检测　推荐对所有 PPGL 患者均应进行基因检测，可根据患者的肿瘤定位和 CA 生化表型选择不同类型的基因检测；对所有恶性 PPGL 患者检测 SDHB 基因；对有 PPGL 阳性家族史和遗传综合征表现的患者可以直接检测相应的致病基因突变。应到有条件的正规实验室进行基因检测。

5. 诊断注意事项　本病症状典型者诊断并不困难。但症状不典型者，易造成误诊。对以下患者需注意排除 PPGL 危象：①高血压危象和脑病发生在年轻人，伴消瘦、心动过速、大汗和震颤者；②反复发生急性肺水肿，特别是非心源性肺水肿者；③反复发生急性左心衰而且用强心利尿药不能缓解者；④高血压和低血压交替发生，或一般剂量的降压药即引起明显的低血压休克者；⑤不明原因的突发剧烈腹痛而无腹部体征者等。

推荐对以下人群进行 PPGL 的筛查：①有 PPGL 的症状和体征，尤其有阵发性高血压发作的患者；②使用多巴胺 D_2 受体拮抗剂、拟交感神经类、阿片类、NE 或 5- 羟色胺再摄取抑制剂、单胺氧化酶抑制剂等药物可诱发 PPGL 症状发作的患者;③肾上腺意外瘤伴有或不伴有高血压的患者;④有 PPGL 的家族史或 PPGL 相关的遗传综合征家族史的患者;⑤有既往史的 PPGL 患者。

【治疗要点】

1. 内科治疗　PPGL 危象死亡率较高,需多学科合作,密切监测并对患者进行个体化指导治疗。

PPGL 高血压危象立即给氧,心电监护,静脉缓慢注射酚妥拉明 1~5mg(加入 5% 葡萄糖液 20ml 中),同时密切监测血压,当血压下降至 160/100mmHg 左右即停止推注,继以酚妥拉明 10~15mg 溶于 5% 葡萄糖盐水 500ml 中缓慢静脉滴注,以维持正常血压。同时准备肾上腺素以备血压过低时用。如高、低血压反复交替发作时,除静脉泵入 α- 受体拮抗剂外,还需另建一条静脉通道进行容量补液、监测血流动力学指标并纠正低容量休克。对窦性心动过速或房性 / 室性心律失常者,可口服普萘洛尔 20~40mg,必要时注射 1~2mg。发作后给予口服酚苄明预防发作及作为术前用药。酚苄明为长效的 α 受体拮抗剂,作用可持续 24 小时。每日口服 1~2 次,每次 5~10mg,逐渐加量,10~20mg/d,达到最适剂量(一般为 60mg/d)停止。血压明显下降即可,不一定下降到正常水平。使用时警惕直立性低血压、心律失常、心动过速等副作用,可加少量普萘洛尔 5~10mg,每日 3~4 次。也可用选择性的 $α_1$ 受体拮抗药哌唑嗪(0.5~4mg/ 次,2~3 次 /d)、多沙唑嗪(2~8mg/d)替代酚苄明。

2. 手术治疗　确诊 PPGL 后应尽早手术切除肿瘤,但手术前必须进行充分的药物准备,以避免麻醉和术中、术后出现血压大幅度波动而危及患者生命。

(1)术前准备:除头颈部 PGL 和分泌 DA 的 PPGL 外,其余患者均应服用 α- 受体拮抗剂做术前准备。可先用选择性 $α_1$- 受体拮抗剂(哌唑嗪、多沙唑嗪)或非选择性 α- 受体阻滞剂(酚苄明)控制血压,如血压仍未能满意控制,则可加用钙通道阻滞剂。用 α- 受体拮抗剂治疗后,如患者出现心动过速,则再加用 β- 受体阻滞剂,但是绝对不能在未服用 α- 受体拮抗剂之前使用 β- 受体阻滞剂,因为 PPGL 患者先服用 β- 受体阻滞剂可导致急性肺水肿和左心衰的发生。此外,患者应摄入高钠饮食和增加液体入量,以增加血容量,防止肿瘤切除后发生严重低血压。术前药物准备充分的标准:①患者血压控制正常或基本正常,无明显直立性低血压;②血容量恢复:血细胞比容降低,体重增加,肢端皮肤温暖,微循环改善;③高代谢症群及糖代谢异常得到改善;④术前药物准备时间存在个体差异,一般至少为 2~4 周,对较难控制的高血压并伴有严重并发症的患者,应根据患者病情相应延长术前准备时间。

(2)手术:①对大多数 PCC 患者行腹腔镜微创手术,如肿瘤直径 >6cm 或为侵袭性 PCC,则应进行开放式手术以确保肿瘤被完整切除;为避免局部肿瘤复发,术中应防止肿瘤破裂。②对 PGL 患者行开放式手术,但对于小肿瘤、非侵袭性 PGL,可行腹腔镜手术。③对双侧 PCC 患者手术时应尽量保留部分肾上腺,以免发生永久性肾上腺皮质功能减退。④术中血压监测及管理:手术中应持续监测血压、心率、中心静脉压和心电图,有心脏疾病的患者应监测肺动脉楔压;术中如出现血压明显升高,可静脉滴注或持续泵入酚妥拉明或硝普钠;如心率显著增快或发生快速型心律失常,则在先使用 α - 受体拮抗剂后,再静脉用速效型半衰期较短的选择性 β_1- 受体阻滞剂艾司洛尔治疗。⑤如切除肿瘤后患者血压明显下降或出现低血压,则应立即停用 α - 受体拮抗剂并快速补充血容量,维持正常的中心静脉压,必要时使用血管活性药物。推荐术后 24~48 小时要密切监测患者的血压和心率。

(张文武)

第6节 低血糖危象

低血糖危象是指某些病理或生理原因导致非糖尿病患者血糖 ≤ 2.8mmol/L(50mg/dl)、接受药物治疗的糖尿病患者血糖 ≤ 3.9mmol/L(70mg/dl)而引起交感神经兴奋和中枢神经异常甚至意识障碍的临床综合征。其临床表现多样,与血糖下降速度、程度和持续时间等有关。持续严重的低血糖可以导致患者脑细胞不可逆损害,甚至死亡。因此不论什么原因引起的低血糖危象均需紧急处理。

【诊断要点】

1. 临床表现特点

(1)自主(交感)神经兴奋症状:是由于低血糖激发交感神经系统释放肾上腺素、去甲肾上腺素和一些肽类物质,从而产生多汗、饥饿感和感觉异常、震颤、心悸、焦虑、紧张、面色苍白、软弱无力、心率加快、四肢冰凉、收缩压轻度增高等症状。

(2)中枢神经系统症状:低血糖时中枢神经的表现本质上是中枢神经系统葡萄糖缺乏的结果,可轻可重,从精神活动的轻微损害到惊厥、昏迷甚至死亡。先是大脑皮质受抑制,继而皮质下中枢包括基底节、下丘脑及自主神经中枢相继累及,最后延脑活动受影响。①大脑皮质功能受抑制:患者有意识模糊,定向力及识别力渐丧失,嗜睡、肌张力低下、多汗、震颤、精神失常等;②皮质下中枢受抑制:患者躁动不安、痛觉过敏、可有阵挛性及舞蹈样动作或幼稚动作(吮吸、紧抓、鬼脸)等,瞳孔散大、强直性惊厥、锥体束征阳性、昏迷等;③中脑受累时可有阵挛性及张力性痉挛、扭转痉挛、阵发性惊厥等;④当波及延脑时进入严重昏迷阶段,可有去大脑性强直、各种反射消失、瞳孔缩小、肌张力降低、呼吸减弱、血压下降等。如历时较久,常不易逆转。而罕见的致死性发作通常认为是低血糖引起室性心律失常的结果。

值得注意的是,老年人发生低血糖症状多不典型,经常容易误诊,尤其是昏迷、抽搐伴偏瘫为首发症状的低血糖现象,是一种暂时性偏瘫,常伴有意识不清,与卒中很相似。

2. 实验室检查

(1)血糖测定:低血糖危象时常低于 2.8mmol/L(50mg/dl)。

(2)其他实验室检查:包括血浆胰岛素、C肽、胰岛素原测定等。

3. 诊断注意事项

(1)确定低血糖危象:可依据 Whipple 三联征确定:①低血糖症状;②发作时血糖 <2.8mmol/L(50mg/dl);③补充葡萄糖后低血糖症状迅速缓解。少数空腹血糖降低不明显或处于非发作期的患者,应多次检测有无空腹或吸收后低血糖,必要时采用 48~72 小时禁食试验。

(2)临床常用的词"低血糖反应"指有与低血糖相应的症状体征(主要是交感神经兴奋的表现),但血糖未低于 2.8mmol/L,常见于药物治疗的糖尿病患者。"低血糖"则是一个生化诊断,指血糖低于 2.8mmol/L 的情况,往往伴有临床症状,无症状者称为"无症状低血糖"。部分患者虽然低血糖但无明显症状,常不被觉察,直接进入意识障碍状态者为"未察觉的低血糖症"(hypoglycemia unawareness)。

(3)鉴别诊断:低血糖的症状与体征常为非特异性表现,通常以交感神经兴奋症状为主的,易于鉴别,但以脑缺糖而表现为脑功能障碍为主者,可误诊为精神病、神经疾患(癫痫、短暂脑缺血发作)或脑卒中等。

【治疗要点】

低血糖危象为内科急症,如持续时间过长可使脑细胞不可逆损害以致脑死亡。因此应尽可能使血糖迅速恢复正常水平,防止低血糖的反复发作。

1. 急诊处理

(1)供给葡萄糖:最为快速有效。轻者口服葡萄糖水即可,同时采血测血糖浓度,每 15 分钟监测一次;重者尤其神志改变者需要静脉推注 50% 葡萄糖 40~60ml,通常 10~15 分钟后患者意识可以恢复,必要时重复使用,直至患者清醒能够进食,而且常需继续静脉滴注 10% 葡萄糖液以维持血糖在 6~10mmol/L 左右。血糖水平监测须追踪至少 24~48 小时。神志不清者,切忌喂食以避免呼吸道窒息。糖尿病患者发生低血糖多数较轻,只需进食含碳水化合物食物(含糖饮料、饼干、面包、馒头等)往往可以纠正。使用胰岛素或促胰岛素分泌剂联合糖苷酶抑制剂的患者,应使用纯葡萄糖来治疗有症状的低血糖。因糖苷酶抑制剂减慢了其他碳水化合物的消化,碳水化合物的其他形式如淀粉食物、蔗糖不能及时纠正含有糖苷酶抑制剂联合治疗引起的低血糖。

(2)胰高血糖素:可快速有效升高血糖,但维持时间较短。常用剂量为成人 1mg、儿童 0.5mg,可皮下、肌内或静脉给药,通常在 10 分钟内血糖即可升高。此后持续静脉滴注 5%~10% 葡萄糖液,根据病情调节葡萄糖液体量。一般辅助葡萄糖治疗,适用于有足够肝糖原而无肝病的严重低血糖患者。

(3)其他措施:氢化可的松或地塞米松可促进肝糖异生和输出,使血糖浓度增加,对抗低血糖症起辅助作用。若血糖恢复正常,而神志于 0.5 小时以上仍未恢复者,应考虑脑水肿,可给予 20% 甘露醇 125~250ml 静脉滴注脱水治疗。

(4)对胰岛素分泌过多所致的低血糖症可选择二氮嗪(氯甲苯噻嗪),其药理作用相似于氯噻嗪,但无利尿作用,有抑制胰岛素分泌作用,半衰期20~30 小时。成人剂量 200~600mg/d,儿童 5~3mg/d。

2. 对症处理　加强昏迷护理,对行为异常者要加强保护,以免出现意外,神志不清者可酌情加用抗生素,减少感染。垂体前叶功能低下或甲状腺功能低下引起的低血糖,应给予静脉滴注氢化可的松或服用甲状腺素片。

3. 长期反复发作的低血糖　此类患者的低血糖多为胰岛素瘤所致,应做手术切除;手术有禁忌证、拒绝手术以及术后未缓解或复发者,可服二氮嗪 100~200mg/d,分 2~3 次服,与利尿剂合用可防止水潴留副作用。不能切除或已有转移的胰岛细胞癌,可用链脲佐菌素(streptozotocin),50% 的患者可缓解或延长存活时间。药物治疗同时应注意增加餐次,多吃含糖多脂的食物,必要时加用肾上腺皮质激素以防低血糖发作。胰岛素自身免疫综合征所引起的低血糖症,可服用泼尼松治疗。

(谭小风　张文武)

第 7 节　糖尿病危象

糖尿病酮症酸中毒

糖尿病酮症酸中毒(diabetic ketoacidosis,DKA)是由于体内胰岛素不足和拮抗胰岛素激素过多共同作用,引起糖和脂肪代谢紊乱,以高血糖、高酮血症和代谢性酸中毒为主要改变的临床综合征。是最常见的糖尿病急症。DKA分为几个阶段:①早期血酮升高称酮血症,尿酮排出增多称酮尿症,统称为酮症;②酮体(包括β-羟丁酸、乙酰乙酸和丙酮)中β-羟丁酸和乙酰乙酸为酸性代谢产物,消耗体内储备碱,初期血pH正常,属代偿性酮症酸中毒,晚期血pH下降,为失代偿性酮症酸中毒;③病情进一步发展,出现意识障碍、昏迷,称DKA昏迷。

【诊断要点】

1. 病史与诱因 本症起于糖尿病。以1型糖尿病患者多见,2型糖尿病在一定诱因下也可发生。DKA最常见的诱因是感染,常见有急性上呼吸道感染、肺炎、化脓性皮肤感染、胃肠道感染(如急性胃肠炎、急性胰腺炎、胆囊炎、胆管炎、腹膜炎等),以及泌尿道感染等。其他诱因包括胰岛素治疗中断或不适当减量、各种应激(外伤、手术、麻醉、急性心肌梗死、心力衰竭、精神紧张或严重刺激引起应激状态等)、酗酒以及某些药物(如糖皮质激素、高血糖素、拟交感神经活性药物等)。另有2%~10%原因不明。

2. 临床表现特点 患者在出现明显DKA前,原有糖尿病症状加重如口渴、多饮、多尿、疲倦加重,并迅速出现食欲不振、恶心、呕吐、极度口渴、尿量剧增;常伴有头痛、嗜睡、烦躁、呼吸深快,呼气中含有烂苹果味(丙酮)。后期呈严重失水、尿量减少、皮肤干燥、弹性差、眼球下陷、脉细速、血压下降、四肢厥冷、反射迟钝或消失,终至昏迷。年长而有冠心病者可并发心绞痛、心肌梗死、心律不齐或心力衰竭等。少数病例表现为腹痛(呈弥漫性腹痛),有的相当剧烈,可伴腹肌紧张、肠鸣音减弱或消失,极易误诊为急腹症。

3. 实验室检查 ①血糖与尿糖:血糖增高,一般为16.7~33.3mmol/L(300~600mg/dl),有时可达55.5mmol/L(1 000mg/dl)以上。如超过33.3mmol/L,应考虑同时伴有高渗高血糖综合征(HHS)或有肾功能障碍。尿糖强阳性,当肾糖阈升高时,尿糖减少甚至阴性。可有蛋白尿和管型。②血酮升高,>1.0mmol/L为高血酮,>3.0mmol/L提示可有酸中毒。③尿酮:当肾功能正常时,尿酮呈强阳性。肾功能严重损伤时,酮尿减少甚至消失,因此诊断必须依靠血液检查。④酸碱失衡:DKA时酸中毒严重程度判断:血pH值<7.3或血碳酸氢根<15mmol/L时为轻度酸中毒,血pH<7.2或血碳酸氢根<10mmol/L时为中度酸中毒,血pH<7.1或血碳酸氢根<5mmol/L时为重度酸中毒。⑤电解质失调:血钠一般<135mmol/L,少数正常,偶可升高达145mmol/L。血氯降低。血钾初期可正常或偏低或偏高,治疗后若补钾不足可严重降低。血镁、血磷亦可降低。⑥血象:血白细胞增多,无感染时可达(15~30)×10^9/L,尤以中性粒细胞增高较显著。血红蛋白、血细胞比容增高,反映脱水和血液浓缩情况。

4. 诊断注意事项 早期诊断是决定治疗成败的关键。临床上对于原因不明的恶心、呕吐、酸中毒、失水、休克、昏迷的患者,尤其是呼吸有酮味(烂苹果味)、血压低而尿量多者,不论有无糖尿病病史,均应想到 DKA 的可能性。立即查末梢血糖、血酮、尿糖、尿酮,同时抽血查血糖、血酮、β-羟丁酸、BUN、SCr、电解质、血气分析等以肯定或排除 DKA。如血糖 >11mmol/L 伴酮尿和酮血症,血 pH 值 <7.3 和 / 或血碳酸氢根 <15mmol/L 可诊断为 DKA。临床上凡出现高血糖、酮酸和酸中毒表现之一者均须排除 DKA。鉴别诊断主要有:①其他类型糖尿病昏迷:低血糖昏迷、HHS、乳酸性酸中毒。②其他疾病所致昏迷:尿毒症、急性脑卒中等。此外,部分患者即使无胰腺炎存在,也可出现血清淀粉酶和脂肪酶升高,治疗后数天内降至正常。

【治疗要点】

DKA 的治疗原则是尽快补液以恢复血容量、纠正失水状态;降低血糖;纠正电解质及酸碱平衡失调;同时积极寻找和消除诱因,防治并发症,降低病死率。具体措施应根据病情轻重而定,如早期轻症,仅需给予足量正规胰岛素(RI),每 4~6 小时 1 次,每次皮下或肌内注射 10~20U,并鼓励多饮水,进半流汁或流汁饮食,必要时静脉补液,同时严密观察病情,随访尿糖、尿酮、血糖与血酮及 CO_2CP、pH 等,随时调整胰岛素量及补液量,并治疗诱因,一般均能得到控制,恢复到酮症前情况。对于中度和重症病例应积极抢救,具体措施如下。

1. 一般处理 措施包括:①立即抽血验血糖、血酮体、钾、钠、氯、CO_2CP、BUN、血气分析等。②留尿标本,验尿糖与酮体、尿常规,计尿量;昏迷者应留置导尿管。③昏迷患者应保持呼吸道通畅,吸氧,注意保暖与口腔、皮肤清洁。④严密观察病情变化与细致护理:每 1~2 小时查血糖、电解质与 CO_2CP(或血气分析)1 次,直至血糖 <13.9mmol/L(250mg/dl),CO_2CP>15mmol/L(33vol%),延长至每 4 小时测 1 次。由于静脉 pH 比动脉 pH 值降低 0.03U,可以用静脉 pH 换算,从而减少反复动脉采血。

2. 补液 是治疗的关键环节。只有在有效组织灌注改善、恢复后,胰岛素的生物效应才能充分发挥。基本原则为"先快后慢,先盐后糖"。补液总量可按患者体重的 10% 估算。可建立两条静脉输液通道:一条用作补液,另一条用作补充胰岛素。头 4 小时内补总量的 1/4~1/3;头 8~12 小时内补总量的 2/3;其余部分在 24~48 小时内补给。补液时:①对无心功能不全者,头 2 小时输注生理盐水 1 000~2 000ml;第 3、4 小时内各输入 300~500ml;以后每 4~6 小时输入 1 000ml 或更多,争取 12 小时内输入 4 000ml 左右。第一个 24 小时输入总量约达 4 000~5 000ml,严重失水者可达 6 000~8 000ml。②已发生休克或低血压者,快速输液不能有效升高血压,应考虑输入胶体液如血浆、全血或血浆代用品等，并按需要给予其他抗休克治疗。对年老或伴有心脏病、心力衰竭者，应在中心静脉压监测下调节输液速度与输液量。③当血钠 >155mmol/L，又无心功能不全或休克时，可慎重考虑输入 0.45% 低渗盐水 1 000~2 000ml。待血糖降至 13.9mmol/L（250mg/dl）时，改输 5% 葡萄糖液，并按每 2~4g 葡萄糖加入 1U RI。同时减少输液量，防止低血糖反应。液体损失严重又持续呕吐者，可输入 5% 葡萄糖盐水。

对无明显呕吐、胃肠胀气或上消化道出血者，鼓励患者喝水，减少静脉补液量；也可使用胃管灌注温生理盐水或温开水，要分次少量缓慢灌入，避免呕吐而造成误吸。在头 2 小时内约 500~1 000ml，以后依病情调整。胃肠道补液量可占总补液量的 1/3~1/2。考虑输液总量时，应包括静脉和胃肠道补液的总和。

3. 胰岛素治疗　采用小剂量（短效）胰岛素疗法（每小时给予胰岛素 0.1U/kg）。该方法具有简便、有效、安全，较少引起脑水肿、低血糖、低血钾等优点。且血清胰岛素浓度可恒定达到 100~200μU/ml。这一血清胰岛素浓度已有抑制脂肪分解及酮体生成的最大效应，相当强的降低血糖的生物效应，而促进 K^+ 转运的作用则较弱。用药途径以持续静脉滴注法最常用，以每小时 0.1U/kg 静脉滴注维持（可用 50U RI 加入生理盐水 500ml 中，以 1ml/min 的速度持续静脉滴注）。对伴有昏迷和 / 或休克和 / 或严重酸中毒的重症患者，可加用首次负荷量胰岛素 10~20U 静脉注射。血糖下降速度一般每小时约降低 3.9~6.1mmol/L（70~110mg/dl）为宜，每 1~2 小时复查血糖。若治疗 2 小时后血糖无肯定下降，提示患者对胰岛素敏感性降低，则将单位时间内的胰岛素剂量加倍，加大剂量后仍须继续定时检测血糖（1~2 小时一次）。当血糖降至 13.9mmol/L（250mg/dl）时，可改用 5% 葡萄糖液 500ml 加 RI 6~12U（即 1U 胰岛素 : 2~4g 葡萄糖）持续静脉滴注，胰岛素滴注率下调至 0.05U/（kg·h），此时仍需每 4~6 小时复查血糖。当血糖降至 11.1mmol/L 以下，血 HCO_3^- ≥ 18mmol/L，血 pH>7.3，尿酮体转阴后，可以开始皮下注射胰岛素方案。但应在停静脉滴注胰岛素前 1 小时皮下注射一次 RI，一般注射量为 6~8U 以防血糖回跳。其他用药途径可采用间歇肌内注射或间歇静脉注射，每小时注射 1 次，剂量仍为 0.1U/kg。

DKA 临床纠正的标准为：血糖 <11.1mmol/L（200mg/dl），血 HCO_3^- ≥ 18mmol/L，静脉血 pH>7.3。

4. 纠正电解质和酸碱平衡失调　①纠正低血钾：不论患者开始时血钾是否正常或略升高，在使用胰岛素 4 小时后，只要患者有尿排出（ ≥ 30ml/h），便应给予静脉补钾。如治疗前血钾水平已低于正常，开始治疗时即应补钾；如治疗前血钾正常，尿量 ≥ 40ml/h，可在输液和胰岛素治疗的同时即开始补钾;若尿量 <30ml/h,宜暂缓补钾,待尿量增加后即开始补钾。血钾 <3mmol/L 时,每小时补钾 26~39mmol(氯化钾 2~3g);血钾 3~4mmol/L 时,每小时补钾 20~26mmol(氯化钾 1.5~2.0g);血钾 4~5mmol/L 时缓慢静脉滴注,每小时补钾 6.5~13mmol/L(氯化钾 0.5~1.0g);血钾 >5.5mmol/L 时应暂禁补钾。有条件时应在心电监护下,结合尿量与血钾水平,调整补钾量与速度。神志清醒者可同时口服钾盐。病情恢复后仍应继续口服钾盐数天。②纠正酸中毒:当 pH<7.1,或 HCO_3^-<5.0mmol/L 时,给予碳酸氢钠 50mmol/L(相当于 5% 碳酸氢钠液约 84ml),用注射用水稀释至 300ml 配成 1.4% 等渗溶液后静脉滴注(先快后慢),一般仅给 1~2 次。若 pH>7.1,HCO_3^->10mmol/L,可不予补碱或停止补碱。

5. 消除诱因与防治并发症 ①抗感染:感染既可作为诱因,又是 DKA 的常见并发症,应积极抗感染治疗。②防治并发症:包括休克、心力衰竭、心律失常、肾功能不全、脑水肿等,详见有关章节。

高渗高血糖综合征

高渗高血糖综合征(hyperosmolar hyperglycemic syndrome,HHS)是糖尿病急性代谢紊乱的另一临床类型。以严重高血糖、高血浆渗透压、脱水为特点,患者常有不同程度的意识障碍或昏迷(<10%)。与 DKA 相比,HHS 失水更为严重,神经精神症状更为突出。临床特点为无明显酮症与酸中毒,血糖显著升高,严重脱水甚至休克,血浆渗透压增高,以及进行性意识障碍等。

【诊断要点】

1. 病因与诱因 HHS 的基本病因与 DKA 相同,多为老年人。约 2/3 HHS 患者发病前无糖尿病史,或者不知有糖尿病,有糖尿病史者也多为轻症 2 型糖尿病。常见的诱因包括:①应激:如感染(尤其是呼吸道与泌尿道感染)、外伤、手术、急性脑卒中、急性心肌梗死、急性胰腺炎、胃肠道出血、中暑或低温等;②摄水不足:可见于口渴中枢敏感性下降的老年患者,不能主动进水的幼儿或卧床患者、精神失常或昏迷患者,以及胃肠道疾病患者等;③失水过多:见于严重的呕吐、腹泻,以及大面积烧伤患者等;④药物:如各种糖皮质激素、利尿剂(特别是噻嗪类和呋塞米)、甘露醇等;⑤高糖的摄入:见于大量服用含糖饮料、静脉注射高浓度葡萄糖、完全性静脉高营养,以及含糖溶液的血液透析或腹膜透析等。

2. 临床表现特点 ①前驱期特点:HHS 起病多隐蔽,在出现神经系统症状至进入昏迷前常有一段时间,即前驱期,时间一般为 1~2 周。表现为糖尿病症状如口渴、多尿和倦怠、乏力等症状的加重,反应迟钝,表情淡漠。②典型期的表现:如前驱期得不到及时诊治,则病情继续发展,主要表现为严重的脱水和神经系统两组症状和体征。脱水表现为皮肤干燥和弹性减退、眼球凹陷、唇舌干裂、脉搏快而弱,卧位时颈静脉充盈不好,立位时血压下降。严重者出现休克,但因脱水严重,体检时可无冷汗。神经系统方面则表现为不同程度的意识障碍,从意识模糊、嗜睡直至昏迷。患者常可有各种神经系统体征,如癫痫样发作、偏瘫、偏盲、失语、视觉障碍、中枢性发热和病理征阳性等。出现神经系统症状常是促使患者前来就诊的原因,因此常被误诊为一般的脑卒中等颅内疾病而导致误诊误治。

3. 实验室检查　①尿检查:尿糖多强阳性,尿酮体多阴性或弱阳性。② 血糖:常 ≥ 33.3mmol/L,一般为 33.3~66.6mmol/L,有高达 138.8mmol/L 或更高者。血酮体多正常。③ BUN 和 SCr:常显著升高,反映严重脱水和肾功能不全。BUN 可达 21~36mmol/L,SCr 可达 124~663μmol/L,BUN/SCr 比值(按 mg/dl 计算)可达 30:1(正常人多在 10~20:1)。④血浆渗透压:显著升高,多超过 350mOsm/L,有效渗透压超过 320mOsm/L。血浆渗透压可根据血糖及电解质水平进行计算,公式为:血浆渗透压$(mOsm/L)=2$ $([Na^+]+[K^+])+$ 血糖$(mmol/L)+BUN(mmol/L)$,正常值为 280~300mOsm/L;若 BNU 不计算在内,则为有效渗透压,因 BUN 可自由进出细胞膜。⑤酸碱平衡:约半数患者有轻、中度代谢性酸中毒,pH 值多高于 7.3,HCO_3^- 常高于 15mmol/L。

HHS 的实验室诊断依据:①血糖 ≥ 33.3mmol/L(600mg/dl);②有效渗透压 ≥ 320mOsm/L;③尿糖强阳性,尿比重高,酮体阴性或弱阳性;④动脉血气分析示 pH ≥ 7.30 或血 HCO_3^- 浓度 ≥ 15mmol/L。

4. 诊断注意事项　本症的诊断并不困难,关键是临床医生要提高对本症的警惕和认识。临床上凡遇原因不明的脱水、休克、意识障碍及昏迷均应想到 HHS 的可能性,尤其是血压低而尿量多者,无论其有无糖尿病史,均应进行有关检查以肯定或排除本病。

【治疗要点】

1. 补液　迅速补液以恢复血容量,纠正高渗和脱水是抢救成败的关键。补液时可根据患者的脱水程度,按其体重的 10%~15% 估算;也可以按血浆渗透压计算患者的失水量,计算公式为:患者的失水量$(L)=($患者血浆渗透压 $-300)÷300($为正常血血浆渗透压$)× kg$ 体重 $× 0.6$。一般在最初 2 小时可补液 1 000~2 000ml,头 4 小时内输入补液总量的 1/3,24 小时补液量可达 6 000~10 000ml。经积极补液 4~6 小时后仍少尿或无尿者,宜给呋塞米(速尿);若发现有显著的肾损害,则输液量要适当调整。在静脉输液的同时,应尽可能通过口服或胃管进行胃肠道补液。

关于补液的种类和浓度,目前多主张治疗开始时用等渗盐水(308mmol/

L),因大量输入等渗液不会引起溶血,有利于恢复血容量,纠正休克,改善肾血流量,恢复肾脏调节功能。休克患者应另予血浆或全血。如无休克或休克已纠正,在输入生理盐水后血浆渗透压 >350mOsm/L,血钠 >155mmol/L 时,可考虑输入适量低渗液如 0.45% 氯化钠溶液(154mmol/L)或 2.5% 葡萄糖溶液(139mmol/L)。当血浆渗透压降至 330mOsm/L 时再改为等渗液。在治疗过程中,当血糖下降至 16.7mmol/L(300mg/dl),应使用 5% 葡萄糖液(278mmol/L)或 5% 葡萄糖盐水(586mmol/L),以防止血糖及血浆渗透压过快下降。停止补液的条件是:①血糖 <13.9mmol/L(250mg/dl);②尿量 >50ml/h;③血浆渗透压降至正常或基本正常;④患者能饮食。

2. 胰岛素治疗　其使用原则与方法和 DKA 大致相同。HHS 患者一般对胰岛素比 DKA 敏感,在治疗中对胰岛素需要量相对较少。经输液和用胰岛素后血糖降至 ≤ 16.7mmol/L(300mg/dl)、血浆渗透压下降至 <330mOsm/L 时,将液体改为 5% 葡萄糖液,同时按 2~4g 葡萄糖∶1U 胰岛素的比例加入胰岛素静脉滴注(详见 DKA 的治疗),若此时血钠仍低于正常则宜用 5% 葡萄糖盐水。在补充胰岛素时,应注意高血糖是维护患者血容量的重要因素,如血糖降低过快而液体又补充不足,将导致血容量和血压进一步下降,反而促使病情恶化。因此,应使血糖每小时以 2.75~3.9mmol/L(50~70mg/dl)的速度下降,尿糖保持在 "+" ~ "++" 为宜。

3. 纠正电解质紊乱　与 DKA 治疗相同。补钾要更及时,一般不补碱。

4. 防治并发症　包括抗感染、防治休克、AKI、心力衰竭等,参见有关章节。

5. 其他措施　包括去除诱因、支持疗法和对症处理等。

(谭小风　张文武)

第14章

风湿性疾病急诊

第1节 风 湿 热

风湿热(rheumatic fever,RF)是一种咽喉部 A 组链球菌(group A streptococcus,GAS)感染后反复发作的全身结缔组织炎症,主要累及关节、心脏、皮肤和皮下组织,偶可累及中枢神经系统、血管、浆膜及肺、肾等内脏。临床上以关节炎和心脏炎为主要表现,可伴有发热、皮疹、皮下结节、舞蹈病等。呈自限性,急性发作时通常以关节炎较为明显,反复发作后常遗留心脏损害,形成风湿性心脏病(rheumatic heart disease,RHD)。本病多发于冬春阴雨季节,寒冷和潮湿是重要的诱因。可见于任何年龄,最常见为 5~15 岁的儿童和青少年。约 70% 的急性 RF 患者可在 2~3 个月内恢复。急性期心脏受累者如不及时合理治疗,可发生心脏瓣膜病。

【诊断要点】

1. 临床表现特点

(1)前驱症状:在典型表现出现前 1~6 周,多数患者有咽喉炎或扁桃体炎等上呼吸道 GAS 感染表现,如发热、咽痛、颌下淋巴结肿大、咳嗽等。脉率加快,常与体温不成比例,伴大量出汗。

(2)典型表现:以下表现可单独或合并出现。皮肤和皮下组织表现不常见,通常只发生在已有关节炎、舞蹈病或心脏炎的患者中。①关节炎:最常见。呈游走性、多发性关节炎。以膝、踝、肘、腕、肩等大关节受累为主,局部可有红、肿、灼热、疼痛和压痛。关节疼痛通常在 2 周内消退,发作后无变形遗留,但常反复发作,可继气候变冷或阴雨而出现或加重。水杨酸制剂对缓解关节症状疗效颇佳。②心脏炎:患者常有运动后心悸、气短、心前区不适。窦性心动过速(入睡后心率仍 >100 次 /min)常是心脏炎的早期表现。二尖瓣炎时可有心尖区高调、收缩期吹风样杂音或短促低调舒张中期杂音

（Carey coombs 杂音）。主动脉瓣炎时在心底部可听到舒张中期柔和吹风样杂音。心包炎多为轻度。心脏炎严重时可出现充血性心衰。轻症患者可仅有无任何其他原因可解释的进行性心悸、气促加重（心功能减退的表现）。③环形红斑：发生率 6%~25%。皮疹为淡红色环状红斑，中央苍白，时隐时现，骤起，数小时或 1~2 天消退，分布在四肢近端和躯干。④皮下结节：发生率 2%~16%。为稍硬、无痛性小结节，位于关节伸侧的皮下组织，尤其是肘、膝、腕、枕或胸腰椎棘突处，与皮肤无粘连。常与心脏炎同时出现，是风湿活动的表现之一。⑤舞蹈病：发生率 3%~30%。常发生于 4~7 岁儿童。为一种无目的、不自主的躯干或肢体动作，面部可表现为挤眉眨眼、摇头转颈、努嘴伸舌。肢体表现为伸直和屈曲、内收和外展、旋前和旋后等无节律的交替动作。激动兴奋时加重，睡眠时消失。

2. 辅助检查　①链球菌感染指标：咽拭子培养阳性率在 20%~25%；抗链球菌溶血素"O"（ASO）阳性率在 75% 左右；抗 DNA 酶 -B 阳性率在 80% 以上。上述检查仅能证实患者在近期内有 GAS 感染，不能提示体内是否存在 GAS 感染诱发自身免疫反应。②急性炎症反应指标：急性期 80% 的患者血沉（ESR）增快和 C 反应蛋白（CRP）升高。③免疫学检查：非特异性免疫指标如 IgM、IgG、CIC 和补体 C3 增高约占 50%~60%。抗 A 组链球菌壁多糖抗体（ASP）阳性率在 70%~80%；外周血淋巴细胞促凝血活性试验（PCA）阳性率在 80% 以上。④心电图及影像学检查：对风湿性心脏炎有较大意义。

3. AHA1992 年修订的 Jones 诊断标准　主要依靠临床表现，辅以实验室检查。如有 2 项主要表现，或 1 项主要表现加 2 项次要表现，并有前驱的链球菌感染证据，可诊断为风湿热。

（1）主要表现：①心脏炎；②多关节炎；③舞蹈病；④环形红斑；⑤皮下结节。

（2）次要表现：①关节痛；②发热；③急性炎症反应指标（ESR,CRP）升高；④心电图示 P-R 间期延长。注意：如关节炎已列为主要表现，则关节痛不能作为 1 项次要表现；如心脏炎已列为主要表现，则心电图不能作为 1 项次要表现。

（3）有前驱的链球菌感染证据：①咽拭子培养或快速链球菌抗原试验阳性；②链球菌抗体效价升高。

4. 2002—2003WHO 对风湿热和风湿性心脏病的诊断标准（基于改良的 Jones 标准）

（1）首次风湿热发作：2 项主要表现或 1 项主要表现及 2 项次要表现加上前驱的 A 组链球菌感染证据。

（2）复发性风湿热不患有风湿性心脏病：2 项主要表现或 1 项主要表现及 2 项次要表现加上前驱的 A 组链球菌感染证据。

（3）已确诊的风湿性心脏病患者风湿热复发：2 项次要表现加上前驱的

A 组链球菌感染证据。

(4)风湿性舞蹈病、隐匿性风湿性心脏炎:不需要其他主要表现或 A 组链球菌感染证据。

(5)慢性风湿性心瓣膜病(患者首次以二尖瓣狭窄、二尖瓣双病变或主动脉瓣病变为临床表现):即可诊断风湿性心脏病而不需任何标准。

【治疗要点】

治疗原则:①去除病因,消灭链球菌感染灶;②抗风湿治疗,迅速控制临床症状;③治疗并发症和合并症,改善预后;④实施个体化处理原则。

1. 一般治疗 注意保暖防潮。有心脏受累者应卧床休息至少 4 周。急性关节炎者早期亦应卧床,至 ESR、体温正常后开始活动。病程中宜进食易消失和富有营养的饮食。

2. 抗生素的应用 目的是消除咽部链球菌感染,避免 RF 反复发作。首选青霉素:常用普鲁卡因青霉素 40 万~80 万 U 肌内注射,每日 1 次,连用 10~14 天;或长效青霉素(苯唑西林)120 万 U 肌内注射 1 次。如青霉素过敏,可改用头孢菌素类或红霉素族抗生素、阿奇霉素等,如口服红霉素 0.5g,每日 4 次,共 10 天。对于再发风湿热或感染的预防用药:可采用苄星青霉素 60 万 U(体重在 27kg 以下)或 120 万 U(体重在 27kg 以上)肌内注射,每月 1 次。

3. 抗风湿治疗 常用的药物有水杨酸制剂和糖皮质激素两类。对无心脏炎的患者不必使用糖皮质激素。

(1)水杨酸制剂:是治疗急性风湿热最常用药物,对急性关节炎疗效确切。常用阿司匹林,开始剂量成人 3~4g/d,小儿 80~100mg/(kg·d),分 3~4 次口服。症状控制后剂量减半,维持 6~8 周。亦可应用其他非甾体抗炎药,如萘普生(0.375~0.75g/d)、吲哚美辛(消炎痛,50~100mg/d)、双氯芬酸(100~150mg/d)等。

(2)糖皮质激素:心脏炎患者须用激素治疗。常用泼尼松,开始剂量成人 30~40mg/d,小儿 1.0~1.5mg/(kg·d),分 3~4 次口服。病情缓解后减量至 10~15mg/d 维持治疗。疗程至少 12 周。为防止停用激素出现反跳现象,可于停用激素前 2 周或更早时间加用阿司匹林,待激素停用 2~3 后再停用阿司匹林。对病情严重,如有心包炎、心脏炎并急性心力衰竭者可静脉应用地塞米松 5~10mg/d 或氢化可的松 200mg/d,至病情稳定后,改口服激素治疗。

(3)舞蹈病患者,首选丙戊酸钠(400~1 200mg/d,分 2~3 次口服),若无效或严重舞蹈病如瘫痪的患者,应用卡马西平(300~600mg/d,分 2~3 次口服)治疗。亦可用氟哌啶醇(8~12mg/d,分 2~3 次口服)。

4. 治疗并发症和合并症。

(张文武)

第 2 节　痛风及痛风危象

痛风(gout)是嘌呤代谢紊乱和 / 或尿酸排泄障碍所致的一组异质性疾病,其临床特征为血清尿酸升高,反复发作性急性关节炎,痛风石(tophi)及关节畸形,尿酸性肾结石,肾小球、肾小管、肾间质及血管性肾脏病变等。高尿酸血症(hyperuricemia)患者只有出现上述临床表现时,才称之为痛风。痛风危象(gout crisis)一般是指痛风性关节炎急性发作,以及因尿酸性尿路结石引起的肾绞痛、血尿和 AKI。

【诊断要点】

1. 痛风分类　临床上痛风可分为原发性和继发性两类。前者由遗传因素和环境因素共同致病,大多数为尿酸排泄障碍,少数为尿酸生成增多。绝大多数病因不明,常与肥胖、糖脂代谢紊乱、高血压、动脉硬化和冠心病等聚集发生。后者主要由于肾脏疾病致尿酸排泄减少,骨髓增生性疾病及放疗致尿酸生成增多,某些药物抑制尿酸的排泄等多种原因所致。

2. 临床表现特点　多见于 40 岁以上的男性,女性多在更年期后发病。常有家族遗传史。

(1)无症状期:仅有波动性或持续性高尿酸血症,从血尿酸增高至症状出现的时间可长达数年至数十年,有些可终身不出现症状,但随年龄增长痛风的患病率增加,并与高尿酸血症的水平和持续时间有关。

(2)急性关节炎期:①多在午夜或清晨突然起病,多呈剧痛,数小时内出现受累关节的红、肿、热、痛和功能障碍,单侧踇趾及第 1 跖趾关节最常见,其余依次为踝、膝、腕、指、肘;②秋水仙碱治疗后,关节炎症状可以迅速缓解;③发热;④初次发作常呈自限性,数日内自行缓解,此时受累关节局部皮肤出现脱屑和瘙痒,为本病特有的表现;⑤可伴高尿酸血症,但部分患者急性发作时血尿酸水平正常;⑥关节腔滑囊液偏振光显微镜检查可见双折光的针形尿酸盐结晶是确诊本病的依据。受寒、劳累、饮酒、高蛋白高嘌呤饮食以及外伤、手术、感染等均为常见的发病诱因。

(3)痛风石及慢性关节炎期:痛风石是痛风的特征性临床表现,典型部位在耳郭,也常见于关节周围和鹰嘴、跟腱、髌骨滑囊等处。外观为大小不一的、隆起的黄白色赘生物,表面菲薄,破溃后排出白色粉末或糊状物。慢性关节炎常见于未规范治疗的患者,受累关节非对称性不规则肿胀、疼痛,关节内大量沉积的痛风石可造成关节骨质破坏。

(4)肾脏病变主要表现在两方面:①痛风性肾病:起病隐匿,早期仅有间歇性蛋白尿,随着病情的发展而呈持续性,伴有肾浓缩功能受损时夜尿增多,晚期可发生肾功能不全,表现水肿、高血压、血尿素氮和肌酐升高。少数患者表现为急性肾衰竭,出现少尿或无尿,最初24小时尿酸排出增加。②尿酸性肾石病:约10%~25%的痛风患者肾有尿酸结石,呈泥沙样,常无症状,结石较大者可发生肾绞痛、血尿。当结石引起梗阻时导致肾积水、肾盂肾炎、肾积脓或肾周围炎,感染可加速结石的增长和肾实质的损害。

3. 辅助检查　①血尿酸测定:男性和绝经后女性血尿酸 >420μmol/L(7.0mg/d1)、绝经前女性 >358μmol/L(6.0mg/d1)可诊断为高尿酸血症。②尿尿酸测定:限制嘌呤饮食5天后,每日尿酸排出量超过3.57mmol(600mg),可认为尿酸生成增多。③关节液或痛风石内容物检查:偏振光显微镜下可见双折光的针形尿酸盐结晶。④关节超声检查:可见双轨征或不均匀低回声与高回声混杂团块影,是较特异的表现。⑤X线检查:急性关节炎期可见非特征性软组织肿胀;慢性期或反复发作后可见软骨缘破坏,关节面不规则,特征性改变为穿凿样、虫蚀样圆形或弧形的骨质透亮缺损。⑥CT与MRI检查:CT扫描受累部位可见不均匀的斑点状高密度痛风石影像;MRI的 T_1 和 T_2 加权图像呈斑点状低信号。

4. 诊断注意事项　男性和绝经后女性血尿酸 >420μmol/L(7.0mg/d1)、绝经前女性 >358μmol/L(6.0mg/d1)可诊断为高尿酸血症。如出现上述特征性关节炎表现、尿路结石或肾绞痛发作,伴有高尿酸血症应考虑痛风或痛风危象。关节液穿刺或痛风石活检证实为尿酸盐结晶可做出诊断。急性关节炎期诊断有困难者,秋水仙碱试验性治疗有诊断意义。应注意与类风湿关节炎、化脓性关节炎与创伤性关节炎等鉴别。

【治疗要点】

痛风防治目的:①控制高尿酸血症,预防尿酸盐沉积;②迅速控制急性关节炎的发作;③防止尿酸结石形成和肾功能损害。

1. 一般治疗(非药物治疗)　痛风患者应遵循原则:①限酒;②减少高嘌呤食物摄入;③防止剧烈运动或突然受凉;④减少富含果糖饮料摄入;⑤大量饮水(每日2 000ml以上);⑥控制体重;⑦增加新鲜蔬菜摄入;⑧规律运动、饮食和作息;⑨禁烟。

2. 急性痛风性关节炎的治疗　绝对卧床,抬高患肢,避免负重。以下3类药物均可及早、足量选用,见效后逐渐减停。急性发作期不进行降尿酸治疗,但已服用降尿酸药物者不需停用,以免引起血尿酸波动,导致发作时间延长或再次发作。

(1)非甾体抗炎药(NSAIDs):各种NSAIDs均可有效缓解急性痛风症状,为急性痛风关节炎的首选药物。常用药物:①吲哚美辛,初始剂量75~100mg,随后每次50mg,6~8小时1次。②双氯芬酸,每次口服50mg,每天2~3次。③布洛芬,每次 0.3~0.6g,每天 2 次。④罗非昔布 25mg/d。症状缓解应减量,5~7 天后停用。禁止同时服用两种或多种非甾体抗炎药,否则会加重不良反应。

(2)秋水仙碱(colchicine):系治疗急性痛风性关节炎的特效药物。小剂量(1.5mg/d)有效,且不良反应少,在 48 小时内使用效果更好。目前推荐剂量为 0.5mg 每日 3 次口服,90% 的患者口服后 48 小时内疼痛缓解。症状缓解后可改为每天 1~2 次,维持数天后停药。不良反应为恶心、呕吐、厌食、腹胀和水样腹泻,发生率高达 40%~75%。该药还可以引起白细胞减少、血小板减少等骨髓抑制表现以及脱发等。

(3)糖皮质激素:用于秋水仙碱和非甾体抗炎药治疗无效或禁忌、肾功能不全者。如泼尼松 0.5~1mg/(kg·d),3~7 天后迅速减量或停用,疗程不超过 2 周;ACTH 50U 溶于葡萄糖溶液中缓慢静脉滴注。该类药物的特点是起效快、缓解率高,但停药后容易出现症状"反跳"。

3. 发作间歇期和慢性期的治疗 对急性痛风关节炎频繁发作(>2 次/年),有慢性痛风关节炎或痛风石的患者,应行降尿酸治疗。治疗目标是血尿酸 <6mg/dl 并终身保持。对于有痛风石、慢性关节炎、痛风频繁发作者,治疗目标是血尿酸 <5mg/dl,但不应低于 3mg/dl。

目前应用的降尿酸药物主要有抑制尿酸生成药和促进尿酸排泄两类,均应在急性发作缓解 2 周后小剂量开始,逐渐加量,根据血尿酸的目标水平调整至最小有效剂量并长期甚至终身维持。仅在单一药物疗效不佳、血尿酸明显升高、痛风石大量形成时可合用两类降尿酸药物。降尿酸治疗初期预防性使用小剂量秋水仙碱(0.5~1.0mg/d)3~6 个月,可减少降尿酸过程中出现的痛风急性发作。

(1)排尿酸药:抑制近端肾小管对尿酸盐的重吸收,从而增加尿酸的排泄,降低尿酸水平,适合肾功能良好者;当内生肌酐清除率 <30ml/min 时无效;已有尿酸盐结石形成,或每日尿排出尿酸盐 >3.57mmol(600mg)时不宜使用;用药期间应多饮水,并服碳酸氢钠 3~6g/d;剂量应从小剂量开始逐步递增。常用药物:①苯溴马隆:25~100mg/d。②丙磺舒:初始剂量为 0.25g,每日 2 次;两周后可逐渐增加剂量,最大剂量不超过 2g/d。

(2)抑制尿酸生成药物:通过抑制黄嘌呤氧化酶,阻断次黄嘌呤、黄嘌呤转化为尿酸,从而降低血尿酸水平。适用于尿酸生成过多或不适合使用排尿酸药物者。常用药物:①别嘌醇:每次 100mg,每日 2~4 次,最大剂量 600mg/d,待血尿酸降至 360μmol/L 以下,可减量至最小剂量或别嘌醇缓释片 250mg/d,与排尿酸药合用效果更好。肾功能不全者剂量减半。②非布司他(febuxostat):不完全依赖肾脏排泄,可用于轻中度肾功能不全者。从 20~40mg/d 开始,最大剂量 80mg/d。

(3)碱性药物:碳酸氢钠可碱化尿液,使尿酸不易在尿中积聚形成结晶。成人口服3~6g/d。

(顾亚楠 张文武)

第3节 系统性红斑狼疮及狼疮危象

系统性红斑狼疮(systemic lupus erythematosus,SLE)是一种以致病性自身抗体和免疫复合物形成并介导器官、组织损伤的自身免疫病,临床上常存在多系统受累表现,血清中存在以抗核抗体为代表的多种自身抗体。本病病程以病情缓解和急性发作交替为特征,以20~40岁女性多见,有内脏(肾、中枢神经等)损害者预后较差。因涉及各个学科及专业,极易导致漏诊和误诊,应予以重视。

狼疮危象(lupus crisis)是指急性的危及生命的重症SLE,包括急进性狼疮肾炎、严重的中枢神经系统损害、严重的溶血性贫血、血小板减少性紫癜、粒细胞缺乏症、严重心脏损害、严重狼疮性肺炎、弥漫性肺泡出血、严重狼疮性肝炎和严重的血管炎等。

【诊断要点】

1. 临床表现特点 SLE临床症状多样,早期症状常不典型。

(1)全身症状:活动期患者大多数有全身症状,如发热、疲倦、乏力、体重下降等。

(2)皮肤、黏膜表现:80%患者在病程中出现皮疹,包括颊部呈蝶形分布的红斑、盘状红斑、指掌部和甲周红斑、指端缺血、面部及躯干皮疹,其中以鼻梁和双颊部蝶形红斑最具特征。亚急性皮肤型红斑狼疮表现为非固定性皮肤损害,皮疹广泛,位于暴露部位,病变表浅,呈对称性,有时尚可形成疱状或大疱状,常反复发作,愈后不留瘢痕。40%患者在日晒后出现光过敏,有的甚至诱发SLE的急性发作。30%患者在急性期出现口腔溃疡伴轻微疼痛,40%患者有脱发,脱发可为弥漫性或片状,因SLE活动引起者常可随疾病控制而长出新发,盘状红斑瘢痕化导致的脱发多为永久性。30%患者有雷诺现象。SLE皮疹多无明显瘙痒,明显瘙痒者提示过敏。接受激素和免疫抑制剂治疗的SLE患者,若不明原因出现局部皮肤灼痛,有可能是带状疱疹的前兆。

(3)肌肉关节表现:关节痛是常见的症状,出现在指、腕、膝关节,伴红肿者少见。常出现对称性多关节疼痛、肿胀。10%的患者因关节周围肌腱受损而出现Jaccoud关节病,其特点为可复的非侵蚀性关节半脱位,可以维持正常关节功能,关节X线片多无关节骨破坏。可以出现肌痛和肌无力,

5%~10% 出现肌炎。

(4) 浆膜炎：半数以上患者在急性发作期出现多发性浆膜炎，表现为胸痛、胸闷、胸腔积液、心包积液，也可表现为腹水。性质为渗出液，对糖皮质激素治疗反应好。

(5) 肾脏表现：27.9%~70% 的 SLE 病程中会出现肾损害的临床表现，且差异很大，可为无症状性蛋白尿和 / 或血尿、高血压，甚至肾病综合征、急进性肾炎综合征等，晚期发生尿毒症。有平滑肌受累者可出现输尿管扩张和肾积水。

(6) 神经系统表现：神经精神狼疮（neuropsychiatric lupus，NP-SLE）又称狼疮脑病。中枢神经系统表现包括无菌性脑膜炎、脑血管病变、脱髓鞘综合征、狼疮性头痛、运动障碍、脊髓病、癫痫、急性意识错乱、焦虑状态、认知功能减退、情绪障碍及精神病等。外周神经系统有吉兰 - 巴雷综合征、自主神经病、单神经病、重症肌无力、脑神经病变、多发性神经病等。有 NP-SLE 表现的均为病情活动者。引起 NP-SLE 的病理基础为脑局部血管炎的微血栓，来自心瓣膜赘生物脱落的小栓子，或有针对神经细胞的自身抗体，或并存抗磷脂抗体综合征。

(7) 血液系统表现：活动性 SLE 中红细胞、白细胞和血小板减少常见，其中 10% 属于 Coomb's 试验阳性的溶血性贫血。约 20% 患者有无痛性轻或中度淋巴结肿大，以颈部和腋下为多见。约 15% 患者有脾大。

(8) 消化系统表现：约 30% 患者有食欲减退、恶心、呕吐、腹痛、腹泻或腹水等，其中部分患者以上述症状为首发。口腔溃疡也较常见，食管炎、食管溃疡见于 3%~5%SLE 病例。狼疮患者可出现急腹症，活动期急腹症多由缺血性肠病、肠穿孔、肝血管瘤破裂、胆囊炎、胰腺炎等病变所致，死亡率高。非活动期患者急腹症发生原因与非 SLE 患者类似。肠系膜血管炎为最严重的并发症之一，可进展为缺血性肠病，最终可导致出血性肠梗塞、肠穿孔及腹膜炎，临床表现多变，容易误诊、漏诊，须引起重视。

(9) 心血管系统表现：患者常出现心包炎，但心脏压塞少见。约 10% 患者有心肌损害，可有气促、心前区不适、心律失常，严重者可发生心力衰竭导致死亡。SLE 可出现疣状心内膜炎（Libman-Sack 心内膜炎），通常不引起临床症状，但可以脱落引起栓塞，或并发感染性心内膜炎。SLE 可以有冠状动脉受累，表现为心绞痛和 ST-T 改变，甚至 AMI。

(10) 呼吸系统表现：约 35% 的患者有胸腔积液，多为中小量、双侧性。除因浆膜炎所致外，部分是因低蛋白血症引起的漏出液。狼疮肺炎表现为发热、干咳、气促，肺 X 线可见片状浸润阴影，多见于双下肺，有时与肺部继发感染很难鉴别。SLE 所引起的肺间质性病变主要是急性和亚急性期的磨玻璃样改变和慢性期的纤维化,表现为活动后气促、干咳、低氧血症。约2%患者合并弥漫性肺泡出血(DAH),主要表现为咳嗽、咯血、低氧血症、呼吸困难,胸片显示弥漫肺浸润,血红蛋白下降及血细胞比容减低常是较特征性表现。在肺泡灌洗液或肺活检标本的肺泡腔中发现大量充满含铁血黄素的巨噬细胞,或者肺泡灌洗液呈血性,而无脓液或其他病原学证据,对于DAH的诊断具有重要意义。DAH病死率高达50%以上。10%~20%患者存在肺动脉高压,其发病机制包括肺血管炎、雷诺现象、肺血栓栓塞和广泛肺间质病变。

(11)抗磷脂抗体综合征(antiphospholipid antibody syndrome,APS):可出现在SLE活动期,其临床表现为动脉和/或静脉血栓形成,习惯性自发性流产,血小板减少,患者血清抗磷脂抗体阳性。

(12)干燥综合征:约30%的SLE有继发性干燥综合征并存,有唾液腺和泪腺功能不全。

(13)眼部表现:约15%患者有眼底变化,如出血、视盘水肿、视网膜渗出等。其原因是视网膜血管炎。另外,血管炎可累及视神经致视力障碍。

2. 实验室检查

(1)一般检查:血、尿常规的异常代表血液系统和肾受损。活动期患者ESR常显著升高(>50mm/h),而CRP正常或只有轻度升高。狼疮细胞(LE)在活动性SLE时40%~70%阳性。

(2)自身抗体:常见而且有用的自身抗体依次为抗核抗体谱、抗磷脂抗体和抗组织细胞抗体。①抗核抗体谱:出现在SLE的有抗核抗体(ANA)、抗双链DNA(ds-DNA)抗体、抗ENA(可提取核抗原)抗体。抗ENA抗体谱包括抗Sm抗体、抗RNP抗体、抗SSA(Ro)抗体、抗SSB(La)抗体和抗rRNP抗体等。②抗磷脂抗体:包括抗心磷脂抗体、狼疮抗凝物、梅毒血清试验假阳性等对自身不同磷脂成分的自身抗体。③抗组织细胞抗体:抗红细胞膜抗体、抗血小板抗体和抗神经元抗体等。

(3)狼疮带试验:阳性代表SLE活动性。

(4)肾活检病理:适用于狼疮肾炎。

(5)影像学检查:包括X线胸片、头颅CT、MRI、超声心动图等,有助于早期发现器官损害。依病情选择。

3. 诊断线索 SLE的诊断率与医师对该病的认知程度和警惕性有关。抗核抗体应作为关节炎、肾炎、长期发热、顽固性皮肤过敏、雷诺现象、胸膜炎、各种血细胞减少、脱发、口腔溃疡等症状的常规筛选试验,在诊断慢性肾炎之前应排除狼疮肾炎。对于有两个系统以上症状者,如关节痛＋口腔溃疡,关节痛＋蛋白尿,关节痛＋脱发,关节痛＋胸膜炎,皮疹＋蛋白尿,胸膜炎＋蛋白尿等,应警惕 SLE。临床上若遇见单科疾病难以解释整个病情全貌,或疑似本科疾病但又不符合常规时也应注意有无 SLE可能。

4. 诊断标准 应当把握两个主线,即多系统多器官损害及自身免疫学异常。可以参考 2009 年 SLICC 修订的美国 ACR SLE 分类标准,其分为临床标准和免疫学标准,具体如下:

(1)临床标准:①急性或亚急性皮肤狼疮;②慢性皮肤型狼疮;③口腔或鼻腔溃疡;④非瘢痕性脱发;⑤炎性滑膜炎(内科医师观察到至少 2 个关节肿胀或伴有晨僵的关节压痛);⑥浆膜炎;⑦肾脏损害:24 小时尿蛋白定量(或尿蛋白/肌酐比值提示)>0.5g,或尿中出现红细胞管型;⑧神经系统损害:癫痫,精神症状,多发性单神经炎,脊髓炎,外周或脑神经病变,脑炎(急性认知功能障碍);⑨溶血性贫血;⑩白细胞减少(至少一次 $<4.0 \times 10^9/L$)或淋巴细胞减少(至少一次 $<1.0 \times 10^9/L$);或血小板减少(至少一次 $<100.0 \times 10^9/L$)。

(2)免疫学标准:① ANA 滴度超过实验室参考范围;②抗 ds-DNA 抗体超过实验室参考范围(ELISA 法要求超过实验室参考范围上限 2 倍);③抗 Sm 抗体阳性;④抗磷脂抗体、狼疮抗凝物、梅毒血清学假阳性、抗心磷脂抗体至少 2 倍于正常值或中高滴度、抗 2-GP1 抗体阳性;⑤低补体,包括低 C3,低 C4,低 CH50;⑥无溶血性贫血者出现直接 Coombs 试验阳性。

(3)确诊条件:①病理证实狼疮肾炎＋ANA 或抗 ds-DNA 抗体阳性;②符合 4 条标准,至少包括 1 条临床标准和 1 条免疫学标准。该标准产生于716 例 SLE 患者和非 SLE 患者,对于该群体其敏感性达到 94%,特异性达到 92%。

目前采用美国风湿病学会(ACR)1997 年推荐的 SLE 分类标准(表14-3-1)。该分类标准的 11 项中,符合 4 项或 4 项以上者,在除外感染、肿瘤和其他结缔组织病后,可诊断 SLE。其敏感性和特异性分别为 95%和 85%。

表 14-3-1 1997 年美国风湿病学会 1997 年推荐的 SLE 分类标准

颊部红斑	遍及颊部的扁平或高出皮而固定性红斑,常不累及鼻唇沟附近皮肤
盘状红斑	隆起的红斑上覆有角质性鳞屑和毛囊栓塞,旧病灶可有皮肤萎缩性瘢痕
光过敏	日光照射引起皮肤过敏
口腔溃疡	口腔或鼻咽部无痛性溃疡

续表

关节炎	非侵蚀性关节炎,累及2个或2个以上的周围关节,伴关节的肿、痛或积液
浆膜炎	①胸膜炎:胸痛、胸膜摩擦音或胸膜渗出;或 ②心包炎:心电图异常,心包摩擦音或心包积液
肾脏病变	①蛋白尿 >0.5g/d 或 >+++;或 ②细胞管型:可为红细胞、血红蛋白、颗粒管型或混合管型
神经系统异常	①抽搐:非药物或代谢紊乱所致;或 ②精神病:非药物或代谢紊乱所致
血液系统异常	①溶血性贫血伴网织红细胞增多;或 ②白细胞减少 <4.0×10^9/L;或 ③淋巴细胞减少 <1.5×10^9/L;或④血小板减少 <100×10^9/L
免疫学异常	①抗 dsDNA 抗体阳性;或 ②抗 Sm 抗体阳性;或 ③抗磷脂抗体阳性
抗核抗体	免疫荧光抗核抗体滴度异常,或相当于该法的其他试验滴度异常,排除了药物诱导的"狼疮综合征"

5. 病情的判断 在SLE诊断明确后要判定患者的病情严重程度及活动性,以便采取相应的治疗。可依以下三方面来判定:

(1)疾病的活动性或急性发作:依据受累器官的部位和程度来进行判断。例如出现脑受累表明病情严重;出现肾病变者,其严重性又高于仅有发热、皮疹者等。由于本病常累及多系统、多器官,治疗过程中各器官、系统病情的消长也不平行,因此不宜单凭某一表现来评价病情是否活动,以免片面。目前国际上较为简明实用的SLE病情活动性判断标准为SLEDAI(the systemic lupus erythematosus disease activity index)(表14-3-2)。

轻型SLE指诊断明确或高度怀疑者,但临床稳定且无明显内脏损害,SLEDAI积分 <10分。中度活动型SLE是指有明显重要脏器累及且需要治疗的患者,SLEDAI积分在10~14分。重型SLE是指狼疮累及重要脏器,SLEDAI积分 >15分。

表14-3-2 SLE病情活动性积分(SLEDAI)

积分	临床表现	
8	癫痫发作	近期发作的,除外代谢、感染、药物所致
8	精神症状	严重紊乱干扰正常活动,出现幻觉、胡言乱语、眩晕、定向障碍等,除外尿毒症、药物影响

积分	临床表现	
8	器质性脑病	包括定向力、记忆力或其他智力功能的损害,有意识模糊、认知障碍等,并出现反复不定的病情波动,并至少同时有以下 2 项:感觉障碍、语言混乱、失眠或白天瞌睡、精神运动性活动异常,除外代谢、感染、药物所致
8	视觉障碍	SLE 视网膜病变,包括视网膜出血、脉络膜出血或视神经炎,除外高血压、感染、药物所致
8	颅神经病变	累及脑神经的新发的感觉、运动神经病变
8	狼疮性头痛	严重持续性头痛,可为偏头痛,麻醉剂止痛药无效
8	脑血管意外	新发的脑血管意外,除外动脉硬化
8	血管炎	溃疡、坏疽、有触痛的手指小结节、甲周梗死、出血,或经活检、血管造影证实的血管炎
4	关节炎	2 个以上关节痛和炎性体征(压痛、肿胀、渗出)
4	肌炎	近端肌痛或无力伴 CPK 升高或肌电图改变或活检证实肌炎
4	管型尿	血红素颗粒管型或 RBC 管型
4	血尿	红细胞 >5 个 /HP,除外结石、感染和其他原因
4	蛋白尿	>0.5g/24h
4	脓尿	白细胞 >5 个 /HP,除外感染
2	脱发	异常斑片状或弥散性脱发
2	皮疹	炎症性皮疹
2	黏膜溃疡	口腔或鼻黏膜溃疡
2	胸膜炎	胸膜炎性胸痛伴胸膜摩擦音、渗出或胸膜肥厚
2	心包炎	心包痛并伴有以下至少 1 项:摩擦音、渗出或心电图、心脏超声证实
2	低补体血症	C3、C4、C50 低于实验室值的正常下限
2	DNA 抗体滴度增加	超过实验室值的正常上限
1	发热	>38℃,除外感染性因素
1	白细胞少	$<3 \times 10^9$/L,除外药物所致
1	血小板少	$<100 \times 10^9$/L

注:以上计分以患者前 10 天内的症状和检查为准,本指数总积分为 105 分。病情活动性判断:0 分 = 无活动;1~5 分 = 轻度活动;6~10 分 = 中度活动;11~19 分 = 重度活动;≥ 20 分 = 极重度活动。转归判断:SLEDAI 升高 >3 分提示加重,下降 >3 分提示病情改善,变化介于 1~3 之间为持续活动性病变,0 分为缓解。

(2)脏器功能状态和不可逆损伤:随着 SLE 病情反复发作,造成的组织损伤不断积累叠加,同时长期应用激素和免疫抑制剂引起的药物不良反应,均可导致不可逆的病情和脏器功能减退,其程度决定了 SLE 患者的远期预后。

(3)并发症:动脉粥样硬化、感染、高血压、糖尿病等常使 SLE 病情加重,预后更差。

【治疗要点】

SLE 目前尚不能根治。糖皮质激素加免疫抑制剂是主要的治疗方案。治疗原则是急性期积极用药诱导缓解,尽快控制病情活动;病情缓解后,调整用药,并维持缓解治疗使其保持缓解状态,保护重要脏器功能并减少药物副作用。重视伴发疾病的治疗,包括动脉粥样硬化、高血压、血脂异常、糖尿病、骨质疏松等。对患者及家属教育甚是重要。

1. 一般治疗 ①患者教育。②病情活动时注意休息,稳定后定期复查。妊娠、产褥期及手术患者应密切追随,以防复发或加重。③及早发现和治疗感染。④避免使用可能诱发 SLE 的药物,如避孕药等。⑤避免强阳光暴晒和紫外线照射。⑥女性 SLE 患者妊娠问题:无中枢神经系统、肾脏或其他脏器严重损害,病情处于缓解期达半年以上者,口服泼尼松剂量 <15mg/d,一般能安全地妊娠,并分娩出正常婴儿。非缓解期的 SLE 患者容易出现流产、早产和死胎,故应避孕。妊娠前 3 个月至妊娠期应用大多数免疫抑制剂均可能影响胎儿的生长发育,故必须停用半年以上方能妊娠。但目前认为羟氯喹和硫唑嘌呤、钙调蛋白酶抑制剂(如环孢素、他克莫司)对妊娠影响相对较小,尤其是羟氯喹可全程使用。妊娠可诱发 SLE 活动,尤其是在妊娠早期和产后 6 个月内。有习惯性流产病史或抗磷脂抗体阳性者,妊娠时应服低剂量阿司匹林(50mg/d),或根据病情应用低分子肝素治疗。激素通过胎盘时被灭活(地塞米松和倍他米松例外),孕晚期应用对胎儿影响小,妊娠时及产可按病情需要应用激素治疗。应用免疫抑制剂及大剂量激素者产后避免哺乳。

2. 对症治疗 对发热及关节痛者可辅以 NSAIDs,对有高血压、血脂异常、糖尿病、骨质疏松等者应予相应的治疗。对 SLE 神经精神症状可给予相应的降颅压、抗癫痫、抗抑郁等治疗。参见有关章节。

3. 糖皮质激素 为治疗 SLE 主要的药物。在诱导缓解期,依病情用泼尼松 0.5~1.0mg/(kg·d),晨起顿服,病情稳定后 2 周或疗程 6 周内,开始以每 1~2 周减 10% 的速度缓慢减量,减至小于 0.5mg/(kg·d)后,减量速度依病情适当调慢;维持量以小于 10mg/d 为宜。对有狼疮危象表现者须先用甲泼尼龙冲击疗法(0.5~1.0g/d 静脉注射,连续 3~5 天。如病情需要 1~2 周后可重复使用),之后口服大剂量泼尼松(>30mg/d)维持,待病情控制以后逐渐减量。

4. 免疫抑制剂 活动程度较严重的 SLE,应同时给予大剂量激素和免疫抑制剂。加用免疫抑制剂有利于更好地控制 SLE 活动,保护重要脏器功能,减少 SLE 复发,以及减少长期激素的需要量和副作用。在有重要脏器受累的 SLE 患者中,诱导缓解期建议首选环磷酰胺(CTX)或吗替麦考酚酯(霉酚酸酯,MMF)治疗,若无明显副作用,建议至少应用半年以上。在维持治疗中,可根据病情选择 1~2 种免疫抑制剂长期维持。目前认为羟氯喹应作为 SLE 的背景治疗,可在诱导缓解和维持治疗中长期应用。常用免疫抑制剂有:

(1)环磷酰胺(CTX):CTX 冲击疗法,每次剂量 0.5~1.0g/m^2 体表面积,加入生理盐水 250ml 中静脉滴注,时间要 >1 小时。除危重患者每 2 周冲击 1 次外,通常每 4 周冲击 1 次。冲击 8 次后,如病情明显好转,则改为每 3 月冲击 1 次,至活动静止后至少 1 年,可停止冲击。冲击疗法比口服疗效好。CTX 口服剂量为 1~2mg/(kg·d),分 2 次服。

(2)硫唑嘌呤(AZA):适用于中等度严重病例,脏器功能恶化缓慢者。常用量 1~2mg/(kg·d)。常见副作用有胃肠道不适、肝损害和骨髓抑制。

(3)环孢素 A(CsA):每日 3~5mg/kg,分 2 次口服,3 个月。以后每月减少 1mg/kg,至 3mg/kg 作维持治疗。主要副作用为肾、肝毒性,用药期间应予监测。

(4)吗替麦考酚酯(MMF):常用量 1~2g/d,分 2 次口服。病情缓解后减量,维持用量 0.25~0.5g/d。孕妇与哺乳期妇女禁用。

(5)抗疟药:对皮疹、关节痛及轻型患者有效。羟氯喹 200~400mg/d,分 2 次口服;氯喹 250mg/d,1 次口服。注意用药前和用药后每 3~6 个月进行眼科检查。

5. 静脉注射大剂量免疫球蛋白(IVIG)　适用于某些狼疮危象的治疗。一般每日 0.4g/kg 静脉滴注,连续 3~5 天为 1 疗程。

6. 血浆置换　是短期的辅助治疗,可以迅速清除体内可溶性免疫复合物、抗基底膜抗体和其他免疫活性物质,为重症患者的治疗争取时间,不宜长期应用。临床用于治疗血栓性血小板减少性紫癜、肺出血及常规治疗不能控制的重症患者。

7. 人造血干细胞移植　对于反复发作、难治性 SLE 可以采用异体自体干细胞移植治疗,其原理是利用大剂量免疫抑制剂摧毁自身免疫系统,并进行免疫重建,远期确切疗效还有待进一步研究。

8. 生物制剂　目前用于临床试验治疗 SLE 的生物制剂主要有贝利木单抗(belimumab,anti-BAFF)和抗 CD20 单抗(利妥昔单抗,rituximab)。

(刘升云　张寅丽　张文武)

第15章

物理损害所致急诊

第1节 中 暑

中暑（heat illnessheat）是在暑热天气、湿度大和无风的环境条件下，表现以体温调节中枢功能障碍、汗腺功能衰竭和水、电解质丧失过多而出现相关临床表现的疾病。重症中暑依其主要发病机制和临床表现不同常分为三型：①热痉挛（heat cramp）；②热衰竭（heat exhaustion）；③热（日）射病（heat stroke,sun stroke）。该三型可顺序发展，也可交叉重叠。热（日）射病是一种致死性疾病，病死率较高，介入 20%~70%。在美国，热浪（heart wave）期中暑死亡人数约为非热浪期的 10 倍。美国运动员中，热（日）射病是继脑脊髓损伤和心脏骤停后第三位死亡原因。

【诊断要点】

1. 临床表现特点　根据我国《职业性中暑诊断标准》（GB 11508-89），可将中暑分为先兆中暑、轻症中暑和重症中暑三级，其临床特点如下。

（1）先兆中暑：在高温环境下工作一定时间后，出现头昏、头痛、口渴、多汗、全身疲乏、心悸、注意力不集中、动作不协调等症状。体温正常或略有升高。如及时将患者转移到阴凉通风处安静休息，补充水、盐，短时间内即可恢复。

（2）轻症中暑：除上述症状加重外，体温至 38℃以上，出现面色潮红，大量出汗，皮肤灼热等表现；或出现面色苍白、皮肤四肢湿冷、血压下降、脉搏增快等虚脱表现。如进行及时有效的处理，常常于数小时内恢复。

（3）重症中暑：包括热痉挛、热衰竭和热射病三型：①热痉挛：常发生在高温环境中强体力劳动后。由于出汗过多，口渴，大量饮水而盐分补充不足以致血中氯化钠浓度显著下降，而引起四肢阵发性的强直性痉挛，最多见于下肢双侧腓肠肌，常伴有肌肉疼痛、腹绞痛及呃逆。体温大多正常。实验室检查有血钠和氯化物降低，尿肌酸增高。可为热射病的早期表现。②热衰竭：

常发生于老年人、儿童、慢性疾病患者及一时未能适应高温气候及环境者。严重热应激时，由于体液和体钠丢失过多引起循环血容量不足所致。患者先有头痛、头晕、恶心，继而有口渴、胸闷、脸色苍白、冷汗淋漓、脉搏细弱或缓慢、血压偏低。可有晕厥，并有手、足抽搐。体温可轻度升高。重者出现周围循环衰竭。实验室检查有血细胞比容升高、高钠血症、轻度氮质血症和肝功能异常。热衰竭可以是热痉挛和热射病的中间过程，如不治疗可发展成为热射病。③热射病：是一种致命性急症，典型表现为高热（>41℃）和意识障碍。根据发病时患者所处的状态和发病机制，临床上分为两种类型：劳力性和非劳力性（或典型性）热射病，前者主要是在高温环境下内源性产热过多；后者主要是在高温环境下体温调节功能障碍引起散热减少。a. 劳力性热射病（exertional heatstroke）：多在高温、湿度大和无风天气进行重体力劳动或剧烈体育运动时发病。患者多为平时健康的年轻人，在从事重体力劳动或剧烈运动数小时后发病，约 50% 患者大量出汗，心率可达 160~180次/min 钟，脉压增大。可发生横纹肌溶解、急性肾衰竭、肝衰竭、DIC 或 MODS，病死率较高。b. 非劳力性热射病（nonexertional heatstroke）：在高温环境下，多见于居住拥挤和通风不良的城市老年体衰居民。其他高危人群包括精神分裂症、帕金森病、慢性酒精中毒及偏瘫或截瘫患者。表现皮肤干热和发红，84%~100% 病例无汗，直肠温度常 >41℃，最高可达 46.5℃。病初表现行为异常或癫痫发作，继而出现谵妄、昏迷，严重者出现低血压、休克、心律失常及心力衰竭、肺水肿及脑水肿等。

2. 实验室检查　严重患者常出现肝、肾、胰和横纹肌损伤的实验室参数改变，应急诊行有关生化检查，如血清天冬氨酸氨基转移酶（AST）、丙氨酸氨基转移酶（ALT）、乳酸脱氢酶（LDH）、肌酸激酶（CK）和止、凝血功能及动脉血气分析，尽早发现重要器官功能障碍证据。疑颅内病变时应行脑 CT 和脑脊液检查。

3. 诊断注意事项　中暑的诊断可根据在高温环境中劳动和生活时出现体温升高、肌肉痉挛和 / 或晕厥，并应排除其他疾病后方可诊断。炎热夏季，遇有高热伴昏迷者首先考虑中暑。此外，尚必须与其他疾病鉴别，如热射病必须与脑型疟疾、脑炎、脑膜炎、有机磷农药中毒、中毒性肺炎、菌痢等鉴别；热衰竭应与消化道出血或宫外孕、低血糖等鉴别；热痉挛伴腹痛应与各种急腹症鉴别。

【治疗要点】

1. 先兆中暑与轻症中暑　应立即撤离高温环境，在阴凉处安静休息并补充清凉含盐饮料，即可恢复。疑有循环衰竭倾向时，可酌情给葡萄糖盐水静脉滴注。体温升高者及时行物理降温。

2. 热痉挛与热衰竭　患者应迅速转移到阴凉通风处休息或静卧。口服凉盐水、清凉含盐饮料。静脉补给生理盐水、葡萄糖液和氯化钾。一般患者经治疗后30分钟到数小时内即可恢复。

3. 热射病　须紧急抢救,降温速度决定预后。应在30分钟内使直肠温度降至40℃以下。

(1)体外降温:将患者转移到通风良好的低温环境,脱去衣服,按摩四肢皮肤,使皮肤血管扩张和加速血液循环,促进散热。对无循环虚脱的患者,迅速降温的金标准是冷水浸浴(cold water immersion,CWI)或冰水浸浴(ice water immersion,IWI),将患者身体(除头部外)尽可能多地浸入2.0~14.0℃冷水中,不停地搅动水,以保持皮肤表面有冷水,在头顶部周围放置用湿毛巾包裹的冰块。此法能在20分钟内将体温由43.3℃降至40.0℃以下。对循环虚脱的患者可用蒸发散热降温,如用15℃冷水反复擦拭皮肤或同时应用电风扇或空气调节器。或在头部、腋窝、腹股沟处放置冰袋,并用电扇吹风,加速散热。农村无上述条件时可用井水或泉水擦洗,促进蒸发降温。体温降至39℃时,停止降温。

(2)体内降温:体外降温无效者,用冰盐水进行胃或直肠灌洗,也可用20℃或9℃无菌生理盐水进行血液透析或腹膜透析,或将自体血液体外冷却后回输体内降温。

(3)药物降温:常用氯丙嗪。用法:将氯丙嗪25~50mg稀释在500ml葡萄糖盐水或生理盐水中静脉滴注1~2小时,病情紧急时可用氯丙嗪及异丙嗪各25mg稀释于5%葡萄糖液100~200ml中,在10~20分钟内静脉滴注完毕。如1小时内体温仍未下降可重复一次。有心血管病史慎用。

(4)对症治疗:保持患者呼吸道通畅,并给予吸氧;烦躁不安或抽搐者,可用地西泮(安定)10mg或苯巴比妥钠0.1~0.2g/次肌内注射;纠正水、电解质与酸碱平衡失调;应用肾上腺皮质激素对高温引起机体的应激和组织反应以及防治脑水肿、肺水肿均有一定的效果;应用B族维生素和维生素C,以及脑细胞代谢活化剂;防治心、肾、呼吸功能不全,防治感染等。

(卫 剑 张文武)

第2节　晕 动 病

乘车、船或飞机时,因摇摆、颠簸、旋转或加速等刺激,主要使前庭功能紊乱而致的一系列自主神经功能失调症状,称晕动病(motion sickness)。

【诊断要点】

本病常在乘车、船、飞机和其他运行数分钟至数小时后发生。初时感觉上腹不适,继有恶心、面色苍白、乏力、心率加速、出冷汗,旋即有眩晕、精神抑郁、唾液分泌增多和呕吐。可有血压下降、呼吸深而慢、眼球震颤。严重呕吐引起失水和电解质紊乱。症状一般在停止运行或减速后数十分钟和数小时内消失或减轻;亦有持续数天后才逐渐恢复,并伴有精神萎靡、四肢无力。

高温、高湿、通风不良、噪音、特殊气味、情绪紧张、睡眠不足、过度疲劳、饥饿或过饱、身体虚弱、内耳疾病等均易诱发本病。

本病应与内耳眩晕病、前庭神经炎、椎基底动脉供血不足等疾病相鉴别。

【治疗要点】

1. 一般处理 发病时患者宜闭目仰卧,松解领扣、腰带,指压或针刺内关、合谷等穴位有一定效果。坐位时头部紧靠在固定椅背或物体上,避免较大幅度的摇摆。有呕吐剧烈、脱水和低血压者,应静脉补充液体和电解质。

2. 药物治疗 主要应用抗组胺类和抗胆碱能类药物治疗,可单独应用或联合用药。常用药物有:①美可洛嗪(敏可静):25mg 口服,每日 1~3 次。②布可利秦(安其敏):25mg 口服,每日 3 次。③茶苯海明(乘晕宁,晕海宁):25~50mg 口服,每日 3 次。④赛克利嗪(苯甲嗪):1 次口服 50mg,出发前半小时服。⑤异丙嗪(非那根):口服每次 12.5~25mg,每日 2~3 次;肌内注射每次 25~50mg。⑥苯海拉明:口服每次 25mg,每日 3~4 次;肌内注射每次 20mg,每日 1~2 次。⑦氢溴酸东莨菪碱:0.3~0.6mg 口服,每日 3 次。青光眼患者忌用。⑧甲氧氯普胺:5~10mg 口服,每日 3 次;肌内注射每次 10~20mg。⑨多潘立酮:口服每次 10~20mg,每日 3 次,饭前服;肌内注射每次 10mg。⑩其他药物:如氯丙嗪、地西泮(安定)、苯巴比妥等亦可酌情使用。

在旅行前 0.5~1 小时先服用上述药物一次剂量,可减轻症状或避免发病。

(卫 剑 张文武)

第3节 冻 僵

冻僵(frozen rigor)又称意外低体温(accidental hypothermia),是指下丘脑功能正常者处在寒冷(-5℃)环境中机体中心体温(core body temperature,CBT)<35℃并伴有神经和心血管系统损伤为主要表现的全身性疾病,通常暴露寒冷环境后 6 小时内发病。绝大多数冻僵发生在严寒季节。在寒冷地带野外活动时间过长;或因意外事故遭受寒流袭击,风雪中迷途,陷入积雪或浸没在冰水中均可能引起冻僵。老年、婴儿及患有慢性疾病者

也偶可在室温过低时发生冻僵。

【诊断要点】

1. 轻度冻僵（CBT 35~32℃） 患者表现疲乏、健忘和多尿，肌肉震颤、心率和呼吸加快、血压增高。

2. 中度冻僵（CBT 32~28℃） 患者表情淡漠、精神错乱、语言障碍、行为异常、运动失调或昏睡。ECG 示心房扑动或颤动、室性期前收缩和出现特征性的 J 波（位于 QRS 波与 ST 段连接处，又称 Osborn 波）。体温在 30℃时，寒战停止、神志丧失、瞳孔扩大和心动过缓。ECG 示 PR 间期、QRS 波和 QT 间期延长。

3. 重度冻僵（CBT<28℃） 患者出现少尿、瞳孔光反应消失、呼吸减慢和心室颤动；体温降至 24℃时，出现僵死样面容；体温 ≤ 20℃时，皮肤苍白或青紫，心搏和呼吸停止，瞳孔散大固定，四肢肌肉和关节僵硬，ECG 或 EEG 示等电位线。

4. 中心体温测定 可证实诊断。可采用两个部位：①直肠测温：应将温度计探极插入 15cm 深处测定；②食管测温：将温度计探极插入喉下 24cm 深处测定。

【治疗要点】

首先使患者脱离寒冷环境，并进行保暖，然后解除寒冷潮湿或紧缩性的衣物，如靴、手套、袜子等。对于反应迟钝或昏迷者，保持气道通畅，吸入加热的湿化氧气。可以给患者以热饮料、高热量的流质或半流质食物。休克患者复温前要首先恢复有效循环容量。CBT<30℃者，对阿托品、电除颤或置入心脏起搏器常无效。心搏呼吸停止者，若体温升至 28℃以上仍无脉搏，应行 CPR 及相关药物治疗。体温升至 36℃仍未恢复心搏呼吸者，可中止复苏。

迅速复温是急救的关键。①被动复温（passive rewarming）：即通过机体产热自动复温。适用于轻度冻僵患者。将患者置于温暖环境中，用较厚毛毯或被褥裹好身体，逐渐自行复温，复温速度为 0.3~2℃ /h。②主动复温（active rewarming）：即将外源性热传递给患者。适用于：体温 <32℃，或心血管功能不稳定，或高龄，或有中枢神经功能障碍，或有内分泌功能低下，或疑有继发性低体温等时，可行主动体外复温：应用电热毯、热水袋或 40~42℃温水浴升温等，复温速度为 1~2℃ /h。应将复温热源置于胸部，避免四肢单独加温，否则大量冷血回流，致中心温度下降，损害脏器功能。也可行主动体内复温：静脉输注加热（40~42℃）液体或吸入加热（40~45℃）湿化氧气，或应用 40~45℃灌洗液进行胃、直肠、腹膜腔或胸腔灌洗升温，复温速度为 0.5~1℃ /h。也可经体外循环快速复温，复温速度为 10℃ /h。复温以肢体红

润、循环恢复良好,皮温达到 36℃左右为妥。若无温水,可将伤肢置于救护者怀中复温。以冰雪拭冻伤部位不仅延误复温并会加重组织损伤。有条件时尚可采用血液或腹膜透析,从体外用温暖(37℃)的透析液加温内脏和大血管。同时,要加强对症处理措施,例如抗感染治疗、纠正电解质紊乱、防治脏器功能损伤等。

(余保军 张文武)

第 4 节 淹 溺

淹溺(drowning)又称溺水,是指人淹没于水或其他液体中,水与污泥、杂草等物堵塞呼吸道和肺泡,或因咽喉、气管发生反射性痉挛,引起窒息和缺氧,肺泡失去通气、换气功能,使机体处于危急状态。由此导致呼吸、心搏停止而致死亡称溺死(drowning death)。约 90% 淹溺者发生于淡水,其中50% 发生在游泳池。在我国,淹溺是伤害死亡的第 3 位原因,0~14 岁年龄组为第 1 位死因,溺水者多发生于青少年及 4 岁以下的儿童。淹溺最重要最有害的后果是缺氧,所以,必须尽快恢复通气、氧合和灌注,这就要求目击者尽快行 CPR,尽快启动急救医疗救助系统。

【诊断要点】

1. 病史 有淹溺史及目击事故者。淹溺多发生于不会游泳或不慎落水及投水自杀者。意外事故中以洪水灾害、翻船发生淹溺多见。此外,水上运动、潜水、工程意外等,也是发生淹溺原因之一。

2. 临床表现特点

(1)轻度淹溺:落水片刻,患者可吸入或吞入少量的液体,有反射性呼吸暂停,神志清楚,血压升高,心率加快。肤色正常或稍苍白。

(2)中度淹溺:溺水后 1~2 分钟,人体因不能耐受缺氧而吸入大量水分,患者有剧烈呛咳呕吐。部分患者因呕吐物被重新吸入或发生反射性喉痉挛而加重窒息和缺氧。患者出现神志模糊或烦躁不安,呼吸不规则或表浅,血压下降,心率减慢,反射减弱。约 75% 溺水者发生肺水肿。

(3)重度淹溺:溺水 3~4 分钟,被救后已处于昏迷状态,由于窒息患者面色青紫或苍白、肿胀、眼球凸出、四肢厥冷,测不到血压,口腔、鼻腔和气管充满血性泡沫,可有抽搐。呼吸、心搏微弱或停止。胃内积水致胃扩张者,可见上腹部膨隆。此外,淹溺患者常合并有脑外伤、脊髓损伤(跳水时)和空气栓塞(深水潜水时),从而出现相应的临床体征。

3. 实验室检查 动脉血气分析显示低氧血症、高碳酸血症和呼吸性酸中毒,可合并代谢性酸中毒。淡水淹溺,出现低钠低氯血症,溶血时引起高钾血症,尿中游离血红蛋白阳性。海水淹溺,血钠、血氯轻度升高,并可伴血钙、血镁增高。心电图检查常见有窦性心动过速、非特异性 ST 段和 T 波改变,出现室性心律失常或完全性心脏传导阻滞时,提示病情严重。肺部 X 线有肺不张或肺水肿表现。疑有颈椎损伤时,应行颈椎 X 线或 CT 检查。

【治疗要点】

1. 溺水的现场与院前急救

(1)水中救起:溺水的抢救首先是要帮助溺水者脱离险境,必须立即从水中救起。可用一些运输工具如救生艇、冲浪板或其他漂浮装置,尽快到达患者处,急救人员必须时刻注意自身安全,减少自身及患者危险。最新证据表明,不必常规固定患者颈部,除非引起淹溺的外部环境有导致外伤的可能性,包括潜水、滑水、酒精中毒或受伤的体征等,如无上述因素,颈部受伤的可能性不大。徒手或用器械固定颈部不但会妨碍气道的充分开放,还耽搁人工呼吸的实施。若受过水中急救的训练,可水中进行人工呼吸。

(2)上岸后救助:上岸后应立刻评估溺水者的意识、呼吸和脉搏等生命体征,若无呼吸、心搏,立即 CPR;若已出现尸斑、腐烂、尸僵等明显的死亡征象,则应放弃抢救。①畅通呼吸道:立即清除患者口、鼻中的污泥、杂草,保持呼吸道通畅。②立即心肺复苏:对呼吸和/或心搏停止者,立即行心肺复苏。③面罩供氧:立即用面罩给予 100% 纯氧,有条件时可以使用持续正压通气(CPAP),必要时气管插管,机械通气。④其他措施:建立静脉通道,保暖。迅速将患者转运到医院,疑有颈部外伤时应注意颈椎固定。

2. 溺水的院内急诊处理 即使现场评估无任何异常,所有患者也都应该转运到医院急诊进行进一步的观察、评估和处理。院内早期处理的重点是迅速复苏和防治呼吸衰竭;重视相关外伤的早期发现和恰当处理;保持供氧。具体措施主要包括:①继续 CPR;②维持水、电解质和酸碱平衡;③防治感染;④头部、颈部与胸部 CT 或 X 线检查;⑤防治脑水肿与脑功能衰竭、ARDS、急性肾损伤、急性心力衰竭、心律失常和 DIC 等,参见有关章节。

(卫 剑 张文武)

第5节 电击伤

一定量电流通过人体引起不同程度组织损伤或器官功能障碍,甚至死亡,称电击伤(electrical injuries),俗称触电。雷雨闪电时的电击亦属于电击伤。

电击损伤包括电流对细胞的直接损伤和电阻产热引起的组织和器官损伤,其对人体损伤程度与电流强度、电流种类(直流电、交流电)、电压高低、触电时间长短、人体电阻、电流途径有关。人体组织电阻由小到大依次为神经、血液、黏膜、肌肉、干燥皮肤、肌腱、脂肪和骨骼。电流通过心脏易导致心脏骤停，通过脑干使中枢神经麻痹、呼吸暂停。

【诊断要点】

1. 病史有明确的触电或被雷、电击伤史。

2. 临床表现特点

(1)全身表现：轻度电击者仅出现痛性肌肉收缩、惊恐、头晕、心悸、面色苍白、口唇发绀、四肢乏力等。中度电击者表现为惊恐，面色苍白，表情呆愣，触电肢体麻木感，部分患者甚至昏倒，暂时意识丧失，但瞳孔、血压无明显变化，患者呼吸浅而速，可出现偶发或频发期前收缩，心动过速。重度电击者立即出现意识丧失、呼吸心搏骤停。电击后常出现严重室性心律失常、肺水肿、胃肠道出血、凝血功能障碍、急性肾损伤等。应特别注意伤者有多重损伤的可能性，包括强制性肌肉损伤、内脏器官损伤和体内外烧伤。此外由于肢体的急剧抽搐动作可引起骨折。

(2)局部表现(电热灼伤)：一般低电压电流的烧伤面小，直径一般为0.5~2cm，呈圆形、椭圆形或蚕豆状，边缘规则整齐，与健康皮肤分界清楚，一般无痛，焦黄色、褐色或灰色干燥伤面，偶可见水泡形成。此类烧伤多见于电流进出口处，如手、臂或脚。

高压电流烧伤，面积较大，损伤的深度甚至深达肌肉和骨骼。轻者仅表现为皮肤干燥烧焦的创面，面积较大，损伤较深，可达真皮层或皮下组织；较重者可有大片焦痂，组织坏死，以后脱落，感染和渗出，伤口愈合较为缓慢，形成慢性皮肤溃疡。少数患者体表皮肤烧伤并不严重，甚至无明显皮肤改变，但电流更多地通过血管、淋巴管、肌肉、神经等，造成沿着其行向的灼伤，受伤当时可能表现不明显，早期常难以从外表确定损伤范围和程度，24~48小时后周围组织开始发红、肿胀、炎症反应；随病程进展，由于肌肉、神经或血管的凝固或断裂，可在一周或数周后逐渐表现坏死、感染、出血等，甚至发生败血症，后果严重。腹部电热灼伤可导致胆囊坏死、肠穿孔、胰腺炎、肠麻痹、肝脏损害、肾损伤等。电击创面的最突出特点为皮肤的创面很小，而皮肤下的深度组织损伤却很广泛。临床上对深部组织电灼的程度估计不足是诊断普遍存在的问题。

(3)并发症及后遗症：电击伤后 24~48 小时常出现并发症及后遗症，如心肌损伤、严重心律失常和心功能障碍；吸入性肺炎或肺水肿；消化道出血或穿孔、麻痹性肠梗阻；DIC 或溶血；肌球蛋白尿或肌红蛋白尿和急性肾损伤；骨折、肩关节脱位或无菌性骨坏死；部分电击伤者有单或双侧鼓膜破裂、听力丧失；烧伤处继发感染。电击伤后数天到数月可出现上升或横断性脊髓炎、多发性神经炎或瘫痪等;角膜烧伤、视网膜剥离、单侧或双侧白内障和视力障碍。孕妇电击伤后常发生流产、死胎或宫内发育迟缓。

(4)闪电损伤:当人被闪电击中,心搏和呼吸常立即停止。皮肤血管收缩呈网状图案,为闪电损伤特征。

3. 诊断注意事项　根据患者触电史和现场情况,即可作出诊断。应了解有无从高处坠落或被电击抛开的情节,注意颈髓损伤、骨折和内脏损伤的可能性。监测血 LDH、CK-MB、淀粉酶,尿肌红蛋白,肝肾功能等,可辅助判断组织器官损伤程度。有些严重电击患者当时症状虽不重,1 小时后却可突然恶化。也有电击后呈极微弱的心搏和呼吸的"假死状态"(即人体主要生理功能如心搏呼吸等,处于极微弱情况下的一种状态,外表看来似乎已经死亡),假死并非由室颤引起,主要由于延髓受抑制或呼吸肌痉挛所致。要认真鉴别,不可轻易放弃对触电者的抢救。

【治疗要点】

1. 切断电源与现场处置　首要任务是迅速切断电源。按当时的具体环境和条件采用最快、最安全的办法切断电源或使患者脱离电源,一般有下述几种方法:①关闭电掣:若电掣就在附近,立即关闭电掣是最简单、安全而有效的行动。并尽可能把保险盒打开,总电闸扳开,并派人守护总电掣闸,以防止忙乱中第三者重新合上电闸,导致其他人触电。这是一种十分重要而简便易行的安全措施。②斩断电线:若在野外或远离电掣的地方,尤其是下雨时,不便接近触电者或挑开电源线者用之;或高压输电线断落,可能附近电场效应而会产生跨步电压者,应于 20 米以外斩断输电线(注意:斩断端的电线又可能触地形成新的中心,形成跨步电压,导致救护者触电)。所用的利器因地制宜选用,如绝缘钳子、干燥锄头、铲子、有干燥木柄的刀、斧等。③挑开电线:对于高处垂落电源线触电,电掣不在附近,可用干燥木棒或竹竿挑开电源线。并注意挑开的电源线要放置好,避免他人触电。④拉开触电者:如上述方法都不易用上,可用干木棒将触电者拨离触电处。如触电者趴在漏电的机器上,可用塑料绳、干绳子或衣服拧成带子,套在患者身上,将其拉出。

在使触电者离开电源的整个过程中,应注意以下几点:①必须严格保持救护者与触电者的绝缘,包括不直接接触触电者,选用的器材必须有可靠的绝缘性能。若对所用器材绝缘性能无把握,则要在操作时,脚下垫放干燥的木板、厚塑料块等绝缘物品,使自己与大地绝缘。②在下雨天气野外抢救触电者时,一切原先有绝缘性能的器材都因淋湿而失去绝缘性能,因此更需注意。③野外高压电线触电,注意跨步电压的可能性并予以防止,最好是选择20 米以外进行切断电源;确实需要进出危险地带,需保持单脚着地的跨跳步进出,绝对不容许双脚同时着地。

2. 立即进行心肺复苏 对呼吸、心搏停止者立即行 CPR。因为电击后存在"假死"状态,CPR 必须坚持不懈进行,直至患者清醒或出现尸僵、尸斑为止。不可轻易放弃。

3. 复苏后的处理 主要是维持呼吸、血压稳定,积极防治脑水肿、急性肾损伤等并发症,早期使用降温疗法,纠正水电解质及酸碱失调,防治继发感染。这些措施不单是在呼吸、心搏恢复后使用,而应在复苏开始时使用,并贯穿于抢救全过程。

4. 局部电热灼伤处理 伤面周围皮肤用碘酒、酒精处理后,加盖消毒敷料包扎,减少污染。常规注射破伤风抗毒素。已有坏死肢体采用暴露疗法,伤后 3~5 天坏死分界线清楚后,进行坏死组织清创术。并注意创口继发性出血,并给予相应处理。如有骨折、颅脑外伤等,则在复苏的基础上同时进行积极处理。选用有效抗生素防治继发感染,特别要注意厌氧菌感染的防治。

5. 其他 电击伤后引起机体严重缺氧者较多见,一般氧疗不能奏效者可用高压氧治疗,以提高氧含量,增加氧分压和血氧的弥散,有效纠正缺氧。对神志清楚,伴有乏力、心慌、全身软弱的患者,一般卧床休息数天后即能恢复,必要时对症支持治疗。并应注意深部烧伤及可能的远期并发症。

(卫 剑 张文武)

第 6 节 急性高原病

海拔 3 000 米以上地区称为高原。由平原移居到高原或短期在高原逗留的人,因对高原环境适应能力不足而发生以缺氧为突出表现的一组疾病称为高原病(high altitude disease,HAD),或称高原适应不全症,又称高山病(mountain sickness)。高原病也可发生在海拔 3 000 米以下地区。急性高原病(acute mountain sickness,AMS)为自限性,预后相对良好,但发生高原肺水肿(high altitude pulmonary edema,HAPE)和高原脑水肿(high altitude cerebral edema,HACE)可致命。急性高原病分为轻型和重型,其中轻型是急性轻症高原病,传统上称为急性高原反应(acute high altitude reaction);重型有高原肺水肿和高原脑水肿,已成为高原旅行者常见的病死原因。

AMS 的发病率与进入高原的速度、海拔高度、居住时间、体质及机体对高原低氧的易感性有关。另外上呼吸道感染及过度疲劳也可明显提高急性高原病的发病率。多数学者认为,本病的发生老年人低于青年人,女性低于男性;急性高原病的发生率与男性的体重指数(体重 / 身高 ^{2})呈正相关,与女性的体重指数无关,说明肥胖男性易感性大。

【诊断】

1. **急性轻症高原病** 很常见,未适应者进入高原地区后6~24小时发病,出现双额部疼痛、胸闷、心悸、气短、纳差、恶心、呕吐等;中枢神经系统症状与饮酒过量时表现相似。部分患者出现口唇和甲床发绀。通常在高原停留24~48小时后症状缓解,数天后症状消失。少数可发展为HAPE、HACE。

2. **高原肺水肿** 高原肺水肿发病急、病情重,属于急性重症高原病,是常见且致命的高原病。通常在快速进入高原地区2~4天内发病。摄盐过多、快速攀登、过劳、寒冷、呼吸道感染、服用安眠药和有高原肺水肿既往史者较易发病。

(1)临床表现特点:进入高原后突然发病。发病初期,多数患者有急性高原反应的表现,如头痛、头昏、恶心、呕吐、胸闷、气短等,继而出现咳嗽、心慌、呼吸困难,咳大量白色、橘黄色或粉红色泡沫痰,两肺布满湿性啰音,最具特征者是咳出粉红色泡沫痰。重症患者出现烦躁不安、神志模糊甚至昏迷时常合并有脑水肿。高原肺水肿突出体征为肺部湿啰音,以双肺占绝大多数,少数仅局限在一侧肺。口唇、甲床发绀。部分患者在心尖区或肺动脉瓣区有Ⅱ~Ⅲ级吹风样收缩期杂音,肺动脉瓣第二音亢进和/或分裂。少数患者可出现右心衰体循环淤血表现;颈静脉怒张、肝大伴有压痛、面及下肢水肿,也可出现期前收缩及奔马律。极少数患者可有轻度黄疸、腹部压痛及腹水征。

本病早期出现急性高原反应时即应高度警惕,出现神经精神症状提示可能并发高原脑水肿,起病时多不发热,少数可有低热,如体温渐升,常提示合并感染。

(2)临床诊断标准:①近期抵达高原(一般在海拔3 000m以上),出现静息时呼吸困难、咳嗽、咳白色和粉红色泡沫样痰。②中央性发绀、肺部湿性啰音。③胸部X线是诊断的主要依据,可见以肺门为中心向单侧或两侧肺野呈点片状或云絮状阴影,常呈弥散性、不规则性分布,亦可融合成大片状阴影。心影多正常,但亦可见肺动脉高压及右心增大征象。④经临床心电图等检查排除心肌梗死,心力衰竭等其他心肺疾患,并排除肺炎。⑤经卧床休息、吸氧等治疗和向低海拔转运,症状常迅速好转,X线征象可于短期内消失。

3. **高原脑水肿** 高原脑水肿,又称为高山昏迷、高山脑病或脑型急性高山病等,是由于急性缺氧引起的中枢神经系统功能障碍。临床表现为严重的头痛、恶心、呕吐、意识障碍、共济失调等。本病发病急骤,进展迅速,常危及生命。

(1)临床表现特点:临床过程分为三期:①昏迷前期:最初表现为头痛、头昏、发绀、气促和呼吸困难,大部分患者可有表情淡漠、意识朦胧、反应迟钝和嗜睡状态,可伴有语无伦次,定向力、判断力、计算力下降或丧失,共济失调,步态蹒跚等,甚至出现幻觉和欣快感。部分患者表现为情绪激动,抑郁或烦躁不安,并可有心悸、胸闷。②昏迷期:出现不同程度的昏迷,大小便失禁,四肢无力、肌张力及生理反射改变,并可出现病理反射。颅内压严重升高者可出现角弓反张等去大脑强直表现,如发生脑疝后则可出现瞳孔改变,对光反射减弱或消失,生命体征改变,表现为血压不稳,呼吸不规则,心率变化等。③恢复期:意识状况逐渐好转,昏迷程度由深变浅或意识恢复,但意识恢复后仍可表现有反应迟钝、沉默寡言、嗜睡、记忆力减退、心悸、胸闷等,一般经休息和适当的治疗在短期内可恢复,恢复期平均 14 天左右。少数患者可遗留有头昏、乏力、记忆力差等症状。

(2)临床诊断标准:①近期抵达高原后发病,在海拔 3 000m 以上。②神经精神症状:剧烈头痛、呕吐、表情淡漠、精神忧郁或欣快多语、烦躁不安、步态蹒跚、共济失调(Romberg 征阳性)。随之神志恍惚,意识朦胧、嗜睡、昏睡以致昏迷,也可直接发生昏迷。可出现肢体功能障碍,脑膜刺激征和 / 或锥体束征阳性。③眼底:可出现视乳头水肿和 / 或视网膜出血、渗出。④脑脊液:压力增高,细胞及蛋白无变化,偶有血性脑脊液。⑤排除急性脑血管病、急性药物或一氧化碳中毒、癫痫、脑膜炎、脑炎。⑥经吸氧、脱水剂、皮质激素等治疗及向低海拔转运症状有缓解。

4. 高原肺水肿合并高原脑水肿　在高原低氧环境下,同时发生高原肺水肿和高原脑水肿即为混合性高原病。病情严重,治疗时应兼顾脑水肿及肺水肿,病死率较高。多发生于低海拔地区进入高海拔(特别是 4 000m 以上)1 周以内。常在一般高原反应的症状基础上,出现剧烈头痛、恶心、频繁呕吐、烦躁不安、意识障碍等神经系统症状,查体可发现高颅压征象,并可出现脑脊液压力及性质改变。同时伴有严重的发绀、进行性呼吸苦难加重,咳粉红色泡沫痰,双肺广泛水泡音,胸部 X 线见片状阴影。

脑水肿和肺水肿的表现可同时出现,亦可在脑水肿或肺水肿发生后相继出现,可以一种表现更为突出。

【治疗】

1. 急性轻症高原病的治疗

(1)休息:一旦考虑急性高原反应,症状未改善前应终止攀登,卧床休息和补充液体。

(2)氧疗:经鼻导管或面罩吸氧(1~2L/min)后,几乎所有患者症状可以缓解。

（3）药物治疗：头痛者口服阿司匹林（每次 0.3~0.6g）、对乙酰氨基酚（每次 0.3~0.6g）、布洛芬（每次 0.2~0.4g）等；恶心、呕吐者肌内注射甲氧氯普胺（灭吐灵，每次 10~20mg）、丙氯拉嗪（甲哌氯丙嗪，每次 5~10mg）等。严重病例口服地塞米松（4mg，每 6 小时 1 次），或联用地塞米松（4mg，每 12 小时 1 次）和乙酰唑胺（0.5g，午后顿服）。

（4）易地治疗：症状不缓解甚至恶化者，应尽快将患者转送到海拔较低的地区，即使海拔高度下降 300m，症状也会明显改善。

对重症患者需严密观察、及时处理，谨防发展为高原肺水肿和 / 或高原脑水肿。

2. 高原肺水肿的治疗

（1）绝对卧床休息：一旦出现高原肺水肿表现，立即卧床休息，以减少机体氧耗，取半卧位。

（2）氧疗：强调早期、大流量（约 6~8L/min）、加压给氧，面罩吸氧较鼻导管吸氧效果好，应持续吸氧，重者可使用机械通气，采用 IPPV 或 CPAP，并给予呼气末正压（PEEP）5~10cmH₂O，有条件者可使用高压氧舱治疗。

（3）易地治疗：氧疗无效时，应及时将患者转送到海拔较低的地区，大多数病例降低到海拔 3 000m 以下地区两天后即可恢复。

（4）药物治疗：①舌下含化或口服硝苯地平（10mg，4 小时 1 次）降低肺动脉压和改善氧合作用，从而减轻症状。②氨茶碱有解除支气管痉挛、强心、利尿和显著降低肺动脉压作用，为治疗的首选药物，也是综合治疗的基础。轻者口服（每次 0.1~0.2g），重者可使用氨茶碱 0.25g 加入 5%~50% 葡萄糖液 20~40ml 静脉注射，4~6 小时可重复 1 次。③利尿剂：常规应用快速利尿剂如呋塞米（速尿）40~80mg 或利尿酸钠 50~100mg 静脉注射。对血容量不足者，一般不宜使用。④糖皮质激素：地塞米松 20~30mg 或氢化可的松 300~500mg/d，加入葡萄糖液内静脉滴注或静注，一般连用 2~3 天。⑤其他药物：血管扩张剂如硝普钠、α - 受体拮抗剂酚妥拉明、胆碱能拮抗剂 654-2 等可酌情选用。⑥强心剂的应用：一般认为有心衰表现时可用快速洋地黄制剂。若快速利尿剂奏效，则不需要洋地黄治疗。⑦抗生素：早期应用抗生素预防呼吸道感染。⑧其他治疗：对给氧治疗无效患者分次静注纳洛酮（总量 1.6mg）可获得满意疗效。有呼吸衰竭者可使用呼吸兴奋剂。近年来国内外大量研究表明内皮舒张因子即为一氧化氮（NO），急性肺水肿患者吸入低浓度 NO 后，能有效降低肺动脉压，一般吸入浓度为 20~40bbp。

3. 高原脑水肿的治疗　治疗基本与高原肺水肿相同，早期识别是成功治疗的关键。易地治疗海拔至少下降 600m 以上。

（1）改善缺氧：首先应绝对卧床休息，降低耗氧量。早期应绝对高浓度、高流量吸氧,对呼吸衰竭及呼吸道分泌物过多的患者应早期行气管切开以保证呼吸道通畅,必要时可行呼吸机辅助呼吸。高压氧治疗适应于重症脑水肿患者。

(2)降低颅内压:给予脱水剂及利尿剂,常用 20% 甘露醇 250ml 快速静脉滴注,每 4~6 小时 1 次,同时给予呋塞米 20~40mg 静脉注射。脱水、利尿治疗时应注意维持循环稳定及水、电解质平衡。

(3)肾上腺皮质激素的应用:可降低脑血管的通透性,稳定细胞内溶酶体膜,减轻细胞毒性反应,早期使用对脑水肿有显著疗效。常用地塞米松 5~10mg,重症患者可应用 20~40mg。

(4)保护脑细胞:①头部降温:选择性头部降温(冰帽)可降低脑组织代谢,保护脑组织。②可选用低温冬眠、高压氧及各种护脑剂如巴比妥、钙通道阻滞剂等治疗。③静脉滴注 ATP、辅酶 A,并可应用胞磷胆碱等。

(5)控制和消除全身不利因素:①避免颅压升高因素:保持安静,防止躁动,床头抬高,不压腹及肝、颈,保持呼吸通畅。②维持体液和酸碱平衡:一般边补边脱,最初数日可取负平衡;轻症者少补少脱,有休克宜快补快脱或快补慢脱,有脑病、肺水肿、心功能不全或呼吸衰竭者可慢补快脱。及时纠正酸碱紊乱。③控制血压,维持心肺功能及全身营养状态。

(6)预防感染:早期给予广谱抗生素预防感染。

4. 高原肺水肿合并高原脑水肿的治疗　对急性混合型高原病的治疗,应兼顾肺水肿及脑水肿的治疗,鉴于该病病情严重,病死率高,应在积极治疗的同时尽可能转运到低海拔医疗条件较好的医院治疗。

5. 急性高原病的预防　进入高山前应对心理和体质进行适应性锻炼,如有条件者最好在低压舱内进行间断性低氧刺激与习服锻炼,以使机体能够对于由平原转到高原缺氧环境有某种程度的生理调整。目前认为除了对低氧特别易感者外,阶梯式上山是预防急性高原病最稳妥、最安全的方法。建议,初入高山者如需进 4 000m 以上高原时,一般应在 2 500~3 000m 处停留 2~3 天,然后每天上升的速度不宜超过 600~900m。到达高原后,头两天避免饮酒和服用镇静催眠药,不要有重体力活动。避免寒冷,注意保暖,主张多用高碳水化合物饮食。上山前使用乙酰唑胺、地塞米松、刺五加、复方党参、舒必利等药,对预防和减轻急性高原病的症状可能有效。

(张　斌　张文武)

第16章

急诊内科常用诊疗技术

第1节 气管插管术

将导管插入气管内建立人工气道的方法称为气管插管术。它是急危重症患者抢救及治疗的基本操作之一。其作用有：①保持呼吸道通畅；②便于呼吸管理或进行机械通气；③减少无效腔和降低呼吸道阻力，从而增加有效气体交换量；④便于清除气道分泌物或脓血；⑤防止呕吐或反流致误吸、窒息的危险；⑥便于气管内用药（吸入或滴入）；⑦特殊类型的气管导管如支气管导管（双腔导管）可分隔两侧肺而起到单肺通气、便于手术操作及防止患侧肺污染健侧肺。

一、适应证

适应证：①实施机械通气：需要接受有创机械通气的患者，首先应建立人工气道，提供与呼吸机连接的通道。主要用于呼吸心搏骤停、呼吸衰竭、呼吸肌麻痹和呼吸抑制者等。②上呼吸道梗阻：意识障碍的肥胖患者、口鼻咽及喉部软组织损伤、异物等均可引起上呼吸道梗阻。③气道保护性机制受损：生理性的吞咽、咳嗽反射可以保护呼吸道，如意识改变或支配这些反射的脑神经（迷走神经为主）受损或麻醉时，气道保护性机制受损，易发生反流、误吸乃至窒息。④气道分泌物潴留：咳嗽反射受损时，分泌物潴留易导致肺部感染及肺不张。此时，建立人工气道，清除分泌物是控制肺部感染的重要措施。

二、禁忌证

紧急抢救时，经口气管插管无绝对禁忌证，但患者存在上呼吸道烧伤、喉头水肿及颈椎损伤时，应慎重操作或选择其他建立人工气道的方法。其中，各种原因导致上呼吸道水肿已经出现呼吸困难者，说明狭窄已非常严重，一次插管不成功即可因操作导致水肿进一步加重而窒息，故应尽可能选用气管切开等方式解决气道问题,若别无选择,也应选用可保持患者基本通气要求的小号导管。颈椎损伤患者原则上采用纤支镜插管以避免加重颈椎损伤。

三、操作要点

根据插管的途径,插管术可分为经口腔和经鼻腔插管;亦可根据插管时是否用喉镜显露声门,分为明视插管和盲探插管;患者清醒,在表面麻醉下进行插管,为清醒插管;还可行全麻下插管等。但临床急救中最常用的是经口腔明视插管术。其方法为:①患者仰卧,头后仰,颈上抬,使口腔、咽部(声门)和气管成一直线以便直视插管。②不论操作者右利或左利,都应用右手拇指推开患者下唇和下颌,食指抵住上门齿,必要时使用开口器。左手持喉镜沿右侧口角进入口腔,压住舌背,将舌体推向左侧,镜片得以移至口腔中部,显露悬雍垂(为暴露声门的第 1 标志)。再循咽部自然弧度慢推镜片使其顶端抵达舌根,即可见到会厌(为暴露声门的第 2 标志)。进镜时注意以左手腕为支撑点,千万不能以上门齿作支撑点。③弯型镜片前端应放在舌根部与会厌之间,向上提起镜片即显露声门,而不需直接挑起会厌;直型镜片的前端应放在会厌喉面后壁,需挑起会厌才能显露声门。④直视下插入气管导管:右手以握笔式持气管导管(握持部位在导管的中后 1/3 段交界处),斜口端朝左对准声门裂,沿喉镜片压舌板凹槽送入,至声门时轻旋导管进入声门裂 1cm 后,拔出管芯再前进。把气管导管轻轻送至距声门成人 4~6cm,儿童 2~3cm。一般情况下,男性患者插入深度为距离门齿 24~26cm,女性为20~22cm。调整并确认插管深度后,往气管导管前端的套囊内充气 5~10ml。⑤确定导管是否在气管内:a. 出气法:按压患者双侧胸部,听和看导管开口是否有温热气流呼出;b. 进气法:用简易人工呼吸器压入气体观察双侧胸廓是否均匀抬起,同时听诊两侧肺有无对称的呼吸音,而上腹部无气过水声,以确定导管已在气管内。然后安置牙垫,拔出喉镜。⑥固定导管:确定导管在气管内以后再进行外固定:用两条胶布十字交叉,将导管固定于患者面颊部;第一条胶布应把导管与牙垫分开缠绕一圈后,再将两者捆绑在一起。⑦插管操作不应超过 30~40 秒,如一次操作不成功,应立即面罩给氧。待血氧饱和度上升后再重复上述步骤。

(黄贤文　张文武)

第 2 节　气管切开术

气管切开术(tracheotomy)是切开颈段气管前壁并插入气管套管,使患者可以经过新建立的通道进行呼吸的一种手术。

一、适应证

1. 需要长时间接受机械通气的重症患者。

2. 喉阻塞　如喉部炎症、肿瘤、外伤、异物等原因引起的喉阻塞，呼吸困难明显而病因不能消除者。

3. 下呼吸道分泌物阻塞　严重颅脑外伤、胸部外伤、肺部感染、各种原因所致的昏迷、颅脑病变、神经麻痹、呼吸道烧伤或胸部大手术后等，咳嗽反射受抑制或消失，致下呼吸道分泌物潴留者。气管切开不仅可用吸引器通过气管套管充分吸出阻塞之分泌物，减少呼吸道死腔和阻力，增加肺部有效的气体交换，并可将药物直接送入下呼吸道，提高治疗效果；在呼吸停止时，还可施行人工呼吸器控制呼吸。

4. 预防性气管切开术　作为口腔、咽、喉，或颈部大手术的辅助手术。

5. 极度呼吸困难、无条件行气管插管和无时间、不允许行正规气管切开术时，可行紧急气管切开术。

二、禁忌证

无绝对禁忌证，明显出血倾向时慎用。COPD 反复合并呼衰者应权衡利弊，避免过早气管切开。

三、操作要点

(一) 传统气管切开法

1. 体位　一般取仰卧位，肩部垫高，头后仰正中位，使颈段气管保持在颈中线上并与皮肤接近，便于手术时暴露气管。若后仰使呼吸困难加重，则可使头部稍平，或待切开皮肤分离筋膜后再逐渐将头后仰。如呼吸困难严重不能平卧时，可采用半坐位或坐位，但暴露气管比平卧时困难。

2. 消毒与麻醉　常规消毒（范围自下颌骨下缘至上胸部）、铺巾，以 1% 普鲁卡因溶液或 1%~2% 利多卡因溶液作颈部前方皮肤与皮下组织浸润麻醉。病情十分危急时，可不消毒麻醉而立即作紧急气管切开术。

3. 切口选择　①横切口：在环状软骨下约 2cm 处沿皮肤横纹横行切开长 2~3cm 的皮肤、皮下组织。②纵切口：术者站于患者右侧，以左手拇指和中指固定环状软骨，食指抵住甲状软骨切迹，以环状软骨下约 2cm 为中点，沿颈正中线切开皮肤与皮下组织（切口长度约 3cm），暴露两侧颈前带状肌交界的白线。纵切口所需手术时间稍短，但遗留瘢痕明显。现今常规气管切开术中，纵切口已逐渐被横切口取代。但对病情严重、颈部粗短或肿胀的患者，宜采用纵切口并使切口加长，以便操作及缩短手术时间。

4. 分离气管前组织　用血管钳沿中线分离组织,将胸骨舌骨肌及胸骨甲状肌向两侧分开。分离时,可能遇到怒张的颈前静脉,必要时可切断、结扎。如覆盖于气管前壁的甲状腺峡部过宽,在其下缘稍行分离后,用拉钩将峡部向上牵引,需要时可将峡部切断、缝扎,以便暴露气管。在分离过程中,始终保持头正中位,切口双侧拉钩的力量应均匀,并常以手指触摸环状软骨及气管,以便手术始终沿气管前中线进行。注意不要损伤可能暴露的血管,并禁忌向气管两侧及下方深部分离,以免损伤颈侧大血管和胸膜顶而致大出血和气胸。

5. 确认气管　分离甲状腺后,可透过气管前筋膜隐约看到气管环,并可用手指摸到环形的软骨结构。确认有困难时,可用注射器穿刺,视有无气体抽出,以免在紧急时把颈部大血管误认为气管。在确认气管已显露后,尽可能不分离气管前筋膜,否则,切开气管后,空气可进入该筋膜下,并下溢致纵隔气肿。

6. 切开气管　确定气管后,于第 3~4 软骨环处,用尖刀于气管前壁正中自下向上挑开两个气管环。尖刀切勿插入过深,以免刺伤气管后壁和食管前壁,引起气管食管瘘。切口不可偏斜,否则插入气管套管后容易将气管软骨环压迫塌陷;切开部位过高易损伤环状软骨而导致术后瘢痕性狭窄。如气管套管需留置时间较长,为避免软骨环长期受压坏死或发生软骨膜炎,可将气管前壁切成一圆形瘘孔。

7. 插入气管套管　切开气管后,用弯血管钳或气管切口扩张器插入切口,向两侧撑开。再将带有管芯的套管外管顺弧形方向插入气管,并迅速拔出管芯,放入内管。若有分泌物自管口咳出,证实套管确已插入气管;如无分泌物咳出,可用少许纱布纤维置于管口,视其是否随呼吸飘动;否则,即为套管不在气管内,需拔出套管重新插入。

8. 创口处理　套管插入后,仔细检查创口并充分止血。如皮肤切口过长,可缝合 1~2 针,一般不缝下端,因下端缝合过紧,气管套管和气管前壁切口的下部间隙可有空气溢出至皮下组织而致皮下气肿。将套管两侧缚带系于颈侧部固定,注意松紧要适度,不要打活结,以防套管脱出而突然窒息。可用止血带套于缚带外以减轻皮肤损伤。最后在套管底板下垫一切口纱。

有时在行气管切开术前,可先插入气管插管,以便有充裕的时间施行手术。也可插入纤支镜以便寻找气管。

9. 紧急气管切开术　适用于病情危急、需立即解除呼吸困难者。方法是以左手拇指和中指固定喉部,在正中线自环状软骨下缘向下,一次纵行切开皮肤、皮下组织、颈阔肌,直至气管前壁,在第 2~3 气管软骨处向下切开 2 个软骨环,立即用血管钳撑开气管切口,或用刀柄插入气管切口后再转向撑开,随后迅速插入气管套管,呼吸道阻塞解除后,按常规方法处理套管和切口。

(二)经皮扩张气管切开法

1. 体位、消毒麻醉、切口选择同传统切开法。但麻醉进针至2cm左右开始回抽,回抽出气体后快速注射所剩麻药至气管内以减轻切开过程呛咳程度,同时记住进针深度(局麻会使深度比实际增加2~3mm)。对于原有气管插管者,此步极易刺破套囊导致漏气,故切开前应充分吸痰并后退导管套囊至声门下。

2. 切开皮肤,建议不切开皮下组织,宽度2~2.5cm即可。对于凝血功能障碍的患者,深度更应尽可能表浅。

3. 穿刺钢丝引导套管 按麻醉过程预计深度估算进针深度,于切口中点垂直进针或略向下肢倾斜,钢针斜面朝向下肢,接近目标深度时回抽,无气体则采用"突发突止"的爆发式进针法,达到目标深度后回抽出气体,固定钢针,前推钢丝引导套管1cm,退出钢针。

笔者用纤支镜观察可见,若缓慢进针(包括后续步骤),气管前后壁可被挤压至近乎紧贴,反而容易损伤气管后壁。若到达预定深度仍无法回抽出气体,确认患者头、气管、进针正中位及进针方向,然后每次继续前进2~3mm即回抽。带气管导管者,钢针穿刺到导管有不同于人体组织的"韧"感。

4. 沿钢丝引导套管置入引导钢丝,钢丝弯头向下,退出钢丝引导套管。

5. 扩张 套入预扩张器后由穿刺路径扩张,挤压有突破感证明穿破气管环,退出预扩张器后可有少量气体溢出。若达目标深度仍无突破感,考虑预扩张器偏离原路径进入盲道,应退钢丝3~4cm看是否扭曲并依扭曲方向判断偏离方向以便调整,并理直钢丝,避免钢丝对扩张器边缘造成磨损。预扩张后有引导管的气切包置入引导管,没有者直接行扩张器扩张,步骤同前者,扩张气管环时仍有突破感,同样注意按原来路径。有引导管的气切包用扩张器扩张后直接进入下一步,没有者接着用专用扩张钳套入钢丝至接近气管深度,扩张气管以浅组织,退出后夹钳再次套入,挤压突破气管环后再次扩张。此时可有大量气体溢出。部分气切包不需应用扩张钳。

6. 将事先充分放气并润滑的套管套入钢丝后沿扩张路径置入,退出管芯后有气体呼出即为插管成功,连管芯带钢丝一起退出。套囊充气、缚带固定套管。一般不需缝合。

经皮扩张气管切开术需专门气管切开包、扩张钳,但出血少,除非严重凝血功能障碍,否则即使应用抗血小板药物治疗的患者也可手术。

(黄贤文 张文武)

第 3 节　呼吸机的临床应用

一、呼吸机基本工作原理

现代呼吸机多为正压通气机，即呼吸机在吸气相利用正压将气体送入肺部；呼气相呼吸机释放压力，肺泡压高于大气压，胸廓回弹，气体从肺部排出。严格来说，呼吸机只负责吸气，呼气是由胸廓回弹被动完成的。

1. 吸气的开始　呼吸机从呼气相进入吸气相，这一过程称为触发（trigger），触发可由呼吸机或患者完成。由呼吸机完成（时间触发）则为控制通气，若由患者触发（自主触发）则为辅助或支持通气。现代呼吸机即使在控制模式下，多数均具有自主触发设置。患者的吸气努力造成气道内的压力下降或气体流速变化，当达到呼吸机的预设值时则产生自主触发。根据预设的压力或流速，分为压力触发和流速触发。

2. 吸气的进行　一旦触发，呼吸机将按设定的模式和参数进行送气。一般容量控制模式为恒定流速（方波），经过一定的吸气时间，达到预设的潮气量则停止送气。潮气量 = 吸气流速 × 吸气时间。因此，在设定潮气量和吸气流速后，就确定了实际的吸气时间。一些呼吸机容量控制模式流速可调整为减速波形。压力控制或支持模式下，呼吸机则提供预设的压力（恒定压力），利用呼吸机和肺泡之间的压力差将气体送入肺部，流速为减速波形，实际潮气量与压力差及吸气时间成正比，与气道阻力等成反比。

3. 吸气向呼气的切换

（1）时间切换：压力控制模式直接设置吸气时间，到时间后呼吸机直接关闭送气阀，打开呼气阀，切换为呼气。多数容量控制模式通过直接或间接设置吸气时间，虽为容量控制，仍为时间切换。

（2）流速切换：压力支持通气（PSV）为典型的流速切换。PSV 模式下吸气流速为减速波形，当吸气流速降低到峰流速的一定百分比时，呼吸机切换为呼气。这个"百分比"就是呼气触发灵敏度，部分呼吸机不可调，部分可调。一般情况下多采用峰流量的 5%~25%，作为流量切换的指标。

（3）压力切换：预先设置一定的气道压力值，一旦管路内压力达到该值，即切换为呼气。几乎所有模式下均有压力切换，是一种保护性的切换方式。如气道高压报警设置，一旦监测的气道压力值达到报警线，即切换为呼气，以保证患者安全，而不管是不是达到了预设的吸气时间或潮气量。

（4）容量切换：呼吸机送气量达到预设值就切换为呼气，少数通气模式为容量切换。

4. 呼气的完成 呼吸机切换为呼气后,吸气阀关闭,呼气阀打开,借助胸廓和肺的弹性回缩力,及肺泡内压力高于大气压,气体由肺内排出,排出的气体量为呼出潮气量。该过程为被动过程,不需患者的刻意呼气动作及呼吸机的帮助,呼气时间与呼出潮气量、气道阻力及呼吸系统顺应性等有关。呼气末气道压力达到预设的呼气末正压(PEEP),若 PEEP 设置为零则呼气末气道压力一般为零。

二、机械通气目的和禁忌证

1. 机械通气的目的 ①维持适当的通气量,使肺泡通气量满足机体要求,如慢性阻塞性肺疾病、各种原因所致的中枢性呼吸衰竭、神经肌肉肌病导致的呼吸衰竭等。②改善气体交换功能,维持有效的气体交换,如ARDS、肺水肿等。③减少呼吸肌的做功,如各种原因引起的严重的呼吸窘迫。④预防性机械通气,用于休克、严重创伤、气道梗阻及破伤风等情况下的呼吸衰竭预防性治疗和气道保护。

2. 机械通气禁忌证 严格地说,机械通气无绝对的禁忌证。但对于一些特殊情况,应采取一些必要的处理才能使机械通气效果更佳,并避免将给患者带来不利。①大咯血或严重误吸引起的窒息性呼吸衰竭:应尽量吸出血液或误吸物后再通气。②伴有肺大疱的呼吸衰竭:应注意呼吸机参数的设置,以防大疱破裂。③张力性气胸:应及时充分引流。④支气管胸膜瘘。此时适合应用高频振荡通气。

三、机械通气基本通气方式和模式

1. 控制通气(controlled ventilation,C) 呼吸机通过一定的机制,按照设定的指令为患者通气,完全替代患者的自主呼吸。触发方式一般为时间触发,即按设定的时间间隔启动送气。吸气向呼气切换也完全由机器决定,一般是时间切换。按照控制的方式分为容量控制通气和压力控制通气。

(1)容量控制通气(volume-control ventilation,VC):在有的呼吸机上亦称为 IPPV、CMV 等。指每次通气时呼吸机都会按照预先设定的潮气量送气。比如,预设潮气量(VT)为 500ml,呼吸机就会将 500ml 作为送气的目标。设定的潮气量是通过一定的吸气流速(Flow)和吸气时间(Ti)来完成输送的。即 VT = Flow × Ti。有的呼吸机可以直接设定 Flow,而有的呼吸机则是通过设置 VT 和 Ti 来间接设置 Flow。而有些呼吸机不可以直接设置 Ti,而是通过设置呼吸频率(f)和吸呼比(I∶E)来间接设置 Ti。

容量控制通气时流速波形一般是方波(恒定流速,如图 16-3-1),但有的呼吸机可以设为减速波。VC 模式下有一个特有的参数为吸气暂停时间,为设置的 Ti 和呼吸机实际送气的 Ti 的差值。有些呼吸机可以直接设置吸气暂停时间,而有些呼吸机是通过 VT、Flow 和设置的 Ti 来间接设置吸气暂停时间。吸气暂停时间可以使气体在肺部分布更加均匀,促进肺泡中氧向血液弥散,减少无效腔通气,起到改善氧合的作用。一般吸气暂停时间设置不超过 0.5 秒,对于正常的肺亦可以不设置吸气暂停时间(设为 0)。

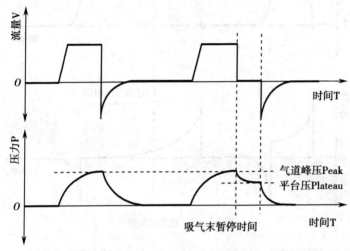

图 16-3-1　容量控制通气

(2) 压力控制通气(pressure-control ventilation,PC):每次通气时呼吸机都会按照预先设定的吸气压力送气。比如,预设吸气压力为 20cmH$_2$O,呼吸机被触发后会提供很高的初始气流,在很短的时间内使气道内压力达到 20cmH$_2$O,并维持这一压力至吸气时间结束。这种模式下,我们需要设置吸气压力水平、Ti(或 I∶E)、f 等参数。随着吸气的进行,气体进入肺部,肺泡压力逐渐升高,呼吸机与肺泡的压力差也逐渐降低,因此 PC 时吸气流速是减速波形(图 16-3-2)。与 VC 不同的是,PC 的吸气流速无须设置,与设置压力、患者吸气努力程度及肺部情况等有关,是可变的,因此一定程度上可以改善人机协调性。压力控制或支持模式下,一个特殊的参数是压力上升时间或称斜率(slope),即从基线气道压力上升到设置的控制压力水平所需的时间。不同的呼吸机设置方式不同,多数患者默认设置(百分比 50% 或绝对值)即可。但对于吸气驱动过强的患者,吸气上升时间应短。总体来说,根据呼吸机波形有利于合理设置吸气上升时间。

PC 特点总结:①气道压力可控,可避免气压伤;②时间切换;③潮气量不恒定,有发生通气不足的风险;④递减、可变的吸气流速,符合生理,利于改善人机协调;⑤改善气体交换,可代偿一定程度的漏气。

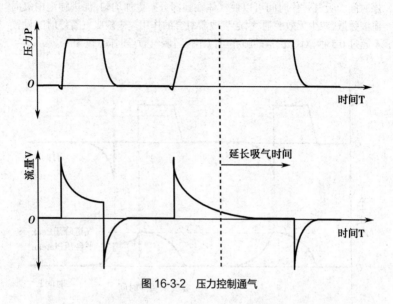

图 16-3-2　压力控制通气

2. 辅助通气(assisted ventilation,A)　由患者吸气触发而启动送气过程,但整个送气的过程仍是按照设定的指令进行,完全由呼吸机控制。吸气向呼气切换也完全由机器决定,也是时间切换。与控制通气唯一不同的是辅助通气的触发是由患者完成的,属于同步触发。

A 和 C 的通气过程都是由呼吸机按设定的"指令"来"强制"执行,二者同属于指令通气(mandatory breath,或称为强制通气)。这些"指令"就是我们设置的一些参数。A 和 C 的唯一区别在于由谁触发了呼吸机。目前多数呼吸机在控制通气时允许患者进行触发,就是所谓的 A/C 模式。

A/C 模式的实现规则一般是这样的:先设置好呼吸频率 f 和其他基本参数(定容或定压),呼吸机启动后立即检测患者有没有自主呼吸(即等待患者同步触发),如果在第 1 个呼吸周期(即 60/f)内检测到患者有自主呼吸(即患者同步触发了呼吸机),则启动一次 A;如果在第 1 个呼吸周期内没有检测到患者的自主呼吸(没有同步触发),则呼吸机会在第 1 个呼吸周期结束时启动一次 C。不管是启动了 A 还是启动了 C,之后的呼吸周期将以这次通气为起点按照设定的 f 重新计算,呼吸机进入下一周期检测自主呼吸(图 16-3-3)。

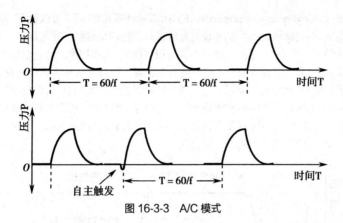

图 16-3-3 A/C 模式

V-A/C 的特点总结:①潮气量恒定,不管是 A 还是 C,每次呼吸的特征相同;②自主呼吸快易导致过度通气;③自主吸气较强时,恒定流速不能满足患者吸气需求,易产生人机不同步;④常需要镇静以保证同步;⑤气道压力不恒定,顺应性降低有气压伤危险,需妥善设置报警、密切监测。

3. 支持通气(supported ventilation,S) 由患者吸气触发启动送气过程,在送气过程呼吸机提供支持,如临床常用的压力支持通气(PSV),一般是流量切换。PSV 应用的前提是患者具备一定强度的自主呼吸。如果患者由于病情恶化,无力触发呼吸机或者自主呼吸频率过低时,呼吸机是不会启动送气的。为了避免这一情形的发生,呼吸机都有后备通气(back-up)机制,也叫窒息通气(apnea)。

患者触发后呼吸机提供高速气流,使气道压力很快达到预置的压力支持(PS)水平以克服吸气阻力和扩张肺脏,并在吸气过程中维持此压力。随着吸气的继续,肺泡逐渐被吸入气充盈,吸气流速逐渐下降,但气道压力基本维持在预设水平(图 16-3-4)。需要设置的参数有两个:压力支持水平和压力上升时间(前已述)。常用的 PS 水平为 5~20cmH$_2$O,低水平的 PS(5~12cmH$_2$O)主要用于克服气管插管和管路的阻力。选用 PS 的高低取决于患者的通气需要、自主呼吸能力、气道阻力和肺顺应性。PS 过大容易导致通气过度,吸气时间延长,呼气时间不足,而导致无效触发增多。而 PS 过小则会导致患者潮气量下降,呼吸频率上升,呼吸做功增加。当患者很少动用辅助呼吸肌,呼吸频率小于 25 次 /min,一般认为 PS 的水平是恰当的。

与其他模式不同,PSV 吸气向呼气切换是流速切换,大多数呼吸机在吸气流速降低到峰值流速的 20%~25% 时或实际流速下降到某一低值(如 5L/min)时,呼吸机停止送气并允许患者呼气。与其相关的指标是呼气触发灵敏度(expiratory trigger sensitivity,ETS),多数呼吸机的ETS可以设定,若不可设定,一般默认25%。ETS设置数值越高,吸气时间越短,呼气越早。

PSV特点总结:①是一种压力型的通气模式,流速切换。②完全是患者触发,用于有一定强度的自主呼吸能力的患者。③PSV人机协调性比较好。低水平的PS可以有效克服人工气道和呼吸机管路产生的阻力,常用于辅助撤机。④PSV最大的不足就是潮气量不稳定,对自主呼吸能力较差或呼吸节律不稳定者,易发生触发失败和通气不足,应持续监测潮气量。为保证患者的安全,应设置适当的后备用通气。

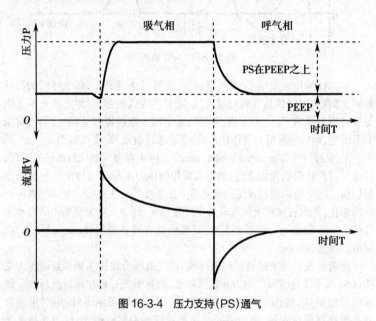

图16-3-4 压力支持(PS)通气

4. 自主呼吸(spontaneous ventilation,Spont) 患者吸气触发启动送气过程,整个送气的过程完全由患者控制,吸气向呼气切换也完全由患者控制。如持续气道正压通气(continuous positive airway pressure,CPAP)就是一种在一定正压水平下的自主呼吸。CPAP是指患者在自主呼吸时(不管是吸气相还是呼气相)气道内始终维持一定的正压水平(高于大气压),目的是增加功能残气量,使萎陷的肺泡开放,减少分流,改善氧合(图16-3-5)。CPAP模式的主要优点是吸气时恒定的持续正压气流>吸气气流,使吸气省力,呼吸做功减少;此外,呼吸机与患者连接的方式较为灵活,有创与无创通气的连接方式均可。CPAP模式完全靠患者自主呼吸。因此,应用CPAP

的患者必须具有正常的呼吸驱动。CPAP 水平应根据病情和治疗的需要,一般在 0~15cmH₂O 选择。

多数呼吸机 CPAP 模式和 PSV 模式合并成一个通气选项,CPAP 时把 PEEP 设置到需要的正压水平,PS 设为 0。一旦 PS 设为正值,模式即从 CPAP 变成了 PSV。CPAP 的特点:CPAP 能增加肺容积、促进塌陷的肺泡复张、改善氧合,也能抵消内源性 PEEP,常用于评价患者撤机和拔管之前患者的自主呼吸能力。CPAP 也能降低左心前后负荷,临床更多的是无创通气应用于左心功能不全患者。但是 CPAP 压力水平过高时,可引起肺过度充气。

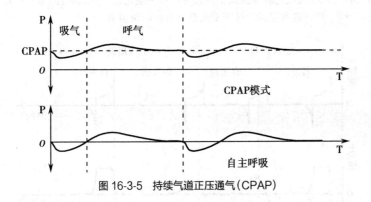

图 16-3-5　持续气道正压通气(CPAP)

5. 同步间歇指令通气(synchronized intermittent mandatory ventilation, SIMV)　SIMV 理论上来讲并不是一个独立模式,是 A/C 与自主呼吸的混合呼吸模式。SIMV 模式间断(或者表述为"间歇地")地给予指令通气(A 或 C),以保证患者有一个最低的通气支持,指令通气能与患者的自主呼吸用力同步。在两次指令通气的间歇期,允许患者"自由呼吸",使得患者的呼吸肌得到锻炼和维持。SIMV 是临床应用较为广泛的模式,从患者完全无自主呼吸到脱机过程都可以使用。

触发窗是 SIMV 最具特色的地方。由于这个触发窗的存在,一定程度上减少了两种不同呼吸形态(指令通气方式和自主通气方式)并存时给患者带来的困扰,改善了人机协调性。设定呼吸机的通气频率 f,则每个 SIMV 周期 =60s/f,呼吸机会将每个 SIMV 周期按一定比例分成两部分,前半部分为触发窗,后半部分为自主呼吸窗。在触发窗内,呼吸机会不断探测患者有没有自主呼吸,如果探测不到患者的自主吸气努力,就会在触发窗结束时启动一次控制通气 C;如果在触发窗内呼吸机探测到患者有自主吸气努力,就会启动一次辅助通气 A。如果患者自主呼吸的频率比较快,在一个触发窗内有多次触发,呼吸机仅在第一次触发时给予指令通气 A,触发窗内的再次触发就属于自主呼吸或仅给予一定的支持(PSV),也就是触发窗内呼吸机一旦被触发,就意味着触发窗的终结,之后的时间全部划归至自主呼吸窗。在自主呼吸窗口内,允许患者自由地呼吸,如果设定了 PS,则自主呼吸窗口内的每次通气都是由患者同步触发的,都是 PSV;如果没有设置 PS 而只有PEEP,那么自主呼吸窗内的通气就是 CPAP;如果在自主呼吸窗口内患者没有自主吸气努力(或没有自主呼吸),则此窗口内是没有通气的(图 16-3-6)。但触发窗不同呼吸机设计不一样,有的呼吸机把呼吸周期的前 60% 作为触发窗;有的呼吸机把触发窗设置在指令呼吸周期之前,并限制时间最长不超过 5 秒。具体触发窗的设计需要查看呼吸机的说明书。

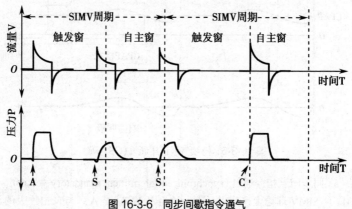

图 16-3-6 同步间歇指令通气

因此,SIMV 的参数设置面板中包含两部分内容:指令通气的参数和自主呼吸的参数。指令通气的参数设置与 A/C 模式是一样的,可以定容,也可以定压;自主通气参数与 PSV/CPAP 是一样的。因此,SIMV 模式也分为定容型 SIMV 和定压型 SIMV。不管呼吸机有没有特别标注,SIMV 模式都是SIMV+PSV/CPAP 的联合。

SIMV 特点总结:①将指令通气与自主呼吸很好地结合和协调,不仅能保证有效通气量,还能充分锻炼自主呼吸。②应用范围广泛,从完全无自主呼吸到接近完全自主呼吸,从上机到脱机。③自主呼吸过强可能导致过度通气,容量控制 SIMV 时可能产生人机不协调。

6. 压力调节容量控制(pressure regulated volume control,PRVC) PRVC是受压力和容量双重调节和控制的通气模式,是一种闭环通气模式,最终目标是既能保证容量,又能尽量避免过高的压力,克服了定容模式下容量保证但压力容易过高和定压模式下压力被控制了容量却不能保证等缺点。在有的呼吸机上也显示为 autoflow 或 VC+。PRVC 本质上是 PC 模式,一次吸气周期内压力恒定,流速波形是减速波,吸气向呼气为时间切换。压力水平不需设置,由呼吸机根据潮气量及肺部情况来调整。PRVC 以容量为目标,不同呼吸周期内,压力在变化,而吸气时间在不同呼吸周期是相同的(图 16-3-7)。PRVC 最大的特点是保证潮气量的同时,又具有 PC 的优点,如人机协调性好,减速波形符合生理,吸气流速可变等,临床有使用逐渐增多的趋势。

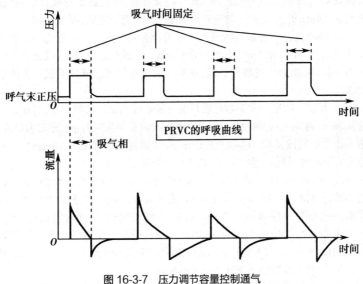

图 16-3-7　压力调节容量控制通气

四、呼吸机参数设置和调节

1. 呼吸频率(f)　A/C 模式设置的 f 为最低指令通气频率,也就是实际通气频率一定≥设置 f。SIMV 设置的 f 则为指令通气频率,若自主呼吸较快,高于设置 f 的频率则为自主通气频率。应用 SIMV 时所设定的频率与所需通气支持的程度有关,可逐渐减少频率过渡撤机。一般成人 f 在 10~20 次/min。PSV 仅需设置后备通气频率。

2. 潮气量(VT)　成人一般为 6~10ml/kg,此处体重为理想体重。对于 ARDS 患者应实施小潮气量通气≤6ml/kg,以限制平台压、防止肺泡的过度膨胀引起呼吸机相关性肺损伤。目前小潮气量通气已成为趋势,即使不存在 ARDS,也不建议使用大潮气量。临床上 VT 少有超过 600ml 的情况。

对有肺大疱、可疑气胸、血容量减少尚未纠正、血压下降等,初始可将 VT 设置在较低水平,为预防通气不足,可适当提高呼吸频率。

3. 吸气时间(Ti)及吸 / 呼比(I/E)　一般预设的 Ti 为 0.8~1.2 秒。以换气功能障碍为主的患者如 ARDS,吸气时间可稍长以改善氧合;阻塞性通气障碍为主的患者如 COPD,呼气时间宜适当延长,以减少肺内气体陷闭,减少内源性 PEEP 的产生。需要注意的是常有书籍推荐 I/E 设置为 1 : 2~1 : 3,这个推荐值应该是最终监测值,而不是设置值。因为患者实际通气 f 可能会明显高于设置 f,这种情况下 I/E 可能会接近 1 : 1,甚至形成反比通气。因此建议临床更多关注 Ti 的绝对值和呼气是否充分完成,而不是 I/E。

4. 吸气流速　容量目标通气应常可设置吸气流速。一般选择的吸气流速成人为 40~100L/min,平均为 60L/min。注意若设置过低,或患者吸气努力过强,可能会出现吸气饥饿,此时应加大吸气流速或切换成压力控制模式。

5. 触发灵敏度　大多数呼吸机触发灵敏度均是针对吸气相,有压力与流量(flow)触发,压力触发以 cmH_2O 为单位,流量触发以 L/min 触发为单位。通常压力触发设置在 $-1~-2cmH_2O$ 水平,流量触发设置在 1~3L/min。因流量触发更灵敏,目前多数呼吸机使用流量触发。

6. PEEP　是所有通气模式均需设置的参数。恰当水平的 PEEP 可以增加肺泡功能残气量、防止肺泡塌陷、改善氧合,还可以抵消内源性 PEEP,降低由此引起的呼吸做功增加。过高的 PEEP 会导致肺过度通气,产生呼吸机相关性肺损伤,也会对循环产生不良影响。多数情况下只需设置 $5~8cmH_2O$ 的 PEEP 以防止肺泡塌陷,维持正常的功能残气量。但在 ARDS 等情况下,常需要较高的 PEEP 以改善氧合。

7. 吸入氧浓度(FiO_2)　接受呼吸机治疗初期,为迅速纠正低氧血症,可将 FiO_2 设置为 100%,但应控制在 30 分钟内;随低氧血症纠正,FiO_2 逐渐降低至 40%~60%,并维持 $SaO_2>90\%$,$PaO_2>60mmHg$。若 $FiO_2>50\%$ 时 $SaO_2<90\%$,则应考虑同时优化 PEEP 设置。

五、呼吸机报警参数设置和调节

1. 压力报警　压力报警是最重要的报警之一,分为气道压力过高报警和气道压力过低报警两种情况。分析压力报警的原因时应按照"患者→参数→机器"的顺序依次排查。当气道压力升高,超过压力报警上限水平时,高压就会报警;同样,当气道压力降低,低于所设置的低压水平时,低压报警装置也会被启用。高压报警是一种保护措施,一旦报警呼吸机即终止吸气转为呼气,以防止气压伤。因此,气道高压报警意味着通气量无法保证,需要立即处理,否则长时间的报警将带来严重的后果。

气道高压报警患者方面常见的原因有:患者因烦躁等原因与呼吸机对抗,人机同步性不协调;患者呛咳;气道分泌物过多阻塞气道;气道痉挛如重症哮喘;胃肠胀气。管路方面的原因包括气管插管位置过深误入单侧支气管;气管插管开口紧贴气管壁;气管插管打折;气管插管或气管切开套管被痰痂、血痂阻塞;气管切开套管脱出被肌层阻塞;呼吸机管道积水、打折、受压、扭曲等。参数设置方面的因素有:高限报警设置过低,如哮喘患者气道阻力很高,应用容量控制通气模式时,若不调高压力报警限值,将很难保证通气量;PEEP 设置过高,如进行肺复张时应适当地提高压力报警限值;呼吸机方式参数设置不当,如潮气量设置过高、流速过大等。呼吸机故障因素主要是传感器失灵,相对少见。

造成气道压力过低报警的最常见原因是漏气。应首先寻找漏气部位,如气管插管套囊漏气、患者管道回路漏气、支气管胸膜瘘等。当 VC 模式下,设置吸气流速不足,而患者吸气力量较强时,也会出现低压报警。

2. 潮气量或分钟通气量报警 压力型通气模式(PCV、PSV 或 CPAP)患者的潮气量是不稳定的,设置合适的潮气量或分钟通气量报警尤其重要。任何原因使呼吸机送气量升高或降低超出设置的潮气量限值时即可触发潮气量报警。若潮气量正常,但呼吸频率过低或过高,则会触发分钟通气量报警。

潮气量过低报警常见于压力通气模式时压力设置过低或患者肺部情况恶化导致潮气量下降。在 VC 时,通气系统内漏气是低潮气量报警常见原因,如各连接管道松动、湿化罐密闭不严、脱管、气管插管或气管切开套囊充气不足或漏气导致气道密闭不严等。

潮气量过高报警常见于压力型通气模式下,压力水平设置过高、患者自主呼吸增强或通气系统内漏气等情况。由于现在很多呼吸机的容量控制模式附加了 auto flow 或按需流量支持功能,在容量控制模式下患者吸气能力较强时也可能会发生潮气量过高的情况。

呼吸机参数设置不当时也会发生潮气量报警,如患者无不适征象,应重新进行报警限值的设置。

3. 呼吸频率报警 以呼吸频率过高报警最常见,分析原因时也是从三个方面分析:患者→参数→机器。多数情况下,自主呼吸频率加快是对体内某种应激状况的一种代偿性反应,如低氧、酸中毒、高热、疼痛、烦躁或其他刺激因素。如果出现这类报警,不要急于调节呼吸机参数或者改变模式,而应该尽快寻找相应的原因,给予针对性处理。

应注意患者自主吸气用力情况。如果患者自主吸气能力比较弱,而呼吸频率较快时,提示呼吸机提供的支持力度不够,应该加大支持水平,如上调 PS 或改为控制通气模式等。如果患者自主吸气能力很强,同时呼吸频率很快时,通过上调 PS 或加大通气支持力度来降低呼吸频率的效果可能并不理想,应寻找背后的因素。若是原发病导致自主呼吸过强,可能通过调节呼吸机并不能达到预期目的,此时为减少耗氧、减少肺损伤,可能需要镇静甚至肌松来控制自主呼吸,例如重度 ARDS。

六、机械通气相关监测

机械通气时,除了常规的生命体征、血气分析、胸部影像学等监测外,临床常用到呼吸力学的监测。以平台压、顺应性、气道阻力及 PEEPi 监测等最常用,这些监测可以帮助临床医生判断肺部情况、评估治疗效果及分析气道高压报警原因等。要熟练运用这些监测,首先必须充分理解气体运动方程(图 16-3-8)。运动方程式为:总气道压力 = 气道阻力 × 气体流速 + 潮气量 / 总顺应性 + PEEP。

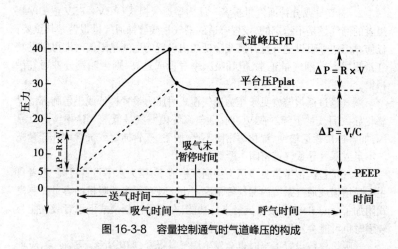

图 16-3-8　容量控制通气时气道峰压的构成

1. 气道峰压(peak pressure,PIP)　PIP 是整个呼吸周期中气道的最高压力,在吸气末测得。气道峰压是用于克服胸肺黏滞阻力和弹性阻力的总压力。根据气体运动方程,气道峰压 PIP = R × Flow + Vt/Cs + PEEP。与吸气流速、潮气量、气道阻力、胸肺顺应性和呼气末正压(PEEP)有关。

2. 吸气平台压(plateau pressure,Pplat)　Pplat 是吸气后屏气时的压力,如屏气时间足够长(占呼吸周期的 10% 或以上)平台压可反映吸气末的肺泡压。一般认为,监测平台压比气道峰压更能反映气压伤的危险性,因为气道峰压主要作用于气道,而平台压才真正反映肺泡内的压力。平台压用公式表示为:Pplat = Vt/C + PEEP。可见 Pplat 与流量和气道阻力无关,仅与潮气量和 PEEP 成正相关,与顺应性呈负相关。需要注意的是,Pplat 需要在容量控制通气下使用吸气屏气进行测量,需患者无自主呼吸。

3. 内源性 PEEP(intrinsic PEEP,PEEPi)　PEEPi 是指在没有呼吸机预设 PEEP 的情况下,肺泡压力在呼气末保持正压,也称为自动呼气末正压(auto-PEEP)。不管什么原因,只要在呼气末肺泡内的气体没有被充分呼出,即肺泡没有恢复到正常功能残气位时,就会形成 PEEPi。与 PEEPi 相对,我们把机器上预设的 PEEP 称为外源性 PEEP(entrinsic PEEP)。通常所说的 PEEP 即指外源性 PEEP。PEEPi 常见于气体限闭如 COPD、哮喘等,亦可见于呼气时间不足及用力呼气等情况。PEEPi 的存在可以增加吸气触发的难度,增加呼吸做功,导致肺动态过度充气(dynamic pulmonary hyperinflation,DPH),严重时可以导致循环衰竭。PEEPi 可以通过呼气屏气来进行测量。

4. 气道阻力　气道阻力描述的是气体在气道中受到的阻塞程度,定义为气道内单位流量所产生的压力差。吸气时,推动气流的压力差实际上是跨气道压 = 气道开口压 – 肺泡内压。在恒定流量的定容通气,气道开口压是施加在气道内的总压力,即峰压(PIP);当吸气结束时,气体在肺内分布达到平衡时的肺泡内压可用平台压(Pplat)表示。因此推动气流的压力差 $\triangle P=PIP-Pplat$,吸气阻力(Ri)可表示为 $Ri=(PIP-Pplat)/V$,V 指吸气流速。气管插管机械通气的患者吸气阻力约为 $5{\sim}15cmH_2O/(L \cdot s)$。

5. 肺顺应性　肺顺应性是指每单位压力变化导致肺容量(使肺扩张)的变化,用公式表示为:顺应性(C)$=\triangle V/\triangle P$。静态顺应性(static compliance,Cs)也就是没有气流存在时的顺应性,$Cs=\triangle V/(Pplat - PEEP)$。Cs 的正常值为 $50{\sim}100ml/cmH_2O$。顺应性降低意味着肺脏"变硬",单位压力引起的肺容积变化减小,呼吸功增加。低顺应性相关的呼吸生理改变主要是限制性通气功能障碍,功能残气量降低,低肺容积和低分钟通气量、呼吸频率代偿性加快等,多导致顽固性低氧血症。

七、三种疾病的机械通气

1. 急性呼吸窘迫综合征(ARDS)　ARDS 是各种原因导致肺毛细血管内皮细胞和肺泡上皮细胞损伤,引起弥漫性肺间质及肺泡水肿,从而出现以呼吸窘迫及进行性低氧血症为特征的临床综合征。大量肺泡塌陷导致的肺容积、顺应性下降,通气血流比例失调,以及肺血管通透性升高,血管外肺水增加是 ARDS 主要病理生理特点。而 ARDS 肺病变具有显著的不均一性,以重力依赖部位肺泡塌陷为主。

ARDS 时应遵循肺保护性通气策略,即应用小潮气量(≤6~7ml/kg)通气,同时避免平台压过高(≤30cmH$_2$O)和驱动压过高(≤15cmH$_2$O)而引起肺损伤,必要时可以牺牲部分通气量而允许 CO$_2$ 逐渐增高以达到肺保护的目的,即"允许性高碳酸血症"策略。低氧是 ARDS 最主要的表现,因此 PEEP 在 ARDS 中具有重要作用,一般 ARDS 程度越重,PEEP 越高。肺复张也是临床经常应用来纠正低氧的方法,肺复张后需要滴定理想的 PEEP 来维持肺泡复张。对于重度 ARDS,早期深镇静肌松控制自主呼吸及俯卧位通气是较为推荐的处理方法,有时能起到良好的疗效。对于重度 ARDS 对上述治疗效果不佳,ECMO 治疗是最后的挽救性治疗方法。

2. 慢性阻塞性肺病(COPD)　COPD 是一组以气流受限为特征的慢性气道炎症性疾病,气流受限不完全可逆,呈进行性发展。需要机械通气治疗的多为急性加重期(acute cxacerbation of COPD,AECOPD)的患者。COPD 主要呼吸力学特点是气道阻力增加,尤其是小气道阻力升高,缓解气道阻塞是治疗的根本。同时由于肺弹性回缩力下降,肺顺应性是升高的,呼气时间明显延长。急性加重期上述呼吸力学异常进一步加重,PEEPi 的存在加剧了氧耗量和呼吸负荷,超过呼吸肌自身的代偿能力使其不能维持有效的肺泡通气,从而造成缺氧及 CO$_2$ 潴留。

在 AECOPD 的早期,若患者神志清楚,咳痰能力尚可,痰液引流问题并不十分突出,呼吸肌疲劳可能是导致呼吸衰竭的主要原因,此时予以尝试无创正压机械通气。若痰液引流障碍或有效通气不能保障时,应果断地进行气管插管,改用有创机械通气。有创通气指征:主要标准(以下任何一项):呼吸停止;意识丧失;因躁动需要使用镇静剂;血流动力学不稳定(SBP<70 或 >180mmHg);心率低于 50 次/min,失去警觉性(心率低于 50 次/min 伴意识丧失);呼吸费力。次要标准(以下两项之一):呼吸频率 >35 次/min;酸中毒加重或 pH<7.25;吸氧情况下 PaO$_2$ 小于 40mmHg 或 PaO$_2$/FiO$_2$ 小于 200mmHg;意识水平下降。

有创机械通气基本的策略是:通气早期,主要让患者休息(呼吸肌休息),24~48 小时以后应进行撤机的评价和为撤机创造条件。COPD 患者在机械通气时,应以较小的潮气量、较慢的呼吸频率和较高的峰流量为目标,以 pH 作为滴定目标,而不是以 PaCO$_2$(允许性高碳酸血症)为目标。通气过程中应把握两个方面:①延长呼气时间促进呼气,措施包括限制潮气量和呼吸频率、增加吸气流速、缩短吸气末暂停时间等;②设置合适水平的外源性 PEEP 以对抗 PEEPi。尤其应关注 PEEPi 的问题,通过参数调节尽量减低 PEEPi 水平,并给予合适水平的外源性 PEEP(75%~80% 的 PEEPi)以减少 PEEPi 对呼吸功的影响。

3. 重症哮喘　支气管哮喘(简称哮喘)是由多种细胞和细胞组分参与的气道慢性炎症性疾病,慢性炎症导致气道反应性增加,通常出现广泛多变的可逆气流受限。哮喘的慢性炎症以大气道炎症为主,主要炎症细胞是嗜酸性粒细胞,气道阻力增加主要发生在大气道。由于慢性炎症反应而导致的气道重塑,哮喘患者气道平滑肌增生程度较 COPD 增强。平滑肌的增生是气道高反应发生的决定因素,哮喘急性加重时气道阻力比 COPD 增加更明显。由于气道阻力的明显增加,呼气受限,过度充气成为重症哮喘的重要特征。

重症哮喘患者最显著的呼吸力学特征是高气道阻力和高 PEEPi,而顺应性增加不明显,呼吸常数是延长的。当哮喘患者出现意识障碍、呼吸肌疲劳及 $PaCO_2 \geqslant 45mmHg$ 时,应及时考虑机械通气,可先考虑无创通气,若无效果应及时有创机械通气。同属阻塞性通气障碍,哮喘患者的基本通气策略与 COPD 是相似的,限制潮气量,延长呼气时间,减少 PEEPi。所不同的是上机时机、允许性高碳酸血症和 PEEP 的应用(表 16-3-1)。在哮喘急性发作时一般不主张运用 PEEP。然而,当哮喘合并肺炎和其他肺损伤,导致严重低氧血症,FiO_2 达到 100% 而严重低氧血症仍不能缓解时,可尝试适当的 PEEP,原因是外源性的 PEEP 能让那些没有 PEEPi 的肺单位被扩张并保持稳定。

表 16-3-1　哮喘患者初始呼吸机设置建议

参数	设置
模式	容量控制
吸入氧含量	调整到 $SaO_2 > 94\%$
吸入峰压(PIP)限制范围	调整到高于气道峰压的水平
平台压(Pplat)	调整到 $< 20 \sim 30 cmH_2O$
呼气末正压通气(PEEP)	如麻醉、镇静状态调整到 $0cmH_2O$,使用低水平 PEEP 以平衡非麻醉状态下患者的 PEEPi
潮气量	$4 \sim 6ml/kg$
吸气峰流速	$80 \sim 100L/min$
呼吸频率	$6 \sim 10bpm$
吸呼比	1:4 或 1:5
呼气时间	$4 \sim 5s$

注:PEEPi 为内源性 PEEP。

八、呼吸机撤离

呼吸机治疗的时间随病情而异,少时可仅数小时、数天,长则数周,甚至数月或数年。合理掌握脱机时机和指征,能有效缩短呼吸机应用时间,降低和减少各种呼吸机相关性并发症。

1. 脱机指征　衡量患者能否成功脱机前,应分析和考虑以下几点:

(1)导致机械通气的原发病或诱因是否已经解除或正在解除之中:如果是肺炎引起,应考虑肺炎是否被控制或正在控制之中;如果是心衰引起,应考虑心衰是否被控制或正在控制之中;如果是外伤性肺挫伤引起,应考虑肺挫伤是否已修复;如果是神经肌肉疾患引起,应考虑神经肌肉疾患是否已经好转等。

(2)通气和氧合能力良好:考核通气和氧合能力的主要标准是呼吸机条件已降低至较低水平,如 $FiO_2<40\%\sim50\%$,SIMV 指令通气频率降低至 8 次/min,$PEEP<5cmH_2O$,患者仍能保持相对正常的呼吸(呼吸频率 <20~24 次/min)和氧合($SaO_2>95\%$、$PaO_2>60mmHg$)状态。

(3)完整的气道保护能力:主动咳嗽和排痰能力是排出呼吸道分泌物、保持呼吸道通畅的主要保障,是成功拔管的重要保障。需要关注:①呼吸肌力量:受很多因素影响,如营养状况、体力、肢体活动状况等,营养状况差、体力弱、肢体活动受限的患者呼吸肌力量弱,脱机拔管后,排痰能力下降,即使短时间内可能脱机成功,一旦排痰不畅,感染反复或加重,还可能出现呼吸衰竭。判断呼吸肌力量可以通过观察手的握力、腿的蹬力、咳嗽反射的强度等综合判断。②意识状况:是主动咳嗽和排痰、维持气道通畅的重要因素,有意识障碍的患者,即使没有呼吸衰竭,也有建立人工气道的指征。因为对不能主动咳嗽和排痰的患者,只能通过被动吸引来排出呼吸道分泌物、保持呼吸道通畅。对有意识障碍的患者,条件成熟时可以考虑脱机,但解除人工气道要慎重。以免由于痰液引流不通畅而造成感染加重或发生窒息等。

2. 呼吸机撤离指标　用于呼吸机撤离的指标分三种类型,如反映通气、氧合、呼吸用力等方面。

(1)通气功能:能反映通气功能的指标很多,如肺活量(VC)、VT、第一秒用力肺活量(FEV_1)、最大吸气压等。一般脱机要求 VC>10~15ml/kg;VT>5~8ml/kg;$FEV_1>10ml/kg$;最大吸气压 >-20cmH_2O;MV(静态)<10L;每分钟最大自主通气量 >2× 每分钟静息通气量 ≥ 20L。但临床实际应用这些指标并不多,更多的是结合 VT、分钟通气量、血气分析等指标,逐步降低呼吸机条件来观察患者的反应。

(2)氧合功能指标(动脉血气分析):① $FiO_2<40\%$ 时,$PaO_2>60mmHg$;

②FiO$_2$ 100% 时,PaO$_2$>300mmHg;肺泡 - 动脉血 O$_2$ 差 D(A-a) O$_2$>300~350mmHg;③肺内分流(QS/QT)<15%,SaO$_2$>85%;④呼吸无效腔(VD)/潮气量(VT)<0.55~0.6。

(3) 浅快呼吸指数(f/VT)和吸气初始 0.1s 时口腔闭合压(P0.1):前者以≤ 105 为预计撤机成功,后者以≤ 4~6cmH$_2$O 为可能预计撤机成功。

3. 撤离呼吸机方法 呼吸机撤离的难易取决于原先肺功能状况与是否有肺部并发症。撤离容易的患者可以直接脱机,即先逐步降低呼吸机条件(PEEP、PSV 水平及 FiO$_2$),观察氧合和通气情况。脱离呼吸机后,生命体征稳定,通气和氧合水平符合标准,可以拔除人工气道。撤离困难的患者可以分次或间断撤离:先采用一定通气模式作为撤除呼吸机的过渡措施,如应用 SIMV 或 PSV。SIMV 时逐渐降低呼吸频率,当至 5 次 /min 时,如能较好地维持通气和氧合,意味脱机成功率较高。应用 PSV 时,逐渐降低 PSV 压力,降至一定水平或完全撤除后,仍能维持较好呼吸时,可以试行脱机。间断脱机是将脱机的时间分开,每次脱机数小时每日数次,即每日分次脱机。然后视病情逐渐增加每日脱机的次数或延长每次脱机的时间;最后改成逐日或白天脱机、夜间上机等,直至完全停用。对病情复杂的患者,即使暂时脱机成功,也应慎重拔除人工气道。再次使用呼吸机治疗的难易程度,主要取决于人工气道的重新建立。拔除人工气道后,重新建立人工气道费时、费力,还会增加痛苦;严重时会给生命带来威胁。因此,对病情发展难以预料患者,应适当延长人工气道拔除前观察的时间。

拔管后气道护理是脱机成败的关键。加强气道护理能促进呼吸道分泌物排出,保持气道通畅,预防肺部感染。主要方法有超声雾化吸入、捶 / 拍背震荡、刺激咽喉部产生咳嗽与排痰、抗生素和祛痰药等。

4. 脱机困难的原因和处理

(1) 撤机困难的原因:主要可能为原发病因未能解除、心功能不全、呼吸肌疲劳和衰弱、心理障碍等。

(2) 脱机困难的处理:尽早、尽快控制和去除原发病因;采用特殊呼吸模式与功能,尽早锻炼呼吸肌力量,预防呼吸肌疲劳与衰竭;加强营养支持治疗,增加呼吸肌力量;树立信心,克服心理障碍;原有慢性呼吸功能不全,尽早做腹式呼吸,增强和改善呼吸功能。脱机困难的患者需要做相当长时间的观察、摸索和调试。大部分患者最终可能获得成功;部分患者需要长期呼吸机治疗。

九、呼吸机治疗常见并发症

1. 气压伤 气胸和皮下、纵隔气肿是较常见临床类型。多为闭合性、胸内压高低取决于破裂口类型;处理方法是排气减压及调整呼吸机参数。避免所有可能诱发气胸的因素,如避免潮气量过大、平台压和驱动压过高、抑制过强的自主呼吸等。皮下和纵隔的气体可来源于肺组织,也可来源于呼吸道呼出的气体,如气管切开引起的皮下和纵隔气肿。

2. 呼吸系统并发症 如过度通气、通气不足和呼吸机相关性肺炎(VAP)。前两者主要依靠呼吸机参数调节和设置预防,后者是临床呼吸机治疗过程中十分棘手的难题。VAP会给患者带来显著不良影响,病原学特征多重耐药菌有显著增加趋势,完善的院感防控措施、合理应用抗生素及缩短机械通气时间是预防VAP的主要措施。

3. 循环系统并发症 正压通气对循环系统有一定的影响,特别是呼吸机条件比较高时,如ARDS设置比较高的PEEP,或患者的循环系统功能不全时。机械通气增加胸腔压力及跨肺压,一般来说可以减少右心静脉回流,减少左心前后负荷,当患者容量不足时易发生低血压。此外,当呼吸机设置不当或患者肺部病变导致PEEPi增加,肺过度通气,易发生循环衰竭。因此,机械通气时不仅需关注通气和氧合指标,还需密切关注呼吸力学和循环状态。

4. 胃肠道系统并发症 主要是胃肠道充气,尤其当应用面罩连接呼吸机、气管插管误入食管、并发气管食管瘘等时,更容易发生;预防的方法是及时安放胃管和应用胃肠减压。

(谈定玉 刘树元)

第4节 心脏电复律

心脏电复律(cardioversion)是用较强的脉冲电流,通过心肌,使心肌各部分在瞬间同时除极,以终止异位心律,使之恢复窦性心律的一种方法。它是药物与人工心脏起搏以外的治疗异位快速性心律失常的另一方法,具有作用快、疗效高、比较安全与简便的特点,但它不能防止心律失常的复发。该方法最早用于消除心室颤动(VF),故称为电除颤(electric defibrillation),后来进一步用于纠正房颤、房扑、阵发性室上速和室性心动过速(VT)等,故称为电复律。又通称心脏电休克(electric countershock)。

心脏电复律器(cardioverter)就是进行心脏电复律时所用的装置,亦称心脏电除颤器(defibrillator)。它由电极、蓄电和放电、同步触发、心电示波仪、电源供应等几部分组成。直流电复律器是将几千伏的高电压存储在16~32μF的大电容中,然后将电容所存储的电能,在几毫秒(ms)的极短时间内,直接(体内复律,电极接触心肌)或间接(体外复律,电极接触胸壁)地向心脏放电,从而达到复律或除颤目的。根据电除颤器发放脉冲是否与 R 波同步,又分为同步电复律(synchronized cardioversion)与非同步电复律(nonsynchronized cardioversion)。同步电复律是指除颤器由 R 波的电信号激发放电,即电流刺激落在心室肌的绝对不应期,从而避免在心室的易损期放电导致 VT 或 VF,主要用于除 VF、心室扑动以外的快速性心律失常,电复律前一定要核查仪器上的"同步"功能,使其处于开启状态。非同步电复律或非同步电除颤是指电除颤器在心动周期的任何时间都可放电。主要用于 VF、心室扑动,此时已无心动周期,心电图上也无 QRS-T 波,无从避开心室易损期,应即刻于任何时间放电。

近年来已广泛使用双相波电除颤器,行双相波形电除颤,即一次充电、两次放电除颤。其除颤阈值低、复律除颤成功率高、对心肌的损伤也较小。已逐渐取代了既往的单相波电复律器。目前已有不同波形的双相波形电除颤器,即双相截断指数波形(biphasic truncated exponential waveform,BTEW)和直线双向波形(rectilinear biphasic waveform)电除颤器。前者首次电击能量为 150~200J,后者电击能量选择 120J。研制成功并已广泛应用的自动体外除颤器(automated external defibrillator,AED)具有自动分析、操作简单、携带方便的特点,已成为基本生命支持(BLS)中的重要组成部分。

一、非同步电除颤

1. 适应证　VF 及心室扑动是非同步电除颤的绝对适应证。当发生 VF 或心室扑动后,患者已失去知觉,电击时无需任何麻醉剂,应在积极行 CPR 时即刻进行非同步除颤。选用的电功率宜大如 300~360J(单相波除颤仪)或 150~200J(双相波除颤仪),以期一次除颤成功。如诱发 VF 的因素仍存在(电解质与酸碱平衡失调、缺氧、心肌梗死、休克等),需同时积极加以处理,以防 VF 再发。有时快速的 VT 或预激综合征合并快速房颤均有宽大的 QRS 和 T 波,除颤仪在同步工作方式下无法识别 QRS 波,而不放电。此时应改用非同步电除颤,以免延误病情。

2. 电除颤操作要点　①首先通过心电(图)监护确认存在 VF;②打开除颤器电源开关,并检查选择按钮置于"非同步"位置(一般为除颤器开机后的定式),将能量选择键调至所需的除颤能量水平;③电极板涂上导电糊或包以数层浸过盐水的纱布;将电极板上缘分别置于胸骨右缘第二肋间及左腋中线第 4 肋间,两个电极板至少相隔 10cm;④按下"充电"按钮,将除颤器充电到所需水平,并关闭氧气;⑤环顾患者四周,确定操作者和周围人员与患者无直接或间接接触;⑥对电极板施加一定的压力(3~5kg),以保证有较低的阻抗,有利于除颤成功;⑦再次观察心电示波,确认有电复律指征,双手拇指同时按压放电按钮,当观察到除颤器放电后再放开按钮;⑧放电后立即观察患者的心电图,观察除颤是否成功并决定是否需要再次电除颤;若首次电除颤未能成功,则宜继续心肺复苏2分钟后再次除颤,所用能量同首次或稍高于首次;⑨除颤完毕,关闭除颤器电源,将电极板擦干净,收存备用。

二、同步电复律

1. 适应证 除室颤、室扑外,凡异位快速性心律失常药物治疗无效者,均是同步电复律治疗的指征。临床上主要有两种情况需同步电复律治疗:①急性的快速异位心律失常如室速(VT)、室上速、阵发性快速房颤(扑),尤其是 WPW 引起的房颤;②持续性房颤或房扑。在复律前应了解其发病原因,作出针对性的积极处理。

(1)VT:所需能量一般 100~200J,即时成功率可达 90%~97%。洋地黄中毒所致 VT 禁忌电击。

(2)房颤:预激综合征并发房颤伴血流动力学障碍者,电复律是首选治疗方法。慢性房颤的复律则需仔细权衡利弊,有下列情况者可考虑电复律治疗:①房颤在半年以内、心脏病变较轻或已做过满意的二尖瓣手术;②甲状腺功能亢进或其他诱因经治疗控制后房颤继续存在;③经足量洋地黄及其他药物治疗心室率无法控制;④经复律后能维持 3~6 个月以上并有明显症状改善的复发病例。所需能量一般为 100~200J。

(3)房扑:同步电复律所需能量较低,仅需 50~100J,即时转复成功率高达 98%~100%,可作为首选的治疗方法。尤其是伴有心室率快、血流动力学障碍的患者(如房扑 1:1 传导时)更有适应证。

(4)室上速:当用刺激迷走神经方法和药物治疗无效者,可选用直流电同步电复律,复律能量一般为 100~150J,成功率仅 75%~85% 左右。若已用洋地黄类药物者则宜考虑食道快速心房起搏治疗。

(5)其他:异位性心动过速性质属室上性(如室上速伴心室差异性传导)亦或室性尚未明确,以致选用药物有困难;WPW 并快速性心律失常,临床上应用药物有困难,均可考虑同步电复律治疗。对反复短阵发作(几秒钟)的各类异位快速心律失常不宜用电复律治疗,因发作能自行停止,而电复律并不能防止其复发。

2. 禁忌证

(1)下列情况绝对禁用电复律:①洋地黄中毒引起的心律失常;②室上性心律失常伴高度或完全性房室传导阻滞,即使转为窦性心律也不能改善血流动力学状态;③阵发性心动过速反复频繁发作者(不宜多次反复电复律);④病窦综合征伴发的快 - 慢综合征;⑤近期有动脉栓塞或经超声心动图检查心房内存在血栓而未接受抗凝治疗者。

(2)下列房颤患者对电复律有相对禁忌证:①拟进行心脏瓣膜病外科手术者;②洋地黄过量或低血钾患者,电复律应在纠正后进行;③甲状腺功能亢进伴房颤而未对前者进行正规治疗者;④心力衰竭未纠正或有风湿活动或有急性心肌炎者;⑤心脏明显扩大者。

3. 电复律操作要点　为了对可能发生的并发症做及时处理,电复律前除了准备心电监护和记录、全身麻醉药物等外,尚应准备心肺复苏的药品、设备,如抗心律失常药、升压药、心脏起搏器、氧气、抽吸器、气管插管和人工呼吸器等设备。复律前多次检查复律器的同步性能。患者应禁食数小时,并在复律前排空小便,卸去假牙,建立静脉输液通道。操作要点如下:

(1)体位:患者宜仰卧于硬木板床上,不与周围金属物接触,将所有与患者连接的仪器接地,开启复律器电源。

(2)心电监护:除常规描记心电图外,选择 R 波较高的导联进行示波观察。置电复律器"工作选择"为 R 波同步类型,再次检查与患者 R 波同步的准确性。

(3)麻醉:用地西泮(安定)20~40mg 以 5mg/min 速度静注,边注射边令患者数数,当其中断数数处于朦胧状态、睫毛反射消失、痛觉消失,即可进行电复律。地西泮目前已逐渐被丙泊酚(负荷量 1~3mg/kg)及咪达唑仑(负荷量 0.03~0.3mg/kg)所替代。麻醉前后应给患者吸氧。

(4)安置电极:电极板的放置位置有:①胸前左右法:一个电极置于右锁骨下方、胸骨右缘第 2 肋间处,电极板中心在右锁骨中线;另一电极置于左乳头下方心尖处,电极板中心在左腋前线上,两电极板相距应在 10cm 以上。此法最常用。②胸部前后法:一个电极置于前胸部胸骨左缘第 4 肋间,电极板中心在左锁骨中线;另一电极置于背部左肩胛下区,电极板中心在左肩胛中线处。将两电极板涂以导电糊或包以浸过生理盐水的纱布,置于上述位置。

(5)充电:按充电按钮,充电到预定的复律能量(房扑 50~100J,房颤 100~200J,室上速 100~150J,室速 100~200J)。

(6)复律:按"放电"按钮,进行电复律。此时患者的胸部肌肉和上肢将抽动一下。随即观察心电图变化,了解复律成功与否,主要是密切观察放电后 10 余秒的心电图情况,此时即使出现 1~2 次窦性心动,亦应认为该次电复律是有效的。此后心律失常的再现,正是说明窦性心律不稳定或异位兴奋灶兴奋性极高。如未转复,可增加复律能量,于间隔 2~3 分钟再次进行电击。用地西泮麻醉的患者,如需再次放电,常需给原剂量的 1/2~2/3 再次麻醉。如反复电击 3 次或能量达到 300J 以上仍未转复为窦性,应停止电复律治疗。

(7)密切观察:转复窦性心律后,应密切观察患者呼吸、血压、心率与心律变化,直至患者清醒后 30 分钟,卧床休息 1 天。

三、电复律的并发症及其防治

电复律较安全,且疗效迅速。其并发症一般不多,也较轻,发生严重并发症者多为病例选择、操作不慎或电复律前处理不当所致。常见有:

1. 皮肤灼伤 几乎所有患者在电复律后电极接触部位均有皮肤灼伤,可见局部红斑,尤其是操作时按压不紧、导电糊不足时尤为明显。通常无须特殊处理。

2. 心律失常 多数在复律后即刻出现,主要有各种期前收缩(早搏)和逸搏,分别为电刺激和窦房结暂时受抑制所致,无需特殊处理。如室性期前收缩频发呈二联律或短阵 VT,可静脉注射利多卡因或胺碘酮治疗。VF 极少出现,可因心脏本身病变程度、低血钾、洋地黄中毒、酸中毒、对奎尼丁过度敏感等多种因素所致,应立即予以非同步电除颤治疗。心房颤动电击后转为心房扑动,可能是复律能量小,仅使环行节律减慢而未能使其终止;亦有心房扑动电击后转为心房颤动者,可能是电击恰在心房的易损期所致;凡遇上述情况,应先观察片刻,若仍不转复,可加大能量再次电击。

3. 心肌损害 临床表现为局部性 ST 段暂时抬高,血清 AST、LDH、CK 轻度升高,低热,血压暂时性轻度下降等。心肌损害的程度与复律能量、电极面积及两电极安置的距离有关。因此,应避免使用不必要的高能量,宜用适当大的电极,并避免两电极距离过近。

4. 栓塞 栓塞的发生率约为 1.2%~5.0%,多发生于房颤持续时间较长、左房显著增大的患者,尤以术前未接受抗凝治疗者为多。多发生于电复律后 24~48 小时内。过去有栓塞史者术前术后给予抗凝治疗可起预防作用。

5. 急性肺水肿 多发生在二尖瓣和 / 或主动脉瓣病变伴房颤电复律后 1~3 小时内,发生率约 3%,可能系经电击后虽恢复了窦性心律,但左心房、室功能不全所致。按急性左心衰竭处理。极少数可能是肺栓塞引起,按肺栓塞处理。

四、自动体外除颤器(AED)的操作方法

AED 的使用已成为 BLS 的重要组成部分。AED 仪器面板上有 3 个按钮:①绿色:开关(ON / OFF);②黄色:分析(Analysis);③红色:电击(Shock)。操作时尚有声音和文字提示。操作步骤:①开机:按绿色开关按钮;②连接:

将一次性使用的除颤电极贴在患者胸廓的前-侧位,即前电极安放在右上胸锁骨下胸骨右缘,侧电极则安放在躯干的左下胸乳头左侧,电极的中心点适在左腋中线上。并将电极与 AED 连接,仪器迅速提示正在分析,并示知分析结果。③放电除颤:如 AED 语音提示建议电击除颤,要求相关人员离开患者身体,按压红色电击按钮,即电击除颤。对持续 VF／VT 患者,可做 1 次电击(双向波者电击能量为 150~200J)。抢救者在除颤后,不应立即检查脉搏,而应先再次做心肺复苏。自胸外按压开始,在 5 个轮回(约 2 分钟)CPR 后再检查脉搏。如无脉搏,继续 CPR2 分钟,再次除颤。

(王文飞　张文武)

第5节　紧急床边心脏起搏术

一、紧急床边心脏起搏的指征

主要指征:①各种原因导致的心脏骤停、心室静止和心肌电-机械分离。② AMI 合并高度或完全性房室传导阻滞,逸搏心率低于 45 次/min,伴有晕厥或晕厥先兆。③ AMI 合并窦性停搏超过 3 秒,或严重窦性心动过缓时心率低于 45 次/min,伴有晕厥或晕厥先兆。④各种原因所致的急性心肌炎后出现高度或完全性房室传导阻滞,逸搏心率低于 45 次/min,伴有晕厥或晕厥先兆。⑤药物中毒或严重电解质紊乱引起的严重心动过缓,心率低于 45 次/min,伴有晕厥或晕厥先兆。

二、紧急床边心脏起搏的方法

由于紧急床边心脏起搏需要在短时间内迅速起搏心脏,故有关技术要求方法简单而易于掌握、创伤和刺激小、起效迅速而稳定,以及并发症少。常用的方法有:

(一)经皮穿刺心内膜、心肌起搏

1. 仪器设备　①临时起搏器;②9 号或 12 号腰椎穿刺针;③细钢丝钩状电极或"J"形电极;④心电图机;⑤心电监护仪。

2. 操作步骤　在紧急情况下,主张一面穿刺进针、一面起搏的方法,以争取时间尽早起搏心脏。现以钢丝钩状电极为例,介绍操作步骤:①将患者连接好体表心电图机或监护仪进行心电监护。②准备和调节好体外临时起搏器,取 VVI 方式,频率 70~80 次/min,输出电压 5V(或输出电流 10mA)、脉宽 1.5ms、感知灵敏度 2.5mV;③普通针头刺入胸壁皮下与起搏器阳极连接,带穿刺针电极末端与起搏器阴极连接;④取剑突下或胸骨左缘第 4 肋间为穿刺点,向右心室穿刺,注意观察心电变化,当针头刺入心肌,可见室性期前收缩或起搏心电图,然后,固定电极,退出穿刺针;⑤测试起搏阈值、阻抗和 R 波高度等参数后,即可固定电极。

3. 评价　器械简单、操作方便、起效迅速、价格便宜,适合在基层医院推广,但不能保证长时间稳定、有效起搏。在心脏骤停、心室静止和电 - 机械分离时,作为紧急抢救和过渡治疗。如病情需要,应尽快建立有效的经静脉临时心脏起搏。

(二) 经静脉心内膜起搏

1. 仪器设备　①体外临时心脏起搏器;② 6F 普通起搏电极或带气囊起搏电极;③ 6F 静脉穿刺鞘;④心电图机;⑤心电监护仪。

2. 操作方法　紧急床边心脏起搏,需要在无 X 线指引的条件下进行。为了使电极能顺利进入右心室,一般采用左锁骨下静脉或右颈外静脉途径,并在心腔内心电图的指引下,确定电极位置。以左锁骨下静脉途径为例:①患者取头低脚高仰卧位(Trendelenberg 位,有心力衰竭、静脉压高者不必取此位),以提高静脉压,使血管扩张,一可利于针头刺入静脉,二可避免空气栓塞,锁骨下静脉充分扩张是穿刺能否成功的关键,静脉萎陷常导致穿刺失败。同时肩胛间垫一枕头,使穿刺侧的手臂取内收位。②锁骨下缘约 1cm 水平、锁骨中点稍外侧为穿刺点,针头指向胸骨上切迹,与胸壁平面约呈 15°~25° 角,压低针头进针,以恰能顺利穿过锁骨和第一肋骨的间隙为准。③穿刺时一面进针,一面抽吸,直到吸出静脉血(一般进针约 5~6cm 即可到达,进针过深易刺入锁骨下动脉),然后用左手固定针头,除去注射器,即可见暗红色血液缓慢流出。④插入指引钢丝(事先用肝素稀释液湿润),保留指引钢丝,拔出穿刺针。⑤在指引钢丝旁切开皮肤少许,并用止血钳扩张周围皮下组织,沿指引钢丝插入扩张管和外套管进锁骨下静脉。⑥保留外套管,拔出指引钢丝和扩张管,并用左手拇指按住外套管的外端口,防止血液流出或进入空气。⑦迅速插入电极到锁骨下静脉而达上腔静脉。⑧拔出和撕裂外套管。⑨在心腔内心电图指引下把电极插到右心室并固定。使用带气囊起搏电极时,则可在右心房中部将气囊充气,帮助电极进入右心室;电极从穿刺处至右心尖的长度约为 35cm。⑩设置临时起搏器参数:VVI 方式、频率 70~80 次 /min、输出电压 5V(或输出电流 10mA)、脉宽 0.5ms、感知灵敏度 2.5mV;连接电极与起搏器,观察起搏心电图,测试起搏阈值、阻抗和 R 波高度等参数后,固定电极。

3. 注意事项　①穿刺时如抽出血液呈鲜红色,或去除注射器后有搏动性的血液从针内流出,则提示误入锁骨下动脉,应即刻拔除针头,局部按压数分钟。②穿刺时如有疼痛和感觉异常并放射至手臂,则可能穿刺到臂丛神经处,亦应拔出针头。③如有空气吸出,提示可能穿入胸腔,应立即拔出针头,并密切观察有无气胸的症状和体征。④导入器的扩张管和外套管如不能插入锁骨下静脉,则提示锁骨和第一肋骨间隙较窄,可改在稍外侧处重新穿刺。⑤极少数患者的锁骨 S 形弧度较弯曲而又明显前凸,锁骨和第一肋骨没有间隙,亦可在稍外侧穿刺。⑥锁骨下静脉的压力较低,约为 0~11.25mmHg,吸气时可为负压,因此在更换接头、去除注射器或针头及插入电极时,均需头低脚高位,让静脉血缓缓流出,或应嘱患者呼气或处于呼气后的屏气状态,并应迅速操作,以免吸入空气,发生气栓。⑦插入"J"字形指引钢丝(导入静脉扩张管)时,宜将钢丝的弯头指向下肢,患者头转向导线插入侧,以利向下迅速进入上腔静脉,避免误入颈静脉。⑧从外套管插入电极时,应将电极前端的弯度方向指向下肢。⑨做起搏时的体表心电图 I、III 和 V_1 导联,可估计电极在心腔内的大致位置(表 16-5-1)。⑩电极固定后,须将电极内指引钢丝拔除,否则太硬,可引起心肌穿孔。

4. 评价　此方法对技术和经验要求较高,操作需花费一定时间,不适于在心脏骤停、心室静止和电 - 机械分离等情况使用。但是,本法起搏稳定、可靠,对于非致命性的缓慢性心律失常价值较高。

表 16-5-1　心室不同部位起搏的 QRS 波及心电轴类型

电极位置		心电轴	QRS 类型	备注
右室心尖		左偏	CLBBB	
右室流入道		正常	CLBBB	
右室流出道与心尖之间		正常	CLBBB	
右室流出道		右偏	CLBBB	
左心室		右偏	CRBBB	电轴可因电极放置的部位不同而有改变
冠状静脉系统	大心脏静脉(左室后壁)	左偏或不定	CRBBB	
	中心脏静脉(右室后壁近间隔处)	右偏或不定	V_3R、V_1 呈 CRBBB;I、V_5 呈 CLBBB	起搏阈值较高,心腔内电图 QRS 不大,ST 段无明显抬高
	引流右室的心脏静脉	右偏或不定	CLBBB	

（三）**经食管起搏**　由于食管紧贴心脏,临床可以通过食管电极来起搏心脏,但是起搏脉冲幅度较心腔内起搏为高。

1. 设备要求　体外临时心脏起搏器、普通食管电极或食管球囊电极、心电图机、心电监护仪。

2. 操作步骤　①清醒患者咽部喷丁卡因表面麻醉,昏迷患者可借助喉头镜插入电极;②由鼻腔或口腔插入电极导管,达到30~40cm时,记录心电图,了解食管电极的位置,根据需要,选择心房或心室作为起搏点;③设置临时起搏器参数:VVI方式、频率70~80次/min、输出电压10V(或输出电流10mA)、脉宽5ms、感知灵敏度2.5mV;④连接电极与起搏器,观察起搏心电图,测试起搏阈值、阻抗和R波高度等参数后,固定电极。

3. 评价　经食管起搏无创伤,电极容易放置,能迅速起搏,但在清醒患者因食管脉冲刺激,可能出现恶心、呕吐等不适,而且起搏稳定性不及心内起搏方式。

（四）**经气管起搏**　气管和食管一样,与心脏邻近,把电极送至气管分叉以下,即靠近左心房中部,可以用于紧急心脏起搏。

1. 设备要求　体外临时心脏起搏器、普通气管电极或气管球囊电极、心电图机、心电监护仪。

2. 操作步骤　①昏迷患者可借助喉头镜,在气管插管同时,将起搏电极插入气管分叉以下;②记录心电图,了解气管电极的位置;③设置临时起搏器参数:VVI方式、频率70~80次/min、输出电压10V(或输出电流10mA)、脉宽5ms、感知灵敏度2.5mV;④连接电极与起搏器,观察起搏心电图,测试起搏阈值、阻抗和R波高度等参数后,固定电极。

3. 评价　经气管起搏适用于昏迷患者,可以兼顾心肺复苏,但是患者清醒后不能耐受气管刺激,仅可作为过渡治疗。

（五）**经皮肤起搏**　又称为无创伤性临时起搏,方法是将2个电极放置在胸壁皮肤上,阴极电极位于心尖部,采用较大的输出脉冲幅度起搏心脏。

1. 设备要求　起搏除颤仪、皮肤电极、心电监护仪。

2. 操作步骤　①电极贴附:阳极位于左肩胛骨下角和脊柱间,阴极位于心前区;②连接带示波显示的起搏除颤仪和心电监护设备;③电极与起搏除颤仪连接,并接好地线;④设置临时起搏器参数:VVI或VOO方式、频率70~80次/min、输出电压10V;⑤开始起搏:电压由10V开始,逐渐增加至能起搏心脏,即为起搏阈值,然后再增加输出电压10%,以确保安全可靠的恒定起搏。

3. 评价 在不具备经皮穿刺心内膜、心肌起搏和经静脉起搏条件时,经皮肤起搏能迅速起搏心脏。由于电刺激强度大,清醒患者常不能耐受,最好能在起搏成功、患者复苏后,迅速建立经静脉起搏,保证安全有效的心脏起搏。

(六) 开胸心外膜或心肌起搏 紧急心脏起搏多采用以上几种方法,在开胸手术或开胸心脏按压时,可采用本法。

1. 设备要求 体外临时心脏起搏器、心外膜电极或钢丝钩状电极、心电监护仪。

2. 操作步骤 ①直接将钢丝电极插入心肌,或将心外膜电极缝合固定于心外膜;②设置临时起搏器参数:VVI 方式、频率 70~80 次 /min、输出电压 5V(或输出电流 10mA)、脉宽 1.5ms、感知灵敏度 2.5mV;③连接电极与起搏器,观察起搏心电图,测试起搏阈值、阻抗和 R 波高度等参数后,固定电极。

3. 评价 该法起搏效果可靠,但是创伤性较大,仅限于已经开胸的患者。

三、心室有效起搏的判断

心脏是否有效起搏,是判断起搏成功与否的重要标志。至于患者是否存活,则与基础病变有关,不能单纯根据患者是否存活说明心脏起搏的有效与否。心室有效起搏在心电图上必须具备三个条件:①有一脉冲刺激信号。②随后有一个畸形而宽大的 QRS 波。③其后有一个倒置的 T 波。如没有 T 波,则脉冲刺激信号后可能并不是畸形的 QRS 波,而是脉冲电流的电位衰减曲线。

(聂如琼 王景峰)

第6节 床旁血流动力学监测

血流动力学监测是对危重患者进行救治时的一种很重要的心功能监测方法,临床上多选择无创或有创,间断或持续地进行床旁监测。其目的是:①通过右心腔压力、肺动脉压、肺毛细血管楔压(PCWP)、动脉压与心排血量等测定结果,了解低排、低血压、休克及心室充盈压改变的原因与程度。②诊断急性心肌梗死并发室间隔穿孔、急性二尖瓣功能不全、右室心肌梗死与心包压塞等。③监测补液、扩血管药、正性肌力药与升压药疗效,指导治疗。

一、有创血流动力学监测的基本设备

包括:① Swan-Ganz 导管:即气囊漂浮导管(balloon flotation catheter)。②中心静脉导管:有单腔、双腔和三腔之分。③动脉导管。④压力换能器。⑤床旁监测仪。⑥三通开关及延长管。⑦其他:备用抢救设备和药品,心排血量计算器等。

二、动脉压监测

有创动脉血压监测是临床上最常用的直接测压方法,也是监测动脉压最为精确的一种技术。

1. 适应证和禁忌证　适应证:①体外循环下的心脏手术,大血管手术;②血流动力学不稳定(如无创测压有困难),即使压力低于 30~40mmHg 仍可准确测量;③需频繁采集动脉血标本。禁忌证:① Allen 试验阳性者禁止行同侧桡动脉穿刺;②局部有皮肤感染;③存在凝血功能障碍。

2. 操作步骤与注意事项　常用的穿刺部位有桡动脉、尺动脉、足背动脉、肱动脉、股动脉、腋动脉。首选桡动脉,因为容易置管,相应并发症少,但患者在置管前必须进行 Allen 试验。具体方法:患者需置管侧手臂抬高于心脏水平,握拳,操作者用拇指按在前臂尺动脉上,另一拇指按在桡动脉上,同时加压 5 秒,患者放低手臂松开拳头,操作者松开压迫的尺动脉,如掌部、手指在 15 秒内恢复红色,为 Allen 试验阴性;如不能在 15 秒内恢复红色,说明主要依靠桡动脉灌注,为 Allen 试验阳性。

(1)动脉压测量:应先确定压力零点水平。多将压力换能器固定在患者右心房中部水平线,即选择第 4 肋间隙腋中线水平作为零点水平。

(2)换能器与装有生理盐水或肝素盐水的加压袋相连接,以 3ml/s 的速度连续冲洗管道,避免导管尖端凝血块形成。

(3)零点校正:方法:①关闭通向动脉导管的三通,打开冲洗装置,使管道充满液体;②打开换能器排气管;③按压一次监护仪上的零点校正开关,监测仪示波器上的读数及压力曲线均回到零位;④零校正完成,关闭排气孔。

(4)打开与血管相连的三通开关,示波器上即可显示压力曲线及读数。

(5)影响动脉压监测准确性的因素:①动脉导管固定不当或堵塞,表现为动脉波形变化,收缩压下降,波形变平坦,应充分可靠地固定导管。②管道内的气泡会降低压力传递的敏感性,降低数值,应排空管道内的气泡。③管道应有一定的硬度,应用尽可能少的三通开关和尽可能短的延长管以保证压力波形正确传递,提高测定值的精确性。

三、中心静脉压（CVP）

CVP 是位于胸腔内上、下腔静脉或右心房内的压力，它是评估血容量、右心前负荷及右心功能的重要指标。

1. 适应证和禁忌证　主要适应证包括：①休克（主要是失血性和感染性休克）。②心功能不全或心衰。③需要大量输血和输液。对有严重凝血机制障碍的患者是相对禁忌证，血气胸患者避免行颈内或锁骨下静脉穿刺。

2. 操作步骤与注意事项　通过颈内静脉、锁骨下静脉、颈外静脉、头静脉、腋静脉、股静脉可以提供中心静脉通路。如果穿刺时用手提式二维超声显像，更可以明确中心静脉解剖位置和血流情况，提高置管的准确性，减少并发症。

（1）CVP 测定方法：一般有二种：①换能器测压，通过装满液体的管道将血管腔与压力换能器相连接而测得，在示波器上显示出静脉压力曲线和读数。②水压力计测压，因 CVP 是低压系统，可用水压力计直接测压，应用中心静脉测量标尺，垂直固定于架子上，其零点位置定于第4肋间隙腋中线，测压管道通过三通开关与中心静脉导管相连。

（2）影响 CVP 测量的因素：①导管位置：CVP 导管置入的最佳位置应该是上腔静脉与右心房连接处血管内腔隙，但大部分导管位于上腔静脉内。②零点：以右心房中部水平线为准，体表投射位为腋中线第4肋间隙水平线，患者体位改变时要及时调整。③气道内正压：经胸腔压是通过心包和腔静脉壁传递的，自主呼吸时，吸气降低 CVP，呼气升高 CVP，而在机械通气时正好相反。CVP 升高的程度取决于肺的顺应性和血容量，因此，CVP 最好在呼吸周期的同一时期测量和比较，一般在呼气末期。应用呼气末正压（PEEP）时，正压会传递到右心房，引起静脉回流的减少和 CVP 升高；而 PEEP 对 CVP 的影响也随着肺顺应性和血容量不同而不同。建议测 CVP 时在病情允许的情况下，短暂关闭 PEEP。④导管的扭曲、受压、血管堵塞均会影响测得的值。

四、气囊漂浮导管

1. 适应证和禁忌证　肺动脉压监测对急性心肌梗死伴有如下情况者可能获益：①不易通过补液纠正的低血压。②充血性心力衰竭存在时的低血压。③血流动力学损害严重需静脉使用缩血管剂或扩血管剂或主动脉内气囊反搏术。④机械损害或可疑机械损害，如心脏压塞、严重二尖瓣关闭不全、室间隔穿孔。

禁忌证同中心静脉压监测。

2. 操作步骤与注意事项

(1)检查漂浮导管:①检查气囊的完整性:向气囊内注入1~1.5ml气体,看气囊是否充气、有无偏心等,然后置入无菌生理盐水中,观察其完整性。②检查导管是否通畅:可用肝素生理盐水冲洗管腔,然后关闭三通开关,保证空气绝对不能进入管腔。

(2)确定导管插入方法:插管方法有静脉切开法和静脉穿刺法两种,以后者较为简单,易为患者所接受。不同部位插管之比较见表16-6-1。

表16-6-1 不同部位插管比较

静脉	优点	缺点
肘前静脉	较安全,插管时患者可不必仰卧	多要切开,进入胸腔静脉困难,易致创口感染、静脉炎、静脉痉挛
颈内静脉(右侧)	解剖位置恒定,通向心脏途径短而直	误刺颈总动脉、气胸
锁骨下静脉(左侧)	同上	同上
股静脉	穿刺较易,且较安全	通向心脏途径较长

(3)确定导管进入的部位:导管顶端插至右心房所需要送入导管的长度与导管插入不同部位的浅表静脉有关(表16-6-2)。

表16-6-2 漂浮导管插入途径及至右心房的距离

插入途径	至右心房距离
右侧颈内V→锁骨下V→下腔V→右心房→右心室→肺A	约25cm
肘贵要V→肱V→锁骨下V→上腔V→右心房→右心室→肺A	左侧50cm,右侧40cm
股V→髂外V→髂总→下腔V→右心房→右心室→肺A	35~45cm
颈外V→锁骨下V→上腔V→右心房→右心室→肺A	约25cm
锁骨下V→上腔V→右心房→右心室→肺A	约25cm

注:V静脉,A动脉。

(4)当导管顶端进入右心房后,将气囊充气,立即将开关关闭,使气体保持在气囊内。应注意注入气体总量不能超过气囊的容量,以防止气囊破裂。将导管末端连接测压器,以观察压力的变化,若监测仪所示的压力波形随呼吸运动而明显移动,则证实已达右心房。此时静注利多卡因 1mg/kg,3 分钟后再送导管漂浮入右心室,可明显减少导管通过时室性心律失常的发生率。气囊充气后在血液中漂浮前进,一般能在 1 分钟内即可以从右心房经右心室进入肺动脉,最后到达肺动脉分支楔嵌的位置。

(5) 当漂浮导管插入右心房时,监测仪显示右心房压力曲线,此时总压力波幅(正常)约 4.0mmHg;进入右心室时,显示右心室压力曲线,收缩压较右房增高;入肺动脉时,出现肺动脉压力曲线,舒张压较右室增高而收缩压不变;导管漂浮前进至充气的气囊堵塞肺动脉分支时,可见压力波幅仅 2.0mmHg,为具有 3 个波峰的压力波,即肺毛细血管楔嵌压(PCWP),相当于导管顶端与肺毛细血管、肺静脉和左房间形成的静态血柱的压力,此时,肺动脉压力曲线消失,将气囊放气后,肺动脉压力曲线再度出现,说明导管位置正确。如气囊充气量 < 1ml 已能记录到 PCWP,则提示气囊进入肺小动脉太深了;如充气量 > 1.5ml 才显示 PCWP 则提示气囊进入肺小动脉的深度不够。

(6) 应用热稀释法测定心排血量:应用四腔气囊漂浮导管连接心排血量监测仪,可间断监测心排血量及心脏指数。事先准备冰冻无菌的 5% 葡萄糖液 1 瓶,插入心排血量监测仪的温度测定探头,与监测仪连接。再将已送达肺动脉的气囊漂浮导管尾端的热敏电阻接头与监测仪连接,监测仪的电脑装置即能连续显示注射液温度和患者的血温。启动监测仪,用无菌注射器抽取冰葡萄糖液 5ml,立即用最快速度自导管尾端右房孔开口推入(小于 4 秒)。冰注射液随血液进入右室,与血液充分混合,凉的血液于心室收缩时进入肺动脉,该处热敏电阻测得的系列血温改变,由心排血量监测仪绘制成温度-时间曲线,监测仪同时显示心排血量和/或心脏指数。2 分钟后可重复测定,取 3 次测定值的均值作为心排血量和/或心脏指数值。

(7) 在某些大心脏(如右心扩大)、急性心排血量降低、三尖瓣病变和肺动脉高压等患者中,有时插入导管较困难。此时嘱患者深吸气,做 Valsalva 动作,用 5~10ml 冰盐水冲洗导管或在导管内插入细引导钢丝,使导管变硬,均有助于插入至肺动脉。

(8) 导管保留时间依病情而定,一般 1~4 天。在导管保留期间,导管心房孔与肺动脉孔要用含肝素的液体缓慢持续滴注,以防导管内凝血。每次测定肺楔嵌压后务必立即放气,以防肺血管受损或肺梗死。在导管保留期间可酌情使用抗生素以预防感染。

3. 监测的指标　直接测定的指标包括周围动脉压、右房压(RAP)、右室压(RVP)、肺动脉压(PAP)、PCWP 和心排血量(CO)。按公式还可根据上述参数计算出平均动脉压(MAP)、心室每搏做功指数以及周围循环阻力、肺循环阻力等指标（表16-6-3）。此外，重复测定同一患者PCWP连续增高时的心排血量，可绘制以PCWP为横坐标、心排血量为纵坐标的该患者的心肌做功曲线，反映在后负荷不变条件下心肌的内在收缩功能。

表16-6-3　血流动力学计算公式与正常值

监测指标	计算公式	正常值
平均动脉压（MAP）	=1/3（收缩压 – 舒张压）+ 舒张压	70~105mmHg
平均肺动脉压（MPAP）	=1/3（肺动脉收缩压 – 舒张压）+ 肺动脉舒张压	9~16mmHg
心脏指数（CI）	= 心排血量（CO）/ 体表面积（m²）	2.6~4.0L/（min·m²）
每搏量（SV）	= 心排血量（L/min）× 1 000/ 心率（HR）	70~130ml
左室每搏做功指数（LVSWI）	= CI ×（MAP–PCWP)/HR × 13.6	30~60（g·m/m²）
右室每搏做功指数（RVSWI）	= CI ×（MPAP–CVP)/HR × 13.6	(6.2 ± 3.5)g·m/m²
肺循环阻力（PVR）	= 80 ×（MPAP–PCWP)/CO	150~250dyn·s/cm⁵
体循环阻力（SVR）	= 80 ×（MAP–RAP)/CO	130~1 800dyn·s/cm⁵

（1）右房压（RAP）：正常值为1~7mmHg，其中收缩压3~7mmHg，舒张压0~2mmHg。RAP升高见于右心衰竭、三尖瓣狭窄或关闭不全，以及任何可影响心室舒张期充盈的情况如缩窄性心包炎、心肌病、肺动脉高压、阵发性心动过速等。

（2）右室压（RVP）：正常值：收缩压20~30mmHg，舒张终末压 < 5mmHg。其增高的原因有：①任何原因引起的肺动脉高压。②肺动脉狭窄。③右室衰竭。④缩窄性心包炎。⑤右心室梗死。

（3）肺动脉压（PAP）和肺毛细血管楔压（PCWP）：PAP正常值为15~30/5~14mmHg，其升高见于左心衰竭、二尖瓣病变、慢性肺部疾病、肺动脉高压等。PCWP正常值为5~12mmHg，当 > 18mmHg时为肯定升高，> 25~30mmHg则有肺水肿的可能；当 < 8mmHg时常有左室充盈不足。根据心肌做功曲线，当PCWP在15~18mmHg时，左室做功最佳。PCWP在一定程度上反映了肺静脉压，由于肺动脉与左心房之间无瓣膜，且正常血管床的阻力低，故也能间接反映左心房压。在心室舒张末期，二尖瓣开放，肺静脉、左心房与左心室呈共同腔室，此时PCWP与左心室舒张末压近似，故PCWP可作为反映左室舒张末期压（LVEDP）的指标，在二尖瓣功能正常时是了解左心室功

能的确切指标。肺动脉舒张压与 PCWP 密切相关,在无严重肺部病变的患者,肺动脉舒张压略高于 PCWP,较稳定地高出后者 1~4mmHg,因而常以连续肺动脉舒张压监测取代 PCWP 连续监测,以避免 PCWP 监测时充气的气囊长久楔嵌引起肺动脉分支管壁损伤甚至穿破,以及肺梗死等并发症。

五、脉波指示剂连续心排血量监测(PiCCO)

PiCCO(pulse indicator continous cardiac output)是将肺热稀释法与动脉脉搏波形分析技术结合起来测定连续心排血量的一项微创血流动力学监测技术。只需配置中心静脉及动脉导管,不需放置肺动脉导管。尤其是利用热稀释法能够连续测定胸腔内血容量(intrathoracic blood volume,ITBV)及血管外肺水(extravascular lung water,EVLW)这两个容量监测指标,可以更准确、及时的反映体内液体的变化。

1. 适应证　①血流动力学不稳定状态。②休克。③脓毒血症。④肺损伤。⑤ MODS 等。

2. 操作步骤与注意事项

(1)局麻下经右股动脉置入带温度传感器的 PiCCO 动脉导管,经右侧颈内静脉或锁骨下静脉置入中心静脉导管,动静脉导管与 PiCCO plus 监测仪相连接。确定第 4 肋间隙腋中线水平后经与中心静脉导管相连的水温探头固定仓 10 秒恒速注入 10ml 生理盐水(2~5℃),经过上腔静脉→右心房→右心室→肺动脉→血管外肺水→肺静脉→左心房→左心室→升主动脉→腹主动脉→股动脉→ PiCCO 导管接收端,换能器校零。计算机将整个热稀释过程画出热稀释曲线,并自动对该曲线波形进行分析,得出基本参数,然后结合 PiCCO 导管测得的股动脉压力波形,得出每搏输出量、心脏指数、动脉压、血管外肺水、肺水指数。

(2)换能器校零:置管后分别对股动脉换能器和中心静脉换能器校零。每 8 小时校零 1 次。方法:将换能器平腋中线第 4 肋,与大气相通,按监测仪校零键,直至数值归零,再转入三通开关使换能器与各导管相通,校零完成后可连续监测动脉血压和 CVP。

(3)定标:每 8 小时 1 次。定标前中心静脉停止输液 30 秒以上,经中心静脉内快速(< 8 秒)注射盐水 10~15ml,动脉导管尖端的热敏电阻测量温度下降的变化曲线,通过分析热稀释曲线计算得出 CO。重复上述操作 3 次取平均值,得出定标值。应避免频繁测定,增加心脏负荷。

(4)PiCCO 参数测定:①连续监测的参数:每次心脏搏动的心排出量(PCCO)及指数(PCCI)、动脉压(AP)、心率(HR)、每搏量(SV)及指数(SVI)、每搏量变化(SVV)、外周血管阻力(SVR)及指数(SVRI);②利用热稀释法测定的参数：心排血量（CO）及指数（CI）、胸腔内血容量（ITBV）及指数（ITBI）、全心舒张末期容量（GEDV）及指数（GEDI）、血管外肺水（EVLW）及指数（ELWI）、心功能指数（CFI）、全心射血分数（GEF）、肺血管通透性指数（PVPI）。

（5）PiCCO 监测的临床意义：①心排血量（CO）：反映心脏的输出功能，是组织供氧的保证。CO 下降表示血容量不足或心功能不全，CO 增高提示焦虑、运动、感染性休克等。②胸腔内血容量（ITBV）：是由左右心腔舒张末期容量和肺血容量组成，因此与心腔充盈量密切相关，它不受机械通气的影响。包括四个腔室舒张末期容量的总和，即 ITBV= 全心舒张末期容量（GEDV）+ 肺血容量（PBV）。参考值为 850~100ml/m³。数值过高提示血容量过多，数值过低提示血容量不足。③血管外肺水（EVLW）：包括细胞内液、间质液和肺泡内液，后两种过多造成肺水肿。因此可用于危重症患者肺水肿的监测。参考值为 3.0~7.0ml/kg，增加提示有肺水肿的可能，可在床旁定量判断肺水肿的程度，对 ARDS 患者有特殊意义。

六、无创血流动力学监测

无创血流动力学的监测，因其安全、简便、无痛苦而在临床上得到广泛的应用，包括心率（HR）、无创血压（NIBP）、脉搏血氧饱和度（SpO₂）、心排血量（CO）等监测指标。在诸多监测参数中，CO 的监测是最重要的参数之一。目前临床上常用的无创监测心排血量的方法有：心阻抗血流图和超声心动图监测。

心阻抗血流图（impedance cardiogram，ICG）是通过每一心动周期胸部电阻抗的变化，监测心血管功能。其基本原理是：人体组织是一个导电性能良好的导电体，尤其是充满导电离子的血液系统。当直流电通过胸部组织时，人体产生电阻。人体的胸腔长度是恒定的，血流的电阻率为 135~150Ω/cm，每次心搏时，主动脉的内径相应地改变，而主动脉内血流是胸部主要的导电介质，主动脉内径扩张导致胸部电阻 R 的变化。根据欧姆定律：电流 I= 电压 V/ 电阻 R，可以测得电阻 R 的变化。可见，在导体长度不变的情况下，容积变化与阻抗 R 的变化密切相关。心阻抗血流图利用这一原理，采用高频（70Hz）、恒定、低强度（2.5mA）交流电通过胸部，探测胸部阻抗的变化，了解胸腔内血流情况。

目前临床上常用的心排血量监测仪有多种型号，诸如 NCCOM2（noninvasive continuous cardiac output monitor）、NCCOM3、NCCOM3-R7、cardiodynamic 监测仪等。监测仪在与患者相接时，局部皮肤要用酒精清洁干净，在颈根部和剑突水平放置 4 对 8 个电极时，相邻两个电极要相距 5cm。电极必须用银 - 氯化银电极，这样可以得到较小的阻抗值，减少干扰。

通过心排血量监测仪,可以测得多项血流动力学参数,如心率(HR)、每搏量(SV)、心排血量(CO)、射血速率指数(EVI),其反映心脏的收缩性;心室射血时间(VET),其表示机械收缩间期;胸腔体液指数(TFI),其反映肺泡间质和血管内液体分布;心脏指数(CI),反映全身血流和组织灌注状态;每搏指数(SI),反映心泵功能;舒张末期指数(EDI),反映前负荷;心收缩指数(IC),反映心室充盈和收缩性;加速度指数(ACI),反映不依赖前后负荷变化的心肌收缩功能;体循环血管阻力指数(SVRI),反映前后负荷变化;左心室每搏做功指数(LCWI),反映心室克服后负荷每搏做功能力;射血分数(EF),反映左心室容量排空的效应;以及平均动脉压(MAP)。

超声心动图监测(ultrasonic cardiogram echocardiogram monitor, UCG)是利用高频超声波(2.5~10MHz)反射的原理,由超声探头发射出的超声波束在人体各个层面传播时,不同的组织界面会有不同的声阻抗,在不同的组织界面上发出强度不等的反射波,通过压电效应将反射波检获,经过电脑处理在屏幕上显示心脏和周围结构的影像。M 型超声心动图是一维图像,是界面超声心动图;2D 超声心动图是二维图像,是切面超声心动图;彩色多普勒超声心动图结合了 2D 和多普勒技术,它能够观察心脏结构和运动,还能定量测算运动的速度、方向以及血液流速,再根据公式计算出心排血量。

经食管超声心动图(transesophageal echocardiography,TEE)采用二维超声心动图和彩色多普勒结合的技术,能够更精确地进行连续的心排血量和无创心功能监测。在重症监护室(ICU)中最常用的就是经胸或经食管超声心动图检查。通过检查,可以了解心脏瓣膜功能及有无赘生物,心室收缩性和舒张期松弛情况,心包情况。通过测出血流速度,推算出心排血量。

(胡祖鹏　夏志洁)

第 7 节　深静脉穿刺术

一、适应证与禁忌证

1. 适应证　①需要开放静脉通路,但无法穿刺外周静脉。②需快速补液、扩容或给予血管活性药物。③需要输注有刺激性、腐蚀性或高渗性药液。④需要行血流动力学监测。⑤特殊用途如心导管检查、安装起搏器、血液净化等。

2. 禁忌证　①凝血功能障碍、出血倾向。②穿刺部位感染。③上腔静脉系统血栓形成。但这并非绝对禁忌证,只是相对禁忌证。

二、操作步骤

(一) 颈内静脉穿刺术

1. **血管解剖** 乙状窦穿颅底颈内静脉孔后成为颈内静脉的上段,伴随颈内动脉下降,起初在该动脉之背侧,后达其外侧,向下与颈总动脉(偏内)、迷走神经(偏后)共同位于颈动脉鞘内,颈内静脉在胸锁关节后方与锁骨下静脉汇合成头臂静脉。

2. **体位** 患者去枕仰卧位,头低15°~30°,使静脉充盈以防止空气栓塞,头后仰并转向穿刺点的对侧,肩背垫高。

3. **确定穿刺点及穿刺路径** 因右颈内静脉与无名静脉、上腔静脉几乎成一直线,且血管较左侧为粗,较易穿刺成功;右侧胸膜顶低于左侧;右侧无胸导管,一般均取右侧。根据穿刺点与胸锁乳突肌的关系可分为前路、中路、后路法,常采用中路法。①中路法:胸锁乳突肌的胸骨头、锁骨头及锁骨组成的三角形称胸锁乳突肌三角,在其顶端处(距锁骨上缘约2~3横指)进针,针体与皮肤(冠状面)呈30°角,针尖指向同侧乳头方向,针体与胸锁乳突肌锁骨头内侧缘平行,通常在针尖进入皮肤约2~3mm后可回抽出暗红色静脉血。②前路法:在胸锁乳突肌前缘中点(距中线约3cm),术者左手食、中指向内推开颈总动脉后进针,针体与皮肤呈30°~50°角,针尖指向锁骨中、内1/3交界处或同侧乳头,亦可在甲状软骨上缘水平颈总动脉搏动处外侧0.5~1.0cm处进针,针体与皮肤呈30~40°角,针尖指向胸锁乳突肌三角,与颈内静脉走向一致方向穿刺。但此点易误伤颈总动脉。③后路法:在胸锁乳突肌外缘中、下1/3交界处进针,针体水平位,在胸锁乳突肌深部向胸骨上切迹方向穿刺。针尖勿向内侧过深刺入,以防损伤颈总动脉。

4. **皮肤消毒** 术者穿无菌手术衣、戴无菌手套、显露胸骨上切迹、锁骨、胸锁乳突肌及下颌骨下缘,常规皮肤消毒、铺巾。

5. **局麻与试穿** 确认穿刺点,局部浸润麻醉后用局麻针按上述相应进针方向及角度试穿,进针过程中持续轻回抽注射器至见暗红色回血后记住进针方向、角度及深度后拔针。

6. **穿刺与置管** ①静脉穿刺:在选定的穿刺点,沿穿刺方向进针,进针过程中略带负压缓缓进针见回血后,固定穿刺针,防止针尖移动。②置入导丝:将导丝从注射器尾部送入血管内之后退出穿刺针及注射器。③置入扩张器:置入扩张器时应撑紧穿刺部位的皮肤,沿导丝将扩张器旋转进入皮肤、皮下组织,退出扩张器,检查导丝深度。④置入导管:将导管沿导丝置入静脉,置入导管时,导管进入血管后调整导管深度(成人置管深度一般13~15cm为宜),将导丝拉出。⑤冲洗导管:从导管内回抽血证实导管在血管内,立即用含有肝素的生理盐水冲洗各管腔以防止血栓形成,拧上肝素帽。

7. 缝合固定 将静脉导管与皮肤固定、缝合,无菌敷料覆盖。

(二) 锁骨下静脉穿刺术

1. 血管解剖 锁骨下静脉是腋静脉的延续,长 3~4cm,直径 1~2cm,由第一肋外缘行至胸锁关节,在此与颈内静脉汇合成头臂静脉,锁骨下静脉的前上方为锁骨及锁骨下肌,后上方为锁骨下动脉,动静脉之间由前斜角肌隔开,后内方为胸膜顶,下方为第一肋骨上表面。

2. 体位 患者去枕仰卧位,肩后垫高,头低 15°~30°,使静脉充盈,减少空气栓塞发生的机会,头转向穿刺点对侧。

3. 皮肤消毒 术者穿无菌手术衣、戴无菌手套、铺无菌单,常规皮肤消毒、铺巾。

4. 确认穿刺点及穿刺路径 一般选取右锁骨下静脉,以防止损伤胸导管。可经锁骨下及锁骨上两种途径穿刺,一般采用锁骨下途径。①锁骨下途径:取锁骨中点或锁骨中、外 1/3 交界处,锁骨下方约 1cm 为穿刺点;②锁骨上途径:取胸锁乳突肌锁骨头外侧缘,锁骨上方约 1cm 处为穿刺点。

5. 消毒与麻醉 术者穿无菌手术衣、戴无菌手套、铺无菌单,常规皮肤消毒、铺巾、局部浸润麻醉。

6. 穿刺 ①锁骨下途径:右手持针,按照选定的穿刺点进针,针体与胸壁皮肤夹角小于 15°,左手示指放在胸骨上窝处确定进针方向,穿刺针进入皮肤后略带负压,针尖指向胸骨上窝方向,针体紧贴在锁骨后进针,边进针边回抽,一般进针深度 3~4cm 左右可回抽出暗红色静脉血。②锁骨上途径:按照选定的穿刺点进针,针身与矢状面及锁骨各成 45° 角,在冠状面呈水平或向前略偏呈 15° 角,朝胸锁关节方向进针,边进针边回抽,一般进针 2~3cm 即可进入锁骨下静脉。

7. 置管 置管步骤同颈内静脉置管步骤。

(三) 股静脉穿刺术

1. 血管解剖 股静脉是髂外静脉的延续,股静脉上段位于股三角内,上界为腹股沟韧带,内侧界为长收肌内侧缘,外侧界为缝匠肌的内侧缘。股三角的血管、神经排列关系分别为:股动脉居中,外侧为神经,内侧为股静脉。

2. 体位 患者下肢轻度外旋、外展、膝盖稍弯曲。

3. 确认穿刺点 腹股沟韧带中点下方 2~3cm,股动脉搏动处的内侧 0.5~1cm。

4. 消毒及局麻 备皮,术者穿无菌手术衣、戴无菌手套、铺无菌单,常规皮肤消毒铺巾、局部浸润麻醉。

5. 穿刺 左食、中指触及股动脉,在其内侧 0.5~1cm 处进针,穿刺针与皮肤呈 30°~45° 角,针尖指向肚脐方向,穿刺针进入皮肤后略带负压,边进针边回抽,一般进针 2~3cm 左右可回抽出暗红色静脉血。

6. 置管 置管步骤同颈内静脉置管步骤。

三、注意事项

1. 在抗凝治疗或有凝血功能障碍者,因锁骨下血管出血后压迫止血困难,此时行锁骨下静脉穿刺应视为禁忌。

2. 颈内静脉穿刺进针深度一般为 2~4cm,以不超过锁骨为度。

3. 锁骨下静脉穿刺过程中应保持针尖紧贴锁骨后缘以避免损失锁骨下动脉及肺尖等。

4. 股静脉穿刺不可盲目向腹部方向无限制进针,以免穿刺针穿入腹腔。

5. 注意判断动静脉。①穿刺过程中需注意回血的颜色,一般情况下静脉血为暗红色,动脉为鲜红色。②观察连接穿刺针的注射器内有无搏动性血流,如有搏动性血流考虑误入动脉;如不能正确判定,可通过连接换能器观察压力及波形,判断是否为动脉。③可通过同时抽取动脉血标本比较血氧分压和血氧饱和度来判断。④误穿动脉需退针压迫 5~10 分钟,若系导管损伤动脉应予加压包扎。

6. 引导导丝的弯曲方向需和预计的导管走向一致,并保证引导导丝置入过程顺利,动作需轻柔。

7. 置入导管时必须先将导丝自导管的尾端拉出,以防导丝随导管一起被送入血管内。

四、并发症及处理

1. 感染 常见原因:穿刺过程中无菌操作不严格;术后护理不当,导管留置过久。可根据具体原因做相应处理。

2. 心律失常 多因导丝置入过深,因此在颈内静脉及锁骨下静脉穿刺过程中需常规行心电监护,一旦发生需回撤导丝,停止操作。

3. 出血与血肿 对于有凝血功能障碍者尽量先纠正凝血功能障碍,如需紧急放置导管尽量减少反复穿刺;如有血管损伤应及时压迫,时间要充分。

4. 气胸 颈内静脉及锁骨下静脉穿刺时有穿破胸膜和肺尖的可能,主要原因是穿刺时进针的深度与角度。锁骨下进路时针体应紧贴锁骨方向进针。颈内静脉穿刺进针过深易穿破肺尖。少量气胸不需特殊处理可自行吸收,如穿刺破口较大,加上正压通气时需行胸腔穿刺引流术。

5. **血胸** 锁骨下进路穿刺时针体与皮肤进针角度过大易误伤锁骨下动脉,应立即退针并从胸骨上压迫止血,严重致血胸者需开胸缝合止血。颈内静脉穿刺损伤动脉者应及时退针局部压迫 5~10 分钟。

6. **空气栓塞** 穿刺时未使患者处于头低位,穿刺成功后,一旦撤离注射器后静脉与大气相通,由于心脏的舒张作用,空气易进入血管致气栓。因此穿刺时需取头低位,穿刺成功后保持肺在吸气状态下置导丝,这样可减小胸腔负压,预防空气栓塞的发生。

7. **心脏压塞** 导管太硬且置导丝太深易穿破心房壁致心脏压塞,需心脏直视手术切开心包。因此不能使用劣质导丝及导管,置管不宜过深。

8. **神经及淋巴管损伤** 严格执行操作规则,减少反复操作。

9. **血栓形成与栓塞** 大多由导管留置时间过长或导管扭曲所致,应减少导管留置时间,合适浓度的肝素盐水封管。

(陶伍元)

第 8 节 腰椎穿刺术

腰椎穿刺术(lumbar puncture)主要用于诊断脑膜炎、脑炎、脑血管病变和脑瘤等神经系统疾病,以及治疗性鞘内注射药物等。

一、适应证

适应证:①中枢神经系统疾病,取脑脊液做常规、生化、细菌学与细胞学等检查,测颅内压,以明确诊断、鉴别诊断和随访疗效。②鞘内注入药物达到治疗疾病的目的。③可疑椎管内病变,进行脑脊液动力学检查,以明确脊髓腔有无阻塞与阻塞程度。

二、禁忌证

禁忌证:①穿刺部位及其附近皮肤、软组织或脊椎有感染性疾病者。②颅内压力明显增高,有明显视乳头水肿或有脑疝先兆者。③患者处于休克、衰竭或濒危状态者。④颅后凹有占位性病变者。⑤严重凝血功能障碍者。⑥脊髓压迫症的患者,如高位脊髓病变者。

三、操作方法

1. **体位** 嘱患者侧卧于硬板床上,脊柱靠近床沿,背部与床面垂直,头向前胸部屈曲,双手抱膝使其紧贴腹部;或由助手在术者对面用一手挽住患者头部,另一手挽住双下肢腘窝处并用力抱紧,使脊柱尽量后突以增宽脊椎间隙,便于穿刺进针。

2. 确定穿刺点　穿刺部位在腰椎棘突以下,通常以髂后上棘的连线与后正中线的交合处为穿刺点,此处相当于第 3~4 腰椎棘突间隙(约为第三腰椎间隙)。有时也可在上一或下一腰椎间隙进行。

3. 麻醉　围绕穿刺点周围 10cm 皮肤进行常规消毒,术者戴无菌手套,铺无菌巾及洞巾,用 2% 利多卡因溶液 2~3ml 自皮下到椎间韧带作局部麻醉。先做一皮丘,然后依次麻醉皮下、软组织,在推注麻醉药时必须回抽,在回抽无血的情况下推注麻醉药。

4. 术者以左手拇指指尖紧按穿刺棘突间隙的一端以固定皮肤,右手持用无菌纱布包绕的穿刺针,自局麻点取垂直脊柱背面稍向头位倾斜的方向进行穿刺。当穿刺针穿过黄韧带和硬脊膜进入蛛网膜下腔时,有突然阻力消失感,然后缓慢抽出针芯(以防脑脊液迅速流出,造成脑疝),即可见脑脊液外滴。一般成人进针深度约为 4~6cm,儿童则为 2~4cm。

5. 在放液前先接上测压管测量压力。测压时,患者完全放松,头稍伸直,双下肢改为半屈或稍伸直,呼吸平稳,当时可见测压管中脑脊液平面,随呼吸上下波动。正常测卧位脑脊液的压力为 70~180mmH$_2$O 或 40~50 滴 /min。测完脑压后,缓慢放出所需要的脑脊液(一般为 2~5ml)送检。若需作培养时,应用无菌操作法留标本。

6. 术毕,将针芯插入,并一起拔出穿刺针,用拇指紧压穿刺处 1~2 分钟,局部覆盖消毒纱布,并用胶布固定。嘱患者去枕平卧 4~6 小时或俯卧 2~4 小时,以免引起术后头痛。

四、注意事项

1. 严格掌握腰椎穿刺禁忌证　凡疑有颅内压升高者必须做眼底检查,如有明显视乳头水肿或有脑疝先兆者,禁忌穿刺;如确属诊断与治疗必需时,可先用脱水剂降低颅内压,再用细针穿刺,缓慢放出脑脊液至适量(一般放数滴至 1ml)。凡患者处于休克、衰竭或濒危状态以及局部皮肤有炎症、颅后窝的占位性病变或伴有脑干症状者均禁忌穿刺。

2. 穿刺针进入棘间隙后,如有阻力不可强行再进,应将针尖退至皮下,调整方向或位置后再进针。穿刺动作要轻巧,用力适当;若用力过猛,将难以体会针尖进入蛛网膜下腔后阻力突然消失之感。

3. 当针尖刺到马尾的神经根时,患者感到下肢有电击样疼痛。遇此,无需处理,因马尾的神经根游离于脑脊液中,针尖碰后即滑脱,不会引起马尾损伤。

4. 若要了解蛛网膜下腔有无阻塞,可做动力试验(Queckenstedt's test)。即在测定初压后,由助手先压迫患者一侧之颈静脉约 10 秒,再压另一侧,最后同时按压双侧颈静脉。正常时压迫颈静脉后,脑脊液压力立即迅速升高一倍左右,解除压力后 10~20 秒,又降至原来水平,称为动力试验阴性(该侧),表示蛛网膜下腔通畅。若压迫颈静脉后,不能使脑脊液压力升高,则为动力试验阳性,表示蛛网膜下腔完全阻塞。若压迫后压力缓慢上升,放松后又缓慢下降,则该侧动力试验也为阳性,表示该侧有不完全性阻塞(如横窦内血栓形成或小脑窝内肿瘤等)。对脑部病变尤其伴有颅内压明显增高或脑出血者应禁做此试验。若疑椎管内下胸段与腰段蛛网膜下腔有梗阻,可做压腹试验,即助手以拳用力压迫上腹部,如无梗阻可使压力升高为初压的 2 倍,停压后下降迅速,梗阻时压力不上升。

5. 若需鞘内给药时,应先放出等量脑脊液,然后再等量置换性药液注入。

6. 穿刺术中,若患者出现呼吸、脉搏、面色异常等症状时,应立即停止操作,并作相应处理。

7. 如颅内压明显增高者,术后即需给予 20% 甘露醇等脱水剂降低颅压,以防脑疝发生。

8. 如脑脊液压力低于 $70mmH_2O$ 为低颅内压,测定初压后即应停止操作,更不应收集脑脊液标本,并按颅内低压症处理。

9. 穿刺失败的常见原因有　①患者体位不当,棘间隙暴露不充分,或穿刺针斜面方向错位;②患者是先天性棘间隙狭窄;③操作者进针方向偏斜,穿刺针刺入椎体骨质内;④老年患者嵴间韧带钙化,或其他原因引起的韧带增生肥厚,使穿刺失败;⑤脊椎畸形,过度肥胖者;⑥患者脑脊液压力过低者。

(傅　萱　陶伍元)

第 9 节　骨髓穿刺术

骨髓穿刺术(bone marrow puncture)是采集骨髓液的一种常用诊断技术。

一、适应证

适应证:①各类血液病的诊断;②严重感染或某些传染病需行骨髓细菌培养;③查找某些寄生虫,如疟原虫、黑热病原体等;④恶性肿瘤疑有骨髓转移者。

二、禁忌证

禁忌证:①血友病患者;②有出血倾向者慎用。

三、操作方法

1. 确定穿刺部位与体位　①髂前上棘穿刺点,患者仰卧,穿刺点位于髂前上棘后 1~2cm,此部位骨面较平,易于固定,操作方便,无危险性,为最常用的穿刺点,但骨质较硬,髓液较少。②髂后上棘穿刺点,患者侧卧(幼儿俯卧,腹下放一枕头),上面的腿向胸部弯曲,下面的腿伸直,髂后上棘突出于臀部之上,相当于第五腰椎水平,旁开 3cm 左右处。③胸骨穿刺点,患者取仰卧位,肩下置一枕头,使胸部抬升,取胸骨中线,相当于第 2 肋间水平,胸骨体上端为穿刺点。胸骨较薄(约 1cm 左右),胸骨后为心房和大血管,严防穿通胸骨发生意外。但由于胸骨髓液含量丰富,当其他部位穿刺失败时,仍需作胸骨穿刺。④腰椎棘突穿刺点:患者取坐位,双手伏在椅背上,上身前屈;体弱者可侧卧位,两膝向胸部弯曲,以两臂抱之,取第三、四腰椎棘突为穿刺点。有时棘突尖端小而硬,穿刺不易成功,可在距棘突约 1.5cm 处从侧方穿刺棘突体。

2. 麻醉　常规皮肤消毒,铺无菌洞巾,术者戴手套,以 1%~2% 利多卡因溶液 2~3ml 局部浸润麻醉直至骨膜,按摩注射处。

3. 固定穿刺针长度　将骨髓穿刺针的固定器固定在距针尖 1.0~1.5cm 处(胸骨穿刺约 1cm,髂骨穿刺约 1.5cm)。

4. 穿刺　术者用左手拇指和食指固定穿刺部位,右手持针向骨面垂直刺入(若为胸骨穿刺则应与骨面成 30°~40° 角),当穿刺针针尖接触骨质后,沿穿刺针的针体长轴左右旋转穿刺针,并向前推进,缓缓刺入骨质。当突然感到穿刺阻力消失,且穿刺针已能固定在骨内时,表示已进入骨髓腔。若穿刺针不固定,则应再钻入少许达到能够固定为止。

5. 抽取骨髓液　拔出针芯,接上干燥的 10ml 或 20ml 注射器,用适当的力量抽吸骨髓液。若针头确在骨髓腔内,当抽吸时患者感到一种尖锐的疼痛,随即便有少量红色骨髓液进入注射器中。骨髓液吸取量以 0.1~0.2ml 为宜(不超过 0.2ml 即注射器针栓部可见到骨髓液);若作骨髓液细菌培养需在留取骨髓液计数和涂片标本后,再抽取 1~2ml。如未能吸出骨髓液,则可能是针腔被皮肤或皮下组织块堵塞或干抽(dry tap),此时应重新插上针芯,稍加旋转或再钻入少许或退出少许,拔出针芯,如见针芯带有血迹时,再行抽吸即可得到骨髓液。

6. 加压固定　抽毕,重新插上针芯,左手取无菌纱布置于穿刺处,右手将穿刺针一起拔出,随即将纱布盖于针孔上并按压 1~2 分钟,再用胶布将纱布加压固定。

四、注意事项

1. 术前应做出凝血时间及血小板计数检查,有出血倾向患者操作时应特别注意,血友病患者应绝对禁忌行本术。

2. 穿刺针与注射器必须干燥,以免发生溶血;穿刺时用力不宜过猛,尤其作胸骨穿刺时;针头进入骨质后不可摇摆,以免断针;抽吸液量如为作细胞形态学检查则不宜过多,过多会导致骨髓液稀释,影响增生度的判断、细胞计数及分类的结果;如作细菌培养可抽取 1~2ml;抽取后应立即涂片,否则会很快发生凝固,使涂片失败。

3. 抽不出骨髓液时,如非技术问题,则为"干抽",该情况多见于骨髓纤维化、恶性组织细胞病、恶性肿瘤骨髓转移、多发性骨髓瘤及血细胞成分异常增生如白血病原始幼稚细胞高度增生时,此时需更换部位穿刺或做骨髓活检。

4. 穿刺过程中,若感到骨质坚硬,难以进入骨髓腔时,不可强行进针,以免断针。应考虑为大理石骨病的可能,行骨骼 X 线检查,可明确诊断。

5. 老年人骨质疏松,应注意不要用力过猛;小儿不合作,除严格选择穿刺部位外,必要时穿刺前给镇静剂。

6. 操作前应向患者讲明骨髓穿刺目的,穿刺过程,消除患者恐惧心理,积极配合操作。

(傅 萱　陶伍元)

第 10 节　腹腔穿刺术

腹腔穿刺术(abdominocentesis)是指对有腹腔积液的患者,为了诊断和治疗疾病进行腹腔穿刺,抽取积液进行检验的操作过程。

一、适应证

适应证:①检查腹腔积液的性质,以明确诊断。②大量腹水引起呼吸困难或腹部胀痛时,适当放腹水以减轻症状。③腹腔内给药以达到治疗目的。

二、操作方法

1. 穿刺前嘱患者排空尿液,以免穿刺时损伤膀胱。

2. 依积液多少和病情,可取坐位、半坐位,左侧卧位或仰卧位。放液时必须使患者体位舒适,并于腹上部扎一宽平带或多头带。

3. 选择适宜的穿刺点　①脐与左髂前上棘连线的中外 1/3 的相交点,此处不易损伤腹壁动脉。②侧卧位穿刺点在脐的水平线与腋前线或腋中线交叉处,此部位较安全,常用于诊断性穿刺。③脐与耻骨联合连线的中点上方 1cm，稍偏左或偏右 1~1.5cm 处，此穿刺点处无重要器官且易愈合。少量或包裹性腹水，常须 B 超指导下定位穿刺。

4. 穿刺处常规消毒，戴手套及盖洞巾，自皮肤至腹膜壁层作局部麻醉。术者用左手固定穿刺部皮肤，右手持针经麻醉处垂直刺入腹腔，待感到针锋抵抗感突然消失时，表示针头已穿过腹膜壁层即可抽取腹水，并将抽出液放入消毒试管中以备送检。作诊断性穿刺时，可直接用无菌的 20ml 或 50ml 注射器和 7 号针头进行穿刺。取得标本后迅速拔针，覆盖无菌纱布，胶布固定。

5. 需放腹水时，用一粗针头（8 号或 9 号针头），针尾连一长胶管及水瓶，针头上穿过两块无菌纱布，缓慢刺入腹腔，腹水经胶管流入水封瓶中，将套入针头的纱布及针头用胶布固定于腹壁上。胶管上可再夹输液夹子，以调整放液速度。腹水不断流出后，将腹上部的宽布带或多头带逐步收紧，以防腹内压骤降而发生休克。放液完毕，覆盖纱布，胶布固定，用多头带包扎腹部。

三、注意事项

1. 肝性脑病前期禁忌放液，粘连性结核性腹膜炎、卵巢肿瘤、包虫病、动脉瘤、晚期妊娠、严重出血倾向（血小板计数 $<50 \times 10^9/L$）等为本检查禁忌证。

2. 术中应随时询问患者有无头晕、恶心、心悸等症状，并密切观察患者呼吸、脉搏及面色改变等。如以上症状明显时应立即停止穿刺，使患者卧床休息，必要时可注射高渗葡萄糖。

3. 放腹水时如遇流出不畅，针头应稍作移动或变换体位。放液不可过快、过多，初次放液不可超过 3 000ml，但肝硬化患者在补充输注大量白蛋白的基础上，一般放腹水 1 000ml 补充白蛋白 6~8g，也可以大量放液，可于 1~2 小时内排 4 000~6 000ml，甚至放尽。血性腹水不宜放液。放液前后均应测量腹围及复查腹部体征等，以便观察病情变化。

4. 大量腹水者，为防止腹腔穿刺后腹水渗漏，在穿刺时注意勿使皮肤至腹膜壁层位于同一条直线上。方法是当针尖通过皮肤到达皮下后，稍向周围移动一下穿刺针尖，然后再向腹腔刺入，以使拔针后皮肤针眼与腹肌针眼错开，防止腹水外溢。如穿刺孔处有腹水溢出时，可用蝶形胶布或火棉胶粘贴。

（曾世永　张文武）

第 11 节　肝脏穿刺术

常用的肝脏穿刺术包括肝脏穿刺活体组织检查术（liver biopsy，简称肝活检）和肝穿刺抽脓术（liver abscess puncture）。

一、肝脏穿刺活体组织检查术

1. 适应证　①原因不明的肝脏肿大；②原因不明的黄疸；③原因不明的肝功能异常；④肝脏实质性占位的鉴别；⑤代谢性肝病如脂肪肝、淀粉样变性、血色病等疾病的诊断；⑥原因不明的发热怀疑为恶性组织细胞病者。

2. 禁忌证　①患者不能合作；②有严重出血症状或出血倾向；③高度怀疑肝包囊虫病或囊腺癌；④疑似肝血管瘤或其他血管疾病者；⑤医疗单位不具备输血条件。此外，大量腹水、右胸腔急性感染、右膈下急性感染为相对禁忌证。

3. 操作方法

(1) 术前准备：术前应测定出血时间、凝血时间、凝血酶原时间和血小板计数。若凝血酶原时间延长，则应肌内注射维生素 K_1 10mg，每日 1~2 次；口服钙片 1.0g，每日 3 次，连用 3 天后复查，若已正常则可施术。穿刺前应测血压、脉搏和进行胸部透视，观察有无肺气肿、胸膜增厚，注意血压波动和避免损伤肺组织；测定血型以备必要时输血。若患者紧张或恐惧，应作好解释，术前可给予小剂量镇静剂。

(2) 体位：取仰卧位，身体右侧靠近床沿，右手屈肘置于枕后；或在 B 超引导下取特殊体位。

(3) 穿刺部位：通常选用右侧腋前线第 8、9 肋间，腋中线第 9、10 肋间肝实音区处穿刺；疑诊肝癌者，宜选较突击的结节处再用 B 超定位下穿刺。

(4) 诊断性肝脏穿刺常采用快速肝穿刺法。以抽吸式活检针为例，方法为：①穿刺点常规皮肤消毒，术者戴无菌手套后铺巾，用 1%~2% 利多卡因 2~4ml 由穿刺点的肋骨上缘的皮肤至肝包膜进行局部浸润麻醉。②备好肝脏快速穿刺套针（针长 7.0cm，针径 1.2mm 或 1.6mm），套针内装有长 2~3cm 钢丝针芯活塞，空气与水皆可通过，但能阻止吸进针内之肝组织进入注射器。以橡皮管将穿刺针连接于 10ml 注射器上，吸入无菌生理盐水 3~5ml。③术者先用皮肤穿刺锥在穿刺点皮肤上刺孔，然后在刺孔处将穿刺针沿肋骨上缘与胸壁垂直方向刺入 0.5~1.0cm。然后将注射器内生理盐水推出 0.5~1ml，使穿刺针内可能存留的皮肤及皮下组织冲出，以免针头堵塞。④在穿入肝脏前，将注射器抽成 5~6ml 空气负压，嘱患者先吸气，然后在深呼气末屏息呼吸（此动作可让患者术前练习数次，以免配合失误），此时，术者双手持针按 B 超所定方向和深度将穿刺针迅速刺入肝脏并立即拔出，深度一般不超过 6cm。拔针后立即以无菌干纱布按压创面 5~10 分钟，再以胶布固定，并以多头腹带扎紧，压上小砂袋（1kg 左右）。

也可用无负压切割针，目前常用弹射式组织"活检枪"（biopsy gun），进针速度极快，17m/s，最大限度避免被切割组织所致损伤，不仅用于肝，亦适用于肺、肾等部位活检。

有条件时可行超声引导细针(chiba)穿刺细胞学检查:在无菌穿刺探头引导下将引导针沿探头引导槽刺入皮肤后,将穿刺针从引导针内刺入,在荧光屏上监视进入肿块内或预定刺入点,拔出针芯,接注射器抽成并保持负压状态下使针尖在病灶内小幅度前后移动 3~4 次,解除负压后拔针。

(5)推动注射器用生理盐水从针内冲出肝组织条于弯盘中,用针尖挑出肝组织置入 4% 甲醛小瓶中固定送病理检查。

4. 注意事项

(1)对严重贫血与全身衰竭者应在初步改善患者一般情况后,再考虑行肝穿刺术。

(2)一定要在患者屏息呼吸的情况下进行穿刺或拔针,以免呼吸时肝脏移动而被穿刺针划裂,致大出血。有时局麻穿刺过深刺入肝内亦可发生这一严重的并发症,故局麻进针深度应视患者胖瘦而定,切忌过深。

(3)针入肝后不得改变穿刺方向,仅可前后移动,改变深度,但最深不得超过 8cm,因成人胸廓任何点距下腔静脉均约为 10cm。

(4)术后应卧床休息 24 小时。术后 4 小时内每隔 15~30 分钟测呼吸、脉搏、血压一次;若无变化,以后改为 1~2 小时测量一次,共 8 小时。若发现患者脉搏细弱而快、血压下降、出冷汗、烦躁不安、面色苍白等内出血征象时,应予积极抢救。该并发症多在术后最初的数小时发生,故术后观察甚为重要。

(5)穿刺后如局部疼痛,应仔细检查引起原因,若为一般组织创伤性疼痛,可给止痛剂口服;如出现右肩部剧痛并有气促,则多为膈肌损伤所致,可口服可待因或注射哌替啶,且应严密观察。

(6)术中误伤胆囊、结肠与肾脏等脏器,出现腹膜炎或血尿以及胸腔感染,甚至气胸等。此类并发症较为少见,且出现的时间多较晚,故术后亦应注意有无腹痛、胸痛、呼吸困难以及血尿等,并及时给予相应的处理。

二、肝脏穿刺抽脓术

1. 操作方法

(1)术前准备:与肝脏穿刺活体组织检查术相同。如疑为阿米巴性肝脓肿,应先用抗阿米巴性药物(甲硝唑等)治疗 2~4 天后再行穿刺,其目的在于减轻肝脏充血及肿胀,以免穿刺出血;如怀疑细菌性肝脓肿,先应用抗生素使病灶局限再行穿刺,以防病灶播散。

(2)穿刺部位:一般与肝脏穿刺活体组织检查术相同,但应寻找一个局限性水肿区或压痛最明显处作为穿刺点(一般认为该处是肝脓肿最靠近胸壁的地方),有条件时应在 B 超定位下进行穿刺,不但病变定位准确,而且避免损伤邻近器官,并可指示穿刺方向与深度。

(3)肝脏穿刺抽脓:①常规消毒局部皮肤,铺无菌洞巾,局部麻醉要深达肝包膜。②先将连接穿刺针的橡皮管用血管钳夹住,然后将穿刺针刺入皮肤,嘱患者先吸气,并在呼气末屏息呼吸,此时将针头刺入肝脏并继续缓慢推进,进入脓腔可感到阻力突然降低,此时患者可恢复正常呼吸。③将 50ml 注射器连接橡皮管上,松开血管钳进行抽吸,抽满后将橡皮管夹住,拔下注射器排尽脓液后再与橡皮管相连接进行抽吸,如此反复进行,直至脓液抽尽为止。抽脓过程中,可让针随呼吸摆动,不需要用血管钳固定穿刺针头,以免损伤肝组织。④若脓液太稠,抽吸不畅,可用温无菌生理盐水冲洗后抽吸。反复抽吸黏稠的脓液可致针筒与筒栓黏着,抽吸或排脓时费力,应用生理盐水冲洗或换一注射器。如吸出脓液量与估计不符,可能系有小或较大的多发性脓肿;穿刺针斜面未完全在脓腔内,在抽吸或排脓时将针尖退出或穿过脓腔;穿刺针在脓腔之顶部,抽吸少许脓液后针尖与脓液液面脱离而吸不出脓腔中及底部之脓液等。此时应调整穿刺针之深度与方向,但变更针的方向时,应先将针于患者屏息呼吸时退至皮下,然后才能变更方向,并于患者再次屏息呼吸时进行穿刺。⑤拔针后用无菌纱布按压片刻,胶布固定,外压砂袋,并以多头带将下胸部扎紧。术后嘱患者静卧24小时。⑥如脓腔较大需反复穿刺抽脓者,可经套管针穿刺后插入引流管,置管于脓腔内持续引流脓液。

2. 注意事项　与肝脏穿刺活体组织检查术相同。

(曾世永　张文武)

第 12 节　胸膜腔穿刺术

一、适应证

胸膜腔穿刺术(thoracentesis)常用于检查胸腔积液的性质、抽液抽气减轻肺脏压迫、脓胸抽脓治疗或通过穿刺胸膜腔内给药。

二、禁忌证

胸膜腔穿刺术无绝对禁忌证,但有下列情况时需慎重:①靠近纵隔、心脏和大血管处的局限性积液、积脓;②有严重肺气肿和广泛肺大疱者;③心、肝、脾明显肿大者;④凝血机制障碍者;⑤胸部广泛烧伤或感染。

三、操作方法

1. 体位　①胸腔积液:嘱患者面向椅背坐于椅上,两前臂置于椅背上,前额伏于前臂上。如病重不能起床者,要取仰卧或半卧位,将前臂置于枕部,行侧胸腔穿刺。②气胸:患者靠坐于床或椅,双臂上抬,双手抱于枕部。

2. 穿刺点定位　①气胸:锁骨中线第 2 肋间。②胸腔积液:如有 B 超定位,应以 B 超定位为准;如无 B 超定位,穿刺应在胸部叩诊实音最明显的部位处进行。一般常选肩胛线或腋后线第 7~8 肋间,也可选腋中线第 6~7 肋间或腋前线第 5 肋间为穿刺点;包裹性积液可结合 X 线或超声波检查决定穿刺点。穿刺点可用蘸龙胆紫的棉签在皮肤上做标记。

3. 穿刺部位常规消毒,戴无菌手套,铺洞巾。用 1%~2% 利多卡因溶液 2~3ml,沿穿刺点肋间的肋骨上缘进针,边进针边注入麻醉药逐层浸润麻醉,直至胸膜,并刺入胸腔,回抽见气体或胸水,退出针头,记录针头刺入深度。

4. 将附有胶皮管的穿刺针由穿刺点刺入皮肤(胶皮管应用止血钳夹住),针尖缓慢进入胸膜腔时有阻力突然消失感。接上注射器,松开血管钳,抽吸胸腔内积液或气体。注射器抽满后,夹紧胶皮管,取下注射器,将液体或气体排出,并记量和 / 或送检。如此反复。

若用带三通活栓的穿刺针,则术者以左手示指与中指固定穿刺部位的皮肤,右手将穿刺针的三通活栓转到与胸腔关闭处,再将穿刺针在麻醉处缓缓刺入,当针锋抵抗感突然消失时,转动三通活栓使其与胸腔相通,进行抽液或抽气。助手用止血钳协助固定穿刺针,以防刺入过深损伤肺组织。注射器抽满后,转动三通活栓使其与外界相通,排除液体或气体。

5. 抽液 / 抽气完毕,需胸内注药者可注入适量药物,然后拔出穿刺针,局部消毒,无菌纱布覆盖,用胶布固定后嘱患者静卧。

四、注意事项

1. 操作前应向患者说明穿刺的目的,以消除其顾虑;对精神过于紧张者,可于术前 0.5 小时肌内注射地西泮 10mg 或口服可待因 0.03g 以镇静止痛。

2. 麻醉必须深达胸膜,嘱患者不要移动体位,避免咳嗽或作深呼吸。进针不宜过深或过浅,过高或过低。应避免在第 9 肋间隙以下穿刺,以免穿透膈肌损伤腹腔脏器。

3. 一次抽液不可过多、过快。诊断性穿刺抽液 50~100ml 即可;减压抽液,一般首次不超过 600ml,以后每次不超过 1 000ml;如为脓胸,应一次尽量抽尽。做胸腔积液细胞学检查时,则至少需 100ml 液体并立即送检,以免细胞自溶。

4. 操作中应不断观察患者的反应,如有头晕、面色苍白、出汗、心悸、胸部压迫感或剧痛、昏厥等胸膜过敏反应,或出现连续性咳嗽、咳泡沫痰等现象时,应立即停止抽液,让患者平卧,观察心肺、血压情况。大部分患者卧床后即可缓解,少数需皮下注射 0.1% 肾上腺素 0.3~0.5ml 或进行其他对症处理。

5. 疑有支气管胸膜瘘时,可注入亚甲蓝或甲紫 2ml,观察术后患者是否咯出紫色痰液。

6. 恶性胸腔积液,可在胸腔内注入抗肿瘤药或硬化剂诱发化学性胸膜炎,促使脏层与壁层胸膜粘连,闭合胸腔。

(曾世永　张文武)

第13节　心包腔穿刺术

一、适应证

适应证:①心包腔积液并有明显心脏压塞症状需穿刺放液以缓解症状者。②原因不明的心包积液(血)患者。③恶性心包积液行药物注入治疗者。

二、禁忌证

患者不能配合、意识障碍、躁动或出血性疾病,禁止行心包腔穿刺术。

三、操作方法

1. 穿刺部位的选择　超声心动图是心包积液最简便精确的诊断方法,应选择舒张期心包积液液平 ≥ 1cm 为穿刺部位。常用穿刺点有三:①左胸前穿刺点(心尖部穿刺点):一般在左侧第五肋间心绝对浊音界内侧约 2cm 处,由肋骨上缘进针,针尖方向向内、向后、稍向上并指向脊柱方向,缓慢刺入心包腔内。②剑突下穿刺点:位于剑突下与左肋缘交角区,穿刺针从剑突下,前正中线左侧刺入,针头与腹壁保持 30~40° 角,向上、向后并稍向左沿胸骨后壁推进,避免损伤肝脏。左侧有胸膜增厚、左侧胸腔积液或心包积脓时选择此穿刺点较合适。③右胸前穿刺点:位于右胸第 4 肋间心绝对浊音界内侧 1cm 处,穿刺针向内、向后指向脊柱推进,此点仅适用于心包积液以右侧较多,心脏向右扩大者。

2. 患者取坐位或半坐卧位,位置要舒适,因在穿刺过程中,不能移动身体。术者应再一次检查心界,确定穿刺点后,常规局部消毒,铺巾。

3. 用 1%~2% 利多卡因以小号针头作局部麻醉,刺入皮肤后,按上述进针方向,将针徐徐推进,边进针,边回抽,边注射。穿过心包膜时有落空感,如抽出液体应记录进针方向与深度,然后拔出局麻针。穿刺抽液进针方法同上,进入心包腔后可感到心脏搏动而引起的震动,此时应稍退针,避免划伤心肌。助手立即用血管钳夹住针头以固定深度,术者将注射器套于针座的橡皮管上,然后放松橡皮管上止血钳,缓缓抽吸液体,记录液量,并将抽出液体盛入试管内送检。

4. 术毕拔出针头后,盖以消毒纱布,用胶布固定。

四、注意事项

1. 穿刺点要合适,进针方向要准确,深度要适当。一般进针深度为3~5cm(左胸前穿刺点)或4~7cm(剑突下穿刺点),但应视积液多少和心浊音界大小而定。最好在超声波引导下穿刺,较安全、准确。穿刺针头接管应保持轻度负压,边进针边抽吸,直至抽出液体。若未能抽出液体,又未触到心脏搏动,缓慢退回针头后改变进针方向重新穿刺,但不能盲目反复试抽。取下空针前夹闭橡皮管,以防空气进入。

2. 术前谈话 内容包括手术的必要性和危险性,主要危险是损伤冠状动脉、心脏穿孔、气胸、感染、心律失常和休克等,应将这些危险及其可能性有多大向患者或家属交待清楚,争取患者或家属同意并在谈话记录上签字后方可进行穿刺。此外,嘱患者在穿刺时切勿咳嗽或深呼吸,术前0.5小时可服可待因0.03g。

3. 若脓液黏稠,不易抽出时,可用消毒温生理盐水冲洗,冲洗时动作要轻柔,并注意患者反应。如需注入药物,可于抽液后缓慢注入。

4. 如操作过程中患者出现面色苍白、气促、出汗、心慌等情况,立即终止手术,并做相应处理。如抽出血性液体,应暂停抽液,检查进针方向与深度,将抽得血性液体放入干试管中,血液不久即凝固,表示很可能来自心脏,立即终止手术;如放置10分钟以上不凝固,患者又无凝血机制障碍,表示血液来自心包腔,并视病情需要,继续或终止抽液。

5. 首次抽液量不宜超过100~200ml,需再次抽液时一般也不宜超过300~500ml。抽液速度不宜过快、过多,因可使大量血液回心而导致肺水肿。但在化脓性心包炎时,应每次尽量抽尽脓液,穿刺时避免污染胸腔,穿刺抽脓后应注意胸腔感染的发生。

6. 术中和术后均需密切观察呼吸、血压、脉搏等的变化。

7. 麻醉要完善,以免因疼痛引起神经源性休克。

(曾世永　张文武)

第 14 节　膀胱穿刺术

一、适应证

尿道狭窄或前列腺肥大引起的尿潴留,导尿失败,又无条件行膀胱引流者,可先做膀胱穿刺术。

二、操作方法与注意事项

1. 穿刺部位　耻骨联合上方 2cm 处为最常用的穿刺点。

2. 操作步骤　①皮肤常规消毒,术者戴无菌手套,于紧依耻骨联合上方 2cm 处用 1%~2% 利多卡因溶液做局部浸润麻醉。②用 9 号或 12 号针头,接上 20~50ml 注射器,从上向下刺入膀胱内。③进入膀胱后抽吸注射器,抽得尿液后,将带有胶管的玻璃接头插入针头上放尿,或用注射器反复抽吸尿液。④若病情需要反复穿刺或配合治疗,为减少穿刺次数,避免过多地损伤膀胱等,可用穿刺针行膀胱穿刺术,将硅胶管通过穿刺针导管送入膀胱内,并加以固定。

3. 注意事项　①操作要严格无菌,穿刺点应准确。②有大量尿液潴留者,不宜一次放完,可采用多次、逐渐地放出,使膀胱内压力渐次降低,有助于膨大的膀胱恢复其张力。③穿刺后,尤其是多次穿刺者,有可能发生血尿、尿外溢或感染,故如无必要,应尽量不做膀胱穿刺术。

(曾世永　张文武)

第 15 节　三腔二囊管压迫止血术

一、适应证

门静脉高压引起食管静脉、胃底静脉曲张破裂大出血者。

二、操作方法

1. 插管前准备　①先检查三腔二囊管之气囊有无漏气,充气后膨胀是否均匀,注入气量与注气后气囊内压力的关系等,并分别标记出三个腔的通道。一般胃囊注气量约 300ml,食管气囊注气量约 100~200ml,要求胃囊压力保持在 50mmHg 左右,食管气囊保持在 30~40mmHg,可用血压计(去掉袖囊及打气球)直接测囊内压。注气后气囊膨胀均匀,弹性良好,在水中检验无漏气。然后再将气放掉备用。②向患者说明插管的重要性,解除思想顾虑,取得合作。

2. 步骤　①用注射器将胃囊及食道囊内气体抽尽,再用液体石蜡涂抹三腔管及患者鼻腔,使其滑润。②经鼻腔或口腔(一般经鼻腔)将三腔二囊管缓缓插入,插入 10~15cm 到达咽喉部时嘱患者同时做吞咽动作,使三腔管顺利进入食管,直至管插入 65cm 标记处,并抽到胃内容物,表示管端已达胃幽门部。③向胃气囊内注气200~300ml,使其膨胀,接上血压计,测定囊内压力约为50mmHg,用血管钳夹住胃气囊管的末端以防漏气。再将三腔二囊管向外轻轻牵拉,使充气的胃气囊压在胃底部,牵拉至有中等阻力感为止。用宽胶布将三腔二囊管固定于患者的面部,或用绷带或绳子系紧三腔管,通过滑轮或输液架,下坠0.5kg重物(一般用500ml的输液瓶中盛水约200~300ml),持续牵引。在靠近鼻孔处的三腔管上缠绕胶布作为标记以观察三腔管有无被拉出(胃气囊破裂或漏气时会被拉出)。抬高床脚使患者头低脚高,以维持持续牵引固定位置。若胃气囊充气压迫胃底部后仍不能止血,则再向食管气囊内注入空气100~200ml左右,接上血压计,测其囊内压力约为30~40mmHg,并用血管钳夹住该管末端。最后用注射器吸出全部胃内容物。

三、注意事项

1. 做好三腔二囊管的检查工作。术者应熟悉三腔二囊管的构造,使用前应检查三腔二囊管上各段长度标记是否清晰(管的近端45cm、60cm、65cm处有标记,标明管端至贲门、胃、幽门的距离,借以判断气囊所在部位),三个腔通道的标记是否正确和易于辨认,各管腔是否通畅,气囊是否漏气,膨胀是否均匀。精确测量各囊最大的注气量。

2. 必须先向胃气囊注气后再根据需要向食管气囊注气,以免向外牵拉时整个滑出去阻塞呼吸道而致意外,放气顺序正好相反。

3. 胃气囊充气不够,提拉不紧,是导致压迫止血失败的常见原因。如胃气囊充气少而又提拉过猛,可致其进入食管下段,挤压心脏,引起胸骨下不适和频发的期前收缩;有时提拉不慎,胃气囊甚至可以被拉上阻塞喉部,引起窒息。食管气囊压力不可过高,以免产生胸骨后疼痛或压迫性溃疡。应每2~3小时检查气囊压力1次,胃气囊可不测,用手牵拉三腔二囊管有无阻力便知。

4. 应定时从胃管中抽吸,以判断出血部位,观察出血是否停止;亦可注入含去甲肾上腺素的冰盐水、孟氏液、凝血酶粉等止血药物。

5. 初次放置三腔二囊管的时间可持续6~12小时,持续压迫时间最长不超过24小时。气囊压迫期间,应至少每4~6小时从胃管试抽,如抽出的液体无血或出血量逐渐减少,则说明压迫止血有效,可每4~6小时放气1次,用注射器抽空,并记录抽出气量,一般抽气前让患者吞服液体石蜡15ml,润滑食管黏膜,防止囊壁与黏膜粘住。先放食管气囊后再放胃气囊,同时将管向胃内入少许,使食管、胃底黏膜解除压迫。压力解除后10~15分钟,抽吸胃内容物有无血液便可知有无继续出血。一般间歇15~30分钟后再充气压迫。出血停止24小时后,如仍无出血,方可拔管;如有再出血要继续压迫止血或改手术止血治疗。

6. 拔管前让患者服用液体石蜡15~30ml,然后抽空胃气囊和食管气囊,缓慢拔出三腔二囊管,切忌用力过猛,以免撕脱黏膜。拔管后须禁食24~48小时,如仍无出血,可逐步由流质过渡到半流质饮食和软食。

7. 三腔二囊管压迫时间太长可发生胃底或食管黏膜糜烂坏死,使用不当可导致:①气囊脱出阻塞呼吸道引起窒息;②已曲张的静脉腐蚀破裂;③胃气囊进入食管导致食管破裂;④反流、呕吐引起吸入性肺炎;⑤气囊漏气使止血失败。为了加强三腔二囊管压迫止血的疗效,可同时局部应用止血药,常用云南白药2~4g,血凝20~40mg等,配成20~30ml混悬液,当胃气囊充气后,让患者一次吞服,当药物已进入食管下段及胃时,向上拉紧三腔二囊管并固定牵拉之,随即可将食管气囊充气。

8. 目前虽然不推荐三腔二囊管压迫作为首选止血措施,但是,三腔二囊管压迫止血可作为药物或内镜治疗失败或无条件进行内镜/TIPS治疗的挽救治疗方法(三腔二囊管压迫应在药物或内镜治疗失败后即使用,在血流动力学稳定后行TIPS或再次内镜下治疗)。使用三腔二囊管压迫可使80%~90%出血病例得到控制,但再出血率高达50%以上,并且患者痛苦大,并发症多,如吸入性肺炎、气管阻塞等。一般在药物或内镜治疗失败24小时内实施三腔二囊管压迫止血,作为挽救生命的措施,三腔二囊管压迫止血无绝对禁忌证。患者深度昏迷、不能配合操作或患方拒绝签署知情同意书者,不能进行三腔二囊管压迫止血。最近,有研究认为,对于静脉曲张大出血患者,先实施三腔二囊管压迫止血,24小时内进行内镜下密集结扎治疗是安全有效的。

(余保军　张文武)

第16节　血液净化技术在急危重症救治中的应用

血液净化(blood purification)是指应用物理、化学或免疫等方法清除体内过多水分及血中代谢废物、毒物、自身抗体、免疫复合物等致病物质,同时补充人体所需的电解质和碱基,以维持机体水、电解质和酸碱平衡。它包括了一组原理不同的技术。肾脏替代治疗(renal replacement therapy,RRT)是利用血液净化技术清除溶质,以替代受损肾功能以及对脏器功能起保护支持作用的治疗方法,基本模式包括腹膜透析(peritoneal dialysis,PD)、血液透析(hemodialysis,HD)、血液滤过(hemofiltration,HF)和血液透析滤过(hemodiafiltration,HDF)等模式。临床上一般将单次治疗持续时间<24小

时的 RRT 称为间断性肾脏替代治疗(intermittent renal replacement therapy, IRRT);将治疗持续时间≥24 小时的 RRT 称为持续性肾脏替代治疗(CRRT), 又称持续性血液净化(continuous blood purification,CBP)。IRRT 主要包括间断血液透析(IHD)、间断血液透析滤过(IHDF)、缓慢低效血液透析(SLED)、脉冲式高流量血液滤过(PHVHF)及短时血液滤过(SVVH)等;CBP 主要包括持续血液透析(CHD)、持续血液滤过(CHF)、持续血液透析滤过(CHDF)及缓慢持续超滤(SCUF)等。

一、腹膜透析(PD)

PD 是利用人体腹膜作为半透膜,向腹腔内注入透析液,借助腹膜两侧的毛细血管内血浆与透析液中的溶质化学浓度梯度和渗透压梯度,通过扩散和渗透原理,达到清除毒素、超滤水分、纠正酸中毒和电解质紊乱的治疗目的。PD 具有如下优点:①技术设备要求低,可在床边进行,操作简单,费用低。②血流动力学稳定,无需血液体外循环,对残余肾功能的保护优于血透。③HBV、HCV 等血源性传染病的交叉感染危险性低。④不需要抗凝剂,无出血风险,有利于手术后患者的治疗,对严重低血压、活动性出血、严重心功能不全和婴幼儿、老年患者尤为适用。

1. 适应证 ①慢性肾脏疾病达到第 5 期时[eGFR<15ml/(min·1.73m^2)]。对于合并顽固液体潴留、反复发生高钾血症、与尿毒症有关的营养不良、尿毒症神经病变等患者,虽未达到 5 期指标,也应实施 RRT。②急性肾衰竭。③重症药物中毒等。

2. 禁忌证 PD 的绝对禁忌证:①腹膜功能丧失或广泛腹腔粘连;②腹腔内恶性肿瘤伴广泛腹膜转移;③严重皮肤病、腹壁广泛感染、腹壁大面积烧伤无法置入腹膜透析管。PD 的相对禁忌证:①腹腔内有新植入物者,存在腹腔内脏外伤,腹部大手术早期或结肠造瘘或粪瘘;②腹膜漏:腹腔内液体漏到皮下组织、阴道或直肠,增加感染危险;③有进展性肺部疾患、复发性气胸或严重肺部疾病伴肺功能不全者;④合并炎症性或缺血性肠病者,或反复发作的憩室炎患者;⑤腹腔存在机械缺陷者,如外科无法修补的腹部疝等;⑥严重椎间盘疾病者;⑦晚期妊娠;⑧极度肥胖存在置管困难者;⑨存在影响操作和治疗的心理障碍、精神障碍异常等。

3. 腹膜透析方式腹膜透析按其操作方式分为手工操作和机器自动操作两种:

(1) 非卧床连续腹膜透析(CAPD):白天每 4 小时交换 1 次,每次 1 500~2 000ml,夜间腹腔保留 1 袋透析液 8~12 小时。CAPD 是维持性腹膜透析的主要方式。

（2）连续性循环腹膜透析（CCPD）：晚上入睡前（晚 10 时）连接机器并启动，通常晚上交换 4 个循环，每次交换 2L，清晨脱离机器，并留 1 袋透析液在腹腔（湿腹），每天 10L。

（3）潮式腹膜透析（TPD）：先在腹腔内注入 2 000ml 透析液，然后用腹透机快速（200ml/min）循环，大部分腹透液保留在腹腔内，仅少部分不断更新。

（4）夜间间歇性腹膜透析（NIPD）：晚上 10 时开始做 7 个循环，每次交换 2L，次晨 8 时结束，白天干腹。

二、血液透析（HD）

HD 是根据膜平衡的原理，将患者血液通过半透膜与含一定成分的透析液相接触，两侧可透过半透膜的分子（如水、电解质和中小分子物质）跨膜移动，达到动态平衡，从而使血液中的代谢产物，如尿素、肌酐、胍类中分子物质和过多的电解质，通过半透膜弥散到透析液中，透析液中的物质如碳酸氢根和醋酸盐等也可以弥散到血液中，从而清除体内有害物质，补充体内所需物质的治疗过程。其溶质运转的方式是弥散，即溶质从高浓度处向低浓度处运动，溶质运动的动力来自其本身无规则的热运动，也就是布朗运动。影响弥散运动的因素包括溶液浓度梯度、溶质分子量和半透膜的阻力。

1. 适应证　①进行长期血液透析的慢性肾功能不全患者，病情发生变化而出现其他脏器功能改变，正在 ICU 接受治疗者。②急性肾衰竭。③危及生命的水中毒或容量负荷过重。④严重的高渗性非酮症糖尿病昏迷。⑤诊断明确的水溶性药物或毒物中毒，如甲醇、水杨酸等。

2. 并发症　①失衡综合征：透析过程中和透析结束后不久出现的神经、精神症状，多数在 24 小时内消失。其发生与体内内环境在短时间内改变太大有关。②低血压、心律失常。③颅内出血，包括脑出血和硬膜下血肿。

三、血液滤过（HF）

HF 是模仿肾脏的工作原理，其清除溶质的原理是对流。将患者的血液通过连接管道直接引入血液滤过器，通过滤过压和利用滤过膜对流作用，将血液中的水分和中、小分子物质滤出，未被滤过的大分子物质和血液的有形成分连同置换液一道，经回路系统回输到体内，从而达到血液净化的目的。与 HD 相比，HF 对大、中分子毒素的清除效果优于血液透析，但其对小分子毒素的清除则较差；另外，血液滤过能迅速清除水分，且对患者的血流动力学影响较小。

1. 适应证　①高容量性心功能不全：血液滤过能迅速清除过多水分，降低心脏的前负荷，且脱水过程为等渗脱水，血压较稳定。②伴顽固性高血压的尿毒症：血液滤过时心血管系统及细胞外液容量较为稳定，减少了对肾素-血管紧张素的刺激。③尿毒症性心包炎、尿毒症性严重皮肤瘙痒、尿毒症性周围神经病变：因其能更好地清除中分子毒素，应用血液滤过的效果会较好。

2. 并发症 ①技术并发症：平衡调节误差、置换液成分和浓度异常、滤过器破膜漏血。②发热反应、败血症、内毒素性休克、激素丢失引起的内分泌系统紊乱。

四、血液透析滤过（HDF）

HD 对小分子毒素的清除效果较好，而 HF 则对大、中分子毒素的清除效果较好。HDF 是 HD 和 HF 的联合，兼有两者的优点，即清除溶质时是弥散和对流同时进行，小分子毒素的清除通过弥散，而中、大分子毒素则通过对流来清除。HDF 的应用对象是需要血液滤过而又难增加透析次数的患者，以及在血液透析中易发生低血压和不能耐受超滤的患者。

五、血液灌流（HP）

血液灌流（hemoperfusion，HP）是将患者血液引入灌流器，通过灌流器中吸附剂或其他生物材料的作用，清除体内有害的代谢产物或外源性毒物，经过净化后的血液返回体内的一种治疗方式。血液灌流的吸附剂常为活性炭或树脂。不同的吸附剂对每种毒素的亲和力不同，其吸附的范围也不同。目前血液灌流多用于药物过量或中毒、肝昏迷、免疫系统疾病等的治疗。血液灌流常和血液滤过结合起来，能更好地清除体内的毒性物质，这一治疗形式在肝功能不全的患者中有重要的地位。其适应证主要有：①各种药物、毒物中毒；②急、慢性肾衰竭；③重症肝炎、肝性脑病；④流行性出血热；⑤高脂血症；⑥脓毒症；⑦全身炎症反应综合征；⑧重症感染；⑨免疫性疾病；⑩其他疾病：精神分裂症、甲状腺危象等。

六、血浆置换（PE）

血浆置换（plasma exchange，PE）是指将患者血液引出，用血浆分离器将血细胞与血浆分离，去除血浆以清除患者血浆中抗体、免疫复合物及毒素等物质，然后补充等量的新鲜冷冻血浆或人血白蛋白等置换液，从而达到治疗目的的一种血液净化方法。血浆置换治疗疾病的主要机制在于清除体内的致病因子，包括内源性致病因子和外源性致病因子，而这些致病因子存在于血浆中，以大分子的形式存在或和血液蛋白结合，既不能有效地用药物抑制和排出，也不能使用血液透析加以清除。主要用于治疗自身免疫性疾病、肝功能衰竭、血液病及甲状腺危象等疾病。

1. 适应证 ①各种原因引起的中毒：毒蕈碱中毒、毒蘑菇中毒、有机磷农药中毒、急性药物中毒、毒鼠强中毒、急性重金属中毒（如砷化氢中毒）、毒蛇咬伤中毒以及食物中毒等，尤其是与蛋白质、血脂结合的毒素，效果更佳。②肾脏疾病：肺出血肾炎综合征、狼疮性肾炎、紫癜性肾炎、IgA 肾病、膜增殖性肾炎及移植肾的急性排斥反应。③自身免疫性疾病：系统性红斑狼疮、结节性多动脉炎、皮肌炎、类风湿关节炎、大疱性皮肤病、天疱疮、类天疱疮、中毒性表皮坏死松解症、坏疽性脓皮病等。④血液系统疾病：自身免疫性溶血性贫血、溶血性尿毒症综合征、血栓性血小板减少性紫癜、高黏血综合征。⑤神经系统疾病：如重症肌无力、多发性神经根炎、系统性红斑狼疮的神经系统损害和多发性硬化。⑥急、慢性肝衰竭：如暴发性病毒性肝炎、药物中毒性肝损害、肝昏迷、胆汁淤积性肝病、高胆红素血症等。⑦器官移植：器官移植前去除抗体（ABO 血型不兼容移植、免疫高致敏受者移植等）、器官移植后排斥反应。⑧其他：家族性高胆固醇血症、甲状腺危象等。

2. 禁忌证 无绝对禁忌证，相对禁忌证包括：①对血浆、人血白蛋白、肝素等有严重过敏史；②药物难以纠正的全身循环衰竭，低血压；③非稳定期的心、脑梗死；④颅内出血或重度脑水肿伴有脑疝；⑤存在精神障碍而不能很好配合治疗者。

七、持续性肾脏替代治疗（CRRT）

1. CRRT 技术分类

（1）根据溶质的清除原理：可以将 CRRT 分为：①持续性血液透析；②持续性血液滤过；③持续性血液透析滤过；④持续性血液滤过灌流。

（2）根据血管通路：根据实施 CRRT 所建立的血管通路，将其分为动脉 - 静脉和静脉 - 静脉两大类。前者包括连续性动 - 静脉血液透析（continuous arteriovenous hemodialysis，CAVHD）、连续性动 - 静脉血液滤过（continuous arteriovenous hemofiltration，CAVH）、连续性动 - 静脉血液透析滤过（continuous arteriovenous hemodiafiltration，CAVHDF）等，后者包括连续性静脉 - 静脉血液透析（continuous veno-venous hemodialysis，CVVHD）、连续性静脉 - 静脉血液滤过（continuous veno-venous hemofiltration，CVVH）、连续性静脉 - 静脉血液透析滤过（continuous veno-venous hemodiafiltration，CVVHDF）等。

（3）根据治疗剂量：可以将 CRRT 分为缓慢和高流量两大类。包括缓慢连续单纯超滤（slow continuous ultrafiltration，SCUF）、连续性高流量透析（continuous high flux dialysis，CHFD）、连续性高流量血液滤过（high volume hemofiltration，HVHF）、持续性血浆滤过吸附（continuousplasmafiltration adsorption，CFPA）等。缓慢的 CRRT 适用于血压偏低、血流动力学不稳定的患者；而对于血流动力学好的患者，可以增加血流量，加大治疗剂量，以清除更多的溶质和液体。

2. 适应证 CRRT 临床上适用于伴有血流动力学不稳定、严重水钠潴留、需大量补液、严重高分解代谢状态、严重电解质紊乱等情况的危重患者。包括：①复杂性急性肾损伤；②伴有或不伴有急性肾损伤的 MODS；③脓毒症休克；④急性重症胰腺炎；⑤严重创伤；⑥ ARDS；⑦严重水、电解质及酸碱失衡；⑧急性失代偿性心力衰竭；⑨药物和毒物中毒；⑩肝功能衰竭；⑪ 联合体外膜肺氧合（extracorporeal membrane oxygenation，ECMO）等。

3. 禁忌证 CRRT 无绝对禁忌证，但存在以下情况时应慎用，包括无法建立合适的血管通路、严重的凝血功能障碍、严重的活动性出血，特别是颅内出血者。

（何志捷 卫 剑）

第 17 节 高压氧治疗

在高压（超过常压）的环境下，呼吸纯氧或高浓度氧以治疗缺血缺氧性疾病和相关疾患的方法，即高压氧治疗。

一、适应证

各种原因所致的全身或局部缺血缺氧性疾患及其有关病损。在急诊中包括以下疾病：①急性 CO 中毒。②急性有害气体中毒：天然气、沼气、硫化氢、汽车尾气等有害气体中毒。③急性氰化物、亚硝酸盐等中毒。④气性坏疽等厌氧菌感染。⑤脑复苏。⑥器官移植、断肢再植、血管吻合术后远端出现供血障碍。⑦急性高山病：包括高山脑病、高山肺水肿及急性高原反应。⑧急性减压病、气栓症。⑨急性脑、肺、肾及肠系膜动脉栓塞。⑩其他：如颅脑损伤、脊髓损伤、挤压综合征、脑炎及其后遗症、烧伤、突发性耳聋、眩晕、眼底疾病等。

二、禁忌证

未经控制的内出血（尤其是颅内出血）、癌肿（配合放疗、化疗等除外）、气胸、肺大泡、严重肺气肿、肺部感染、原因不明的高热、血压超过160/100mmHg、眼压过高、急性上呼吸道感染、急性或慢性鼻窦炎、中耳炎、精神失常等。

三、医用高压氧舱的种类和特点

高压氧治疗需要一个特殊的专用设备,即高压氧舱(简称氧舱)。其主体为耐压而密闭的舱体,氧舱整体系一个系统工程,其结构有加压供气系统、供氧系统、仪表控制系统、通讯照明系统、安全报警和监视系统、空调系统、生物电测试和监护系统等。根据其规模和使用情况一般可分以下几种类型:

1. 大型复式高压氧舱 即三舱七门式大型高压氧舱,或大型高压氧舱群。有手术舱、治疗舱、过渡舱组成。手术舱即高压氧手术治疗室,可以从实地进行心胸外科等大型手术,定员可达 20 人左右;治疗舱定员可容 10~16 人,或更大规模。手术舱和治疗舱均可用于对危急重症病员的综合抢救治疗。手术舱和治疗舱的设计压力通常为 4.2ATA,过渡舱设计压力可达 7~8ATA,除供人员进出高压环境的过渡使用外,可用于潜水减压病的治疗需要。三舱之间由通道连接,可呈一列式排列,但多以直角式(L 形)布局。

2. 中型高压氧舱 通常又称多人舱,其形式和规模较为多样,如规模较大的可分两舱两室四门式,一舱两室三门式,定员可在 16~20 人;规模中等的如一舱两室两门式,定员 8~12 人;规模较小的一舱一室一门式,定员 4~16 人。这类舱可供多人同时治疗,医护人员陪舱直接对重危患者进行综合抢救治疗。其造价低于大型舱群,便于建造、购置、较易普及。

3. 单人舱 通常为单人纯氧舱(舱容较大者,应急时可容两人),即可直接使用高压氧加压的小型舱,也有用压缩空气加压、面罩吸氧的类型。单人纯氧舱有很好的实用性。它可满足除高压氧下的手术和综合抢救之外的各种高压氧治疗需要,很适合于各种创伤疾患的治疗,如断肢(指、趾)再植、烧伤、植皮、难治性溃疡、压疮、血管栓塞等,特别适用于气性坏疽等特异感染的抢救治疗,便于消毒隔离,预防交叉感染。便于治疗方案设计时个别对待,区别施治。用纯氧直接加压,与用空气加压的多人舱相比,病员反映舒适感好。其特点还有机动灵活,便于运输,价格便宜,很易普及。

婴儿高压氧舱,为透明有机玻璃舱,直径为 50cm,长度 100cm,设计压力为 2ATA,实际上就是缩小了的小型单人纯氧舱,可专用于新生儿、婴幼儿的缺血缺氧性疾患的治疗。

四、高压氧治疗的治疗方法

一次高压氧治疗包含加压、稳压吸氧、减压三个相关阶段,必须认真掌握好治疗的全过程,在各个阶段中都要牢记高压氧治疗的注意事项,必须慎密地防止可能发生的副作用和杜绝意外事故,确保安全而有效的治疗。

1. 治疗压力的选择　高压氧舱治疗使用的压力通常分别为 1.6ATA、1.7ATA、2ATA、2.5ATA、2.8ATA、3ATA 等。1.6ATA 用于婴幼儿的高压氧治疗、1.7ATA 较少使用，或用于合并有老年性慢性支气管炎、轻度或中度肺气肿的患者。在通常的治疗中常用 2~2.5ATA。对气栓症、晚期气性坏疽常用 3ATA。

2. 吸氧方案　采用间歇吸氧方式，一般有以下几种，如 2ATA 20 分钟 ×4(间歇 5 分钟)，30~40 分钟 ×2(间歇 5~10 分钟)；2.5ATA 20 分钟 ×4(间歇 5 分钟)，30~40 分钟 ×2(间歇 5~10 分钟)；3ATA 20~30 分钟 ×2(间歇 5~10 分钟)。对急诊外科等危急重症的高压氧治疗，宜采用 2~2.5ATA 40 分钟 ×2 或 30 分钟 ×3(间歇 5 分钟)的稳压吸氧方案，并且加减压阶段均吸氧，即除间歇时间外，加减压及稳压阶段全过程吸氧，并必须采用一级供氧方式。

单人纯氧舱的吸氧方案：2ATA 120 分钟，2.5ATA 100 分钟，3ATA 40~60 分钟。婴儿舱为 1.6ATA 60 分钟。

3. 减压方案　高压氧治疗有多种减压方案，如均匀等速减压和阶梯式减压法等。但对危急重症病例均宜采用缓慢、等速、吸氧减压法，直至减压出舱后仍继续吸氧，以使机体适应从高压氧环境到常压环境的平稳过渡。

4. 疗程安排　根据疾病种类、病情变化、机体的功能状态、年龄等因人而异。通常人为地拟订 10~12 次为一个疗程。例如，对一般创伤病患，为逆转创伤局部缺氧变性，促使组织存活，或对具有特殊疗效的气性坏疽、气栓症等高压氧治疗 1 周或 1 个疗程(相当于 7~10 次)，即见分晓；而对于重型颅脑损伤、脊髓损伤、长期昏迷、PVS 及严重的神经系统后遗损害等，则需用 40~60 次(4~6 个疗程)以上乃至更长疗程的高压氧治疗。

5. 高压氧治疗可能发生的副作用　常见的为中耳气压伤，其他如减压病、氧中毒等已极少见。

(周树荣　张文武)

第 18 节　输液与输液反应

静脉输液是利用大气压和液体静压原理将大量无菌液体或药物由静脉输入体内的方法。其优点有：①易将药物达致疗效浓度，并可持续维持疗效所需的恒定浓度；②对肌肉、皮下组织有刺激的药物可经静脉给予；③可迅速有效地补充机体丧失的体液和电解质；④静脉营养品的输注。因注射的部位与输液的不同，可分为外周静脉输液、骨髓腔输液、中心静脉输液、高营养输液(TPN)与输血等。

静脉输液的方式主要有：①密闭式输液法：利用原装密闭瓶插管输液的

方法,其操作简便,污染机会少,广泛用于临床。②开放输液法:此法能灵活变换输液种类及数量,随时按需要加入各种药物,易污染,目前已应用较少。按照进入血管通道器材所达到的位置,分为:①周围静脉输液法:主要通过静脉留置针用于长期静脉输液,年老、衰竭、血管穿刺困难者。由针头部与肝素帽两部分组成。针头部:为软硅胶导管后接硬塑回血室部,内有不锈钢丝导针,导针尖部突出软硅胶导管针头部。肝素部:前端有硬塑活塞,后端橡胶帽封闭。肝素帽内腔有一中空管道,可容肝素。②锁骨下静脉穿刺插管法:锁骨下静脉位于锁骨后下方,此静脉较浅表、粗大、成人粗如拇指,血流快,经常处于充盈状态,故易于穿刺。③颈外静脉穿刺插管输液法:颈外静脉属于颈部最大的浅静脉,位于颈外侧皮下,位置较固定,可以输液。但不宜多次穿刺。因此选用医用人体硅胶管插入静脉内,可保留较长时间,以保证治疗。④外周静脉置入中心静脉导管法(PICC):经上肢贵要静脉、肘正中静脉、头静脉、肱静脉等穿刺置管,导管尖端位于上腔静脉或下腔静脉。⑤骨髓腔输液法:过去多应用于战争时期,一般选择胫骨、髂骨、胸骨等穿刺点,具有操作简单、快捷、穿刺成功率高等优点。

　　近年来,患者因静脉输液而引起的医疗纠纷日益增多。患者在静脉输液过程中,病情突然变化,其原因是什么? 是患者病情本身的变化,是药物不良反应,还是输液反应? 临床医生应及时做出判断。本章主要阐述输液反应。

　　输液反应系输液引起的或与输液相关的不良反应总称,其种类包括发热反应、药物过敏反应、循环负荷过重反应等。导致输液反应的原因主要有热原、微粒、药物相互作用、药物质量、输液器具质量、输液速度、环境因素、患者个体因素等。

　　1. 热原反应(发热反应)　热原型输液反应是最常见的输液反应,热原物质主要是内毒素、游离菌体蛋白、死菌等。当输液进入人体内的热原累积量超过人体的耐受阈值时,即可发生热原反应。多由于输液器具消毒不严或被污染、输入的溶液或药物制剂不纯、消毒灭菌保存不良、输液过程中未能严格遵守无菌操作所致。主要表现为输液后患者突然出现畏寒、寒战、面色苍白、四肢冰冷,继之出现高热,体温可达 40℃以上,严重时可伴有恶心、呕吐、头痛、四肢关节痛、皮肤灰白色、血压下降,休克甚至死亡。一般发生在输液开始后数分钟至 1 小时。

　　预防:输液前严格检查药液质量,包括输液用具的外包装及灭菌日期、有效期;严格执行无菌操作原则。

　　处理要点:①发现输液患者发冷、寒战,应立即停止输液,观察生命体征、吸氧。酌情给予异丙嗪、地塞米松等。同时注意保暖,检查发生反应的原因。②作好记录,保留剩余溶液和输液器以备检测,以便查找引起发热反应的原因。③发生输液反应后,需要继续输液时,应重新更换液体、输液器,必要时应重新静脉穿刺。④根据病情轻重和发热程度,可给予解热药如复方氨基比林、肾上腺皮质激素如地塞米松等。⑤对症处理:包括适当使用镇静剂、血管活性药抗休克、选用有效的抗生素抗感染等。⑥出现输液反应时,一般应留观或住院观察、处理。⑦做好心理护理,安慰患者,以解除其紧张情绪。

2. 药物过敏反应　药物过敏反应常表现为突然发冷、寒战、面色苍白、脉搏细数、四肢发冷、高热、头痛、恶心、呕吐、心慌气急。轻者可仅表现为荨麻疹,严重者可出现过敏性休克。过敏性休克常发生于给药后 5 分钟以内。

预防:①应合理用药,严格掌握药物的适应证、禁忌证及药物之间配伍禁忌。②用药前应注意询问患者过敏史,对过敏体质、年老、体弱、严重感染或脏器功能不全患者,应注意控制输液速度,严密观察。必要时预防给药,如输液前可酌情给予异丙嗪 25~50mg 肌内注射或地塞米松 5mg 静脉注射。

处理:参见本书第 2 章第 5 节"过敏性休克"的治疗部分。

3. 循环负荷过重反应(急性肺水肿)

原因:①因输液速度过快,短期内输入过多液体,使循环血容量急剧增加,心脏负荷过重所致。②患者原有心肺功能不良。

临床表现:在输液过程中患者突然出现呼吸困难、气促、胸闷、咳嗽、咯粉红色泡沫样痰,严重时痰液从口鼻涌出,听诊两肺部可闻及湿啰音,心率快且节律不齐。

预防:严格控制输液速度与输液量,对年老体弱、婴幼儿、心肺功能不良的患者需要特别慎重并密切观察。

处理:①立即停止输液;②病情允许可让患者端坐,两腿下垂,以减少下肢静脉血液回流,减轻心脏负担。③给予高流量氧气吸入,一般氧流量为6~8L/min,可提高肺泡内氧分压,使肺泡内毛细血管渗出液的产生减少,从而增加氧的弥散,改善低氧血症。④给予镇静剂、扩血管药物、平喘、强心和利尿剂,以扩张周围血管,加速体液排出,减少回心血量,减轻心脏负荷。详见本书第 9 章第 2 节"急性心力衰竭"的治疗。

4. 静脉炎

原因:因长期输注高浓度、刺激性较强的药液,或静脉内放置刺激性大的留置管时间过长,导致局部静脉壁发生化学性炎症反应;亦可因输液过程中未严格执行无菌操作而引起局部静脉感染。

临床表现:沿静脉走向出现条索状红线,局部组织表现发红、肿胀、灼热、疼痛,有时伴有畏寒、发热等全身症状。

预防:严格执行无菌操作原则;对血管有刺激性的药物应充分稀释后再使用,同时减慢点滴速度,并防止药物溢出血管外。同时应有计划地更换输液部位,保护静脉。静脉内置管时,应该选择无刺激性或刺激性小的导管,留置时间不宜过久。

处理:①停止在局部输液,将患肢抬高并制动。并用 50% 硫酸镁液行湿热敷每日 2 次,每次 20 分钟。②超短波理疗,每日 1 次,每次 15~20 分钟。③中药治疗:将如意金黄散加醋调成糊状,局部外敷,每日 2 次,可起到清热、止痛、消肿的作用。④如合并感染,给予抗生素治疗。

5. 空气栓塞

原因:①输液前,输液管内空气未排尽,或输液管连接不紧密漏气。拔出较粗的、近胸腔的深静脉导管后,穿刺点封闭不严密。②加压输液、输血时无人守护,液体输完未及时更换药液或拔针。

空气进入静脉内形成空气栓子。气栓随血流经右心房到达右心室,如空气量少,则随着心脏的收缩从右心室压入肺动脉并分散到肺小动脉内,最后经毛细血管吸收,因而损害较小。如空气量大,则空气在右心室内阻塞肺动脉口,使血液不能进入肺内,气体交换发生障碍,引起机体严重缺氧而立即死亡。

临床表现特点:患者感到胸部异常不适或有胸骨后疼痛,随即出现呼吸困难和严重发绀,有濒死感。听诊心前区可闻及响亮、持续的"水泡声",心电图呈心肌缺血和急性肺心病的改变。

预防:①输液前认真检查输液器质量,排尽输液管内空气。②输液过程中加强巡视,连续输液时应及时更换输液瓶或添加药液;输液完毕及时拔针。③加压输液、输血时应专人守护。

处理:①患者取左侧卧位和头低足高卧位。左侧卧位可使肺动脉的位置处于低位,利于气泡漂移至右心室尖部,从而避开肺动脉入口,随着心脏的舒缩,较大的气泡破碎成泡沫,分次小量进入肺动脉内,逐渐被吸收。②给予高流量氧气吸入,纠正缺氧状态。③有条件者,通过中心静脉导管抽出空气。④密切观察,及时对症治疗。

(孙同文)

参考文献

［1］张文武.急诊内科学［M］.4 版.北京：人民卫生出版社，2017.

［2］葛均波，徐永健，王辰.内科学［M］.9 版.北京：人民卫生出版社，2018.

［3］贾建平，陈生弟.神经病学［M］.8 版.北京：人民卫生出版社，2018.

［4］沈洪，刘中民.急诊与灾难医学［M］.3 版.北京：人民卫生出版社，2018.

［5］李兰娟，任红.传染病学［M］.9 版.北京：人民卫生出版社，2018.

［6］张文武.急诊内科手册［M］.2 版.北京：人民卫生出版社，2014.

［7］万学红，卢雪峰.诊断学［M］.9 版.北京：人民卫生出版社，2018.

［8］陈孝平，汪建平，赵继宗.外科学［M］.9 版.北京：人民卫生出版社，2018.

［9］林果为，王吉耀，葛均波.实用内科学［M］.15 版.北京：人民卫生出版社，2017.

［10］于学忠，周荣斌.中华医学百科全书：急诊医学分卷［M］.北京：中国协和医科大学出版社，2018.

［11］刘大为.实用重症医学［M］.2 版.北京：人民卫生出版社，2017.

45